Cummings

Otolaryngology

Head and Neck Surgery (6th Edition)

Cummings

耳鼻咽喉头颈外科学（原书第6版）

第四分册（上）
头颈外科学与肿瘤学

Volume IV : Head and Neck Surgery and Oncology

原　著　[美] Paul W. Flint　　　　[美] Bruce H. Haughey

[英] Valerie J. Lund　　　　[美] John K. Niparko

[美] K. Thomas Robbins　　[美] J. Regan Thomas

[美] Marci M. Lesperance

主　译　王海波　徐　伟

中国科学技术出版社
·北　京·

图书在版编目（CIP）数据

Cummings 耳鼻咽喉头颈外科学 : 原书第 6 版 . 第四分册 , 头颈外科学与肿瘤学 . 上卷 / (美) 保罗·W. 弗林特 (Paul W. Flint) 等原著 ; 王海波 , 徐伟主译 . — 北京 : 中国科学技术出版社 , 2022.6

书名原文 : Cummings Otolaryngology–Head and Neck Surgery, 6e

ISBN 978-7-5046-8800-2

Ⅰ . ① C… Ⅱ . ①保… ②王… ③徐… Ⅲ . ①头部—外科学②颈—外科学③头颈部肿瘤—外科学 Ⅳ . ① R762 ② R65

中国版本图书馆 CIP 数据核字 (2020) 第 182016 号

著作权合同登记号：01-2018-7560

策划编辑　王久红　焦健姿
责任编辑　黄维佳
装帧设计　佳木水轩
责任印制　徐　飞

出　　版　中国科学技术出版社
发　　行　中国科学技术出版社有限公司发行部
地　　址　北京市海淀区中关村南大街 16 号
邮　　编　100081
发行电话　010-62173865
传　　真　010-62179148
网　　址　http ://www.cspbooks.com.cn

开　　本　889mm×1194mm　1/16
字　　数　2000 千字
印　　张　70.5
版　　次　2022 年 6 月第 1 版
印　　次　2022 年 6 月第 1 次印刷
印　　刷　天津翔远印刷有限公司
书　　号　ISBN 978-7-5046-8800-2 / R·2618
定　　价　598.00 元（全两册）

Elsevier (Singapore) Pte Ltd.

3 Killiney Road, #08–01 Winsland House I, Singapore 239519

Tel: (65) 6349–0200; Fax: (65) 6733–1817

Cummings Otolaryngology–Head and Neck Surgery, 6e

Copyright © 2015 by Saunders, an imprint of Elsevier Inc.

Copyright © 2010, 2005, 1998, 1993, 1986 by Mosby, Inc.

ISBN–13: 978–1–4557–4696–5

This Translation of Cummings Otolaryngology–Head and Neck Surgery, 6e by Paul W. Flint, Bruce H. Haughey, Valerie J. Lund, John K. Niparko, K. Thomas Robbins, J. Regan Thomas and Marci M. Lesperance was undertaken by China Science and Technology Press and is published by arrangement with Elsevier (Singapore) Pte Ltd.

Cummings Otolaryngology, 6/E by Paul W. Flint, Bruce H. Haughey, Valerie J. Lund, John K. Niparko, K. Thomas Robbins, J. Regan Thomas and Marci M. Lesperance 由中国科学技术出版社进行翻译，并根据中国科学技术出版社与爱思唯尔（新加坡）私人有限公司的协议约定出版。

Cummings 耳鼻咽喉头颈外科学（原书第 6 版）：第四分册 头颈外科学与肿瘤学（上卷）（王海波徐伟，译）

ISBN: 978–7–5046–8800–2

Copyright © 202 by Elsevier (Singapore) Pte Ltd. and China Science and Technology Press

注　意

本译本由中国科学技术出版社完成。相关从业及研究人员必须凭借其自身经验和知识对文中描述的信息数据、方法策略、搭配组合、实验操作进行评估和使用。由于医学科学发展迅速，临床诊断和给药剂量尤其需要经过独立验证。在法律允许的最大范围内，爱思唯尔、译文的原文作者、原文编辑及原文内容提供者均不对译文或因产品责任、疏忽或其他操作造成的人身及（或）财产伤害及（或）损失承担责任，亦不对由于使用文中提到的方法、产品、说明或思想而导致的人身及（或）财产伤害及（或）损失承担责任。

内容提要

耳鼻咽喉头颈外科学涉及人体重要的感觉器官，包括听觉、平衡觉、嗅觉、味觉，以及呼吸和吞咽功能等，所涵盖的疾病已远超传统的"四炎一聋"范畴，临床诊治的疾病不仅包括该区域器官的原发疾病，全身性疾病在耳鼻咽喉的特殊表现也越来越受到重视。随着循证医学的发展，如何获得高水平的临床研究证据，越来越受到人们的重视。

本书引进自世界知名的 Elsevier 出版集团，是 *Cummings Otolaryngology-Head and Neck Surgery, 6e* 中文翻译版系列分册之一。本书共 53 章，涉及总论、唾液腺、口腔、咽与食管、喉、颈部及甲状腺疾病等七篇，涵盖头颈科学的全部方向。书中内容既有涉及头颈部疾病的生理病理、流行病学、影像学特征及诊疗原则的经典内容，也有在近十年中基于诸多分子生物学、免疫学的研究突破及临床多中心临床试验的最新成果介绍。书中对涉及的重点手术方法均以高清图片及实例展示，重点突出、表述精练、条理清晰。各章均以本章提炼要点开篇，便于读者对核心内容的掌握。书中涉及的数据及结论，均在文后附有相关文献支持，便于读者进一步深入学习。

本书内容系统全面，专业权威，可为头颈外科及相关学科的临床医师和研究人员提供最权威的阅读参考。

补充说明

本书收录图片众多，其中部分图片存在第三方版权限制的情况，为保留原文内容完整性计，存在第三方版权限制的图片均以原文形式直接排录，不另做中文翻译，特此说明。

书中参考文献条目众多，为方便读者查阅，已将本书参考文献更新至网络，读者可扫描右侧二维码，关注出版社"焦点医学"官方公众号，后台回复"卡明斯第四分册"，即可获取。

译者名单

主　译　王海波　徐　伟

副主译　吕正华

译　者　（以姓氏笔画为序）

于学文　马聚珂　王　茹　邓国栋　田　静　田家军

冯守昊　吕正华　朱　杉　刘　君　刘升阳　刘旭良

刘现芳　刘惠苓　孙立新　李小芹　李金燕　邹纪东

周　超　周胜利　陶恒敏　黄付静　崔　鹏　葛晓乾

董　燕　魏玉梅

原书参编者

Waleed M. Abuzeid, MD
Clinical Instructor
Department of Otolaryngology-Head and Neck Surgery
Stanford Sinus Center
Palo Alto, California

Meredith E. Adams, MD
Assistant Professor
Department of Otolaryngology-Head & Neck Surgery
and Neurosurgery
University of Minnesota
Minneapolis, Minnesota

Peter A. Adamson, MD
Professor and Head
Division of Facial Plastic and Reconstructive Surgery
Department of Otolaryngology-Head and Neck Surgery
University of Toronto Faculty of Medicine
Toronto, Ontario, Canada

Antoine Adenis, MD, PhD
Past Chair
Unicancer Gastrointestinal Cooperative Study Group;
Professor of Medical Oncology
Catholic University;
Head, Gastrointestinal Oncology Department
Northern France Cancer Center
Lille, France

Seth A. Akst, MD, MBA
Assistant Professor
Department of Anesthesiology & Critical Care Medicine
George Washington University Medical Center
Washington, DC

Sheri L. Albers, DO
Fellow
Pain Management and Spinal Interventional
Neuroradiology
University of California-San Diego School of Medicine
UC San Diego Medical Center
San Diego, California

Clint T. Allen, MD
Assistant Professor
Department of Otolaryngology-Head and Neck Surgery
Johns Hopkins School of Medicine
Baltimore, Maryland

Carryn Anderson, MD
Department of Radiation Oncology
University of Iowa Hospitals & Clinics
Iowa City, Iowa

William B. Armstrong, MD
Professor and Chair
Department of Otolaryngology-Head and Neck Surgery
University of California-Irvine
Irvine, California

Michelle G. Arnold, MD
Department of Otolaryngology
Naval Medical Center San Diego
San Diego, California

Moisés A. Arriaga, MD, MBA
Clinical Professor and Director of Otology and
Neurotology
Department of Otolaryngology and Neurosurgery
Louisiana State University Health Sciences Center;
Medical Director

Hearing and Balance Center
Culicchia Neurological Clinic
New Orleans, Louisiana;
Medical Director
Louisiana State University Our Lady of the Lake
Hearing and Balance Center
Our Lady of the Lake Regional Medical Center
Baton Rouge, Louisiana

H. Alexander Arts, MD
Professor
Departments of Otolaryngology and Neurosurgery
University of Michigan Medical School
Ann Arbor, Michigan

Yasmine A. Ashram, MD
Assistant Professor
Department of Physiology
Consultant Intraoperative Neurophysiologist
Faculty of Medicine
Alexandria University
Alexandria, Egypt

Nafi Aygun, MD
Associate Professor of Radiology
Russel H. Morgan Department of Radiology
Johns Hopkins University
Baltimore, Maryland

Douglas D. Backous, MD
Director
Listen For Life Center
Virginia Mason Medical Center
Seattle, Washington;
Department of Otolaryngology-Head and Neck Surgery
Madigna Army Medical Center
Fort Lewis, Washington

Shan R. Baker, MD
Professor
Facial Plastic and Reconstructive Surgery
Department of Otolaryngology-Head and Neck Surgery
University of Michigan
Ann Arbor, Michigan

Thomas J. Balkany, MD
Hotchkiss Endowment Professor and Chairman Emeritus
Department of Otolaryngology
Professor of Neurological Surgery and Pediatrics
University of Miami Miller School of Medicine
Miami, Florida

Leonardo Balsalobre, MD
Rhinology Fellow
Sao Paulo ENT Center
Edmundo Vasconcelos Hospital
Sao Paulo, Brazil

Fuad M. Baroody, MD
Professor of Surgery
Section of Otolaryngology-Head and Neck Surgery
Professor of Pediatrics
University of Chicago Medicine
Chicago, Illinois

Nancy L. Bartlett, MD
Professor of Medicine
Komen Chair in Medical Oncology
Washington University School of Medicine;
Medical Oncologist
Siteman Cancer Center

St. Louis, Missouri

Robert W. Bastian, MD
Founder and Director
Bastian Voice Institute
Downers Grove, Illinois

Gregory J. Basura, MD, PhD
Assistant Professor
Department of Otolaryngology-Head and Neck Surgery
University of Michigan
Ann Arbor, Michigan

Carol A. Bauer, MD
Professor of Otolaryngology-Head and Neck Surgery
Southern Illinois University School of Medicine
Springfield, Illinois

Shethal Bearelly, MD
Resident Physician
Department of Otolaryngology-Head and Neck Surgery
University of California-San Francisco
San Francisco, California

Mark J. Been, MD
Department of Otolaryngology-Head and Neck Surgery
University of Cincinnati School of Medicine
Cincinnati, Ohio

Diana M. Bell, MD
Assistant Professor
Head and Neck Pathology
University of Texas M.D. Anderson Cancer Center
Houston, Texas

Michael S. Benninger, MD
Chairman
Head and Neck Institute
The Cleveland Clinic;
Professor
Cleveland Clinic Lerner College of Medicine of Case
Western Reserve University
Cleveland, Ohio

Arnaud F. Bewley, MD
Assistant Professor
Department of Otolaryngology-Head and Neck Surgery
University of California-Davis
Sacramento, California

Prabhat K. Bhama, MD, MPH
Department of Otolaryngology-Head and Neck Surgery
Alaska Native Medical Center
Anchorage, Alaska

Nasir Islam Bhatti, MD
Director
Airway and Tracheostomy Service
Associate Professor
Department of Otolaryngology-Head and Neck Surgery
Department of Anesthesiology and Critical Care
Medicine
Johns Hopkins University School of Medicine
Baltimore, Maryland

Amit D. Bhrany, MD
Assistant Professor
Department of Otolaryngology-Head and Neck Surgery
University of Washington
Seattle, Washington

Benjamin S. Bleier, MD
Assistant Professor
Department of Otology and Laryngology
Harvard Medical School, Massachusetts Eye and Ear
   Infirmary
Boston, Massachusetts

Andrew Blitzer, MD, DDS
Professor of Clinical Otolaryngology
Columbia University College of Physicians and Surgeons
Director
New York Center for Voice and Swallowing Disorders
New York, New York

Michael M. Bottros, MD
Assistant Professor
Department of Anesthesiology
Washington University School of Medicine
St. Louis, Missouri

Derald E. Brackmann, MD
Clinical Professor of Otolaryngology
Department of Head & Neck and Neurological Surgery
University of Southern California School of Medicine;
Associate and Board Member
House Ear Clinic
Los Angeles, California

Carol R. Bradford, MD
Charles J. Krause MD Collegiate Professor and Chair
Department of Otolaryngology-Head and Neck Surgery
University of Michigan
Ann Arbor, Michigan

Gregory H. Branham, MD
Professor and Chief
Facial Plastic and Reconstructive Surgery
Washington University in St. Louis
St. Louis, Missouri

Barton F. Branstetter IV, MD
Chief of Neuroradiology
Department of Radiology
University of Pittsburgh Medical Center;
Professor
Departments of Radiology, Otolaryngology,
   and Biomedical Informatics
University of Pittsburgh
Pittsburgh, Pennsylvania

Jason A. Brant, MD
Resident Physician
Department of Otorhinolaryngology-Head and Neck
   Surgery
Hospitals of the University of Pennsylvania
Philadelphia, Pennsylvania

Michael J. Brenner, MD
Associate Professor
Kresge Hearing Research Institute
Division of Facial Plastic and Reconstructive Surgery
Department of Otolaryngology-Head and Neck Surgery
University of Michigan School of Medicine
Ann Arbor, Michigan

Scott Brietzke, MD, MPH
Director of Pediatric Otolaryngology and Sleep Surgery
Department of Otolaryngology
Walter Reed National Military Medical Center;
Associate Professor of Surgery
Department of Surgery
Uniformed Services University of the Health Sciences
Bethesda, Maryland

Robert J.S. Briggs, MBBS
Clinical Associate Professor
Department of Otolaryngology
The University of Melbourne
Melbourne, Australia

Jennifer Veraldi Brinkmeier, MD
Clinical Lecturer
Department of Otolaryngology-Head and Neck Surgery
Division of Pediatric Otolaryngology
University of Michigan
Ann Arbor, Michigan

Hilary A. Brodie, MD, PhD
Professor and Chair
Department of Otolaryngology
University of California-Davis School of Medicine
Sacramento, California

Carolyn J. Brown, PhD
Professor
Department of Communication Sciences and Disorders
Department of Otolaryngology-Head and Neck Surgery
University of Iowa
Iowa City, Iowa

David J. Brown, MD
Associate Professor Department of Otolaryngology-
   Head and Neck Surgery
Division of Pediatric Otolaryngology
University of Michigan
Ann Arbor, Michigan

Kevin D. Brown, MD, PhD
Assistant Professor
Department of Otolaryngology-Head and Neck Surgery
Weill Cornell Medical College
New York, New York

Lisa M. Brown, MD, MAS
Cardiothoracic Surgery Fellow
Washington University in St. Louis
St. Louis, Missouri

Cameron L. Budenz, MD
Neurotology Fellow
Department of Otolaryngology-Head and Neck Surgery
University of Michigan
Ann Arbor, Michigan

John P. Carey, MD
Professor and Division Head for Otology, Neurotology,
   and Skull Base Surgery
Department of Otolaryngology-Head and Neck Surgery
Johns Hopkins University School of Medicine
Baltimore, Maryland

Margaretha L. Casselbrandt, MD, PhD
Director
Division of Pediatric Otolaryngology
Children's Hospital of Pittsburgh
University of Pittsburgh School of Medicine
Pittsburgh, Pennsylvania

Paolo Castelnuovo, MD
Professor
University of Insubria
Chairman
Ospedale di Circolo e Fondazione Macchi
Varese, Italy

Kenny H. Chan, MD
Professor of Otolaryngology
University of Colorado School of Medicine
Chief
Pediatric Otolaryngology
Children's Hospital Colorado
Aurora, Colorado

Burke E. Chegar, MD
Clinical Assistant Professor
Department of Dermatology
Indiana University School of Medicine
Indianapolis, Indiana;
President
Chegar Facial Plastic Surgery
Carmel, Indiana

Eunice Y. Chen, MD, PhD
Assistant Professor
Departments of Surgery and Pediatrics
Dartmouth Hitchcock Medical Center
Lebanon, New Hampshire

Alan G. Cheng, MD
Assistant Professor of Otolaryngology-Head and Neck
   Surgery
Assistant Professor of Pediatrics
Akiko Yamazaki and Jerry Yang Faculty Scholar

Children's Health
Stanford University School of Medicine
Stanford, California

Douglas B. Chepeha, MD, MSPH
Professor
Department of Otolaryngology-Head and Neck Surgery
University of Michigan
Ann Arbor, Michigan

Tendy Chiang, MD
Assistant Professor
Department of Pediatric Otolaryngology
Children's Hospital Colorado
Aurora, Colorado

Wade W. Chien, MD
Assistant Professor
Department of Otolaryngology-Head and Neck Surgery
Johns Hopkins School of Medicine
Baltimore, Maryland;
Staff Clinician
National Institute on Deafness and Other
   Communication Disorders
National Institutes of Health
Bethesda, Maryland

Sukgi S. Choi, MD
Director and Eberly Chair
Department of Pediatric Otolaryngology
Children's Hospital of Pittsburgh of UPMC
Professor
Department of Otolaryngology
University of Pittsburgh School of Medicine
Pittsburgh, Pennsylvania

Richard A. Chole, MD, PhD
Lindburg Professor and Chairman
Department of Otolaryngology
Washington University School of Medicine
St. Louis, Missouri

James M. Christian, DDS, MBA
Associate Professor
Department of Oral and Maxillofacial Surgery
University of Tennessee College of Dentistry
Memphis, Tennessee

Eugene A. Chu, MD
Facial Plastic and Reconstructive Surgery, Rhinology,
   and Skull Base Surgery
Kaiser Permanente Head & Neck Surgery;
Clinical Assistant Professor
Facial Plastic and Reconstructive Surgery
UCI Department of Otolaryngology-Head and Neck
   Surgery
Downey, California

Robert Chun, MD
Associate Professor
Associate Residence Program Director
Children's Hospital of Wisconsin
Department of Otolaryngology
Medical College of Wisconsin
Milwaukee, Wisconsin

Martin J. Citardi, MD
Professor and Chair
Department of Otorhinolaryngology-Head and Neck
   Surgery
University of Texas Medical School at Houston;
Chief of Otorhinolaryngology
Memorial Hermann-Texas Medical Center,
Houston, Texas

Andrew Michael Compton, MD
Clinical Fellow of Facial Plastic and Reconstructive
   Surgery
Department of Otolaryngology-Head and Neck Surgery
Washington University School of Medicine
St. Louis, Missouri

Robin T. Cotton, MD
Professor
Department of Otolaryngology-Head and Neck Surgery

University of Cincinnati College of Medicine
Department of Pediatric Otolaryngology-Head and Neck
  Surgery
Cincinnati Children's Hospital
Cincinnati, Ohio

Marion Everett Couch, MD, PhD, MBA
Chair and Professor
Department of Otolaryngology-Head and Neck Surgery
Indiana University School of Medicine
Indianapolis, Indianapolis

Martha Laurin Council, MD
Assistant Professor
Departments of Internal Medicine and Dermatology
Washington University
St. Louis, Missouri

Mark S. Courey, MD
Professor
Department of Otolaryngology-Head and Neck Surgery
Director
Division of Laryngology
University of California-San Francisco
San Francisco, California

Benjamin T. Crane, MD, PhD
Associate Professor
Departments of Otolaryngology, Bioengineering, and
  Neurobiology and Anatomy
University of Rochester
Rochester, New York

Oswaldo Laércio M. Cruz, MD
Affiliate Professor
Otology & Neurotology Division
Federal University of Sao Paulo
Sao Paulo, Brazil

Frank Culicchia, MD
David Kline Professor and Chair
Department of Neurosurgery
Louisiana State University Health Sciences Center at
  New Orleans
New Orleans, Louisiana

Charles W. Cummings, MD
Distinguished Service Professor
Department of Otolaryngology-Head and Neck Surgery
Johns Hopkins Medical Institutions
Baltimore, Maryland

Calhoun D. Cunningham III, MD
Assistant Professor
Division of Otolaryngology-Head and Neck Surgery
Duke University Medical Center
Durham, North Carolina

Brian C. Dahlin, MD
Assistant Clinical Professor
Diagnostic and Interventional Neuroradiology
University of California-Davis
Sacramento, California

Sam J. Daniel, MDCM
Director
Department of Pediatric Otolaryngology
Montreal Children's Hospital;
Associate Chair
Department of Pediatric Surgery
McGill University
Montreal, Quebec, Canada

E. Ashlie Darr, MD
Clinical Instructor
Department of Otology and Laryngology
Harvard Medical School
Boston, Massachusetts

Terry A. Day, MD
Professor and Clinical Vice Chair
Department of Otolaryngology-Head and
  Neck Surgery
Medical University of South Carolina
Charleston, South Carolina

Charles C. Della Santina, MD, PhD
Professor of Otolaryngology-Head and Neck Surgery
  and Biomedical Engineering
Johns Hopkins School of Medicine
Baltimore, Maryland

Joshua C. Demke, MD
Assistant Professor
Facial Plastic and Reconstructive Surgery
Director
West Texas Craniofacial Center of Excellence
Texas Tech Health Sciences Center
Lubbock, Texas

Françoise Denoyelle, MD, PhD
Professor
Department of Pediatric Otolaryngology and Head and
  Neck Surgery
Necker Children's Hospital
APHP
Paris V University
Paris, France

Craig S. Derkay, MD
Professor and Vice-Chairman
Department of Otolaryngology-Head and Neck Surgery
Eastern Virginia Medical School;
Director
Department of Pediatric Otolaryngology
Children's Hospital of the King's Daughters
Norfolk, Virginia

Rodney C. Diaz, MD
Associate Professor of Otology, Neurology,
  and Skull Base Surgery
Department of Otolaryngology-Head and Neck Surgery
University of California-Davis School of Medicine
Sacramento, California

Robert A. Dobie, MD
Clinical Professor
Departments of Otolaryngology-Head and Neck Surgery
University of Texas Health Science Center at San
  Antonio
San Antonio, Texas;
University of California-Davis School of Medicine
Sacramento, California

Alison B. Durham, MD
Assistant Professor
Department of Dermatology
University of Michigan
Ann Arbor, Michigan

Scott D.Z. Eggers, MD
Assistant Professor
Department of Neurology
Mayo Clinic College of Medicine
Rochester, Minnesota

Avraham Eisbruch, MD
Professor
Department of Radiation Oncology
University of Michigan Medical School
Associate Chair of Clinical Research
University of Michigan Health System
Ann Arbor, Michigan

David W. Eisele, MD
Andelot Professor and Director
Department of Otolaryngology-Head and Neck Surgery
Johns Hopkins University School of Medicine
Baltimore, Maryland

Lindsay S. Eisler, MD
Associate Professor
Geisinger Medical Center
Danville, Pennsylvania

Mark El-Deiry, MD
Department of Otolaryngology
Emory University School of Medicine
Atlanta, Georgia

Hussam K. El-Kashlan, MD
Professor

Department of Otolaryngology-Head and Neck Surgery
University of Michigan
Ann Arbor, Michigan

Ravindhra G. Elluru, MD, PhD
Associate Professor
Division of Pediatric Otolaryngology
Cincinnati Children's Hospital;
Associate Professor
Department of Otolaryngology
University of Cincinnati College of Medicine
Cincinnati, Ohio

Susan D. Emmett, MD
Department of Otolaryngology-Head and Neck Surgery
Johns Hopkins University School of Medicine
Department of International Health
Johns Hopkins Bloomberg School of Public Health
Baltimore, Maryland

Samer Fakhri, MD
Professor and Vice Chair
Residency Program Director
Department of Otorhinolaryngology-Head and Neck
  Surgery
University of Texas Medical School at Houston
Houston, Texas

Carole Fakhry, MD
Assistant Professor
Department of Otolaryngology-Head and Neck Surgery
Johns Hopkins School of Medicine
Baltimore, Maryland

Marcela Fandiño Cardenas, MD, MSc
Pediatric Otolaryngologist
Fundación Cardiovascular de Colombia
Bucaramanga, Colombia

Edward H. Farrior, MD
Associate Clinical Professor
Department of Otolaryngology-Head and Neck Surgery
University of South Florida
Tampa, Florida

Richard T. Farrior, MD
Professor Emeritus
Department of Otolaryngology
University of South Florida
Tampa, Florida

Russell A. Faust, MD, PhD
Associate Professor of Pediatrics
Wayne State University School of Medicine
Assistant Professor of Oral Biology
Ohio State University College of Dentistry
Columbus, Ohio

Berrylin J. Ferguson, MD
Director
Division of Sino-nasal Disorders and Allergy
Professor of Otolaryngology
University of Pittsburgh School of Medicine
Pittsburgh, Pennsylvania

Daniel S. Fink, MD
Assistant Professor
Department of Otolaryngology-Head and Neck Surgery
Louisiana State University
Baton Rouge, Louisiana

Paul W. Flint, MD
Professor and Chair
Department of Otolaryngology-Head and Neck Surgery
Oregon Health and Science University
Portland, Oregon

Wytske J. Fokkens, MD
Professor of Otorhinolaryngology
Academic Medical Centre
Amsterdam, The Netherlands

Howard W. Francis, MD, MBA
Professor and Vice-Director
Department of Otolaryngology-Head and Neck Surgery
Johns Hopkins School of Medicine

Baltimore, Maryland

David R. Friedland, MD, PhD
Professor and Vice-Chair
Department of Otolaryngology and Communication
  Sciences
Chief, Division of Otology and Neuro-otologic Skull
  Base Surgery
Chief, Division of Research
Medical Director, Koss Cochlear Implant Program
Medical College of Wisconsin
Milwaukee, Wisconsin

Oren Friedman, MD
Director
Facial Plastic Surgery
Associate Professor
Department of Otorhinolaryngology
University of Pennsylvania
Philadelphia, Pennsylvania

Rick A. Friedman, MD
Keck School of Medicine
University of Southern California
Los Angeles, California

John L. Frodel Jr, MD
Atlanta Medispa and Surgicenter, LLC
Atlanta, Georgia;
Geisinger Center for Aesthetics and Cosmetic Surgery
Danville, Pennsylvania

Michael P. Gailey, DO
Department of Pathology
University of Iowa
Iowa City, Iowa

Suzanne K. Doud Galli, MD, PhD
Cosmetic Facial Surgery
Washington, DC

Ian Ganly, MD, PhD
Associate Attending Surgeon
Head and Neck Service
Memorial Sloan Kettering Cancer Center;
Associate Professor
Department of Otolaryngology
Weill Cornell Medical College
Cornell Presbyterian Hospital
New York, New York

Bruce J. Gantz, MD
Professor
Department of Otolaryngology-Head and Neck Surgery
University of Iowa Carver College of Medicine
Head
Department of Otolaryngology-Head and Neck Surgery
University of Iowa Hospitals and Clinics
Iowa City, Iowa

C. Gaelyn Garrett, MD
Professor and Vice Chair
Department of Otolaryngology
Vanderbilt University;
Medical Director
Vanderbilt Voice Center
Nashville, Tennessee

M. Boyd Gillespie, MD
Professor of Otolaryngology-Head and Neck Surgery
Medical University of South Carolina
Charleston, South Carolina

Douglas A. Girod, MD
Executive Vice Chancellor
University of Kansas Medical Center
Interim Dean
University of Kansas School of Medicine
Kansas City, Kansas

Adam C. Goddard, MD
Chief Resident
Department of Oral and Maxillofacial Surgery
University of Tennessee College of Dentistry
Memphis, Tennessee

John C. Goddard, MD
Associate
House Ear Clinic
Los Angeles, California

George S. Goding Jr, MD
Professor
Department of Otolaryngology
University of Minnesota Medical School;
Faculty
Department of Otolaryngology
Hennepin County Medical Center
Minneapolis, Minnesota

Andrew N. Goldberg, MD, MSCE
Professor and Director
Division of Rhinology and Sinus Surgery
Department of Otolaryngology-Head and Neck Surgery
University of California-San Francisco
San Francisco, California

David Goldenberg, MD
Chief of Otolaryngology-Head and Neck Surgery
Professor of Surgery and Oncology
Division of Otolaryngology-Head and Neck Surgery
Pennsylvania State University
Penn State Hershey Medical Center
Hershey, Pennsylvania

Nira A. Goldstein, MD, MPH
Professor of Clinical Otolaryngology
Division of Pediatric Otolaryngology
State University of New York
Downstate Medical Center
New York, New York

Debra Gonzalez, MD
Assistant Professor
Division of Otolaryngology-Head and Neck Surgery
Southern Illinois University School of Medicine
Springfield, Illinois

Christine G. Gourin, MD, MPH
Associate Professor
Department of Otolaryngology-Head and Neck Surgery
Head and Neck Surgical Oncology
Johns Hopkins University
Baltimore, Maryland

Glenn Green, MD
Associate Professor
Department of Otolaryngology-Head and Neck Surgery
University of Michigan
Ann Arbor, Michigan

Vincent Grégoire, MD, PhD
Professor
Department of Radiation Oncology
Université Catholique de Louvain
St-Luc Université Hôpital
Brussels, Belgium

Heike Gries, MD, PhD
Assistant Professor
Department of Pediatric Anesthesiology
Oregon Health & Science University
Portland, Oregon

Garrett Griffin, MD
Midwest Facial Plastic Surgery
Woodbury, Minnesota

Elizabeth Guardiani, MD
Assistant Professor
Department of Otorhinolaryngology-Head and Neck
  Surgery
University of Maryland School of Medicine
Baltimore, Maryland

Samuel P. Gubbels, MD
Assistant Professor
Department of Surgery
Division of Otolaryngology
Director
University of Wisconsin Cochlear Implant Program
University of Wisconsin

Madison, Wisconsin

Patrick K. Ha, MD
Associate Professor
Department of Otolaryngology-Head and Neck Surgery
Johns Hopkins University
Baltimore, Maryland

Bronwyn E. Hamilton, MD
Associate Professor of Radiology
Department of Radiology
Division of Neuroradiology
Oregon Health & Science University
Portland, Oregon

Grant S. Hamilton III, MD
Assistant Professor
Department of Otolaryngology-Head and Neck Surgery
Mayo Clinic
Rochester, Minnesota

Marc Hamoir, MD
Professor
Department of Head and Neck Surgery
Université Catholique de Louvain
St-Luc Université Hôpital Cancer Center
Brussels, Belgium

Jaynee A. Handelsman, PhD
Director
Pediatric Audiology
Clinical Assistant Professor
Department of Otolaryngology
Mott Children's Hospital
University of Michigan Health System
Ann Arbor, Michigan

Ehab Y. Hanna, MD
Professor and Vice Chairman
Department of Head and Neck Surgery
Director of Skull Base Surgery
Medical Director
Head and Neck Center
University of Texas M.D. Anderson Cancer Center
Houston, Texas

Brian M. Harmych, MD
Department of Otolaryngology-Head and Neck Surgery
University of Cincinnati School of Medicine
Cincinnati, Ohio

Uli Harréus, MD
Professor and Chair
Department of Otolaryngology-Head and Neck Surgery
EVK Duesseldorf Academic Hospital of Heinrich-Heine
  University
Duesseldorf, Germany

Robert V. Harrison, PhD, DSc
Professor and Director of Research
Department of Otolaryngology-Head and Neck Surgery
University of Toronto;
Senior Scientist
Program in Neuroscience and Mental Health
The Hospital for Sick Children
Toronto, Ontario, Canada

Bruce H. Haughey, MBChB
Professor and Director
Head and Neck Surgical Oncology
Department of Otolaryngology-Head and Neck Surgery
Washington University School of Medicine
St. Louis, Missouri

Amer Heider, MD
Assistant Professor
Department of Pathology
University of Michigan Health System
Ann Arbor, Michigan

John Hellstein, DDS
Clinical Professor
Oral and Maxillofacial Pathology
University of Iowa Carver College of Medicine
Iowa City, Iowa

Kurt R. Herzer, MSc
Fellow/MD-PhD Candidate
Medical Scientist Training Program
Johns Hopkins University School of Medicine
Baltimore, Maryland

Frans J.M. Hilgers, MD, PhD
Chairman Emeritus
Department of Head and Neck Oncology and Surgery
The Netherlands Cancer Institute-Antoni van
   Leeuwenhoek;
Professor Emeritus
Amsterdam Center for Language and Communication
University of Amsterdam
Amsterdam, The Netherlands

Justin D. Hill, MD
ENT Specialists
Salt Lake City, Utah

Alexander T. Hillel, MD
Assistant Professor
Department of Otolaryngology-Head and Neck Surgery
The Johns Hopkins University School of Medicine
Baltimore, Maryland

Michael L. Hinni, MD
Professor
Mayo Clinic College of Medicine
Chair
Department of Otolaryngology-Head and Neck Surgery
Mayo Clinic
Phoenix, Arizona

Allen S. Ho, MD
Assistant Professor
Department of Surgery
Cedars-Sinai Medical Center;
Director
Head and Neck Cancer Center
Samuel Oschin Comprehensive Cancer Institute
Los Angeles, California

Maria K. Ho, MD
Keck School of Medicine
University of Southern California
Los Angeles, California

Henry T. Hoffman, MD
Professor of Otolaryngology
University of Iowa
Iowa City, Iowa

Eric H. Holbrook, MD
Assistant Professor
Department of Otology and Laryngology
Harvard Medical School
Massachusetts Eye and Ear Infirmary
Boston, Massachusetts

David B. Hom, MD
Professor and Director
Division of Facial Plastic & Reconstructive Surgery
Departments of Otolaryngology-Head and Neck Surgery
   and Dermatology
University of Cincinnati College of Medicine,
Cincinnati, Ohio

Jeffrey J. Houlton, MD
Assistant Professor
Head & Neck Surgical Oncology
University of Washington
Seattle, Washington

John W. House, MD
Clinic Professor
Department of Otorhinolaryngology-Head and
   NeckSurgery
University of Southern California Keck School of
   Medicine;
Associate Physician
House Clinic
Los Angeles, California

Timothy E. Hullar, MD
Associate Professor
Department of Otolaryngology-Head and Neck Surgery
Washington University in St. Louis
St. Louis, Missouri

Steven Ing, MD
Assistant Professor
Department of Endocrinology, Diabetes, & Metabolism
Ohio State University College of Medicine
Columbus, Ohio

Stacey L. Ishman, MD, MPH
Surgical Director
Upper Airway Center
Associate Professor
Cincinnati Children's Hospital Medical Center
University of Cincinnati
Cincinnati, Ohio

Robert K. Jackler, MD
Sewall Professor and Chair
Department of Otolaryngology-Head and Neck Surgery
Professor
Departments of Neurosurgery and Surgery
Stanford University School of Medicine
Stanford, California

Neal M. Jackson, MD
Resident Physician
Lousiana State University Health Sciences Center
New Orleans, Louisiana

Ryan S. Jackson, MD
Department of Otolaryngology-Head and Neck Surgery
University of South Florida School of Medicine
Tampa, Florida

Brian Jameson, MD
Department of Endocrinology
Geisinger Health System
Geisinger Wyoming Valley Medical Center
Wilkes-Barre, Pennsylvania

Herman A. Jenkins, MD
Professor and Chair
Department of Otolaryngology
University of Colorado School of Medicine
University of Colorado Hospital
Aurora, Colorado

Hong-Ryul Jin, MD, PhD
Professor of Otorhinolaryngology-Head and Neck
   Surgery
Seoul National University
Seoul, Korea

John K. Joe, MD†
Assistant Professor
Department of Surgery
Division of Otolaryngology-Head and Neck Surgery
Yale University School of Medicine
New Haven, Connecticut

Stephanie A. Joe, MD
Associate Professor and Director
The Sinus & Nasal Allergy Center
Co-Director, Skull Base Surgery
Department of Otolaryngology-Head and Neck Surgery
University of Illinois at Chicago
Chicago, Illinois

Christopher M. Johnson, MD
Clinical Instructor
Department of Otolaryngology
Center for Voice, Airway, and Swallowing Disorders
Georgia Regents University
Augusta, Georgia

Tiffany A. Johnson, PhD
Associate Professor
Department of Hearing and Speech
University of Kansas Medical Center

Kansas City, Kansas

Timothy M. Johnson, MD
Lewis and Lillian Becker Professor of Dermatology
University of Michigan
Ann Arbor, Michigan

Nicholas S. Jones, MD
Professor
Department of Otorhinolaryngology-Head and Neck
   Surgery
Nottingham University Hospitals NHS Trust
Nottingham, United Kingdom

Mark Jorissen, MD, PhD
Professor-Doctor
Department of Otolaryngology
University of Leuven
Leuven, Belgium

Morbize Julieron, MD
Northern France Cancer Center
Lille, France

Alyssa A. Kanaan, MD
Fellow
Pediatric Otolaryngology
Department of Pediatric Otolaryngology
Montreal Children's Hospital
McGill University
Montreal, Quebec, Canada

Robert T. Kavitt, MD, MPH
Assistant Professor of Medicine
Medical Director
Center for Esophageal Diseases
Section of Gastroenterology
University of Chicago
Chicago, Illinois

Robert M. Kellman, MD
Professor & Chair
Department of Otolaryngology & Communication
   Sciences
SUNY Upstate Medical University
Syracuse, New York

David W. Kennedy, MD
Professor of Rhinology
Perelman School of Medicine
University of Pennsylvania
Philadelphia, Pennsylvania

Jessica Kepchar, DO
Department of Otolaryngology
Bayne-Jones Army Community Hospital
Fort Polk, Louisiana

Robert C. Kern, MD
Professor and Chairman
Department of Otolaryngology-Head and Neck Surgery
Northwestern University Feinberg School of Medicine
Chicago, Illinois

Merrill S. Kies, MD
Professor of Medicine
Thoracic/Head and Neck Medical Oncology
The University of Texas M.D. Anderson Cancer Center
Houston, Texas

Paul R. Kileny, PhD
Professor
Department of Otolaryngology-Head and Neck Surgery
Academic Program Director
Department of Audiology and Electrophysiology
University of Michigan Health System
Ann Arbor, Michigan

Alyn J. Kim, MD
Southern California Ear, Nose, and Throat
Long Beach, California

---

† 已故。

Jason H. Kim, MD
Assistant Professor
Department of Otolaryngology-Head and Neck Surgery
St. Jude Medical Center
Fullerton, California

Theresa Kim, MD
San Francisco Otolaryngology Medical Group
San Francisco, California

William J. Kimberling, PhD
Professor of Ophthalmology and Visual Sciences and
 Otolaryngology
University of Iowa Carver College of Medicine
Iowa City, Iowa;
Senior Scientist
Boys Town National Research Hospital
Omaha, Nebraska

Ericka F. King, MD
Assistant Professor
Department of Otolaryngology-Head and Neck Surgery
Oregon Health and Science University
Portland, Oregon

Jeffrey Koh, MD, MBA
Professor
Department of Anesthesiology and Perioperative
 Medicine
Chief, Division of Pediatric Anesthesiology and Pain
 Management
Oregon Health and Science University
Portland, Oregon

Raymond J. Konior, MD
Clinical Professor
Department of Otolaryngology-Head and Neck Surgery
Loyola University Medical Center
Maywood, Illinois;
Chicago Hair Institute
Oakbrook Terrace, Illinois

Frederick K. Kozak, MD
Head, Division of Pediatric Otolaryngology
Medical/Surgical Director
Cochlear Implant Program
B.C. Children's Hospital;
Clinical Professor and Residency Program Director
Division of Otolaryngology
Department of Surgery
University of British Columbia
Vancouver, British Columbia, Canada

Shannon M. Kraft, MD
Assistant Professor
Department of Otolaryngology-Head and Neck Surgery
University of Kansas
Kansas City, Missouri

Russell Kridel, MD
Clinical Professor and Chief
Department of Otorhinolaryngology-Head and Neck Surgery
Division of Facial Plastic Surgery
University of Texas Health Science Center
Houston, Texas

Parvesh Kumar, MD
Joe and Jean Brandmeyer Chair and Professor of
 Radiation Oncology
Department of Radiation Oncology
University of Kansas Medical Center
Associate Director of Clinical Research
University of Kansas Cancer Center
Kansas City, Kansas

Melda Kunduk, PhD
Associate Professor
Department of Communication Sciences and Disorders
Louisiana State University
Baton Rouge, Louisiana;
Department of Otolaryngology-Head and Neck Surgery
Louisiana State University Health Sciences Center
New Orleans, Louisiana

Ollivier Laccourreye, MD
Professor
Department of Otorhinolaryngology-Head and Neck
 Surgery
Hôpital Européen Georges Pompidou
Université Paris Descartes
Paris, France

Stephen Y. Lai, MD, PhD
Associate Professor
Head and Neck Surgery
University of Texas M.D. Anderson Cancer Center
Houston, Texas

Devyani Lal, MBBS, DipNBE, MD
Consultant
Department of Otolaryngology
Assistant Professor
Mayo Clinic College of Medicine
Mayo Clinic
Scottsdale, Arizona

Anil K. Lalwani, MD
Professor and Vice Chair for Research
Director, Division of Otology, Neurotology, & Skull
 Base Surgery
Director, Columbia Cochlear Implant Center
Columbia University College of Physicians and Surgeons
New York, New York

Derek J. Lam, MD, MPH
Assistant Professor
Department of Otolaryngology-Head and Neck Surgery
Oregon Health and Science University
Portland, Oregon

Paul R. Lambert, MD
Chairman
Department of Otolaryngology-Head and Neck Surgery
Medical University of South Carolina
Charleston, South Carolina

Christopher G. Larsen, MD
Assistant Professor
Department of Otolaryngology
University of Kansas Medical Center
Kansas City, Kansas

Amy Anne Lassig, MD
Assistant Professor
Department of Otolaryngology-Head and Neck Surgery
University of Minnesota
Minneapolis, Minnesota

Richard E. Latchaw, MD
Professor
Department of Radiology
Division of Diagnostic and Therapeutic Neuroradiology
University of California at Davis
Sacramento California

Kevin P. Leahy, MD, PhD
Assistant Professor of Clinical Otorhinolaryngology
Department of Otorhinolaryngology-Head and Neck
 Surgery
University of Pennsylvania Perlman School of Medicine
Philadelphia, Pennsylvania

Daniel J. Lee, MD
Associate Professor
Department of Otology and Laryngology
Harvard Medical School;
Department of Otolaryngology
Massachusetts Eye and Ear Infirmary
Boston, Massachusetts

Nancy Lee, MD
Attending Member
Department of Radiation Oncology
Memorial Sloan Kettering Cancer Center
New York, New York

Stella Lee, MD
Assistant Professor
Department of Otolaryngology
University of Pittsburgh School of Medicine
Pittsburgh, Pennsylvania

Maureen A. Lefton-Greif, PhD, CCC-SLP
Associate Professor
Departments of Pediatrics, Otolaryngology-Head and
 Neck Surgery, and Physical Medicine & Rehabilitation
Johns Hopkins University School of Medicine
Baltimore, Maryland

Donald A. Leopold, MD
Professor of Otorhinolaryngology
University of Vermont
Burlington, Vermont

Marci M. Lesperance, MD
Professor, Department of Otolaryngology-Head and
 Neck Surgery
Chief, Division of Pediatric Otolaryngology
University of Michigan Health System
Ann Arbor, Michigan

Jessica Levi, MD
Assistant Professor of Otolaryngology-Head and Neck
 Surgery
Boston University and Boston Medical Center
Boston, Massachusetts

James S. Lewis Jr, MD
Associate Professor
Department of Pathology and Immunology
Associate Professor
Department of Otolaryngology-Head and Neck Surgery
Washington University in St. Louis
St. Louis, Missouri

Daqing Li, MD
Professor
Department of Otorhinolaryngology-Head and Neck
 Surgery
University of Pennsylvania School of Medicine;
Director, Gene and Molecular Therapy Laboratory
Director, Temporal Bone Laboratory
Hospital of the University of Pennsylvania
Philadelphia, Pennsylvania

Timothy S. Lian, MD
Professor
Department of Otolaryngology-Head and Neck Surgery
Louisiana State University Health Sciences Center
Shreveport, Louisiana

Whitney Liddy, MD
Resident
Department of Otolaryngology-Head and Neck Surgery
Northwestern University Feinberg School of Medicine
Chicago, Illinois

Charles J. Limb, MD
Associate Professor
Department of Otolaryngology-Head and Neck Surgery
Johns Hopkins University School of Medicine
Baltimore, Maryland

Judy Z. Liu, MD
Resident Physician
Department of Otolaryngology-Head and Neck Surgery
University of Illinois at Chicago
Chicago, Illinois

Jeri A. Logemann, PhD
Ralph and Jean Sundin Professor
Department of Communication Sciences and Disorders
Northwestern University
Evanston, Illinois;
Professor
Departments of Neurology and Otolaryngology-Head
 and Neck Surgery
Northwestern University Feinberg School of Medicine;
Director
Voice, Speech, and Language Service and Swallowing
 Center
Northwestern Memorial Hospital
Chicago, Illinois

Thomas Loh, MBBS, FRCS
Senior Consultant and Head

Department of Otolaryngology-Head and Neck Surgery
National University Hospital;
Associate Professor and Head
Department of Otolaryngology
National University of Singapore
Singapore

Christopher Lominska, MD
Assistant Professor and Associate Residency Program
    Director
University of Kansas Medical Center
Kansas City, Kansas

Brenda L. Lonsbury-Martin, PhD
Senior Research Scientist
VA Loma Linda Healthcare System
Professor
Department of Otolaryngology-Head and Neck
    Surgery
Loma Linda University Health
Loma Linda, California

David G. Lott, MD
Assistant Professor
Mayo Clinic College of Medicine
Consultant
Department of Otolaryngology-Head and Neck Surgery
Mayo Clinic
Phoenix, Arizona

Lawrence R. Lustig, MD
Francis A. Sooy MD Professor in Otolaryngology
Department of Otolaryngology-Head and Neck Surgery
Chief
Division of Otology & Neurology
University of California-San Francisco
San Francisco, California

Anna Lysakowski, PhD
Professor
Anatomy and Cell Biology
University of Illinois at Chicago
Chicago, Illinois

Robert H. Maisel, MD
Chief
Department of Otolaryngology-Head and Neck Surgery
Hennepin County Medical Center;
Professor
Department of Otolaryngology-Head and Neck Surgery
University of Minnesota
Minneapolis, Minnesota

Ellen M. Mandel, MD
Associate Professor
Department of Otolaryngology
University of Pittsburgh
Pittsburgh, Pennsylvania

Susan J. Mandel, MD, MPH
Professor and Associate Chief
Division of Endocrinology, Diabetes, and Metabolism
Perelman School of Medicine
University of Pennsylvania
Philadelphia, Pennsylvania

Devinder S. Mangat, MD
Professor of Facial Plastic Surgery
Department of Otolaryngology-Head and Neck Surgery
University of Cincinnati
Cincinnati, Ohio

Lynette J. Mark, MD
Associate Professor
Department of Anesthesiology & Critical Care Medicine
Department of Otolaryngology-Head and Neck Surgery
Johns Hopkins University
Baltimore, Maryland

Jeffrey C. Markt, DDS
Associate Professor and Director
Department of Otolaryngology-Head and

Neck Surgery
Division of Oral Facial Prosthetics/Dental Oncology
University of Nebraska School of Medicine
Omaha, Nebraska

Michael Marsh, MD
Arkansas Center for Ear, Nose, Throat, and Allergy
Fort Smith, Arkansas

Glen K. Martin, PhD
Senior Research Career Scientist
VA Loma Linda Healthcare System
Professor
Department of Otolaryngology-Head and Neck Surgery
Loma Linda University Health
Loma Linda, California

Douglas E. Mattox, MD
William Chester Warren Jr MD Professor and Chair
Department of Otolaryngology-Head and Neck Surgery
Emory University School of Medicine
Atlanta, Georgia

Thomas V. McCaffrey, MD, PhD
Professor and Chair
Department of Otolaryngology-Head and Neck Surgery
University of South Florida School of Medicine
Tampa, Florida

JoAnn McGee, PhD
Scientist
Developmental Auditory Physiology Laboratory
Boys Town National Research Hospital
Omaha, Nebraska

Johnathan D. McGinn, MD
Division of Otolaryngology-Head and Neck Surgery
Pennsylvania State University
Penn State Hershey Medical Center
Hershey, Pennsylvania

John F. McGuire, MD
Attending Physician
Department of Otolaryngology
Fallbrook Hospital
Fallbrook, California

Jonathan McJunkin, MD
Assistant Professor
Department of Otolaryngology
Washington University in St. Louis
St. Louis, Missouri

J. Scott McMurray, MD
Associate Professor
Departments of Surgery and Pediatrics
University of Wisconsin School of Medicine
    and Public Health
American Family Children's Hospital
Madison, Wisconsin

Jeremy D. Meier, MD
Assistant Professor
Division of Otolaryngology-Head and Neck Surgery
University of Utah School of Medicine
Department of Pediatric Oncology
Primary Children's Hospital
Salt Lake City, Utah

Albert L. Merati, MD
Professor and Chief, Laryngology
Department of Otolaryngology-Head and Neck Surgery
University of Washington School of Medicine,
Seattle, Washington

Saumil N. Merchant, MD[†]
Professor
Department of Otology and Laryngology
Harvard Medical School
Department of Otolaryngology
Massachusetts Eye and Ear Infirmary
Boston, Massachusetts

Anna H. Messner, MD
Professor and Vice Chair
Department of Otolaryngology-Head and Neck Surgery
Stanford University
Stanford, California

Anna Meyer, MD
Assistant Professor
Department of Otolaryngology-Head and Neck Surgery
University of California-San Francisco
San Francisco, California

James D. Michelson, MD
Professor
Department of Orthopaedics and Rehabilitation
University of Vermont College of Medicine
Burlington, Vermont

Henry A. Milczuk, MD
Associate Professor and Chief
Division of Pediatric Otolaryngology
Oregon Health and Science University
Portland, Oregon

Jennifer L. Millar, MSPT
Physical Therapist
Department of Physical Medicine and Rehabilitation
Johns Hopkins Hospital
Baltimore, Maryland

Michelle Miller-Thomas, MD
Assistant Professor
Mallinckrodt Institute of Radiology
Washington University School of Medicine
St. Louis, Missouri

Lloyd B. Minor, MD
Carl and Elizabeth Naumann Dean of the School of
    Medicine
Professor of Otolaryngology-Head and Neck Surgery
Professor of Bioengineering and Neurobiology (by
    courtesy)
Stanford University
Stanford, California

Jenna L. Mitchell
Texas A&M Health Science Center
Round Rock, Texas

Steven Ross Mobley, MD
Facial Plastic & Reconstructive Surgery
Murray, Utah

Eric J. Moore, MD
Professor
Department of Otolaryngology
Mayo Clinic
Rochester, Minnesota

Harlan Muntz, MD
Professor of Otolaryngology
Department of Surgery
University of Utah School of Medicine
Primary Children's Medical Center
Salt Lake City, Utah

Craig S. Murakami, MD
Clinical Professor
Facial Plastic and Reconstructive Surgery
University of Washington
Department of Otolaryngology
Virginia Mason Medical Center
Seattle, Washington

Jeffrey N. Myers, MD, PhD
Hubert L. and Olive Stringer Distinguished Professor in
    Cancer Research
Professor and Director of Research
Deputy Chair for Academic Programs
Department of Head & Neck Surgery
University of Texas M.D. Anderson Cancer Center
Houston, Texas

---

† 已故。

Robert M. Naclerio, MD
Professor and Chief of Otolaryngology-Head and Neck
   Surgery
University of Chicago
Chicago, Illinois

Joseph B. Nadol Jr, MD
Professor
Department of Otology and Laryngology
Harvard Medical School
Department of Otolaryngology
Massachusetts Eye and Ear Infirmary
Boston, Massachusetts

Paul Nassif, MD
Assistant Clinical Professor
Department of Otolaryngology
University of Southern California Keck School of
   Medicine
Los Angeles, California;
Partner
Spalding Drive Cosmetic Surgery and Dermatology
Beverly Hills, California

Marc Nelson, MD
Associate Professor
Department of Otolaryngology
Pediatric ENT Center
Akron Children's Hospital
Akron, Ohio

Rick F. Nelson, MD
Assistant Professor
Department of Otolaryngology-Head and Neck Surgery
Indiana University
Indianapolis, Indianapolis

Piero Nicolai, MD
Professor
University of Brescia School of Medicine
Chairman
Spedali Civili
Brescia, Italy

David R. Nielsen, MD
Executive Vice President and Chief Executive Officer
American Academy of Otolaryngology-Head and Neck
   Surgery
Alexandria, Virginia;
President, Council of Medical Specialty Societies
Chairman of the Board, PCPI Foundation
Chicago, Illinois

John K. Niparko, MD
Tiber Alpert Professor and Chair
Department of Otolaryngology-Head and Neck Surgery
The Keck School of Medicine of the University of
   Southern California
Los Angeles, California

Richard J. Noel, MD, PhD
Division Chief
Pediatric Gastroenterology, Hepatology, and Nutrition
Duke University Medical Center
Durham, North Carolina

S.A. Reza Nouraei, Bchir, PhD, MRCS
Researcher
Laryngology Research Group
University College London
Academic Specialist Registrar
Charing Cross Hospital
London, United Kingdom

Ajani Nugent, MD
Department of Otolaryngology
Emory University School of Medicine
Atlanta, Georgia

Daniel W. Nuss, MD
G.D. Lyons Professor and Chair
Department of Otolaryngology-Head and Neck Surgery
Louisiana State University Health Sciences Center School
   of Medicine at New Orleans, New Orleans, Louisiana

Brian Nussenbaum, MD
Christy J. and Richard S. Hawes III Professor
Vice Chair for Clinical Affairs
Division Chief, Head and Neck Surgery
Patient Safety Officer
Department of Otolaryngology-Head and Neck Surgery
Washington University School of Medicine
St. Louis, Missouri

Gretchen M. Oakley, MD
Resident Physician
Division of Otolaryngology-Head and Neck Surgery
University of Utah
Salt Lake City, Utah

Rick M. Odland, MD, PhD
Professor
Department of Otolaryngology
University of Minnesota;
Medical Director
Department of Otolaryngology
Hennepin County Medical Center
Minneapolis, Minnesota

Richard G. Ohye, MD
Head
Section of Pediatric Cardiovascular Surgery
Department of Cardiac Surgery
University of Michigan
Ann Arbor, Michigan

Bert W. O'Malley Jr, MD
Gabriel Tucker Professor and Chairman
Department of Otorhinolaryngology-Head and Neck
   Surgery
Professor of Neurosurgery
Abramson Cancer Center
University of Pennsylvania School of Medicine;
Co-director, Center for Cranial Base Surgery
Co-director, Head and Neck Cancer Center
University of Pennsylvania Health System
Philadelphia, Pennsylvania

Robert C. O'Reilly, MD
Professor of Pediatrics and Otolaryngology-Head and
   Neck Surgery
Thomas Jefferson University
Philadelphia, Pennsylvania;
Division Chief
Pediatric Otolaryngology
A.I. DuPont Hospital for Children
Wilmington, Delaware

Juan Camilo Ospina, MD
Pediatric Otolaryngologist
Head
Division of Otorhinolaryngology and Maxillofacial
   Surgery
Hospital Universitario San Ignacio;
Associate Professor
Pontificia Universidad Javeriana
Bogota, Colombia

Robert H. Ossoff, DMD, MD, CHC
Special Assistant to the Vice-Chancellor for Health
   Affairs
Maness Professor of Laryngology and Voice
Vanderbilt University Medical Center
Nashville, Tennessee

Mark D. Packer, MD
Executive Director
Department of Defense Hearing Center of Excellence
Chief of Otology, Neurology, and Skull Base Surgery
San Antonio Military Health System
Joint Base San Antonio-Lackland, Texas

Nitin A. Pagedar, MD, MPH
Assistant Professor
Department of Otolaryngology-Head and Neck Surgery
University of Iowa
Iowa City, Iowa

John Pallanch, MD
Chair

Division of Rhinology
Department of Otorhinolaryngology
Mayo Clinic
Rochester, Minnesota

Stephen S. Park, MD
Professor and Vice-Chair
Department of Otolaryngology
Director
Division of Facial Plastic Surgery
University of Virginia
Charlottesville, Virginia

Matthew S. Parsons, MD
Assistant Professor of Radiology
Mallinckrodt Institute of Radiology
Washington University School of Medicine
St. Louis, Missouri

Hetal H. Patel, MD
Division of Otolaryngology-Head and Neck Surgery
Pennsylvania State University
Penn State Hershey Medical Center
Hershey, Pennsylvania

G. Alexander Patterson, MD
Evarts A. Graham Professor of Surgery
Chief, Division of Cardiothoracic Surgery
Washington University in St. Louis
St. Louis, Missouri

Phillip K. Pellitteri, DO
Chair
Department of Otolaryngology-Head and Neck Surgery
Guthrie Health System
Sayre, Pennsylvania;
Clinical Professor
Department of Otolaryngology-Head and Neck Surgery
Temple University School of Medicine
Philadelphia, Pennsylvania

Jonathan A. Perkins, DO
Professor
Department of Otolaryngology-Head and Neck Surgery
University of Washington School of Medicine
Director
Vascular Anomalies Program
Seattle Children's Hospital
Seattle, Washington

Stephen W. Perkins, MD
Clinical Associate Professor
Department of Otolaryngology-Head and Neck Surgery
Indiana University School of Medicine;
President
Meridian Plastic Surgeons
Indianapolis, Indianapolis

Shirley S.N. Pignatari, MD, PhD
Professor and Head
Division of Pediatric Otolaryngology
Federal University of Sao Paulo
Sao Paulo, Brazil

Steven D. Pletcher, MD
Associate Professor
Department of Otolaryngology-Head and Neck Surgery
University of California-San Francisco
San Francisco, California

Aron Popovtzer, MD
Head of Head and Neck Unit
Davidoff Comprehensive Cancer Center;
Consultant
Department of Otolaryngology
Rabin Medical Center;
Chair
Israeli Head and Neck Society
Petah-Tikva, Israel

Gregory N. Postma, MD
Professor
Department of Otolaryngology
Director
Center for Voice, Airway, and Swallowing Disorders

Georgia Regents University
Augusta, Georgia

Shannon M. Poti, MD
Chief Resident Surgeon
Department of Otolaryngology-Head and Neck Surgery
University of California-Davis Medical Center
Sacramento, California

William P. Potsic, MD, MMM
Emeritus Professor of Otorhinolaryngology-Head and
   Neck Surgery
Perelman School of Medicine at the University of
   Pennsylvania
Philadelphia, Pennsylvania

Seth E. Pross, MD
Department of Otolaryngology-Head and Neck Surgery
University of California-San Francisco
San Francisco, California

Liana Puscas, MD, MHS
Associate Professor
Division of Otolaryngology-Head and Neck Surgery
Duke University School of Medicine
Durham, North Carolina

Zhen Jason Qian, MD (Cand.)
College of Physicians and Surgeons
Columbia University
New York, New York

Virginia Ramachandran, AuD, PhD
Senior Staff Audiologist & Research Coordinator
Division of Audiology
Department of Otolaryngology-Head and Neck Surgery
Henry Ford Hospital;
Adjunct Assistant Professor & Audiology Clinical
   Educational Coordinator
Wayne State University
Detroit, Michigan

Gregory W. Randolph, MD
Director, General and Thyroid Surgical Divisions
Massachusetts Eye & Ear Infirmary
Member, Endocrine Surgical Service
Massachusetts General Hospital
Harvard Medical School
Boston, Massachusetts

Lesley Rao, MD
Assistant Professor
Department of Anesthesiology
Washington University School of Medicine
St. Louis, Missouri

Christopher H. Rassekh, MD
Associate Professor
Department of Otorhinolaryngology-Head and Neck
   Surgery
University of Pennsylvania
Philadelphia, Pennsylvania

Lou Reinisch, PhD
Dean of Arts and Sciences
Professor of Physics
Farmingdale State College (SUNY)
Farmingdale, New York

Albert L. Rhoton Jr, MD
Professor and Chairman Emeritus
Department of Neurosurgery
University of Florida
Gainesville, Florida

Nadeem Riaz, MD, MSc
Instructor in Radiation Oncology
Department of Radiation Oncology
Memorial Sloan Kettering Cancer Center
New York, New York

Jeremy D. Richmon, MD
Assistant Professor and Director
Head and Neck Robotic Surgery
Department of Otolaryngology-Head and Neck Surgery
Johns Hopkins University

Baltimore, Maryland

James M. Ridgway, MD
Facial Plastic Surgeon
Newvue Plastic Surgery and Skin Care
Bellevue, Washington

Matthew H. Rigby, MD, MPH
Assistant Professor
Department of Otolaryngology-Head and Neck Surgery
Dalhousie University
Halifax, Nova Scotia, Canada

Mark D. Rizzi, MD
Assistant Professor
Department of Clinical Otolaryngology-Head and Neck
   Surgery
Perelman School of Medicine at the University of
   Pennsylvania
Division of Pediatric Otolaryngology
Children's Hospital of Philadelphia
Philadelphia, Pennsylvania

K. Thomas Robbins, MD
Professor and Chair
Department of Surgery
Division of Otolaryngology
Southern Illinois University School of Medicine
Springfield, Illinois

Daniel Roberts, MD, PhD
Resident
Department of Otolaryngology
Massachusetts Eye and Ear Infirmary
Boston, Massachusetts

Frederick C. Roediger, MD
Director
Division of Otolaryngology
Maine Medical Center
Portland, Maine

Ohad Ronen, MD
Director
Head and Neck Surgery Service
Department of Otolaryngology-Head and Neck Surgery
Galilee Medical Center;
Senior Lecturer
Faculty of Medicine in the Galilee
Bar-Ilan University
Nahariya, Israel

Kristina W. Rosbe, MD
Professor and Director of Pediatric Otolaryngology
Department of Otolaryngology-Head and Neck Surgery
University of California-San Francisco
San Francisco, California

Richard M. Rosenfeld, MD, MPH
Professor and Chairman of Otolaryngology
SUNY Downstate Medical Center
New York, New York

Bruce E. Rotter, MD
Professor and Dean
Southern Illinois University School of Dental Medicine
Alton, Illinois

Jay T. Rubinstein, MD, PhD
Professor
Departments of Otolaryngology and Bioengineering
University of Washington;
Director
Virginia Merrill Bloedel Hearing Research Center
Seattle, Washington

Michael J. Ruckenstein, MD
Professor of Otorhinolaryngology-Head and Neck
   Surgery
Hospitals of the University of Pennsylvania,
Philadelphia, Pennsylvania

Christina L. Runge, PhD
Associate Professor
Department of Otolaryngology and Communication
   Sciences

Chief, Division of Communication Sciences
Director, Koss Cochlear Implant Program
Medical College of Wisconsin
Milwaukee, Wisconsin

Leonard P. Rybak, MD, PhD
Professor
Division of Otolaryngology
Southern Illinois University School of Medicine
Springfield, Illinois

Rami E. Saade, MD
Head and Neck Surgical Oncology Fellow
Department of Head and Neck Surgery
University of Texas M.D. Anderson Cancer Center
Houston, Texas

Babak Sadoughi, MD
Attending Physician
Beth Israel Medical Center
Mount Sinai Health System
New York, New York

Thomas J. Salinas, DDS
Associate Professor
Department of Dental Specialties
Mayo Clinic
Rochester, Minnesota

Sandeep Samant, MD
Chief
Division of Head and Neck and Skull Base Surgery
Professor and Vice-Chairman
Department of Otolaryngology-Head and Neck Surgery
University of Tennessee Health Science Center
Memphis, Tennessee

Robin A. Samlan, MBA, PhD
Assistant Professor
Department of Speech, Language, & Hearing Sciences
University of Arizona
Tucson, Arizona

Ravi N. Samy, MD
Associate Professor
Department of Otolaryngology
University of Cincinnati
Program Director, Neurotology Fellowship
Cincinnati Children's Hospital
Cincinnati, Ohio

Guri S. Sandhu, MD
Consultant Otolaryngologist/Airway Surgeon
Charing Cross Hospital
Imperial College
London, United Kingdom

Cara Sauder, MA, CCC-SLP
Speech-Language Pathologist
University of New Mexico Hospital
Albuquerque, New Mexico

Richard L. Scher, MD
Professor of Otolaryngology-Head and Neck Surgery
Vice Chairman of Surgery for Clinical Operations
Associate Chief of Otolaryngology-Head and Neck Surgery
Duke University Health System
Durham, North Carolina

Joshua S. Schindler, MD
Associate Professor
Department of Otolaryngology
Oregon Health and Science University
Portland, Oregon

Cecelia E. Schmalbach, MD
Associate Professor
Department of Surgery
Division of Otolaryngology-Head and Neck Surgery
University of Alabama at Birmingham
Birmingham, Alabama

Scott R. Schoem, MD
Director
Department of Otolaryngology
Connecticut Children's Medical Center

Hartford, Connecticut;
Clinical Professor
Department of Otolaryngology
University of Connecticut School of Health Sciences
Farmington, Connecticut

Michael C. Schubert, PT, PhD
Associate Professor
Department of Otolaryngology-Head and Neck Surgery
Johns Hopkins University
Baltimore, Maryland

Todd J. Schwedt, MD
Associate Professor of Neurology
Mayo Clinic
Phoenix, Arizona

James J. Sciubba, DMD, PhD
Professor (Retired)
Department of Otolaryngology-Head and Neck Surgery
The Johns Hopkins School of Medicine;
Consultant
The Milton J. Dance Head & Neck Center
The Greater Baltimore Medical Center
Baltimore, Maryland

Anthony P. Sclafani, MD
Director, Facial Plastic Surgery
Surgeon Director, Department of Otolaryngology
The New York Eye & Ear Infirmary
New York, New York;
Professor
Department of Otolaryngology
New York Medical College
Valhalla, New York

Meena Seshamani, MD, PhD
Department of Head and Neck Surgery
The Permanente Medical Group
San Francisco, California

A. Eliot Shearer, MD, PhD
Resident Physician
Department of Otolaryngology-Head and Neck Surgery
University of Iowa
Iowa City, Iowa

Clough Shelton, MD
Professor and Chief
Division of Otolaryngology
Hetzel Presidential Endowed Chair in Otolaryngology
University of Utah School of Medicine
Salt Lake City, Utah

Neil T. Shepard, PhD
Chair, Division of Audiology
Director, Dizziness & Balance Disorders Program
Department of Otolaryngology
Mayo Clinic
Rochester, Minnesota

Seiji B. Shibata, MD, PhD
Resident Physician
Department of Otolaryngology-Head and Neck Surgery
University of Iowa
Iowa City, Iowa

Yelizaveta Shnayder, MD
Associate Professor
Department of Otolaryngology-Head and Neck Surgery
University of Kansas School of Medicine
Kansas City, Kansas

Kathleen C.Y. Sie, MD
Professor
Department of Otolaryngology-Head and Neck Surgery
University of Washington School of Medicine
Director
Childhood Communication Center
Seattle Children's Hospital
Seattle, Washington

Daniel B. Simmen, MD
Center for Rhinology, Skull Base Surgery, and Facial
    Plastic Surgery
Hirslanden Clinic

Zurich, Switzerland

Michael C. Singer, MD
Director
Division of Thyroid & Parathyroid Surgery
Department of Otolaryngology-Head and Neck Surgery
Henry Ford Health System
Detroit, Michigan

Parul Sinha, MBBS, MS
Resident
Department of Otolaryngology-Head and Neck Surgery
Washington University School of Medicine
St. Louis, Missouri

William H. Slattery III, MD
Partner
House Ear Clinic;
Clinical Professor
University of Southern California-Los Angeles
Los Angeles, California

Henrik Smeds, MD
Staff Surgeon
Department of Otolaryngology
Karolinska University Hospital
Stockholm, Sweden

Marshall E. Smith, MD
Professor
Division of Otolaryngology-Head and Neck Surgery
University of Utah School of Medicine;
Attending Physician and Medical Director
Voice Disorders Clinic
Primary Children's Medical Center
University Hospital
Salt Lake City, Utah

Richard J.H. Smith, MD
Professor
Department of Otolaryngology
University of Iowa Carver College of Medicine
Iowa City, Iowa

Timothy L. Smith, MD, MPH
Professor and Director
Oregon Sinus Center
Department of Otolaryngology-Head and Neck Surgery
Oregon Health and Science University
Portland, Oregon

Ryan H. Sobel, MD
Clinical Instructor
Department of Otolaryngology-Head and Neck Surgery
Johns Hopkins Hospital
Baltimore, Maryland

Robert A. Sofferman, MD
Emeritus Professor of Surgery
Department of Surgery
Division of Otolaryngology-Head and Neck Surgery
University of Vermont School of Medicine
Burlington, Vermont

Zachary M. Soler, MD, MSc
Assistant Professor
Department of Otolaryngology-Head and Neck Surgery
Medical University of South Carolina
Charleston, South Carolina

Samuel A. Spear, MD
Otology/Neurotology & Skull Base Surgery Fellow
Department of Otolaryngology-Head and Neck Surgery
Louisiana State University
Baton Rouge, Louisiana

Steven M. Sperry, MD
Assistant Professor
Department of Otolaryngology-Head and Neck Surgery
University of Iowa Hospitals and Clinics
Iowa City, Iowa

Niranjan Sritharan, MBBS
Clinical Otolaryngology Fellow
Massachusetts Eye & Ear Infirmary
Boston, Massachusetts

Brad A. Stach, PhD
Director
Division of Audiology
Department of Otolaryngology-Head and Neck Surgery
Henry Ford Hospital
Detroit, Michigan

Robert P. Stachecki, MD
Instructor of Radiology
Mallinckrodt Institute of Radiology
Washington University School of Medicine
St. Louis, Missouri

Hinrich Staecker, MD, PhD
David and Mary Zamierowsky Professor
Department of Otolaryngology-Head and Neck Surgery
University of Kansas School of Medicine
Kansas City, Kansas

Aldo Cassol Stamm, MD, PhD
Chief
Department of Otolaryngology
Sao Paulo ENT Center
Sao Paulo, Brazil

James A. Stankiewicz, MD
Professor and Chairman
Department of Otolaryngology-Head and Neck Surgery
Loyola University Medical Center
Maywood, Illinois

Shawn M. Stevens, MD
Resident Physician
Department of Otolaryngology-Head and Neck Surgery
Medical University of South Carolina
Charleston, South Carolina

David L. Steward, MD
Professor
Department of Otolaryngology-Head and Neck Surgery
University of Cincinnati Academic Health Center
Cincinnati, Ohio

David G. Stoddard Jr, MD
Department of Otolaryngology-Head and Neck Surgery
Mayo Clinic
Rochester, Minnesota

Janalee K. Stokken, MD
Head and Neck Institute
The Cleveland Clinic
Cleveland, Ohio

Angela Sturm-O'Brien, MD
Facial Plastic Surgery Associates
Houston, Texas

John B. Sunwoo, MD
Director of Head and Neck Cancer Research
Department of Otolaryngology-Head and Neck Surgery
Stanford Cancer Institute
Stanford University School of Medicine
Stanford, California

Veronica C. Swanson, MD, MBA
Associate Director
Department of Anesthesiology
Chief
Pediatric Cardiac Anesthesiology
St. Christopher's Hospital for Children;
Associate Professor
Departments of Anesthesiology and Pediatrics
Drexel University College of Medicine and Dentistry
Philadelphia, Pennsylvania

Robert A. Swarm, MD
Professor of Anesthesiology
Washington University School of Medicine
St. Louis, Missouri

Jonathan M. Sykes, MD
Professor and Director
Facial Plastic Surgery
University of California Davis Medical Center
Sacramento, California

Luke Tan, MBBS, MD
Senior Consultant
Luke Tan ENT Head & Neck Cancer and Thyroid
    Surgery Center
MT Elizabeth Hospital;
Clinical Associate Professor
Department of Otolaryngology
National University of Singapore
Singapore

Marietta Tan, MD
Resident
Department of Otolaryngology-Head and Neck Surgery
Johns Hopkins University
Baltimore, Maryland

Pravin A. Taneja, MD, MBA
Program Director
Pediatric Anesthesia Fellowship
Department of Anesthesiology
St. Christopher's Hospital for Children;
Assistant Professor
Department of Anesthesiology
Drexel University College of Medicine and Dentistry
Philadelphia, Pennsylvania

M. Eugene Tardy Jr, MD
Emeritus Professor of Otolaryngology-Head and Neck
    Surgery
Department of Otolaryngology
University of Illinois Medical Center
Chicago, Illinois

Sherard A. Tatum III, MD
Professor
Departments of Otolaryngology and Pediatrics
SUNY Upstate Medical University;
Medical Director
Cleft and Craniofacial Center
Golisano Children's Hospital
Syracuse, New York

S. Mark Taylor, MD
Professor
Department of Otolaryngology-Head and Neck Surgery
Dalhousie University
Halifax, Nova Scotia, Canada

Rod A. Teasley, MD, JD
Department of Otolaryngology
Vanderbilt University Medical Center
Nashville, Tennessee

Helder Tedeschi, MD, PhD
Head, Division of Neurosurgery
Department of Pathology
University of Campinas
Sao Paolo, Brazil

Steven A. Telian, MD
John L. Kemink Professor of Neurotology
Department of Otolaryngology-Head and Neck Surgery
University of Michigan
Ann Arbor, Michigan

David J. Terris, MD
Surgical Director of the GRU Thyroid Center
Professor
Department of Otolaryngology-Head and Neck Surgery
Georgia Regents University
Augusta, Georgia

J. Regan Thomas, MD
Mansueto Professor and Chairman
Department of Otolaryngology-Head and Neck Surgery
University of Illinois
Chicago, Illinois

Chafeek Tomeh, MD
Clinical Instructor
Department of Otolaryngology-Head and Neck Surgery
Stanford University School of Medicine
Stanford, California

Dean M. Toriumi, MD
Professor
Department of Otolaryngology-Head and Neck Surgery
Division of Facial Plastic and Reconstructive Surgery
University of Illinois at Chicago
Chicago, Illinois

Aline Tran, AuD
Audiologist
Department of Otolaryngology-Head and Neck Surgery
Keck Medical Center
University of Southern California
Los Angeles, California

Joseph B. Travers, PhD
Professor
Division of Oral Biology
The Ohio State University College of Dentistry
Ohio State University
Columbus, Ohio

Susan P. Travers, PhD
Professor
Division of Oral Biology
The Ohio State University College of Dentistry
Columbus, Ohio

Mai Thy Truong, MD
Clinical Assistant Professor
Department of Otolaryngology-Head and Neck Surgery
Stanford University
Stanford, California

Terance T. Tsue, MD
Physician in Chief
University of Kansas Cancer Center
Douglas A. Girod MD Endowed Professor of Head &
    Neck Surgical Oncology
Vice-Chairman and Professor
Department of Otolaryngology-Head and Neck Surgery
University of Kansas School of Medicine
Kansas City, Kansas

Michael D. Turner, DDS, MD
Division Director
Oral and Maxillofacial Surgery
Jacobi Medical Center;
Director, The New York Salivary Gland Center
Associate Residency Director, Oral and Maxillofacial
    Surgery
Beth Israel Medical Center
New York, New York

Ravindra Uppaluri, MD, PhD
Associate Professor
Department of Otolaryngology-Head and Neck Surgery
Washington University School of Medicine
St. Louis, Missouri

Michael F. Vaezi, MD, PhD
Professor of Medicine
Clinical Director, Division of Gastroenterology,
    Hepatology, and Nutrition
Director, Center for Swallowing and Esophageal Motility
    Disorders
Director, Clinical Research
Vanderbilt University Medical Center
Nashville, Tennessee

Kathryn M. Van Abel, MD
Resident
Department of Otolaryngology
Mayo Clinic
Rochester, Minnesota

Michiel W.M. van den Brekel, MD, PhD
Head, Department of Head and Neck Oncology and
    Surgery
The Netherlands Cancer Institute-Antoni van
    Leeuwenhoek;
Professor, Amsterdam Center of Language and
    Communication;
Consultant, Department of Oral and Maxillofacial
    Surgery
Academic Medical Center
University of Amsterdam
Amsterdam, The Netherlands

Lori A. Van Riper, PhD
Department of Pediatric Audiology and Otolaryngology
Mott Children's Hospital
University of Michigan Health System
Ann Arbor, Michigan

Sunil P. Verma, MD
Assistant Professor
Department of Otolaryngology-Head and Neck Surgery
University of California-Irvine
Irvine, California;
Director
University Voice and Swallowing Center
University of California-Irvine Medical Center
Orange, California

Peter M. Vila, MD, MSPH
Resident
Department of Otolaryngology-Head and Neck Surgery
Washington University School of Medicine
St. Louis, Missouri

David E. Vokes, MBChB
Consultant Otolaryngologist-Head & Neck Surgeon
Auckland City Hospital
Auckland, New Zealand

P. Ashley Wackym, MD
Vice President of Research
Legacy Research Institute
Legacy Health;
President
Ear and Skull Base Center
Portland, Oregon

Tamekia L. Wakefield, MD
Adjunct Assistant Clinical Professor
Department of Otolaryngology-Head and Neck Surgery
Mt. Sinai School of Medicine
New York, New York;
Attending Pediatric Otolaryngologist
Department of Otolaryngology and Communicative
    Disorders
Long Island Jewish Medical Center
New Hyde Park, New York

Michael J. Walden, DO, MD
Staff Radiologist
Department of Radiology
Womack Army Medical Center
Fort Bragg, North Carolina

Thomas J. Walker, MD
Facial Plastic and Reconstructive Surgery
Department of Otolaryngology-Head and Neck Surgery
University of Illinois at Chicago
Chicago, Illinois

Edward J. Walsh, PhD
Director
Developmental Auditory Physiology Laboratory
Boys Town National Research Hospital
Omaha, Nebraska

Rohan R. Walvekar, MD
Associate Professor
Louisiana State University Health Sciences Center at
    New Orleans
New Orleans, Louisiana

Tom D. Wang, MD
Professor & Chief
Division of Facial Plastic and Reconstructive Surgery
Oregon Health and Science University
Portland, Oregon

Tzu-Fei Wang, MD
Assistant Professor of Internal Medicine
Division of Hematology
The Ohio State University Comprehensive Cancer
    Center
Arthur G. James Cancer Hospital and Richard J. Solove
    Research Institute
Columbus, Ohio

Frank M. Warren III, MD
Assistant Professor and Chief
Division of Otology/Neurotology
Department of Otolaryngology Head and Neck Surgery
Oregon Health and Science University;
Attending Physician
Department of Otolaryngology-Head and Neck Surgery
Kaiser Permanente
Portland, Oregon

Heather H. Waters, MD
Department of Otolaryngology-Head and Neck Surgery
Indiana University Medical Center;
Meridian Plastic Surgeons
Indianapolis, Indianapolis

Randal S. Weber, MD
Professor and Chair
Head and Neck Surgery
The University of Texas M.D. Anderson Cancer Center
Houston, Texas

Richard O. Wein, MD
Associate Professor
Department of Otolaryngology-Head and Neck Surgery
Tufts Medical Center
Boston, Massachusetts

Gregory S. Weinstein, MD
Professor and Vice Chair
Director
Division of Head and Neck Surgery
Co-director
The Center for Head and Neck Cancer
Department of Otorhinolaryngology-Head and Neck
    Surgery
University of Pennsylvania School of Medicine
Philadelphia, Pennsylvania

Erik K. Weitzel, MD
Chief of Rhinology
Program Director
Department of Otolaryngology
Joint Base San Antonio
San Antonio, Texas

D. Bradley Welling, MD, PhD
Walter Augustus LeCompt Professor and Chair
Harvard Department of Otology and Laryngology
Chief of Otolaryngology
Massachusetts Eye and Ear Infirmary and Massachusetts
    General Hospital
Boston, Massachusetts

Richard D. Wemer, MD
Consultant
Department of Otolaryngology-Head and Neck Surgery
Park Nicollet Clinics
St. Louis Park, Minnesota

Ralph F. Wetmore, MD
E. Mortimer Newlin Professor of Pediatric Otolaryngology
Perelman School of Medicine at the University of
    Pennsylvania Chief
Division of Pediatric Otolaryngology
The Children's Hospital of Philadelphia

Philadelphia, Pennsylvania

Richard H. Wiggins III, MD
Professor and Director of Head and Neck Imaging
Departments of Radiology, Otolaryngology, Head and
    Neck Surgery, and Biomedical Informatics
University of Utah Health Sciences Center
Salt Lake City, Utah

Brent J. Wilkerson, MD
Resident Physician
Department of Otolaryngology-Head and Neck Surgery
University of California-Davis
Sacramento, California

Franz J. Wippold II, MD
Professor of Radiology
Chief of Neuroradiology
Mallinckrodt Institute of Radiology
Washington University School of Medicine
St. Louis, Missouri;
Adjunct Professor of Radiology/Radiological Sciences
F. Edward Hébert School of Medicine
Uniformed Services University of the Health Sciences
Bethesda, Maryland

Gayle Ellen Woodson, MD
Professor and Chair
Division of Otolaryngology
Southern Illinois University School of Medicine
Springfield, Illinois

Peter J. Wormald, MD
Professor
Department of Surgery
Division of Otolaryngology-Head and Neck Surgery
University of Adelaide
Adelaide, Australia

Harry V. Wright, MD
Fellow
Facial Plastic and Reconstructive Surgery
Farrior Facial Plastic Surgery;
Associate Professor
Department of Otolaryngology-Head and Neck Surgery
University of South Florida
Tampa, Florida

Robert F. Yellon, MD
Professor
Department of Otolaryngology
University of Pittsburgh School of Medicine
Director of ENT Clinical Services
Department of Pediatric Otolaryngology
Children's Hospital of Pittsburgh of UPMC
Pittsburgh, Pennsylvania

Charles D. Yingling, PhD, DABNM
Clinical Professor
Department of Otolaryngology-Head and Neck Surgery
Stanford University of School of Medicine
Stanford, California;
Chief Executive Officer
Golden Gate Neuromonitoring
San Francisco, California

Bevan Yueh, MD, MPH
Professor & Chair
Department of Otolaryngology-Head and Neck Surgery
University of Minnesota
Minneapolis, Minnesota

Rex C. Yung, MD
Director of Pulmonary Oncology
Departments of Medicine and Oncology
Johns Hopkins University
Baltimore, Maryland

Renzo A. Zaldívar, MD
Clinical Professor
Department of Ophthalmology
University of North Carolina
Chapel Hill, North Carolina

George H. Zalzal, MD
Chief
Division of Otolaryngology
Children's National Medical Center
Professor of Otolaryngology and Pediatrics
George Washington University School of Medicine and
    Health Sciences
Washington, DC

Adam M. Zanation, MD
Associate Professor
Co-Director, Head and Neck Oncology Fellowship
Co-Director, Rhinology and Skull Base Surgery
    Fellowship
University of North Carolina at Chapel Hill
Chapel Hill, North Carolina

David S. Zee, MD
Professor of Neurology and Otolaryngology-Head and
    Neck Surgery
Department of Neurology
Johns Hopkins Hospital
Baltimore, Maryland

Marc S. Zimbler, MD
Director of Facial Plastic & Reconstructive Surgery
Beth Israel Deaconess Medical Center;
Assistant Professor of Otolaryngology-Head and Neck
    Surgery
Icahn School of Medicine
Mount Sinai Medical Center
New York, New York

S. James Zinreich, MD
Professor of Radiology
Russel H. Morgan Department of Radiology
Department of Otorhinolaryngology-Head and Neck
    Surgery
Johns Hopkins Medical Institutions
Baltimore, Maryland

Teresa A. Zwolan, PhD
Professor and Director
Department of Otolaryngology
University of Michigan Cochlear Implant Program
Ann Arbor, Michigan

译者前言

初版 *Cummings Otolaryngology-Head and Neck Surgery* 于 1985 年出版，由国际权威的耳鼻咽喉学专家 Cummings 教授领衔，来自全球各地的 100 余位专家共同编撰完成，一经出版即奠定了其在耳鼻咽喉头颈外科学术出版领域里程碑般的地位。随着岁月变迁、科技发展，这部著作不断再版、更新、完善，无论在深部和广度方面，一直被大家公认为耳鼻咽喉头颈外科领域最可靠的专业教材，完全能够满足各年资、各阶段耳鼻咽喉 – 头颈外科医师的不同需求，帮助他们在专业领域不断前行。

本书出版至今，载誉无数。曾荣膺英国医师协会医学图书奖（2015 年）等奖项，在国际上拥有强大的专业影响力。本书为全新第 6 版，书中包含 3200 余张彩色图片，深度覆盖耳鼻咽喉头颈外科全部领域的理论与临床知识，不仅全面更新了各篇章内容，还增补了颅底微创手术、前庭植入、颅后窝和颅底肿瘤的放射治疗，以及术中脑神经和中枢神经功能监测等最新临床及研究进展内容，并在儿童睡眠疾病、儿童感染疾病和新生儿气道评估方面，提供了最新的儿童患者治疗方案。

为进一步满足临床分诊需求，此次中文翻译版对原书的篇章顺序进行了重新编排，将原书的三大卷按照专业方向重新调整为 6 个分册，包括耳鼻咽喉头颈外科学基础，鼻科学与过敏 / 免疫学，喉与气管、食管学，头颈外科学与肿瘤学，耳科学与颅底外科学，儿童耳鼻咽喉学。各分册内容既相对独立，又相互联系，便于广大读者灵活选择。

把这部经典的耳鼻咽喉学专著引进国内，是我一直以来的愿望。1998 年，作为美国 SACKLER 中国年度医师获奖人，我应邀访问了约翰·霍普金斯医院，受到 Cummings 教授的热情接待，他还亲切地陪同我们参观、讲解，给我留下了深刻印象。

非常荣幸主持本书中文版的翻译工作，山东省耳鼻喉医院有近百位专家、学者和青年医师参与此次翻译工作，这也是第一次将这部圣经级的权威专业参考书介绍给国内耳鼻咽喉头颈外科的广大同道。在翻译过程中，我们力求全面、准确地把握本书的内容，使译文准确、明了，但限于中英文在疾病分类、思维方法、表达方式等方面存在一定差异，一些英文词汇和语句较难完美转换成中文，所以书稿中可能存在一定的翻译欠妥或表述失当的情况，恳请广大读者和同道指正。

山东省耳鼻喉医院　王海波

作为一部权威著作，*Cummings Otolaryngology-Head and Neck Surgery, 6e* 的内容涵盖了该专业的所有组成部分，以及近期在微创手术、影像导航、手术机器人、人工耳蜗植入等方面的最新进展，并加入了与疾病遗传有关的新的内容。此外，新的基于证据的绩效评估的章节，对于理解医疗改革的发展、管理机构的作用、报告评价、基于价值的医疗采购及对医生实践的影响等，同样均有很好的参考价值。

在继续保持文字简洁的前提下，还反映了该领域最主要的和最重要的发展。本书的内容反映了其各个组成部分之间的广泛相互关系。每章的开始都包含有要点，并列出了最相关的推荐阅读清单。

我们的目标是进一步加强对现在从事耳鼻咽喉头颈外科专业人员的教育，并为后来者提供基础知识。与此前各版一样，本书的编者具有世界范围内的代表性，以便读者可以从中了解全世界在该领域的进展。毋庸置疑，经过所有编者的共同努力，*Cummings Otolaryngology-Head and Neck Surgery, 6e* 仍然是该专业最权威的参考书。

缅 怀

Charles Krause, MD

Otolaryngology-Head and Neck Surgery 创始人

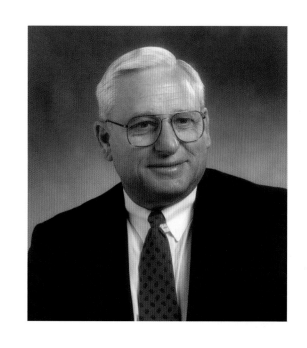

2013 年 2 月 7 日，耳鼻咽喉学界和密歇根大学失去了最伟大的学科领袖之一——Charles J. Krause 博士。Krause 博士是前三版 *Otolaryngology–Head and Neck Surgery* 的资深著者。为感谢他的付出和对这个专业的诸多贡献，我们谨将第 6 版献给 Charles J. Krause 博士，并向他致敬。

Krause 博士于 1962 年在爱荷华州立大学（现称爱荷华大学）获得医学学位。在那里完成耳鼻咽喉科住院医生培训后，加入爱荷华大学。Krause 博士于 1977 年加入密歇根大学，1977—1992 年担任耳鼻咽喉头颈外科主任。2000 年以前，他一直是一线的教员，并在医院、健康中心和医学院担任领导职务。

在密歇根大学期间，Krause 博士通过引入专业部门、招募新教员、改善临床设施、加强基础研究和住院医生培训等方面，对该系教员的医师专业化实践进行了改造。

除了担任系主任外，他还担任过密歇根大学临床事务主任、医学院高级副院长和医院高级副院长。他领导了 M-CARE 的发展，这是 1986 年密歇根大学发起的一项健康计划，并担任了第一任 M-CARE 主席。他指导了密歇根大学第一个卫星医疗保健设施的战略规划。

在全国层面上，Krause 博士曾担任美国耳鼻咽喉头颈外科学会、美国头颈外科学会、美国耳鼻咽喉学会、美国面部整形与重建外科学会等学术组织的主席。

在大家眼中，Krause 博士是一个冷静、深思熟虑且有远见卓识的人，他领导大家建立了共识和互相团结，并指导更多学员走向了成功的职业生涯。

正如 Charles W. Cummings 博士所描述的那样，"Krause 是一个沉稳的人，可以不受制于任何政治煽动。他的举止从不会耸人听闻，而是令人信服的。他性格开朗，他的投入对头颈肿瘤和面部整形外科专业的发展起到了重要作用"。

2012 年 11 月，Cummings 博士和他的妻子 Barbara 出席了 Charles J. Krause 博士冠名的耳鼻咽喉科学院教授的首次任命，授予 Carol Bradford 博士耳鼻咽喉头颈外科主任的荣誉。这一职位将进一步体现 Krause 博士的理想，并促进在临床、教育和研究方面创造卓越和正直的环境。

第 6 版的著者们永远感谢 Charles J. Krause 博士对患者和耳鼻咽喉头颈外科的奉献和承诺。

献 词

我感谢我的父亲 Roy Kenneth Flint，BG ret，一名战士和老师，为我提供了终生学习的榜样；感谢我的妻子 Laurie 和女儿 Carlyn 一直提醒我，没有人是完美的，是他们让我保持理智。

—— Paul W. Flint

能够成为 *Cummings Otolaryngology-Head and Neck Surgery*，6e 出版团队的一员，我感到非常荣幸和高兴。作者们不知疲倦，并且一直致力于编写他们所熟悉的，具有远见和深度的章节。我真诚地感谢他们每个人和他们的家人，他们不可避免地牺牲了大量的休息时间。感谢陪伴我 23 年的忠实助手 Debbie Turner，让我们按时完成任务，并以高效的方式与作者和出版商保持联系。在这本教科书的创作过程中，我的办公室护士则承担了大量的病人照护工作，以弥补我离开临床的影响。同样，圣路易斯华盛顿大学的住院医和研究员也坚守在临床一线。

我个人能够开始学习知识，并接受继续教育，要感谢我的父母，以及 Thomas 和 Marjorie Haughey，我的老师，医学教授，新西兰奥克兰和爱荷华大学的耳鼻咽喉科住院医师导师，以及我所有的同事们。

我的家人坚定不移地支持这项工作，所以衷心地感谢我的妻子 Helen，以及家人 Rachel、Jack、Chris、Cindy、Will、Rachel 和 Gretchen。

最后，当我们满怀喜悦地阅读本书及其在线部分的内容时，我会尽量记住所有知识和真理的来源：用箴言中的话来说，"……主赐给智慧，从他的口中传出知识并且理解。"我真诚地希望各地的读者都能从这本教科书中受益，更好地完成我们专业为病人提供最高质量诊疗服务的共同目标。

—— Bruce H. Haughey

我感谢 Paul Flint 和他的同事们继续参与这个著名的项目，感谢出版商极其高效的管理效率，以及我丈夫 David Howard 的不断支持和鼓励。

—— Valerie J. Lund

我很感谢 Charlie Cummings 和 Paul Flint，让我有幸加入了这个非常出色的编辑团队，并感谢那些尽最大努力撰写这一重要著作的作者。

我将我的努力献给那些曾为我提供指导的人。我的父母，我的妻子和儿子，以及我的患者，他们向我展示了奉献给他人的重要性，并且在努力和行动中表现出真正的同情心。

我早期学习的 12 年，是在 Chuck Krause 的指导下，在他和 Barb 的非凡家庭的陪伴下度过的。从 Chuck 那里，我了解到，重要的经验教训是要通过准备和耐心来学习的。

—— John K. Niparko

当我回顾我的学术生涯时，有很多人在我追求成功的过程中给予了积极的影响。除了以前版本中致谢的我的导师之外，我还要感谢另一些富有才华和积极进取的人，在过去的 35 年里，我有幸认识他们。他们是来自多个学科的研究员，住院医和医学院的学生，和他们之间的互动和友谊持续了很多年。这种合作关系涉及很多来自不同阶层的知识渊博的人，这对于一个人的成熟有很大的贡献。对我个人来说，真正荣幸能够参与这种持续的体验。出于这个原因，我非常高兴来认识我与之互动并使我从中受益的充满智慧的人。

—— K. Thomas Robbins

能够成为这本优秀教科书的编辑是一种荣幸。虽然我们的专业基础知识，甚至所有医学的知识都在不断发展和进步，但这本书为世界各地的耳鼻咽喉科医生及其患者提供了最佳治疗所需的最新专业知识。作为一名学术部门主管，我非常重视我的住院医生在培训中可获得的信息资源。作为一个致力于从事耳鼻咽喉科专业的人，我特别自豪能够帮助提供在面部整形和重建手术领域的有关知识。

在个人方面，我要特别感谢我的行政助理 Denise McManaman 在编写本教科书时给予的大力帮助。她不知疲倦的工作精神，总是令人钦佩和欣赏。最后，感谢我的妻子 Rhonda 和我的孩子 Ryan、Aaron 和 Evan，感谢他们在我的职业生涯中给予的热情和永不动摇的支持。

—— J. Regan Thomas

我很荣幸能够担任耳鼻咽喉科头颈外科重要教科书的小儿耳鼻咽喉科章节的编辑。跟随这本教科书的主编 Charles J. Krause 博士的脚步特别有意义，在他担任密歇根大学耳鼻咽喉科主任期间，帮助并激励我和其他许多人立志从事耳鼻咽喉科头颈外科事业。事实上，作为住院医生，我们关注每一章内容，为我们的夜间教学做准备，这被称为 "Krause 俱乐部"。看到这本教科书跟随我们的领域共同成长和发展，这是令人欣慰的。

感谢 Flint 博士和 Cummings 博士，给我机会为这项工作做出贡献。感谢所有作者分享他们的知识和耐心解决我的所有疑问。感谢密歇根大学的同事们愿意提供他们的专业知识，以及我的行政助理 Mary Anne Nugent 的帮助。最后，感谢我的丈夫 Edward Karls 和我的孩子 Matthew、Michelle、Maria 和 Melanie，他们提供了生活中的智慧和对儿科学的见解，这些都是教科书中无法轻易获取的。

—— Marci M. Lesperance

目 录

第三篇　口　腔

第五篇　喉

第六篇　颈　部

第七篇　甲状腺、甲状旁腺

Cummings

Otolaryngology

Head and Neck Surgery (6th Edition)

Volume IV : Head and Neck Surgery and Oncology

Cummings

耳鼻咽喉头颈外科学（原书第 6 版）

第四分册　头颈外科学与肿瘤学

第一篇
总　论

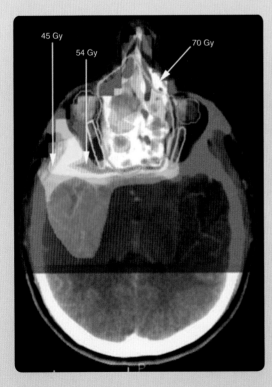

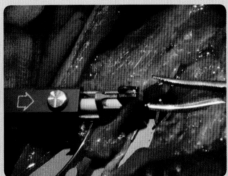

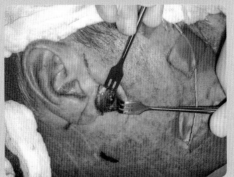

第 1 章

分子生物学和基因治疗的基本原理

Fundamentals of Molecular Biology and Gene Therapy

Waleed M. Abuzeid　Bert W. O'Malley Jr　Daqing Li　Hinrich Staecker　著

刘现芳　译

要点

1. 基因治疗策略涉及利用功能变异体替代缺陷基因、增强某些关键基因表达或抑制引起疾病发生相关基因的表达。
2. 基因治疗的实施方法包括直接导入 DNA/RNA、特定的非病毒载体如纳米粒子的应用，以及病毒载体的使用。
3. 超过 600 项临床试验证明基因治疗在多种遗传性和获得性疾病治疗中发挥作用。
4. 基因治疗在耳鼻咽喉科学的头颈部癌症治疗、耳科学的毛细胞再生、重建整形外科的组织工程学方面展现显著潜能。
5. 伴随 RNA 干扰等新技术的引入，基因治疗不断发展，这将有力地推动 21 世纪疾病治疗的改革。

分子生物学是一个相对年轻的科学领域，在发现了研究和操作 DNA 的方法后于 20 世纪 70 年代兴起，分子生物学快速发展，并在 20 世纪 80 年代和 90 年代应用于临床。临床医学中常用的许多诊断性实验室检测，以及用于开发和大规模生产药物的方法，都是利用了分子生物学技术。

分子生物学的发展促进新的疾病治疗策略的产生。人们对基因和基因表达产物的新认识促成"基因治疗"领域的出现。"基因治疗"能够将遗传物质导入有机体调控基因表达，进而治疗疾病或改变病理进程。

本章回顾了基本的分子术语，介绍了基因和分子治疗的概念。重点讲述目前应用于临床治疗的分子生物学技术的基本原理、方法和进展。

一、分子生物学的基本原理

分子生物学的基本前提是研究细胞功能并在基因组水平上对细胞进行调控。细胞功能的调控异常是大多数疾病发生的分子基础，因此，人们将分子生物学应用到疾病的研究中。以下内容论述了相关基本术语，以及遗传信息从遗传密码传递到功能性蛋白质的过程。主要包括细胞周期的简要论述，这是肿瘤分子生物学的一个重要概念。

（一）基因表达

指导细胞各种功能的信息位于细胞核内的 DNA 上。人类 DNA 链的实际长度为 1.8m。然而，由于 DNA 分子盘绕在被称作组蛋白的核蛋白上，使得 DNA 折叠环绕并压缩成为细胞核内的微观结构。DNA 的每一条链包含数千个基因，它们是合成蛋白质所需的特定编码亚基。一个双链 DNA 分子及其基因构成了细胞 46 条染色体中的一条染色体。虽然个体中的每个细胞含有相同的 DNA，但是基因表达却不相同。基因的不同表达模式取决于细胞的功能。这些基因的表达差异能够产生多样的细胞和组织表型，进而组成一个完整的个体。

基因编码特定蛋白质的过程始于转录，这一阶段编码产生一条能够与 DNA 一条链上的碱基互补的单链 RNA 分子（图 1–1）。转录形成的 RNA 分子随后被修饰为携带遗传信息的信使，或由细胞核转位进入细胞质合成蛋白质。到达细胞质后，翻译过程起始（图 1–1）。翻译过程中 RNA 分子

的遗传信息指导蛋白质的基本亚单位氨基酸的合成。蛋白质形成后经过一系列的修饰和调控步骤而具备特定的功能。这些修饰包括将糖链、脂质或磷酸基团添加到蛋白质骨架上。整个内部调控阶段受到细胞质中酶类的介导，因此，酶类的缺陷会导致疾病的发生。

在细胞质中形成的蛋白质可以存留于细胞内或释放到细胞外影响机体的其他组织。根据蛋白质原始遗传程序的不同，它可能发挥其相应生物学功能后迅速降解，也可能进入循环系统或长期定位到局部或远处组织。虽然这里仅进行了简要陈述，但是蛋白质的转录与翻译是非常复杂的生物学过程，它们受到基因及相应蛋白质产物的修饰与调控。当这一精细的调控机制丧失，疾病状态或细胞异常增殖随之而来，癌症的发生发展就是典型的例子。

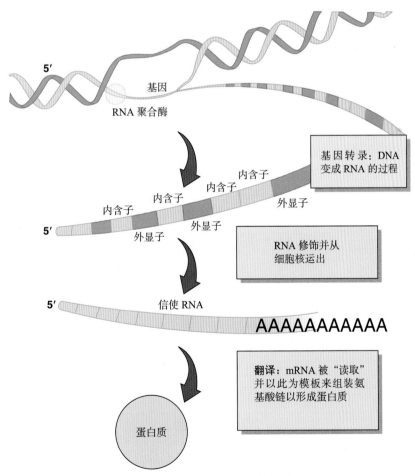

▲ 图 1–1　基因表达的基本步骤

基因通过 RNA 聚合酶在细胞核内复制，产生一条与 DNA 互补的 RNA 单链；随后，在细胞核内经过处理形成信使 RNA（mRNA），mRNA 出核后进入细胞质，经过核糖体的"翻译"形成蛋白质产物

（二）细胞分裂

细胞功能紊乱导致细胞死亡或增殖。细胞增殖的异常刺激是癌症发展的基础。细胞分裂时需要经历生长和复制的各个阶段，细胞的这种生长、分裂循环被称为细胞周期（图1-2）。细胞周期的主要内容是细胞核内DNA的复制，以及将复制产生的DNA分配给子代细胞。细胞周期的第一个阶段是G_1期，这一时期产生DNA复制与合成所需的各种酶类、核酸，以及其他组分，为S期创造基本条件。随后，细胞进入S期完成DNA的复制与合成。一旦DNA复制完成，细胞不断生长，细胞内蛋白质和结构组分加倍，这一时期称作G_2期。细胞生长之后，M期使复制加倍的DNA由亲代细胞平均分裂到两个子代细胞中，大约历时1h。分裂完成后，细胞周期不断循环往复，或者进入称作G_0期的休眠状态。

细胞分裂信号可来自细胞内部也可来自细胞外部生长因子。外部生长因子结合到细胞表面受体后激活一系列信号转导途径导致细胞分裂。重要的内部调控机制位于基因水平，有助于调控细胞周期。"负向调控"基因编码抑制细胞异常增殖的蛋白质分子，因此被称为肿瘤抑制基因。肿瘤抑制基因突变或缺失是多种癌症发展的基本阶段。另外，细胞周期同样能够被致癌基因异常诱导。通常情况下致癌基因受到抑癌基因或其他调控机制的作用而在细胞内处于休眠状态。肿瘤抑制基因负向调控作用的缺失或致癌基因的扩增或突变与肿瘤的形成密切相关。

分子研究的不断深入将会加深对细胞周期调控的理解，同时也许会促成新的肿瘤疗法。第2章就基本的分子生物学技术进行了论述，通过此章节可以了解基因表达、调控和细胞周期相关的分子生物学技术。

二、基因治疗

基因治疗的基本原理是通过更改机体组织内特定基因的内源性表达以治疗疾病。基因治疗涉及缺陷基因的替换，增强基因的基础表达水平或抑制促进病程发展基因的表达。随着基因治疗领域的不断快速发展，其最终可能成为内科医师与外科医师都可以使用的临床治疗方案。

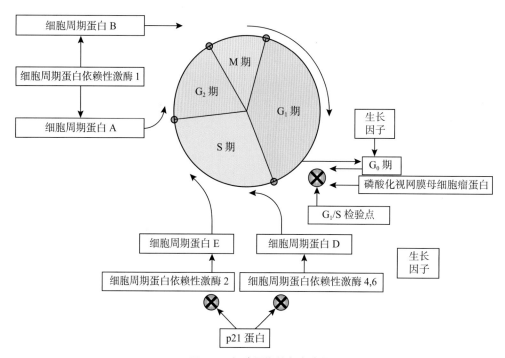

▲ 图1-2 细胞周期的各个阶段

整个周期在动物细胞内通常持续10~25h，G_1期是细胞周期各阶段中持续时间最长且差异性最大的时期，其时长为4~24h，完成M期仅需要1h，图中同样呈现了细胞周期的调控因子，这些因子可以作为基因和分子疗法的靶标

（一）替换缺陷基因

在基因治疗出现时，最初的临床靶向治疗是针对罕见的遗传疾病，包括导致致命的全身性免疫缺陷的腺苷脱氨酶（ADA）缺乏症；酶促缺陷导致的囊性纤维化（CF）和肝脏疾病；或凝血途径缺陷导致各种类型的血友病。基因治疗可用于将正常基因导入患者体内以补偿突变基因的功能降低或缺陷。例如，一部分先天患有严重联合免疫缺陷（SCID）的儿童由于编码 ADA 酶基因突变而导致 ADA 缺陷。一些临床试验已经使用病毒载体将功能性 ADA 基因导入 SCID 儿童的骨髓中，有效地重建患者的免疫系统[1]。通过转入功能因子IX基因来评估治疗血友病 B 的潜力以及通过引入完整的 CF 跨膜传导调节基因（*CFTR*）评估治疗 CF 潜力的临床试验均已完成[2, 3]。这些研究强烈表明未来基因疗法在治疗遗传性疾病中的适用性。

（二）增强基因表达

在过去的十年中，基因疗法可能在治疗更为常见的获得性疾病（包括各种癌症、关节炎和动脉粥样硬化）方面发挥最直接和最有效的作用[4, 5]。为了解决这些问题，新的治疗手段聚焦于增加有利基因的表达以超过正常水平。例如，在治疗黑色素瘤的临床试验中，肿瘤浸润淋巴细胞（TIL）在手术切除时从肿瘤中纯化出来[6]。在实验室中培养 TIL，并将肿瘤坏死因子（TNF）基因导入细胞中[7]。随后将转基因细胞输注入患者体内，经过改造的细胞优先迁移至肿瘤残留部位，并递送治疗剂量的 TNF。随着疾病分子机制的阐明，这种基因治疗形式将会受到越来越多的关注。

（三）抑制基因的表达

最近，由于疾病（尤其是癌症）的分子机制逐步被揭示，通过抑制参与疾病发生过程的关键基因来治疗疾病已成为可能。例如，*RET* 是一种涉及髓质甲状腺癌发病机制的原癌基因，通过诱导突变形式的 *RET* 基因表达而使细胞内 *RET* 基因失活，从而导致肿瘤消退[8]。这种方法依赖于"显性失活"效应，即突变基因编码的蛋白质保持了与野生型基因相互作用的关键蛋白质结合的能力。然而，突变蛋白与关键蛋白结合后并不能发挥相应功能，这就造成了对野生型功能变异体的竞争性抑制。目前显性失活疗法正在转化为临床试验，以期开发新的治疗方法用于临床疾病特别是肿瘤的治疗。

RNA 干扰（RNAi）是一种可以选择性"沉默"基因的方法，它可能对基因治疗具有巨大的推动作用。10 年前一篇具有里程碑意义的论文中描述到 RNAi 能够使细胞有效"关闭"特定基因的表达[9]。在这项研究中，将具有正义链和反义链的双链 RNA（dsRNA）注射入秀丽隐杆线虫，能够显著沉默与 dsRNA 互补的基因。RNAi 在研究和治疗中的潜力立即得到认可。实际上，任何基因包括癌症相关基因都可以被沉默，并且这种功能丧失对表型的影响能够被证明。仅在最初具有里程碑意义的论文发表 8 年后，2006 年诺贝尔医学奖便授予了发现 RNAi 的科学家。

随后的研究阐明了 RNAi 的部分机制（图 1-3）。简而言之，称为 Dicer 的 RNA 酶切割 dsRNA 形成 21～23 个核苷酸的 RNA 片段。这种短链干扰 RNA（siRNA）是 RNAi 中的实际效应分子[10-12]。双链 siRNA 整合到 RNA 诱导沉默复合物（RISC）中后丢弃正义链。反义 siRNA 链被保留并充当"指导链"以将 RISC 引导至具有互补序列的信使 RNA（mRNA）分子上[13]。RISC 切割 mRNA 靶分子并由此阻断 mRNA 序列翻译成蛋白质而沉默基因表达[10, 14]。

将 RNAi 应用于哺乳动物已经取得了重要进展。向哺乳动物细胞中转染具有超过 30 个核苷酸的长链 dsRNA 分子能够诱导明显的宿主抗病毒干扰素应答，这一应答过程产生广泛的非靶向性基因沉默并且通常会导致细胞死亡。最近通过化学合成 21 个核苷酸的 siRNA 分子克服了这一障碍，并使用这些分子在哺乳动物细胞中诱导有效的基因靶向沉默而不诱导干扰素应答[11]。这类 siRNA 能够以亚纳摩尔浓度使用并实现超过 90% 以上的 mRNA 减少，是一种非常有效的基因沉默效应[10]。最近涉及 siRNA 的动物实验表明免疫系统激活相对少见，从而增强了这些新疗法的安全特性。

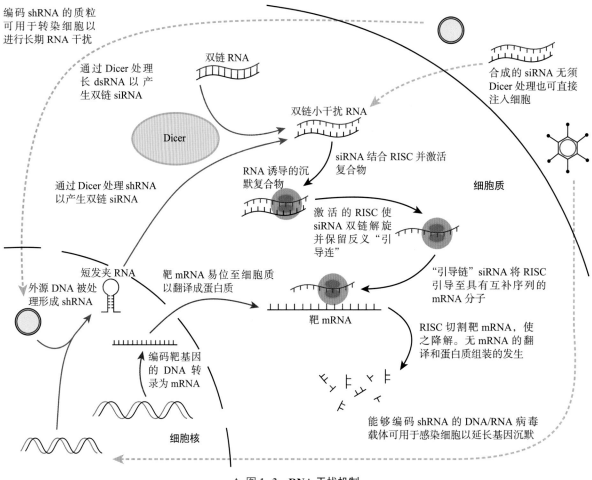

编码 shRNA 的质粒可用于转染细胞以进行长期 RNA 干扰

通过 Dicer 处理长 dsRNA 以产生双链 siRNA

双链 RNA

合成的 siRNA 无须 Dicer 处理也可直接注入细胞

Dicer

双链小干扰 RNA

siRNA 结合 RISC 并激活复合物

细胞质

通过 Dicer 处理 shRNA 以产生双链 siRNA

RNA 诱导的沉默复合物

激活的 RISC 使 siRNA 双链解旋并保留反义"引导连"

短发夹 RNA

靶 mRNA 易位至细胞质以翻译成蛋白质

"引导链" siRNA 将 RISC 引导至具有互补序列的 mRNA 分子

外源 DNA 被处理形成 shRNA

靶 mRNA

RISC 切割靶 mRNA，使之降解。无 mRNA 的翻译和蛋白质组装的发生

编码靶基因的 DNA 转录为 mRNA

细胞核

能够编码 shRNA 的 DNA/RNA 病毒载体可用于感染细胞以延长基因沉默

▲ 图 1-3 RNA 干扰机制

用于 RNA 干扰的效应分子是短链干扰 RNA（siRNA），其可以由长双链 RNA（dsRNA）内源性产生，然后由 Dicer 处理以产生 siRNA（灰色箭头）。或者，合成的 siRNA 可以通过直接注射导入细胞中，而不需要 Dicer 的处理（虚线箭头）；另外，质粒或病毒载体编码的短发夹 RNA（shRNA）导入细胞（虚线箭头），随后 Dicer 处理 shRNA 以产生 siRNA（灰色箭头）；无论何种方式，siRNA 都会激活 RNA 诱导沉默复合物（RISC），然后被引导至信使 RNA（mRNA）序列上，该序列与反义 siRNA"引导链"（黑色箭头）互补；然后 mRNA 被切割，从而不产生基因产物，有效"沉默"该基因

然而与 RNAi 技术相关的持续存在的问题是脱靶效应。这是指 siRNA 介导的具有相似核酸序列基因的沉默。即使少量的序列同源性，甚至少至 7 个碱基对时也足以产生脱靶效应。几种计算机算法可以用来帮助选择具有最小脱靶效应的 siRNA。目前还不清楚脱靶效应会对人体试验产生什么影响。事实上，用于治疗老年黄斑变性和神经退行性疾病的 RNAi 疗法在早期人体试验中没有显示任何显著不良反应 [12]。

（四）体细胞和生殖细胞基因治疗

基因治疗有两种可能的靶细胞类型。第一个也是目前使用的靶标是体细胞，或构成身体的器官和出生后组织的细胞。第二个潜在目标是生殖细胞，或产生精子或卵子并传递给后代的细胞。许多不同的器官和细胞类型，包括骨髓、肝脏、肿瘤细胞、肌肉、皮肤、内皮细胞、甲状腺等，是体细胞基因治疗的靶标（图 1-4）。在这些靶点进行基因操作和治疗不会改变遗传物质，并且极少引发新的伦理或社会问题 [15]。精子或卵子的基因操作可以通过改变后代的遗传构成来预防遗传疾病。虽然这是一个极具吸引力的想法，但是涉及严重的技术和安全问题，以及深刻的伦理道德问题。目前，基因治疗仅限于体细胞，根据现有的重组 DNA 指导原则，人类生殖细胞的基因操作

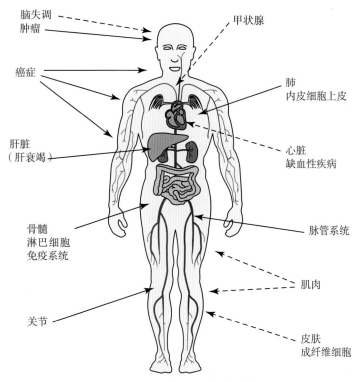

▲ 图 1-4 基因治疗的体细胞靶点

许多不同的细胞类型都是基因治疗的潜在靶标；实线箭头代表目前在人体临床试验研究中的组织靶标；虚线箭头代表动物模型中正在研究的靶标；目前的基因治疗实验室和临床研究明确排除对生殖细胞（精子和卵子）的基因操纵，因为这可能会将改造后的基因传递给后代

是被禁止的[16]。

（五）永久与临时基因治疗

一般认为，基因治疗的目标是"永久"改变患者体内治疗性基因的表达。然而，永久性基因治疗在临床上可能不是必需或最佳的选择。作为一般原则，当将遗传物质引入患者所需的方法涉及外科手术或重大风险时，例如器官切除，细胞移植或麻醉下的定位注射等情况，永久性基因疗法可能更合乎需要。为了实现永久性基因治疗，靶基因的表达应该被持久地增强或阻断。在正常和病理情况下，修饰基因应有适当的调节，并且在以后的生活中该基因表达不应该存在不利后果。在考虑生长激素缺乏或青少年糖尿病等疾病时，通过永久性基因转导进行矫正时需要对基因产物进行精确调控，以确保短期效果和长期安全性。然而，目前技术对遗传物质转导进行严格的控制和管理是不可行的。

对于许多疾病，如癌症、CF、关节炎和需要手术的疾病，患者肿瘤、残留肿瘤或其他靶细胞中的"临时"基因调节可在一定时间内产生特定疗效。例如，治疗肿瘤或术后残留肿瘤可能只需要一次性有限表达的基因，该基因或产生对癌细胞有直接毒性的物质，或产生可以引发抗肿瘤免疫应答的细胞因子或其他因子。除了永久性基因治疗，在放疗或化疗方案中，一段时间内重复基因转导也证明是有效的。在外科手术中使用基因治疗来增强伤口愈合或损伤后的组织再生，可能只需要几天或几周的基因表达。另一个新领域是用于基因递送的微创或非微创途径，例如肌内、静脉内注射（Ⅳ）、口服甚至应用喷雾。这种未来可能的新应用能够建立稳定的基因产物水平，可以匹配目前的医疗方案并且使医生能够根据患者的需要调整施用的剂量和时间。

三、基因治疗的递送方法

基因治疗领域的一个主要焦点是开发用于将遗传物质导入靶细胞的载体。目前存在两种常规的基因治疗递送方法：第一种是直接转导遗传物质，这种方法主要是将 DNA 或 RNA 注入细胞内以修饰基因表达，第二种是病毒介导的基因转导，它利用缺陷型病毒颗粒包装治疗性基因并利用病毒感染的自然过程来引入遗传物质。病毒介导的基因转导的目的是利用病毒进化的有效且通常复杂的机制，在感染期间将病毒基因引入人体细胞。

递送到靶细胞的基因本身不是治疗性的。而是由基因编码的产物负责产生治疗效果。基因产物通常是具有特定功能的蛋白质，例如激素或细胞因子。另外，具有生物活性的 RNA 分子也可以作为基因产物。例如，改变病理调控过程的基因沉默 siRNA。因此，虽然基因疗法通常聚焦于将基因递送至细胞的方法，但是获得具有治疗水平的基因表达产物才是决定最终治疗效果的关键。

（一）直接注入遗传物质

1. DNA 介导的治疗性基因转导

DNA 介导的基因转导过程称为转染，遗传物质转移到细胞中的媒介称为载体。功能性 DNA 载体是称为质粒的环状 DNA 分子，其含有实

现治疗水平基因表达所需的各种额外遗传元件（图 1-5）。其中包括指导基因表达的特殊元件，称为启动子和增强子，以及决定细胞内遗传物质处理和存留的元件。质粒载体可有效地将治疗基因递送至靶细胞。siRNA 转染可引起 3～7d 的基因沉默，而质粒可以用来延长沉默时间。

将 DNA 载体递送入细胞可以通过多种技术手段实现。一种经典的方法是将质粒直接显微注射到细胞核中[17]。这种技术对于获得大量转染细胞既费时又低效。虽然这种方法在体外研究实验室中很常见，但是由于技术限制将阻碍其有效应用于活体动物模型或人类受试者。一个仅限于体外应用的更有效的方法是电穿孔，在这一过程中培养细胞与 DNA 混合物暴露于强电脉冲中，电脉冲使细胞膜上产生孔隙，从而允许质粒 DNA 电转到细胞中[18]。将该技术与微泡辅助基因转染技术（Sonidel MB101；Dublin，Ireland）相结合，电穿孔的转染效率可以提高约四倍，其中超声波用于增强细胞膜的渗透性[19]。

在体内，向肌肉[20]或甲状腺[21]组织注射DNA 后，细胞通过内吞作用，可以有效地将基因

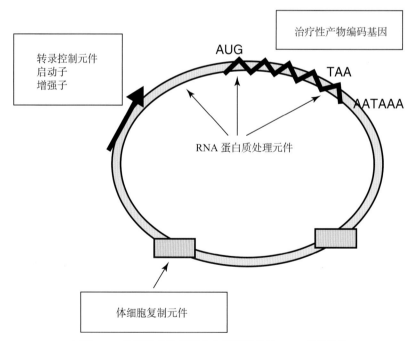

▲ 图 1-5 编码治疗性基因产物的环形质粒 DNA 载体结构

DNA 载体含有实现治疗目的所需的基因表达水平特殊元件；启动子和增强子区域调节质粒 DNA 转录成 RNA，特定的加工元件调节 RNA 翻译成蛋白质；DNA 载体可以被蛋白质、脂质或合成的有机化合物包裹，以增强质粒载体摄取或提供细胞摄取质粒载体的特异性；A. 腺嘌呤；G. 鸟嘌呤；T. 胸腺嘧啶；U. 尿嘧啶

导入以上组织。基因转导到其他器官需要特殊的方法来增强 DNA 向特定靶细胞的导入。常见的替代方法是使用阳离子脂质体包裹 DNA 载体促进其与靶细胞膜的融合，增强细胞对基因的摄取，这一过程称为脂质体转染[22]。另一种方法是将 DNA 载体偶联到与靶细胞特异性受体结合的蛋白质上，通过受体介导的内吞作用摄取 DNA[23, 24]。一种新的 DNA 载体递送方法涉及"基因枪"的使用，它利用电流将包被有质粒 DNA 的微观金属粒子投射到靶组织和器官中[25]。虽然这种转染的整体效率很低，并且有可能导致局部炎症，但是这种技术可以实现多个基因的同时转染[26]。值得注意的是，DNA 介导的基因转导通常仅导致治疗基因在靶细胞中的暂时存在，导入细胞中的 DNA 载体随着时间延长而在细胞中降解。不同细胞类型以不同的速率清除导入的遗传物质。例如，在肌肉中 DNA 载体可能在细胞中持续数月并继续表达基因产物[20]。相反，注入甲状腺中的 DNA 载体半衰期则较短，基因产物在 2d 后便被清除[21]。导入肝脏的载体半衰期为 1～2h，并且表达在 6～24h 后显著减少[27]。

在培养的细胞中 DNA 介导的基因转导极少发生永久性基因导入（少于 1×10^{-5} 个细胞），并且这种现象尚未在体内观察到。由于 DNA 载体不插入受体细胞的染色体中，从而不引起与改变细胞基因组相关的理论风险，因此 DNA 载体被认为是"安全的"。而且，DNA 载体对受体组织没有明显毒性作用，不会引起机体产生任何免疫应激反应。因此，它们可以重复转染细胞，进而克服了治疗性基因瞬时表达的潜在局限性。基因表达的瞬时性质在某些临床病例中确实具有优势，因为治疗性基因可以通过常规口服、肌内或静脉注射完成，从而在可预测和延长的时期内取得疗效。与半衰期短的常规药物相比，DNA 介导的基因治疗可以持续表达基因产物，从而消除了持续输注的需要，并通过最小化注射频率来增强依从性。

2. 用于基因沉默的 RNA 直接递送

RNA 也可以导入细胞，为基因沉默治疗的实现打开了大门。例如，靶向血管内皮生长因子（VEGF）的 siRNA 静脉注射显示能够显著降低肿瘤体积和肿瘤内 VEGF 水平[28]。但是，合成的 siRNA 基因沉默效应仅持续几分钟到几天后 siRNA 会被降解。然而，化学修饰可以提高 RNA 的稳定性。小鼠模型中未修饰 siRNA 的血浆半衰期为 0.03h，经过化学修饰的 siRNA 半衰期为 0.8h，脂质体偶联修饰的双链 siRNA 半衰期为 6.5h[29]。

尽管经过改进的 siRNA 稳定性有所提高，但是血浆仍能将其快速清除，而且任何潜在的治疗效果都需要 RNA 的化学修饰与某种递送系统联合使用[10]。脂质体已成功用于体内 siRNA 的递送。与非载体递送方法相比，脂质体转染能显著改善抑制基因表达的持续时间和水平。最近，纳米技术已用于设计递送复合物，该复合物由结合 RNA 的阳离子聚合物、可以隐藏粒子免受免疫监视的中性"隐形"涂层，以及靶向配体三部分组成。携带抗 VEGF 受体 siRNA 的纳米粒子已被用于选择性靶向裸鼠神经母细胞瘤，并呈现显著的抗肿瘤作用[30]。电穿孔和"基因枪"技术也被用于 siRNA 的体内有效递送[10]。

目前用于 siRNA 递送的最常用方法被称为流体动力学递送。这种方法通过向静脉内快速注射大量含 RNA 的溶液，瞬时产生静水压力破坏血管内皮以实现 siRNA 向组织的递送。迄今为止，流体动力学递送已成功向大鼠、狗和恒河猴的骨骼肌中递送 siRNA[31]。在静脉注射前应用止血带隔离肢体可以实现局部输送。这种方法在人体应用的潜力正在研究之中，可能很快会转向临床试验[10]。

对基因持续沉默的需求导致开发出新的 DNA 质粒表达载体，其在长时间内能够指导短链 RNA 的合成（图 1-3），编码的短链 RNA 序列转录并处理成效应基因沉默 RNA 分子。一种方法利用基因工程改造质粒来编码短发夹 RNA（shRNA）。shRNA 分子由特殊的双链 RNA 分子组成，其中包含一个锐利的发夹转角，在细胞中经过处理产生具有 21 个核苷酸的 RNA 结构以沉默基因表达。使用 DNA 质粒载体可使哺乳动物体内的基因沉默延长至数周[12]。然而，这种方法无法用于非分裂细胞[11]。对于非分裂细胞而言，可以使用病毒载体递送 siRNA，从而克服了应用瓶颈，这部分内容将在下一节中讨论。

（二）病毒介导的基因转导

迄今为止大部分研究集中于开发使用病毒作为载体的方法。病毒介导的基因转导涉及病毒颗粒的构建，这种构建合成的病毒颗粒应具备以下特征：缺乏致病功能、不能复制，在病毒基因组内携带治疗基因并且可以通过病毒感染过程将该基因递送至细胞内。某些病毒可以将其基因永久整合到被感染细胞的染色体中，因此选择病毒介导的基因转导形式可以产生永久性基因治疗。此外，与质粒介导的 siRNA 转染相比，病毒介导的基因转导在向靶组织中递送 siRNA 时更具优势。因为病毒编码的 siRNA 可以导入分裂细胞及非分裂细胞，包括神经元、血液和骨髓。通过改变所使用的病毒载体类型，能够实现 siRNA 的不同表达模式，例如在癌症治疗中的瞬时表达或在遗传性疾病中的永久性表达。

1. 逆转录病毒

用于病毒介导的基因转导的最初原型是来源于 Moloney 鼠白血病病毒的逆转录病毒载体[32, 33]。选择逆转录病毒载体作为媒介物基于以

下几方面特质：首先，构建的"缺陷"病毒颗粒含有治疗基因并且能够感染细胞，但是不含有病毒基因并且不表达致病性病毒基因产物。图 1-6 显示了构建缺陷逆转录病毒颗粒的一般方案。其次，逆转录病毒载体能够将它们携带的治疗基因永久整合到靶细胞的染色体中。由于这种特性，逆转录病毒载体非常适合治疗需要永久基因表达的疾病。最后，可以对逆转录病毒载体和细胞系进行修饰以增强安全性。

这种策略的一个主要局限性是逆转录病毒只能整合到分裂活跃的细胞中，并且逆转录病毒的感染效率相对较低。因此难以产生有效基因表达所需的大量转导细胞。慢病毒载体的发展在一定程度上弥补了这一缺陷。虽然同样是逆转录病毒，但是慢病毒能够插入非分裂细胞的基因组中。除此之外，最严重的问题可能是尽管存在永久性基因组整合，但是在细胞中难以通过逆转录病毒载体获得稳定的、可调节的基因表达。细胞能够在某些条件下关闭逆转录病毒载体的表达，但是这些条件尚未明确。

动物模型[34, 35]和最初的临床试验表明了逆转录病毒载体的安全性。然而，在使用逆转录病毒载体治疗 X 染色体相关的 SCID 遗传病的临床试验中出现了严重的并发症。尽管基因治疗重建了

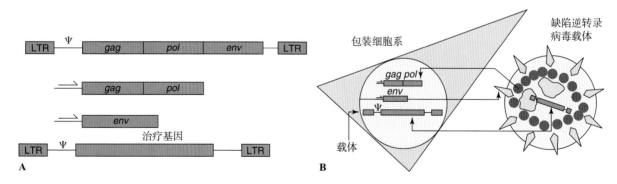

▲ 图 1-6 构建复制缺陷型逆转录病毒载体

A. Moloney 白血病病毒基因组编码三种多聚蛋白质—gag、pol 和 env，它们共同构成逆转录病毒颗粒；gag 和 pol 基因编码逆转录病毒的核心蛋白，以及感染靶细胞后处理逆转录病毒基因所需的酶；env 基因形成病毒的被膜并识别靶细胞上的特定受体；几种重组基因用于制备缺陷型逆转录病毒载体：一种表达 gag-pol 多聚蛋白载体，一种编码 env 蛋白载体，一种含有治疗基因的载体，在这一载体上治疗基因与两种 LTR（启动子和增强子）序列及 psi（包装）序列相结合。B. 包装细胞系表达来自 A 中所示载体上的 gag、pol 和 env 蛋白；当含有 LTR 和 psi 序列的治疗性基因载体引入该细胞时，gag、pol 和 env 蛋白将组装成非病原性病毒颗粒；产生的病毒颗粒能够通过感染过程将治疗基因序列携带入细胞中（引自 O'Malley BW Jr, Ledley FD. Somatic gene therapy. Methods for the present and future. Arch Otolaryngol Head Neck Surg 1993; 119: 1100. Copyright 1993，American Medical Association.）

LTR. 长末端重复序列；*gag*. 类特异抗原基因；*pol*. 逆转录酶基因；*env*. 包膜蛋白基因

免疫系统，并在大多数儿童中产生了良好的临床结果，但是在治疗后的 2.5～5 年内多个病例出现了 T 细胞白血病[36]。这直接归因于逆转录病毒载体永久插入宿主基因组并激活附近的原癌基因，从而导致插入性致癌作用。用于驱动治疗基因表达的强大启动子也可能激活附近的基因[37]。因此，新一代逆转录病毒载体正在研发中，期望利用较弱的启动子来转录激活基因表达。特殊的"绝缘子"序列也可以用于阻断载体的转录元件对细胞内基因的作用。另一种选择是在载体中加入"自杀"基因，引起过度增殖细胞的死亡[38]。这些方法已显现出早期的应用前景，但尚未用于临床试验。

2. 腺病毒

最近基因治疗的重点是研发腺病毒载体作为基因转导的强大而有效工具[39]。构建复制缺陷型腺病毒载体的总体过程如图 1-7 所示。腺病毒载体与逆转录病毒载体的不同之处在于前者保持附加型，即它们不会将基因整合到目的细胞的染色体中。与逆转录病毒载体相比，腺病毒载体的显著优势在于它们能够在体外和体内高效地感染各种分裂细胞和非分裂细胞[40-42]。使用腺病毒进行的基因转导，治疗性基因的表达可持续数周至数月。最近，腺病毒载体用来编码和瞬时表达 shRNA。这个策略适用于不需要长期干扰 RNA 表达的癌症治疗[12]。

第一代腺病毒载体包含部分 E1a 和 E3 区域的缺失，其中前者作为"主开关"来调节其他病毒复制中其他关键基因的表达。因此，所有的第一代腺病毒载体都是复制缺陷的。尽管进行了上述修饰，一些残留的病毒基因仍然表达，这显著增加了腺病毒载体的免疫原性[41]。腺病毒载体的免疫原性是使用第一代重组腺病毒载体进行的临床试验中的重点问题。在试验中重组腺病毒载体引起严重的全身性炎症反应，并导致一名患有部分鸟氨酸氨甲酰基转移酶缺乏症患者的死亡[43]。对腺病毒遗传骨架的进一步操纵，在一定程度上解决了第一代腺病毒载体由诱导严重炎症反应的风险以及基因瞬时表达所带来的应用局限。这些新的第二代腺病毒存在 E1a、E2a、E3 和 E4 区域的缺失，仅留下极少数完整的病毒基因，从而大大降低炎症反应的发生。这些较新型的载体也可以在靶细胞中停留数月[4, 44]。最新一代的腺病毒载体被称为空肠腺病毒载体，不含有任何病毒基因，从而进一步降低免疫原性。

最新的研究都致力于设计对靶组织表面高表达细胞受体的有针对性的腺病毒颗粒。通过增加基因转导的效率，降低腺病毒剂量可以降低宿主免疫应答的风险。多项研究表明，这可以增强治疗性基因向靶细胞如肿瘤的递送[45-48]。临床数据尚待处理同时需要评估以确定靶向型腺病毒是否可以规避非靶向载体的不良作用。

总体而言，在动物模型中，以及在美国进行的大约 200 次人类临床试验中，腺病毒载体的使用已经积累了相当多的经验。这些研究表明，使用此类病毒载体具有很高的安全性[40-42, 49]。

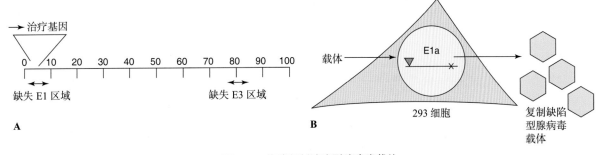

▲ 图 1-7 构建复制缺陷型腺病毒载体

A. 利用缺失 *E3* 及 *E1* 基因的腺病毒基因组构建腺病毒载体；*E3* 与 *E1* 基因是产生增殖型腺病毒颗粒所必需的；将重组基因插入 *E1* 基因位点。B. 在能够表达 *E1* 的 293 细胞系中制备腺病毒颗粒，因此新组装形成的病毒仅包含治疗基因（引自 O'Malley BW Jr, Ledley FD. Somatic gene therapy. Methods for the present and future. Arch Otolaryngol Head Neck Surg 1993; 119: 1100. Copyright 1993, American Medical Association.）

3. 腺相关病毒

最近的研究聚焦于腺相关病毒（AAV）在基因治疗中的应用。与逆转录病毒类似，AAV能够永久地整合到靶细胞的染色体中。但与逆转录病毒不同的是AAV可以长期稳定地感染不分裂细胞[50]。此外，AAV载体在被感染细胞内的整合位置可以预测，而且其可能比逆转录病毒载体更安全，因为它们不引起插入突变或先天性免疫应答。早期的人体试验已经使用AAV载体来编码IX因子以提高B型血友病患者的凝血因子水平[3]。这些早期的AAV血清2型载体受限于仅能感染某些细胞类型。新一代AAV血清1型载体能以千倍以上的效率感染多种细胞类型[51]。细胞表面受体的配体也可以整合到AAV的衣壳中以产生靶向载体[4]。AAV的缺点是需要野生型"辅助病毒"来协助产生治疗性重组载体。因此，在扩增之前必须从具有潜在细胞毒性的辅助病毒中纯化出"安全"的重组载体。目前，尚需进一步研究来明确AAV在临床应用中的作用和安全性。表1-1、图1-7和图1-8总结了病毒载体的特征和基因转导的原理。

（三）利用组织工程优化基因递送

病毒和非病毒转染技术有几个局限性，包括载体的免疫原性、潜在细胞毒性、低的转染或感染效率，以及非特异性基因转导[26]。许多限制可以通过使用生物工程传送系统来克服。病毒和非病毒载体已被包装到由天然蛋白质组成的聚合物支架中如胶原蛋白、纤维蛋白、壳聚糖或葡糖胺聚糖，或合成材料包括聚乳酸、聚乙醇酸和聚乙酸内酯构成的聚合物支架中[26, 52]。聚合物的逐渐降解使得载体的释放受到控制。选择性地通过将载体锚定到聚合物支架的表面，使得感染局限于直接与生物材料表面接触的细胞，从而实现更聚焦病灶，解剖定位更精准的基因治疗[26]。生物活性支架在重建手术领域受到关注，在需要局部基因治疗的重建外科领域——如在软组织、软骨或骨损伤部位——备受期望。

（四）实施基因治疗的策略

用于基因治疗的一般策略包括两种（图1-9）。

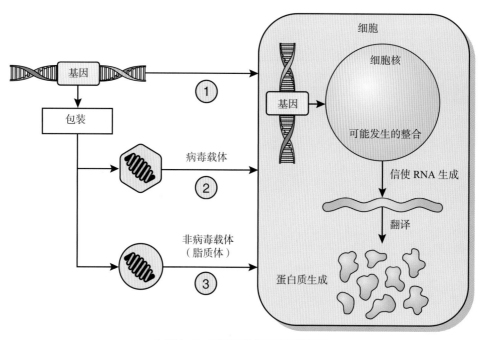

▲ 图1-8 基因转导的几种递送机制

基因转导最初是将裸露的DNA直接注入肌肉（1），这种基因转导方法效率低，但有益于开发DNA接种疫苗；包装成病毒载体（2）是最高效的基因转导方法，但存在安全问题；非病毒载体技术（3）涉及基因的包被或压缩，使基因更容易进入细胞。这一技术比病毒载体介导的基因转导效率低，但具有更高的安全性；所有基因传递的最后共同途径是产生导致细胞表型改变的蛋白质；目前正在开发的替代基因疗法使用抑制性RNA来降低某些基因的表达

表 1-1　目前用于基因治疗的病毒载体

	腺病毒	逆转录病毒	慢病毒	腺相关病毒	疱疹病毒
传染性	广泛、高效	仅分裂细胞、高效	宽泛	非分裂细胞，最小的先天免疫	非分割，高效率
整合	上位的	非特异性染色体	非特异性染色体	特异染色体	上位的
病毒滴度	高	低	低	低	低
最大插入量	中等（8kb）	中等（10kb）	中等（10kb）	小（5kb）	大（36kb）
风险	先天性免疫反应	继发性恶性肿瘤的插入突变	继发性恶性肿瘤的插入突变	野生型病毒污染，适应性免疫应答	潜在的先天性和适应性免疫反应
病毒产生	无助手	无助手	无助手	辅助病毒	辅助病毒和辅助自由载体
美国临床试验数量	194	600+	6	32	13
疾病应用适应证	CF、结肠癌、卵巢癌、间皮瘤	ADA-SCID、X染色体相关型 SCID、CGD、家族性高脂血症	HIV、黏多糖病、艾滋病淋巴瘤	CF、B型血友病、Canavan 病、AAT 缺乏症	脑瘤、结肠癌

AAT. α_1-抗胰蛋白酶；ADA. 腺苷脱氨酶；CF. 囊性纤维化；CGD. 慢性肉芽肿性疾病；HIV. 人类免疫缺陷病毒；SCID. 严重联合免疫缺陷

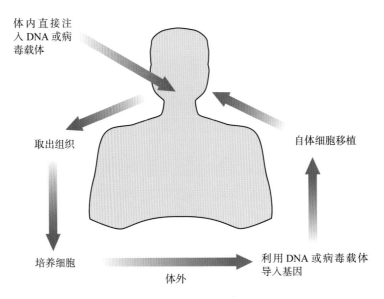

体内直接注入 DNA 或病毒载体

取出组织

自体细胞移植

培养细胞

体外

利用 DNA 或病毒载体导入基因

▲ 图 1-9 离体和体内基因治疗策略

基因治疗的体内策略是通过常规注射途径将 DNA 或病毒载体直接给予患者（红色箭）；体外策略包括从患者体内取出组织，在培养基中培养细胞，在实验室中将基因导入这些细胞，然后通过自体移植将经过基因修饰的细胞重新植入患者体内（ 蓝色箭)（引自 O'Malley BW Jr, Ledley FD. Somatic gene therapy. Methods for the present and future. Arch Otolaryngol Head Neck Surg 1993; 119:1100. Copyright 1993, American Medical Association. ）

第一个和最早的构想的策略是离体基因治疗，其中通过手术活检去除患者的组织，分离并培养细胞，将基因插入这些细胞（通常使用逆转录病毒载体），然后通过自体移植将细胞重新植入体内。第二种是体内基因治疗，将 DNA 或病毒载体（主要是腺病毒载体）直接注入患者体内。

1. 体外基因治疗

基因转导和基因治疗的最初临床试验采用离体策略，将基因转导到淋巴细胞、肝细胞、肿瘤细胞、成纤维细胞或骨髓干细胞[53, 54]。体外基因治疗的目的是在体内产生永久性表达治疗基因的细胞群。因此，基因治疗的体外策略通常使用逆转录病毒载体，因为它们能够整合到靶细胞中并且导致治疗性基因的永久表达。

体外基因治疗的最初概念是基因转导可以在实验室可控条件下进行而不将患者直接暴露于病毒或 DNA 载体中，这使得体外基因治疗极具吸引力。然而，体外策略需要利用细胞移植的方法将经过遗传操纵的细胞重新返还到患者体内。尽管骨髓移植，淋巴细胞输注和皮肤移植是可行的临床操作，但将细胞移植入实体器官中确鲜有先例。目前，该入路仍然是外科领域研究的难点。

目前已有移植肝细胞[55]、甲状腺滤泡细胞[56]、成肌细胞[57]或成纤维细胞[58]的方法，但是这些方法的有效性尚未在临床实践中得到确定。在上述模型中，可以通过控制移植到体内的细胞数量来调控离体方法中治疗性基因的表达量[55]。

2. 体内基因治疗

体内基因治疗策略的应用是最近的研究热点，即利用病毒或 DNA 载体将基因直接给予患者。利用逆转录病毒载体在动物模型中进行的研究表明，逆转录病毒载体可能在体内感染肝脏、内皮、肺或肿瘤中的分裂细胞均具备[53, 54]。使用腺病毒载体的研究已经证实能够感染肺上皮[59]、肝[60]、肌肉[61]、多种肿瘤[41, 42]等体内组织中分裂与不分裂的细胞。其他研究表明将 DNA 载体递送到体内器官如肌肉[20]、甲状腺[21]、肝脏[24]和关节[62]都具备可行性。

尽管体外基因治疗的目的是将重组基因永久性导入患者细胞，但体内基因治疗的主要目标可能会有所不同，这取决于治疗所针对的组织和疾病。体内基因治疗可以对某些肿瘤进行单一治疗[41, 42]，针对急性疾病通过间歇给药或长期用药以建立治疗性基因产物的稳态水平。体内治疗策略与传统的医学治疗方案相关，但是它可以延长或改善治疗效果。此外，体内策略有助于常规医学治疗或外科手术与基因治疗手段相结合以呈现协同效应。基因转导的体内和相对无创方法的发展可能允许基因治疗广泛应用于解决内外科的常见问题。

（五）治疗水平的基因表达

有效的基因治疗不仅需要将基因递送至体内合适的靶细胞，而且需要治疗性基因的表达量处于适当水平。获得适当的基因表达能力将决定基因治疗的有效性和治疗指标。治疗性基因产物的适当表达可以通过几种方式实现。

将称为启动子和增强子的特定遗传元件整合到基因转导载体中，进而调控治疗性产物的表达速率。这些元件还可以调控基因表达水平，限定基因表达的细胞类型，并提供响应内分泌或药理学因素调节的基因表达。例如，针对糖尿病的基因治疗肯定需要整合通过葡萄糖正常调节胰岛素水平的遗传元件。

来自不同基因的启动子和增强子元件可以通过联合使用增强效果。通过这种方式改造的载体可以使低表达基因产物的细胞产生高水平的基因产物，或者使正常状态下不产生特定基因产物的细胞表达该基因。例如，通过整合了肌肉特异性基因（例如骨骼肌动蛋白或肌球蛋白基因）的启动子和增强子，这类整合载体能够使肌肉细胞表达凝血因子或肽类激素。在考虑癌症基因治疗时，可以将高效的病毒启动子与各种基因的递送载体混合匹配，从而使癌细胞能够直接产生高水平治疗性抗肿瘤基因的表达。

另一个重要的调节机制是细胞、组织或器官的天然作用。与传统药物一样，人体细胞和组织内的药物分布、代谢及清除的基本原理为调节基因产物水平提供额外的途径。

四、为什么要进行基因治疗

一个重要的普遍问题是，与目前公认的内科和外科治疗相比，基因治疗有什么优势，值得在临床研究和患者常规护理中应用。以下几方面

的原因使基因治疗可能成为临床实践的一线治疗方案。

（一）新的治疗方法

随着分子生物学在过去十年中的快速发展，越来越多的基本生物学现象和病理条件被认为是发生在基因与基因产物之间的分子水平事件。基于实验动物模型和早期人体临床试验的研究，现在可以通过基因转导在分子水平上改变免疫、生长、发育、再生和肿瘤等过程。此外，RNAi这一新领域为彻底沉默特定基因提供了一种有效的方法。随着分子途径和调控这些分子途径基因的阐明，RNAi将成为日益重要的研究领域。治疗性基因转导技术为使用传统药物治疗或手术干预效果差的疾病提供了新方法。例如，利用基因疗法来重建由于器官或组织衰竭导致的功能缺陷可以成为骨髓、实体器官或单个细胞异体移植的替代方案。

（二）位点特异性基因表达

利用基因转导的技术和原理，治疗性产物可以在体内精确位置的特定细胞类型中释放。这种位点特异性基因表达的概念使基因治疗独具优势。治疗性蛋白质如细胞因子或生长因子可以在精确的位置表达，而非通过循环系统给药。因此，治疗性产物的最高浓度将集中在预期作用部位。例如，利用基因转导可以在皮肤的表皮或真皮层中特异性表达基因产物，而不影响下层的结缔组织、神经、肌肉或血管。这种空间特异性将最大限度地降低对治疗部位以外的器官或其他重要结构产生的不良作用或毒性。

（三）提高效率和安全性

基因治疗建立了在人体内以定向治疗方式起作用的蛋白质表达模式。基于这一概念，基因治疗也许比利用微生物、动物或人体内纯化的蛋白质更具有效性和安全性，因为这些蛋白质可能存在传播病原体或引起变态反应的风险。此外，基因治疗能够实现基因产物可调节性的生理表达，从而进一步提高有效性。通过改变患者的基因治疗的剂量和治疗计划施用剂量或时间，可以优化

基因产物的水平、效果和安全性。

（四）优化给药途径和依从性

大多数标准化药物的半衰期较短，需要频繁地口服、注射甚至不断输注以达到最佳治疗效果。然而，基因治疗能够提供天然蛋白质产物的持续内源性表达，并且无须频繁给药（基因）。根据治疗疾病的目的和基因转导策略的不同，仅需每周或每月给予一次治疗，而降低给药频率能够提高患者对治疗方案的接纳性和依从性。

（五）预防医学与降低医疗保健成本

随着分子水平和遗传水平的研究，人们不断发现多种疾病如动脉粥样硬化、癌症、糖尿病、感染或退行性疾病的致病因子。基因治疗的应用使得医生能够以预防性方式改变这些因子的表达。特别是对于患有先天遗传性或后天获得性疾病，并且对传统治疗方式依从性差的患者，能够在其临床无症状或症状最轻时进行长期的递送治疗。例如，对于使用常规外源胰岛素治疗无效的糖尿病患者，在疾病的早期阶段使用基因治疗可以预防其晚年发病。此外，结合癌症分子诊断学的进步可以在正常组织或恶化前组织中替换丢失或缺陷的关键肿瘤抑制基因，从而防止缺陷组织发展为癌症。由于基因治疗可以通过一次性治疗或低频给药使治疗产物持续释放，因此相比传统疗法其在疾病预防方面更为实用且价格实惠。通过预防性基因治疗来降低发病率和早期死亡率，以及使用更实惠的治疗方案将最终降低快速增长的医疗保健成本。

五、体细胞基因治疗在耳鼻咽喉学科中的应用

基因治疗对于耳鼻咽喉头颈外科是相对较新的领域，其应用范围广泛且重要，并且随着交叉医学和手术领域的进步，使得耳鼻咽喉科医师可以将其应用于常见的疾病和临床病例中。

（一）遗传性疾病

多种头颈部病变属于遗传性疾病，例如 CF 中的鼻窦疾病、Usher、Alport 或 Pendred 综合征的听力丧失，以及甲状腺功能亢进症。这其中的一些疾病也许可以通过向合适的细胞中导入正常基因来执行遗传或发生突变基因的功能。例如，CF 基因治疗的第一个临床试验涉及使用腺病毒载体将正常的 CFTR 基因导入鼻黏膜[63]。这项研究

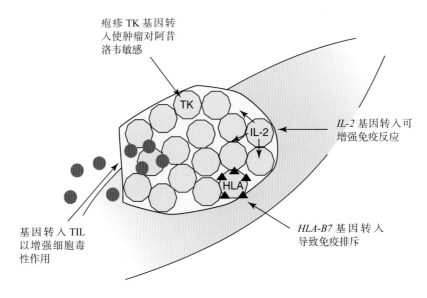

▲ 图 1-10　癌症的基因治疗策略

通过基因疗法治疗癌症的几种不同策略包括在肿瘤细胞内表达细胞因子如白介素 -2 以增强肿瘤特异性抗原的免疫应答；引入外来移植抗原例如 HLA-B7 以诱导免疫排斥；将细胞因子导入肿瘤浸润淋巴细胞（TIL）以增强其细胞病变效应；引入诸如疱疹 TK 等基因增强肿瘤细胞对阿昔洛韦或更昔洛韦等药物的敏感性（引自 O'Malley BW Jr, Ledley FD. Somatic gene therapy. Methods for the present and future. Arch Otolaryngol Head Neck Surg 1993;119:1191. Copyright 1993, American Medical Association.）

的目的是评估 CFTR 基因在呼吸道上皮细胞中的表达，并确定相关毒性或炎症等不良反应。该试验为未来利用病毒或 DNA 载体在整个呼吸道中替换 CFTR 基因奠定了基础[64]。

（二）头颈部肿瘤

许多体细胞基因治疗的初期临床试验都聚焦于癌症治疗。头颈部肿瘤患者的基因治疗仍然是这一新兴策略的焦点。最初的头颈部肿瘤靶标是黑色素瘤，但鳞状细胞癌（SCC）很快成为人类临床试验的首选靶点。目前已经提出了通过基因疗法治疗癌症的各种方法（图 1-10），并且适用于常见的头颈部肿瘤。

六、免疫调节方法

肿瘤浸润淋巴细胞的遗传修饰

虽然第一个基因治疗的临床试验只涉及向可以渗透到黑色素瘤等实体瘤的肿瘤浸润淋巴细胞（TIL）中导入标记基因，但该试验确立了基因转导入患者的原理、可行性和安全性[64a]。研究表明 TIL 的过继转移结合白介素 -2（IL-2）的联合给药可能导致一些恶性黑色素瘤患者肿瘤的明显消退[65]，这一研究结果引起了人们对 TIL 的兴趣。然而，尽管 TIL 具有选择性浸润肿瘤的能力，但其在摧毁肿瘤方面的有效性相对较低。

因此，基因治疗是通过同时提供刺激性蛋白（如细胞因子）的表达来增加 TIL 的抗肿瘤能力。一项针对癌症患者的临床试验使用了自体肿瘤细胞，该细胞利用产生 IL-2 的基因进行了修饰，IL-2 是一种增加癌细胞免疫原性并抑制肿瘤生长的细胞因子[66]。该策略涉及将 IL-2 基因直接转移至患者的肿瘤中，这导致局部形成肿瘤特异性溶细胞 TIL。引流淋巴结的活组织切除可以获取致敏的 TIL，其在培养基中扩增培养，然后被输送回患者体内。对特定肿瘤敏感的 TIL 注入患者体内后将定位于癌症组织或细胞以产生细胞溶解反应。该治疗方案适用于对现有标准治疗方法无效的原发性或转移性癌症患者。

1. 体内直接诱导抗肿瘤免疫应答

这种癌症治疗方法涉及将各种细胞因子的基因直接导入肿瘤细胞中以增加对肿瘤特异性抗原的天然免疫应答。人体具有抑制或防止肿瘤细胞生长的天然细胞和体液免疫效应物，包括主要组织相容性复合物（MHC）——限制性细胞毒性 T 细胞、天然杀伤细胞和淋巴因子激活杀伤细胞。然而，大多数人类恶性肿瘤出现在具有免疫活性的个体中，这意味着肿瘤细胞能够逃避机体的天然免疫防御系统。研究表明 I 类 MHC 抗原在肿瘤中缺失或表达缺陷，使得肿瘤细胞能够逃避细胞毒性 T 细胞的识别和攻击[67]。

在动物模型中，将外源 I 类 MHC 人类白细胞抗原 B7（HLA-B7）基因转导到结肠癌、黑色素瘤和肉瘤细胞中能够导致脾淋巴细胞的细胞溶解活性[68]。在这种免疫基因治疗策略中，HLA-B7 基因被转移到对传统治疗无效的原发、复发或远处转移患者的皮肤黑色素瘤病变中[68]，HLA-B7 抗原在黑素瘤细胞上的表达有望增强免疫系统对原发性肿瘤和转移瘤的识别消除。使用非病毒载体的 B7 基因疗法已被批准用于包括头颈部 SCC 在内的多种肿瘤的 I 期临床试验。

研究表明在头颈部肿瘤的动物模型中，利用腺病毒介导的细胞因子 IL-2 与细胞毒性基因的联合递送对肿瘤消退具有协同作用[69]。相关机制可能是细胞毒性 T 细胞免疫反应能被细胞毒性基因释放的肿瘤抗原及产生的细胞碎片所放大。最近的研究聚焦于抗肿瘤细胞因子——肿瘤坏死因子 -α（TNF-α），它与细胞受体结合并诱导细胞凋亡。这种凋亡效应选择性靶向肿瘤细胞，而使正常细胞免受伤害。尽管机体本身就有这样的选择性，但由于引发严重的低血压和休克样症状，全身给予 TNF-α 的尝试并不成功。TNFerade（GenVec，Gaithersberg，MD）是第二代腺病毒载体，TNF-α 基因插入早期生长反应 -1 启动子的下游，其表达受到电离辐射的诱导。因此，靶组织中转基因的表达可以通过放射激活。在 I 期临床试验中，向肿瘤内注射 TNFerade 并结合放疗，能够引起一系列晚期实体瘤（包括黑素瘤）的完全消退[70]。TNFerade 的效果也在 I 期临床试验中进行了评估，试验对象为放疗后预后不良的头颈部肿瘤复发患者。除了羟基脲、氟尿嘧啶

（5-FU）和再次放疗之外，这些患者还接受肿瘤内 TNFerade 导入治疗。尽管整体生存率仍然非常低，但是其中 83% 的患者获得了应答。虽然人们担心血栓风险的增加，但是 TNFerade 呈现出较低的不良反应。这一阶段的数据为即将进行的 TNFerade II 期研究确立了剂量参数[71]。目前，免疫调节基因治疗的随机对照研究正在进行中，这可能预示着一种新的癌症治疗方法的产生。

2. 自杀基因治疗

改变肿瘤细胞对化疗药物敏感性的方法已经做了介绍。一种实验方法通过直接向肿瘤细胞中注射逆转录病毒感染靶细胞，这种逆转录病毒编码来自疱疹病毒的胸苷激酶基因[72]。由于逆转录病毒感染分裂细胞，因此该病毒能够选择性进入分裂中的肿瘤细胞，使肿瘤细胞表达疱疹胸苷激酶基因并对化疗药物更昔洛韦或阿昔洛韦更加敏感。由于这些药物对免疫系统相对无毒，因此这种治疗不仅消除了被病毒感染的肿瘤细胞，而且不会阻碍针对肿瘤特异性抗原的一般免疫应答。

为了解决逆转录病毒在动物模型和人类中应用的低效性问题，科学家研制出了能够直接将胸苷激酶基因转导至肿瘤细胞中的高效腺病毒载体。该系统在动物模型中有效，并于 1996 年获得美国食品药品管理局的 I 期临床试验批准，但由于资金不足，该试验未能完成。

七、基因增强策略

修饰癌基因和肿瘤抑制基因

涉及到正常细胞转化为肿瘤细胞的癌基因和抑癌基因的发现刺激了分子疗法的新方法。癌基因天然存在于细胞中，并具有涉及生长和分化的功能，直到突变或过表达激活它们致癌潜力。肿瘤抑制基因也是天然存在的，并且它们的表达可以防止不受限制的细胞增殖。导致抑癌基因功能丧失的缺失或突变将使细胞生长不受控制。已经在多种人类肿瘤和大多数头颈部癌症中检测到肿瘤抑制基因 TP53 和 CDKN2A 中的突变[73]。（参见第 2 章关于肿瘤抑制基因及其与头颈癌的关系的讨论。）

大多数用于头颈癌的基因治疗临床试验已经使用腺病毒来恢复正常的 TP53 功能。这项工作是基于 20 世纪 90 年代早期至中期的几项研究，这些研究阐明了 Ad5CMV-p53（Advexin）载体在体外和体内治疗头颈部癌症的有效性和安全性[74-76]。使用裸鼠模型，Ad5CMV-p53 诱导细胞凋亡和 SCC 消退且无不良反应。TP53 基因转导在多种动物肿瘤模型中的一致疗效导致含人 TP53 的人类腺病毒载体 INGN-201（Advexin）的研发。

基于 Ad5CMV-p53 的治疗在人体试验中的疗效仍然存在争议。迄今为止，卵巢癌、肺癌、膀胱癌、食管癌和乳腺癌患者已经进行了几项临床试验。这些研究中有几项证明了 Ad5CMV-p53 治疗在改进局部疾病控制中的临床有效性和安全性[77-80]。然而，其他试验显示 Ad5CMV-p53 单药治疗与传统治疗之间的临床结果无差异[81]。例如，最近一项多中心 TP53 基因 – 卵巢癌治疗试验由于缺乏临床益处而叫停[82]。相反，来自 I 期和 II 期试验的越来越多的证据表明，腺病毒介导的 TP53 基因治疗在头颈癌中具有显著益处。在 II 期临床研究中，200 多名头颈部肿瘤患者接受了 Advexin 治疗。这些研究结果表明，Advexin 疗法可以实现对肿瘤生长的长期抑制，并导致局部控制率为 20%～30%，以及短暂的生存优势[83, 84]。这些发现促进了 III 期临床试验。第一项 III 期临床试验涉及 24 例复发性头颈部鳞状细胞癌（HNSCC）患者，他们都是放疗和含铂药物化疗失败的患者[85]。患者随机接受静脉注射 Advexin 或静脉注射甲氨蝶呤治疗。Advexin 的疗效与肿瘤的 TP53 谱相关，但甲氨蝶呤的疗效与其无关。有良好表型的患者有非常低水平表达的野生型 TP53 或突变型 TP53。这些患者的有效率为 71%，中位生存时间为 72 个月。相反，那些具有不利基因表型的患者，表现出突变体 TP53 高水平表达，并且仅具有 18% 的应答率和 27 个月的中位生存时间。这些结果基本上与早期 I / II 期试验的 87 例患者的结果相似。正在进行第二期 III 期临床试验以评估 Advexin、顺铂和氟尿嘧啶联合治疗的作用。利用 Advexin 进行试验的有利结果已经受到了美国食品药品管理局的快速通道药物产品指定，允许加速该疗法的研究[86]。此外，Gendicine

（中国广东深圳，SiBiono 基因科技），一种基于腺病毒的 *TP53* 基因治疗的药物，获批设计并获准在中国使用。

最近，DNA 修复机制已被研究作为基因治疗的潜在目标。研究表明 Mre11 / RAD50 / Nbs1（MRN）复合物参与修复潜在致命的 DNA 双链断裂。MRN 复合物对修复顺铂等常规疗法，引起的基因组损伤至关重要，它甚至可以使癌细胞在高剂量化疗药物下存活。使用编码突变型 *RAD50* 基因的新型显性负性腺病毒载体诱导了 MRN 表达的显著下调并破坏了该复合物在人类 HNSCC 细胞中的功能[87]。在体内和体外，用这种载体感染的人 SCC 细胞对顺铂敏感，而在小鼠模型中，随着凋亡的增加，肿瘤明显消退[87]。

为了提高腺病毒介导的基因治疗在临床试验中的总体功效，需要克服几个技术问题。如本章前面所讨论的，确保将肿瘤抑制基因转导到大多数肿瘤细胞中的方法需要开发，这可能涉及重定向病毒颗粒。此外，抑制基因的表达是短暂的，并且这些研究中的肿瘤消退并不持久。能够延长基因表达的更先进病毒载体的开发可能有助于规避这一障碍。具有持续基因表达的靶向病毒载体的治疗潜力是相当大的，但是在基因治疗可以从实验性治疗转变为常规治疗之前需要强有力的临床数据。

抑制血管生成

在肿瘤附近引入抑制血管生成的基因将会是潜在可行的肿瘤基因疗法[88]。研究表明，在小鼠黑色素瘤模型中，抗血管生成因子能引起肿瘤重要血管供应的减少或消退，从而促使肿瘤显著消退。抑制血管生长和生成药物的持续发展和研究，以及将这些因子包装到用于体内基因转导的载体中，可能为头部和颈部的良性血管疾病和恶性肿瘤提供替代或辅助治疗方法。

事实上，最近的研究集中在抑制新血管形成和肿瘤生长的 20kDa 蛋白内皮抑素上。已经有 100 多篇有关于重组内皮抑素在体内外多种癌症中发挥作用的报道[89]，在每天使用内皮抑制素的情况下，经过 21 天治疗，人喉鳞状细胞癌在裸鼠中的生长被抑制了 45.9%。肿瘤内微血管密度也

显著降低。在黏膜 HNSCC 中观察到类似的结果，内皮抑素似乎也抑制肿瘤细胞迁移和侵袭[90]。重组内皮抑素治疗的局限性是由于蛋白质的半衰期短而需要重复给药[91]。因此，研究人员将编码内皮抑素的基因整合到腺病毒载体（E10A）中，目的是在受感染的细胞中建立持续表达的内皮抑素水平。在最近的一项研究显示，在 HNSCC 异种移植小鼠模型中的 E10A 与每周低剂量顺铂组合，E10A 显著增强顺铂的细胞毒性作用，诱导更高水平的细胞凋亡和降低血管生成[92]。该方法已经在Ⅰ期临床试验中进行了测试，涉及 15 名患者，其中 2 名患有 HNSCC。在肿瘤内注射 E10A 没有观察到剂量相关毒性，尽管存在抗腺病毒抗体，但血清内皮抑素水平也在持续升高[93, 94]。抗病毒抗体的效力[93, 94]E10A 的疗效尚未确定，将在正在进行的Ⅱ/Ⅲ期试验中得到解答。

八、基因抑制策略

基因沉默

最近开发的基因治疗策略选择性地下调或"沉默"基因以防止疾病的发展或进展。自从发现这种分子疗法技术以来，在相对较短的时间内发表了大量研究，证明了 RNA 干扰和基因沉默技术的治疗潜力。因此，目前有超过 30 家制药或生物技术公司正在开发基于 RNAi 的治疗药物。

使用 RNAi 诱导癌细胞死亡已经进行了几次成功的临床前试验，并且已成功诱导了胰腺癌、卵巢癌、膀胱癌、乳腺癌、肝癌、黑色素瘤和宫颈癌的小鼠模型中的肿瘤抑制[95, 96]。此外，已证实 RNAi 能有效预防肿瘤转移[95]。RNA 干扰治疗尤其适用于细胞癌基因过度表达的癌细胞。例如，在过度表达的酪氨酸激酶受体 *EPHA2* 基因的卵巢癌中，siRNA 介导的基因沉默技术能使肿瘤体积减小 50%，当与常规化疗药物紫杉醇联合使用时，可以使肿瘤体积进一步缩小 90%。

表皮生长因子受体（EGFR）已被确定为 HNSCC 的致癌基因，其在 90% 以上的患者中表达上调[91]。EGFR 的激活可调节细胞生长和存活的下游效应因子。2006 年的一项具有里程碑意义的研究表明，与单纯放疗相比，西妥昔单抗（一

种 EGFR 特异性抗体）联合放疗可以改善头颈癌患者的生存率[97]。然而，单独治疗使用时，西妥昔单抗的疗效非常低，仅在少于 10% 的 HNSCC 患者中诱导反应。以前的研究表明，使用反义技术沉默 EGFR 基因比药物阻断 FGFR 产生的细胞毒性作用更强[91]。因此，使用通过质粒载体递送的 EGFR 反义体进行了 I 期临床试验。晚期难治性头颈鳞癌的患者每周接受 4 次瘤内载体注射。入选的 17 名患者中，没有一人在治疗过程中出现明显的毒性反应。2 名患者（12%）完全缓解，3 名患者（18%）出现部分缓解。患者对治疗的反应与 EGFR 水平相关[98]。使用反义 EGFR 疗法联合西妥昔单抗治疗及常规治疗联合西妥昔单抗的临床试验正在进行中。

RNAi 已被证实是用于基因沉默的高效方法，并且一些新的抗肿瘤策略也处于研究阶段。例如，癌细胞化疗抵抗是治疗失败和疾病复发的主要因素。由 MDR1 基因编码的多药转运蛋白 P- 糖蛋白是癌细胞阻止化疗药物在细胞内积聚的主要系统。MDR1 基因沉默逆转了胰腺癌和胃癌对化疗药物柔红霉素的耐药性，逆转效果分别为 89% 和 58%[96]。在头颈部，使用 shRNA 沉默 cyclin D1（一种参与细胞周期调节和肿瘤存活的基因），在体外和小鼠肿瘤异种移植模型中显著增加 SCC 细胞对顺铂的敏感性[99]。

另一种策略涉及靶向与癌细胞永生化相关的基因。人类端粒酶复合物在大约 90% 的肿瘤中被激活，端粒复合酶激活能防止细胞分裂引起的端粒缩短，使肿瘤细胞免于衰老。腺病毒传递的 siRNA 可以靶向端粒酶复合物的两个部分：人端粒酶 RNA（hTR）和人端粒酶逆转录酶（hTERT）。该基因沉默策略应用于口腔 SCC 细胞，它抑制了端粒酶活性，从而显著抑制异种移植肿瘤中的细胞生长，端粒酶活性明显下降[100]。

最近，基因沉默作为一种有潜力的治疗策略被研究应用于治疗人乳头瘤病毒（HPV）阳性口咽癌。这一点特别重要，因为 HPV 阳性口咽癌的发病率在 1988—2004 年上升了 225%（从每 10 万人 0.8 例上升至 2.6 例），而 HPV 阴性癌症的发病率下降了 50%[101]。HPV 与头颈癌之间的这种关系在本文其他部分有更详细的讨论。简而言之，HPV 的致癌潜力归因于 HPV 基因组中的两种主要致癌基因 E6 和 E7。它们在 HPV 相关的癌症中组成性表达，并起到灭活肿瘤抑制蛋白 p53 和 Rb 的作用。这导致 p53 的降解，细胞周期控制的丧失和端对端的非对抗性激活，最终使细胞永生化。使用 siRNA 独立或同时靶向 E6 和 E7 可上调 p53 和 pRb 在 HPV 阳性口腔鳞癌中的表达。该疗法在体外和动物模型中对癌细胞具有高度细胞毒性，并且其显著增加靶细胞的凋亡[92]。

上述研究提出了 RNAi 可用于治疗特定癌基因相关癌症的可能性，也可用于提高癌症对常规治疗的敏感性。将 RNAi 转化到临床领域需要开发高效和安全的递送系统，但这些药物有可能成为有史以来最具选择性和效率的药物，并可能改变未来的治疗方法。

九、溶瘤病毒

（一）条件复制腺病毒治疗

至今，所有用于基因治疗的病毒载体都没有复制能力。尽管使用无法复制或"非致病性"病毒是出于安全预防的考虑，但这种策略并没有充分发挥病毒的强大能力。也就是说，病毒能够轻易地感染靶细胞，然后复制并释放病毒颗粒，从而杀死靶细胞并向外扩散到周围靶细胞，继续感染的过程。分子生物学和癌症遗传学的持续研究调查，使我们对病毒复制的原理和癌变的遗传学有了更深入的了解。这种深入的认识，促进了选择性复制的溶瘤病毒作为新的抗癌疗法的发展。

条件性复制的病毒被改造为选择性感染和复制的病毒，在具有遗传缺陷的靶向肿瘤细胞中表达，如 TP53 基因表达缺失细胞。缺乏 TP53 表达的肿瘤细胞允许病毒复制并选择杀死宿主肿瘤细胞，然后随后传播并感染周围的肿瘤细胞导致进一步的肿瘤杀伤。将经典自杀基因疗法改造为自杀病毒疗法可能是克服目前使用的不能复制的腺病毒载体中基因转导效率受限的重要进步。

从临床前研究转向人癌症临床试验的第一个复制选择性病毒载体是 Onyx-015 腺病毒[102, 103]。使这种腺病毒复制具有选择性的关键改变是删除了 p53 结合蛋白 E1B-55kDa 的编码基因。通常，腺病毒通过 E1B-55kDa 蛋白质与宿主细胞 p53 结合的过程实现复制。具有 E1B 基因缺失的 Onyx-015 腺病毒不会表达 E1B-55kDa，缺少 E1B-55kDa 的表达将抑制病毒复制，然而在缺少正常 P53 表达的靶细胞中，Onyx-015 会保持复制和裂解靶细胞的能力，并扩散到邻近细胞。因为大多数癌症细胞丢失了正常的 *TP53* 功能，是 *E1B* 缺失的选择性复制腺病毒疗法的理想靶点。

Onyx-15 用于人类使用的安全性已经在涉及 258 位患者的 15 个 Ⅰ 期或 Ⅱ 期临床试验的过程中得到了证实，其中包括 99 例头颈部癌症病例。病毒复制已被证明在很大程度上是独立于癌细胞的，但当 Onyx-015 作为单一疗法使用时，似乎并未获得显著的临床效益。事实上，在两项针对复发性头颈部肿瘤的 Ⅱ 期临床试验中，报道的有效率仅为 14%[104, 105]。Onyx-015 的益处可能在于联合化疗，例如顺铂或氟尿嘧啶，诱导显著的肿瘤消退 [106, 107]。Onyx-015 表现出的明显疗效的原因是该病毒能够在 p53 信号通路缺陷的肿瘤细胞中选择性复制。然而，随后的研究显示，无论 *TP53* 突变状态如何，Onyx-015 都能够在肿瘤细胞和正常细胞中感染并激活 *TP53*。由于 Onyx-015 在美国的所有临床试验已经停止，这些发现对头颈部癌症的临床意义尚未确定。

最近的研究还探索了使用条件性复制腺病毒将 shRNA 递送至癌细胞，为选择性沉默与症变相关的基因以及直接裂解受感染细胞提供了途径 [108]。溶瘤病毒载体治疗的许多其他策略仍继续发展，但本章的目的不是详细讨论这种新疗法的现状；不管怎样，在这里提及选择性复制溶瘤病毒疗法是重要的，因为它可以被认为是一种基因依赖性自杀疗法。

（二）整形与再造外科

基因治疗在整形重建领域有很大应用潜力。基因治疗应用于这一领域的主要理念是通过表达生长调节因子来促进损伤组织的修复或再生，并诱导局部增生来填补手术缺损。通过将基因导入手术部位内的细胞中，使生长因子在局部表达到

能让治疗效果最大化的水平。与简单地注射纯化因子的悬浮液相比，使用基因转导来释放生长因子能使产品的表达量在特定时间段内受到调控，同时将产物限制在特定的靶向组织层。这种性质结合适当的调控可以将相关毒性或附近组织的不必要增殖降至最低。

1. 重建组织皮瓣和伤口愈合

使用局部皮瓣遇到的一个常见问题是远端皮瓣坏死，伴有萎缩甚至部分缺损 [109]。及时的血管生成和新血管形成对于这些组织的存活和外科伤口的愈合至关重要。这种血管生成过程受各种生长因子刺激，如碱性成纤维细胞生长因子（bFGF）和肝素结合生长因子 [110]。使用基因转导技术，可将编码血管生成因子的基因导入重建组织、受体部位或原发性创面缺损的细胞中。在该基因治疗之后，由血管生成因子的局部表达引起的加速和放大的血管反应可以促进愈合并改善组织存活。基因治疗的使用可能在游离组织瓣中证明是非常重要的，因为静脉回流不畅导致血管充血和组织破坏，经常导致游离皮瓣手术的失败。

多种其他生长因子影响组织修复和再生的过程。例如转化生长因子如 TGF-α、胰岛素样生长因子（IGF-1，IGF-2）、血小板衍生生长因子（PDGF）、神经生长因子等 [111]。生长因子的不同组合，可以用来增强血管组织、肌肉、上皮甚至神经的再生 [112]。IGF-1 在维持肌肉细胞数量和细胞分化方面尤其重要，甚至能够促进受损肌肉的神经再生。表皮生长因子（EGF）、bFGF 和 TGF- 是真皮层中有效的生长刺激物，而且，可能会有利于创伤或手术引起的软组织缺损的修复处理，这种缺损再造对于外科医师来说是特别困难的事。

虽然各种随机临床试验显示，可以通过局部施用各种生长因子来改善伤口愈合，但迄今为止，使用的临床经验十分有限，部分原因是担心高剂量生长因子治疗增加患者癌症风险。基因递送可能实现治疗性细胞因子的可控表达。实际上，通过"基因枪"技术递送互补 DNA（cDNA），在大鼠切口创伤模型中诱导 PDGF 的转基因表达，转染 2 周后可使切口的机械强度增加 75%～100%。

其他研究表明，增强 EGF 在局部厚度伤口中的表达增加了表皮再生率并缩短了伤口愈合的时间[111]。使用阳离子脂质体递送编码 TGF-β、bFGF、VEGF 和 IGF 的基因也被用于增强皮肤愈合，这种技术正在向临床试验过渡[26]。

利用病毒载体促进伤口愈合也已被研究过。传递 PDGF-β 的腺病毒载体已经优化了兔模型中缺血性伤口的愈合，并且已被认为是促进慢性非愈合性伤口愈合的潜在方法[113]。用递送 IGF-1 的逆转录病毒感染人角质形成细胞；然后将这些角质形成细胞移植到小鼠体内并诱导产生新的上皮细胞，这为未来完善人类皮肤生长提供了潜在方法[114]。最近，病毒载体已经与生物工程支架结合。用逆转录病毒载体将人 PDGF-β 基因转染至成纤维细胞，然后将细胞接种到聚乙醇酸支架上，将支架嵌入小鼠体内，使上皮再生增加 40%。这些体外技术可以防止患者与病毒载体直接接触来消除病毒载体使用相关的一些副作用[26, 115]，并且这些结果已被转化为临床试验。在 12 例糖尿病溃疡未愈合的患者中，使用包被编码 PDGF-β 腺病毒的组织工程支架能让其中的 10 位（83%）患者伤口愈合加速，3 个月后溃疡闭合[116]。在三项双盲安慰剂对照研究中，根据全球瘢痕比较量表和组织学分析，使用人重组 TGF-β 使 2/3 伤口瘢痕改善了 10%[26]。有趣的是，TGF-β 过表达与烧伤中增生性瘢痕形成有关。例如，这种过度的伤口愈合可能在瘢痕疙瘩形成中成为问题。与对照相比，逆转录病毒介导的显性抑制 TGF-β 受体减少了兔模型中 20% 的增生性瘢痕；这是通过在伤口周围过表达突变受体来有效阻断 TGF-β 实现的[117]。

皮肤移植是体细胞基因治疗的一个有吸引力的目标，因为已经证实了离体培养表皮细胞并随后将这些细胞成功移植到患者体内的可行性。此外，以前的研究已经证实了在动物模型中有效将效应基因转导到皮肤移植物中的可行性[118]，皮肤移植物的存活取决于移植物适当的营养，氧气供应及去除代谢产物。在血液供应建立之前，受植区是造成纤维和血浆渗出物的原因，通过它提供营养和转移代谢废物[119]。基因疗法旨在增加血管

形成或为真皮及表皮层提供局部生长因子（取决于移植物的厚度），可以促进早期移植物的吸收并促进整体强度的提高。作为一种保护机制，各种细胞因子、补体或抗菌因子的基因导入已被证明能够有效地应对感染。这种特殊的应用对需要广泛植皮烧伤患者的价值是不可估量的，当植皮是在放射组织、溃疡或假体上进行时，这些地方的存活率通常很低。

在耳鼻喉科学领域，神经损伤可能继发于肿瘤累及或创伤，也可能是肿瘤切除过程中有意横切或意外医源性损伤。一些研究人员正在评估可能促进神经再生的基因治疗技术。递送脑源性神经营养因子的腺病毒载体已被证实可预防运动神经元的死亡。在成年施万细胞中表达睫状神经营养因子的慢病毒载体已在大鼠周围神经移植物中被证实使轴突再生能力增强了 10 倍[120]。单纯疱疹病毒载体具有内在的神经亲和力，被修饰以表达神经胶质细胞衍生的神经营养因子和抗凋亡基因 Bcl2，将这些载体施用于坐骨神经损伤的大鼠并诱导神经再生和功能恢复。在兔模型中进行神经缝合术时，使用能递送神经营养因子基因的 DNA 浸渍缝线，能实现局部蛋白质表达增强[26]。

头颈部恶性肿瘤普遍需要切除软组织和骨骼，如晚期口腔鳞状细胞癌的复合切除术。要对这些缺损进行重建，通常需要移植骨皮游离组织，然后再进行微血管吻合。优化骨骼生长的基因传递技术对促进这些复杂伤口的愈合具有重要作用。用含有骨形态发生蛋白 2（BMP-2）或 BMP-9 的腺病毒体外转染骨髓和脂肪源性干细胞可增强体外成骨作用[26]。用 BMP-2 转染的骨髓源干细胞植入胶原支架实现了大鼠模型中 8mm 全厚度股骨缺损的愈合[121]。用编码 BMP-2 的 AAV 载体包被的聚己内酯支架显著改善了大鼠股骨中的骨生长，并且还增强了再生骨的生物力学特性[122]。

通过促进血管吻合可以提高游离皮瓣的存活。在大鼠模型中，将编码人血管内皮生长因子（VEGF）的脂质体复合质粒在皮瓣切取之前注射到游离皮瓣的原位真皮层中，能够增加血管密度，并且移植后皮瓣存活率提高了 14%[123]。皮瓣修复最终可以通过使用基因治疗来优化。在一项研

究中，使用脂质体载体在大鼠模型动脉内递送人 VEGF cDNA，改善了缺血性皮瓣的存活[124]。可以通过转染为微血管游离皮瓣组织提供持续的基因表达源，从而改善对肿瘤的局部控制。或者，将病毒载体滴注到供应游离皮瓣组织的输入动脉中可以有效地将皮瓣转化为用于局部基因递送的储存库。

2. 辐射组织的修复与再生

原发性或术后放疗相关的病症在头颈癌患者中很常见。在接受放疗的患者中，炎症、纤维化、疼痛，甚至伤口感染破裂都是常用遇到的问题[125]。尽管努力缩小放射野并阻挡周围结构，仍然会对浅表和附近组织造成实质性损伤。在动物模型中生长因子如内皮细胞生长因子[126]，已被证明可增强受辐射组织的生存能力和血管形成。可以通过基因转移保证这些修复因子在放疗辐射区域内的精确调控表达，从而降低毒性和总体发病率。

（三）在喉科的应用

喉麻痹手术修复的治疗效果明显受到失神经引起的喉咽肌萎缩的影响。手术神经移植治疗并没有持续改善预后，但使用基因治疗技术逆转或预防喉肌萎缩是可能的。在临床前的动物研究中，人类胰岛素样生长因子1（hIGF-1）导入大鼠麻痹喉肌后引起肌纤维直径的显著增加，并且还减少了运动终板的长度并增加了终板与神经的接触[127]。在另外的研究中，人类胰岛素样生长因子1使失神经大鼠喉肌中的肌球蛋白重链恢复正常[128]。这种新型基因疗法具有神经营养和肌营养相结合的功能，对急性喉神经损伤后的功能改善和喉麻痹后的神经再植手术有潜在的价值，有利于对瘫痪喉再造。

（四）在耳科和耳神经科中的应用

目前，内耳基因治疗的进展仍处于实验阶段[129]。在听觉系统中，一些载体已经被研究证明能成功地将功能性异位基因转移到哺乳动物的听觉系统中。腺病毒已被证明可以将功能标记基因［如β-半乳糖苷酶（GALC）和绿色荧光蛋白（gfp）］以及改变内耳生物学的基因［如胶质源性神经营养因子（GDNF）］转移到听觉系统

中[130-132]。替代载体包括疱疹病毒衍生的载体[133]，其具有强的神经亲和性并且能长时间表达转基因[134]。AAV和脂质体包装的质粒也已被有效地转移到耳蜗中[135,136]。最近的研究表明，将腺病毒载体注入耳蜗和前庭可以保存动物的听力[137]。

迄今为止，多项研究已证实基因疗法治疗内耳疾病的可行性和临床潜力。腺病毒介导的神经营养因子-3、脑源性神经营养生长因子和睫状神经营养因子在药物导致的耳聋动物模型中均被证明能促进螺旋神经节细胞的存活[138-140]。内耳组织也可以通过腺病毒传递抗氧化酶基因，包括过氧化氢酶和超氧化物歧化酶来获得保护[141]。这些发现可能有助于在耳毒性药物给药后的听力挽救，或防止人工耳蜗植入后内耳毛细胞的丢失[142]。

基因治疗可以通过将发育基因转导到内耳而恢复听力损失，从而获得显著的益处。研究已经证明，将基因Atoh1腺病毒递送给豚鼠内耳会促进毛细胞的产生和神经支配[143]。将Atoh1基因转导至豚鼠内耳可以成功地将非感觉细胞转化为功能性毛细胞，从而改善耳毒性损伤后听觉脑干反应测试的听力水平[144]。这些研究为开发新的疗法奠定了基础，这些疗法可能会使听力损失的治疗发生革命性变化。

长期应用基因治疗来解决听觉疾病，需要满足几个标准。耳科疾病通常与死亡率无关；因此与癌症的基因疗法不同，载体需要具有低免疫原性和细胞毒性。载体必须是复制缺陷型和非致癌性的，并且它们必须长时间表达它们所转载的基因。载体设计的进步将使得快速发展的内耳生物学知识应用于人类疾病成为可能。

十、结论

过去40年来分子生物学的奠基工作使基因治疗领域的临床应用成为可能。目前，已经有600多项已完成或正在进行的临床试验，这一进展的步伐仍在继续。基因治疗不再仅仅是在遥远的未来治疗疾病的一种推测性方法。虽然这种疗法仍在不断发展中，但目前的方法已经足够先进，可用于某些疾病的基因治疗试验，且可并入临床上有效的药物。基因疗法具有很大的潜力，不仅用

于治疗遗传性疾病，还用于为复杂疾病如癌症提供新的治疗方法，以及为标准的医疗或手术干预开发新的佐剂。基因疗法技术将对药物质量产生重大影响，同时还有利于降低医疗成本。随着该领域的迅速发展，医生将有越来越多的机会把这些技术应用于临床试验，甚至最终应用于临床实践。

推荐阅读

Aiuti A, Slavin S, Aker M, et al: Correction of ADA-SCID by stem cell gene therapy combined with nonmyeloablative conditioning. *Science* 296: 2410, 2002.

Anderson WF: Human gene therapy. *Science* 256: 808, 1992.

Behlke MA: Progress towards in vivo use of siRNAs. *Mol Ther* 13: 644, 2006.

Brody SL, Crystal RG: Adenovirus-mediated in vivo gene transfer. *Ann N Y Acad Sci* 716: 90, 1994.

Clayman GL, el-Naggar AK, Lippman SM, et al: Adenovirus-mediated p53 gene transfer in patients with advanced recurrent head and neck squamous cell carcinoma. *J Clin Oncol* 16: 2221, 1998.

Clayman GL, Frank DK, Bruso PA, et al: Adenovirus-mediated wild-type p53 gene transfer as a surgical adjuvant in advanced head and neck cancers. *Clin Cancer Res* 5: 1715, 1999.

Crystal RG: Gene therapy strategies for pulmonary disease. *Am J Med* 92: 44S, 1992.

Eming SA, Krieg T, Davidson JM: Gene therapy and wound healing. *Clin Dermatol* 25: 79, 2007.

Fire A, Xu S, Montgomery MK, et al: Potent and specificgenetic interference by double-stranded RNA in *Caenorhabditis elegans* . *Nature* 391: 806, 1998.

Flotte TR: Gene therapy: the first two decades and the current state-of-the- art. *J Cell Physiol* 213: 301, 2007.

Hacein-Bey-Abina S, Von Kalle C, Schmidt M, et al: LMO2-associated clonal T cell proliferation in two patients after gene therapy for SCID-X1. *Science* 302: 415, 2003.

Izquierdo M: Short interfering RNAs as a tool for cancer gene therapy. *Cancer Gene Ther* 12: 217, 2005.

Izumikawa M, Minoda R, Kawamoto K, et al: Auditory hair cell replacement and hearing improvement by *Atoh1* gene therapy in deaf mammals. *Nat Med* 11: 271, 2005.

Kay MA, Manno CS, Ragni MV, et al: Evidence for gene transfer and expression of factor IX in haemophilia B patients treated with an AAV vector. *Nat Genet* 24: 257, 2000.

Khuri FR, Nemunaitis J, Ganly I, et al: a controlled trial of intratumoral ONYX-015, a selectively replicating adenovirus, in combination with cisplatin and 5-fluorouracil in patients with recurrent head and neck cancer. *Nat Med* 6: 879, 2000.

Kim DH, Rossi JJ: Strategies for silencing human disease using RNA interference. *Nat Rev Genet* 8: 173, 2007.

Kirn D, Niculescu-Duvaz I, Hallden G, et al: The emerging fields of suicide gene therapy and virotherapy. *Trends Mol Med* 8: S68, 2002.

Maiorana CR, Staecker H: Advances in inner ear gene therapy: exploring cochlear protection and regeneration. *Curr Opin Otolaryngol Head Neck Surg* 13: 308, 2005.

McCormick F: Interactions between adenovirus proteins and the p53 pathway: the development of ONYX-015. *Semin Cancer Biol* 10: 453, 2000.

Miller AD: Human gene therapy comes of age. *Nature* 357: 455, 1992.

Nemunaitis J, Khuri F, Ganly I, et al: Phase II trial of intratumoral administration of ONYX-015, a replication-selective adenovirus, in patients with refractory head and neck cancer. *J Clin Oncol* 19: 289, 2001.

O'Malley BW, Jr, Chen SH, Schwartz MR, et al: Adenovirus-mediated gene therapy for human head and neck squamous cell cancer in a nude mouse model. *Cancer Res* 55: 1080, 1995.

Rosenberg SA, Aebersold P, Cornetta K, et al: Gene transfer into humans—immunotherapy of patients with advanced melanoma, using tumor-infiltrating lymphocytes modified by retroviral gene transduction. *N Engl J Med* 323: 570, 1990.

Shiotani A, O'Malley BW, Jr, Coleman ME, et al: Reinnervation of motor endplates and increased muscle fiber size after human insulinlike growth factor I gene transfer into the paralyzed larynx. *Hum Gene Ther* 9: 2039, 1998.

Van de Water TR, Staecker H, Halterman MW, et al: Gene therapy in the inner ear: mechanisms and clinical implications. *Ann N Y Acad Sci* 884: 345, 1999.

Zhang W, Yang H, Kong X, et al: Inhibition of respiratory syncytial virus infection with intranasal siRNA nanoparticles targeting the viral *NS1* gene. *Nat Med* 11: 56, 2005.

头颈肿瘤分子生物学
Molecular Biology of Head and Neck Cancer

Marietta Tan　Ryan H. Sobel　Patrick K. Ha　著

周胜利　译

第 2 章

要点

1. 头颈部鳞状细胞癌的发展涉及多种途径，包括能引起癌变的多种遗传和表观遗传变化机制。
2. 表观遗传修饰，如 DNA 甲基化的改变，在头颈部肿瘤的发生中起着越来越重要的作用。
3. 新一代技术，尤其是 DNA 测序技术的进步，使新发现成为可能。
4. 靶向治疗已发展成为科学研究结果的直接体现，这提示我们有望把新发现直接转化为临床应用并改善患者预后。

尽管采取了多学科综合疗法，但头颈部鳞状细胞癌（head and neck squamous cell carcinoma, HNSCC）的治疗仍然是一个持续的挑战。这些恶性肿瘤位于错综复杂的解剖部位，甚至贴近重要部位，在治疗过程中不仅可能导致气道狭窄、营养问题和美观问题，而且也会增加治愈的内在困难。此外，头颈肿瘤患者在治疗后往往面临复杂的社会因素。许多综合疗法已经被改进和应用，但结果显示出的改善效果很小。局部复发，远处转移和第二原发肿瘤仍然是这一患者群体中常见的现象，因此，总体预后仍然令人沮丧。

近年来，我们对促进这种侵袭性癌症的生长机制了解越来越多，但是将这些认知转化为实践仍处于起步阶段。我们正投入大量资源对 HNSCC 癌变的分子生物学进行全面研究。新的实验技术开始取得可喜的成果，这可能是解码头颈部肿瘤发生的复杂机制的关键。随着更多知识的出现，可能会有更多的治疗选择，特别是更有针对性的治疗方案。

在过去的 20 年里，头颈肿瘤的研究领域已经发生了巨大的改变，特别是随着技术的进步，我们在全球范围内检测特定的分子变化的能力得到了提高。比如，第二代测序技术便是一个非常强大的工具，它使研究人员可以研究癌细胞整个基因组或外显子的突变、多态性，甚至易位。这项技术也可用于 RNA 测序。有了这样的分子魔法，揭开头颈肿瘤的关键机制似乎是指日可待，但是随着持续不断的发现，癌症生物学的复杂性也变得越来越明显。

本章简要概述了头颈部肿瘤研究中所知晓的内容，并着重介绍了过去几年发生的令人振奋的进展。许多相关的基因和信号通路一直保持不变，但我们对其在头颈部鳞状细胞癌中的作用已经有了更进一步的理解。例如，p53 仍然被认为在 HNSCC 的癌变过程中起着重要的作用，但是却很难转化成临床治疗方法。然而，我们现在知道，不仅 *TP53* 突变是有意义的，而且特定的突变可以根据它们在 HNSCC 预后中的重要性来分类。

一、背景

HNSCC 癌变的基本原理与其他实体器官恶性肿瘤相似，即肿瘤随着多种遗传和表观遗传变化的累积而形成。Fearon 和 Vogelstein[1] 通过几点基本原则提出了这一观点。首先，可以导致恶性表型的遗传事件的顺序被定义。这些变化的精确顺序可能存在差异，但最终，是这些变化的净积累决定了恶性表达。在遗传水平上，这相当于抑癌基因失活和原癌基因活化的结合。这个观点由 Renan[2] 在一个针对 HNSCC 的统计模型中提出来，他认为 HNSCC 的形成需要 6～10 个独立的基因突变。虽然精确的突变数目不太可能确定，但现在认为它更接近 40 或 50。但是也有例外，比如与病毒相关的癌症患者，其中 HPV 或 EB 病毒可能会直接诱导癌症的发生。

这些基因突变很可能是烟草和酒精等致癌物质引起，这些物质似乎会使特定部位的黏膜易于形成肿瘤。然而，在呼吸消化道黏膜中发生的癌变并不集中在特定部位。相反，整体致癌性的"打击"是累积的，并广泛分散在整个暴露的黏膜层。这个区域癌化的概念是 Slaughter[3] 和他的同事在 50 年前首次提出，用于描述浸润性癌症附近上皮组织的病理学变化。

区域癌化有助于解释第二原发癌的高发病率，其发生率在 HNSCC 中高达 10%～40%[4]。然而，它也引发了更多关于头颈部肿瘤发生的分子生物学问题。如果整个呼吸道黏膜同样暴露在致癌物质中，为什么肿瘤会在某些部位形成，而不是以更广泛的方式形成？首先，癌前病变和恶性病变可能起源于共同的原始肿瘤克隆。克隆斑块随后可以扩大，同时积累更多的基因突变，这进一步增强了它们的生存能力，并且相对于正常组织而言它们具有更强的选择性生长优势[5]。最终，一个或多个肿瘤可能在这些表型正常的癌前细胞周围邻近区域内形成。鉴于这种模式，即使肿瘤被切除，周围的癌前病变组织仍然存在。目前正在使用几种辅助治疗方法解决这个问题，新的化学预防药物也在研发之中。

头颈肿瘤组织病理学水平上发生的上皮细胞病变与其他恶性肿瘤相似，如结直肠癌[1]。许多分子畸变已经在组织学上异常的组织区域得到了证实。正常的鳞状黏膜细胞首先经历一系列的遗传和表观遗传变化，导致增生细胞逐渐发育不良，最终发展成原位癌。最终，细胞发生恶性转化，导致生长失控，侵袭和转移性特征形成。最后，HNSCC 产生于这些分子变化的累积效应，这是一个多级过程。Califano 及其同事[6] 概述了这种基因进展模型，并且使用微卫星分析，将进展性等位基因失衡与组织病理学分级恶化联系起来。等位基因的丢失与头颈部癌变之间存在固有的克隆关系，但它似乎只触及了一个真正复杂的致癌机制的表面[7]。许多错综复杂的分子机制显然参与了 HNSCC 的发展，但是我们需要更全面地了解，才能有助于改善患者的预后。

二、肿瘤抑制基因

（一）TP53

在大多数 HNSCC 中，p53 通路失活，大约有一半的 HNSCC 携带 TP53 突变，使其成为这一癌症类型中最常见的突变基因[8-11]。此外，即使在含有野生型 TP53 的肿瘤中，p53 的功能也可能被其他机制所抑制，例如 HPV 阳性肿瘤中病毒癌蛋白 E6 的表达[12,13]。TP53 位于染色体 17p13 上，是一个重要的肿瘤抑制基因，在细胞周期调控和细胞凋亡中起着重要作用。p53 蛋白是稳定的，只有在细胞应激条件下才会被激活，比如辐射或其他 DNA 损伤、缺氧或癌基因激活[14,15]。p53 蛋白会诱导引起细胞周期停滞的基因转录，使细胞能够尝试修复 DNA[14,16]。如果损伤的 DNA 不能成功修复，p53 将会引发细胞凋亡或衰老[16]。然而，如果 p53 没有功能，细胞可能在 DNA 损伤的情况下进行复制，并可能积累更多的基因突变，最终导致肿瘤的形成。

p53 蛋白包含几个区域；N 端转录激活域，中央 DNA 结合域，C 端调控结构域[17]。p53 的激活需要蛋白质的稳定和共价修饰，使其发挥转录调节作用。

p53 的稳定可以通过几条通路实现，这些通路最终都会抑制蛋白质的降解。p53 在细胞水平上很大程度受其负调控因子 MDM2 调控，MDM2 靶向结合 p53，介导 p53 蛋白的泛素化降解 [15, 18, 19]。MDM2 也会隐藏 p53 的反式激活域，从而抑制其对下游细胞周期调控和细胞凋亡的作用 [14]。然而，在 DNA 损伤的情况下，蛋白激酶包括 ATM、Chk2 和 ATR，能够磷酸化 p53 N 端的特定残基。这些位点的磷酸化会阻止 MDM2 与 p53 的有效结合，从而使 p53 稳定化 [15, 17]。或者，在异常癌基因表达的情况下，p53 活化可以通过 p14^{ARF} 实现，它与 MDM2 结合从而阻止 MDM2 与 p53 相互作用 [20]。

p53 的共价修饰改变了其与特定 DNA 序列的结合能力。例如，p53 的 C 端区域可以变构抑制中心 DNA 结合域。C 末端特定残基的磷酸化或乙酰化导致构象变化促进 p53 与 DNA 结合 [14, 21]。

p53 与 DNA 结合可以激活细胞周期调控和凋亡通路中多个关键基因的转录。重要的是，p53 直接调控细胞周期蛋白依赖性激酶抑制因子 p21^{CIP1}（CDKN1A）的表达，从而导致细胞周期阻滞 [22]。其他关键靶点包括 p53 依赖的细胞凋亡的下游效应分子，如 BAX[14, 23]。

HNSCC 中大多数 TP53 突变是导致单个氨基酸改变的错义突变。根据突变的位置和类型，突变可能会改变蛋白质的三级结构和 DNA 结合特性 [24]。导致功能丧失的突变最常影响中心 DNA 结合域 [25]。一些错义突变也可能导致"获得功能"，从而使蛋白质具有致癌性 [26]。其余的突变是不活跃的，如无义、插入或缺失，或者剪接位点突变，这些突变通常导致产生截短的、非功能性的蛋白质 [8, 11, 24]。

p53 功能丧失在恶性转化中至关重要，而 TP53 突变则被认为是在 HNSCC 发生的早期产生的。TP53 突变甚至在口腔癌前病变中也能发现，并且随着肿瘤发展为浸润性癌，这些突变的发生率也会增加 [27, 28]。

鉴于该基因在肿瘤发生中的关键作用，TP53 突变的预后价值已被广泛研究。直到现在，这些突变作为预后标志物仍然存在争议，主要是因为检测方法的差异性，也因为突变的异质性。然而，更灵敏的突变分析现在已经证实，某些 TP53 突变，特别是那些破坏 DNA 结合域的突变与存活率下降有关 [10, 29, 30]，这表明突变对 TP53 功能的影响存在一定程度的等级划分。

TP53 突变也与放疗和化疗的不良反应有关。一些研究表明，TP53 突变的存在与放疗后局部复发之间存在显著相关性 [31-33]，尽管有证据表明破坏 DNA 结合域的突变可能比没有破坏 DNA 结合域的突变更能预测放疗反应 [34]。TP53 突变也与对顺铂和氟尿嘧啶反应降低有关，而突变状态是化疗反应的独立预测因子 [35-37]。

鉴于 TP53 的预后意义，该基因中的畸变正在被研究作为 HNSCC 的潜在生物标志物，检测血清和唾液突变的技术已经开发出来，但目前的检测方法还没有达到足够的灵敏度和特异性，以用于一般人群的筛查 [38, 39]。此外，肿瘤切除后，检测手术边缘的组织突变可以对局部复发风险较高的患者进行预测 [40]。

同时，一种引人注目的治疗靶点，即 p53 和几种基于 p53 的基因疗法已经被开发出来。一种旨在恢复肿瘤细胞中 p53 功能的方法，即将野生型 TP53 整合到腺病毒载体（Ad-p53）中并注射到肿瘤中，从而使功能性 p53 蛋白表达。在最初的临床试验证明其安全性和潜在疗效后，进行了一项 Ⅲ 期临床试验，比较 Ad-p53 和甲氨蝶呤治疗复发性 HNSCC。与那些具有高水平 p53 突变的患者相比，Ad-p53 可以显著增加野生型 TP53 或 p53 表达水平较低的患者的生存率 [41]。然而，Ad-p53 和甲氨蝶呤对意向治疗人群的生存率没有显著差异 [42]。在美国食品药品管理局（FDA）拒绝批准该药物的申请后，美国停止了对该药物的进一步研发。

另一种方法是选择性地消除缺乏功能性 p53 的细胞。Onyx-015 是一种腺病毒，最初认为只能在没有功能性 p53 的细胞中复制，从而导致这些细胞裂解。虽然 Ⅰ 期和 Ⅱ 期临床试验的结果令人鼓舞 [43-45]，但随后的证据表明，Onyx-015 的复制与 p53 的状态无关，因此对肿瘤细胞没有选择性 [42, 46]。尽管相关的重组腺病毒 H101 在中国获准使用，但该疗法的其他临床试验在美国已经停止 [47]。

总而言之，HNSCC 中 *TP53* 的显著性改变会继续被关注，并且一些报道已经显示其具有临床和预后意义。可以想象，在未来，*TP53* 的突变状态可能会影响化疗药物的选择，目前仍在努力把具有突变 *TP53* 的细胞作为靶向细胞，使其重新表达野生型的 p53。然而，这种疗法的细微差别至今仍不甚了解，迄今为止的结果令人失望。当我们进一步了解 p53 的确切功能和特定 *TP53* 突变在 HNSCC 中的作用时，我们或许能够更好地靶向这一重要的肿瘤抑制基因来影响患者预后。

（二）*CDKN2A*

位于 9p21 染色体上的细胞周期蛋白依赖性激酶抑制因子2A（*CDKN2A*）的突变在 HNSCC 中早已被发现。*CDKN2A* 位点编码两种蛋白质，p16（INK4a）和 p14^{ARF}，这两种转录本在第一个外显子上存在差异[48]。这两种蛋白质都被认为是肿瘤抑制因子。

p16 蛋白在细胞周期调控中起着至关重要的作用，因为它可以失活磷酸化肿瘤抑制因子 Rb 的蛋白，Rb 去磷酸化后结合并抑制转录因子 E2F，阻止细胞从 G1 期进入 S 期。在 G$_1$ 期的中晚期，细胞周期蛋白依赖性激酶（CDK）4 和 6 磷酸化 Rb 导致 E2F 释放，从而激活 DNA 复制所需的基因，细胞周期跨越 G$_1$/S 检查点。p16 蛋白抑制 CDK4 和 CDK6 的催化活性并促进 Rb–E2F 复合物的形成，从而引起 G$_1$ 阻滞[48-52]。

在 HNSCC 中 *CDKN2A* 失活很普遍。早期的研究表明，在发育异常、侵袭前和恶性病变中经常出现 9p21 杂合性缺失，这提示其发生在癌变早期[6, 53, 54]。尽管等位基因缺失的频率很高，但位点的突变和缺失率相对较低[8, 11, 55-57]。基因的 5′–CpG 区甲基化导致的表观遗传沉默被认为是造成这种差异的原因。总而言之，*CDKN2A* 通过几种不同的机制在 60%～90% 的 HNSCC 中失活，包括点突变、纯合子缺失和启动子甲基化[48, 54, 57-60]。

Rb 通路也是 HPV 阳性 HNSCC 的研究靶点，尽管通过不同的分子机制，病毒癌蛋白 E7 降解 Rb，最终导致 G$_1$ 到 S 期无限制跨越[61-64]。由于失去了 Rb 的负调控作用，p16 表达增加。因此，

HPV 阳性的肿瘤特征是 p16 表达增加，而 HPV 阴性的肿瘤则经常显示 p16 失活，如本章后面所述[65-67]。

CDKN2A 位点还编码 p14^{ARF}，它通过抑制 MDM2 稳定 p53[20, 68]。p14^{ARF} 蛋白也可以介导不依赖 p53 的细胞周期和 DNA 修复活性[69]。体外和小鼠的研究表明，p14^{ARF} 可能具有独立于 p16 的肿瘤抑制活性[69]。然而，在人类癌症中，无论是缺失还是突变导致的 p14^{ARF} 的失活很少发生，除非 p16 同时失活[40, 60, 69, 70]。此外，缺乏特异性靶向 p14^{ARF} 的疾病相关突变的证据[49, 70-72]。因此，HNSCC 和其他癌症中 p14^{ARF} 突变的意义仍不清楚，9p21 突变的主要作用可能是由于 p16 活性的丧失。

三、致癌基因

（一）表皮生长因子受体

与 HPV 相似，表皮生长因子受体（EGFR）的表达是 HNSCC 中最有希望的预后生物标志物之一。EGFR 在很多上皮组织中表达，包括皮肤和胃肠道。在大多数上皮细胞癌中[73]，包括 HNSCC，EGFR 异常表达及相关通路改变已被发现，80%～90% 的 HNSCC 过度表达 EGFR[74-76]。尽管 *EGFR* 基因突变发生在不到 10% 的 HNSCC 中，但通过荧光原位杂交技术分析发现 *EGFR* 基因扩增率为 13%～58%[77-81]。

几项研究表明，EGFR 的过度表达与预后较差有关，包括总体生存率和无进展生存率下降[82-83]。此外，EGFR 的高表达预示着常规放疗后生存率更差[74, 84]。然而，其负面影响似乎可以通过改善放疗模式来缓解[85]。

对于 EGFR 在 HNSCC 中过度表达重要性的认识急需转化为临床应用。靶向治疗的使用已成为提供有效治疗的一种方式，同时在许多情况下避免了潜在的长期和短期副作用。在深入研究 EGFR 靶向治疗的临床意义之前，我们将回顾其影响临床疗效的生物学机制。

1. 表皮生长因子受体通路

EGFR 是一种跨膜蛋白，是人类表皮受体（HER）/ErbB 酪氨酸激酶家族成员之一，此家

族还包括 HER2（ErbB2）、HER3（ErbB3）和 HER4（ErbB4）。

目前已经鉴定出 ErbB 家族的几种配体，包括转化生长因子 α（TGF-α）、双调蛋白和表皮生长因子（EGF）。由于细胞外配体的结合，EGFR 与 ErbB 家族的其他成员发生同源二聚化或异源二聚化反应。这导致受体自身磷酸化和细胞内信号转导级联的激活，包括 Ras，Akt，ERK 和 Jak/Stat 通路[86]，这些通路在细胞增殖、运动、黏附、侵袭、血管生成和凋亡中具有重要作用[75, 87–89]。

在 HNSCC 中，EGFR 的病理表现可以通过几种机制来实现，比如通过 EGFR 配体的过度表达，*EGFR* 基因突变激活的放大或被其他受体反式激活。其结果是获得自分泌生长和无限的增殖能力[90, 91]。

2. 临床意义

对 HNSCC 患者原发性肿瘤的研究表明，与正常组织相比，肿瘤中的 EGFR 通常过度表达。然而，在头颈癌中很少存在该基因的激活突变[90, 92–94]。

与局部癌变和基因进展模型一致，在 HNSCC 邻近的部位也可见 EGFR 异常表达。一项研究发现，EGFR 在与肿瘤相邻的正常上皮细胞中有适度的过度表达，但是从异常增生到癌变，EGFR

存在明显的过度表达[95]。与此相似，另一项研究也表明，肿瘤中 EGFR 和 TGF-α mRNA 的水平明显高于正常黏膜组织[90]。

EGFR 在 HNSCC 肿瘤发生中的作用使其成为靶向抗癌治疗的首选靶标。目前研究最广泛的两种抑制 EGFR 的治疗方法是抗 EGFR 单克隆抗体和酪氨酸激酶抑制剂。两种方法的作用机制完全不同，因为它们减弱了受体的两个不同部分（图 2-1）。抗 EGFR 单克隆抗体是靶向受体的胞外结构域，以阻断其与配体结合及其二聚化[96]。酪氨酸激酶抑制剂是针对受体在胞内部分的酪氨酸激酶结构域，并作为三磷腺苷（ATP）结合部位的竞争性抑制剂。由此抑制下游靶点的磷酸化和活化。尽管两种方法都力求完全抑制受体的信号转导，但是几项研究表明，细胞对这两种 EGFR 抑制方式具有不同的敏感性[97]。

3. 西妥昔单抗

西妥昔单抗是美国食品药品管理局（FDA）批准的用于 HNSCC 的第一种抗 EGFR 单克隆抗体。2006 年，Bonner 和他的同事[98]首次发表了Ⅲ期随机对照研究结果，以证明接受西妥昔单抗和放疗的局部晚期 HNSCC 患者的生存获益。同时接受放疗和西妥昔单抗治疗的患者与单纯接受

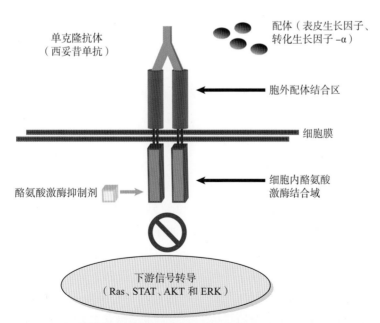

▲ 图 2-1　单克隆抗体和酪氨酸激酶抑制药抑制表皮生长因子受体信号转导的机制
单克隆抗体结合细胞外结构域并竞争性地抑制配体结合；相反，酪氨酸激酶抑制剂在细胞内结合并阻止磷酸化

放疗的患者相比，局部进展风险降低了 32%，死亡风险降低了 26%。2010 年发表的随访结果表明[99]，放疗加西妥昔单抗治疗组的 5 年生存率有所提高。这种效果在西妥昔单抗诱发的二级或更严重的痤疮样皮疹的患者中表现尤为明显。

在另一项大型Ⅲ期随机试验中，Vermorken 和他的同事[100]研究了西妥昔单抗对复发性或转移性 HNSCC 患者的疗效。患者被分配接受铂类化疗（顺铂或卡铂与氟尿嘧啶），联用或不联用西妥昔单抗。该项研究得出结论，当作为一线治疗时，与单纯化疗相比，西妥昔单抗的加入提高了总体和无进展生存率。

然而，随后的亚组分析显示，对于化疗加西妥昔单抗治疗的患者，EGFR 基因拷贝数与总生存率或无进展生存率之间没有关联[101]。这些数据表明实验室 EGFR 分析与临床反应之间不存在相关性；相反，最强的临床反应预测因素可能是西妥昔单抗诱发的皮疹是否出现[97]。

4. 表皮生长因子受体抗性

多项Ⅱ期和Ⅲ期临床试验结果显示，在治疗方案中加入西妥昔单抗增加了潜在的并发症。包括毒性反应、输注反应和药物引起的皮疹。更重要的是，多项研究已经提出了西妥昔单抗耐药的各种机制。最为人知的便是 EGFR 突变体 EGFRvⅢ的存在。这是最常见的突变，在大约 40% 的病例中存在[102]。EGFRvⅢ包含一段截短的配体结合域，使其以配体非依赖的方式发挥功能，由此成为一个活性受体[103]。一项研究发现，体外表达 EGFRvⅢ的 HNSCC 细胞中，西妥昔单抗的耐药性是由 Stat3 介导的[104]。然而，临床前的研究仍在进行中，以阐明这些突变体的存在如何影响西妥昔单抗和其他靶向治疗（如酪氨酸激酶抑制剂）的临床效果。

5. 酪氨酸激酶抑制剂

在第二大被研究的针对 HNSCC 中，研究第二多的针对 EGFR 的靶向治疗是酪氨酸激酶抑制剂家族（TKIs）。它们是直接的 EGFR 抑制剂，与细胞内酪氨酸激酶结构域结合，抑制下游信号转导。临床上 TKIs 相比于单克隆抗体最显著的优点是这些药物是口服而不是静脉给药。因此，与单克隆抗体不同，TKIs 的毒性不包括输注反应。考虑到口服的方便性，TKI 可能是一种最有效的维持治疗方式。

一项Ⅲ期临床试验[105]研究了 TKI 吉非替尼的生存获益。复发或转移性 HNSCC 患者分别给予吉非替尼联合甲氨蝶呤或单独给予甲氨蝶呤治疗，但该项研究未能显示接受吉非替尼治疗组的总体生存优势。其他 TKIsⅡ期的结果也不太理想，但是对于这类药物的研究仍在进行中。

6. 结论

到目前为止，抗 EGFR 单克隆抗体和 TKIs 策略已经在几个鼓舞人心的临床试验中得到验证。这些靶向疗法是对 EGFR 复杂的分子生物学及其下游效应分子研究的成果，但是仍然需要进一步研究。比如，鉴于 EGFR 在 HNSCC 中的重要作用，靶向 EGFR 的其他治疗方法仍需研究。此外，必须阐明 EGFR 过度表达的确切机制，因为这可能对临床疗效有深远的影响。尽管还需要额外的随机对照研究来确定生存结果，最小化潜在的毒性，并最终确定最有效的治疗方案，但预测治疗反应的有效生物标志物的开发也将有助于选择个体化治疗方案。

（二）RAS、RAF/MEK/ERK 和 PIK/AKT/MTOR

致癌性 Ras 改变在许多人类恶性肿瘤中经常发生，并且可能与肿瘤的发生和维持有关。三种 RAS 家族基因——HRAS、KRAS 和 NRAS，可以通过点突变或者不常见的基因扩增来发挥致癌作用[106, 107]。在 HNSCC 中，几乎仅限于 HRAS 突变，尽管 KRAS 突变也有报道[107]。研究发现 HNSCC 中 HRAS 突变的发生率差异很大，从西方人群的 0% 到东南亚人群的 35%[108-111]。最近的全外显子测序研究发现，在美国的不同患者中 HRAS 的突变率为 4%～5%[8, 11]。

Ras 蛋白是膜结合型鸟苷三磷酸（GTP）酶，在 GTP 结合的活性状态和鸟苷二磷酸（GDP）结合的非活性状态之间交替。在正常生物学条件下，细胞外的配体可以与受体酪氨酸激酶或 G 蛋白偶联受体结合，最终使 Ras 释放 GDP 并结合 GTP，从而使其激活。GTP 和 GDP 结合状态之间的严格平衡由 GTP 酶活化蛋白（GAP）和鸟嘌呤核苷酸交换因子维持。然而，这种平衡可能会被癌基因 Ras 突变所破坏，这些突变在密码子 12、13 或 61 中最为常见。这些突变抑制了内源和 GAP 介导的 GTP 水解，使突变的 Ras 蛋白在不受外界刺激的情况下仍然处于 GTP 结合的活性状态[106, 107, 112]。

一旦被激活，Ras 可以激活大量的下游效应蛋白，这些效应蛋白优先与 GTP 结合形式的 Ras 相互作用。Ras 效应因子在细胞增殖、迁移、存活和分化中起着重要作用[107]。对于癌基因 Ras 的致癌作用至关重要的两条主要效应通路是 Raf/MEK/ERK 通路和磷脂酰肌醇 -3- 激酶（PI3K）/AKT 通路[112]。

活化的 Ras 可以招募并激活丝氨酸 / 苏氨酸激酶 Raf。Raf 依次磷酸化激酶 MEK1 和 MEK2，进而磷酸化 ERK1 和 ERK2 激活环中的特定残基。磷酸化的 ERK 发生同源二聚化并转运至细胞核中，调节参与细胞增殖和分化的几种转录因子的活性[107, 112]。

Ras 还可以直接激活 PI3K/Akt 通路。PI3K 是一种脂质激酶，它由一个调节亚基 p85 和一个包含 Ras 结合域的催化亚基 p110α 组成。通过 Ras 结合激活后，PI3K 将磷脂酰肌醇 -4,5- 二磷酸（PIP2）转化为磷脂酰肌醇 -3,4,5- 三磷酸（PIP3）。PIP3 作为蛋白质［如丝氨酸 / 苏氨酸激酶 Akt 和磷脂酰肌醇依赖性蛋白激酶（PDPKs）1 和 2］的同源结构域的锚定蛋白，从而促进 PDPK1 磷酸化 Akt。通过多种下游效应分子，Akt 最终驱动细胞的存活和生长，同时抑制细胞凋亡[107, 112-115]。例如，Akt 通过促进 Forkhead 家族转录因子出核来阻止促凋亡基因的转录[115-117]。然而，Akt 也可以激活 IκB 激酶，其可导致 NF-κB 的核移位和抗凋亡基因的转录。另一种可能具有治疗意义的 Akt 底物是哺乳动物雷帕霉素靶蛋白（mTOR），它通过诱导蛋白质合成促进细胞生长[89, 117]。

在 HNSCC 中，PI3K 通路也可以通过癌基因 ras 突变之外的机制激活，例如 PIK3CA 基因的突变或扩增，或者 PTEN 基因的丢失。PIK3CA 编码 PI3K 的催化亚基 p110α，从而激活 Akt 通路。PIK3CA 在 6%~11% 的 HNSCC 中 发 生 突 变[8, 11, 107, 113, 118]。PIK3CA 突变的 HNSCC 细胞株在体外表现出增强的 PI3K 活性及恶性潜能，体现了 PIK3CA 突变的致癌作用[107]。此外，含有 PIK3CA 位点的 3q26 染色体在癌前黏膜和 HNSCC 中经常扩增。随着癌前病变向侵袭性病变的进展，扩增频率增加，这表明该事件在向侵袭性 HNSCC 转变过程中其发挥了作用[119, 120]。

磷酸酶和张力蛋白同源物（PTEN）的失活也会导致 PI3K/Akt 通路的组成型激活。PTEN 作为 PI3K 信号的主要负调控因子，通过将 PIP3 去磷酸化成 PIP2[107, 121, 122]。据报道 16% 的 HNSCC 存在 PTEN 突变[11, 107, 123]，并且 40% 的肿瘤中 PTEN 基因位点存在杂合性缺失[123, 124]。双等位基因失活并不常见，但由于 PTEN 作为一个单倍体肿瘤抑制基因发挥功能，因此单个等位基因的失活可能足以促进肿瘤的发生[121, 122, 125]。

总体而言，几乎一半的 HNSCC 肿瘤被认为存在至少一种 PI3K/Akt 通路分子突变，这表明该通路在 HNSCC 的肿瘤发生中起着关键作用[126]。此外，在 HNSCC 和其他类型肿瘤的研究中发现，PIK3CA、AKT1 和 PTEN 的突变通常是相互排斥的。这表明这些突变在功能上是等同的，并为克隆增殖提供了相同的选择压力[107, 113]。

最后，除了上述 Ras 介导的通路之外，PI3K/Akt 信号还可以被许多上游受体酪氨酸激酶激活，包括 EGFR 和其他 ErbB 家族成员，还有 G 蛋白偶联受体。EGFR 可能与 ErbB3 或其他蛋白质异源二聚化以激活 PI3K[89]。在 HNSCC 中经常发现 EGFR 扩增和过表达，因此可能导致 PI3K 通路的增强[117]。

鉴于 Ras 及其下游效应分子在癌症中突变的频率，许多针对这些途径的治疗方法已经被开发出来。法尼基转移酶抑制剂是一类抑制 Ras 翻译后修饰的第一步，从而阻断 Ras 定位到胞膜的抑制剂[107, 127]。临床前和早期临床试验显示了一定的抗肿瘤作用，但是最终这些药物被发现无效，因为 KRAS 和 NRAS 能够利用替代修饰机制来实现膜定位[114, 127, 128]。另一种治疗策略是利用合成的针对其信使 RNA 的反义寡核苷酸来降低 HRAS 的表

Cummings

耳鼻咽喉头颈外科学（原书第6版）

达[127]。然而，一项针对这类寡核苷酸的Ⅱ期试验显示，与晚期胰腺癌的标准治疗方式相结合并没有显著效果，而且这些疗法的进一步研究已经停滞[129]。

一般而言，针对 Ras 信号的临床治疗效果有限。这可能部分归因于 Ras 有很多效应通路，如 PI3K/Akt 信号通路也能够通过不依赖于 Ras 的机制激活。因此单独抑制 Ras 不足以阻断其下游信号通路。这为使用药物组合直接对抗两种主要下游效应通路的策略提供了理论基础[114, 127, 128]。例如，MEK 和 Akt 抑制剂的联合应用在晚期实体肿瘤的Ⅰ期临床试验中显示出了良好效果；进一步的试验还在进行中[130, 131]。

除了 Akt 抑制剂外，针对 PI3K 通路其他分子的治疗也在研发之中。一些 PI3K 抑制剂目前正处于临床前和临床试验的各个阶段，既可单一用药，也可与其他疗法相结合使用。此外，Akt 底物 mTOR 也被评估为治疗靶点。雷帕霉素是 FDA 批准使用的一种免疫抑制剂，它抑制 mTOR 的激酶活性，并且在体外可以抑制肿瘤的生长[89, 115, 132]。雷帕霉素及其衍生物正在进行用于治疗包括 HNSCC 在内的多种实体瘤的临床试验[133]。

四、序列改变

对 HNSCC 分子生物学的研究传统上集中在单个基因及其在癌症形成中的作用。由于传统 DNA 测序技术的局限性，突变分析通常局限于单个基因或者基因组内的热点区域[134]。然而，最近出现的新一代测序（NGS）技术实现了大规模并行的 DNA 测序，其快速、准确、成本相对较低。NGS 仪器可以同时处理几百万个序列读取，而传统的基于毛细管的仪器一次只能处理 96 个序列读取。此外，NGS 平台的模板制备、测序和成像步骤都被简化并实现了自动化。与高通量毛细管测序系统相比，所需的时间和附加设备更少[135, 136]。因此，NGS 可以对大量的肿瘤的整个外显子或基因组进行研究，并可以阐明信号通路以及其他在单基因水平上不明显的复杂相互作用[137]。

与基于毛细管的方法（如 Sanger 测序）相比，NGS 还有其他优势。NGS 可以检测碱基替换、缺失、插入、拷贝数变异和染色体易位，而 Sanger 测序却不能[134, 137]。

现在有许多 NGS 仪器可供商业使用。所有平台的一般工作流程是创建一个 DNA 片段文库，扩增文库的单链，并对扩增的 DNA 进行测序。然而，除了几个共同特征之外，每个 NGS 仪器的使用方法都有很大的不同。所有 NGS 技术的特征是其具备大规模平行测序的能力。另外，所有 NGS 平台都可以生成片段文库，而无须使用毛细管测序中常用的细菌克隆和扩增步骤。相反，直接从 DNA 源生成片段，并通过聚合酶链反应（PCR）扩增[135]。最后，NGS 仪器产生比毛细管系统更短的读取长度[136]。

NGS 策略可对整个基因组进行测序，但其所需的资源仍然是大量的。此外，全基因组的测序产生了大量功能和临床意义未知的数据。一种更具有成本效益和效率的策略是仅对基因组的蛋白质编码区域（即"外显子组"）进行测序。蛋白质编码区约占人类基因组的 1%，但却包含约 85% 的导致疾病的突变[138]。因此，全外显子组测序针对的是富含致病突变的基因组部分。

2011 年，两个独立的研究小组报道了 106 例原发性 HNSCC 肿瘤组织和相应对照组 DNA 的全外显子组测序结果[8, 11]。这些研究证实了一些基因的突变——包括 TP53、CDKN2A、HRAS、PIK3CA 和 PTEN，这些基因以往被认为与 HNSCC 肿瘤发生有关。全外显子测序也揭示了 HNSCC 中没有被很好表证的其他基因突变，包括 FBXW7 和 FAT1，以及 TP63、NOTCH2 和 NOTCH3，它们参与细胞分化。这两个团队还发现了 NOTCH1 基因的突变，该基因以前从未与 HNSCC 产生过关联。

美国国立卫生研究院的癌症基因组图谱，旨在描述包括 HNSCC 在内的特定癌症的基因组特征。这一项目将对从多个机构收集的大约 300 例未经治疗的 HNSCC 肿瘤组织和相应对照组织进行全面分析。完整的数据集将公开发布，包括临床信息以及外显子、RNA 和 miRNA 序列，基因表达谱分析，全基因组单核苷酸多态性（SNP）和 DNA 甲基化分析的结果。来自多个平台的综合分析将为我们理解 HNSCC 复杂的分子基础提供信息。

NOTCH1

NOTCH1 经全外显子组预测鉴定为 HNSCC 中第二常见突变基因，突变率为 14%～15%[8, 11]。*NOTCH1* 通路在胚胎发育、细胞命运决定和细胞分化中发挥着不同的作用，但 *NOTCH1* 信号通路的作用与生理状态高度相关。*NOTCH1* 的激活会导致某些组织中干细胞的维持；在其他组织中，包括层状鳞状上皮，*NOTCH1* 信号会导致终末分化[139, 140]，*NOTCH1* 功能异常与许多人类癌症有关。有趣的是，*NOTCH1* 在一些癌症中被描述为癌基因，而在另一些癌症中被称为肿瘤抑制基因，这与其在正常生物学中的双重功能有关[140-142]。在 HNSCC 中，全外显子组测序显示，由于 *NOTCH1* 位点的独立突变或杂合性缺失导致双等位基因功能的频繁缺失，提示其具有肿瘤抑制作用。*NOTCH1* 也被认为在慢性粒细胞白血病和皮肤鳞状细胞癌中发挥肿瘤抑制基因的作用[139, 143, 144]，这与小鼠基因缺失导致皮肤癌变的观察结果是一致的[145]。

NOTCH1 蛋白是一种跨膜受体，其胞外结构域参与配体结合，胞内结构域参与信号转导。胞外结构域包含多个与特定配体结合的表皮生长因子（EGF）样重复序列，一个异二聚化结构域和三个 Lin12/Notch (LNR) 重复序列，LNR 重复序列可防止配体缺失时的激活。NOTCH1 胞内结构域（NICD）包括几个锚蛋白重复序列，两个核定位信号和一个富含脯氨酸、谷氨酸、丝氨酸和苏氨酸（PEST）的序列[139, 140, 146, 147]。

哺乳动物 NOTCH1 有 5 个配体：Delta 1、3、4，以及 Jagged 1 和 2。与其中一个配体结合启动了两个连续的蛋白水解，最终导致 NICD 的释放和靶基因的激活。通过 ADAM 型金属蛋白酶的切割首先产生一个短暂的中间产物，它作为 γ- 分泌酶复合物的切割底物。由此，NICD 被释放并转运至细胞核，通过结合 CBF-1 和 MAML 家族的共激活因子而形成转录激活复合物。在已经鉴定的靶基因中有 *Hes* 和 *HRT*（*Herp*）家族成员，尽管靶基因激活可能具有细胞类型特异性[139, 140, 146, 147]。

NOTCH1 基因不同区域的突变具有不同的作用。HNSCC 中 *NOTCH1* 突变多发生在细胞外结构域，特别是在 N 端 EGF 样配体结合结构域内，并且研究认为这一突变会导致功能丧失。全外显子组测序也鉴定了无义突变，这些无义突变预计会产生缺失 C 端连接蛋白重复区域的截短蛋白，而 C 端连接蛋白重复区域是转录激活所必需的[8,11]。*NOTCH1* 基因这些区域的失活突变在皮肤和肺鳞癌中也有报道[144]。相反，在 *NOTCH1* 被预测为具有致癌功能的癌症中，突变往往聚集在胞内脯氨酸、谷氨酸、丝氨酸和苏氨酸（PEST）结构域或胞外二聚结构域，这一导致 *NOTCH1* 信号的组成性激活[148]。

NOTCH1 在不同的生理条件下可发挥癌基因或抑癌基因的作用，这使得针对 NOTCH1 的靶向治疗变得复杂。几个 Notch 通路的激活剂，如组蛋白去乙酰化酶（HDAC）抑制剂，目前正处于早期临床试验阶段，用于治疗 *NOTCH1* 表观遗传沉默的实体瘤[149]。一项 Ⅱ 期研究取得了一些成功，该研究利用 HDAC 抑制剂治疗神经内分泌肿瘤后，患者病情稳定并且 *NOTCH1* 重新表达[150]。此外，阻断 NICD 释放和核易位的 γ- 分泌酶抑制剂（GSI），目前正在一些实体恶性肿瘤的早期临床试验中进行评估[149]。然而，对某些组织中致癌的 *NOTCH1* 活性的抑制也可能导致其在其他组织中的肿瘤抑制活性的丧失。例如，一项用于治疗阿尔茨海默病的 GSI Ⅲ 期试验在皮肤癌发病率上升后终止，却未发现痴呆症的改善[151]。因此，随着新的靶向治疗的发展，有必要更深入地了解 *NOTCH1* 功能改变的系统性后果。

五、头颈部鳞状细胞癌的基因组学和表达芯片

癌症研究习惯上关注单基因的致癌作用。然而，因为对基因功能或疾病生物学的先验了解，会影响研究候选基因的选择，所以单基因研究存在偏向性，研究既昂贵又耗时。此外，单基因研究没有充分考虑到基因是在相互作用的复杂网络中发挥生物学功能。

现代技术的进步实现了对整个癌症基因组进行研究，这极大地增强了我们对细胞信号通路和基因之间相互作用的了解，而这些是单基因研究

所不能实现的。此外，全基因组方法可以无偏差地评估哪些基因和通路发生了改变，帮助我们识别在癌变过程中发生作用，但既往未被关注到的基因。

许多技术用于分析癌症的不同类型和表观遗传变异。遗传变异可能是大的改变——如基因组缺失、扩增和染色体重排——或小的基因内突变，如插入/缺失或点突变。可以应用包括 NGS、比较基因组杂交阵列（aCGH）和 SNP 阵列在内的多种技术评估整个癌症基因组的遗传改变。表观遗传改变，如异常启动子 DNA 甲基化，可以用 DNA 甲基化阵列或其他较老方法在全基因组水平进行评估。最后，基因表达水平可以通过 Microarrays 或 RNA 测序技术来评估。

染色体结构的变化——包括倒置、缺失、易位，以及大染色体片段的增减——可能导致 DNA 拷贝数改变，进而导致基因异常表达[152]。利用传统的细胞遗传学方法如核型分析，在 HNSCC 中发现了许多染色体畸变。然而，核型分析在技术上具有挑战性，并且不能检测亚微观的缺失和增加[153]。相比之下，aCGH 和 SNP 阵列等新技术的出现，帮助我们实现对 DNA 拷贝数变异进行高通量、全基因组的亚兆碱基分辨率分析。一些研究已经使用 aCGH 鉴定了 HNSCC 中的候选基因和信号通路[154, 155]，在 HNSCC 中，其也被用于鉴定与临床预后相关的特异结构变异[156, 157]。尽管 SNP 阵列平台提供了检测拷贝数平衡的杂合性缺失的能力，但迄今为止，大多数关于 HNSCC 中 DNA 拷贝数变异的全基因组研究仍应用 aCGH 技术[158]。最后，NGS 技术也可用于检测结构变化；这些方法在本章其他部分讨论。

目前为止，大多数关于 HNSCC 中表观遗传学改变的研究都分析了以前与癌变有关的单个基因的甲基化状态。但是，在全基因组水平上甲基化研究越来越多，特别是随着商业化甲基化阵列平台的出现。甲基化阵列可以快速评估整体甲基化模式，鉴定特定的表观遗传学改变的基因，并且这些平台也已被用来生成甲基化图谱，可以用作诊断或预测疗程的生物标志物[159, 160]。

基因表达芯片使我们能够在单个实验中确定大量基因的表达水平，现已很少单独用于候选基因的发现。相反，它们更常用于建立表达谱，可用于区分肿瘤与正常或癌变前样本，或者预测临床病程[137, 161, 162]。一些研究发现，与正常黏膜组织相比，癌前病变组织与恶性癌组织在基因的表达上可以群聚在一起。因此，癌症前期已经存在明显的基因表达改变，支持了前面背景技术部分描述的癌症的遗传进展模型[163, 164]。

分析和利用 Microarrays 检测所得的数据，可以用来制成由少量特定基因构成的面板，用于区分正常样本和癌组织样本[165, 166]。特定基因表达谱也可用于预测 HNSCC 的临床预后。例如，研究已经确定了未转移的肿瘤和转移至颈部淋巴结的肿瘤之间的基因表达差异[167-169]。已证实在对放疗、放化疗敏感或抵抗的肿瘤之间也存在基因表达差异[170]。这些研究均支持基因表达谱分析最终将被用于临床疾病的诊断及预测疾病的发展和预后。

除了基因芯片之外，还可以使用 RNA 测序分析基因表达。信使 RNA（mRNA）或其他类型的 RNA 被转换成互补的 DNA（cDNA），然后将其生成 DNA 片段文库，用 NGS 技术进行分析。因此，与基因芯片相比，RNA 测序可以用更高的分辨率和更小的偏差直接分析整个转录组[171]。RNA 测序也可用于检测不同的剪接异构体和融合转录体[172]。

最后，整合来自多种高通量方法的数据，称为整合基因组学，是鉴定具有重要生物学意义的候选基因和途径的有效方法。例如，来自表达芯片的数据可以与来自 aCGH 或 SNP 阵列的数据一起分析，以便在 DNA 拷贝数变异或其他基因组畸变的背景下洞察基因表达。目前正在利用综合方法来鉴定新的候选基因和治疗靶点，并将使我们能够回答有关 HNSCC 的日益复杂的基础分子学的问题。

（一）蛋白质组学

由于选择性剪接和翻译后修饰，蛋白质比核酸数量更多且种类更多样化[173]。基因组学方法本身既不能解释转录后因素引起的蛋白质表达变化，也不能解释翻译后修饰引起的蛋白质活性变化[174]。因此，蛋白质组学大规模研究蛋白质结构和功能，该领域的进展补充了基因组学和微阵列技术。

许多蛋白质组学技术，例如二维凝胶电泳、液相色谱和高通量质谱可以组合用于分析复杂的蛋白质混合物。通常与质谱联用的技术包括基质辅助激光解吸电离飞行时间（MALDI-TOF），表面增强激光解吸电离飞行时间（SELDI-TOF），以及越来越多的电喷雾电离。与以往的技术相比，现在的质谱技术能够以可以更快的速度、准确度和灵敏度进行蛋白质组学分析[174, 175]。

上述某些方法可以准确鉴定单个蛋白质；通过这种方式，蛋白质组学方法可能会发现与HNSCC相关的新型蛋白质生物标志物[176-178]。其他技术可能鉴定不出特定的蛋白质，而是在一个样品中找出多种蛋白质的表达谱[173]。然后可用大量样品分析来确定与正常组织相比，如HNSCC肿瘤具有特异性的蛋白表达特征。表达特征已被定义准确地区分HNSCC和正常黏膜[177, 179]，并能正确预测肿瘤复发[180]。因此蛋白质表达谱可以作为疾病检测、诊断和监测的生物标志物。

高通量蛋白质分析也可以对来自除原发肿瘤组织以外的来源的样品进行分析，包括血清和唾液[173]。一些研究从血清[181-185]或唾液中鉴定出蛋白质表达谱，以优异的灵敏度和特异性区分HNSCC患者和健康对照[186]。某些蛋白质表达特征也可能与肿瘤复发有关[187]。因此，蛋白质表达谱作为HNSCC诊断和治疗后监测的生物标志物已引起广泛关注。尽管确立临床上可用的生物标志物需要额外的验证，但是随着更新、更快、更准确的蛋白质组学技术的出现，蛋白质组学分析的临床应用可能很快成为现实。

（二）表观遗传学

表观遗传学术语是由Waddington在1942年首次提出的，它描述了基因和基因产物中发生的各种变化，尽管基因型相同，但这些变化仍导致了表型差异[188]。虽然多年来表观遗传学的确切定义已经发生了变化，但是今天这个术语通常指的是基因表达的可遗传改变，无须改变基础遗传密码就可发生[189]。

最初，癌症被认为是完全由基因突变的积累所致。然而，这种思维模式已经扩展到包括表观遗传调控机制产生的分子变化[190]。现在认为癌症是由众多环境、遗传和表观遗传因素共同破坏生物化学和细胞稳态所致[191, 192]。肿瘤生物学中最广泛接受的表观遗传学机制是DNA甲基化、组蛋白修饰，以及被称为microRNA（miRNA）的小的非编码调控RNA分子。

1. DNA甲基化

DNA甲基化是指甲基共价添加到胞嘧啶（C）环的$5'-$碳上。这几乎完全发生在所谓的CpG二核苷酸中，甲基化胞嘧啶是DNA序列中鸟嘌呤（G）之前的胞嘧啶；"p"是指两者之间的磷酸二酯键[193, 194]。CpG位点倾向于集中在被称为CpG岛的DNA的短区域，CpG岛位于人类基因约60%的启动子区域中[195, 196]。正常组织中基因的甲基化状态由DNA甲基转移酶（DNMT）和DNA脱甲基酶的酶维持，其表达在转录和转录后水平均受到调控[197, 198]。DNMT催化甲基从$S-$腺苷$-L-$甲硫氨酸（SAM-e）转移到CpG二核苷酸中的胞嘧啶[199]。胞嘧啶甲基化导致甲基-CpG结合域蛋白和组蛋白脱乙酰酶（HDAC）的募集，防止RNA聚合酶的结合从而有效地沉默基因表达[200]。

在人类肿瘤中发现最早的表观遗传学改变之一是DNA甲基化不足或特定区域的甲基化缺失，这导致受影响基因的相对过表达[201]。一项早期研究发现，癌症总体上甲基化不足，而致癌基因RAS被特异地去甲基化[202]。研究表明，随着损伤从不典型增生发展到浸润性癌症，去甲基化程度逐渐增加[203, 204]。

DNA超甲基化，在以前没有甲基化的位点获得甲基化，现在也被认为是许多癌症形成的主要原因[205, 206]。事实上，肿瘤抑制基因（TSG）的启动子超甲基化现在被认为是HNSCC中TSG失活的重要方式（图2-2）[207, 208]。最初在视网膜母细胞瘤基因中报道了启动子超甲基化，其在没有任何突变的情况下，有10%的肿瘤出现超甲基化[209, 210]。随后，发现启动子超甲基化是几种其他

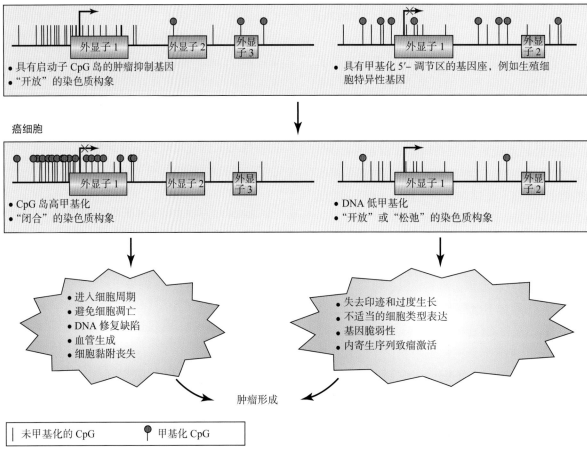

正常细胞

具有启动子 CpG 岛的肿瘤抑制基因
"开放"的染色质构象

具有甲基化 5′- 调节区的基因座，例如生殖细胞特异性基因

癌细胞

CpG 岛高甲基化
"闭合"的染色质构象

DNA 低甲基化
"开放"或"松弛"的染色质构象

进入细胞周期
避免细胞凋亡
DNA 修复缺陷
血管生成
细胞黏附丧失

失去印迹和过度生长
不适当的细胞类型表达
基因脆弱性
内寄生序列致瘤激活

肿瘤形成

| 未甲基化的 CpG 　　　　● 甲基化 CpG

▲ 图 2-2 肿瘤发生中 DNA 甲基化模式的改变

肿瘤抑制基因 CpG 岛的高甲基化是癌细胞中的常见改变，并导致这些基因的转录失活和其正常细胞功能的丧失；同时，癌细胞的基因组在重复序列中呈现整体低甲基化，组织特异性和印迹基因也可能丢失 DNA 甲基化；在一定情况下，这种低甲基化会导致癌细胞表型和肿瘤细胞外显子基因组不稳定

TSG 失活的机制，包括 VHL（与 Hippel–Lindau 综合征相关），CDKN2A 和 BRCA1（乳腺癌易感基因 1）[59, 193, 211–213]。在 HNSCC 中，启动子超甲基化的 TSG 的目录已成指数增加，现在包括 MGMT、DAPK1、CDH1（E- 钙黏着蛋白）、RASSF1、MLH1 和 MSH2。

2. CDKN2A

细胞周期蛋白依赖性激酶抑制蛋白 2A（CDKN2A，以前称为 INK4A）编码 p16 蛋白，后者抑制细胞周期蛋白依赖性激酶，从而维持视网膜母细胞瘤（Rb）蛋白处于活性状态。有研究报道指出 27%~76% 的肿瘤发生超甲基化，而正常口腔黏膜发生超甲基化的概率为 0%[57, 58, 214, 215]。有趣的是，对癌前病变的研究表明 p16 启动子超甲基化水平与高等级的不典型增生和白斑恶化

相关 [216–219]。

3. MGMT

O6- 甲基鸟嘌呤 –DNA 甲基转移酶（MGMT）是 HNSCC 中广泛研究的 DNA 修复基因。研究发现，肿瘤的启动子超甲基化率高达 56%，而在正常口腔黏膜中则为 9%。MGMT 超甲基化率在癌前期和早期疾病中更高 [216, 218]。此外，已发现 MGMT 沉默与晚期疾病和淋巴结转移，以及遗传不稳定性增加的癌前口腔病变有关 [220]。

4. DAPK1

死亡相关蛋白激酶（DAPK1）是参与凋亡的 TSG。其表观遗传沉默的影响在局部晚期肿瘤和具有高转移潜能的肿瘤中似乎最大 [221]。研究表明，虽然 DAPK1 在肿瘤中仅为中度高甲基化，但其沉默与 HNSCC 的淋巴结转移相关 [214, 222, 223]。

5. E- 钙黏着蛋白

E- 钙黏着蛋白是由 *CDH1* 基因编码的参与细胞 – 细胞黏附的钙依赖性跨膜糖蛋白。据报道在 23%～85% HNSCC 中，*CDH1* 的启动子存在超甲基化[224]并且与侵袭性头颈部癌症的预后相关[215, 225]。

6. 其他基因

许多被认为由启动子超甲基化沉默的假定肿瘤抑制基因已经被研究。例如，RAS 相关家族 1（*RASSF1*）基因在 7.5% 的 HNSCC 中超甲基化，在唾液腺恶性肿瘤中高达 35%。临床上，*RASSF1* 超甲基化与更具侵袭性的肿瘤和更短的总生存率有关[226, 227]。另外，DNA 错配修复基因 *MLH1* 和 *MSH2* 在高达一半的 HNSCC 肿瘤中都是高甲基化的[224]。一项研究显示，任一基因的启动子甲基化与口腔中多种恶性病变的发展相关[228]。

重要的是要记住，尽管可能存在短的超甲基化区域，但肿瘤通常是去甲基化的。整体基因低甲基化的重要证据越来越多，数据表明在癌症中，低甲基化区域与对发育非常重要，但随后被甲基化沉默的基因相关。因此，这些基因在癌症中被重新激活并表现得像癌基因[229]。此类基因的例子包括 *TLX1*、*MAGE* 基因家族、*CAGE1*、*PLAU*、*SAI1*、*SERPINB5* 和 *SNCG*（*BCSG1*）[230]。

（三）组蛋白修饰

除了 DNA 甲基化之外，组蛋白修饰是调控基因表达的重要机制。组蛋白将 DNA 包装到染色质的基本单位——核小体中，组蛋白可以通过促进或限制转录因子进入 DNA 启动子区域来调节转录[231]。组蛋白的翻译后修饰包括乙酰化、甲基化、磷酸化、泛素化和类泛素化[229, 232]。

（四）MicroRNA

MicroRNA（miRNA）是小的非编码 RNA 分子，其长度为 19～22 个核苷酸，已被证明在肿瘤发生中起关键作用[233]。通常，它们在细胞稳态中发挥各种复杂功能，在发育、分化、凋亡和细胞增殖中起作用。它们通过信使 RNA 降解和翻译抑制来在转录后水平调节基因表达[234]。在癌症中，miRNA 表达的调控可能被改变，从而破坏 miRNA 调控的信使 RNA 网络；然后，异常表达水平的 miRNA 可以作为癌基因或肿瘤抑制药起作用[235]。

1. 致癌的 MicroRNA

MIR21（一种致癌 miRNA）的失调和过表达与口腔、口咽和喉部的原发性 HNSCC，以及唾液腺的多形性腺瘤有关[236-240]。另外，*MIR21* 似乎具有抑制细胞凋亡作用；功能研究表明 *MIR21* 过度表达促进细胞增生，而其敲除增加细胞色素 C 释放和细胞凋亡[237]。*MIR21* 也通过下调 *PTEN*（磷酸酶和张力蛋白同源物）、*PDCD4*（程序性细胞死亡 4）、*TPM1*（原肌球蛋白 1）和线粒体凋亡的肿瘤抑制基因来促进细胞的恶性转化[241, 242]。对其功能的了解激发了 *MIR21* 作为治疗靶点的研究。例如，抑制 MIR21 可能促进细胞凋亡途径的重新激活[243]。

HNSCC 中候选致癌 miRNA 的列表不断增加，现在包括 *MIR31*、*MIR504*、*MIR155* 和 *MIR10B*。例如，研究已经表明了口腔 HNSCC 患者唾液中 *MIR31* 水平的增加。这种增加在早期疾病患者中最为显著，并且在手术切除后 *MIR31* 水平降低[244, 255]。因此，*MIR31* 可能在 HNSCC 监测中起着生物标志物的作用。

2. 肿瘤抑制的 MicroRNA

深入研究的 let-7 家族 miRNA 已被证明非常复杂。在 HNSCC 中，已经注意到除 *MIRLET7I* 外，几乎所有成员的表达都减少[239]。*MIRLET7B* 被认为通过上调致癌基因 *RAS* 和 *HMGA2* 的表达来促进恶性转化，这两者都与头颈部恶性肿瘤有显著的相关性[246, 247]。另一种 miRNA，*MIRLET7D* 的表达降低被认为是 HNSCC 预后不良的标志物，因为它与局部区域复发增加和生存率下降有关[238]。

在 HNSCC 和食管 SCC 中 *MIR375* 通常下调。在正常的细胞中，它通过调节其靶点，异黏蛋白和乳酸脱氢酶 B 来抑制细胞增殖和细胞黏附。已经证实体外恢复 *MIR375* 功能可抑制头颈部和鼻窦 SCC 细胞系中的细胞增殖和侵袭，以及诱导凋亡[248, 249]。临床上，HNSCC 中低 *MIR375* 表达水平与癌症的远处转移和死亡的风险增加相关[250]。

MIR125A 和 *MIR125B1* 的下调在 HNSCC 中也有记录[251, 252]，唾液中 *MIR125A* 水平的降低

可以用作口腔 SCC 中的诊断性生物标志物[251]。*MIR125A* 和 *MIR125B1* 通常被认为抑制癌基因 *ERBB2*；这种抑制在口腔 SCC 中被破坏，与这些肿瘤中所见的 *ERBB2* 高表达水平一致[253]。

3. 临床意义

现在已知 miRNA 异常表达调控在癌症生物学中起重要作用，因为这些小分子直接影响许多构成细胞稳态的机制。目前正在努力全面了解这些新进展，但将 miRNA 研究转化为临床实践仍处于起步阶段。然而，初步研究令人鼓舞。

这方面的一个例子是用 miRNA 作为潜在的预后生物标志物。一项研究比较了 HNSCC 肿瘤和相邻正常组织中超过 200 种 miRNA 的表达水平。*MIR205* 和 *MIRLET7D* 的低绝对表达水平与局部复发可能性的增加和总生存率降低相关[238]。另一项研究确定低 *MIR451A* 表达水平是 HNSCC 肿瘤复发的预测指标[239]。

（五）表观遗传学改变的应用

鉴于表观遗传学改变在肿瘤发生中的关键作用，研究人员开始寻找将这些知识转化为临床实践的可行方法。表观遗传学发现的潜在临床应用包括开发靶向表观遗传学疗法和使用异常甲基化 DNA 作为筛查或监测肿瘤的生物标志物。

由于表观遗传学改变是可逆的，所以已经开始寻找通过抑制影响基因表达的酶来恢复正常分子功能的药物。已经开发了几种针对表观遗传调节剂的疗法。一类表观遗传学靶向治疗是 DNMT 抑制药。氮胞苷是一种胞苷核苷类似物，在 DNA 复制过程中转化为三磷酸脱氧核苷酸并掺入到基因组 DNA 中。地西他滨是氮杂胞苷的脱氧核糖类似物，可以在磷酸化后掺入 DNA 中。一旦掺入 DNA，两种药物共价连接 DNMT，从而阻止酶进行甲基转移[254]。这两种药物都已经 FDA 批准用于治疗骨髓增生异常综合征[255-257]。

另一类表观遗传学靶向治疗剂是组蛋白脱乙酰酶（HDAC）抑制药。乙酰化发生在氨基末端组蛋白尾部的赖氨酸残基上，并中和尾部的正电荷。继而，组蛋白与带负电荷的 DNA 之间的亲和力降低，并且核小体构象发生改变。然后转录因子可以作用于 DNA 的转录[258]。HDAC 是催化乙酰化丧失的酶，导致凝聚的，转录沉默的染色质的形成。HDAC 抑制剂可改变有限数量的已知受组蛋白脱乙酰化调节作用的基因的表达，这导致促凋亡、抗肿瘤、生长抑制和分化效应[259-260]。FDA 批准的两种 HDAC 抑制药是伏立诺他和罗米地辛，均用于治疗血液恶性肿瘤，如皮肤 T 细胞淋巴瘤[261]。

异常的 DNA 甲基化可能以几种方式用于癌症诊断。例如，HNSCC 特有的特定甲基化模式可以被定义并用作疾病的标志或治疗反应的预测指标。利用 DNA 甲基化图谱作为临床生物标志物具有几个优点：首先，基于 PCR 的技术很容易检测到甲基化改变，具有非常高的灵敏度和特异性；其次，在组织学正常组织和肿瘤发生的早期阶段也经常检测到甲基化改变[262]；再次，癌症中异常甲基化的发生率常常远高于基因突变的发生[263, 264]；最后，DNA 甲基化改变不仅可以在原发肿瘤组织中检测到，而且可以在许多生物体液中检测到，包括唾液和血浆[262]。例如，*CDNS2A*、*DAPK1* 和 *MGMT* 的启动子高甲基化在 HNSCC 患者的标本中可检测到[223]。因此，检测唾液或血浆中的 DNA 甲基化在癌症筛查和监测中具有巨大的潜力。

DNA 甲基化分析也可以用作癌症风险的标志，最好是用于筛查高风险的特定恶性肿瘤患者。例如，DNA 甲基化的检测可能对尚未致病的 TSG 中的高外显率突变携带者有诊断意义[265-266]。

迄今为止，我们对表观遗传学在癌发生中的作用的研究取得了令人鼓舞的进展。随着几种潜在的临床应用的发展，肿瘤学界及其患者显然会从这些知识中受益。然而，仍需要进一步调查以更全面地了解调节基因表达的复杂机制。

六、人乳头瘤病毒

目前口腔 HPV 感染已成为大部分口咽部 HNSCC 的主要病原体[65, 267-270]。在过去的几十年中，尽管其他解剖部位的 HNSCC 减少，口咽部 HNSCC 的发病率仍然显著增加；HPV 阳性被认为是造成发病率上升的原因[271, 272]。在美国，HPV 阳性 HNSCC 的发病率从 20 世纪 80 年代到

21 世纪初增加了 200% 以上，而 HPV 阴性疾病的发病率下降了 50%[271]。HPV 阳性口咽癌具有独特的人口学和临床特征，可将其与 HPV 阴性疾病区分开。此外，HPV 阳性的 HNSCC 表现了一种独特的，不同于 HPV 阴性 HNSCC 的肿瘤发生分子通路。尽管 HPV 以许多与 HPV 阴性 HNSCC 癌变相关的细胞周期调控途径为靶点，但它通过不同的分子机制来实现（图 2-3）。

1983 年首次提出 HPV 作为 HNSCC 中的一种可能的病原体，当时发现口腔 SCC 具有提示 HPV 感染的形态学特征[273]。随后，通过 DNA 印迹法证实在 HNSCC 癌前和恶性病变中存在 HPV 基因组 DNA[274]，并且 DNA 定位在肿瘤细胞核中[275]。HPV 的 DNA 整合和病毒癌基因在癌细胞内的表达也已用多种不同的方法证明，这提供了 HPV 与恶性肿瘤之间因果关系的额外证据[65, 267, 270, 276-280]。除了这些分子证据之外，几项流行病学研究还确定了口腔 HPV 感染与不同的口咽 NSCC 之间的关联[281, 282]。所有口咽 HNSCC 通过 PCR 和其他诊断方法检测确定约 50% 为 HPV DNA 阳性[267, 276, 278, 283-285]。相反，大约 1/4 的 HNSCC 中发现病毒 DNA[267, 283-286]。

应该指出的是，目前尚无用于临床或研究样品中 HPV 检测的标准化方法。E6/E7 mRNA 被认为是检测活性病毒癌基因转录的金标准，但许多

其他技术包括 PCR、原位杂交、逆转录 PCR 和 p16 免疫组织化学染色也在使用。用于临床 HPV 检测的最常用方法是高度灵敏的 PCR 和高度特异性的原位杂交[287-290]。此外，由于蛋白质 p16 通常在 HPV 阳性 HNSCC 中过表达，如下所述，p16 的免疫染色是 HPV 感染的常见替代标志物。但是，这种方法并不完全特定，在解释时必须考虑到某些组织学特异性和其他影响因素[289]。

HPV 阳性 HNSCC 主要起源于对口腔病原体起第一防线作用的免疫系统，以及舌、上腭扁桃体和淋巴器官[267, 276, 283, 285, 291, 292]。由于多种原因，扁桃体组织可能对 HPV 感染特别敏感。衬在扁桃体深部隐窝上的上皮基底膜被破坏以允许外来抗原进入并且通过淋巴细胞和抗原呈递细胞进入下面的淋巴组织[293]。此外，病原体和其他外来抗原可能会聚集在扁桃体深部内陷中，从而延长了与淋巴组织的接触时间。

在 HNSCC 中还发现 HPV DNA 的存在来源于口咽以外的部位，但缺乏支持 HPV 在这些部位具有病因学作用的分子证据[281]。已经在病例报道中记录了非咽喉肿瘤中的基因组整合和病毒癌基因转录[294]，但是在大样本中尚未得到证实。此外，就饮酒、烟草暴露或存活结果而言，来自非咽喉部位的 HPV 阳性肿瘤与 HPV 阴性肿瘤没有区别[267]。使用精密敏感的检测方法如 PCR 可能会

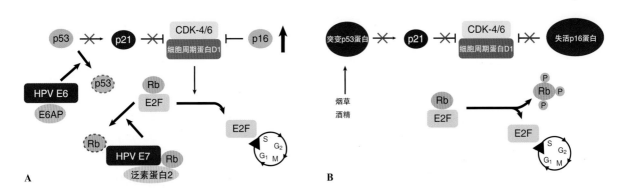

▲ 图 2-3 人乳头瘤病毒 (HPV) 阳性和 HPV 阴性头颈部鳞状细胞癌中 p53 和视网膜母细胞瘤 (Rb) 通路

A. 在 HPV 阳性的 HNSCC 中，HPV E6 癌蛋白通过与 E6 相关蛋白 (E6AP) 的相互作用介导 p53 的降解；E7 蛋白介导 Rb 蛋白的降解；转录因子 E2F 随后被释放，允许 G_1 无限制进展到 S 期；注意，HPV 阳性肿瘤的特征是 p16 表达增加；B. 在 HPV 阴性的 HNSCC 中，突变的 p53 和失活的 p16 导致不受控的细胞分裂，部分原因是细胞周期蛋白依赖性激酶 4 和 6 失去了磷酸基的抑制

p53. p53 蛋白；p21. p21 蛋白；CDK-4/6. 细胞周期蛋白依赖性激酶 4/6；p16. p16 蛋白；HPV E6. 人乳头瘤病毒 E6 蛋白；E6AP. E6 相关蛋白；Rb. 视网膜母细胞瘤蛋白；HPV E7. 人乳头瘤病毒 E7 蛋白；E2F. 延伸因子 2；S. S 期；G_1. G_1 期；G_2. G_2 期；M. M 期；

发现与癌症形成无关的潜伏感染[295]。然而，不能排除 HPV 在非咽喉部位的致病作用，因此需要进一步研究。

人乳头瘤病毒背景和肿瘤发生机制

人乳头瘤病毒是一种无包膜的双链 DNA 病毒，特异性感染人上皮细胞基底膜细胞。迄今为止，已发现超过 100 种不同的 HPV 亚型，并且发现至少有 15 种高风险的亚型在宫颈癌中具有致癌潜力[296, 297]。在 HNSCC 中，HPV 阳性癌症中 HPV-16 占的比例高达 90%，剩余是 HPV-18、31 和 33[267, 276, 284-286, 298]。相反，低风险亚型 HPV-6 和 11 可能引起良性上皮过度增殖，在疣或喉乳头状瘤中常见[299]。

环状 HPV 基因组的长度大约为 7.9kb，并且包含 8 个开放阅读框序列，其编码早期和晚期的基因。6 个早期基因——$E1$、$E2$、$E4$、$E5$、$E6$ 和 $E7$——调节 DNA 转录，2 个晚期基因（$L1$ 和 $L2$）编码参与病毒传播的蛋白质[297]。$E6$ 和 $E7$ 是恶性转化所必需的，为了维持恶性表型，HPV 基因组必须转录活跃[300, 301]。HPV DNA 通常在转化过程中整合到细胞基因组中，尽管整合对病毒增殖不是必需的[298]。$E6$ 和 $E7$ 的表达通常在 $E1$ 和 $E2$ 抑制基因的控制下；然而，$E1$ 和 $E2$ 在病毒整合过程中经常被删除或改变，这使得 $E6$ 和 $E7$ 转录不受控制地进行[302-306]。

$E6$ 和 $E7$ 癌蛋白分别靶向和降解肿瘤抑制基因 $TP53$ 和 $RB1$[12, 13, 63, 307]。$E6$ 蛋白通过与 $E6$ 相关蛋白（E6AP）的相互作用对 p53 进行泛素化并随后降解 p53[12, 308, 309]。即使在 DNA 损伤的情况下，功能性缺陷的 p53 细胞也可以复制，导致非受控的细胞分裂。$E7$ 蛋白与 cullin-2 泛素连接酶复合物结合并导致 Rb 蛋白的泛素化和降解[61, 63, 64]。转录因子 E2F 从 Rb 抑制中释放，导致细胞周期从 G_1 期到 S 期的非控进展[62]。由于 Rb 负调节 p16[67]，HPV 阳性肿瘤的特点是 p16 表达增加[65, 66]。相反，在 HPV 阴性肿瘤中，p16 经常通过点突变，缺失或启动子甲基化而失活[56, 57, 59]。

$E6$ 和 $E7$ 也具有独立于 p53 和 Rb 的致癌作用。$E6/E6AP$ 复合物使促凋亡蛋白 BAK 降解，导致细胞抗凋亡和染色体不稳定性增加[297, 310]。$E6$ 与 E6AP 一起作用，也通过激活人端粒酶逆转录酶（hTERT）来增加端粒酶活性，促进癌细胞的永生化[311, 312]。$E7$ 癌蛋白抑制细胞周期蛋白依赖性激酶抑制蛋白 p21[CIP1（WAF1）] 和 p27[KIP1]。这些关键的细胞周期调节剂的抑制导致不受控制的细胞分裂[62, 313-315]。$E7$ 还诱导中心体异常，从而增加了异倍体的风险[316, 317]。

总之，HPV 阳性 HNSCC 的特征是特有的分子标签，其包括 HPV 病毒 DNA 的存在，$E6$ 和 $E7$ 表达，Rb 表达的减少和 p16 表达的增高[298]。此外，$TP53$ 在 HPV 阳性肿瘤中很少发生突变，尽管它是 HPV 阴性 HNSCC 中最常见的突变基因[8, 11, 267, 318, 319]。此外，全基因组研究表明，与 HPV 阴性肿瘤相比，HPV 阳性肿瘤的基因突变显著减少，更少的 DNA 拷贝数变化，甲基化减少[8, 11, 320, 321]。

七、肿瘤干细胞

人们非常关注癌症细胞获得恶性特征的机制，这些机制将它们与正常细胞区分开来。对于癌细胞生存而言，最重要的可能是复制的潜力。癌症干细胞（CSC）假说表明，与正常造血干细胞相似，癌细胞亚群通过进行自我更新和分化而具有启动肿瘤发生的能力。与其他分化程度更高的大多数肿瘤细胞相比，CSC 位于等级金字塔的顶部，并协调肿瘤的进一步扩增[322, 323]。几个基本特征将 CSC 与其他肿瘤细胞区分开来。这些特征来源于 CSC 复制、分化和控制体内平衡的内在能力。首先，当移植到免疫缺陷小鼠中时，CSC 能够促进肿瘤发生，并且它们在整个连续移植中保持自我更新的能力[324]。此外，有人提出，即使大部分恶性组织已经被化疗破坏后，CSC 仍能够存活并再生肿瘤，这可能有助于对局部复发机制的深入理解[325]。接下来，CSC 产生异质性的肿瘤，后者既有致瘤细胞又有非致瘤细胞。另外，CSC 表达特异的细胞表面标志物，而非 CSC 不表达这些标志物[326-331]。

Lapidot 及其同事[332] 对 CSC 假说的形成做出了重大贡献。他们鉴定了一组急性骨髓性白血病细胞，当移植到严重的联合免疫缺陷小鼠时能够产生大量克隆形成祖细胞。最近，从实体瘤如结肠直肠癌、乳腺癌、前列腺癌、成胶质细胞瘤、黑素瘤，肝、肾、胰腺、卵巢和肺中也鉴定出了癌干细胞群[326, 328, 333-338]。

在 HNSCC 中，Prince 和同事[339] 首先鉴定并分离了表面表达标志物 CD44 的细胞亚群，其表现出干细胞样特征。当植入免疫抑制小鼠时，这些细胞能够再生。因为 CD44 是已知参与细胞黏附和迁移的糖蛋白，所以该标记的表达改变可能与肿瘤侵袭性有关[340, 341]。然而，HNSCC 中存在的 CSC 证据各不相同，并且确定 CD44 的真正相关性可能在于分别分析每个部位的肿瘤[324]。例如，在口腔 SCC 中，研究表明 CD44 表达降低与复发和不良预后相关[343, 344]。然而，对口咽、下咽和喉部肿瘤的研究发现 CD44 过表达与不良预后之间存在关联[342, 345-347]。

尽管迄今为止对 CSC 进行了研究，但争议依然存在。例如，移植入免疫抑制动物的肿瘤可能不能准确地复制人类体内肿瘤形成[323, 348, 349]。此外，强调一小群肿瘤细胞的扩增能力的假设未能解释周围肿瘤微环境（包括细胞外基质、基质成纤维细胞和免疫系统）在癌症进展中的关键作用[350]。最后，CSC 假说的临床相关性尚不清楚。CSC 假说对实体瘤治疗的影响与最初在血液恶性肿瘤中描述的不同。例如，这是否会改变原发肿瘤手术切除的源头控制策略？靶向少量致瘤细胞而不考虑较大体积的增殖细胞可能最终不会改变患者预后。迄今为止，靶向实体瘤中数量极少的 CSC 群的价值尚未证实。虽然努力发现头颈部癌症的新型有效治疗方法并不局限于针对 CSCs，但鉴于这一理论仍处于形成阶段，数据仍令人鼓舞。

八、结论

如上所述，随着疾病的发展，对许多复杂性疾病的进一步理解，使得 HNSCC 研究领域不断进步。随着我们的理解加深，相关细胞通路的相互依赖性变得更加明显。技术推动了发现的步伐，不幸的是，所有信息的整合仍然是零碎的。在这些有限的发现中，进行了几次有针对性治疗的尝试，但是最多只对特定适应证有适度益处。

我们的希望是，将关于疾病的分子机制的知识应用于更有针对性的治疗，使不良反应更少。个性化医疗越来越成为医疗保健的一个目标，特定分子标记的鉴定和其他发现将有助于其发展并使其成熟。我们希望基础研究领域能够继续向前发展，而且会带来新的发现，并成功转化应用到患者诊疗中。

推 荐 阅 读

Agrawal N, Frederick MJ, Pickering CR, et al: Exome sequencing of head and neck squamous cell carcinoma reveals inactivating mutations in NOTCH1. *Science* 333 (6046): 1154–1157, 2011.

Bartel DP: MicroRNAs: genomics, biogenesis, mechanism, and function. *Cell* 116 (2): 281–297, 2004.

Braakhuis BJ, Tabor MP, Kummer JA, et al: A genetic explanation of Slaughter's concept of field cancerization: evidence and clinical implications. *Cancer Res* 63 (8): 1727–1730, 2003.

Califano J, van der Riet P, Westra W, et al: Genetic progression model for head and neck cancer: implications for field cancerization. *Cancer Res* 56 (11): 2488–2492, 1996.

Chen LF, Cohen EE, Grandis JR: New strategies in head and neck cancer: understanding resistance to epidermal growth factor receptor inhibitors. *Clin Cancer Res* 16 (9): 2489–2495, 2010.

Esteller M: Epigenetics in cancer. *N Engl J Med* 358 (11): 1148–1159, 2008.

Gillison ML: Human papillomavirus-associated head and neck cancer is a distinct epidemiologic, clinical, and molecular entity. *Semin Oncol* 31 (6): 744–754, 2004.

Glazer CA, Chang SS, Ha PK, et al: Applying the molecular biology and epigenetics of head and neck cancer in everyday clinical practice. *Oral Oncol* 45 (4-5): 440–446, 2009.

Herman JG, Baylin SB: Gene silencing in cancer in association with promoter hypermethylation. *N Engl J Med* 349 (21): 2042–2054, 2003.

Hui AB, Lenarduzzi M, Krushel T, et al: Comprehensive MicroRNA profiling for head and neck squamous cell carcinomas. *Clin Cancer Res* 16 (4): 1129–1139, 2010.

Joshua B, Kaplan MJ, Doweck I, et al: Frequency of cells expressing CD44, a head and neck cancer stem cell marker: correlation with tumor aggressiveness. *Head Neck* 34 (1): 42–49, 2012.

Licitra L, Bergamini C, Mirabile A, et al: Targeted therapy in head and neck cancer. *Curr Opin Otolaryngol Head Neck Surg* 19 (2): 132–137, 2011.

Poeta ML, Manola J, Goldwasser MA, et al: TP53 mutations and survival in squamous-cell carcinoma of the head and neck. *N Engl J Med* 357 (25): 2552–2561, 2007.

Prince ME, Sivanandan R, Kaczorowski A, et al: Identifi cation of a subpopulation of cells with cancer stem cell properties in head and neck squamous cell carcinoma. *Proc Natl Acad Sci U S A* 104 (3): 973–978, 2007.

Stransky N, Egloff AM, Tward AD, et al: The mutational landscape of head and neck squamous cell carcinoma. *Science* 333 (6046): 1157–1160, 2011.

第 3 章

人乳头瘤病毒和头颈部癌的流行病学
Human Papillomavirus and the Epidemiology of Head and Neck Cancer

Carole Fakhry　Christine G. Gourin　著

冯守昊　译

要点

1. 人乳头瘤病毒(HPV)感染通过性传播，是导致一部分头颈部鳞癌(绝大多数是口咽鳞癌)发生的原因。
2. HPV 相关口咽鳞癌（HPV-OPSCC）患者具有发病年龄更小、原发灶更小、淋巴转移分期更晚期的特点。
3. HPV 相关口咽鳞癌患者与 HPV 阴性的口咽鳞癌患者相比，预后更佳。
4. HPV 相关肿瘤的不良预后因素包括吸烟量大（吸烟史大于 10 包·年）、原发灶分期为 T_4、淋巴分期为 $N_{2b} \sim N_3$。
5. HPV 相关肿瘤的预后较好，为了降低治疗相关的长期并发症发生率，低强度治疗策略（包括手术治疗和非手术治疗为主的治疗模式）成为临床试验的研究热点。

人乳头瘤病毒（human papillomavirus，HPV）感染通过性传播，是导致头颈部鳞癌特别是原发于舌、腭淋巴组织的口咽癌发生的原因。HPV 相关的口咽鳞状细胞癌（HPV-OPSCC）与 HPV 阴性的肿瘤相比，其危险因素、临床特征、人口统计学特征、预后等均有显著不同。本章节将对口腔 HPV 感染、HPV-OPSCC 的流行病学特征，以及 HPV 感染状态对肿瘤患者预后的影响进行回顾。

一、口腔 HPV 感染的流行病学

口腔 HPV 感染与一部分口咽鳞状细胞癌的发生密切相关 [1, 2]。通常情况下，口腔 HPV 感染是通过检测漱口液来确定的，而漱口液中含有来自口腔和口咽的组织细胞。依照文献中的惯例，如果检测病毒结果为阳性，尽管样本中含有来自口腔和口咽的组织细胞，该样本仍被认为是存在"口腔" HPV 感染。通过使用 PGMY 引物和线性阵列分型（linear-array genotyping），对漱口液进行多聚酶链式反应（PCR）从而检测病毒 DNA，确定是否有口腔 HPV 感染 [3]。最近全国健康和营养检查调查（National Health and Nutrition Examination Survey，NHANES）的一项研究，提供了比较粗略的反映美国人的口腔 HPV 感染数据 [4]。HPV16 亚型是导致 HPV-OPSCC 发生的最常见的病毒亚型 [5]，在 1% 的美国人中可以检测出来，这也是口腔 HPV 感染最常见的病毒亚型[4]。无论是低危的 HPV 病毒亚型（无致癌潜能），还是高危的 HPV 病毒亚型（有致癌潜能），在美国人的口腔感染中越来越常见。大约 7% 的样本存在口腔 HPV 感染（6.9%，95% CI 5.7%～8.3%）[4]。这意味着在 2009—2010 年有 1500 万的美国人存在口腔病毒感染。需要注意的是，口腔 HPV 感染存在地理位置的差异[6]。

男性的口腔 HPV 感染率至少是女性的 2 倍[4, 7-10]。实际上，根据 NHANES 的数据，男性的口腔 HPV 感染率是女性的 2.3 倍（95%CI 1.66～3.26），这也是目前为止样本量最大的、采用金标准检测方法获得的横断面数据[4]。非西班牙裔黑人的口腔 HPV 感染率比非西班牙裔白人高 61%（感染比率 95% CI 1.01～2.57）[4]。这与之前的研究结果一致，即黑色人种的口腔 HPV 感染率更高[9]。口腔 HPV 感染随年龄分布呈现出双峰形，在 30 岁左右时出现第一个波峰，在 55—64 岁时出现第二个更高的波峰[5]。这种双峰形分布在男性中表现得更明显。

和大多数病毒一样，口腔 HPV 感染与免疫抑制也存在很强的关联。人免疫缺陷病毒（HIV）感染者（CD4 细胞减少）[7, 10, 11]，以及医源性免疫抑制患者（如接受器官移植的患者）[12] 存在更高的口腔 HPV 感染风险。

随着吸烟量的增加，口腔 HPV 感染率也随之增高。需要注意的是，在女性中，吸烟量和口腔 HPV 感染的关系更强[4]。

口腔 HPV 感染是通过性传播导致的，因此其发生与性行为关系密切。口交、阴道性交、肛交、性伙伴多、舌吻、首次性行为年龄早、不使用安全套等都会增加口腔 HPV 感染的概率[4, 6-10, 13, 14]。

每种性行为方式与口腔 HPV 感染都是密切相关的，但每种性行为对口腔 HPV 感染的贡献程度很难计算[5]。

口腔 HPV 感染的自然史还没有完全探索清楚。一项只纳入男性的多中心队列研究认为，大多数感染在 1 年内被清除，感染的中位时间大约是 7 个月（6.9 个月，95% CI 6.2～9.3）[15]。口腔 HPV 感染的自然史和生殖道 HPV 感染似乎有所区别，但仍需进一步的研究证实[16, 17]。口腔 HPV 感染持续存在或被清除的因素包括局部免疫力、烟草、系统性免疫抑制、再次接触感染源的频率、性行为方式等[15-17]。

二、人乳头瘤病毒阳性的口咽鳞状细胞癌

（一）发病率

在美国，HPV 相关的口咽鳞状细胞癌（HPV-OPSCC）占 30%[17a]。归功于禁烟运动，头颈部鳞癌的发病率在美国是呈下降趋势的，但口咽鳞癌的发病率是明显上升的[18]。其原因是 HPV-OPSCC 的发病率增长了 225%，占全部口咽鳞癌的比例也明显增长[18, 19]。性解放导致的口交行为增加，改变了流行病学的趋势；除此之外，还有一些未知因素也引起了 HPV-OPSCC 的增加[20]。发病率趋势的改变，很大程度上发生在非西班牙裔白人和男性中[21]。美国流行病监督及最终结果资料库（the Surveillance, Epidemiology, and End Results）的数据显示，HPV-OPSCC 的发病率将大幅度提高，而且男性和女性的 HPV-OPSCC 发病率将超过女性的宫颈癌[19]。其他经济发达国家的 HPV-OPSCC 发病趋势与美国的相似，而且在年轻男性中表现得更为显著[22]。由于地理位置不同导致的 HPV-OPSCC 发病率的差异似乎是由于性行为方式和烟草消费的不同引起的。

（二）解剖部位

HPV 相关的头颈部癌大多数发生于口咽，特别是扁桃体和舌根[1, 2, 23]。在美国，HPV 阳性的口咽鳞癌占全部口咽鳞癌的比例超过 60%[19, 24-28]。美国 HPV-OPSCC 的发病率最近翻了一番，并且将在 2020 年超过宫颈癌的发病率[18, 19]。原发于其他解剖部位的 HPV 阳性肿瘤的数量更少，而且存在发生率的差异。在口咽癌中，肿瘤的 HPV 感染状态能很好地预测预后，但在非口咽的头颈部鳞癌中，HPV 感染状态是否能预测预后，仍是未知的[24-26, 29, 30]。6%～20% 的口腔鳞癌及 20%～30% 的喉、鼻窦、鼻咽鳞癌中可检测到 HPV[31, 32]。

有一部分头颈部原发不明转移癌实际上是口咽癌，这部分患者中90%可以检测出HPV[33, 34]。因此，对于颈部转移癌进行HPV检测，可以指导临床医师寻找原发灶[33, 35, 36]。

（三）临床特征

HPV-OPSCC患者往往有更小的原发灶、更晚期的淋巴转移分期（N分期）[2, 26, 30, 37-41]，因此在AJCC分期上表现为更晚期[30, 42-44]。HPV-OPSCC在影像学上常表现为囊性的颈部转移淋巴结，因此常误诊为鳃裂囊肿[41, 45-48]。

与HPV阴性的肿瘤相比，HPV-OPSCC表现为原发不明转移癌的比例更高[2, 34]。在组织病理学上，HPV-OPSCC往往表现为非角化、基底细胞样的特征[38, 39, 49]，分化好[50]，并伴有中心坏死[50]。

（四）人口统计学特征

HPV-OPSCC患者比HPV阴性的口咽鳞癌患者更年轻，存在一个大约5年的中位年龄差异[24, 37, 39, 51-54]。这种年龄差异很可能是由于在年轻人中口咽鳞癌发病率提高所致[23, 55]。类似于口腔HPV感染的人口统计学特征，男性中HPV-OPSCC的发病数量比HPV阴性的发病数量更多[23, 53, 56, 57]。

在美国，与HPV相关的恶性肿瘤男性患者中，原发于口咽的比例最大[21]。

白人中HPV-OPSCC的比例比黑人或其他人种更高。HPV-OPSCC患者中白人的比例为92%～97%，而HPV阴性的口咽鳞癌患者中白人的比例更低，为75%～78%[24, 25, 58]。在美国，70%的口咽鳞癌为HPV阳性，并且在白人中，HPV-OPSCC发病率升高明显，而在黑人中发病率下降[21]。由于种族不同导致的HPV-OPSCC分布差异，其具体原因不详。

另外，HPV-OPSCC患者比HPV阴性的口咽鳞癌患者往往有更高的社会经济地位、更高的教育程度和更高比例的已婚状态[2, 39]。HPV-OPSCC患者中有并发症的比例更低[25, 27, 40]，一般状况相对来说也更好[24-26, 29]。

（五）危险因素

考虑到HPV-OPSCC与口腔HPV感染密切相关，其危险因素包括性行为，但也不排除头颈部癌传统的危险因素，例如吸烟、嗜酒。病例对照研究证实，口交、性伙伴数目多、滥交、首次性行为年龄早、口交时缺乏保护措施、性传播疾病感染史等因素与HPV-OPSCC密切相关[1, 2, 59]。需要注意的时，详细的性行为史并不能保证可靠地预测肿瘤HPV感染状态[60]。

HPV-OPSCC患者中不吸烟的比例比HPV阴性的患者更高。随着烟草使用量的增加，HPV-OPSCC的比例降低，而HPV阴性的口咽鳞癌比例增加[2]。尽管HPV-OPSCC患者不吸烟的比例比HPV阴性的患者更高，65%的HPV-OPSCC患者曾经有吸烟史或仍在吸烟[24]。HPV-OPSCC患者中嗜酒的比例更低[2, 61, 62]。嗜酒对肿瘤发生的影响（单独起作用或者与HPV、烟草协同作用）仍需进一步研究。

HPV-OPSCC患者中有大麻使用史的比例更高。使用大麻的数量越多、时间越长，HPV-OPSCC的比例越高[2]。HPV阴性的头颈部鳞癌中，大麻使用与肿瘤发生之间并无明显的关系，这进一步说明了HPV-OPSCC和HPV阴性的口咽鳞癌是完全不同的疾病。另外，大麻使用与口腔HPV感染也存在类似的剂量相关的关系[4]。

其他与口咽鳞癌相关的HPV标志物包括性接触和性传播感染的血清标志物，例如单纯疱疹病毒2型、HPV L1[1, 63-65]。HPV $E6$ 和 $E7$ 抗体，本身作为原癌基因，与口咽鳞癌密切相关。另外，在健康人中如果检测出HPV16亚型的 $E6$ 抗体，其未来患口咽鳞癌的可能性将大大增加［比值比（OR）= 275，95% CI 110～681］。有口咽鳞癌患者在发病的10年前就检测出 $E6$ 抗体阳性。

（六）治疗策略

HPV-OPSCC流行病学的差异导致了治疗的不同。大量回顾性研究证实，HPV-OPSCC比HPV阴性的口咽鳞癌有更好的预后，而且HPV阳性是独立的预后影响因素[10, 66-72]。一项纳入了回顾性资料的Meta分析证实，相比于HPV阴性的口咽鳞癌患者，HPV-OPSCC患者死亡风险降低了28%，复发风险降低了49%[70]。生存率的改善得益于：① HPV-OPSCC 患者放疗敏感性更强；②许多 HPV-OPSCC 患者不吸烟，区域性癌变和第二原发肿瘤的比率更低；③ HPV-OPSCC 患者与预后不良的分子标志物［如表皮生长因子受体（EGFR）、p53 突变、存活蛋白等］呈负相关 [38, 49, 67, 73-75]。HPV-OPSCC 患者倾向于更小的原发灶和更晚期的淋巴转移分期（N 分期）[62, 76]。对于 HPV 阴性的肿瘤患者，更晚期的淋巴转移分期是不良预后因子，但对于 HPV 阳性的肿瘤患者则不适用 [76-78]。另外，淋巴结被膜外侵犯对于 HPV-OPSCC 患者也并不意味着更差的预后 [79-83]。但是更晚期的原发灶分期（T 分期）和淋巴转移分期（N 分期）与挽救性治疗失败和远处转移的概率呈正相关，这在 HPV 阳性和阴性的肿瘤患者中都是一样的 [24, 40, 84-86]。

在 2008 年，东部肿瘤协作组（Eastern Cooperative Oncology Group，ECOG）发布了一项对喉和口咽鳞癌患者使用诱导化疗＋同步放化疗的 II 期临床试验的结果 [25]。在口咽鳞癌患者中，HPV 阳性的患者更年轻、男性更多、白种人更多、吸烟人数更少，并有更好的预后。HPV-OPSCC 患者对诱导化疗的反应更好，生存期更长，2 年总生存率和疾病无进展生存率分别为 94% 和 85%；而 HPV 阴性的口咽癌患者，2 年总生存率和疾病无进展生存率只有 58% 和 50%。密歇根大学的一项评估诱导化疗＋同步放化疗的前瞻性 II 期临床试验报道了类似的结果 [53]。他们还发现，根据是否吸烟对 HPV-OPSCC 患者进行分层，从未吸烟的患者比已戒烟或者仍在吸烟的患者有更好的预后。另外，一项对 HPV-OPSCC 患者进行以手术治疗为主的队列研究中，是否吸烟是预后的独立预测因子 [79]。但是如果以 10 包·年为分界点分类，吸烟和疾病无进展生存期无明显关联。这种差异可能是由治疗模式的差异（以手术为主导模式还是以放疗为主导模式）造成的。O'Sullivan 等的研究同样表明吸烟是总生存期的预后因素，但并不是疾病无进展生存期的独立预后因素 [40]。

一些大型 III 期临床试验的回顾性资料对口咽癌患者的 HPV 感染状态、吸烟史和生存期的关系进行了研究。Rischin 等进行了一项 III 期随机对照试验，纳入了来自 16 个国家 82 个医学中心的 172 名口咽癌患者，对患者进行顺铂为基础的化疗，加用或者不用替拉扎明（Tirapazamine），评估 HPV 感染状态对预后的影响。HPV-OPSCC 与 HPV 阴性的口咽鳞癌相比，有着更好的 2 年总生存率（91% vs. 74%）和更好的 2 年疾病无进展生存率（87% vs. 72%）。Gillison 等 [87] 分析了超过 500 名参加了 RTOG9003（单纯放疗）或 RTOG0219（放化疗）的口咽鳞癌患者：63% 的口咽鳞癌患者检测出 HPV；HPV-OPSCC 的 5 年总生存率比 HPV 阴性患者高 30%；吸烟史 ≤ 10 包·年的患者 5 年总生存率高 30%。HPV-OPSCC 患者的第二原发肿瘤的比例更低，但风险随着吸烟量增加而提高（吸烟史每增加 1 包·年，患第二原发肿瘤的风险提高 1.5%）。

1. 高风险亚组

Ang 等分析了 300 多名参加了 RTOG0219 试验的口咽鳞癌患者 [24]。64% 可以检测出 HPV，其 3 年总生存率为 82%，而 HPV 阴性的患者 3 年总生存率为 57%。矫正患者特征、分期、吸烟史、治疗方式等因素后，HPV-OPSCC 患者的死亡风险降低了 58%。无论 HPV 感染与否，吸烟史每增加 1 包·年，死亡风险增加 1%。该研究发现，HPV 感染状态是决定总生存期的最重要的因素，其次是吸烟史、肿瘤原发灶分期、淋巴转移分期。使用递归划分分析，作者根据死亡风险将患者划分为低危组（HPV 阳性，吸烟史不超过 10 包·年，$N_0 \sim N_{2a}$），中危组（HPV 阳性，> 10 包·年，$N_{2b} \sim N_3$ 或者 HPV 阴性，不超过 10 包·年，$T_2 \sim T_3$），高危组（HPV 阴性，不超过 10 包·年，T_4 或者 HPV 阴性，> 10 包·年，任何分期）低危组 3 年总生存率为 93%，中危组为 71%，高危组为 46%。该风险分层方法目前应用于正在进行的临床试验中。

在一项类似的递归划分分析中，研究纳入了接受手术＋辅助放疗的 HPV 阳性患者，发现血管侵犯和肿瘤分期晚期是疾病无进展生存的不良预后因子 [79]。而吸烟与疾病无进展生存之间无明显关联，这与以放疗为主要治疗模式的临床研究结论相反。

2. 表皮生长因子受体

表皮生长因子受体（epidermal growth factor receptor，EGFR）在 90% 的头颈部鳞癌中表达。关于 EGFR 和 HPV 感染状态之间的关系，目前有大量的研究。EGFR 高表达和 EGFR 基因拷贝数增加预示着更差的预后[88]。Kumar 等发现，在 HPV 阳性的头颈部鳞癌患者中，低 EGFR 表达和高 P16 表达之间有关联，预示着更好的预后（P16 蛋白是肿瘤中存在 HPV 感染的替代标志物）[52]。在一项 III 期临床试验中，Bonner 等比较了单独放疗和放疗 + 西妥昔单抗（Cetuximab）的疗效，发现西妥昔单抗的应用提高了生存期[89]。尽管没有与标准的以铂类为基础的放化疗比较，该研究仍然大大促进了临床实践中西妥昔单抗的应用。该研究的亚组分析还发现，HPV-OPSCC 因西妥昔单抗的使用而受益。但是其他一些纳入了肿瘤未治疗和复发患者的 II 期和 III 期临床试验认为，HPV 阳性的头颈部鳞癌对 EGFR 抑制药的反应较差；之前未治疗的肿瘤患者生存期更差，而肿瘤复发的患者未因此受益[90, 91]。RTOG1016 试验直接比较了放疗 + 西妥昔单抗与以顺铂为基础的放化疗对 HPV 阳性肿瘤患者的效果，其结论将给出西妥昔单抗能否使 HPV 阳性肿瘤患者受益的答案。但除此之外，目前还没有足够的证据支持西妥昔单抗应用于 HPV 阳性的头颈部鳞癌患者。

3. 低强度治疗策略

因为 HPV-OPSCC 比 HPV 阴性的头颈部鳞癌有更好的预后，有人建议对 HPV 阳性的患者降低强度治疗，在不影响生存期的前提下达到降低急性治疗毒性和长期治疗相关并发症的目的。

一项纳入了三项 RTOG 放化疗临床试验的 Meta 分析提示 43% 的患者存在严重的远期毒性，主要与吞咽困难有关[92]。因为 HPV 相关的头颈部鳞癌患者更年轻、更健康，预期寿命更长，他们更有可能受到严重的长期治疗相关并发症的困扰，降低生活质量[93]。放疗剂量的增加、接受放疗的咽部体积增大、同步化疗的使用都会增加远期吞咽并发症的发生概率[92, 94]。O' Sullivan 等报道了一项纳入 505 名接受放化疗或单纯放疗的口咽鳞癌患者的回顾性研究[40]，根据远处转移的风险将 HPV

阳性患者分为了低危和高危组。他们发现，T_4 或者 N_3 的 HPV-OPSCC 患者，以及 $N_{2b} \sim N_{2c}$ 并且吸烟史 > 10 包·年的患者，远处转移率增高。该研究的结果认为，对于 $T_1 \sim T_3$ 并且 $N_0 \sim N_{2a}$ 的 HPV 阳性患者，不用化疗或者使用毒性较小的化疗方案，可能是合适的低强度治疗策略；目前的治疗方案对这部分患者可能是过度治疗。该研究的结论仍需要进一步在随机对照临床试验中证实。低强度治疗策略的目的是降低放疗强度，改变同步化疗的方案从而降低化疗毒性；一些 ECOG 和 RTOG 的前瞻性临床试验正在评估其可行性。ECOG1308 是一项随机对照临床试验，其中一组是放疗 54Gy+ 顺铂 + 西妥昔单抗，研究终点是生存、毒性和生活质量。之前已经提到，支持对 HPV 相关头颈部鳞癌患者使用 EGFR 抑制药的资料也在其中。RTOG1016 将回答在现有放疗剂量的基础上，西妥昔单抗是否比顺铂在提高放疗敏感性方面更有优势。

4. 手术

目前我们处于经口手术流行的时代，手术治疗可以使术后放疗的剂量降低，并提供病理学信息从而指导同步化疗的使用，因此手术治疗是重要的低强度治疗策略。尽管缺乏直接比较手术 + 术后放疗和同步放化疗之间疗效的临床试验，越来越多的口咽鳞癌患者接受同步放化疗而不是手术治疗。一些临床试验证实，同步放化疗比单纯放疗将进展期肿瘤的局部控制率和生存率提高了大约 20%，与手术 + 术后放疗的结果相近[95-108]。

尽管缺乏比较同步放化疗和以手术治疗为主要治疗方式的 I 类证据，许多肿瘤学医师认为目前已经有足够的证据支持为进展期口咽鳞癌患者提供放化疗。

经口手术治疗方式与传统手术方式相比，降低了并发症。因此手术治疗使低强度治疗的实施成为可能。另外人们开始意识到，尽管放化疗的局部控制率很高，但仍有一部分肿瘤会复发，而且复发后患者接受挽救性治疗的比例很低。< 20% 的肿瘤复发患者能够接受挽救性手术，而且这部分患者的并发症更多，中位生存期不到 1 年[97, 102, 109-111]。对于接受放疗的肿瘤复发患者，

生存期主要受到原发灶分期和淋巴转移分期的影响，而 HPV 感染状态对挽救性治疗能否成功关系不大 [84, 110, 112]。

大多数报道经口手术治疗口咽鳞癌的研究，没有包含 HPV 感染状态的信息。Haughey 等的一项经口手术治疗口咽鳞癌的多中心研究报道，3 年总生存率和疾病无进展生存率分别为 86% 和 82%[113]。这与放化疗试验的结果相近。大多数患者的原发灶分期较早，且 HPV 感染为阳性。26% 的患者仅接受手术治疗，只有 16% 的患者需要化疗。只有 7% 的患者术后病理提示手术切缘阳性。宾夕法尼亚大学的一项研究结果相似：纳入这项研究的口咽鳞癌患者，接受了经口机器人手术治疗，其中绝大多数的原发灶分期很早，且 HPV 感染为阳性。其 2 年生存率和疾病无进展生存率为 81% 和 93%，5% 的患者手术切缘阳性，但是 57% 的患者接受了术后放化疗，主要原因是术后病理报告被膜外侵犯的比例较高 [114]。

国家癌症研究所头颈部肿瘤指导委员会提倡加大对口咽鳞癌患者进行经口手术治疗的研究，因为该治疗模式不仅仅对 HPV-OPSCC 患者降低毒性，对于预后更差的 HPV 阴性口咽鳞癌患者也可以降低治疗强度 [115]。ECOG 最近启动了 E3311 试验，这是一项针对可切除的 p16 阳性的局部进展期口咽鳞癌、采用经口手术切除 + 低剂量或标准剂量放疗（适形调强放疗，IMRT）的 Ⅱ 期随机试验。该研究旨在探索经口手术治疗能否使术后放疗的剂量降低而不影响治疗效果。另外，根据分期和术后病理进行分层分析，对低危组患者采用术后观察，高危组患者接受铂类为基础的放化疗，中危组患者根据吸烟史接受 50Gy 或 60Gy 的术后放疗。该临床试验将为手术治疗在低强度治疗扮演重要角色提供循证医学证据。

三、未来展望

HPV 相关的头颈部鳞癌的发病率逐年升高，而且与 HPV 阴性的头颈部鳞癌有着明显不同的流行病学特征。人们希望 HPV 疫苗能像减少生殖道 HPV 感染一样减少口腔 HPV 感染，从而改变 HPV-OPSCC 的发病趋势。但能否达到预期的目标，目前尚未可知 [116, 117]。HPV 相关的头颈部鳞癌发病年龄有年轻化的趋势，因此在提高生存期的基础上，如何减少治疗相关的并发症，也变得越来越重要。

推 荐 阅 读

Beachler DC, D'Souza G, Sugar EA, et al: Natural history of anal vs oral HPV infection in HIV-infected men and women. *J Infect Dis* 208: 330–339, 2013.

Cantrell SC, Peck BW, Li G, et al: Differences in imaging characteristics of HPV-positive and HPV-negative oropharyngeal cancers: a blinded matched-pair analysis. *AJNR Am J Neuroradiol* 34: 2005–2009, 2013.

Chandarana SP, Lee JS, Chanowski EJ, et al: Prevalence and predictive role of p16 and epidermal growth factor receptor in surgically treated oropharyngeal and oral cavity cancer. *Head Neck* 35: 1083–1090, 2013.

Chaturvedi AK, Anderson WF, Lortet-Tieulent J, et al: Worldwide trends in incidence rates for oral cavity and oropharyngeal cancers. *J Clin Oncol* 31: 4550–4559, 2013.

D'Souza G, Cullen K, Bowie J, et al: Differences in oral sexual behaviors by gender, age, and race explain observed differences in prevalence of oral human papillomavirus infection. *PLoS One* 9: e8602321, 2014.

Herrero R, Quint W, Hildesheim A, et al: Reduced prevalence of oral human papillomavirus (HPV) 4 years after bivalent HPV vaccination in a randomized clinical trial in Costa Rica. *PLoS One* 8: e68329, 2013.

Jemal A, Simard EP, Dorell C, et al: Annual Report to the Nation on the Status of Cancer, 1975-2009, featuring the burden and trends in human papillomavirus (HPV)-associated cancers and HPV vaccination coverage levels. *J Natl Cancer Inst* 105: 175–201, 2013.

Klozar J, Koslabova E, Kratochvil V, et al: Nodal status is not a prognostic factor in patients with HPV-positive oral/oropharyngeal tumors. *J Surg Oncol* 107: 625–633, 2013.

Kreimer AR, Pierce Campbell CM, Lin HY, et al: Incidence and clearance of oral human papillomavirus infection in men: the HIM cohort study. *Lancet* 382: 877–887, 2013.

Kreimer AR, Johansson M, Waterboer T, et al: Evaluation of human papillomavirus antibodies and risk of subsequent head and neck cancer. *J Clin Oncol* 31: 2708–2715, 2013.

Lingen MW, Xiao W, Schmitt A, et al: Low etiologic fraction for highrisk human papillomavirus in oral cavity squamous cell carcinomas. *Oral Oncol* 49: 1–8, 2013.

Maxwell JH, Ferris RL, Gooding W, et al: Extracapsular spread in head and neck carcinoma: impact of site and human papillomavirus status. *Cancer* 119: 3302–3308, 2013.

Mehanna H, Beech T, Nicholson T, et al: Prevalence of human papillomavirus in oropharyngeal and nonoropharyngeal head and neck cancer: systematic review and meta-analysis of trends by time and region. *Head Neck* 35: 747–755, 2013.

O'Sullivan B, Huang SH, Siu LL, et al: Deintensification candidate subgroups in human papillomavirus-related oropharyngeal cancer according to minimal risk of distant metastases. *J Clin Oncol* 31: 543–550, 2013.

Riaz N, Sherman EJ, Fury M, et al: Should cetuximab replace cisplatin for definitive chemoradiotherapy in locally advanced head and neck cancer? *J Clin Oncol* 31: 287–288, 2013.

Vent J, Haidle B, Wedemeyer I, et al: p16 Expression in carcinoma of unknown primary: diagnostic indicator and prognostic marker. *Head Neck* 35: 1521–1526, 2013.

Vermorken JB, Stöhlmacher-Williams J, Davidenko I, et al: Cisplatin and fluorouracil with or without panitumumab in patients with recurrent or metastatic squamous-cell carcinoma of the head and neck (SPECTRUM): an open-label phase 3 randomised trial. *Lancet Oncol* 14: 697–710, 2013.

头颈部肿瘤放疗：放射物理学、放射生物学和临床治疗原则

Radiotherapy for Head and Neck Cancer: Radiation Physics, Radiobiology, and Clinical Principles

第 4 章

Aron Popovtzer　Avraham Eisbruch　著

黄付静　陶恒敏　译

要点

一、放射物理基础

1. 放射度量单位为戈瑞（Gy），表示每千克物质中有 1 焦耳（J）的能量沉积。

2. 两种主要能量源：电子和光子。

3. 电子不同于光子之处为其在组织中射程短，绝大部分能量沉积在组织表面。主要用于表浅部位肿瘤。

4. 放疗流程包括模拟定位、计划设计与验证、剂量实施和质量保证。

5. 放疗靶区包括肿瘤靶区、临床靶区、计划靶区；临床靶区为除肿瘤靶区外还包括亚临床组织，如肿瘤邻近组织和淋巴引流区；计划靶区为考虑到日常摆位误差和患者运动而对临床靶区进行的外放照射区。

二、放射生物学

1. 放射生物原则主要包括四个生物学因素，被称为放疗的"4R"：①放射损伤的修复；②细胞的再群体化；③再分布；④再氧合。

2. 放疗早反应组织为如皮肤、黏膜、骨髓和肿瘤组织等快速分裂组织，其急性放射毒性与总治疗时间相关；放疗晚反应组织为如脊髓、脑细胞和结缔组织等，其晚期放射毒性水平与总剂量及分次剂量相关。

三、放疗临床原则

1. 超分割或加速超分割与常规分割相比，可以提高局部控制和总生存率，但无与常规化疗相结合的相关报道。

2. 同步放化疗可改善晚期头颈部肿瘤的器官功能及存活率。

3. 同步放化疗可改善术后肿瘤组织浸润及显微镜下切缘阳性病例生存率。

4. 对于中晚期头颈部肿瘤，调强放疗可有效保护周围重要危及器官，包括大部分唾液腺，少数分散在口腔的唾液腺、下颌骨、内耳、中耳、颞下颌关节、颞叶和视神经。

5. 常规放疗危及器官的耐受剂量限制了肿瘤根治剂量，调强放疗可在不增加危及器官受量的同时给予靶区更高剂量，从而提高肿瘤控制率。

6. 放疗中及放疗后数周会发生急性放疗反应，包括黏膜炎、吞咽痛、吞咽困难、声音嘶哑、口干、皮炎和体重减轻等。晚期毒性反应一般会在放疗后数月或数年后显现，包括口腔干燥、放射性骨坏死、纤维化、甲状腺功能不全、颈动脉破裂和放射性脊髓炎等。

本节主要介绍现代放疗（RT）所涉及的基础物理学和生物学。重点是使临床医师能够了解关于头颈部肿瘤的各种放疗相关理论知识。

19 世纪末，进行了很多关于电流学特征的研究，其中一项提到在分开的两片铂电板上加上电压可以产生电火花[1]。英国物理学家 William Crookes 发现真空玻璃管中通电的阴极管会发出光线[2]。1895 年 11 月，Wilhelm Roentgen 发现电流通过涂了氰亚铂酸钡的小屏附近时能发出荧光，并证明了这种现象是由一种新的看不见的射线引起的。这就是 X 线的发现过程。

不久，Henri Becquerel 发现了放射现象，同时还研究了不同物质产生 X 线的能力。他发现被不透光的纸包着的照相底片可以被铀盐曝光，且对于所有铀盐都存在[3]。Pierre 和 Marie Curie[4] 将这种现象称为"放射性"。1898 年他们分离出比铀的放射性强 60 倍的镭。

这些发现促进了放射生物研究的开展。同一时间报道了第一例放射生物损伤，Becquerel 的胸部被口袋里的镭"灼烧"。很明显，辐射可以产生深层的生物变化。最开始它被认为可以治疗所有已知疾病。第一次记录在案的成功案例是 1899 年 Stockholm[5] 治疗了一位 49 岁的妇女鼻基底细胞癌。他在 9 个月时间里完成了 100 次治疗，患者在治疗后 30 年还活着。1901 年，波士顿的 Frand Williams 博士发表了成功治疗唇癌的报道[5]。早期的治疗往往为单一接触，导致了广泛的皮肤毒性和其他并发症。因此，最初只用镭进行表面部

位的肿瘤治疗[6]。后来医生开始将镭直接插入到深层肿瘤中，开始肿瘤治疗的新领域[7]。

1922 年，Coutard 和 Hautant 提出了分次治疗的概念。应用这种治疗模式，可以在没有严重毒性的情况下治愈晚期喉癌[8]。由此，外照射治疗的使用出现了飞跃。伴随着皮肤红斑剂量和辐射剂量的获得，辐射单位也随之发展。在 1928 年修改为伦琴（R），随后又修改为拉德（rad）[9]。

随着技术的进步，放疗变得复杂化。通过计算机控制将精确剂量送至特定深度和区域。能源技术的进步促进了高能射线的普遍应用，直线加速器产生的深度剂量更准确。核物理的创新产生了许多人工放射性同位素，可用于高剂量的近距离治疗，缩短了治疗时间，简化了放射防护。

除了技术的进步，放疗对头颈部肿瘤有着特殊作用。它的很大一个优势在于与传统手术相比能够在更好地保护器官和改善生活质量前提下提高存活率。

一、基础物理

（一）辐射特征

辐射是指能量通过空间或介质的传播（图 4-1），它可以广义地分为粒子或电磁波：如果辐射能量是被有静止质量的粒子携带，这类辐射称为粒子辐射或微粒辐射。如电子、β 粒子、质子、中子和重粒子。

加速器产生的电子束，在临床中被广泛应用于表浅肿瘤病变的治疗。此外，由电子和光子组

成的混合光束用于治疗需要更高表面剂量的病变。^{90}Sr 发出的电子用于近距离治疗冠状动脉再狭窄。尽管在过去，其他形式的粒子辐射已被实验使用，但仅限于少数几个中心。在许多中心，质子的应用，特别针对儿科肿瘤，已越来越流行。

电离辐射是一种通过空间传播的能量（光子）。它没有静止质量，以光速传播。离散能量（E）与频率（v）相关（公式 4-1）：

$$E=hv \qquad （公式 4-1）$$

h 是普朗克常数，值为 6.626×10^{34}J/s。光子能量通常以（eV）表示；1eV 代表了一个电子经过 1V 电位差加速后所获得的动能。v 为光子的频率，它与波长相关（公式 4-2）：

$$v=c/\lambda^2 \qquad （公式 4-2）$$

c 为光在真空中传播速度，3.0×10^8m/s。电磁辐射波是由振荡的交变电磁场构成，同时决定了传播方向（图 4-1）。电磁波包括的范围很广，从无线电波到 X 线，波长为 $10^6 \sim 10^{13}$m。辐射波如紫外线、X 线、γ 线波长要明显短于可见光波长，但没有明确的界限。例如，X 线和 γ 线除了起源外是无法分开的：一个来自于轨道电子，另一个来自原子核。不同类型的电磁辐射与同一材料的相互作用不同。

（二）放射性衰变产生辐射

放射性是指放射性物质通过释放辐射来达到核稳定的现象。放射性活度单位是居里（Ci）。

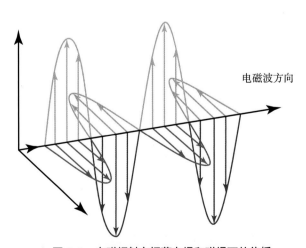

▲ 图 4-1 电磁辐射在振荡电场和磁场下的传播
引自 Saw CB.*Foundation of radiological physics*.Omaha,NE:CB Saw Publishing;2004:10.

电磁波方向

1Ci 代表 1s 内发生 3.7×10^{10} 次裂变，毫居里（mCi）常用于放射物理领域。放射性国际单位是贝克勒尔（Bq），它代表 1s 内发生 1 次裂变，单位为 s^{-1}。不稳定核素通过释放 α、β、γ 线进行衰变。α 粒子实际上是含有两个质子和两个中子的氦。负离子为携带一个单位负电荷的 β 粒子（β⁻），正离子为携带一个单位正电荷的 β 粒子（β⁺）。

不稳定原子通过发射 X 线降级。一个原子，如果其轨道外某一电子没有处于它的最低能量状态，称为激发态。当一个原子处于激发态时，来自高能级电子跃迁到空位上。内层束缚电子获得能量逃逸时，伴随 X 线产生。轨道电子逃逸过程称电离辐射。

（三）直线加速器产生的辐射

另一种类型的辐射称为"韧致辐射"[10, 11]，德语称为"制动辐射"；这是由带电粒子，特别是电子在通过原子核强电场附近时发生突然减慢或偏转而产生的。

内部的韧致辐射产生于 β 衰变的放射性过程中，包括不稳定原子核产生和释放电子或俘获自身轨道电子。在减速过程中，电子与原子核相互作用产生韧致辐射。在 1950 年之前，外射束就是这样产生的，最大能量为 300keV。如前所述，这些 X 线的能量较低，而且它们的缺点是穿透性差和皮肤剂量大。今天，辐射产生主要有核反应堆、回旋加速器和线性加速器。

X 线与物质的相互作用

高能 X 线产生之后，可以通过几种不同的过程与物质相互作用。基于物质组成和射线能量每种相互作用发生概率不同。这些相互作用导致一些光子（X 线）从原射线束中移除，这种效应称为衰减，它是当光束达到更深的深度处时强度损失和剂量减少的基础。X 线与物质的五种可能相互作用包括相干散射、光电效应、康普顿效应、电子对效应和光核反应。这些相互作用中最重要发生过程见图 4-2。

(1) 相干散射：又称为经典散射，是当 X 线处于低能状态时发生的。作用过程为光子同电子进行弹性碰撞产生的。这种散射射线仅改变方向，无能

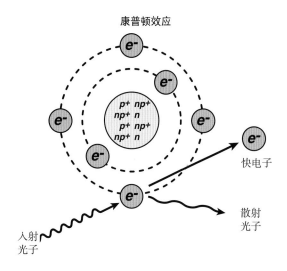

康普顿效应

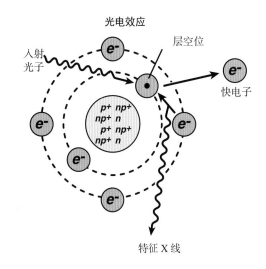

光电效应

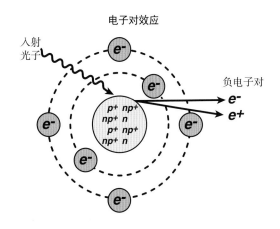

电子对效应

▲ 图 4-2 主要的辐射作用

e⁻. 电子；n. 中子；p⁺. 质子（引自 Cox JD, Ang KK, eds. *Radiation oncology: rationale, technique, r*esults, ed 8.St Louis:Mosby; 2003:5. Copyright 2008 by Johns Hopkins University, Art as Applied to Medicine.）

量损失。相干散射在低能 X 线（＜10keV）及高原子序数中占显著优势。正因为其能量低，相干散射在放射诊断与放疗方面的作用是可以忽略的。

（2）光电效应：光电效应首次是由 Albert Einstein 进行描述的，并以此获得 1921 年诺贝尔物理奖。作用过程为光子与物质原子的内层轨道电子发生相互作用，电子完全吸收能量，挣脱原子束缚成为自由电子。光电效应的发生概率与光子穿过的物质原子序数有很大相关性。因此，光电效应在诊断放射学中是非常重要的，它是组织间［例如骨（钙和磷）、脂肪（碳、氢）］造影成像的基础。光电效应在大多数情况下是不可避免的，一般说来，我们不希望骨组织成为肿瘤的屏蔽。然而，对于高能 X 线，尤其是放疗过程中，光电作用相对较小。相对地，其在低能辐射的影像诊断中作用是很大的，骨骼与组织吸收光子的差异是组织对比的基础。

（3）康普顿效应：康普顿散射是放疗应用范围最重要的作用方式。其过程为入射光子将能量传递给原子内轨道电子，电子获得能量脱离原子。与光电效应不同的是，光子损失部分能量并改变运动方向。反射光子继续与原子相互作用，伴随电离与能量沉积。这些相互作用和随后的电离是放疗中生物效应的重要机制。

与光电效应不同的是，康普顿作用主要是与原子中结合松散的轨道外层电子发生相互作用，与组织原子序数无关。原子与电子结合的能量对原子序数（Z）的依赖性要小得多，这就产生了相当均匀的相互作用的可能性。因此，当 X 线穿过组织时，不同的生物组织会产生均匀的沉积剂量。

（4）电子对效应：高能光子与原子核相互作用，光子消失产生一对正负电子。只有在入射光子能量大于 25MeV 时才能发生电子对效应。因此很少在治疗中起作用。

（5）光核反应：在非常高能量下，X 线可以与原子核作用引起核反应，中子从细胞核中释放出来。尽管光核反应在临床放疗中不重要，但在高能加速器的防护设计时，一定要考虑到中子的影响。

（四）剂量沉积

X线束吸收剂量主要是测量射束沉积并被靶区吸收的能量。辐射剂量曾用伦琴表示，是指一个单位曝光的辐射剂量，但并不适用于患者吸收剂量。20世纪50年代改为拉德，相当于每克物质中100尔格（10^{-7}焦耳）能量沉积。

之后，国际委员会将辐射剂量单位用戈瑞（Gy）来表示，相当于每千克物质中沉积1焦耳能量。数值上，拉德剂量可以由戈瑞除以100得到（即100rad=1Gy）。这与观察到的生物效应密切相关，同时剂量的沉积方式和地点也非常重要。用于放射治疗的兆伏级X线，在皮肤表面沉积剂量较低，但在随后几毫米剂量开始迅速增加。剂量迅速增加的区域称为建成区。这种快速的增长是由于前进的光子与组织的电子相互作用而成。由于电子也被向前推进，但运动轨迹较光子短，在某一深度上的一个区域内，从表面相互作用中进入平面的电子数正好等于从平面内离开的电子数。这个平面成为D_{max}，它表示电离作用的最大值；当光子束与组织发生更多的相互作用时，能够向前移动并将剂量储存的更深处的光子数就会减少。如前所述，这个过程称为衰减。光子束的衰减速度——在深度处剂量沉积的多少——取决于光束与靶组织的质量。对光子束本身的深度剂量影响最大的是光束的能量。

（五）能量沉积

高能光子束穿过某一介质，原子发生激发和电离。其中电离对原子具有破坏性，它改变了分子的完整性使细胞死亡。激发电子继续与其他原子发生电离，将能量沉积在介质中。转移给电子的全部初始动能称为比释动能。能量转移的第二阶段称为吸收剂量。并不是所有起始的能量都转移到介质中，一部分能量以轫致辐射的形式辐射出去，剩下的称为碰撞比释动能。吸收剂量是在介质中沿电子路径保留的能量。如果电子轨迹有明显的长度，转移能量（比释动能）和吸收能量（吸收剂量）在不同的位置发生。

当光子束进入介质时，原子的初始电离发生在表面。能量直接转化为逃逸电子，因此比释动能在表面存在最大值。随着射束前进得更远，光子强度由于吸收和散射衰减。因此，比释动能随深度增加而减小。另一方面，吸收剂量在介质表面是低的，逐渐增加到最大，然后随深度的增加函数减少。从表面到剂量最大区域深度称为建成区。最大吸收剂量点称为最大剂量点，超过最大剂量点区域称为电子跌落区。

二、传统放疗

外照射是放疗应用最普遍的放疗技术。患者躺在床上，外放射源作用于身体特定部位。千伏级X线，一般用于治疗皮肤癌或表浅肿瘤。兆伏级X线用于治疗深部肿瘤（膀胱、肠、前列腺、肺、脑等）。兆伏级电子线主要用于表浅肿瘤治疗。

用于影像诊断及治疗的γ线、X线能量一般用kV或MV表示，电子线用MeV表示。它表示直线加速器产生光子束的最大电压。电子束由一系列能量组成：最大能量大约等于电子束的最大电束乘以电子电荷。因此，1MV的光束产生的光子不会超过1MeV。X线的平均能量只有最大能量的1/3左右。光束质量和硬度可以通过特殊的滤波器来提高，从而提高X线光谱的均匀性。

电子加速到高能，打靶产生X线。临床常用X线根据能量分为以下几种。

- 诊断X线：20～50kV
- 深层X线：50～200kV
- 高压X线：200～500kV
- 超高压X线：500～1000kV
- 兆伏X线：1～25MV

在这些能量范围中，兆伏级X线最常用于放疗。高压X线应用于特定情况，其他能量射线基本不用于临床治疗。

临床应用的光子束也可来源于放射源，如^{60}Co、^{192}Ir、^{137}Cs、^{226}Ra，最后一种已不在医学上应用。这种由放射性衰变产生的光子束或多或少是单一能量，称为γ线。

正交电压X线是由在200～500kV工作的直线加速器产生的。这些也被称为"深"或"浅"的机器，取决于它们的能量范围。正交电压单元的设计与诊断 X 线基本相同。这些机器一般被限制在 600kV 以下。

直线加速器产生兆伏级的 X 线。医用直线加速器产生的 X 线和电子的能量为 4～25MeV[11]。X 线本身是由靶材料中电子快速减速产生的，通常是钨合金，它通过韧致辐射产生 X 线谱。由直线加速器产生的光束的形状和强度可以通过各种方法进行修正或准直。因此，常规、适形、调强、断层和立体定向放疗都是由特定修饰过的直线加速器产生的（图 4-3）。

当粒子束穿过轨道时，它是不受影响的。同时设计的驱动信号的频率和电极间隙的间距可以产生巨大的电压差，当粒子穿过间隙被加速的同时将能量传递给它。在接近光速的速度下，增加的速度是很小的，能量表现为粒子质量的增加。同时还包括额外的磁或静电透镜原件，以确保光束在管道及其电极的中心（图 4-3）。

（一）直线加速器

直线加速器可产生 6～18MeV 能量的射线束，同一深度处剂量随射线能量增加而增加。对于给定某一深度，18MeV 光子束剂量大于 6MeV 光子束剂量，同样表面剂量也会增加。深度剂量同样也受照射野大小的影响。随着照射野增大，散射剂量增多，吸收剂量随之增加。例如同一射束，10cm 深度处吸收剂量，20cm×20cm 照射野要高于 5cm×5cm 照射野。一个患者不同深度处的剂

量累积还受其他因素影响，包括准直器散射、铅挡块散射、楔形板及组织补偿器散射。影响剂量累积的另一个主要修正因子是靶组织的密度。例如：肺组织密度低于软组织，能够允许更多的光子传输。另外，由 Roentgen 提出的平方反比效应必须考虑在内。所有这些影响因素在患者剂量计算时都应考虑到。体内肿瘤及其他组织接受的剂量要远远比机器的 X 线输出要复杂得多。

作为能量来源，电子不同于光子的区别在于电子在组织内射程短。与相互作用的原子核比，它们是非常轻的粒子。因此，电子在单一过程中会损失很大一部分能量。这导致更少的皮肤剂量和表浅组织大部分的能量沉积。因此，电子线常被用来治疗接近表面的肿瘤，如皮肤癌（图 4-4）。

（二）粒子束

高能带电粒子束以独特的方式与组织相互作用。最初，带电粒子逐渐失去能量，在传输路径的末端，能量释放达到一个高峰，这种强烈的能量沉积称为布拉格峰（Bragg）。该特性能够在指定深度向目标提供最大剂量。在临床实践中，粒子束通过调节能量进而改变深度，扩大覆盖目标的剂量沉积，这一改变是在允许最佳剂量的基础上进行的。

在最严格的意义上讲，传统的放疗设备中使用的电子束是一种粒子辐射，但是本节专门讨论

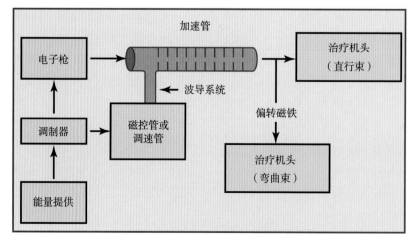

▲ 图 4-3　典型医用直线加速器方框示意

引自 Leibel SA, Phillips TL, eds. *Textbook of radiation oncology*. Philadelphia: WB Saunders; 1998; 110.

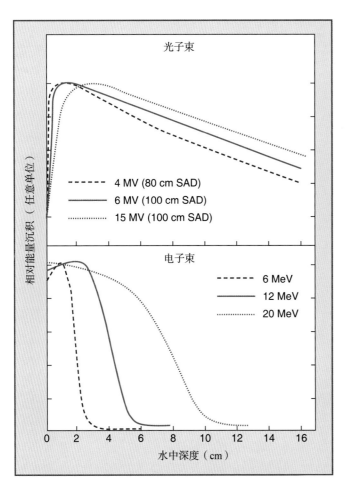

◀ 图 4-4　常用于头颈部肿瘤的兆伏级光子和电子的典型深度剂量曲线

左图为10cm×10cm射野，对应于4MV（80cm-SAD），6MV（100cm-SAD），15MV（100cm-SAD）能量光子曲线；下图为10cm×10cm射野，对应于6MeV（虚线），12MeV（实线），20MeV（点线）能量电子曲线

在世界上少量的放疗中心实验中所使用的重带电粒子——质子、α粒子、重粒子、π介子和快中子。这些粒子因其不同的放射生物性或更好的深度剂量特性而具有特殊的价值，使得周围正常组织保护的同时获得更高的肿瘤剂量。

其中对一种粒子——快中子已做了大量的临床工作[12, 13]。中子因其在穿过组织时沉积了大量能量的放射生物学特性而引起临床关注。中子是中性粒子，与原子核相互作用产生"重"带电粒子：质子、α粒子或核碎片，穿过组织时产生密集的电离作用。这些次级粒子的分布与光束的能量谱密切相关。用于临床治疗的中子通常是通过加速带电粒子如质子或氘核，并将它们撞击到铍靶上产生的。

人们对直接将带电粒子束用于治疗非常感兴趣，因为它通常需要比产生中子光束能量高得多的能量。较轻的粒子，如质子[14]和α粒子，具有极有利的深度剂量特性。这些光束的放射生物学特性与传统的光子或电子束相似。带电重粒子结合了质子和α粒子束的有利深度剂量特性，具有良好的中子束生物特性。每个核的能量大约是几百个电子伏特，而不是由中子产生的几个电子伏特。这些高能粒子在组织中移动缓慢，到达靶区前路径上不会沉积大量能量。因此，位于路径上的组织不会产生太多的辐射损伤。但是它们的成本极高，所以这些粒子束的使用并不广泛。人们对质子束的兴趣越来越大，预计美国使用质子的放疗设备数量将会增加。

（三）外射束辐射特征

患者接受外照射放疗之前必须完成一系列的技术准备。这些准备（模拟、治疗计划、验证、剂量给定和质量保证）目的是确保以精确和可控的方式向患者提供高剂量的辐射。通常模拟、计划设计和验证过程需要1～3d。治疗计划必须个体化，以最大限度地达到目标，同时尽量减少周围正常组织的辐射。

这一过程中的任何不准确性都可能导致放疗延迟。在模拟过程中，患者的体位固定是为了便于定位和每日摆位的重复性。该方法包括使用固定化装置、任何能在治疗期间将患者保持在适当位置的装置及治疗辅助装置，包括使患者舒适的支撑装置。在大多数头颈部患者中，使用头颈面罩。

患者体位固定后，至少在患者上标记两个参考点，以定义靠近内部肿瘤靶点的参考平面。参考点的标记是利用激光来辅助完成。接下来，对患者感兴趣的区域进行计算机断层扫描（CT），通常使用专门的 CT 模拟机获得 CT 图像，用于计划设计。这些图像被传输到工作站，然后放射肿瘤学家勾画肿瘤靶区和关键的周围正常结构，并提供处方剂量和正常组织限制剂量。在这基础上，医学物理师设计个体化的治疗计划。该计划是将处方剂量均匀地提供给肿瘤靶区，同时保持对临界正常组织的较低剂量。尽管这些目标是可以实现的，但需要一定时间来进行个体化计划的优化。

个体化计划必须考虑可操作性——即选择射束方向必须保证加速器不能与患者和治疗床碰撞，计划的技术参数必须符合交付机器的技术要求。然后，将个体化的机器参数下载到记录验证系统数据库中。患者的验证是确定个体化计划是否正确和可传递的过程。这里的正确是指患者简单快速地进入治疗位置，相对的舒适且不动，设置是可重复的，靶区根据计划处于相对于等中心的适当位置。最后，要保证患者与治疗机器留有适当的间隙，避免发生碰撞。在验证过程中，通常使用带胶片或成像器的正交或独立的射线照相技术，来评估和记录摆位情况。此外，机器参数也在数据中获取。这些图像可被用来帮助患者需要重新定位。

通常辐射剂量使用直线加速器传递给患者（图 4-5）。所产生的射束具有一个前进峰；意思是说，它沿着光束轴有极高的强度，必须通过锥形金属压扁滤过器使其变成可临床应用的均匀射束。当光束离开加速器时，通过一对铅门或多叶光栅（MLC）准直系统（图 4-5）。MLC 用于防护和保护正常组织，取代了陈旧笨重的铅块。此外，该系统还用于调整调强放疗中的射束束流强度。直线加速器有一个机架，允许治疗头围绕着患者旋转；因此，辐射束可以从多个位置指向靶目标，减少对正常组织的辐射剂量。由于高压、运动部件和高剂量，加速器必须正确校准和维护以确保安全使用（图 4-5）。

除了外照射治疗外，放疗还包括近距离治疗（近距离源自希腊语"短"）。在这种治疗方式中，将密封的放射源置于肿瘤附近或直接植入肿瘤。近距离放疗的主要优点是剂量从源迅速下降。近距离治疗通常是一种有创性治疗。当种植体需要短时间的放疗源时，进行预种植体剂量测定以确定需要的源数量。在源数目确定之后，由供应商订购植入源。当源到达后，必须对其进行分析并准备植入。在植入的当天，确立最终的剂量计划，放射源通常以粒子的形式，（如前列腺短程治疗）根据新的治疗计划植入。对于较长半衰期的放射源，通常运用导管进行植入。植入后，患者必须进行模拟定位，并产生最终的治疗计划，类似于已经描述的外照射的过程。随着计算机技术发展，后装近距离治疗应用于临床。在这种治疗方案中，辐射源被远程装载到患者体内，如果需要可以随时取回。

（四）治疗计划

成功的放疗计划是放疗过程成功的关键。目

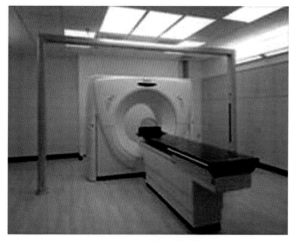

▲ 图 4-5 直线加速器

Cummings 耳鼻咽喉头颈外科学（原书第 6 版）

标是确定肿瘤的全部范围和可能扩散的区域。因此多种因素必须考虑在内，包括肿瘤组织学、肿瘤的范围、显微镜下肿瘤扩散区域、治疗是在术后还是在无干扰的瘤床上进行，以及邻近结构的耐受性。然后制订一个计划使每个区域达到给定处方剂量，同时将每个正常组织的体积控制在耐受剂量以下。在任何类型的模拟定位图像取得后，必须仔细审查临床数据以勾画需要治疗的组织。将需要治疗的体积称为靶区，由三个分量相加得到：①肿瘤靶区（GTV），将该靶区扩大可生成临床靶区；②临床靶区（CTV），包括存在扩散风险的区域，如邻近组织或引流淋巴结区域；③计划靶区（PTV），通过外放得到，以修正在治疗期间每日摆位误差及治疗时患者的运动。

计划设计的其余部分包括选择所需辐射束的数量、射束能量、射束角度及权重，以便在正常组织得到最佳保护情况下向肿瘤输送所需辐射剂量。在这些射束确定后，用数字重建射线照片来反映设计的治疗区域。三维（3D）治疗计划的应用使得通过设计辐射场来增加治疗的复杂计划成为可能，对肿瘤和正常器官的剂量可以通过维度进行精确的评估。可通过剂量 – 体积直方图来评估辐射治疗可能产生的毒性，并能显示整个器官体积所受辐射剂量。

治疗计划完成，患者开始治疗。第一步是患者在实际治疗机上验证射野。每天，患者被重新定位到模拟和后续治疗计划完成时的准确位置。应用固定装置来帮助重新定位，包括前面提到的泡沫体铸件或塑料头罩。这些是在模拟定位前制作，并在整个治疗过程中应用。激光会聚在治疗机的等中心点上，也就是治疗机旋转的点，可以在治疗室内使用并协助重新定位。由于 3D 技术使治疗靶区的勾画更精确，计划设计得更复杂，因此准确的每日位置验证是绝对必要的。

在制订放疗计划时，临床医师必须记住控制肿瘤阳性边缘及显微镜下肿瘤的辐射所需剂量。肿瘤控制概率与辐射剂量和肿瘤体积有关。辐射细胞死亡与剂量呈指数函数关系。辐射的必要剂量与肿瘤中细胞数量（肿瘤体积）大致呈正比。头颈部肿瘤的控制大约需要 50Gy 剂量，阳性切缘需要 60Gy 剂量，而对大肿瘤（T_3 和 T_4 期）的充分控制需要 70Gy 剂量。

三、放射生物学

放射生物主要研究辐射对生物系统的影响。它包括从 DNA 链断裂到基因突变再到细胞非基因事件，如细胞凋亡等。

当细胞内关键靶受到辐射损伤时，细胞发生凋亡[15]。关键靶包括大量生物分子或结构，其中最重要的是 DNA。在分子水平上，生物效应需要产生离子化，这就是为什么我们把这个过程称为电离辐射。当辐射被 DNA 吸收时，DNA 的原子发生电离和破坏，损伤就会直接发生。然而更常见的是辐射损伤通过以下三种模式间接发生[15, 16]：

- X 线或 γ 射线辐射作用产生一个中离子（相对的，如 α 粒子的电离辐射不需要中离子的作用）。
- 中离子产生自由基，破坏 DNA 化学键（对于光子电离辐射，中离子也可直接破坏 DNA）。
- 水分子电离产生氢氧自由基、过氧化氢、水合电子和氧自由基[17]。

所有这些物质都是高度活性自由基，它们与 DNA 相互作用并致其损害。所有方式最终都会导致 DNA 键断裂，从而导致双链断裂，最终导致有丝分裂的死亡（图 4-6）。

这些断裂的化学键会导致失去一个碱基或整个核苷酸，或者 DNA 链的一个或两个部分完全断裂。断裂的单链可根据相反链极易完成修复。因此，单链断裂与细胞死亡几乎没有关系，尽管修复不正确可能会导致突变。双链断裂被认为是 DNA 中最重要的损伤模式[18]。双链断裂会使染色体分成两部分，直接导致突变及最重要的细胞死亡。

越来越多的试验数据表明，DNA 辐射损伤并不是细胞电离辐射损伤的唯一机制。其他机制包括细胞凋亡、细胞周期阻滞和细胞有丝分裂死亡。一项研究表明，细胞凋亡可由细胞膜中的辐射能量沉积引起[19]。也有报道称直接辐射损伤线粒体也可致细胞凋亡[20]。

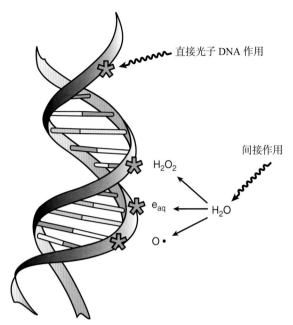

▲ 图 4-6　X 线与 DNA 之间的两种可能相互作用：直接作用，X 线与 DNA 分子本身作用（相对罕见）；间接作用，X 线电离水，产生的活性物质与 DNA 作用，造成 DNA 链断裂

引自 Lichter AS.Radiation therapy.In Abeloff M, ed: *Clinical oncology, ed 2*. London:Churchill Livingstone; 2000: 423-470. Copyright 2008 by Johns Hopkins University, Art as Applied to Medicine.

（一）细胞周期阻滞

辐射会触发信号级联，导致细胞周期中的 G_1 和 G_2 检查点的阻滞[21]。细胞周期扰乱（图 4-7）是辐射照射后观察到的最早期的生物效应之一。尽管关于辐射损伤最好描述的检查点是 G_1 和 G_2 检查点，但细胞可以在细胞周期的任何阶段显示检查点或阻滞。正常细胞和那些保留 p53 功能的癌细胞在细胞周期的 G_1 阶段被阻滞。这是由 p53 介导引发。

（二）有丝分裂死亡

许多癌细胞，典型的是 p53 蛋白通路缺失或突变的癌细胞，尽管保留了在细胞周期 G_2 阶段阻滞的能力，但已经失去了增殖能力停止在 G_1 阶段。然而，即使在 G_2 检查点后重新进入细胞周期，仍然可以看到细胞死亡，且可以采取多种形式：有些细胞胞质分裂失败，形成多核巨细胞，有些细胞在试图进行有丝分裂时发生有丝分裂突变。

（三）辐射敏感性

我们对放射生物学的主要兴趣在于找出提高治疗毒性的方法。其中一个主要概念是辐射敏感性，即细胞、组织、肿瘤或生物体对辐射的相对敏感度。但是，肿瘤的消退不仅是肿瘤细胞功能的死亡，同时还受许多因素的影响，包括肿瘤细胞外基质的数量，肿瘤细胞的生长倾向和辐射灭活细胞的再吸收清除。一个常见的误解是肿瘤细胞放射敏感性应该比正常组织更高，因为它们的增殖速度更快。这种误解可能追溯到 100 年之前。1906 年，在发现 X 线后 11 年，Bergonie 和 Tribondeau[22] 建立了细胞放射敏感性和再生能力之间的关系法则。他们推测增殖速率快的细胞比增殖速率慢的细胞更具放射敏感性，即在一个细胞周期中处于有丝分裂期的细胞，比其他阶段的放射敏感性更高。然而也会受到其他因素的影响，如组织和宿主的特异性因子。当时并未对正常组织晚期并发症进行评估，现在我们知道许多慢增殖或不增殖的正常组织，如肾脏也会有高放射敏感性，它们只是放射损伤的表达时间比快速增殖组织晚。同样的，肿瘤增殖速度并不能预测放射治愈的可能性，例如，快速增殖的多形性胶质母细胞瘤对辐射耐受。

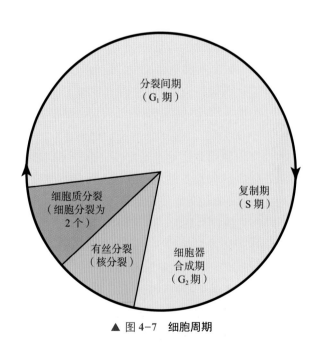

▲ 图 4-7　细胞周期

（四）细胞存活

细胞生殖完整性的丢失，对于我们理解肿瘤或正常组织的辐射反应是重要的。当细胞暴露于致死辐射剂量时，它们可能不会立即死亡，或在几个小时治疗期内死亡，甚至有时在单一分裂辐射区内死亡。当用延时摄影观察辐射过后的细胞时，一些细胞存活并继续形成集落，一些细胞迅速死亡，其他细胞会在最终停止分裂之前进行多轮不完整的细胞分裂。放射生物学家已经证实，通过持续细胞分裂形成克隆细胞所占比例，最能预测辐射剂量的影响[23]。为了根除或控制肿瘤，临床医师必须确保所有克隆性肿瘤细胞失活。换句话说，如果有一个克隆细胞存活，治疗可能失败，因为该细胞会导致肿瘤再生。为了更好地理解肿瘤控制，制作了与辐射剂量相关细胞存活分数曲线（图4-8）。

按照惯例，细胞存活分数为对数标尺，辐射剂量为线性标尺。这条曲线代表大多数哺乳动物细胞。注意图4-8曲线中两个不同的区域，初始区域为低剂量辐射区，曲线斜率小。在这一区域，随辐射剂量的增加细胞死亡数量变化缓慢，称为细胞存活曲线肩区，其宽度用 D_q 表示。D_q 是曲线的外推直线与存活率为1的横轴相交点的剂量，代表低剂量辐射时细胞损伤修复能力。高剂量辐射时曲线变为直线，其斜率用 D_0 表示，代表细胞存活分数由0.1降到0.37时辐射剂量：该区域斜率越陡则代表细胞对放射敏感性越高。外推直线与纵轴相交的值为N，这种类型的曲线可以使用以下方程式进行建模。

$$S=1-[1-exponential(-D/D_0)]^N \qquad （公式4-3）$$

S为存活分数，D为辐射剂量，N和 D_0 见图4-8。在靶理论中，N可以被认为是接受一次辐射剂量被灭活的细胞内的靶数目。

已有许多数学模型被用来描述实验观察到的细胞存活曲线的形状，包括初始斜率肩区和最终较陡的斜率。包括靶模型、致死和潜在致死模型、修复饱和度模型。其中一些只是基于简单的数学模型，并没有真正模拟细胞死亡中的分子事件，

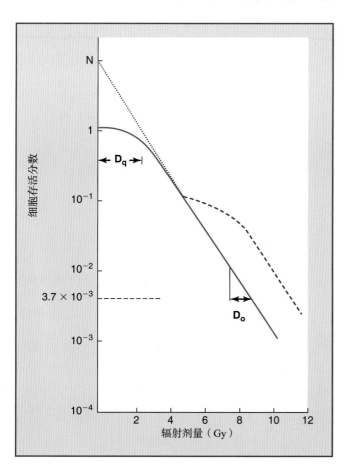

◀ 图4-8　哺乳动物细胞暴露于单剂量辐射下的典型细胞存活曲线（实线）

存活的细胞分数用对数表示，辐射剂量用线性表示；D_q 代表了肩部区域宽度，在目标理论中也可以用外推数 N 来表示；D_0 代表了"直线"部分的斜率；点线表示曲线回横坐标的线性部分的外推值；虚线表示细胞存活曲线的再生，如果在给予辐射之前允许有6～8h（修改自 Hall EJ. *Radiobiology for the radiologist*.Philadelphia: JB Lippincott; 1994.）

另一些模型是基于模拟细胞死亡中的分子事件建立的（如染色体断裂或 DNA 修复）。所有模型都可以将生存曲线的形状描述为一个近似值，没有一个能涉及细胞死亡所有事件和所有可能机制。对临床实践影响最大的是线性二次模型[24]，它与临床细胞接受一定范围辐射剂量表现出的行为相吻合。模型由 Keller 和 Rossi[25] 配合设计完成，假设辐射诱发细胞死亡有两个潜在事件，一个与剂量呈线性关系（exp[-αD]），一个与剂量成二次关系（exp[-βD²]）。用数学方法表示"α-β"方程表示为

$$S=e^{-(\alpha D+\beta D^2)}\qquad（公式 4-4）$$

S 为一定剂量（D）照射后的细胞存活分数（图 4-9）。假设这个方程代表实际分子[26]。DNA 中的双链断裂是辐射能量沉积致死损伤，一种称为 αD 或可有两种情况，两个粒子分别作用单链 DNA（βD²），然后相互作用。这种假设现在被认为是不可能的，因为单个双链螺旋分子内两个轨道相互作用的可能性很低。

来源于公式 4-4 中的 α/β 值，在生存曲线上存在一个点使得两种细胞死亡相等，也就是 αD=βD² 或 D=α/β。换句话说，对于每个细胞群体存在一个辐射剂量，使线性（α）和二次（β）对细胞杀伤的贡献相等。α/β 值是特定于某个细胞群，并反映了该细胞对两种类型损伤的敏感性。早反应组织（皮肤、黏膜和肿瘤细胞）具有较高 α/β 值。它们的细胞存活曲线在弯区发生前有较长直线区，也就是

指单一事件 α 损伤作用为主。晚反应组织如脊髓、肾脏和肌肉等细胞存活曲线弯曲较早，α/β 值低。这些晚反应组织在放疗时通常选用细胞存活曲线肩区剂量。这就产生了改变分次概念，可以更有效地用于治疗肿瘤，而不增加晚反应组织损伤。

（五）组织辐射个体化特征

放射治疗的主要目的是照射肿瘤组织，同时尽量减少对周围正常组织的损伤。临床上主要应用放疗四原则"4R"：修复（亚致死损伤）、再分布（细胞周期）、再群体化和再氧合。放疗作用的原理不是因为肿瘤比正常组织对辐射更敏感，而是因为正常组织更易修复和再增殖。这 4R 同样也说明了肿瘤不同反应率[27-29]。

将放疗总剂量分成一定数目的单次低剂量，可以保证正常组织能够在分次间进行亚致死损伤的修复；然而这样做也可能会影响肿瘤细胞。分次剂量辐射时细胞存活增加，因为存活曲线的肩区在每一次治疗中被重复。也就是说存活曲线的肩区代表了亚致死损伤的积累和修复。

分次治疗同样解释了肿瘤细胞再分布到细胞周期中的放射敏感阶段。细胞在 M 阶段早期对辐射敏感，但在末期抵抗。G_1 早期抵抗，在 G_1 末期和 S 期早期越来越敏感。这种改变的确切机制尚不清楚，但值得注意的是在有丝分裂开始时，染色体中的 DNA 聚集成一个离散状态，在 S 期后期细胞中 DNA 含量增加了一倍。细胞周期中这些点分别相应于最大和最小放射敏感性。

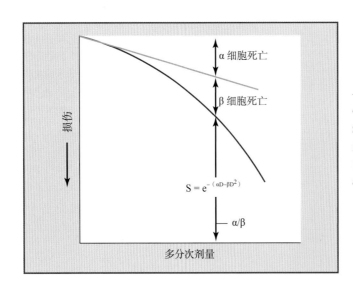

◀ 图 4-9 哺乳动物细胞的剂量 - 反应曲线符合线性 - 二次关系，至少在放疗的剂量范围内是如此

S 是在剂量（D）下存活的细胞比例，α 和 β 为常数；当 D=α/β 时，即线性项和二次项杀死细胞次数相等（引自 Cox JD, Ang KK, eds. *Radiation oncology: rationale, technique, results*, ed 8. St Louis: Mosby; 2003: 14.）

肿瘤细胞的再氧合使其放射敏感性更高。细胞对电离辐射的反应强烈依赖于氧气，相同细胞充氧条件电离辐射的损伤效应比乏氧条件高出三倍（图 4-10）[30]。肿瘤乏氧细胞比例要高于正常组织，因此让肿瘤细胞发生再氧合是重要的。但是如果分次间隔时间太长，肿瘤细胞会发生再分布和增殖，因此目的是在肿瘤的再氧合与再增殖和修复之间建立平衡，同时使周围正常组织的损伤最小化。

快速分裂组织（包括皮肤、黏膜、骨髓和肿瘤细胞等）对于放疗后急性不良反应是非常重要的。急性不良反应的严重程度取决于早期应答组织的细胞损伤和干细胞的修复之间的关系。这种平衡主要基于总治疗时间，延长整个治疗时间可以使患者免受严重的急性不良反应。如果治疗过程太强烈，以至于没有足够数量的干细胞存活，急性不良反应可能会进一步发展为晚期不良反应。放疗晚期不良反应主要发生于晚反应组织（如脊髓、脑细胞和结缔组织）主要由无复制能力的终末分化细胞组成。这些细胞通常在放疗过程中不发生转换，且没有机会或需要再生。因此与早应组织不同的是晚反应组织的不良反应与整体治疗时间无相关性，主要取决于总剂量和单次剂量。

假设每次放疗后细胞完全修复，则多数晚期不良反应与治疗持续时间无关。相反，总治疗时间与早反应组织的早期不良反应和肿瘤的治愈相关，这意味着肿瘤会对长时间辐射造成的细胞损伤快速增殖。

为了评估辐射治疗的影响，对于给定总辐射剂量，时间 – 剂量是最重要因素[31]。如果总剂量一次照射，那么健康组织会比分次照射发生更多的细胞死亡。发生这种差异是由于单次照射没有修复亚致死损伤。一般而言，较短的总治疗时间给予较小总辐射剂量，可以产生与较长的总时间间隔内较大总辐射剂量相同的正常组织反应。

证明这一点的是 Standquist 对皮肤等效应测量的经典实验[32]。结果显示，当用总剂量与时间的对数 – 对数尺度绘制时，不同程度的皮肤损伤和治疗皮肤癌剂量的等效应线是直的。此外，线条呈现相同的斜率，即它们是平行的。产生给定效果的剂量与 0.33 成比例。Ellis[33] 将这一概念应用到放疗临床中，将总指数 0.33 分配给整个治疗时间（T）和部分治疗次数（N），定义为名义标准计量 NSD。

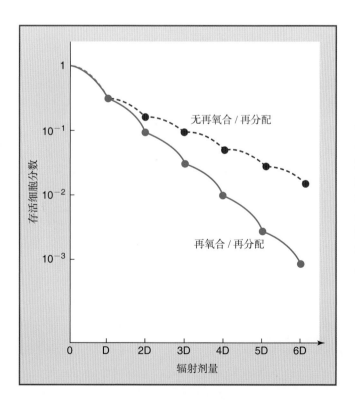

◀ 图 4-10　分次放疗对非均匀细胞群体影响，细胞存活分数沿辐射剂量的横坐标绘制成函数
剂量以 D 为单位递增，连续剂量之间的间隔时间足以进行亚致死损伤的修复；与乏氧细胞相比，增加初始剂量杀死更多含氧细胞，且更倾向于在细胞周期的放射敏感阶段；实线曲线表明，在下一次辐射剂量给定之前，剩余的细胞重新充氧、分布；虚线曲线表明，当没有再氧合与分布时，连续的辐射剂量被传递给更耐辐射的细胞群（该图是示意图，不代表任何特定细胞系）

$$NSD=D^{t}/T^{0.11}N^{0.24} \qquad （公式4-5）$$

D^{t} 为总辐射剂量。这个表达式的指数只适用于皮肤，毫无疑问并不适用于其他组织。

（六）临床应用

1. 放疗次数

目前普遍应用的放疗方案是基于之前讨论的理论，是多年临床经验的结果，对于大多数放疗HNC患者更为重要。不良反应可能对治疗产生影响，进而影响生存率。为了进一步改善结果，许多研究提出了不同类型的剂量处方。已探索的两种主要治疗方法为超分割和加速超分割治疗。

一些研究建议用超分割治疗，每天多次照射，总时间与常规一天一次治疗相同。每次辐射剂量减小，可能会在不增加乳酸血症的情况下，允许更大总剂量。这是因为正常组织发生不良反应晚，持续时间长，对单次分割剂量依赖性更大。因此减小单次剂量，可以提高总剂量而不增加晚期发病率。在大致相同的治疗时间内，给予小于常规分次的多次治疗，通常采用每次1.1Gy或1.2Gy，每天2次，总剂量为74～80Gy。

已有四项前瞻性随机实验，单独超分割放疗与常规标准放疗（无化疗）进行比较[34-37]。所有研究结果中，对于接受超分割治疗或加速超分割治疗的患者，局部控制率明显优于标准治疗。患者2年局部控制率从8%增加到20%。同时也观察到一种趋势，通过超分割治疗，可使无病生存成为可能。其中一项针对口咽部肿瘤研究指出，总体生存率有所提高：42个月时超分割组为27%，常规治疗组为8%（P=0.03）[36]。超分割组与常规治疗组生存率分别为40%和18%（P=0.06）。经过改变分次放疗的所有患者，后期不良反应比常规分次治疗显著好转，超分割的急性不良反应比标准治疗更强烈和常见，但长期效应似乎相似。

加速超分割是为了减少总治疗时间，应用更大单次剂量每日多次辐射。超分割的目的是防止放疗过程中肿瘤再增殖。许多研究发现在治疗期间肿瘤细胞的增殖会使头颈部肿瘤总体治疗时间延长，并丧失对肿瘤的控制。一般来说，加速治疗使用连续方式而不是分段治疗，并不影响总剂量，从而改善局部控制。然而这种方法所增加的黏膜不良反应对生存是否有意义是一个悬而未决的问题。超分割治疗对原发肿瘤有更好的控制趋势，但总体生存率无显著差异。已有部分实验对局部晚期头颈部肿瘤加速超分割治疗和常规放疗进行对比研究[34-41]。所有这些研究均采用不同剂量分次方案，结果显示局部控制和生存率均不一致，唯一提出生存获益的实验是样本量最小的[39]。

这些结果不一致的原因可能是由于治疗方案的差异。部分研究中，整体治疗时间减少超过50%，这使得总剂量减少了10%～20%[38, 40, 41]。这种方法仅在一次实验中显示较好的局部控制率且整体生存率没有增加[38]。另一种方法是总体治疗时间适度减少，总剂量无差异，采用分期治疗方案[34, 35, 38]。采用这种方法，除了在一项实验中局部控制率改善外，没有观察到局部控制或生存率获益[35]。不过这种局部改善并未使总体生存率改善，这种生存获益的缺乏部分，归因于加速治疗组中更高比率的晚期不良反应，其会导致非癌症相关死亡率的增加。

已有两项研究在不改变总剂量的前提下适当减少总治疗时间，采用每周6～7次（与常规每周5次相比）连续照射[39, 42]。这两项研究均显示，加速治疗组局部控制率明显提高，其中一项研究显示总体生存率有改善的趋势[39]。然而这两项研究也显示急性不良反应显著增加，并且晚期不良反应是否更严重尚不清楚。同样也存在着相互矛盾的数据：许多实验表明不会增加晚期不良反应[38]，而另一些则提示相反[35]。

头颈部鳞状细胞癌改变分次放疗获益来源于一项Meta分析实验，包括15组实验的6515例患者，对超分割治疗或加速超分割治疗和常规放疗进行对比分析[43]。大部分患者临床分期为Ⅲ期或Ⅳ期。与常规治疗相比，改变分次方式可使原发部位局部失败率降低18%，这相当于5年局部失败率的绝对值减少6.4%。在接受超分割放疗的患者中，局部控制的改善更为显著，且总体剂量未减少。同时还发现整体生存获益，改变分次放疗降低了8%的死亡风险，2年和5年绝对生存收益分别为3.3%和3.4%。无论剂量减少与否，使用超分割方式患者获益程度高于加速超分割方式。尽管这组 Meta 分析证实了超分割相较于常规治疗方式的优势，但今天的标准治疗是放化疗，这些研究并未证明任何放疗相较于放化疗的优越性。

有研究对超分割放疗合并放疗增敏（放化疗，CRT）治疗获益进行对比分析。116 名 HNC 患者（其中约 53% 不能切除）被随机分配为单独超分割放疗，或联合氟尿嘧啶和顺铂治疗[44]。肿瘤 3 年局部控制率，CRT 组优势明显（70% vs. 44%），无复发生存率更高（61% vs. 41%，$P=0.08$），总生存率更好（55% vs. 34%，$P=0.07$）。两组毒性反应相当，不过目前还没有试验进行超分割放化疗与常规放化疗的对比分析。目前在美国广泛接受标准治疗的，一般为局部晚期喉癌和口咽癌。每天 2 次的治疗方式，对患者和治疗设施提出了更多的时间要求，并还可能产生依从性问题。结果是超分割方式，至少在美国并未广泛应用。

2. 放疗增敏剂

改善放疗结果的两个主要方法，一是如前所述，改变辐射方式；二是帮助辐射变得更有效，如增敏剂。已提出许多机制来解释辐射耐受或失效，这些机制主要根据辐射剂量、时间，以及影响肿瘤对放疗响应的遗传因素和表观因素进行分类。在本节中主要讨论以下几种：减轻缺氧、同步化疗和靶向治疗。

(1) 减轻缺氧：在肿瘤细胞微环境内，放疗的有效性与治疗时氧合状况密切相关。氧合细胞比乏氧细胞的感光高 2.5～3 倍[45, 46]，实体肿瘤中乏氧细胞比例范围从小于 1% 至超过 50%[47]。肿瘤微环境中的缺氧，可能是间质压力增加的结果，其可导致血管塌陷、伴随短暂性或持续性灌注不足、局部缺氧和酸中毒[48]。许多肿瘤患者都伴贫血症，这也可能导致局部缺氧，从而对放疗产生的肿瘤固化性产生不利影响[49]。许多针对改善缺氧的研究实验已开展。这些研究探讨了增加氧气输送的概念，也称为高压氧法（HBO），来增加血液中的氧气量。使用碳水化合物也可升高局部氧含量水平。虽然 HBO 的使用有着显著的应答率（临床完全缓解率使用 HBO 84% 与未使用 HBO 52%）[50]，但 5 年局部控制率或生存率没有显著差异。有研究提出在放疗期间吸入碳水化合物（95% 氧气，5% 二氧化碳），并与加速超分割放疗和口服尼古丁酰胺（ARCON）相结合[6, 7]，但是否获益尚未得到证实。

第二种降低缺氧方法是使用缺氧细胞增敏剂，其中一些已应用于同步化疗方案中，包括尼莫唑和替拉扎明。虽然初步试验的结果很有希望，但至今尚无证据显示生存率获益[51-53]。

许多研究对通过使用重组人促红细胞生成素（EPO、依泊汀和达贝泊汀）纠正原有贫血症来改善疗效这一假设进行评估。这一假设得到了无控研究结果的支持[52]。随后的随机实验直接测试这一假说，证实没有获益并且事实证明，接受过 EPO 的 HNC 患者局部控制率和总体生存率明显更差[54, 55]。

(2) 同步化疗：一般来说，放疗和化疗之间可能存在协同作用，可改变放射生物学参数（α 和 β），或者可能是加性效应。加性效应，可能以两种不同的方式发生。

① 化疗可有效根除微转移，并可能因此减少远处转移的发生率。

② 空间合作，意味着每种治疗方式独立运行，放疗在射野内，化疗射野内外。不良反应独立性（非重叠毒性），允许以全剂量施用每种治疗方式，而不显著增加正常组织损伤。然而几乎所有同步放化疗黏膜炎率和其他部位不良反应都比单纯放疗要高。

协同作用是指放疗过程中加入化疗，增加放疗射野内细胞毒性。在这种情况下，该药物作为增敏剂 / 增强剂，增强辐射作用。许多化疗药物在体外作为直接细胞放射增敏剂起作用，包括顺铂、丝裂霉素、氟尿嘧啶、羟基脲、博来霉素、紫杉醇、多西他赛和西妥昔单抗。西妥昔单抗是一种针对表皮生长因子受体的单克隆抗体，在大多数 HNC 中过表达。

协同效应或加性效应机制如下[56-58]。

- 药物可能干扰 DNA 亚致死或潜在致死损伤后的修复，这可能是顺铂作用机制的一部分[56]。

- 药物可通过增强细胞毒性作用，特别是分次放疗后减少肿瘤细胞再增殖[57]。

• 药物可减少乏氧细胞的数量。可以通过减少细胞间隙的压力来改善肿瘤细胞的氧合作用[56-58]。从而乏氧细胞可对辐射或化疗敏感。乏氧细胞可用乏氧细胞毒素灭活，例如丝裂霉素、替拉扎明[58]。

• 药物可杀死细胞周期 S 期的抗辐射细胞，并且可以缩短细胞周期[59]。羟基脲是抑制核糖核苷酸还原酶的 S 期特异性试剂，它对辐射可能有加性效应。因为它对 S 期细胞有毒性，因此被认为是抗辐射的。它可抑制放射敏感期 S 期细胞的进入，也被认为是同步细胞。紫杉醇的作用类似于细胞周期修饰剂，它可导致细胞在放化疗敏感的细胞周期 G_2 段 / 有丝分裂阶段发生聚集。同步化疗已经在几组中进行了测试。例如作为术后可切除或不可切除肿瘤的前期治疗[60]。

(3) 不可切除肿瘤：已经完成了几项 Meta分析来探讨放化疗在不可切除肿瘤中的应用。其中一项有或无化疗的局部治疗分析结果表明，放疗时以任何方式给予化疗的绝对 5 年生存获益率为 4%[61]。与单独局部治疗相比，同步放化疗的死亡风险比为 0.81（95% CI，0.76～0.88），多药化疗方案，获益更显著（HR=0.69）。

另一项随机实验中，对单独放疗或同步或交替化疗联合试验结果进行 Meta 分析，得出以下结论：对常规或改变分次放疗加用同步化疗但不诱导化疗，可使平均生存期延长 12 个月[62]。其中效果最为显著的是那些使用氟尿嘧啶或顺铂的化疗（平均存活分别延长 24 个月和 16 个月）。

(4) 诱导化疗：一些作者提出，最佳的治疗方案应包括放化疗前进行诱导化疗。使用诱导化疗的基本原理是，肿瘤总体负荷的减少将允许更有效的局部治疗：放疗可以直接杀死较少数量的肿瘤，还可以早期治疗细胞微转移减少发生跨转移的机会。研究证实，对于诱导化疗有良好响应的患者可获得长期生存期。

多数研究表明，诱导化疗无明显作用，化疗后残存的肿瘤细胞可能具有化学抗性，对放疗具有交叉耐药性[63]。延迟放疗可导致存活的肿瘤加速克隆再生，这在延长总治疗时间时也会出现。诱导化疗可增加不良反应（与没有化疗的局部治疗相比）、成本和总治疗持续时间。一些患者会由于受诱导化疗的不良反应而未继续接受根治性治疗。

两项实验比较了不同的诱导化疗方案[64, 65]。多西他赛或紫杉醇 + 顺铂和氟尿嘧啶的三联疗法与使用顺铂联合氟尿嘧啶的诱导化疗方案。研究结果表明，含紫杉类药物方案（多西他赛或紫杉醇）提供了较好的疗效，3 年总生存率提高 14%，中位生存期从 30 个月提高到 71 个月[65]。然而这两项研究都没有将诱导化疗与直接放化疗进行比较。Hitt[64] 研究指出，13% 的患者选择了耐受性较好的紫杉醇 / 顺铂 / 氟尿嘧啶 (PCF) 诱导方案后退出，没有接受最终治疗，这种情况可能导致病情恶化。为了回答这一问题，已有三项大规模随机实验来测试诱导化疗对 CRT 的益处。在这两项试验完成之前，这种方案应该被认为是调查研究。最近在美国临床肿瘤学年会（ASCO）上提出的两项随机研究结果，阐明紫杉醇铂剂联合氟尿嘧啶化疗和同步放化疗的地位已非常清楚。芝加哥大学的 Cohen 及其同事[65a]采用多西他赛为基础的化疗加或不加诱导化疗方案，用以治疗头颈部肿瘤进行实验（DeCIDE）。实验包括 280 名 N_2 或 N_3 期患者，包括区域高风险、发生转移及随机失败案例。随机失败案例包括以多西他赛、羟基脲为主的放化疗和以氟尿嘧啶同步超分割放疗，而不是两个周期 TPF 诱导化疗后再进行相同的放化疗。该实验最初计划共有 400 名患者，但由于入组缓慢而终止。总生存期和实验主要终点间没有显著差异。远处转移的累积发生率，不包含局部失败，在诱导情况下是改善的。然而，报道显示无复发和远处无失败生存率没有什么不同。重要的是，接受 TPF 诱导治疗的患者比放化疗组治疗相关死亡的风险更高：13（10%）vs. 4（4%）。Dana-Farber 研究所的 Hadad[65b] 提出的针对局部晚期头颈部肿瘤同步放化疗 (序贯放化疗) 对单独放化疗试验，属同一类型研究。与芝加哥实验相似的是，该实验最初计划入组 300 名患者，最

终累计 145 名患者。患者大多数为口咽癌，86%
为Ⅳ期。总生存率和无病生存率相似，远处转移
的发生率无差异。两组的存活曲线相互平行，并
且本研究中大量患者似乎不能从诱导 TPF 方案中
获益。

这两项研究的结论是，将 TPF 诱导化疗作为
局部晚期 HNC 的常规标准方案是不合理的。在
放疗前进行诱导，使亚临床病灶缩小的相关理论
优势，并没有补偿诱导增加的毒性。

（5）器官保留：HNC 放化疗的主要目标之一
是能够保护手术已破坏的器官。许多研究提出最
优组合方案以保留器官功能。

美国退伍军人事务部（VA）喉癌研究首次
发表了应用新辅助化疗来进行器官保护的随机
实验[66]。这项研究包括 332 例晚期喉癌患者，其
中Ⅲ期（53%）、Ⅳ期（47%），随机分配到两治疗
组。在第一组中，患者接受诱导化疗然后接受放
疗，必要时手术。化疗以 21d 的周期进行，化疗
第二周期开始后 18～21d，通过体格检查和间接
喉镜评估治疗反应。原发肿瘤最终接受总剂量为
66～76Gy，淋巴结根据初始大小给予放疗剂量，
一般为 50～75Gy。放疗后喉存在持续性疾病患者
行挽救性喉切除术，颈部存在持续性疾病变患者
行颈清扫术。此外晚期复发的患者，接受挽救性
切除术。

第二组治疗方案包括标准手术和放疗。患者
接受全喉切除术，其中大部分患者还接受了放疗
后颈部清扫手术（PORT；50～74Gy）。在这一
组中，15% 的患者部分缓解（PR），然后接受标
准的喉切除术，31% 的患者在原发部位临床完
全缓解（CR），85% 有原发和区域淋巴结的 CR
或 PR。

随访 33 个月后进行分析，结果包括生存率和
器官保护情况。两组的两年生存率相当，约为 68%。

同一研究的另一份报告报道了单纯放化疗
组的长期生存率[67]。至报告发布，3 年生存率为
53%。具有组织学 CR 的患者有更好的生存率。

研究中最显著的发现是与器官保护相关的结
果。在随机分配到新辅助化疗，随后进行根治性
放疗的患者组中，两年随访 66% 幸存者保留喉，

39% 的整体患者喉具有功能性。这项研究的一个
重要结论是，明显数量的患者在新辅助化疗和根
治性放疗后，可以保留喉的功能生存。遗憾的是
未发现生存优势。

随后，Forastiere 等[68]对单独放疗与诱导化
疗后放疗或同步 CRT 进行比较，以喉保留作为主
要终点。结果显示，2 年无喉切除术的生存率显
著提高（88%，新辅助化疗组 75%，单纯放疗组
70%），局部控制率优势明显（分别为 80%、64%
和 58%）[68]。诱导化疗后放疗与单独放疗相比无明
显不同，且三组患者的总生存率几乎相同。2 年和
5 年生存率分别为 74% vs. 76% 和 54% vs. 56%。

在 2006 年 ASCO 会议上发表的后期报告显
示，接受 CRT 和诱导化疗然后放疗组，生存率的
差异不明显（分别为 5 年 47% 和 45%，相比单独
放疗组为 35%）[69]，无喉切除生存率差异不明显。
但总体喉部保留率仍然有利于同步联合治疗（分
别为 84% 和 71%，相比于单独放疗 66%），局部
控制率也是如此。本研究提出同步 CRT 应作为术
后治疗的标准治疗。

（6）术后治疗：可切除的局部晚期 HNC 患者
的治疗目标是通过器官保存以达到最大限度的治
愈并保持功能状态。临床上，大多数有可能切除
的Ⅲ期或Ⅳ期 HNC 患者都采用术后辅助治疗，包
括手术切缘阳性、周围神经、骨或软骨侵犯，以
及晚期原发性（T_3 或 T_4）或淋巴结（N_2 或 N_3）疾病。

两项大型试验已经报道，在局部晚期但可切
除患者中，手术切除后联合放化疗较单独放疗生
存获益[70, 71]。尽管这些益处是以急性黏膜毒性增
加为代价，但晚期毒性反应并不常见。

由欧洲癌症研究和治疗组织（EORTC）主
办一项多机构试验。试验包括 334 例手术病理为
高危鳞状细胞患者，包括口腔癌、咽癌、喉癌或
下咽癌。随机分为单独放疗或同剂量放疗时联合
顺铂[62]。高危是指原发灶为 T_3 或 T_4 而无论淋巴
结为任何分期（T_3N_0 喉癌除外），包括手术切缘、
包膜外侵、神经周围受侵、血管侵犯或口腔 / 口
咽原发部位伴有Ⅳ区或Ⅴ区淋巴结转移。

中位随访 60 个月，同步 CRT 较单纯放疗
有显著更好的 5 年无进展生存率（47% vs. 36%）

和总生存率（53% vs. 40%），更低的局部复发（18% vs. 81%）且进展时间延长（55 个月 vs. 23 个月）。放疗肿瘤协会（RTOG）进行类似试验，包括 459 例可切除的高危鳞状细胞口腔癌、喉癌或下咽癌患者。随机分配行单独放疗或同剂量放疗时第 1 天、22 天和 43 天联合顺铂[70]。高危与 EORTC 定义的略有不同，包括阳性切缘，两个或两个以上淋巴结受累或包膜外受侵。中位随访 46 个月，CRT 与单独放疗相比 4 年无病生存率更高（40% vs. 30%）和局部复发更低（19% vs. 30%）。总生存率差异无统计学意义（HR=0.84，P=0.19）。与 EORTC 试验相同的是，CRT 组中急性严重黏膜不良反应发生率显著增加（77% vs. 34%）。尽管大量接受根治性治疗的患者数据表明，接受 CRT 的患者长期毒性发生率高于单独放疗，但两组患者的长期毒性反应相似。

为了建立治疗指南，通过比较 EORTC 和 RTOG 研究的筛选标准、临床和病理危险因素及治疗结果，在汇总分析中进行了风险分层[71]。总结发现，包膜外受侵和（或）显微镜下手术切缘阳性是两项对生存有统计意义的影响因素。在Ⅲ期Ⅳ期疾病，神经浸润，血管栓塞和（或）口腔或口咽肿瘤继发的Ⅳ区或Ⅴ区淋巴结患者中，CRT 有更好的生存优势，但差异无统计学意义。有两个或两个以上淋巴结但无包膜外侵是唯一的风险因素，同步化疗似乎没有获益。

(7) 靶向治疗：为了减少不良反应和治疗达到最优化，许多研究提出用分子靶向抗体取代化疗。迄今为止最显著的分子靶向抗体为西妥昔单抗，这是一种针对表皮生长因子受体的单克隆抗体，在大多数头颈部肿瘤中过表达。西妥昔单抗通过阻断配体结合位点来抑制受体活性。西妥昔单抗作为增敏剂在 424 例患者中进行了测试[72]，包括病理为鳞状细胞癌的口咽癌、喉癌。大多数患者接受同步推量放疗（56%）而 26% 和 18% 的患者使用每日 1 次和每日 2 次的分次方案。西妥昔单抗在放疗前 1 周 24h 内以 400mg/m² 的剂量施用，然后在放疗期间随后每周内以 250mg/m² 施用。中位随访 54 个月，西妥昔单抗治疗组与单独接受放疗组相比，中位生存期（49 个月 vs. 29 个月）

和 3 年生存率（55% vs. 45%）显著更好。局部控制率也明显提高（50% vs. 41%），喉保留率显著提高（3 年，88% vs. 80%）。2 年远处转移发生率相似（16% vs. 17%）[72]。尽管西妥昔单抗似乎没有加重与放疗相关的不良反应——黏膜炎、口咽炎、吞咽困难和体重减轻，但联合治疗的患者发生 3 级或 4 级皮肤不良反应的发生率更高（17% vs. 1%，痤疮样皮疹）。

这些结果令人鼓舞，然而西妥昔单抗未与其他作为放疗增敏剂的靶向药物进行比较，特别是与目前的以顺铂为基础的标准 CRT 相比，作用仍然不确定。尽管如此，它在美国已被批准联合放疗用于局部或局部晚期的鳞状细胞头颈部肿瘤。具有临界性能状态（PS2）的老年患者，不能耐受基于顺铂的 CRT 方案时，西妥昔单抗可以考虑作为替代。

下一阶段的临床试验集中在放疗与西妥昔单抗和常规细胞毒性化疗药物的组合上。尽管这种方案的结果在早期报道中已有预测：可能导致更大的不良反应。将这种方案纳入临床实践还为时过早。

四、先进的放疗技术

头颈部肿瘤传统放疗中，照射野的位置和形状是基于模拟诊断图像获得的骨骼解剖结构。在 20 世纪 80 年代，计算机技术和成像方面的进步引入了可识别 CT 图像上靶区和相对于解剖学的三维射束。另外，可用剂量体积直方图比较分析剂量的计算和显示。多叶准直器的引入可在不增加治疗时间的情况下增加射束数量。三维适形放疗（3DCRT）的出现使基于图像靶区的剂量传输更精确，并改善对正常组织的照射。3DCRT 在头颈部肿瘤中喉癌[73]、鼻咽癌[74]、下咽癌[75]和鼻窦癌[76]早期研究表明，与标准技术相比，其具有显著优势——能更好地覆盖肿瘤并减少关键组织剂量。

另一项进展是 20 世纪 90 年代中期出现的调强适形放疗（IMRT）。它促进了更适用的剂量分布并为临床获益提供了机会。图像引导放疗（IGRT）的出现确保放疗患者摆位的精确度更高，能够跟踪放疗过程中肿瘤的消退和正常组织解剖变化。其他新兴技术有新的成像模式，可根据预期的肿瘤生物学定制辐射剂量和重粒子的使用，如质子和碳离子，其在剂量适形方面具有额外的优势。

（一）调强放疗

调强放疗是指射野内剂量强度随靶区的深度和照射路径上危及器官的存在而改变，从而使不规则的靶区获得相应的剂量的同时避免周围结构高剂量照射。两种技术的发展使得 IMRT 成为可能：多叶准直器和计算优化"逆向计划"。它们决定了射野内的剂量分布。逆向计划是首先设置优化目标即靶区目标剂量和危及器官的限制剂量 / 体积，计算机通过优化迭代的方式调整射野内剂量率从而满足优化目标。计算机根据预设目标进行差值优化，减少目标值和实际剂量传输的差异性。对于每个目标和非受累器官或组织都分配一个重要因子或权重，目标函数即为考虑到每一个器官兴趣因子或权重的总和。

1. 头颈部肿瘤调强治疗

头颈部解剖结构复杂，包括很多重要、敏感的器官。IMRT 技术可以满足靶区剂量的同时限制周围非参与组织剂量，提高治疗收益的潜力（图 4-11）。非受累组织包括主要的唾液腺、分散在口腔内小唾液腺、下颌骨和口咽肌。在鼻咽癌和鼻窦癌中，通过 IMRT 技术可部分保护内耳、中耳、颞下颌关节、颞叶和视神经。

IMRT 技术可以减少危及器官对靶区的剂量限制，提高肿瘤控制率。例如传统放疗中限制肿瘤根治剂量的脊髓、神经、脑干等。主要是设置最大剂量点，如果优化过程剂量超过则给予更高的权重。另外，IMRT 限制了传统放疗中颈后电子野的应用及相关的剂量不足。头颈部解剖位置固定，器官运动几乎不存在，IMRT 技术应用更为普遍。然而还应考虑到其他因素，比如患者摆位不确定因素，吞咽动作引起的器官运动，肿瘤退缩及患者体重减轻引起的靶区和器官的位移，这些将在以后讨论。

并不是每个患者都能从 IMRT 治疗中获益。

鼻旁窦癌患者，肿瘤紧挨视神经；口咽或鼻咽癌患者，标准放疗射野将会包含大部分唾液腺；还有部分肿瘤患者靶区剂量受邻近脊髓和脑干限制，他们都能从 IMRT 中获益。但是对于喉癌无颈部淋巴结转移，仅需做喉单独照射或不延伸到颅底的颈内静脉二腹肌淋巴结预防照射及单独同侧颈部照射的患者，IMRT 技术并不比常规放疗技术好。

2. 靶区定义

成像：大多数情况下靶区的勾画都是在模拟增强 CT 图像上进行。磁共振成像（MRI）是对 CT 图像必要的辅助。对于靠近颅底的肿瘤（如鼻咽癌、鼻旁窦癌），MRI 图像可对肿瘤浸润情况及咽旁、咽后间隙提供更多细节[77, 78]。另一种目的相同的图像方式为氟脱氧葡萄糖正电子发射断层成像（FDG-PET）。在 CT、MRI、FDG-PET 图像上显示头颈部肿瘤，然后以手术来验证原发肿瘤和淋巴结转移，结果 PET-CT 并没有比 CT 与 MRI 有更多的获益。PET 图像获得的肿瘤体积要比 CT、MRT 小，手术标本更小。尽管在大多数方面过高估计，或者三种成像方式都低估了肿瘤的黏膜浸润程度[79]。因此，除了类似 CT、PET 等图像模式外，体格检查和喉镜检查结果也应作为靶区定义的一部分。

3. 靶区的选择与勾画

(1) 头颈部靶区的定义：如前所述，肿瘤靶区（GTV）包括原发肿瘤和明显或可疑转移的淋巴结。临床靶区（CTV）包括原发肿瘤外的显微可见的亚临床肿瘤组织。淋巴临床靶区还包括有转移风险但与放射标准不匹配的淋巴结区。

(2) 淋巴临床靶区的选择与勾画：头颈部淋巴引流区的模式和危险因素是基于 Rouviere 经典解剖工作[80, 81]、Lindberg[82] 对颈部淋巴结转移的部位与趋势的评估分析，以及 Byers 及其同事[83] 和 Shah[84] 报道的大量选择性颈部淋巴清扫术中微观转移信息。Memorial 医院外科医生 Robbins[85, 86] 将颈部分为 6 个区。咽后淋巴结常规颈部手术不被考虑清扫，但在鼻咽癌和其他晚期头颈部肿瘤放疗中将其作为重要靶区[87]。

(3) 计划靶区：GTV 和 CTV 在 CT 图像上勾

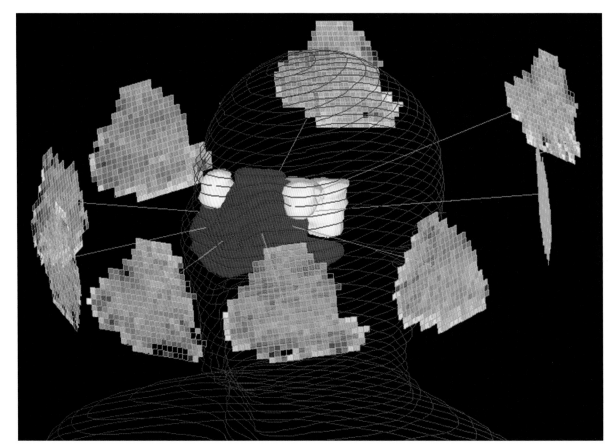

▲ 图 4-11 头颈部肿瘤调强放疗
每个绿色区域代表一个照射野；红色为靶区，避开眼球

画完成，对其进行统一外扩，获得适应摆位不确定性的计划靶区（PTV）。通常边缘外扩 3～5mm，这将意味着靶区外正常组织有 5mm 的环会接受处方剂量。对于靶区与危及器官位置接近的区域，减少外扩范围可潜在降低治疗的相关毒性。事实上，据估计腮腺每毫米的边缘可增加 1.3Gy，并且其对低剂量高度敏感[88]。为了减少摆位不确定性，许多机构建议每日进行图像验证，当比原始计划图像超过一定阈值时进行位置校正。图 4-12 显示 1 例口咽癌患者靶区与危及器官勾画范围。单一 IMRT 计划比常规放疗连续几个计划能够达到更好的剂量适形性，常规放疗最初多野照射所有靶区，然后再对肿瘤局部提高剂量[89]。单一 IMRT 计划制定时，肿瘤靶区比亚临床病灶接受更高的单次剂量和总剂量。由于分次剂量存在差异，要求对总剂量进行校正，使每次处方剂量归一到 2Gy。因此，标准的调强计划包括 GTV 总剂量 70Gy/35 次和低剂量的亚临床病灶：高风险 63Gy，低风险病灶 56～59Gy/35 次（单次 1.8Gy 和 1.6～1.7Gy）。

通过在剂量体积直方图上制定剂量—体积规范以限制靶区，危及器官和靶区外非特定的组织受照剂量。RTOG H-0022 协议规定处方剂量为至少包含 PTV 95% 体积的剂量。接受超过处方剂量 110% 的靶区体积不能超过 20%，低于 93% 处方剂量靶区体积不能超过 1%。

关键器官的剂量限制通常以最大剂量表示。头颈部通常的限制为：脊髓的最大剂量为 45Gy，脑干 54Gy，下颌骨 70Gy，视神经 50～55Gy。

(4) 优化过程：射束数量和方向，IMRT 应用多叶准直器进行治疗，需要对射束的数量和方向进行设置。早期研究表明，如果子野、射束数量足够多，方向就不重要了。等角度分布的共面射束可以达到满意结果。射束数量应尽量为奇数，以防止对穿野造成热点。9 野均分（平均间隔 40°）被认为是最优的，可达到比 5 野或 7 野更好

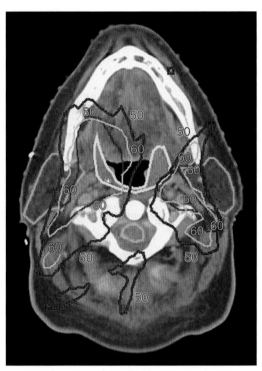

▲ 图 4-12　处方剂量及正常组织限制

绿色代表腮腺；红色代表临床靶区；黄色代表收缩肌；粉色代表 60Gy 剂量线；蓝色代表 50Gy 剂量线

大型的鼻咽癌 IMRT 临床研究[95]。研究包括 1995—2006 年接受治疗的 67 例患者。GTV 总剂量 65～70Gy。单次剂量 1.12～2.25Gy；CTV 总剂量 50～60Gy，单次剂量 1.8～2.0Gy。为防止靶区剂量不足，处方剂量为包括靶区的最小剂量。结果 GTV 平均剂量为 74.5Gy，单次剂量为 2.24～2.4Gy。最终归一点总剂量为 50Gy。这个方案取得了满意的肿瘤局部控制率：97% 平均随访 31 个月，且出现的急性不良反应都是可接受的。对于鼻咽癌的再照射，IMRT 具有剂量分布优势。它可显著降低已照射的组织体积的照射程度。Lu 和同事[96] 描述了他们应用 IMRT 治疗复发鼻咽癌的临床经验。急性毒性反应是可以接受的，平均随访 9 个月，局部控制率达到 100%。虽然需要更长时间的随访，但这些复发病例的早期毒性和局部控制数据是可接受的[96]。

（2）鼻旁窦：对晚期鼻旁窦肿瘤进行放疗的主要限制性条件是视神经的毒性反应。IMRT 可在不影响视神经的前提下，提供足够剂量靶区覆盖（图 4-13）。

皇家马斯登医院研究小组发现，同等剂量下 IMRT 较 3DCRT 可显著降低视神经剂量，提高 PTV 剂量覆盖[97]。密歇根大学的 Tsien 研究结果显示，在不可手术的上颌窦癌患者中，前野和两个侧野 IMRT 计划与 9 野均分 IMRT 计划没有显示明显的不同[98]。以视神经正常组织并发症概率（NTCP）作为目标进行优化是权衡 PTV 剂量覆盖与同侧视神经保留提供临床评估依据[98]。

比利时根特大学报道一项针对鼻旁窦的临床研究[99]。该研究对 39 例分期 $T_{1\sim4a}N_0M_0$ 鼻旁窦癌术后患者进行 IMRT 治疗，4 年局部控制率高达 80%。接受 IMRT 治疗组严重干眼综合征发生概率明显低于历史对照组。

（3）口咽：总的来说，所有相关研究都证实 IMRT 治疗口咽癌可显著提高局部控制率[92-100]。以 Ⅲ 期或 Ⅳ 期为主的患者群体 2 年局部控制率为 90%～98%。然而，这些评估结果可能存在病例选择偏差。更重要的是，还要考虑到与人乳头状瘤病毒相关的口咽癌的出现，这是一种预后更好的疾病[101]。

的剂量分布，15 野计划并未明显提高剂量分布[90]。

4. 临床结果

大多数 IMRT 计划与常规治疗对比研究都是回顾性的，具有潜在的选择偏差。IMRT 比常规治疗更复杂，时间更久。对每一个机构不同的选择因素会影响治疗方式的制定：不能耐受长时间治疗患者，估计不能从调强治疗中获益；需要紧急治疗的患者，可能会选择更简单的常规治疗。因此，在这种情况下，将 IMRT 于常规 RT 进行比较是没有意义的。考虑到这一点，我们想要简单总结一下特殊部位的现有研究结果。

（1）鼻咽：应用 IMRT 治疗鼻咽部可更好地保护危及器官，改善肿瘤覆盖范围。这些优点已经在鼻咽和口咽肿瘤 IMRT 计划和"标准 3D"计划比较中得到证实[91, 92]。

两项早期鼻咽癌的随机试验对比分析 IMRT 与常规治疗，结果显示出相似的高肿瘤控制率，且 IMRT 治疗唾液腺获益[93, 94]。其中一项研究证明 IMRT 对患者相关口干病症有疗效[93]。

加州大学旧金山分校研究人员报道了一项

总的来说，由取得的 IMRT 治疗头颈部肿瘤的可靠研究结果说明，尤其是口咽癌，靶区和局部剂量相比，肿瘤复发模式更具有相关性。这些研究结果促使人们将研究对象扩展为更充分的病例选择。在所有报告病例中，对病例的仔细选择和勾画似乎很少出现射野外复发。De Arruda 及其同事[100] 报道指出他们研究中复发病例都在射野内。Chao 及其同事[102] 进行的研究显示，大多数边缘复发是在下颈部。在 Eisbruch 及其同事[87] 以口咽癌为主的研究中，几乎所有的复发都是在射野中接受处方剂量的高危区域。

（4）喉和下咽：IMRT 可改善喉和下咽鳞状细胞癌的靶区剂量均匀性，同时降低危及器官受照剂量[103-105]。临床上关于这类研究资料较少，其中还包括数量有限的头颈部各种复杂肿瘤[87, 95, 105]。总的来说，现有报道显示喉和下咽肿瘤控制率低于口咽癌。潜在因素可能是病例选择。例如，在密歇根大学，只有鼻咽癌和晚期淋巴结疾病的患

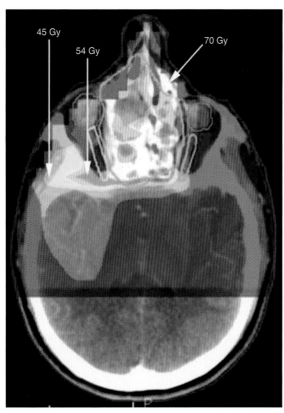

▲ 图 4-13 鼻窦的辐射与视神经保护
绿色代表肿瘤靶区（GTV），黄色为 45Gy 剂量线，粉色为 54Gy 剂量线

者接受 IMRT 治疗。原因是对于 0～Ⅰ期淋巴结患者，Ⅱ级以上淋巴结为二腹肌下淋巴结，可采用常规技术治疗，还可避免腮腺和口腔损伤；咽部淋巴结或位于颅底腹肌Ⅱ级淋巴结并不存在风险。另一项小型研究表明，对晚期淋巴结阴性喉癌的局部控制（94% 在 2 年内），有益于口干症[106]。

IMRT 计划主要目的是保留器官功能。其中一个主要作用是通过保留唾液腺和下颌下腺来减少口干症。根据一项研究，平均剂量 26Gy 是腮腺功能保留的阈值（图 4-12），至少保留一侧腮腺功能的患者可显著维持唾液量及减少口干症[107]。

IMRT 比常规放疗另一项潜在功能获益是减少长期吞咽困难。可能与避免损伤咽缩肌与声门和声门上喉有关[108]。

（二）质子治疗

目前主要利用光子与高能 X 线进行 IMRT 治疗。鉴于自身物理特性，质子能够更好地使靶区被高剂量覆盖，而周围正常组织受到低剂量照射。质子束的大部分能量沉积在射束末端附近（Bragg 峰），其位置由光束能量决定。因此，靶区可以接受高剂量照射，而在射束通过靶区之前或之后很少传递能量，且靶区外接受的整体剂量低于使用 IMRT。对于儿科肿瘤，预期使用质子治疗可降低二次恶性肿瘤风险[109]。逆向调强质子计划（IMPT）可进一步提高放疗指数。已有多组试验将 IMRT 计划与 IMPT 计划进行比较[110-112]。IMPT 计划可将危及器官平均受量（如腮腺）减少 50%。但由于 IMPT 仅应用几年，长期的临床治疗结果尚未得到证实。头颈部鼻旁窦和鼻咽部因其更接近于视神经和脑组织，可更受益于质子带来的高适应性。3D 质子适形治疗提高了局部控制率，毒性更小，更有利于晚期蝶窦癌患者的视力保留[113]。

（三）中子和碳离子治疗

除质子外，其他颗粒也已被用于治疗头颈部肿瘤。已有小型试验证实，中子治疗可使唾液腺肿瘤生长获益[114]。其他离子，包括氦、氖和碳，在过去 50 年中一直在进行研究。慢慢地，碳离子

治疗显示出最大希望。碳离子除具有与质子相同的优势外，还具有更大的相对生物效能（RBE）；低剂量的碳离子即可产生与光子相同的生物效应。这种差异是由于碳离子具有更高的线性能量传递。理论上导致更多的不可修复的 DNA 损伤，在缺氧细胞中更有效，并且不易受细胞周期敏感性变化的影响。目前，全球只有很少中心可以用这种模式进行治疗。在腺样囊性癌和头颈部局部晚期鳞状细胞癌放疗中，初步结果表现出优异的局部控制率和低毒性[115]。不过，长期效果还在进一步研究中。

（四）图像引导放疗

图像引导放疗（IGRT）是用电子成像装置（EPID）或 CT 在患者每次或每几次治疗前对肿瘤进行成像，以确保肿瘤在治疗射束中。头颈部肿瘤与呼吸运动相关性较低，IGRT 主要有两个目的：①尽可能减少摆位不确定性从而减少 PTV 外扩距离；②在治疗过程中评估肿瘤和关键组织的解剖结构变化。

跟踪治疗期间的解剖变化

经过 6～7 周放疗，许多解剖结构会发生改变。IMRT 剂量呈梯度分布，PTV "安全" 外扩变得更小，因此了解治疗过程中靶区和正常组织的解剖变化尤为重要。在根治性病例中，原发肿瘤、淋巴结或两者皆缩小，而术后病例中炎症和水肿会消退。此外，体重减轻是急性毒性的常见反应，可导致肌肉萎缩和正常组织、肿瘤位置改变。Barker[116] 对头颈部肿瘤放疗期间的这种解剖变化进行了详细研究。原发肿瘤和淋巴结，每日治疗以 1.8% 的初始体积速率缩小，在治疗最后一天整体体积中位数下降接近 70%。在治疗过程中腮腺向中间移动，治疗结束时平均位移为 3.1mm。这些改变都与患者体重减少高度相关。这些研究结果发表后，越来越多的研究建议在放疗过程中再计划，以便腮腺剂量最小化而肿瘤剂量最大化，这一问题仍在不断探索中。

（五）近距离治疗

如前所述，近距离治疗是使用许多放射性同位素的局部放疗，例如某些情况下植入的 ^{226}Ra 和 ^{137}Cs，或后装使用的 ^{192}Ir [117]。这些辐射源产生能量较低的 γ 线，从而简化了日常治疗时辐射防护要求。辐射源放置在某一位置特定时间，然后移除。另外，^{198}Au 和 ^{125}I 可被制作为永久植入物。它们可以在有效时间内传递其总辐射剂量。永久植入的明显优势为剂量局限性，可导致肿瘤周围健康组织较少辐射损伤和相对持续的辐射传递时间。缺点为缺乏亚临床病灶的治疗和许多情况下需要全麻。

外照射剂量率为 1.5～2.0Gy/min[118]。典型的 ^{192}Ir 植入物剂量率为 0.4～0.8Gy/h。高剂量率（HDR）远程后装已被开发出来。这些装置通过一组导管将单一的高活性 ^{192}Ir 源推入，并通过计算机程序控制源在不同部位的驻留时间。通常情况下，在每次治疗中距离导管边缘 1cm 处剂量为 3.0～3.5Gy，每次治疗间隔约 6h，最多每天 2 次。依据辐射源的强度和植入物的复杂性，每次治疗 15～30min。

五、放疗不良反应

（一）急性不良反应

放疗或同步放化疗期间发生的急性不良反应通常是可以预测的，其主要取决于放疗的剂量、治疗方案的应用，以及是否同步化疗。急性不良反应包括黏膜炎、咽喉部疼痛、吞咽困难、声音嘶哑、口干、皮炎及体重减轻。绝大部分患者可出现上述不良反应，但其为自限性的。

急性并发症可影响并延迟治疗，甚至会降低肿瘤的局部控制[119, 120]。例如，在一项喉癌的研究中，延迟完成放疗 5d 可使局部控制率降低 3.5%～8%[120]。这对于局部失败率大的肿瘤来说影响更大。并发症的性质、发生的频率、严重程度除了与治疗相关的因素有关外，与肿瘤自身因素也密切相关，如肿瘤的位置、是否侵及重要结构，而且与患者自身因素也存在关系，如口腔卫生、营养状况、是否戒烟，以及是否有糖尿病、心脑血管病或人类免疫缺陷病毒的相关病史。接下来重点讨论几种常见的急性不良反应。

1. 放射性皮炎

放疗所致的皮肤基底细胞层的干细胞的破坏

会使皮肤出现日光灼烧样的脱皮。化疗药物如氟尿嘧啶会导致这种情况加重，而且会发生在放疗开始的2周。

放射性皮炎可通过以下方式缓解：适当的皮肤护理、避免接触潜在化学刺激物、避免阳光直射、头颈部避免使用洗涤剂、药膏或芳香剂。这是为了减轻大剂量引起的反应，其可以致使机体所受放疗最大剂量位置的改变。由于多靶点，IMRT能够明显地加重这种皮肤反应，但是可以通过避开皮肤为靶区和将低颈部作为前野而不是将其包括在IMRT计划中的方式减轻皮肤反应。

2. 口腔干燥症

对于头颈部鳞癌，放疗造成口干的严重程度取决于腮腺组织受照射的体积大小。所受剂量达10Gy后，腮腺可出现临时性的功能丧失；但是，当所受剂量明显高于26Gy时，腮腺功能则永久性丧失。味觉改变也会发生，且口腔摄入量的减少会导致唾液分泌的减少。

在适形计划中减少腮腺组织的受量可以减少口干的发生。一些研究者认为氨磷汀可以减轻口干症状。其优势在一项标志性研究中表明，该研究入组315例患者，所有入组患者接受单纯放疗（1.8～2Gy/60～70Gy），并且被随机分配到氨磷汀组或对照组[121]。氨磷汀的应用使急性口干症的发生率由78%降至51%，在12个月内，慢性口干症的发生率由57%降至34%。而且，此药物对黏膜炎及2年的肿瘤控制率无影响[121]。但是，氨磷汀在同步放化疗中的应用存在争议[122, 123]，且其由于自身严重的不良反应、价格昂贵等原因，并未得到广泛应用。

3. 黏膜炎

当黏膜层细胞通过正常蜕皮功能减少时，放疗所致的皮肤基底细胞层干细胞的缺失受到影响。连续上皮组织的暴露造成黏膜炎，其表现为疼痛且受饮食及营养摄入的影响。黏膜炎通常于放疗开始后的2～3周出现。其发生情况与放疗的位置、总剂量、持续时间及是否同步化疗有关[124]。在一个系列研究中，对于接受放疗的头颈部的任何恶性肿瘤，64%的患者发生显著的黏膜炎[125]。同步放化疗者的黏膜炎的发生率及严重程度都明显高于单纯放疗者。化疗对黏膜有相似的不良反应，化疗联合放疗增加了黏膜炎的发生率，尤其是同步放化疗时。黏膜炎可以通过口腔护理、调节饮食结构及应用局部麻醉药等进行缓解。目前许多药物正在被评估能否用于预防或治疗黏膜炎，但是他们对于放疗引起的黏膜炎的作用尚未确定（图4-14）。

（二）晚期不良反应

1. 口腔干燥症

口干可以导致许多反应，其通常随着时间的推移而得到改善[126]，但是持续时间很长或甚至为永久性的。在治疗方面，一些方法可能使口干的发生率降至最小。如果可能的话，保证一侧的腮腺或者颌下腺完全不受照射，这样可以最大限度地减少口干的发生[127]。市场上存在唾液替代品或人工唾液，包括羟乙基纤维素、羟丙纤维素或羧甲基纤维素的口腔清洁护理液，通过暂时性的湿润口腔黏膜以缓解口干的不适症状。尽管其可以起到临时缓解作用，尤其是饮食前，但是许多患者必须通过频繁的饮水以保持舒适感。除了不方便外，亦会导致继发问题，如男性患者由于前列腺肥大或者一些患者由于膀胱容量小而导致的夜尿症。对于一些患者，如果其残留的未受射线影响的腮腺组织保持完整，用催涎剂刺激唾液产生的方法可能对改善口干有效果。催涎剂可以被描述为有味觉的、有触觉的或者通过药理学作用的药物。味觉刺激，如酸味或者苦味对于刺激唾液分泌更有效[128]。甜味物质如无糖的糖果也可以刺激唾液的分泌，但是比较和缓。药物性的催涎剂通常为毒蕈碱受体的拮抗药，包括毛果芸香碱和西维美林，其中，毛果芸香碱被研究得最为广泛。口干症状的缓解可能仅仅发生在治疗后的几周内，但是类胆碱样的不良反应，如出汗，可以使许多患者停止使用此药物[128]。

2. 放射性骨坏死

颌骨的放射性骨坏死（ORN）是HNC患者放疗后十分严重的并发症。轻微者出现小的无症状的骨性暴露，可持续几个月到几年，并且可以通过保守治疗治愈；严重者出现严重的坏疽，必

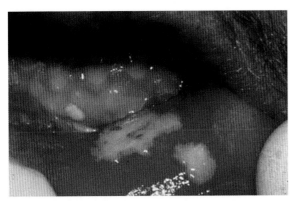

▲ 图 4-14 急性黏膜炎

须接受手术治疗及重建。根据病变的位置和程度，症状可包括疼痛、口臭、味觉障碍、感觉异常或麻木、牙关紧闭、咀嚼、吞咽和（或）言语困难、瘘管形成、病理性骨折、局部蔓延或全身感染。下颌骨为受影响最为严重的骨组织，这是由于大部分接受放疗的 HNC 患者都不可避免有大部分下颌骨受到高剂量射线的照射。另外一个原因为，下颌骨的血供为单侧血供，而上颌骨的血供为双侧。上颌骨 ORN 的发生比较少见，通常见于鼻咽癌患者放疗后，此类患者所有颌骨都受到射线照射。

对于接受传统放疗或高剂量短距离放疗的患者，下颌骨 ORN 的发生率为 5%～10%，其中严重者占约 2%[129, 130]。该并发症在超分割，特别是分次间隔更小的分割方案中的发病率更高。在一项对 168 名口腔癌患者进行超分割或常规放疗的研究中，采用超分割疗法的患者的发病率较高（分别为 23% 和 9%）[130]。受照射区域内有过拔牙及牙齿疾病是下颌骨和上颌骨 ORN 的主要因素[129, 130]。尽管对于是否应该在照射前或放疗后对病变牙齿进行拔除有不同的看法，但许多研究者认为这种放疗后进行拔牙会导致下颌骨 ORN 的增加[131]。此外，至少有一些数据表明，放疗后拔牙引起的下颌骨 ORN 相对于放疗前拔牙导致的下颌骨 ORN 而言，通常更需要手术切除（分别为 12% 和 45%）[132]。在放疗之前修复病变的牙齿可能会降低这种并发症的风险。然而，大多数权威人士并不建议对健康或可恢复的牙齿进行拔除。

Ben-David 和他的同事证明[133]，如果他们

把注意力集中以下三件事上，ORN 的发病率可明显下降：①减少受高剂量照射的下颌骨的体积；②唾液流速的改善和相关的口腔健康；③统一的预防性牙齿护理。对于轻度 ORN，保守的清创治疗，抗生素，偶尔的超声波治疗通常有效的[134]。然而，当骨骼和软组织坏死广泛时，立即进行微血管重建的下颌骨彻底切除可能会带来更好的结果[135]。尽管有积极的治疗，但 ORN 的持续性会引起人们的怀疑，认为为癌症复发[135]。

高压氧疗法（HBO）在放疗后出现 ORN 的患者中被认为是一种有益的治疗策略。ORN 可能是由一种主要的纤维萎缩机制引起的[136]。至少在理论上，HBO 模拟了单核细胞和成纤维细胞的功能，这增加了胶原蛋白的合成和血管密度。尽管有这样的理论基础，但现有的数据与 HBO 对 ORN 的预防和治疗的临床疗效是相互矛盾的。一项随机多中心试验的结果对来自 HBO 的益处提出了质疑。在这项试验中，68 名有明显下颌骨 ORN 的患者被随机分配，接受 30～40 次 HBO，或者以 2.4 个绝对大气压下持续 90min 为安慰组[137]。两组的愈合率相等，事实上 HBO 组趋于恶化 (19%，安慰剂为 32%；$P=0.23$)。虽然这只是一个单项研究，不包括拔牙前接受 HBO 的患者但是其结果对 HBO 对于 ORN 的疗效提出疑问。

3. 纤维化

放疗时发生在正常组织的严重并发症是迟发性纤维化，包括颈部、咽部、食管和颞下颌关节的纤维化。放疗引起的纤维化（RIF）类似于炎症、伤口愈合和任何来源的纤维化。典型的组织学特征包括：炎症细胞的浸润，尤其是在纤维化早期阶段的巨噬细胞；成纤维细胞分化成有丝分裂后期的成纤维细胞；以及细胞外基质蛋白和胶原蛋白的过度生产和沉积的血管结缔组织的变化。RIF 可以引起广泛的临床表现，包括皮肤硬化，淋巴水肿，关节运动的限制，中空器官的狭窄及溃疡。特别是在头部和颈部区域，RIF 可能导致牙关紧闭症，其随着时间的推移会发生进展。发生在食管和下咽部的 RIF 可能导致狭窄、溃疡和瘘管的形成。对收缩肌的放射性纤维化可能导致慢性吞咽困难。防止这种不良反应的

最好方法是通过适形计划来避免不必要的辐射。

4. 甲状腺功能不全

甲状腺功能减退与下颈部的照射有关，发病率差异很大，与剂量和时间都是相关的，而且随着治疗时间的推移，发病率也会增加。甲状腺功能减退症一般出现在放疗后的中位时间为 1.4～1.8 年（范围为 0.3～2.7 年）[138]。这在接受颈部手术和 RT 的患者中更为常见，但是否化疗与发病关系不大。

5. 血管并发症

颈动脉破裂，也称为颈动脉爆裂综合征；和口鼻部瘘是颈部放疗的主要并发症。这些后遗症几乎只发生在接受联合手术和放疗的患者中。例如，在 46 例颈动脉破裂的患者中，43 例接受了广泛的原发性和彻底的挽救性手术，包括术中近距离放疗、外束照射或两者皆有[119]。回顾性和前瞻性研究都表明颈动脉破裂和口鼻部瘘在术前和术后放疗中更常见。

根治性放疗或同步放疗后很少发生颈动脉破裂和瘘，但当肿瘤侵入颈动脉鞘或延伸并占据大量的颈部软组织时可能会更常见[139]。对于鼻咽癌治疗后存在颞骨 ORN 的患者，也有颈动脉破裂的风险。在一项研究中，最常见的血管造影异常是一个或多个假性动脉瘤[140]。尽管这种破坏性的并发症有时可以通过血管内治疗来改善，当 25% 的患者出现假性，通常作为复发性肿瘤或多病灶性动脉病变的表现，偶尔作为一种创伤并发症。

6. 神经系统并发症

放疗会对在治疗范围内的中枢神经系统和周围神经系统造成毒性。神经系统毒性通常分为急性反应（在放疗过程中），早期延迟性反应（几周至 3 个月），以及延迟性（超过 3 个月）反应。晚期毒性反应是最常见的。

在脊髓照射后 2～6 个月，可能会出现短暂的脊髓病。人们普遍认为，这种情况是由于脊髓后柱的暂时脱髓鞘所致。它是自限性的，通常不是慢性进行性脊髓炎的前兆。其特征表现为莱尔米特征（Lhermitte sign）的发展，一种非痛苦但不愉快的电击——就像颈部屈曲时射出脊柱的感觉。脊髓代谢活动的增加和 PET 显像与莱尔米特征的发生相关。

放射脊髓病开始时可能剧烈，但更常见的情况是潜伏性。在放疗后的 6～12 个月里出现的麻痹、麻木和括约肌功能障碍是放疗诱发的脊髓炎的典型表现。然而，最初的迹象可能是微妙的，比如温度的降低和本体感受的减少。这些迹象可能会趋于稳定，或者可能会缓慢进行性地出现不可逆的肢体无力、足下垂、脊髓半切综合征、尿失禁、反射亢进、肠和膀胱功能丧失，以及受照射脊髓部分的完全麻痹。慢性放射脊髓病的风险随着辐射剂量的增加而逐渐增加[141]。从几个大型研究中获得的证据表明，常规放疗 50Gy 后，脊髓病的发病率低于 50%[141]。如果分次照射剂量为 1.8～2Gy，那么在 5 年内引起 5%（有时被称为 TD5/5）的脊髓病风险的最高剂量大约为 60Gy。这种剂量值似乎与该区域脊髓治疗的长度无关。当剂量超过 60Gy 后，脊髓病的发病风险提高，有一组报道说，如果放疗剂量为 68～73Gy，脊髓病的发病率达 50%[141]。

推 荐 阅 读

Bernier J, Cooper JS, Pajak TF, et al: Defining risk levels in locally advanced head and neck cancers: a comparative analysis of concurrent postoperative radiation plus chemotherapy trials of the EORTC (#22931) and RTOG (#9501). *Head Neck* 27: 843, 2005.

Bernier J, Denekamp J, Rojas A, et al: ARCON: accelerated radiotherapy with carbogen and nicotinamide in head and neck squamous cell carcinomas; the experience of the Co-operative Group of Radiotherapy of the European Organization for Research and Treatment of Cancer (EORTC). *Radiother Oncol* 55: 111, 2000.

Bernier J, Domenge C, Ozsahin M, et al: Postoperative irradiation with or without concomitant chemotherapy for locally advanced head and neck cancer. *N Engl J Med* 350: 1945, 2004.

Bonner JA, Harari PM, Giralt J, et al: Radiotherapy plus cetuximab for squamous-cell carcinoma of the head and neck. *N Engl J Med* 354: 567, 2006.

Bourhis J, Lapeyre M, Tortochaux J, et al: Phase III randomized trial of very accelerated radiation therapy compared with conventional radiation therapy in squamous cell head and neck cancer: a GORTEC trial. *J Clin Oncol* 24 (18): 2873–2878, 2006.

Bourhis J, Overgaard J, Audry H, et al: Hyperfractionated or accelerated radiotherapy in head and neck cancer: a meta-analysis. *Lancet* 368: 843, 2006.

Brizel DM, Albers ME, Fisher SR, et al: Hyperfractionated

irradiation with or without concurrent chemotherapy for locally advanced head and neck cancer. *N Engl J Med* 338: 1798, 1998.

Coleman CN: Hypoxia in tumors: a paradigm for the approach to biochemical and physiologic heterogeneity. *J Natl Cancer Inst* 80: 310, 1988.

Cooper JS, Pajak TF, Forastiere AA, et al: Postoperative concurrent radiotherapy and chemotherapy for high-risk squamous-cell carcinoma of the head and neck. *N Engl J Med* 350: 1937, 2004.

Department of Veterans Affairs Laryngeal Cancer Study Group: Induction chemotherapy plus radiation compared with surgery plus radiation in patients with advanced laryngeal cancer. *N Engl J Med* 324: 1685, 1991.

Eisbruch A, Marsh LH, Dawson LA, et al: Recurrences near the base of the skull following IMRT of head and neck cancer: implications for target delineation in the high neck, and for parotid sparing. *Int J Radiat Oncol Biol Phys* 59: 28–42, 2004.

Eisbruch A, Schwartz M, Rasch C, et al: Dysphagia and aspiration after chemoradiotherapy for head-and-neck cancer: which anatomic structures are affected and can they be spared by IMRT? *Int J Radiat Oncol Biol Phys* 60: 1425–1433, 2004.

Eisbruch A, Ship JA, Martel MK, et al: Parotid gland sparing in patients undergoing bilateral head and neck irradiation: techniques and early results. *Int J Radiat Oncol Biol Phys* 36: 469–480, 1996.

Eisbruch A, Ten Haken R, Kim HM, et al: Dose, volume and function relationships in parotid glands following conformal and intensity modulated irradiation of head and neck cancer. *Int J Radiat Oncol Biol Phys* 45: 577–587, 1999.

Forastiere AA, Goepfert H, Maor M, et al: Concurrent chemotherapy and radiotherapy for organ preservation in advanced laryngeal cancer. *N Engl J Med* 349: 2091, 2003.

Fu KK, Pajak TF, Trotti A, et al: Radiation Therapy Oncology Group (RTOG): A phase III randomized study to compare hyperfractionation and two variants of accelerated fractionation to standard fractionation radiotherapy for head and neck squamous cell carcinomas: first report of RTOG 9003. *Int J Radiat Oncol Biol Phys* 48: 7–16, 2000.

Hall EJ: *Radiobiology for the radiologist*, Philadelphia, 1994, JB Lippincott.

Hitt R, Lopez-Pousa A, Martinez J, et al: Phase III study comparing cisplatin plus fluorouracil to paclitaxel, cisplatin and fluorouracil induction chemotherapy followed by chemoradiotherapy in locally advanced head and neck cancer. *J Clin Oncol* 23: 8636–8645, 2005.

Kam MK, Leung SF, Zee B, et al: Prospective randomized study of intensity-modulated radiotherapy on salivary gland function in earlystage nasopharyngeal carcinoma patients. *J Clin Oncol* 25: 4873–4879, 2007.

Khan FM: *The Physics of radiation therapy: mechanisms, diagnosis, and management*, ed 3, Philadelphia, 2003, Lippincott Williams & Wilkins. Khan FM, Potish RA, editors: *Treatment planning in radiation oncology*, Philadelphia, 1998, Lippincott.

Pignon JP, Bourhis J, Domenge C, et al: Chemotherapy added to locoregional treatment for head and neck squamous-cell carcinoma: three meta-analyses of updated individual data. *Lancet* 355: 949, 2000.

Posner MR, Hershock DM, Blajman CR, et al: TAX 324 Study Group. Cisplatin and fluorouracil alone or with docetaxel in head and neck cancer. *N Engl J Med* 357 (17): 1705–1715, 2007.

Prise KM, Schettino G, Folkard M, et al: New insights on cell death from radiation exposure. *Lancet Oncol* 6 (7): 520–528, 2005.

Ritchie JM, Smith EM, Summersgill KF, et al: Human papillomavirus infection as a prognostic factor in carcinomas of the oral cavity and oropharynx. *Int J Cancer* 104: 336, 2003.

Robbins KT, Medina JE, Wolfe GT, et al: Standardizing neck dissection terminology: offi cial report of the Academy's Committee for Head and Neck Surgery and Oncology. *Arch Otolaryngol Head Neck Surg* 117: 601–605, 1991.

Som PM: The present controversy over the imaging method of choice for evaluating the soft tissues of the neck. *AJNR Am J Neuroradiol* 18: 1869–1872, 1997.

第5章

头颈部鳞状细胞癌的化疗及靶向治疗
Chemotherapy and Targeted Biologic Agents for Head and Neck Squamous Cell Carcinoma

Jeffrey N. Myers　Merrill S. Kies　著

刘　君　刘惠苓　译

要点

1. 对于局部晚期头颈部鳞状细胞癌患者，联合治疗是一种选择，常见于三种临床情况：①放化疗联合应用可增强局部治疗效果；②放化疗作为手术切除后的辅助治疗；③诱导化疗，也称为新辅助化疗，指在进行根治性手术或放疗之前的化疗。

2. 在喉癌和下咽癌的器官保留上，与术后放疗相比，放疗后化疗已被证实可以得到相似的生存率，并且能有更多的患者保留喉。同步放化疗比单纯放疗有更高的喉保留率。

3. 对于外科根治性手术切除后复发风险高的患者，放疗同时给予顺铂化疗比单纯放疗有更高的总生存率，特别是对于术后病理显示切缘阳性或包膜外侵犯的淋巴结阳性患者。

4. 诱导化疗正在研究中，特别是对有发生远处转移风险的患者。

5. 对于复发和转移性疾病，联合药物化疗比单一药物化疗能得到更好的疗效。

6. 针对表皮生长因子的分子靶向药物已成为头颈部肿瘤治疗的重要方法。当加入放疗后，西安昔单抗已显示可提高局部晚期患者的生存率。西安昔单抗加入铂类＋氟尿嘧啶方案可提高复发或转移患者的总生存期。

　　耳鼻咽喉科医师特别关注那些把接受化疗作为治疗一部分的头颈部鳞状细胞癌（HNSCC）的患者。通常，这些患者是局部晚期或有远处转移，不合适行单一的手术治疗或放疗（RT）。化疗与放疗同时进行（同步放化疗或 CRT），之后采用根治性放疗或手术（诱导/新辅助化疗）或可作为不适合局部治疗方案的复发或转移患者的治疗方案。有越来越多的研究针对癌发生和癌细胞增殖

的特定分子途径的生物制剂，如表皮生长因子受体（epidermal growth factor receptor，EGFR）途径。本章节重点关注化疗和靶向生物治疗作为系统性治疗的策略、相关效应和潜在毒性，以及当前临床研究的方向。

　　多学科综合治疗已成为头颈部肿瘤患者治疗的一部分。外科医师应该熟悉系统治疗作为联合治疗方案的组成部分，关键临床试验的设计和结

果，以及正在研究的化疗和靶向药物。

一、头颈部鳞状细胞癌治疗策略综述

1970 年以前，在社区和学术中心，化疗在鳞状细胞癌（squamous cell cancer，SCC）的治疗中的作用有限。这与强大的局部治疗模式相关，如手术后的放疗，对于能够局部控制的多种恶性肿瘤来说仍是非常重要的。对于多个部位的Ⅲ期或Ⅳ期患者，一般公认的方案是在可切除的情况下进行手术切除，然后进行术后放疗。大多数癌症的药物治疗处于公式化状态。在鳞状细胞癌中，全世界使用的唯一具有明确活性的药物是叶酸类似物甲氨蝶呤。自那时起，该领域已经开始使用具有活性的细胞毒药物，对于如何更好地研究新化合物并将其用于已经有效且根治性的治疗计划中有了更全面的了解。新化合物研究的评价标准变得更加统一和可重复，现在用于客观反应的评估和生存时间已经成为明确定义的参数，统计指南可用于帮助设计临床试验来确定效果，确定毒性风险是急性的还是长期的，并与标准疗法相比较判断结果。

1968 年 Rosenberg [1] 对金属化合物顺式二氯铂（顺铂）作为潜在的抗癌药物的鉴定，激发了开发新药的临床研究工作。开启了早期联合化疗方案的试验，用于局部复发和远处转移癌症患者的姑息性治疗。在确定了高度活性的化疗方案后，将药物治疗纳入联合治疗方案，以治疗新诊断的局部晚期疾病患者。将化疗纳入主要管理的目标是增加局部和远处的肿瘤控制以提高无进展生存期（progression-free survival，PFS）和总生存期（overall survival，OS）。Muyi Al-Sarraf [2] 博士证实，当作为初始治疗方案使用时，顺铂和氟尿嘧啶（5-FU）具有高活性水平。大多数患者肿瘤快速消退，临床完全缓解率约为 40%。而且，在一部分对治疗有反应的患者中，切除的标本中未发现残留肿瘤的组织学证据。这部分患者得到了较好的总生存期。并由此出现了一些"非手术"治疗方案，选择一部分口咽癌和喉癌患者，分为诱导化疗加放疗组、标准的手术切除组，最著名的是退伍军人管理局（Veterans Administration，VA）

进行的喉癌研究，目的是保证治疗效果的前提下，同时最大可能实现器官保留。除了在确定的局部治疗前使用化疗的研究性试验外，同步进行的化疗和放疗（chemotherapy and radiotherapy，CRT）已经过了广泛的试验，并已成为许多患者治疗的组成部分。

一类新的生物或分子靶向制剂已成为治疗癌症的有效方法。这些化合物具有独特的作用机制：它们阻断可能导致癌细胞增殖的特定分子途径。分子靶向药物表现出抗增殖、促凋亡、抗血管生成和 CRT 增敏特性，这有助于临床抗肿瘤治疗。这类药物的不良反应不同于细胞毒药物，很大程度上取决于抑制的靶通路。Bonner 及其同事 [3] 证实，西妥昔单抗是一种靶向 EGFR 的生物制剂（图 5-1），当与放疗联合应用时，可改善头颈部肿瘤患者的 PFS 和 OS，而没有明显增加放疗的严重不良反应。这项研究已被广泛接受，表明生物制剂已成为 HNSCC 公认的治疗药物。该报告开创了一个 HNSCC 研究和临床管理的精彩时代。MD Anderson 癌症治疗中心认为，考虑周全的临床和转化研究与最佳治疗密切相关。

在接下来的章节中，讨论化疗和生物治疗在局部晚期和复发或转移的 SCC 治疗中的作用。作为单一治疗方案的系统性治疗目前没有作为根治性治疗的选择。然而，CRT 的应用已被证明可以改善局部控制和生存，既是一种以器官保留为目的的治疗方法，也是有复发高危因素患者的术后治疗方法。对于局部晚期的疾病，诱导化疗也可能影响生存。下面将讨论由多西紫杉醇、顺铂和氟尿嘧啶组成的联合化疗的研究数据。

近年来，已经认识到人乳头瘤病毒（human papillomavirus，HPV），尤其是 16 亚型在口咽部 SCC 发病中增加，并占很大比例 [4]，主要通过性传播。E6 和 E7 病毒癌基因过度表达，通过增强的 p53 蛋白降解和破坏视网膜母细胞瘤基因编码蛋白的功能来影响细胞存活，从而导致细胞周期失调。事实上，分子研究 [5] 表明，HPV 阳性肿瘤的基因组改变相对较少，相同分期的预后优于 HPV 阴性肿瘤患者，可能存在复杂的基因组改

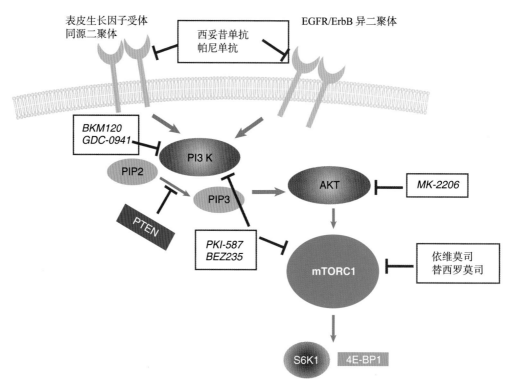

▲ 图 5-1　表皮生长因子受体（EGFR）同源二聚体和 EGFR/ErbB 异二聚体激活磷脂酰肌醇激酶（PI3K），其有利于磷脂酰肌醇二磷酸（PIP2）向磷脂酰肌醇三磷酸（PIP3）的转化，随后激活 AKT 和 mTORC1；mTORC1 的两个特征性磷酸化靶点是 eIF4E 结合蛋白（4E-BP1）和 S6 激酶 1（S6K1），它们调节细胞周期中 G_1 至 S 期进展所需的蛋白质翻译；在头颈部鳞状细胞癌中抑制针对 EGFR 细胞外结构域的单克隆抗体（如西妥昔单抗、帕尼单抗）的途径是目前临床上最先进的治疗策略；正在研究抑制该级联过程中细胞内的小分子，包括 PI3 激酶抑制药（BKM120、GDC-0941）、AKT抑制药（MK-2206）、mTORC1抑制药（依维莫司、替西罗莫司）和双重 PI3K/mTOR抑制药（PKI-587、BEZ235）等
PTEN. 磷酸酶和张力蛋白同系物

变[6]，包括 *TP53*、*NOTCH1*、*FAT1* 突变、磷脂酰肌醇 3 激酶（PIK3）、*HRAS* 和 *FBXW7*；通过基因缺失、突变或甲基化丧失 *p16* 表达；细胞周期蛋白 D1 和 EGFR 基因的扩增和过度表达[7, 8]。对于 HPV 阳性的恶性肿瘤患者，非吸烟者中发生第二原发癌的风险似乎很低[9]，5 年时约为 6%，而在吸烟患者中发生率为 20%～30%。这种独特的 HPV 阳性实体肿瘤已经改变了整个欧美头颈部患者群体的诊疗，并影响了临床研究。结论数据将在下面的讨论中予以说明。

二、综合治疗

虽然手术和放疗在 Ⅰ、Ⅱ 期治愈患者中占很大比例，但常规治疗对于大部分局部晚期患者来说无法达到治愈，对复发后化疗的患者的治疗效果不能令人满意。因此，随着联合治疗方案的进步，初治方案已经得到改进。一般有以下三种方法。

- CRT 用于器官保留，化疗与放疗同时进行是一个明确的、有效的治疗方法。
- CRT 作为辅助治疗，应用于手术后有高危因素的患者，可提高肿瘤的局部控制率。
- 诱导化疗又称新辅助治疗，指在手术前或放疗前进行的化疗，其主要目的是诱导原发肿瘤消退，可提高局部治疗的效果并减少远处转移，从而改善生存。

（一）喉部试验和同步放化疗

对于早期的喉癌，根治性放疗或保喉手术能有效地控制肿瘤并保留语言和吞咽功能。这些方法在第 34 章、35 章和 36 章中讨论。然而，大多数接受治疗的 Ⅲ 期或 Ⅳ 期 M_0 的 HNSCC 患者，可能需要扩大或根治性手术，对主要部位的美容和（或）语言或吞咽功能可能有潜在的影响。在20世纪90年代，对改善生存和保留器官功能的双重目标提出了重大挑战，并成为临床试验发展的焦点。随后，美国退伍军人事务部喉癌研究组（VA）进行了一项局部晚期喉SCC的非手术治疗的试验[10]，该试验对比诱导化疗联合根治性放疗，与术后放疗的效果。

之前从未接受过治疗的患者中有80%～90%对以顺铂为基础的诱导化疗方案可达到临床PR或CR，因此推测以化疗作为首选的治疗，会提高手术或放疗的治疗效果。如果是这样，那么放疗可能会成为喉切除术的替代方案来实现器官保留。在VA研究中，332例Ⅲ期或Ⅳ期喉SCC患者被随机分配到接受顺铂和氟尿嘧啶诱导化疗＋放疗组，和接受手术＋术后放疗组[10]，对化疗无效的患者或局部进展、复发的患者接受了挽救性喉切除术。两组患者的两年生存率为68%，而试验组的患者中有41%在2年时仍保喉存活。因此化疗后加放疗或手术挽救与手术加术后放疗的疗效相似，前者将器官保留确定为治疗目标。

Lefebvre及其同事[11]后来报道了欧洲试验的数据，全部为下咽癌患者。在这项随机研究中，一组为诱导化疗有效后加放疗的患者，另一组为手术切除加术后放疗的患者，两组患者的OS相同，这再次证明某些患者可以保留喉而不影响OS。Pointreau及其同事[12]进行的GORTEC 2000-01研究数据显示，在下咽癌和喉癌患者中，比较了顺铂联合氟尿嘧啶与多西他赛75mg/m^2、顺铂75mg/m^2联合氟尿嘧啶750mg/m^2输液5d（TPF）的诱导化疗方案的疗效。在220例患者中，TPF的总有效率为83%，顺铂联合氟尿嘧啶的总有效率为61%。喉保留率也更好：在TPF组80%的患者保留了喉，而顺铂联合氟尿嘧啶组为58%。试验组患者的中性粒细胞减少更多（57% vs. 35%）。总之，TPF方案肿瘤反应率更好，毒性反应可耐受，喉保留率更高。

在VA研究中[10]，观察到肿瘤复发的趋势：化疗组20%的患者局部复发，而手术组为7%。对于远处转移，手术组更高，为17%，但在CRT组中仅11%。需要挽救性喉切除术的喉癌患者，声门型比声门上型多（43% vs. 31%），声带固定比声带不固定多（45% vs. 29%），甲状软骨侵袭严重比没有侵袭多（41% vs. 35%）。值得注意的是，56%的T_4患者需要挽救性喉切除术，而在原发肿瘤较小的患者中只占29%（P=0.001）。

VA的数据促使进一步研究化疗和放疗在中期喉癌诱导治疗中的应用顺序，将顺铂100mg/m^2联合氟尿嘧啶每天1000mg/m^2输注5d，再加RT作为对照组。Forastiere及其同事2003年发表了RTOG 91-11试验结果[13]，该试验是将放疗同时第1周、第4周和第7周使用顺铂100mg/m^2组与单纯放疗组进行比较。共有547例患者入组，手术挽救用于持续存在或局部复发患者。符合条件的是Ⅲ期（64%）或Ⅳ期患者（36%）。T_1分期、肿瘤侵犯超过舌根1cm或侵犯软骨的大部分T_4患者被排除在外。接受CRT治疗的患者喉保留率最高。在同步放化疗的患者中急性严重性皮肤黏膜毒性较为常见。

2013年，Forastiere及其同事[14]提供了对RTOG 91-11数据的10年随访结果（表5-1）。最值得注意的是，随机分配至应用顺铂的CRT患者组的喉保留率最高（82%和单纯放疗组64%；P<0.001）。与CRT组相比，顺铂联合氟尿嘧啶诱导化疗组喉保留的数据相似。此外，长期生存率诱导化疗组为38%，CRT组为27%（P=0.08）。两组无病生存期相似。接受化疗的患者，全身转移的风险比接受单纯放疗的患者低。关于长期的语言和吞咽功能，治疗组没有明显的优势，并且在所有患者中出现无法吞咽的不到3%。诱导化疗组中13%～14%的患者、CRT组中17%～24%的患者仅有吞咽软食的能力。

这些试验表明，对于中期喉SCC患者，以根除肿瘤和喉保留为目的的联合治疗方案是可行的和可靠的。但应注意，侵袭范围广的T_4原发性喉癌的患者不包括在RTOG 91-11试验中。这组患者可能需要进行全喉切除以获得最佳的肿瘤控制并确保无误吸。治疗计划应该进行多学科会诊，以便准确分期和做出最有效的决策。此外，为了保证生活质量，喉癌患者还应接受有经验的、专

表 5-1 RTOG91-11 试验 10 年随访结果

治疗方案	放疗依从性 %	喉保留的生存率 %	喉保留率 %
顺铂 + 氟尿嘧啶诱导化疗后放疗	86	29（P=0.02 vs. RT）	68
放疗同步顺铂	93	24（P=0.03 vs. RT）	82（P < 0.001 vs. RT）
单纯放疗	95	17	64

RT. 放疗

数据来自 Forastiere AA, Zhang Q, Weber RS, et al. Long-term results of Intergroup RTOG 91-11: a comparison of three non-surgical treatment strategies to preserve the larynx in patients with locally advanced larynx cancer. J Clin Oncol 31:845–852, 2013.

业的言语治疗师进行系统的训练。强调多学科治疗在头颈部癌症中的地位。

在过去的 15 年中，对于局部进展、不再考虑手术治疗的喉、口咽和下咽的 SCC 患者，CRT 已经成为标准治疗方法[15-25]。对细胞毒性药物与放疗相互叠加或协同作用的理论基础和机制，已经进行了详细的研究[5, 26]。这种生物学现象涉及几种机制，包括抑制 DNA 修复、细胞周期再分布，以及促进缺氧组织的再氧合。总效应是提高细胞毒性作用[27]。两项 Meta 分析更证实了在放疗过程中同步化疗的好处[28, 29]。CRT 可实现较好的局部控制，与单纯放疗相比 5 年生存率提高 6.5%。由于存在多种死亡因素：肿瘤复发，与烟草和酒精滥用相关的慢性全身性疾病和第二原发性肿瘤，导致了 HNSCC 患者显著的临床生存差异。然而值得注意的是，这种可以提高肿瘤控制的方法可能与增加的急慢性毒性相关，包括全身衰竭、咽部狭窄导致的胃造瘘，以及与误吸有关的反复感染。这些治疗结果进一步强调了多学科治疗在优化患者选择、治疗计划和执行中的重要性。

前瞻性随机试验尚未很好地解决与放疗联合使用的最佳化疗方案，但在常规放疗中的第 1、22 和 43 天给予的顺铂 100mg/m² 已成为临床试验中的标准对照。自 20 世纪 60 年代以来，用于 HNSCC 的许多增敏药物已作为单一试剂进行了测试。大多数用于治疗头颈部肿瘤的单一药物已经与放疗联合。一些研究还对多药联合的 CRT 进行了评估。参考联合治疗的随机试验的数据[15-25]，总的来说，对于能够耐受顺铂的患者，放疗同时

使用多药联合化疗不优于单药化疗。此外，几乎所有报道 CRT（单药或多药）和 RT 的试验都注意到急性放射性毒性的增加，主要是皮肤黏膜，这可能会导致剂量减少和放疗计划的中断，这违反了放疗的指导原则。因此，结合这两种治疗方式，尤其是使用多药联合化疗方案时，不允许增加药物相关毒性来影响最佳放疗剂量、时间表和体积计划是必要的。因此，单药顺铂治疗已经发展成为一种可预测和有效的方案，并且是美国头颈部癌症的标准放化疗方案。这一发展归功于以上引用的关于喉的试验[10, 12-14]和鼻咽癌 0099 试验[15]组间的良好结果。在该研究中，患者接受单纯放疗或放疗同时给予顺铂化疗（第 1、22 和 43 天给予顺铂 100mg/m²），放疗后给予顺铂和氟尿嘧啶辅助化疗（3 个疗程）。对 147 名随机分配的患者进行的分析显示，CRT 组在 3 年生存率（78% vs. 47%）和无进展生存期（69% vs. 24%）上有显著差异。

Robbins 和 Homma[30] 开发了一种药物治疗联合 RT，动脉内快速输注高剂量顺铂，随后放疗并给予全身中和剂硫代硫酸钠，这种技术被称为 RADPLAT。在放置微导管后，将药物选择性地注入瘤床中，目的是将细胞毒药物浓缩在肿瘤内部，使全身浓度最小化，以便获得显著的治疗效果并降低全身毒性。在 2008 年的一份报道中，使用 RADPLAT 的 240 例 T_3 或 T_4 的口腔、口咽和下咽 SCC 患者的局部控制率为 69%～89%，对于口咽癌患者效果最明显[31]。这些数据接近于静脉化疗获得的数据，有 31% 的患者观察到严重的黏膜炎。长期并发症（如骨坏死和神经系统功能衰退）

的确切风险仍在研究之中。在一份报道中，在 5 年的随访期内，口腔干燥症得到了改善，并没有长期的生活质量下降[32]。

生物制剂与放疗联合应用正在进行研究，EGFR 靶向药物代表了处于临床开发最高级阶段的药物类别[33]。图 5-2 描述了被认为是新药开发中潜在靶点的信号通路（也可参见图 5-1）。在前面引用的重要研究中，Bonner 和同事[3] 对 424 名初治的Ⅲ期和Ⅳ期口咽、下咽和喉 SCC 患者进行了前瞻性Ⅲ期试验。患者被随机分配到单纯放疗组或 RT 联合西妥昔单抗组，西妥昔单抗的初始剂量为 400mg/m²，以后每周 250mg/m²。这一试验方案耐受性良好，尽管接受靶向药物的患者中有 3% 表现出严重的变态反应。但值得注意的是，联合治疗组并没有增加 3、4 级野内皮肤黏膜毒性。此外，联合治疗组的局部肿瘤控制率（中位数为 24.4 个月，单纯放疗组仅 14.9 个月）和总生存率（死亡风险比 =0.74，P=0.03）均较高。在回顾性亚组分析中，生存优势对口咽原发

癌患者最为有利，但该研究没有很好地根据原发部位进行生存分析。随着随访时间的延长，局部控制率和总生存的优势证明了活性 EGFR 抑制药与 RT 联合的生物学效应随着时间的推移得到了保持[34]。有利的肿瘤反应和生存受益与治疗相关的毛囊炎有关，正如早先在转移性疾病患者的Ⅱ期西妥昔单抗试验中观察到的那样。尚未证实肿瘤 EGFR 表达或突变与预后的关系；这可以作为西妥昔单抗和 RT 治疗的选择因素，因此需要在这方面进行更多的研究工作。这是一项具有里程碑意义的研究[3]，因为它第一次证明靶向治疗作为 HNSCC 一线治疗，具有较大的生存优势。

HPV 状态对结果的影响已经受到关注。在一项前瞻性试验中，Fakhry 及其同事[35] 报道，在诱导化疗后接受 CRT 治疗的 HPV 阳性口咽癌患者的 2 年总生存率显著高于接受相同治疗的阴性患者，分别为 95% 和 62%（P=0.005）。在玛格丽特公主医院的一项大型回顾性研究中，分析了 505

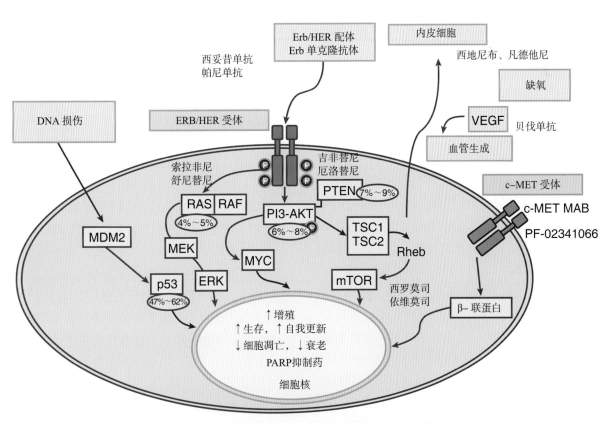

▲ 图 5-2　选择性通路靶向药物和头颈鳞状细胞癌重要突变

PTEN. 磷酸酶和张力蛋白同系物

例使用 RT 或 CRT 治疗口咽癌的患者，HPV 阳性（$n=382$）与 HPV 阴性（$n=123$）相比，在局部控制（94% vs. 80%）和区域控制（95% vs. 82%）上均有显著优势（$P < 0.01$）[36]。RTOG 试验对 Ⅲ/Ⅳ 期患者的终点数据进行回顾性分析，Ang 和同事[37] 比较了加速放疗联合 2 个周期的顺铂 $100mg/m^2$ 化疗和常规放疗联合第 1、4、7 周的顺铂化疗，入组了可以确定 HPV 状态 323 例口咽癌患者。中位随访 4.8 年，206 例 HPV 阳性患者的 3 年生存率更高（82.4% vs. 57.1%，$P < 0.001$）。烟草对预后的影响也很显著。吸烟史（每年消费量 > 10 条）在这项试验中为不良预后因素。值得注意的是，吸烟史不到 10 年的 HPV 阳性患者预计 5 年后的存活率将超过 90%。在回归分析后，发现死亡风险与 HPV 状态、吸烟史、肿瘤分期和淋巴结状态显著相关。在接受 RT[38] 或联合治疗[39] 后，HPV 阳性对生存有利，这一结果导致了另外的研究中相同群体治疗方向的改变[38]。在 ECOG 的初步报告[40] 中，对诱导化疗有反应的 HPV 阳性患者的 1 年疾病控制率超过 90%，然后接受放疗改良方案，主要部位给予 54Gy 的照射，而不是常规的放疗剂量 70～72Gy，并同时给予西妥昔单抗。未来的临床试验将分别评价 HPV 阳性和 HPV 阴性患者的治疗结果。

Pfster 及其同事[41] 报道局部晚期的患者接受西妥昔单抗联合顺铂化疗（$100mg/m^2$，第 1 周和第 4 周）和放疗，3 年总生存率为 76%，局部控制率为 71%。Langer 及其同事[42] 报道的联合治疗，包括常规放疗，联合顺铂 $75mg/m^2$ 三周期）和每周 1 次西妥昔单抗，然后 61 例患者进行西妥昔单抗维持性治疗，观察到严重毒性，主要是中性粒细胞减少（26%）、乏力（23%）和毛囊炎（28%）。在一项大型的前瞻性 Ⅲ 期试验[43] 中，RTOG 研究了 CRT 联合西妥昔单抗的治疗作用，分析了 895 例局部晚期口咽、下咽和喉的鳞状细胞癌患者，他们接受了放疗联合顺铂化疗（$100mg/m^2$，第 1 周和第 4 周）的治疗，试验组每周给予西妥昔单抗，对照组不加西妥昔单抗。中位随访 3 年的初步分析显示在局部控制率、PFS（64.3% vs. 63.4%）及 OS（79.7% vs. 82.6%）方面两组无显著差异。此外，回顾性亚组分析评估了西妥昔单抗对 HPV 相关口咽疾病的疾病控制和生存也未显示出显著的影响。

研究小分子 EGFR 抑制药（如吉非替尼或厄洛替尼）和拉帕替尼联合 CRT 的潜在益处的试验也在进行中[33]。芝加哥大学[44] 已将吉非替尼与诱导化疗联合，包括紫杉醇（$100mg/m^2$，第 1、8 和 15 天）、卡铂（第 1 天，AUC 6，在放疗 150cGy 每日 2 次前给予 4 周期）、氟尿嘧啶 [$600mg/(m^2 \cdot d)$，连续输注 5d] 和羟基脲（500mg，12h/d，连用 5d，每 14 天为 1 个周期）。69 名患者进入 Ⅱ 期试验。在整个治疗过程中，吉非替尼的剂量为 250mg/d，并持续应用 2 年。化疗和放疗完成后，59 名可评价的患者中有 52 名达到完全缓解，60 名患者继续口服吉非替尼。据报道有相当大的毒性，69 名患者中有 59 名在 CRT 期间出现 3 级黏膜炎；此外，还发生了 4 例死亡事件，其中 2 例是中性粒细胞减少性败血症，1 例是心脏事件，另 1 例原因不明。4 年总生存率为 74%，在 37 例口咽原发癌患者（其中 68% 为 HPV 阳性）中不良反应比例更高（危险比为 1.00，其他为 3.70）。预计可以进行联合研究，但显然需要筛选分子靶向药物，因为靶向药物已进入初始治疗方案。

总之，器官保留的策略对于 HNSCC 的治疗是可行的。CRT 显示出与手术相似的总生存率，同时避免广泛切除并实现器官保留。接受 CRT 的患者关心的是长期的器官功能和生活质量。对于部分口咽和下咽 SCC 患者，CRT 已被证实优于单纯 RT，并被认为是不适合手术切除的局部晚期患者的标准治疗方案。每天 1 次 RT，联合每 3 周 1 次单药顺铂，是美国最广泛接受的治疗方案。生物制剂，如西妥昔单抗，目前疗效尚未确定，但也正处于研究中。西妥昔单抗联合放疗可能是治疗中期头颈部肿瘤或不适合接受化疗患者的一种合适的治疗方案。中期喉癌患者可以接受序贯或 CRT，目的是在大多数患者中实现 5 年喉保留率，并且总生存率等同于手术加术后放疗。而口腔癌和局部晚期喉癌更常用手术切除作为最佳的局部治疗方法。

（二）同步放化疗作为辅助治疗

术后辅助化疗是一种治疗策略，用于许多类型的癌症，目的是根除残留的微转移病灶，从而提高长期生存率。在头颈部癌症中，辅助化疗作为单一治疗模式仍然没有被广泛接受，因为之前的试验显示，很难完成治疗计划，且疗效没有被证实。通过头颈合作组织进行了一项大规模的试验，以研究化疗的加入是否延长了手术和放疗后的生存时间及是否改变了复发模式[45]。选取Ⅲ、Ⅳ期口腔、口咽、喉鳞癌，以及Ⅱ、Ⅲ、Ⅳ期下咽鳞癌且切缘阴性的患者。随机分为术后立即放疗组和顺铂联合氟尿嘧啶化疗3周期后放疗组。对该研究中的503名患者的分析显示两组之间的无病生存率、总生存率及局部控制率无显著差异。然而，对于接受辅助化疗的患者，远处转移率明显降低（$P=0.016$）。也许更重要的发现是，一组具有高危因素（包括包膜外侵犯、原位癌或近切缘）的患者似乎从辅助化疗中获益，而生存时间和局部控制率与单纯放疗组相比皆有提高，接近统计学差异。

两项试验对诱导化疗进行研究，并将维持化疗加入一个治疗组，观察其结果的差异性。头颈合作项目[46]的试验选取三个治疗组中的一组接受在手术和放疗之前使用一个周期顺铂和博来霉素诱导化疗，并进行6个月的维持化疗。该组患者远处转移率明显下降。Ervin和同事[47]随机将对顺铂、博来霉素和甲氨蝶呤诱导化疗有反应的、已接受手术和放疗的患者，分为继续接受三个周期化疗组和观察组。接受维持性化疗的患者的3年无病生存率为88%，而观察组为57%（$P=0.03$）。

综合考虑这些试验的结果，表明辅助化疗可以影响微转移灶并降低远处转移率，无病生存时间也可能得到改善。然而，成功进行头颈部癌症患者辅助或维持化疗的障碍是患者依从性差。初始治疗与医疗和患者的社会情况有关，导致经典的辅助化疗难以实施或有时不可行。另外，辅助化疗尽管在高危患者中可能会有所受益，但在低危患者中并没有明显作用。当然，患者的选择仍有待在随机Ⅲ期试验中改进。

Bachaud及其同事[48]在一项对高危患者进行的小型前瞻性研究中研究了每周顺铂（50mg）联合术后放疗的价值，观察到疾病控制率和总生存率得到改善。最近，在美国[49]和欧洲[50]进行了前瞻性Ⅲ期试验，以研究手术后有复发高危因素的患者联合顺铂（100mg/m² 第1、4、7周）和RT的价值。数据显示了更好的局部控制率和总生存率[51]。虽然两项研究的入选标准略有不同，但患者被随机分配到单纯放疗组和联合治疗组。联合治疗组的急性皮肤黏膜反应发生率较高，但慢性毒性未增加。对于肿瘤切缘阳性或淋巴结包膜外侵犯的患者，局部治疗失败的总体风险降低42%，并且有10%的生存优势。最近一项RTOG Ⅱ期试验[52]研究RT联合西妥昔单抗与每周顺铂（30mg/m²）或多西他赛（15mg/m²）的价值，随访3年后证实紫杉类组的远期复发减少，从28%下降至13%。目前在RTOG 1216试验中，正在进一步研究对有高危因素的患者进行辅助放化疗，放疗同时联合每周1次顺铂组、联合多西他赛组、联合多西他赛和西妥昔单抗组。因此，对于能够耐受化疗和接受手术的具有前述高危因素的患者，选用联合药物的CRT治疗现已被认为是标准治疗方案。

（三）诱导化疗

理论上，术前或者放疗前化疗被称为新辅助化疗或诱导化疗，有几个优点。初治使用化疗比根治性治疗后选用化疗更加可行，因为此时患者的身体状况比手术或者放疗后的更好。此外，药物活性在先前未经治疗的情况下是最佳的，有一部分原因是因为肿瘤血管没有被破坏。有效的全身治疗导致原发灶和淋巴结反应性较高。而且，远处转移风险性降低也提高了全身治疗效果[53]。

20世纪70年代顺铂在临床应用后，Hong及其同事[54]采用了顺铂＋博来霉素5～7d的联合方案，缓解率达75%，20%完全缓解。其他研究者在此两药基础上联合了长春碱、长春新碱或者甲氨蝶呤，也获得了相似的结果。20世纪80年代在韦恩州立大学测试了一种可替代的也是可能更有效的方案，即是顺铂（100mg/m²）后氟尿嘧啶

（1000mg/d）连用5d。在第二阶段实验中，经过三周期化疗，患者缓解率达94%，54%完全缓解[55]。氟尿嘧啶因没有相关的变态反应或者肺毒性，比博来霉素有更好的耐受性。

韦恩州立大学的Ensley及其同事[56]报道称轮换使用5~6个周期的顺铂＋氟尿嘧啶或者甲氨蝶呤＋亚叶酸钙＋氟尿嘧啶的方案后可获得更高的完全缓解率。在一项研究中，31名患者入组了此方案的研究，完全缓解率达65%，但毒性反应不可耐受，约1/3的患者在实验早期即退出研究。尽管在缓解率方面显著提升，但此方案的适用性未得到认可。这些研究表明诱导化疗的缓解率与随后的放疗缓解率相关[57-59]。对以顺铂为基础的诱导化疗不敏感的肿瘤患者也有可能对放疗不敏感。

权威专家认为，在随机试验中，足够的随访时间、适当分层因素和预后变量，对于评价诱导化疗对无病生存和总生存期的影响十分必要[53,60]。关于术前和（或）放疗前应用诱导化疗的随机对照实验结果已有大量报道。

前面提到的头颈合作项目[46]、西南肿瘤组试验[61]和VA喉癌研究组试验[10]是大型多中心的随机研究，均为局部晚期可切除的头颈部肿瘤患者。头颈合作项目[46]随机分配患者接受以下三种治疗方案之一：①手术＋术后放疗；②一周期的顺铂＋博来霉素诱导化疗＋手术＋术后放疗；③诱导化疗，手术，术后放疗＋6个月的顺铂维持化疗。这三种方案的5年生存率分别为35%、37%和45%，差异无统计学意义。然而在维持化疗组中远处转移发生的时间和频次较其他两组更低。一个亚组分析显示接受维持化疗的N_1、N_2和原发口咽癌患者在无病生存时间方面差异显著[62]。在回顾分析中，总生存时间并未提高，因为术前仅应用一周期的顺铂＋博来霉素诱导化疗，缓解率低至37%。

在西南肿瘤组试验[61]中，患者被随机分为三周期顺铂、博来霉素、甲氨蝶呤、长春新碱诱导化疗＋手术＋放疗组与手术＋放疗方案标准治疗组。标准治疗组中位生存期为30个月，诱导化疗组为18个月。而远处转移率，标准治疗组为49%，诱导化疗组为28%。尽管生存期及复发模式的差异明显，但这些数据并无统计学意义。这次试验未达到预期目标，而且相当大比例的患者依从性差，仅有56%的患者完成了预定方案的诱导化疗[61]。

Domenge及其同事[63]报道了一个Ⅲ期临床试验，318例局部晚期口咽鳞癌患者被随机分为顺铂及氟尿嘧啶诱导化疗＋局部治疗组与单纯局部治疗组。诱导化疗组总生存率较高（中位数，5.1 vs. 3.3年；$P = 0.03$）。

来自保喉的非手术数据令人振奋，数据来自VA喉癌研究组[10]。将可切除病变的Ⅲ期和Ⅳ期患者随机分为全喉切除＋术后放疗的标准治疗组和三周期顺铂及氟尿嘧啶诱导化疗＋放疗组。手术作为肿瘤残存及复发患者的挽救性治疗手段。如果患者在接受两周期的诱导化疗后原发病灶未达到部分缓解，即刻给予手术治疗。两周期诱导化疗后的完全和部分缓解率为85%，病理证实原发病灶的完全缓解率为64%。中位随访时间为33个月，两组治疗方案的生存期数据并无统计学意义。然而，患者复发的模式不同：手术组局部复发率为2%，诱导化疗组为12%（$P = 0.0005$）；淋巴结转移率相似（$P = 0.305$）；远处转移率分别为17%和11%（$P = 0.016$）；第二原发肿瘤发病率分别为6%和2%（$P = 0.029$）。3年随访数据显示，诱导化疗组66%的存活患者都保留了喉功能。欧洲癌症研究和治疗组织（EORTC）也报道了类似数据，此试验将局部晚期下咽癌患者分为顺铂及氟尿嘧啶诱导化疗＋放疗组和咽喉切除术＋放疗组，两组方案的生存期并无区别，诱导化疗＋放疗组生存期达3年的保喉患者占28%。3年保喉率达42%，而且只有死于原发疾病被认为治疗失败[11]。在VA的研究之后，头颈部小组[14]又进行了一项前瞻性研究，将患者分为顺铂及氟尿嘧啶诱导化疗＋放疗组、单纯放疗组，以及同步顺铂放化疗组。10年的随访数据列于表5-1。

诱导化疗作为局部晚期口腔鳞状细胞癌的首选治疗方案已得以证实。Licitra及其同事[64]将198名患者随机分为顺铂（$100mg/m^2$，1d）＋氟尿嘧啶（$1000mg/m^2$，1~5d）＋手术组和单纯手术组。有治疗反应的患者给予三周期化疗，病理学存在高危因素的患者给予术后放疗，两组在局部和远处肿瘤控制及总生存期方面的数据并无统计学意义。经过化疗获得病理学上完全缓解的患者 5 年生存率得以提高（76% vs. 41%）而且诱导化疗组下颌骨切除的概率降低。在本试验中，预测患者化疗预后的生物学指标还未被发现。最近，Zhong 及其同事[65]进行了一项随机对照试验，入组 256 例局部晚期口腔鳞状细胞癌的患者，分为诱导化疗 + 手术 + 术后放疗组和手术 + 术后放疗组，诱导化疗方案为两周期顺铂（75mg/m²）+ 多西他赛（75mg/m²）+ 氟尿嘧啶［750mg/（m²·d）× 5d］。两组无病生存期（HR = 0.974）和总生存期（HR = 0.977）并无统计学差异；但是回顾性研究分析显示，对化疗敏感的患者局部控制率及总生存期得以提高。

两个早期研究也显示接受化疗的患者生存期可得到提高。在一个大型的意大利研究中，Paccagnella 等[66]发现非手术患者的局部控制率、远处转移率、生存期都得以提高。在头颈合作项目研究中，Jacobs 等[62]报道了口腔原发肿瘤及局部淋巴结转移的患者生存期提高。除此之外，大量研究证实诱导化疗可降低远处转移率[11, 53, 61, 62, 66]。

这些试验可澄清一些争论。接受以顺铂为基础的化疗的患者总缓解率在 60%～90%，临床完全缓解率在 20%～30%。完全缓解的患者比未缓解的患者生存时间长，30% 的临床完全缓解的患者得到了病理学上的完全缓解。化疗的缓解率与放疗的缓解率有关。对化疗不敏感的患者往往对放疗也不敏感。诱导化疗并不会增加手术或放疗的并发症发生率。最重要的预后因素为肿瘤部位、淋巴结分期和化疗方案。尽管并没有发现同步化疗的患者在总生存期方面获益，但远处转移率明显下降。而且，在喉器官保留研究中，诱导化疗作为序贯疗法的一部分对器官保留及提高患者的生活质量意义重大。考虑到诱导化疗和同步放化疗后吞咽功能的保留，我们需要做更多的工作，也需要更多的纵向研究，特别是对于口咽及下咽癌的患者。

随着三药联合的化疗方案越来越有效，越来越多的人开始研究怎样更好地使用序贯疗法。Hitt 及其同事[67]对比了顺铂 + 氟尿嘧啶与三药联合：多西他赛（175mg/m²，1d）+ 顺铂（100mg/m²，2d）+ 小剂量氟尿嘧啶［500mg/（m²·d），连续 2～6d］，又称作多西他赛 / 顺铂 / 氟尿嘧啶方案（PCF）。实验组的缓解率显著提高（完全缓解率 33% vs. 两药联合组的 14%），而且急性毒性反应没有增加。实际上，小剂量氟尿嘧啶组黏膜炎的发生率降低了。PCF 组 2～4 级黏膜炎的发生率为 16%，顺铂 + 氟尿嘧啶组为 53%。PCF 组周围神经病变的发生率为 8%，较为显著。诱导化疗后，患者接受同步放化疗，顺铂（100mg/m²）在第 1、22、43 天给药。三药联合的患者生存期延长（P = 0.06）；然而，被认为"手术不可切除"的患者受益更多（P = 0.004）。

近期的研究结果[68, 69]令人振奋。一个 358 例的 EORTC Ⅲ 期临床研究（TAX323）分为两组，顺铂 + 氟尿嘧啶组，多西他赛（75mg/m²，1d）、顺铂（75mg/m²，1d）与氟尿嘧啶［750mg/（m²·d），5d］组，或者称作 TPF 组。四周期诱导化疗后，所有的患者都接受了放疗。随访中位时间为 32 个月，TPF 组肿瘤缓解率明显提高，并有明显的无进展生存优势（HR = 0.72；OS HR = 0.73）。而且，顺铂 + 氟尿嘧啶组毒性死亡率较高（5.5% vs. 2.3%）。在 TAX324 Ⅲ 期试验中[69]，501 例患者被随机分为两组，分别接受多西他赛（75mg/m²，1d）、顺铂（100mg/m²，1d）与氟尿嘧啶［1000mg/（m²·d），4d］或接受顺铂 + 氟尿嘧啶的诱导化疗。三周期的化疗后，患者在麻醉情况下接受检查，后接受 CRT，每周使用卡铂 AUC 1.5。然后，肿瘤残存或在诊断时局部淋巴结分期较晚的一部分患者接受手术治疗。TPF 组患者的无病生存和总生存优势明显。在随访 36 个月时，接受 TPF 方案的患者有 62% 存活，而接受标准顺铂 + 氟尿嘧啶方案的患者为 48%。局部治疗失败的分析结果也十分值得注意。此试验也产生了一个意料之外但又有统计学差异的结果，TPF 组在局部控制率上占优势，而且三药联合也略降低了远处转移率。

多个前瞻性Ⅲ期临床研究随之产生（图 5-3）。

将患者随机分为 TPF+ 同步放化疗组和同步放化疗组。在芝加哥大学牵头的 DECIDE 研究中，试验组为 N₂ 或 N₃ 的头颈鳞癌患者，首先接受两周期诱导化疗，具体方案为多西他赛（75mg/m²，1d）、顺铂（75mg/m²，1d）与氟尿嘧啶［750mg/（m²·d），4d］，再接受同步放化疗，同步化疗方案为多西他赛、氟尿嘧啶、羟基脲，2 周方案；放疗为 2 次 / 天[70]。患者入组非常慢，本试验共入组 280 例患者。试验组的无进展生存期和总生存期并未显示明显优势。对照组 3 年生存率为 75%，优于预期结果。回顾性分析显示试验组 N₂c 和 N₃ 的患者在疾病的控制方面略有优势，但数据无明显统计学差异。患者耐受性和治疗相关毒性与预期一样，在放疗期间，试验组与同步放化疗组相比血液学变化较大，依从性两组相似。

DECIDE Ⅲ期试验：TPF+ 同步放化疗 vs . 同步放化疗

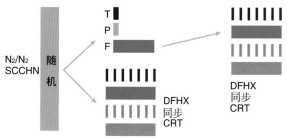

TPF：多西他赛 + 顺铂 + 氟尿嘧啶每 3 周 1 次 ×2
DFHX：多西他赛 + 羟基脲 + 氟尿嘧啶 + 高分割 RT
A

PARADIGM 研究：序贯治疗 vs. 同步放化疗：TPF/ 同步放化疗 vs. P–ACBXRT

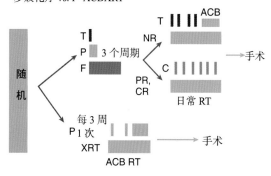

B

▲ 图 5–3 在口腔、口咽、下咽、喉癌中的随机诱导化疗试验
（A 参考文献 [70] B 参考文献 [71]）；ACB RT. 分割放疗；C. 卡铂；CR. 完全缓解；CRT. 放化疗；P–ACBXRT. 顺铂分割放疗；PR. 部分缓解；RT. 放疗；HNSCC. 头颈部鳞状细胞癌

在 PARADIGM 试验[71]中，诱导化疗后同步放化疗（序贯放化疗）与单纯同步放化疗对比，模式更加复杂。Ⅲ或Ⅳ期患者随机分组，试验组接受三周期的 TPF 方案化疗，具体方案为多西他赛（75mg/m²，1d），顺铂（100mg/m²，1d）与氟尿嘧啶［1000mg/（m²·d），1~4d］，随后化疗敏感的患者接受每天放疗和每周 1 次的卡铂（AUC 1.5）同步化疗，化疗不敏感患者接受加速分割放疗和多西他赛同步化疗。对照组接受加速分割放疗和顺铂（100mg/m²）同步化疗。患者入组也非常慢，共入组 145 例。试验组的患者并未从中获益，反而毒性反应较大：4 名患者在诱导化疗期间或诱导化疗后死亡，3 年生存率为 73%，而单纯同步放化疗组为 78%。为什么两组试验结果如此令人失望？至少在某种程度上可以用 HPV 阳性为口咽癌的有利预后因素来解释。在两组试验中口咽作为原发部位的患者约占 60%，而 HPV 阳性的患者首发症状为淋巴结转移，此类患者会接受综合治疗。不幸的是，笔者还没有进行肿瘤分子学研究来证实这一认识。

尽管研究者对序贯疗法仍有浓厚兴趣，特别是对于有远处转移高危因素的患者，但是潜在的毒性和局部根治性治疗的延迟是显而易见的。对于诊断时即为晚期或者有下颈部淋巴结转移的患者，诱导化疗是最为适用的，此类患者在接受局部治疗后远处转移风险较大。笔者期待未来的Ⅰ、Ⅱ期试验能评估出整合了分子靶向药物的更加新颖的系统化治疗方案。笔者目前的努力方向是提高序贯疗法的适用性，特别是对于局部治疗后有远处转移高风险的患者。

在一个Ⅱ期临床试验中，入组的 47 名 N₂b/c 或者 N₃M₀ 的患者首先接受 6 周每周 1 次的诱导化疗，具体方案为紫杉醇（135mg/m²）、卡铂（AUC 2）、西妥昔单抗（PCC）[72]。随后根据危险因素选择局部治疗方案。根据初诊时肿瘤的原发部位和淋巴结分期及医师指导，患者接受诱导化疗后再接受局部治疗，如手术治疗（n=1）、放疗（n=23）或同步放化疗（n=23）。这一试验长期结果非常理想。因此，T₁ 或者 T₂ 的患者可以避免行不必要的同步放化疗。5 年随访总生存率为

89%。在42名长期生存的患者中（中位生存时间5.9年），3名患者出现慢性吞咽困难（7.1%），2名胃管依赖（4.8%）[73]。相关研究中[74]，我们发现血浆中与肿瘤复发相关的组织缺氧相关血管生成因子显著提高。现在一个大型Ⅱ期临床试验正在进行，目的是研究以危险因素为基础的局部治疗这一概念，以及对PCC和TPF-西妥昔单抗方案进行对比。笔者期待有一天能根据患者的特点、肿瘤部位、分期和肿瘤生物标志物来制定个性化治疗方案。

总之，诱导化疗是目前的研究热点，大部分患者肿瘤都能得以缓解。TPF方案是最常用方案。我们已经明确诱导化疗可提高器官保留率，降低远处转移风险并给评估其他临床和分子终点提供机会。诱导化疗的应用也可能与放疗后肿瘤的局部控制率提高相关。然而DeCIDE和PARADIGM试验未能揭示出初治时根据危险因素进行系统治疗的优势。笔者期待将来能根据临床分期、更加先进的影像技术和肿瘤分子研究来制定更精确和有效的治疗。

三、复发和转移疾病的系统化疗

复发的头颈部肿瘤的系统化治疗是一个需要关注的问题，因为30%～50%的局部晚期头颈部肿瘤患者在5年内死于疾病复发。发现1/3的患者死于远处转移，但是尸检发现转移率可高达60%[75]。传统化疗的首要目标应该从姑息治疗转变为减轻不适和延长生存期。局部复发或远处转移的头颈部鳞癌患者的中位生存期为6～9个月，25%能存活1年。对化疗敏感的患者症状控制较好，生存期更长。

（一）预后因素

许多化疗试验在研究能够预测化疗敏感而且可以延长生存期的因素。对于复发的患者，不良预后因素为一般状况较差、营养状态差、肿瘤负荷大，以及Ⅰ期治疗后无病生存期短、放疗或手术后肿瘤局部复发[76]。在手术或者放疗期间或治疗后不久疾病即发生进展，特别是在术区或者放疗区域内发生，是一个不良征兆。在这种情况下，

对常规化疗即使有反应，缓解期也较短，即对生存时间没有影响。然而，在Ⅰ期治疗到复发的间隔时间延长的患者当中，肺转移常见，肿瘤对治疗的反应和缓解时间可能会延长。一般来说，这些反应敏感的患者一般状况良好，无营养不良，而且既往没有接受化疗。HPV状态对远处转移患者治疗敏感性和生存结局的影响尚不明确。

在下一节我们将讨论单一药物的应用及联合化疗在复发或转移头颈部鳞癌姑息性治疗中的应用。然后再讨论靶向药物早期临床应用的经验。现在计划将"生物"试剂广泛应用到头颈部鳞癌的系统治疗与个体化治疗仅仅是一个构想。关于这个主题想要了解更多的话，可参考Shin和Khuri[77]的综述。

（二）单一药物

复发或转移SCC对常用药物的完全和部分缓解率为10%～30%。最常用的药物是铂类化合物（顺铂和卡铂）、紫杉烷（多西他赛和紫杉醇）、氟尿嘧啶、甲氨蝶呤和西妥昔单抗。以前的文献表明约1/3的患者治疗有效。以前制定的反应标准比现在的低。根据实体瘤的反应评价标准（RECIST），部分缓解被定义为肿瘤最大直径缩小30%。如临床和影像学标准所示，使用单药的患者大部分获得部分缓解，完全缓解的患者少于5%。缓解的持续时间一般比较短暂，仅持续2～4个月，中位生存时间是6～9个月。在头颈部鳞癌中，甲氨蝶呤和顺铂是研究最广泛的单药。它们现在仍然被认为是标准治疗方案，但美国大多数医师为能够耐受联合化疗的患者推荐铂类和紫杉类的联合方案。

甲氨蝶呤曾被广泛用于HNSCC的治疗。这种药物相对低毒、便宜、方便。常规剂量缓解率在10%～50%，平均为30%[78]，每周40～60mg/m²的剂量治疗效果优于每月1次或每月2次。Levitt及其同事[79]在一项体外研究中发现，当使用中度至高剂量甲氨蝶呤与亚叶酸钙进行挽救治疗时，细胞内药物浓度较高，正常组织药物浓度低，从而提高治疗指数。中、高剂量甲氨蝶呤先导试验的最初结果显示头颈部鳞癌患者的缓解率有所提

高。然而从前瞻性随机试验比较常规剂量与中剂量或高剂量甲氨蝶呤，有无联合亚叶酸钙[80, 81]发现，患者的生存时间在甲氨蝶呤高达5000mg的剂量水平时并无明显获益，因此此治疗方案已不再使用。

顺铂的缓解率为10%～30%，也曾有报道完全缓解，缓解持续时间为2～4个月[82, 83]。甲氨蝶呤与顺铂的对照试验显示两者在缓解率与生存时间上并无差别，但毒性反应差异明显[84, 85]。顺铂的优势在于可相对较快获得缓解，而且用药频率较慢，每3～4周为一周期。有人研究顺铂是否存在剂量–缓解效应。Veronesi及其同事[86]对比发现60mg/m^{2}与120mg/m^{2}的剂量对患者缓解率并无影响。Forastiere及同事[87]的先导试验发现，剂量为200mg/m^{2}时缓解率可达73%，是常规剂量预期缓解率的2倍。尽管这些研究证实了患者可从高剂量中获益，但相关的神经毒性限制了此方案的可行性。

（三）联合化疗

为了提高缓解率和延长生存时间，联合化疗方案得以推广。大量涉及复发性头颈部肿瘤的 II 期临床试验对联合化疗进行了评估。结果表明较高的缓解率可指导从甲氨蝶呤或顺铂的单药治疗方案转变为联合化疗方案。然而，中位缓解持续时间仍在3～4个月，传统的细胞毒性联合化疗在中位生存的优势并不比单药化疗明显。此外，这些方案的复杂性及毒性均大于单药化疗。

最常见的是，前瞻性对比试验需要根据预后变量和分层变量将患者随机分组，才能更好地评估新药治疗方案的益处。多机构大型试验根据预后因素设计，研究表明联合化疗组与单药对照组的缓解率有显著性差异[88-92]。ECOG对顺铂、博来霉素和甲氨蝶呤的联合化疗方案与每周甲氨蝶呤单药治疗方案[92]进行对比。单药甲氨蝶呤的缓解率为35%，联合化疗为48%有显著改善（P=0.04）。然而，联合化疗组毒性反应更大，而且两组在生存时间上并无差异。

西南肿瘤学组对比了顺铂＋氟尿嘧啶，卡铂＋氟尿嘧啶，以及每周甲氨蝶呤方案[89, 90]。三

组的缓解率分别为32%、21%和10%。顺铂联合化疗组与甲氨蝶呤组的缓解率差异显著（P < 0.001）。顺铂＋氟尿嘧啶组的毒性反应也比甲氨蝶呤组明显。卡铂＋氟尿嘧啶毒性反应居中。中位生存期的差异并不明显，在5.6～6.6个月。另一个试验对比了顺铂和氟尿嘧啶的联合方案，以及各自单药方案，表明缓解率也存在不同[91]。联合化疗组的缓解率为40%，顺铂组为18%，氟尿嘧啶组为15%（P < 0.01）。尽管三组的中位生存时间没有差异，但是，分析显示，生存时间超过9个月的患者中，联合化疗组的生存率为40%，顺铂组为27%，氟尿嘧啶组为24%（P < 0.05）。后两个试验也同样有趣。两组试验应用了相同剂量及相同给药顺序的顺铂和氟尿嘧啶，得到相似的缓解率。顺铂（100mg/m^2）＋氟尿嘧啶［1000mg/（m^2·d），连续使用4～5d］已成为头颈部肿瘤患者姑息治疗和联合化疗的常用治疗方案。这些大型试验[88-91]的结果证实了顺铂和氟尿嘧啶联合化疗方案治疗复发性头颈部肿瘤的缓解率可达30%。Clavel及其同事[88]也观察到了联合化疗和单药治疗之间的差异。他们发现两组顺铂联合化疗比单药甲氨蝶呤治疗方案缓解率高，分别为34%、31%和15%。

ECOG进行了一项前瞻性的 III 期研究，入组218例复发或者转移的患者，对顺铂＋氟尿嘧啶和顺铂＋紫杉醇进行了对比。患者随机分组接受顺铂(100mg/m^2，1d)＋氟尿嘧啶[1000mg/（m^2·d），4d］或者是顺铂（75mg/m^2）＋紫杉醇（175mg/m^2，1d）。两组毒性反应相似，而顺铂＋氟尿嘧啶肿瘤缓解率为27%，顺铂＋紫杉醇组肿瘤缓解率为26%。两组生存期无明显差异[93]。

从这些随机试验中可以发现，联合化疗较单药化疗缓解率有所提高。毒性反应却十分严重，但对于大部分接受化疗的患者来说，中位生存时间无明显提高。

（四）靶向治疗

头颈部肿瘤的临床和病理预后因素先前已讨论。术后预示肿瘤复发的危险因素包括切缘阳性、淋巴结转移、肿瘤细胞侵犯颈部软组织、神经侵

犯及脉管瘤栓。现在研究者正致力于发现分子学标志物来更好地了解肿瘤进展的机制 [5, 94]，因为这有助于发现更精确的生物标志物和治疗靶点。

肿瘤细胞的转移进展是一个复杂的多步骤过程 [95]。每一步都包括肿瘤细胞间的相互作用、肿瘤细胞和周围微环境间的相互作用。图 5-1 和图 5-2 为潜在的生物靶点的简图。DNA 芯片和其他技术 [96-98] 筛选出了与转移发展相关的多个潜在因素：角蛋白、细胞表面蛋白酶、间充质细胞标志物、细胞基质黏附分子、趋化因子和调节细胞外基质和上皮间叶转化的元素 [99]。趋化因子（C-X-C 基序）受体 R4（CXCR4）及其配体，基质细胞衍生因子 1（SDF1），可导致肿瘤细胞发生转移 [98]。

这种活动在转移模式的演变中可能起着关键作用，并且可能与血管生成因子的高分泌有关，如血管内皮生长因子（VEGF）与细胞表面受体的密度。TP53 基因直接参与多个细胞过程，包括细胞周期活化、凋亡、自噬和 DNA 修复。它在 50%～60% 的 HNSCC 中发生突变。PI3K/Akt/mTOR 通路在 HNSCC 中也发生了突变，mTOR 抑制药研究正在进行中。图 5-4 提供了一个 HNSCC 遗传突变和肿瘤进展的模型。

可用的抗血管生成化合物靶向作用于 VEGF、血小板衍生生长因子（PDGF）、成纤维细胞生长因子（FGF），转化生长因子 α 和 β（TGF-α 和 TGF-β），和（或）白细胞介素 8（IL-8），以及这些蛋白质的受体 [5]。在 HNSCC 中进行的 I 期和 II 期试验以检测 VEGF 抑制药作为单药或与化疗药物结合的效果。西地尼布和索拉非尼正在研究中 [77]。万乃他尼对 VEGF 受体 2、EGFR 和 RET 信号具有选择性活性。已被证实，它在 I 期试验中与顺铂和放疗联合使用有显著活性 [100]。29 例患者均获得完全缓解。炎症的血液生物标志物和缺氧相关细胞因子、基线人类生长因子、IL-8、巨噬细胞移动抑制因子和嗜酸性粒细胞趋化因子已在研究中。结果有待进一步随访。在 II 期 SPORE 计划中我们也已观察到接受西妥昔单抗和贝伐单抗的患者肿瘤缓解率为 25%，而且与肿瘤相关的出血风险没有明显增加 [101]。

EGFR 在 HNSCC 中过表达 [102, 103]。表面密度直接与预后差相关，但突变非常罕见。单克隆抗体和小分子酪氨酸激酶抑制药的激活导致 EGFR 信号和相关分子网络的"抑制"。EGFR 由四个家族成员组成，EGFR-1（HER1）和 EGFR-2（ERBB2）了解最多 [104]。EGFR 的配体是表皮生长因子（EGF）、TGF-α、二元调节蛋白、表调节蛋白、β 细胞素和肝素结合表皮生长因子样生长因子（HB-EGF）。ERBB2 没有已知的天然配体。与配体结合后，EGF 受体二聚并激活酪氨酸激酶的磷酸化和下游信号调节因子，最终导致细胞增殖和存活力提高。EGFR 和其他生长因子受体的核易位对快速生长的细胞中进行信号转导极其重要。西妥昔单抗可通过抑制 EGFR 的磷酸化来终止此活性。值得注意的是，EGFR 在癌前组织中也检测到表达（图 5-4），因此它是 MD Anderson 化学预防试验的靶点 [100]。

西妥昔单抗（Chimeric）是通过 EGFR 靶点的胞外的 IgG 区域相结合来阻断 EGFR 的信号传导 [104]。小分子 EGFR 酪氨酸激酶抑制药，如吉非替尼和厄洛替尼在细胞内结合抑制激酶活性，从而调节转录、细胞周期进程、细胞存活和运动，所有这些都有助于侵袭和转移。在早期的临床试验中，这些药物具有独立的活性，缓解率为 5%～15%，取决于剂量和时间表。

研究表明，靶向药物可以利用肿瘤细胞的脆弱性。西妥昔单抗是一种人 - 鼠 IgG1 嵌合单克隆抗体，用以对抗 EGFR，单药应用时也具有活性 [105]。肿瘤缓解率为 10%～15%，与患者先前接受的顺铂为基础的治疗或者联合顺铂或者放疗有关 [3]。在一个重要的 III 期试验中 [106]，117 例转移或复发的 HNSCC 患者随机接受顺铂单药或与西妥昔单抗联合使用的方案。西妥昔单抗的添加使得肿瘤总缓解率由 10% 提高到 26%（P=0.03），中位生存期也由 2.7 个月提高到 4.2 个月。这些数据表明与顺铂联合可使患者获益。

在一个具有里程碑意义的前瞻性 III 期临床试验中，Vermorken 及其同事 [107] 随机将 442 例符合条件的未治疗的复发或转移 SCC 患者进行分组，接受铂 / 氟尿嘧啶方案，加或不加西妥昔单抗。

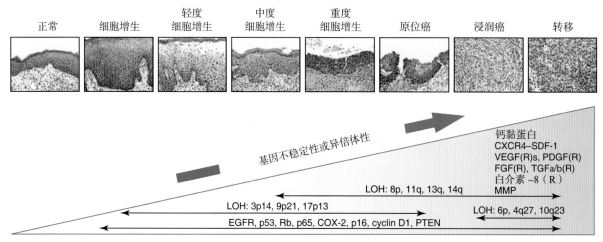

▲ 图5-4 头颈部癌被认为是通过多步骤进展的，从正常的组织学特征到细胞增生，轻度细胞增生，中度细胞增生，重度细胞增生，原位癌，浸润性癌，转移；从大量正常黏膜到侵袭性和转移性疾病的进展中发现基因组异常；这些包括某些染色体杂合性缺失（LOH），即 *3p14*、*9p21*、*17p13*、*8p*、*11q*、*13q*、*14q*、*6p*、*4q27* 和 *10q23*，以及某些癌基因或抑癌基因的扩增、缺失或上调或下调，这些抑癌基因，包括表皮生长因子受体（**EGFR**）、*TP53*、视网膜母细胞瘤（*RB1*）、*RelA*（原 *p65*）、环加氧酶 2（*COX2*）、*CDKN2A*（原 *p16*）、细胞周期蛋白 D$_1$（*CCND$_1$*）、磷酸酶和张力蛋白同源物（*PTEN*）；许多基因参与了肿瘤转移发展和转移的早期阶段，这些基因包括编码 E- 钙黏蛋白、趋化因子受体 4（**C-X-C 基序，CXCR4**）、基质细胞衍生因子 1（**SDF1**）、血管内皮生长因子（**VEGF**）、血小板衍生生长因子（**PDGF**）、成纤维细胞生长因子（**FGF**）、转化生长因子 α 和 β（**TGF-α 和 TGF-β**）、白细胞介素 -8（**IL-8**）及其受体、基质金属蛋白酶（**MMP**）
（引自 Haddad RI, Shin DM. Recent advances in head and neck cancer. N Engl J Med 2008: 359: 1143-1154.）

结果显示在接受西妥昔单抗的患者中，总生存期的显著延长，从 7.4 个月到 10.1 个月（P=0.04）。无进展中位生存期从 3.3 个月延长到 5.6 个月（P < 0.001），缓解率由 20% 提高到 36%。虽然 3 或 4 度中性粒细胞减少的发生率在两组相似（22% 和 23%），但西妥昔单抗组中 9 例出现脓毒血症，而单纯化疗组仅 1 例。回顾性分析[108]显示 EGFR 表达与缓解率或生存结果无明显关联，因此本试验未能证明 EGFR 可以作为预测预后的生物标志物。这项试验标志着靶向药物治疗作为治疗的一部分对转移疾病患者的生存时间存在影响。

随后的前瞻性研究评估了人 IgG2 抗体帕尼单抗在联合顺铂和氟尿嘧啶化疗中的疗效。657 例患者 1∶1 随机分组[109]。试验组和对照组的中位生存期分别为 11.1 个月和 9 个月（P=0.14），中位无进展生存期分别为 5.8 个月和 4.6 个月（P=0.004）。3 度或 4 度不良反应在接受化疗和帕尼单抗组的患者中发生率较高；不良反应包括皮肤或者眼的毒性（19%），低镁血症（12%）、低钾血症（10%）和脱水（5%）。使用 *p16* 作为检测 HPV 状态的替代物，443 例患者中 P16 阴性患者（11.6 个月 vs. 8.6 个月，P=0.01）总生存率较 P16 阳性患者高。

新的治疗策略正在研究中。阿法替尼是一种不可逆的 EGFR、ErbB2 和 ErbB4 酪氨酸激酶抑制药；在早期试验中[110]，当用作单药时，它与西妥昔单抗有相似的活性，一项 II 期临床试验发现其缓解率 14.5%。最近溶瘤病毒领域的发展集中在自然复制的野生型呼肠孤病毒，它在 RAS 突变肿瘤中产生细胞裂解。在一个 I/II 期临床试验中，将 REO-015 与紫杉醇和卡铂联合应用，观察到难治性疾病中出现肿瘤反应[111]。

如前面所讨论的，初治和晚期疾病患者需要有一个明确的有助于选择治疗方式的预测性生物标志物。一些研究者[112, 113]报道过 TP53 基因的破坏性突变与癌症进展及常规治疗后治疗效果差密切相关。对在铂类破坏的 DNA 修复中起作用的切除修复交叉互补组 1（ERCC1）蛋白的研究，揭示了这种蛋白质的高水平表达可能与非小细胞肺癌中药物或放疗抵抗有关。大家正努力研究肿瘤基因组，EGFR 表达，ERCC1 蛋白，血清缺氧标志物在 HNSCC 中的预测价值，希望有助于治疗方案选择和远期预后。

四、总结

各种发生在头颈部的肿瘤，除甲状腺恶性肿瘤外，其组织学类型约80%是鳞状细胞癌。评估化疗对生存时间的影响，特别是联合治疗模式主要局限于这种常见的组织学类型，但是有足够的患者可用于随机对照试验。大量Ⅱ期和Ⅲ期临床试验显示复发或转移性疾病的患者接受化疗可以达到30%～60%的缓解率，而且联合化疗较单药更有效。然而，缓解时间往往是短暂的，最常见中位缓解时间为3～4个月，而且存活时间较短。西妥昔单抗对细胞毒药物化疗有增效作用。虽然许多患者通过化疗不能完全治愈，但是可得以缓解。

Ⅰ期或Ⅱ期患者最常见的是手术治疗、放疗或两者兼用。不论是作为根治性治疗还是术后治疗，同步放化疗都可能是具有不良预后因素（如浸润性生长模式）患者的治疗方案。Ⅲ期或Ⅳ期的患者可以选择性地进行手术切除。不宜进行手术切除的患者通常选用CRT或联合放化疗的治疗方案。治疗依据包括部位、病理特征、TNM分期、人乳头瘤病毒（HPV）状态及患者的一般状况。晚期口咽癌、下咽癌或喉癌的患者通常接受放疗、序贯或联合化疗。HPV阳性的口咽癌患者通常入组进行低强度放化疗。

在新诊断的局部晚期患者中，诱导化疗已经取得了很高的缓解率，这种方法仍在积极研究中。同步放化疗而非手术治疗的重要作用是在选定的部位保留器官和功能。三个大规模的多中心随机试验对相当大的一部分患者进行了保喉治疗。CRT提高了口咽鳞癌的局部控制率和生存率。在选择联合治疗的患者时，应仔细考虑与这些方案相关的急性皮肤黏膜毒性和长期咽部肌肉纤维化。此外，需要长期随访以更好地评估肿瘤控制、第二原发癌的风险与强化治疗后功能障碍。对晚期非手术患者应用EGFR抑制药和放疗并没有增加严重的毒性反应。

可手术切除的患者可根据原发部位进一步分类。原发于口腔的肿瘤一般最好行手术切除。视手术病理结果决定是否术后放疗，根据有无危险因素，考虑是否行同步化疗。下咽癌和T$_4$期喉癌患者一般需行根治性切除。

头颈部肿瘤的治疗需要多学科的参与。有效的靶向和化疗药物的选择及其联合对初治患者的生存时间和保留器官功能具有重要作用。全身治疗已成为初始治疗的重要组成部分。HPV感染的增加，作为一种病因和有利预后因素可以影响患者的治疗和预后。在上消化道肿瘤中将精心设计、执行良好的临床试验与相关生物学研究相结合，进一步提高癌症的治疗水平和预防能力。

推 荐 阅 读

Al-Sarraf M, LeBlanc M, Giri PG, et al: Chemoradiotherapy versus radiotherapy in patients with advanced nasopharyngeal cancer: phase III randomized Intergroup study 0099. J Clin Oncol 16: 1310–1317, 1998.

Ang KK, Harris J, Wheeler R, et al: Human papillomavirus and survival of patients with oropharyngeal cancer. N Engl J Med 363: 24–35, 2010.

Bernier J, Cooper JS, Pajak TF, et al: Defining risk levels in locally advanced head and neck cancers: a comparative analysis of concurrent postoperative radiation plus chemotherapy trials of the EORTC (#22931) and RTOG (# 9501). Head Neck 27: 843–850, 2005.

Bernier J, Domenge C, Ozsahin M, et al: Postoperative irradiation with or without concomitant chemotherapy for locally advanced head and neck cancer. N Engl J Med 350: 1945-1952, 2004.

Bonner JA, Harari PM, Giralt J, et al: Radiotherapy plus cetuximab for squamous-cell carcinoma of the head and neck. N Engl J Med 354: 567–578, 2006.

Cohen EE, Karrison T, Kocherginsky M, et al: Docetaxel Based Chemoradiotherapy Plus or Minus Induction Chemotherapy to Decrease Events in Head and Neck Cancer (DeCIDE). ASCO Annual Meeting 2012; Oral Head and Neck Session. J Clin Oncol 30 (suppl): 5500, 2012.

Cooper JS, Pajak TF, Forastiere AA, et al: Postoperative concurrent radiotherapy and chemotherapy for high-risk squamous-cell carcinoma of the head and neck. N Engl J Med 350: 1937–1944, 2004.

Forastiere AA, Zhang Q, Weber RS, et al: Long-term results of Intergroup RTOG 91-11: a comparison of three non-surgical treatment strategies to preserve the larynx in patients with locally advanced larynx cancer. J Clin Oncol 31: 845–852, 2013.

Haddad R, O'Neill A, Rabinowits G, et al: Induction chemotherapy followed by concurrent chemoradiotherapy (sequential chemoradio- therapy) versus concurrent chemoradiotherapy alone in locally advanced head and neck cancer (PARADIGM): a randomised phase 3 trial. Lancet Oncol 14: 257–264, 2013.

Lefebvre JL, Chevalier D, Luboinski B, et al: Larynx preservation in pyriform sinus cancer: preliminary results of a European Organization for Research and Treatment of Cancer phase III trial. EORTC Head and Neck Cancer Cooperative Group. J Natl Cancer Inst 88: 890–899, 1996.

Pignon JP, le Maître A, Maillard E, et al: Meta-analysis of chemotherapy in head and neck cancer (MACH-NC): an update on 93 randomised trials and 17,346 patients. Radiother Oncol 92: 4–14, 2009.

Posner MR, Hershock DM,Blajman CR, et al:Cisplatin and fl-uorouracil alone or with docetaxel in head and neck cancer. N Engl J Med 357: 1705–1715, 2007.

Stransky N, Egloff AM, Tward AD, et al: The mutational landscape of head and neck squamous cell carcinoma. Science 333: 1157–1160, 2011.

The Department of Veterans Affairs Laryngeal Cancer Study Group: Induction chemotherapy plus radiation compared with surgery plus radiation in patients with advanced laryngeal cancer. N Engl J Med 324: 1685–1690, 1991.

Vermorken JB, Mesia R, Rivera F, et al: Platinum-based chemotherapy plus cetuximab in head and neck cancer. N Engl J Med 359: 1116–1127, 2008.

Vermorken JB, Remenar E, van Herpen C, et al: Cisplatin, fluorouracil, and docetaxel in unresectable head and neck cancer. N Engl J Med 357: 1695–1704, 2007.

Vermorken JB, Trigo J, Hitt R, et al: Open-label, uncontrolled, multicenter phase II study to evaluate the efficacy and toxicity of cetuximab as a single agent in patients with recurrent and/or metastatic squamous cell carcinoma of the head and neck who failed to respond to platinum-based therapy. J Clin Oncol 25: 2171–2177, 2007.

皮瓣生理和伤口愈合
Skin Flap Physiology and Wound Healing

Michelle G. Arnold　Eugene A. Chu　Rick M. Odland　著

冯守昊　译

第 6 章

要点

1. 皮瓣存活需要充足的血流灌注，以保证其代谢所需。
2. 影响皮瓣存活的主要原因是血供受损和随之而引起的缺血。
3. 必须对皮瓣进行仔细的设计和操作，以保证皮瓣存活。
4. 对于高危病例，需进行仔细的临床评估和密切的监控，尽早发现皮瓣的异常，从而开始皮瓣挽救工作。
5. 伤口愈合是一个动态的过程，一系列的紧密关联的事件按顺序发生，才能使伤口正常地愈合。
6. 有许多原因会导致急性伤口愈合失败。如果急性伤口超过 3 周未能愈合，或者伤口迟迟不能恢复功能性和解剖性的完整，那么它就转化为慢性伤口。
7. 细胞和分子生物学的进展，增加了我们对伤口生理的理解，从而使我们可以使用一些生物因子以促进伤口的愈合。

一、皮瓣生理

使用皮瓣修复最重要的一点就是保证血供。所有的皮瓣，包括带蒂皮瓣、游离组织转移，都需要有充足的血液灌注来满足皮瓣组织的代谢需求。对皮瓣生理和血管解剖的深刻理解，可以使外科医师的手术达到理想的效果。很多情况下皮瓣的远端是覆盖缺损最重要的部分，但这也是最容易失败的部分。皮瓣存活往往是"全或无"；当带蒂皮瓣不能修复缺损时，游离皮瓣的坏死往往是灾难性的。如果皮瓣修复失败，造成的后果常常比不做任何修复更坏。糖尿病、之前接受过放疗等危险因素增加了皮瓣失败的概率。可以使用一些方法尽可能地增加皮瓣存活的概率，因此外科医师应了解并应用一切可能的方法创造皮瓣以修复缺损。有些情况下，最简单的方法就是最好的选择。本章节将回顾血流的物理学原理、皮瓣的生理和解剖。

（一）血流的物理学

同质的流体在水平圆管中做层流运动时，其体积流量 Q 可以近似地通过泊肃叶方程（Poiseuille equation）计算出：$Q=\pi r^4(\Delta P)/8\eta l$。$r^4$ 代表血管半径的四次方；ΔP 代表管子两端的压强差；η 代表液体的黏滞系数；l 代表管子的长度[1]。$\Delta P=P_{DP}-P_{TP}$，P_{DP} 代表舒张压，P_{TP} 代表组织压强。大多数情况下，组织压强近似等于末端血管内压强。ΔP 更常称为灌注压。灌注压的概念在大脑水肿[2-4] 和隔室综合征[5] 中常用到。

根据欧姆定律，$Q=\Delta P/R$，再根据泊肃叶方程，

得出 $R=8\eta l/\pi r^4=(8/\pi)\times(\eta l/r^4)$。所有临床方面的努力都应该用在保证正常的灌注压和血流低阻抗方面。因此，必须维持系统性血压（避免低血压和血管收缩，评估血管疾病或损伤），并使组织压强保持在低水平（避免缝合缺损时有过高的压力，避免缺血期过度的组织水肿，预防炎症和液体过载）。流体的阻抗主要受血管的半径影响。降低阻抗的方法主要包括设计具有大血管的皮瓣；如果时间允许建立侧支血供；通过游离组织转移将大血管带到需修复的区域。血液黏滞系数可通过水化、降低血细胞比容的方法降低，而皮瓣的长度也会影响皮瓣的存活。

临界闭合压

临界闭合压（critical closing pressure，CCP）[6]是一个确立已久的概念：当血压降低到一定程度时，毛细血管血流会停止。在大脑的研究中，常应用 CCP 的概念[7]。最可能的解释是当组织压强超过毛细血管内压强时，发生 CCP。Laplace 定律指出，血管壁的表面张力随着血管半径的增加而增加；该定律被用于解释 CCP，但是它能更好地解释血管的扩张，以及随着时间的推移侧支血供的产生（图 6-1）。根据泊肃叶方程，体积流量随着刚性管两端的压强差呈线性变化。当组织压强高的时候，毛细血管管腔塌陷，导致血流停止（也就是此前描述的 CCP）。血管壁的松弛需要时间，但塌陷可立即发生。

在过去，任意皮瓣经常根据长度与宽度比例来设计，皮瓣越长，所需的宽度也越大。更宽的皮瓣包含的血管更多，但是灌注压没有增加。灌注压与 CCP 的关系没有改变，因此对皮瓣的存活也没有影响[8, 9]。

（二）皮瓣的生理机制

皮瓣的生理机制由胶原蛋白和弹力蛋白的相互作用所决定[10, 11]，这两种蛋白对皮瓣损伤修复能否成功有直接的影响。胶原蛋白 I 和 II 组成了细胞外基质的结构骨架[12]。弹力纤维，与皮肤的弹性和顺应性有关。当牵拉皮肤时，细小的弹力蛋白网可以使之变形。随着年龄的增长，弹力纤维随之减少[13]，皮肤变长所需要的力也降低。因

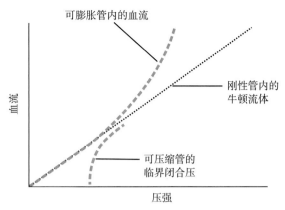

▲ 图 6-1 血管内血流与压强的关系

此，年老患者的伤口张力较小。之前已经提到过，皮瓣的张力过大与皮瓣坏死有关[14]，继发血流量减少。因此，伤口的张力是皮瓣存活和瘢痕形成非常重要的因素。

蠕变是指当恒定的压力作用于皮肤时，皮肤张力（长度相对于原始长度的变化）的增加。另一方面，压力松弛是指当皮肤处于恒定的张力作用时，压力的减少[15]。因此，皮肤的生理随着恒定压力的变化而变化。这些特性与组织扩张和病灶的连续切除有关。皮瓣潜挖是在皮瓣转移后和创面闭合时进行的常规操作，是将附着在皮下组织的皮肤松解，导致伤口处的张力降低[15, 16]。

在临床上，这些关系是错综复杂的。例如，转移一个短的皮瓣时，对其施加过大的张力会导致皮瓣坏死。维持血液较低的黏滞度可能会导致液体负荷过大或血液运送氧气的能力下降。在小血管中和高血流状态下，如果存在动静脉分流，沿皮瓣长轴的血管内压力下降最大。组织压强的增加或系统血压的降低会导致灌注压降低到存活的阈值以下，导致皮瓣远端的坏死（图 6-2）。管径大的血管或者低黏滞度的血液会导致皮瓣两端的压强差太小。为了更好地保证皮瓣存活，必须考虑到所有的因素和它们之间的相互影响[17]。

（三）皮瓣解剖和生理

1. 灌注区域

我们应该在循环系统的各个层面（大血管、毛细血管、细胞间隙、细胞）保持细胞的功能和存活。保护组织血管的重要性大家都知道，但组

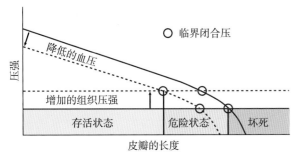

▲ 图 6-2 组织压强和皮瓣长度对皮瓣血流的影响

织灌注机制的复杂性和多样性需要把它分成多个部分来理解。灌注的每一个层面都有其独特的生理学特点。Johnson 和 Barker[18] 表述了皮瓣失败的两个层面的危险区。作为扩展，我们将循环系统分为了四个层面（图 6-3），每一个层面的区域对组织存活都相当重要。

四层面区域的划分理念贯穿整个章节。皮瓣的存活归根到底是细胞的存活，因此我们必须很好地理解区域 I 到区域 IV，以达到最好的临床结果。

区域 I：大血管系统。大血管系统包括心肺系统、动脉和静脉、动静脉分流、血管的神经支配和淋巴管。区域 I 的血液流动是非营养性的，不涉及组织和血液之间的物质交换。区域 I 对皮瓣存活的重要性历来都受到重视，延迟现象也是

发生在区域 I 层面的。带蒂皮瓣使区域 I 的重要性受到低估[19]。游离微血管组织转移也是发生在区域 I 层面的操作。

区域 II：毛细血管系统。毛细血管系统包括小动脉、小静脉、毛细血管和淋巴芽（lymphatic bud）。这是血液和细胞间隙之间进行营养交换的场所。无复流现象（缺血区域在有充足的血流存在的情况下仍有某些区域不能得到营养性的血流）提示了毛细血管循环的重要性[20]。CCP 也是发生在区域 II 的现象。

区域 III：细胞间隙系统。细胞间隙和其营养运输机制是区域 III 的内容。通过弥散和对流，发生营养和代谢废物的交换。代谢物如果不能进入和穿过细胞间隙，会导致细胞失活。

区域 IV：细胞系统。细胞和细胞膜对于维持细胞的活性至关重要。缺血会导致细胞膜功能的改变。为保持皮瓣的活性，使用的一些药物需要进入细胞内才能发挥作用。因此该区域的功能异常会导致一些治疗，特别是大分子药剂无效。

2.各区域的血管解剖

区域 I：大血管系统。在皮肤的血液循环系统中，血管走行于 1~2 个主要的路径。肌皮血管从肌层发出，发出分支间隔皮肤动脉（又称直接

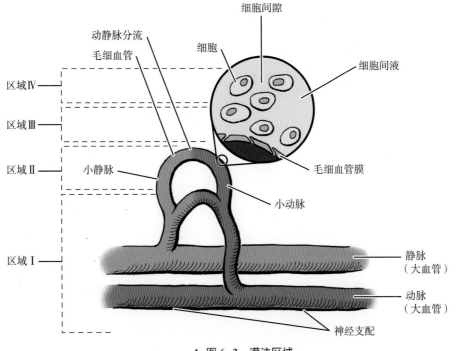

▲ 图 6-3 灌注区域

皮肤动脉)[21]，穿过筋膜间隔（筋膜间隔将皮下组织和肌层隔开），供应皮肤营养（图6-4）。

间隔皮肤动脉的皮肤部分的走行与皮肤表面平行，为一大片区域的皮肤供应营养。间隔皮肤动脉通常都有相应的静脉伴行，它们走行于浅层肌筋膜的表面。更常见的情况是肌皮动脉离开肌肉，进入皮下组织，供应一小块区域皮肤的营养。间隔皮肤动脉和肌皮动脉发出分支形成真皮和真皮下血管丛，交互成血管网，为皮肤提供丰富的血液供应。每一条动脉的血供区域都有并行的血供支持。血管的紧张度受自主神经系统支配。

在皮肤层面，真皮层包含神经、血管、淋巴管和表皮腺体附件[22]。具有发达的小血管网是真皮乳头层的特征，而真皮的网状层和皮下组织层血管较少。另外在真皮下往往存在血管丛。

区域Ⅱ：毛细血管系统。皮肤毛细血管系统和动静脉短路有两个重要的作用：提供营养支持和调节温度。为了发挥调节温度的功能，皮肤的血流速度非常多变[23, 24]。

皮肤交感神经的神经节后末梢存在于皮肤小动脉的区域，包含神经递质去甲肾上腺素[25]。在进入毛细血管床之前，小动脉发出更小的终末分支（如终末小动脉或小动脉分支），这些分支被不

连续的平滑肌层包绕。平滑肌层绕成一个环，就在该点形成括约肌；在此处，毛细血管从小动脉的终末分支发出。这种括约肌可以完全阻断毛细血管内的血流，使血液从小动脉通过动静脉短路直接进入小静脉，而不从毛细血管床经过。动静脉短路前和毛细血管前的括约肌调节皮肤的血流分布[26]。

毛细血管前括约肌控制供应皮肤营养的血流大小，这是皮肤的体温调节功能的主要方式[26-28]。毛细血管血流还受到细胞间隙压力的影响，细胞间隙压力增加，会压迫毛细血管，导致经毛细血管的血流下降。相反，如果细胞间隙的压力下降，毛细血管会扩张，导致血流增加。正常情况下毛细血管的血流变化是自动调整的[29]。淋巴管形成与血管丛平行的淋巴管丛。淋巴管使细胞外液回流入血流中。淋巴管的功能受到炎症和血管搏动消失的影响[17]。血细胞比容、血清蛋白、温度、红细胞形状和红细胞聚集等因素影响血液黏滞度，进而影响毛细血管血流[30]。

区域Ⅲ：细胞间隙系统。细胞间隙充满了蛋白聚糖和胶原蛋白[23]。在许多组织中，透明质酸的细丝形成细胞间隙的底物。这些细丝形成的介质对液体流动有高度的抵抗性，除非组织也高度

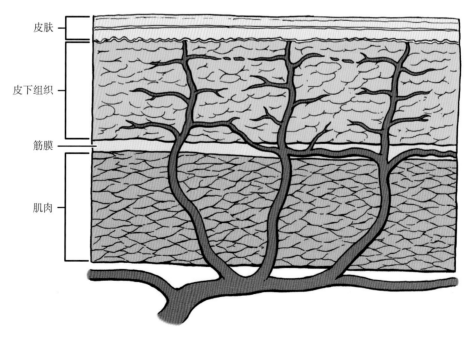

▲ 图6-4 供应皮肤的动脉结构

水化。在水肿的组织中，细胞间隙内可能会发现自由流动液体的平面[31]，在临床上表现为凹陷性水肿。

细胞间液的成分是由毛细血管渗透性决定的[32]。物质通过弥散和对流在细胞间隙中移动[29, 33-35]。弥散是细胞间隙中物质转移，特别是在正常情况下小分子物质的转移最重要的机制。大分子物质弥散的速度比小分子慢得多。当发生水肿时，弥散距离增加，细胞间液的浓度也明显下降[36]。

对流，是分子在细胞间隙中移动的另外一种机制。弥散是物质从高浓度向低浓度移动，而对流是物质借助微通道的液体流，在细胞间隙中移动；然后通过弥散作用从微通道移动到细胞。

Starling 在 1896 年提出，负载着营养成分的血浆穿出毛细血管，在细胞间隙中对流的动力来自静水压和渗透压[37]。公式如下：

$$Jv/A = L_p [(P_c - P_1) - \sigma(\pi_c - \pi_1)]$$

每单位面积从毛细血管中穿出的血浆体积（Jv/A）等于细胞膜的水通透性（L_p）乘以毛细血管中的静水压（P_c）与细胞间隙的静水压（P_1）之差减去毛细血管中的渗透压（π_c）与细胞间隙的渗透压之差（π_1）。渗透压经渗透系数（σ）矫正，代表毛细血管膜的渗透性。

正常情况下，由于静水压和渗透压之间的平衡，液体在小动脉末端呈现为流出，在小静脉末端呈现为流入。组织的静水压升高，会阻止营养成分从毛细血管膜流出，而毛细血管中的血流仍存在。细胞间隙的静水压持续升高，会压迫小静脉和淋巴管，进而压迫小动脉和毛细血管。细胞间隙的渗透压净升高 2mOsm，会超过毛细血管透壁压力，进而压迫毛细血管。静脉的压力升高，会限制细胞间隙对液体的吸收，导致细胞间液的渗出[38]。操作皮瓣时对痛觉感受器的刺激可能是导致皮瓣炎症的一部分原因[39]。缺血也会导致炎症。在缺血皮瓣中可发现毛细血管高渗透压[40, 41]。淋巴系统有两个功能可以影响区域Ⅲ：移除过多的液体，移除细胞间隙蛋白[34]。如果淋巴系统功能受损，会导致细胞间液和细胞间隙蛋白堆积[42]，增加了细胞间隙渗透压。

区域Ⅳ：细胞系统。细胞内的空间是营养物质运输的终点和代谢废物产生的起点。细胞膜是双层脂质，是阻止溶质进入细胞最主要的屏障。特殊的细胞膜蛋白维持细胞的稳态。钠－钾泵维持着细胞内的渗透压，保持着正常的细胞体积。能量底物、氧及 ATP[43] 的缺乏，会导致钠离子向细胞内移动，使细胞内渗透压升高[38]。这些变化在动脉闭塞 10min 之内就会发生[44]。发生缺氧的数秒之后，ATP 开始减少，细胞开始肿胀[42]。短时间的缺血导致可逆性的细胞肿胀。如果缺血严重并持续，会导致细胞裂解和皮瓣坏死。

3. 损害皮瓣生理的因素

当制作皮瓣时，有许多因素会损害皮肤的存活。最主要的因素是血供受损和由之产生的缺血。

血供受损。区域Ⅰ的血供受损对皮瓣的损伤是明显的、决定性的。皮瓣能否存活，取决于缺血的严重程度和时间。总的来说，组织可以耐受 6h 的完全性缺血。血供缺乏可导致皮肤灌注压的局部降低。对于动脉性皮瓣或肌皮瓣，血管蒂供应皮肤的血供通常是充足的[45]。对于随意瓣或随意延长瓣，距离瓣的基底越远，灌注压下降越明显[46]。当随意瓣的某一局部区域灌注压下降时，邻近区域的穿支血管可以通过皮下血管丛为其提供低压的血供。在一定数量的血管受损后，才会发生坏死。

在制作皮瓣时，通常需切断感觉神经和交感神经。尽管感觉缺失会影响转移皮瓣的功能，但去肾上腺素化对皮瓣存活有益处，因为它会导致血管收缩[47-49]。储存的神经介质会在 24~48h 耗尽[47]，随着去甲肾上腺素浓度的降低，血流开始增加。在皮瓣的关键区域，营养性血流的恢复时间可能会延迟，甚至导致坏死的发生。

游离瓣转移的缺血时间，称为原发性缺血，似乎会对皮瓣耐受第二次缺血的能力产生影响。微血管吻合后的再灌注时间越长，皮瓣耐受第二次缺血（当吻合处形成血栓时发生第二次缺血）的能力越强。猪腹侧动脉性岛状皮瓣在经历 2h 的原发性缺血和 12h 的再灌注后，如果再发生 7.2h 的第二次缺血，仍有 50% 的存活率[50]。吻合口血栓形成与血管内膜暴露于血小板有关[51]。血小板激活是由于内膜下，或者更深的损伤血管暴露了胶原蛋白 I、III。血管排列的几何结构常常是有经验的外科医师制作游离皮瓣失败的重要因素。制作皮瓣时，从皮肤回流的静脉血流也常受损。静脉血流来自于皮下血管丛，或者与血管蒂的动脉伴行的静脉。在早期静脉的完全阻塞对皮瓣存活的影响可能比动脉供血不足更大[51]。幸运的是，仅依靠皮下血管丛常常能获得足够的静脉血流。

微循环改变。皮瓣的坏死是由于缺乏营养性血流的时间过长导致[52]。在发生缺血时，常能在毛细血管中发现红细胞堆积，而没有血栓的形成。这种现象的原因是多方面的。在缺血所致的酸性环境中，红细胞发生肿胀、失去弹性、双面凹陷。在缺血组织中，外部压力压迫毛细血管导致其狭窄，可能是使红细胞在毛细血管管腔中堆积的原因[8, 53]。在血细胞比容 < 30% 的情况下，红细胞堆积发生的可能性小[54]，因此该现象不一定是由血小板激活所致，除非是微血管吻合处或其他血管由于撕裂、牵拉、挤压等发生损伤。白细胞黏附在毛细血管壁进一步阻碍了毛细血管血流[55, 56]。缺血导致能量底物缺乏，为了维持渗透压，细胞发生肿胀。血管外的细胞肿胀压迫血管管腔[57]，但是内皮细胞肿胀对毛细血管血流的影响更大[58]。

制作皮瓣的过程中，淋巴引流也会受损，导致细胞间隙压力的升高，降低了毛细血管渗透压[37, 59]。静水压和渗透压的改变，导致了缺血细胞和细胞间隙进一步的肿胀，形成了正反馈循环。

制作皮瓣时手术所致的创伤和缺血导致炎症反应。皮瓣离体后，组胺、5- 羟色胺和激肽释放至细胞外，增加了微循环的渗透压，进而导致了细胞外间隙的细胞和蛋白质浓度的增加。在皮瓣离体前数天如果有非细菌性炎症存在，可以提高皮瓣的生存率[60-62]，可能是由于局部血流增加所致。而在皮瓣离体时发生的炎症会导致水肿，则可能产生负面影响[36, 42]。前列腺素[63-66]、血栓素合成酶[67, 68]、糖皮质激素[69]均参与皮瓣术后炎症反应。

再灌注损伤。无复流和再灌注损伤的概念常被混淆。无复流现象是指区域 I 层面的灌注重新建立，但是区域 II 和 III 仍没有有效灌注[70]。该现象首先是由 May 等描述的[71]。再灌注损伤是指组织耐受了短时间的完全缺血，在再次灌注后，表现出组织学损伤；该损伤是由于再灌注所致[72]。这两种现象都涉及一定时间的缺血，并且都导致了微循环受损。

所有的皮瓣都经历了一定程度的缺血，血流的再次灌注可能会导致微循环的受损[53, 73]。在再灌注的过程中，会产生自由基，导致组织受损[74-79]，但是其他因素（例如高渗透压导致的乳酸堆积和等渗血液回流入高渗组织中）也会损伤细胞，导致微循环受损[80-83]。即使大血管（区域 I 层面）的血流充足，在区域 II 和 III 层面也可能没有灌注。

皮瓣离体后的恢复。在皮瓣转位后的 3~4d 时，皮瓣开始产生新生血管[84, 85]。在动物模型和人体中，最早至第 7 天，皮瓣的血管再生足以切断血管带而不导致皮瓣坏死[86]。反映在临床工作中，游离瓣的血管蒂一般只需要监测 1 周（尽管也有迟发性皮瓣失败的报道）[87, 88]。如果皮瓣转移至血供差的受区，皮瓣对血管蒂的依赖时间会延长。从血管生成刺激开始，血管生成的过程是一系列离散而又重叠的步骤。

血管生成刺激在不同的阶段出现或消失，使新生毛细血管发生重塑、退化和重排。血管生成生长因子可以刺激毛细血管生长至 2~5mm[89]。大多数人认为存在抑制血管生成的机制，以控制新生血管的级联反应[85, 90, 91]。

根据 Laplace 定律，随着时间发展会形成侧支血管。在小血管丛中，会产生一根起主导作用的血管，明显增加皮瓣的血流。

（四）临床皮瓣设计和实施

1. 血管解剖学

皮肤血管生理学的一个重要概念是共同血管区。在 1987 年，Taylor 和 Palmer 等定义了共同血管区（angiosome）的概念，用来指同一支主干动脉供血的组织区域[92]。头颈部区域包括数个共同血管区：甲状腺、面、颊、眼、颞浅和枕共同血管区[93]。相邻的共同血管区通过 choke 血管（choke vessel）相互连通，这种联系在皮瓣设计时十分重要。轴型皮瓣有能力对相邻的共同血管区提供足够的血流。但是将一个额外的共同血管区合并到另一个邻近的共同血管区，可能会导致血供受损和皮瓣失败。这种情况下，增加血供的技术是必要的。

2. 皮瓣分类

通常是根据皮瓣的主要血供类型进行分类，主要分为任意皮瓣、动脉性皮瓣（轴型皮瓣）、筋膜皮瓣、肌皮瓣（图 6-5）。还有静脉性皮瓣，但在头颈部的应用很局限。皮瓣还可以根据供区与受区位置的关系来分类：局部、区域和远处皮瓣。远处皮瓣属于游离瓣（微血管游离组织转移）。

(1) 任意皮瓣：任意皮瓣的血供来自皮下血管丛（图 6-5A），由皮瓣基底部附近的无名肌皮动脉穿支供血。任意皮瓣常用于局部皮瓣修复，皮瓣分离的平面为皮下脂肪层。局部任意皮瓣包括推进皮瓣、旋转皮瓣、旋转 - 推进皮瓣、转位皮瓣、管状皮瓣。这些皮瓣能否存活是由供应皮瓣的灌注压决定，而与长宽比不一定有关。

(2) 动脉性皮瓣（轴型皮瓣）：动脉性皮瓣，也称轴型皮瓣（图 6-5B），是由皮瓣长轴下方的知名肌间隔皮动脉供应血液。这些皮瓣通常比任意皮瓣更容易存活。解剖的平面必须包括皮下脂肪内的肌间隔皮血管。这种皮瓣的设计应该包括动脉直接供血的远端组织。这种情况下，皮瓣的远端部分实际上算是任意皮瓣，应避免过度增加皮瓣的长度影响存活。

动脉性皮瓣能否应用取决于是否能找到直接皮动脉。在头颈部，胸三角皮瓣属于动脉性皮瓣，该皮瓣是基于内乳动脉的前穿支；另一种动脉性皮瓣是基于滑车上血管的旁正中前额皮瓣。

(3) 筋膜皮瓣：筋膜皮瓣（图 6-5C）的血供来自直接动脉性血管（肌间隔皮血管）及在深筋膜层面发出的皮肤分支，形成血管丛[94]。相比于由明确动脉供血的轴型皮瓣，筋膜皮瓣体积应取多大，定义较为模糊[95]。筋膜皮瓣似乎更依赖于皮肤血管的供血。根据皮瓣的筋膜中血供的类型，筋膜皮瓣可分为四种。

(4) 肌皮瓣：肌皮瓣（图 6-5D）是一种改良的筋膜皮瓣，其基于远端节段性血管，保持了局部脉管系统完整性（穿支和皮血管），并包含了肌肉。肌皮瓣通常是根据供体肌肉的名字命名。具

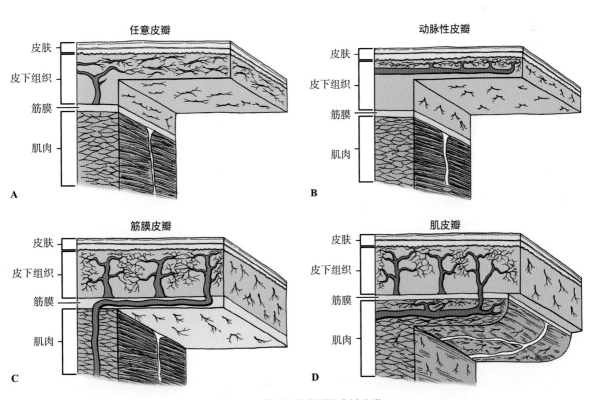

▲ 图 6-5　基于血供类型的皮瓣分类

体例子为胸大肌肌皮瓣（基于胸肩峰动脉的胸大肌支），以及背阔肌肌皮瓣（基于胸背动脉）。

由于肌皮瓣的血流更大、组织氧浓度更高[96]，在修复污染或感染的缺损时更有优势[97]。在肌皮瓣中，白细胞的吞噬能力和杀菌活性更强，使其比任意皮瓣更能抵抗细菌的繁殖[98]。

在临床中，对于动脉性皮瓣，常常会需要延长皮瓣的表面面积；这种情况下，延长的部分属于基于皮下血管丛的任意皮瓣，是最容易发生缺血性坏死的部分。

(5) 游离微血管皮瓣：游离皮瓣在许多重建修复中已经成为标准，比局部皮瓣有更多的优势。游离皮瓣可以是筋膜皮瓣、肌皮瓣、肌筋膜皮瓣、骨皮瓣或者这些皮瓣的组合。可以根据供区的特点和缺损区的修复需求设计皮瓣。皮瓣的血供是通过动脉、静脉的微血管吻合术获得。根据缺损的需要，游离皮瓣可以设计出合适的组织大小，以及适当量的骨、肌肉、皮肤、神经。合理的设计可以减少部分坏死的风险。肩胛周皮瓣、前臂桡侧皮瓣、股外侧皮瓣、腹直肌皮瓣、腓骨瓣、空肠瓣等都属于筋膜皮瓣[99-102]。

（五）影响皮瓣存活的临床风险因素

在健康人群中，标准的皮瓣存活率很高，而且除了良好的术前和术后护理，不再需要额外的临床干预。但是仍有导致皮瓣失败的因素存在。

吸烟会增加修复手术中皮瓣坏死的风险[103]。吸烟史越长，危害越大。烟草或尼古丁降低皮瓣存活的具体机制不明，可能与直接内皮损伤、儿茶酚胺释放引起血管收缩、前列腺素局部浓度过高有关[104, 105]。在一项使用小鼠模型的研究中发现，给予小鼠长期、低剂量的尼古丁降低了毛细血管血流和皮瓣生存率；在制作皮瓣前2周停止尼古丁的使用，可以消除该负面影响[104]。

有些研究认为放疗对皮瓣的存活有害[18]，而有些研究的结论相反[106-108]。这些研究的结论不同，可能是因为放疗的方案不同（例如放疗剂量、分割量、手术与放疗间隔的时间）。放疗导致了闭塞性动脉内膜炎，并影响伤口的愈合。放疗后皮瓣的新生血管生成会延迟，但并不会停止。

糖尿病影响小血管功能，也可能是危险因素之一。研究发现吻合处的内皮生长迟缓，但糖尿病并不是游离皮瓣的禁忌证[109]。在一项使用小鼠作为研究对象的实验中发现，年龄大的小鼠对肌肉缺血的耐受性更差，可能是因为线粒体功能下降所致[110]。

（六）有利于皮瓣存活的因素

皮瓣失败的因素包括内因和外因[111]。外因不是由于皮瓣的设计所致，包括系统性高血压、感染、血管蒂受压等，这些因素可以在临床中干预。影响皮瓣存活的最主要内因是缺少足够的血流。大量的实验试图影响皮瓣的微循环，或者减弱导致皮瓣血流不足的因素。表6-1显示了各灌注区域增加皮瓣存活率的干预措施。最成功的方法是皮瓣延迟。

表 6-1 各灌注区域增加皮瓣存活率的方法

干预措施	灌注区域
皮瓣设计	I
延迟	I
血管舒张药	I、II
降低血液黏度	II
减少炎症反应	II、III
改善代谢	II、III、IV
提高氧化作用	IV

1. 延迟现象

延迟是一种提高皮瓣生存率的方法：使皮瓣的一部分离开供区，然后将皮瓣放回它的起源位置；延迟了皮瓣转移到邻近位置的时间。这种方法已经使用了数百年，其有效性的机制也有许多理论，包括交感兴奋性的改变、动静脉短路的关闭[112]、血管扩张、细胞缺血的调节作用、新生血管形成，以及最重要的——侧支血管的形成[113]。

延迟转移的皮瓣和即刻转移的皮瓣的动静脉短路血流与总血流比值相似[114]。延迟皮瓣通常会有总血流的增加。延迟转移24h的皮瓣可以存活更长时间，并可以耐受更长时间的缺血[115, 116]。

双蒂皮瓣延迟转移 4d，增加了猪肋皮瓣的远端渗透压。如延迟转移 14d 以上，渗透压不会进一步增加[117, 118]。

去甲肾上腺素会降低皮瓣的血流，皮瓣远端的血管收缩作用减弱也是延迟现象的原因之一[47, 49, 73, 117, 119, 120]。在人体中，该效应可持续 6 周[121]。即便在接受过放疗的组织中，延迟现象也存在，改善了皮瓣的存活率[106, 122, 123]。研究人员发现在缝合延迟[124, 125]和激光延迟[126-128]中存在侧支循环的形成，在这种情况下，皮瓣边缘的真皮下循环被中断，而不需要对组织进行其他操作。

2. 麻醉的选择

一些麻醉药物有血管活性成分，可能会影响皮瓣存活。因为在制作皮瓣的手术中常用到全身麻醉，这些麻醉药物对皮瓣存活的影响非常重要。异氟烷（Isoflurane），作为一种交感神经性血管扩张药，与导致血管收缩的一氧化氮相比，更有利于皮瓣的存活[129]。维拉帕米和利多卡因局部应用于轴型皮瓣的血管蒂附近时，能够降低皮瓣坏死率[130]。

液体量的管理对皮瓣存活也很重要。液体过量会导致皮瓣水肿，而另一种极端情况下，水肿的系统性低血压对皮瓣也是有害的[131]。中心静脉压监测并没有显示出足够的作用[132]。

3. 药物治疗

人们在使用药物增加皮瓣存活率方面做了大量工作。一个主要的障碍是皮瓣移植的开始阶段微循环很差。因此通过系统给药，到达皮瓣的药物浓度不高。为了最理想的效果，应该在皮瓣移植前就给药，或者局部用药。

许多药物研究关注于术前抑制血管收缩[133-135]。多种局部抗缺血药物在实验模型中被证实有效[136-138]。但这些发现并没有使这些药物广泛应用于临床上，因为实验结果和临床结果好坏参半。还有一些研究关注于降钙素基因相关肽[139, 140]、前列腺素[65, 141-143]及辣椒素预处理[144]等产生的神经控制。硝酸甘油和硝苯地平对于暴露烟草的实验动物，可以改善任意皮瓣的存活率[145]。使用血管生长因子可以提高放疗后皮瓣的存活率[146]。

人们在寻找宿主的生物活性生长因子和如何将这些药物运送到目标位置的方面倾入了大量热情和精力，但是目前还没有有效地应用于临床[89, 121, 147, 148]。研究人员对脂肪来源的干细胞[149]、一氧化氮合成酶抑制药对血管内皮生长因子的效应[150]及生长因子的应用[84, 146, 151]等方面进行了探索。使用血液稀释[152, 153]、蛋白耗竭[154]、己酮可可碱[30]和低黏度全血替代品（Fluosol-DA）[155]等降低血液黏度，可以提高皮瓣的生存率。在动物实验中使用药物控制炎症也有积极的作用，但还没有应用于临床[60, 156-172]。NO 被认为可以保护组织受到灌注损伤[173-176]。许多自由基清除剂可以保护组织受到自由基的损伤[81, 177-179]。还有一些具有自由基清除剂成分的天然化合物，也可以改善皮瓣的生存[52, 180-182]。另一种治疗策略是减少代谢需求[183-185]。

4. 组织扩张

组织扩张的方法可以增加转移皮瓣的尺寸[186]。通过对豚鼠的扩张皮肤进行检查发现，表皮层的厚度[187]和有丝分裂活性[16]有所增加，提示了表皮的增殖。扩张组织比覆盖带蒂皮瓣 1h 后的创面的血流量更大[46]，尽管这种血流量的增加很短暂[188]。除了因为扩张操作导致的急性改变，在皮瓣存活率和血流量方面，扩张皮肤与延迟皮瓣都是差不多的[189]。

5. 高压氧

高压氧治疗增加了血液的氧含量。有报道显示出极好的效果，而且在许多动物实验中证实可以改善皮瓣存活率[190, 191]。高压氧用于急性和慢性的伤口愈合[192]，但是对于失败皮瓣的临床治疗，其结果存在争议，因为缺乏这方面的随机临床试验[193]。尽管如此，小样本的临床试验确实证明高压氧治疗有一定益处[194]。

高压氧治疗使血液的氧气携带能力提高 20%[195]。增加的氧气并不是由血红蛋白携带，而是融入了血浆，降低了血细胞比容。高压氧的另一个好处是增加了皮瓣缺血部分周围的组织氧气扩散量。使用加压空气治疗，也可以提高皮瓣的存活率[196]。

高压氧对带蒂皮瓣的好处包括减少白细胞的附着、减少血管收缩导致的水肿，以及促进放疗后组织的新生血管生成[195, 197, 198]。动物实验证实，高压氧应尽早应用，而且一个研究认为高压氧要经常使用才有效果[199, 200]。皮瓣移植开始后 24h 或更迟应用高压氧，效果甚微[195]。

在一项回顾性研究中，包含了 65 例被认为是高危的带蒂皮瓣移植患者，该研究认为高压氧可使患者获益[197]。尽管高压氧对于受损的皮瓣有效，但是对每一个皮瓣都应用高压氧是不经济的[201]。哪些皮瓣需要接受高压氧治疗及哪些皮瓣会因此获益是关键。法国的研究者认为高压氧挑战测试（潜水测试）可以预测治疗效果：经皮氧气测量提高超过 50mmHg 预示着治疗效果佳。但研究人员认为仍需要进一步的研究确定高压氧的适应证[193]。

（七）皮瓣失败

对于绝大多数一般情况良好的患者，仔细设计皮瓣，皮瓣都会存活。对这些患者，改善皮瓣存活的方法，以及频繁的监测、治疗都不是必需的。如果有不利于皮瓣存活的因素存在，需采取必要措施保证皮瓣的存活；这也是合理的、经济的。如果常规病例的常规护理或者特殊病例的特殊措施不足以保证皮瓣存活，那么会发生皮瓣失败。皮瓣失败的临床挑战是，当出现失败的明显迹象时，已没有足够的时间改变这一结局。因此对于高危的病例，采取临床评估和监测，以尽早地确定皮瓣是否会失败，这样才能使皮瓣挽救方法有用武之地。这些方法大多数涉及游离皮瓣；对于即将失败的带蒂皮瓣，方法不多。

各区域的灌注对皮瓣监测和皮瓣挽救都十分重要；要保证皮瓣存活，每个区域都应该发挥各自的作用。各区域不同的监测和挽救方法见表6-2。皮瓣监测方法是分级的。例如，通过评估乳酸堆积监测细胞代谢作用能预知区域Ⅰ～Ⅲ可能会出现的失败，而维持体温对区域Ⅱ～Ⅳ没有提示作用。挽救方法同样也是分级的，但Ⅰ～Ⅳ区域都应该功能良好，皮瓣才能存活。例如，吻合口的问题导致长时间缺血，重新修复吻合口后，只有区域Ⅱ～Ⅳ的损伤同时也修复，才有可能会成功。

表 6-2 各灌注区域的皮瓣监测和挽救方法

区域	监测方法	挽救方法
Ⅰ大血管系统	多普勒超声	检查血管蒂或吻合处
	近红外光谱，体积描记	血栓形成
	温度	血管冲洗
Ⅱ微循环系统	多普勒超声	血管冲洗
	组织氧化作用	降低血液黏度
	组织压力	水蛭素局部给药
Ⅲ细胞间隙系统	微量透析，超滤作用	水蛭素
	组织压力	局部给药
	组织氧化作用	高压氧
Ⅳ细胞系统	微量透析，超滤作用	高压氧
	组织氧化作用	局部给药

1. 皮瓣监测

一些方案和仪器已经开始用于检测皮瓣的存活[202-210]。游离皮瓣的监测是非常重要的，因为干预越早，对于逆转皮瓣失败、挽救皮瓣越有效。仅靠一种仪器，是无法完成所有的临床监测工作。

(1) 组织氧化作用：经皮氧气分压[211-213]和经皮二氧化碳分压的检测，已经被研究用于监测受损皮瓣。在实验性的研究中，经皮氧气分压对于皮瓣缺血更加敏感。但在临床中，只依靠经皮氧气分压很难区分皮瓣缺血和充血。对于充血的皮瓣，如果经皮氧气分压超过 90mmHg，需要进一步治疗[214]。

(2) 体温监测：监测皮瓣的温度是反映皮瓣循环功能的简单方法[207]，但有假阴性的可能。Reinisch 提出了温性缺血的概念，是由于动静脉短路和大血管有血流、而区域Ⅱ没有血流所致[215]。一种更加全面性的温度监测仪可能有更好的效果[216]。

(3) 近红外光谱：近红外光谱[211, 212, 217]是通过光信号的反射率来监测血红蛋白及其运动，但是一些商用设备对于头颈部的应用来说太大了。近红外光谱已被证明是一种有效的监测血流和组织氧合的方法，但在特殊情况下，对于受伤组织的局部血流，它的结果是不一致的。

(4) 组织压力：组织压力测量已经在肢体损伤和大脑损伤中广泛应用，但是在皮瓣监测中应用不多。在一项游离皮瓣的研究中，组织压力可以敏感地预示静脉闭塞[218]。在早期的研究中，组织压力测量受到技术上的限制。

(5) 激光多普勒流量计：激光多普勒流量计已经在许多研究中广泛应用[219-222]。这种测量方法很有帮助，但是探针的移动会完全改变测量结果。激光多普勒流量计还有一些改进，例如增加彩色信号输出，或者使用可植入式探针[223]。体积描记法是更早使用的方法，使用改进的仪器测量组织灌注[224-227]。另外还有其他的监测方法[213,228,229]。

(6) 生物标志物：一些研究致力于寻找代谢标志物，从而为伤口愈合提供诊断性的或者预后性的信息。大多数的研究关注于判断伤口是否可以关闭还是继续开放处理[230,231]。在急性组织损伤的情况下，乳酸水平及葡萄糖与乳酸比率可以用来判断预后。

组织微量透析对于监测游离皮瓣作用不大[232-234]，但是在其他的临床实践中，仍有一定作用[235-240]。

2. 皮瓣挽救

一旦确认皮瓣处于坏死的危险中，需立即采取措施挽救皮瓣。区域Ⅰ的操作是最有效的。在区域Ⅱ和Ⅲ层面的措施局限于高压氧治疗和水蛭的应用。人们对上百种药物试剂进行了试验，但没有一种在临床上广泛应用。

相反地，游离皮瓣总体性缺血往往与区域Ⅰ的功能障碍——血管蒂的血栓形成或压迫有关。这种失败常常是急性的，容易被发现。挽救措施是检查吻合口，清除血栓。如果区域Ⅰ的功能障碍不能很快消除，损伤会发展至区域Ⅱ和Ⅲ。

在经过短时间的无灌注后（原发性缺血），清洗皮瓣血管能否在发生继发性缺血时改善皮瓣生存，仍是个问题[87]。UW溶液已经在器官移植中被广泛应用，能够有效地减轻器官微血管系统的血管周肿胀[160]。Babajanian等将UW溶液作为游离皮瓣的清洗溶液，可以改善皮瓣的生存[241]。

灌注清洗技术的一个重要应用是在体外循环上[242]：如果没有合适的供体血管，那么可以应用灌注清洗技术。在流入式静脉游离皮瓣的体外循环中，只有一种血浆溶液能够维持体外灌注的器官存活3d以上。其他三种灌注液会导致大面积的水肿和灌注的完全性闭塞。

在吻合口处的血栓清除后，灌注清洗可以改善皮瓣生存。UW溶液在发生继发性缺血时比发生原发性缺血时的改善作用更强，提示该溶液可能更适合在皮瓣挽救中应用，而不是预防性应用[242]。尿激酶有吻合口处的抗血栓形成作用，以及毛细血管处的抗微血栓形成作用（区域Ⅱ）[243,244]。血管内肝素在血栓形成之后就没有用处了[245]。医用水蛭（水蛭的唾液有抗血栓的作用）已经应用于临床，具有抗血栓作用，可以减轻微循环充血[246]。但是产气单胞菌感染是水蛭素应用的潜在风险。有文章介绍了医用水蛭和机械性水蛭[247]。在小鼠模型中，微量透析和超滤技术可能有助于皮瓣的血管充血和水肿的缓解[248-250]。

高压氧技术也应用在皮瓣挽救上。在一项小鼠上腹部游离皮瓣完全缺血8 h的研究中，发现高压氧治疗增加了皮瓣的生存率，并且通过激光多普勒测速仪计算出远端的血流量得到了增加[198]。在类似的模型中发现，高压氧抑制了黄嘌呤氧化酶系统，提高了游离皮瓣在长达18 h无灌注情况下的生存率[251]。如果有血栓存在，高压氧治疗是无效的，但是仍可能提高了皮瓣的存活能力，增加了新生血管的生成。

负压封闭引流技术。1997年在皮肤移植上第一次应用了负压封闭引流（vaccum-assisted closure，VAC）装置[252]。剪应力、血肿和血凝块会导致皮瓣的失败或者糟糕的皮肤移植结局。使用仪器固定皮瓣能够限制剪应力，减少积液，降低细菌感染的机会。传统上VAC装置已经在腹部伤口和慢性腿部溃疡中应用[253]，之后也用于复杂头颈部伤口的治疗[254]，以及固定移植至微血管游离皮瓣和供区的皮肤[255]。VAC提供的负压突破了常规的包状填充物加压包扎的局限性，使得复杂三维皮瓣的移植有了成功的可能[254, 255]。即使是放疗后的伤口，也可以通过中厚皮片和 VAC 得到很好的愈合[256]。

二、伤口愈合

皮瓣移植制造了一个需要愈合的皮肤创面。传统上创面愈合包括炎症期、增殖期和重塑期三个阶段。这三个阶段在时间上有重叠，且紧密协同，以促进创面理想地愈合。

（一）创面愈合阶段

1. 炎症期

炎症期为渗出性的阶段，包括持续 7~10d 的开放创面期和 4~5d 的闭合创面期[257]。皮肤最初的损伤导致了血管破裂和血液成分外渗。出血停止后，愈合过程才能开始，而且该过程以一个短暂的血管收缩时期开始[258]。血小板在损伤部位开始聚集，激活外源性凝血级联反应，导致了纤维素沉积。纤维素网、血小板、血细胞形成了血凝块[259]。血凝块覆盖创面，保护其免受污染，为细胞附着和迁移提供初始基质[260]。血凝块包含多种细胞因子和生长因子。血小板释放多种重要的物质以促进创面愈合。其中最重要的三种物质为[261]：①血小板衍生生长因子（PDGF），在巨噬细胞和成纤维细胞的趋化性、巨噬细胞活化、成纤维细胞增殖、基质生成和血管生成中起重要作用[262, 263]；②转化生长因子-β（TGF-β），参与角化细胞迁移、巨噬细胞和成纤维细胞的趋化性、成纤维细胞基质生成和重塑[10, 264-266]；③表皮生长因子（EGF），在角化细胞迁移和复制中被激活[264, 267]。

组织损伤伴随着急性炎症的启动和中性粒细胞的聚集。组织损伤一天后，中性粒细胞占创面部位所有细胞的 50%[268]。中性粒细胞释放蛋白水解酶，消化创面处的衰老组织和细菌[269]。之后这些物质随焦痂挤出，或者被巨噬细胞清除。中性粒细胞释放白介素 1α、1β 和肿瘤坏死因子 α[76]，这些细胞因子都是巨噬细胞、角质细胞、成纤维细胞表达的生长因子早期活化剂。

中性粒细胞在循环中广泛存在，会在伤口处和血小板一起被动聚集，形成血凝块。中性粒细胞也特异性地被一部分细胞因子（趋化因子）募集。随着生长因子的增加，血小板释放趋化因子结缔组织激活肽Ⅲ，进一步被中性粒细胞释放的蛋白酶转化为中性粒细胞激活肽 2（NAP-2）[270]。NAP-2 通过细胞因子受体 2（CXCR-2）引起中性粒细胞的迁移和外渗。此外，血管内皮细胞和外周细胞分泌生长相关癌基因 α[76]，它支持中性粒细胞向伤口处的运动。吸引中性粒细胞的另外一个方法涉及 IL-8 强烈、选择性的表达。IL-8 由中性粒细胞和巨噬细胞在裸露的伤口下方立即表达，刺激 CXCR-2 和 CXCR-1。IL-8 的表达可由促炎细胞因子（如 IL-1）诱导；也可由 TNF-α（开始由中性粒细胞表达，随后由巨噬细胞表达）、细菌产物（例如脂多糖）或低氧诱导[271]。

单核细胞在损伤的早期即渗入创面，并成为激活的巨噬细胞。在损伤的第三天，随着伤口的闭合和中性粒细胞数目的下降，单核细胞成为最大的血细胞集落[272]。单核细胞和巨噬细胞被细胞因子——单核细胞趋化蛋白 1（MCP-1）聚集于创面。该趋化因子是由单核细胞、伤口边缘的角化细胞和内皮细胞产生的。巨噬细胞在创面愈合的炎症期发挥中心作用。巨噬细胞在免疫系统中作为抗原呈递细胞和吞噬细胞，另外还是生长因子的重要来源。它可以产生 NO，进一步产生毒性羟基自由基和过氧亚硝基，从而杀灭病原体[257]。还可以产生 TGF-α 和 -β，胰岛素样生长因子（IGF-1），肝素结合表皮生长因子 1（HB-ECF），成纤维细胞生长因子（FGF），血小板源性生长因子（PDGF）和血管内皮生长因子（VEGF）[89, 273]。TGF-α 和 EGF 类似，起到对角化细胞迁移和复制的刺激作用[265, 274]。IGF-1 也可由角化细胞、成纤维细胞、淋巴细胞和血小板产生，促进表皮再植和肉芽组织形成。HB-ECF、FGF-2、PDGF 和 VEGF 促进血管形成[147, 261, 275, 276]。FGF 也促进成纤维细胞生长[277, 278]。

淋巴细胞被募集至伤口处，在 14d 之后成为优势白细胞亚群。淋巴细胞与朗格汉斯细胞在表皮和真皮的神经末梢处相互作用，起抗菌作用。淋巴细胞产生生长因子，如 HB-EGF 和 FGF-2[271]。

一氧化氮（NO）是半衰期很短的自由基[279]。伤口愈合的炎症期产生大量 NO。NO 参与皮肤稳态功能的调节，例如血液循环、紫外线 B 介导的黑色素形成、晒伤红斑及抗微生物屏障的维持[173]。

2. 增殖期

炎症期导致了角化细胞、成纤维细胞和内皮细胞的募集。而增殖期包括了表皮再植、肉芽组织形成和伤口收缩。

（1）表皮再植：表皮再植过程恢复了皮肤的保护屏障。该过程在损伤后的数小时即开始，是角化细胞迁移和增殖的结果。

（2）角化细胞迁移：角化细胞迁移开始于损伤发生的早期。生长因子（EGF、TGF-α、FGF-7、TGF-β_1、肝细胞生长因子、IGF-1 和胰岛素等）增强了角化细胞的迁移[264, 280]。IL-8 在裸露的伤口表面高表达，也发挥刺激角化细胞迁移和增殖的作用[271]。

在这些细胞因子和生长因子的影响下，伤口边缘的上皮细胞发生变化，启动了细胞运动的过程。这些变化包括微丝重构、细胞间附着物数量的减少、细胞表面受体的整合蛋白超家族成员的表达上调等[281]。

角化细胞募集于伤口处，通过整合蛋白受体和 ECM 蛋白直接的相互作用在纤维蛋白凝块和胶原真皮之间迁移。角化细胞产生纤溶酶原激活剂[282]，从而激活纤溶酶和胶原酶 -1（基质金属蛋白酶 1，MMP-1）[283]。纤溶酶和胶原酶 -1 分别溶解纤维蛋白和胶原酶 I，是迁移发生的先决条件[12]。胶原酶 -1，作用于真皮中的底物（如胶原蛋白 I），为表皮再植过程中迁移中的角化细胞提供方向。在 2 度创面，角化细胞也可以从皮肤附件（包括毛囊）发生迁移[280]。

（3）角化细胞增殖：在上皮化的边缘，可以发现迁移中的角化细胞。在上皮边缘和附近肥厚的上皮中，角化细胞随迁移的细胞发生增殖。角化细胞增生在损伤后的 1～2d 即开始。促进角化细胞增殖的细胞因子包括 EGF、TGF-α、FGF-7、IGF-1、肝细胞生长因子、神经生长因子[267, 280, 281, 284]，以及白介素 1、6、8[271]。神经

肽[285、286]、皮下层产生的瘦素[287]也有促进角化细胞生长的作用。NO 调控相关基因表达，对角化细胞增殖也有影响。

随着上皮层的修复，基底膜蛋白也再度出现，并从伤口边缘向内发展。角化细胞的行为也恢复正常，基底角化细胞与基底层黏附，细胞间联接也得到恢复[272]。

（4）肉芽组织形成：在损伤的 3～4d，肉芽组织开始进入伤口处，替代纤维蛋白凝块。肉芽组织是由真皮基质组成，为细胞迁移提供框架。

（5）真皮基质：产生真皮基质最重要的细胞是成纤维细胞[288]。成纤维细胞在伤口形成的第 2～3 天时，进入伤口，在第 1 周内是伤口处数量最多的细胞种类。PDGF 和 EGF 由血小板和巨噬细胞产生，是作用于成纤维细胞最主要的信号[259]。随着成纤维细胞侵入，纤维蛋白凝块分解，而纤连蛋白和透明质酸堆积，形成早期的肉芽组织；这些分子是成纤维细胞迁移和附着的支架。整联蛋白在成纤维细胞迁移过程中，以及角化细胞迁移过程中起非常重要的作用[269]。

为了能在充满交联纤维蛋白或紧密交织的 ECM 的伤口处迁移，成纤维细胞分泌一系列蛋白水解酶（如胶原酶 -1、明胶酶 -A、基质溶素 -1 或基质金属蛋白酶 -1、2、3）[289]。该过程最初发生在凝块的外围，随着肉芽组织向伤口处生长，逐渐发生在伤口的中心处。

成纤维细胞对真皮基质的产生至关重要，可产生 I 型和 III 型胶原、纤连蛋白、弹性蛋白和蛋白聚糖。成纤维细胞还产生结缔组织生长因子，刺激成纤维细胞的迁移和增殖。角化细胞生长因子由成纤维细胞产生，刺激表皮细胞的迁移、增殖和分化。VEGF 主要由创面边缘的角质形成细胞，以及巨噬细胞、成纤维细胞、血小板和内皮细胞产生，并刺激血管生成[147]。MCP-1 参与炎症过程早期的中性粒细胞招募，并吸引肥大细胞；肥大细胞产生高水平的 IL-4，进而刺激成纤维细胞的增殖，降低 MCP-1 和 IL-8 的表达[290]，从而限制炎症反应。

巨噬细胞是炎症过程中产生 NO 的主要细胞类型，另外成纤维细胞也能产生 NO[174, 291, 292]。

NO 缺乏状态（如糖尿病和蛋白质 – 卡路里营养不良），与创面 ECM 沉积减少和创面愈合不良有关[293, 294]。过量的 NO 也会抑制伤口愈合[295]。NO 还影响创面胶原的积累和伤口的机械强度。抑制 NO 合成可降低伤口的机械强度，减少胶原沉积[176, 295, 296]。除了对胶原合成的影响外，NO 还有可能介导皮肤成纤维细胞的抗增殖作用[297]。

(6) 血管生成：新形成的肉芽组织需要血管供应来满足其代谢需要。损伤一旦发生，血管生成的过程就已开始。细胞分裂和缺氧是组织损伤的标志，是血管生成因子的强烈诱导因子。酸性成纤维细胞生长因子 (FGF-1 和 FGF-2) 从受损细胞中释放，具有强大的血管生成活性[275, 298]。缺氧刺激巨噬细胞和角质形成细胞产生血管生成因子 VEGF[89, 262]，VEGF 在创面边缘形成新的内皮细胞和毛细血管[299]。NO 似乎是通过触发内皮细胞的迁移、增殖和分化，促进肉芽组织的形成；因此，在修复过程中，它参与毛细血管向伤口内生长的过程[292, 300]。NO 刺激 VEGF 生成和 VEGF 介导的内皮细胞迁移，帮助微血管血流重新分布[147]。血管内皮生长因子（VEGF）产生的增加也促进血管扩张和血管生成。其他已知的促进血管生成的生长因子有 PDGF、HB-EGF、IGF-1 和肝细胞生长因子[275]。

创面的 ECM 富含纤维蛋白和纤连蛋白，并产生毛细血管芽，表达 αvβ3 整合素，这与血管生成特异性相关[269]。整合素 αvβ3 允许毛细血管芽通过基底膜（由纤连蛋白渗透）迁移，进入富含纤维蛋白和纤连蛋白的伤口凝块[301]。

细胞增殖（受到 FGF 和 VEGF 的刺激）促进内皮细胞芽从后方伸展、分支并形成网络，趋化作用促进内皮细胞芽从前方伸展。这些事件需要内皮细胞、血管生成因子和 ECM 周围的蛋白之间的相互作用。发育中的血管被包含纤连蛋白和蛋白聚糖的临时基质包围，最终形成成熟的基底膜。毛细血管拱廊形成后，即开始了血液流动。VEGF、FGF 和肥大细胞胰蛋白酶诱导新芽从这些环中延伸，并进一步延伸到真皮基质中。随着创面肉芽组织的成熟胶原蛋白的积累，大多数新生血管逐渐退化，血管的密度下降[280]。覆盖内

皮旁细胞 (平滑肌细胞) 的内皮细胞是血管成熟所必需的[262]；并且似乎受 PDGF 和 VEGF 调控。成熟的血管不再表达 αvβ3[262]。

(7) 伤口收缩：成纤维细胞在 TGF-β 的影响下分化为成肌纤维细胞。成肌纤维细胞包含 α- 平滑肌肌动蛋白，在伤口肉芽组织中提供收缩力[302-304]。

在伤口收缩的过程中，临时性基质中的成纤维细胞通过结合纤维蛋白并形成支架样结构，为成纤维细胞和角质形成细胞的迁移提供支持[305]。纤连蛋白结合细胞表面整合素受体，形成纤维丝，使细胞与 ECM 之间产生联系。已经迁移至伤口处的成纤维蛋白，互相之间、与基质之间产生联系，导致了伤口收缩。在整个收缩过程中，水和葡萄糖胺聚糖从伤口排出，这进一步导致胶原蛋白纤维受压和瘢痕收缩[257]。

3. 重塑期

简单损伤后的第三周，瘢痕重塑成为主要的伤口愈合活动。胶原的合成和降解处于平衡状态，Ⅲ型胶原被 Ⅰ 型胶原所取代。组织胶原酶 (MMP) 降解和消化多余的胶原纤维，肌成纤维细胞和血管细胞发生凋亡（程序性细胞死亡）[302]，肉芽组织变成瘢痕。淋巴细胞是这一阶段皮肤损伤中最常见的白细胞亚群[273]。随着瘢痕的成熟，排列紊乱的细胞原纤维被排列整齐并与皮肤压力线平行的较厚纤维所取代[257]。伤后 1 周的创面强度为正常真皮的 3%，伤后 3 周的创面强度增加到 20%。在损伤后 3 个月，由于重塑过程，伤口的强度是正常真皮的 80%。这个重塑阶段将持续 12 个月，但瘢痕永远无法恢复至正常真皮的强度[269]。

重塑过程是伤口愈合的最长阶段，直接决定了伤口愈合的最终形态。过度增生的瘢痕或者瘢痕疙瘩是由该阶段的过度纤维化所致[306]。

（二）伤口愈合失败

急性伤口愈合遵循着一般规律。在愈合过程中，任何步骤的延迟都会推迟伤口恢复的总体时间。愈合时间的延长原因包括反复创伤、伤口处持续异物的刺激或感染。如果伤口愈合延迟超过 3 周，或者伤口无法及时恢复到理想的功能和

美观状态，那么急性伤口就转变为慢性伤口。慢性伤口缺乏生长因子，表现为角化细胞和成纤维细胞迁移增多，活性氧成分增加，组织蛋白酶增加和微生物污染。成纤维细胞的生长、形态、基因表达呈病态改变，而且功能和复制能力下降[307, 308]。角化细胞从伤口边缘迁移的能力、在伤口表面再上皮化的能力都下降。这些在正常伤口愈合过程中起关键作用的细胞变得衰老，失去了对生长因子起反应的能力，因此导致了不正常的愈合[307]。

许多因素都会影响伤口的愈合，大体上可分为内在因素和外在因素。内在因素包括影响伤口愈合的患者健康状况和一些倾向因素，如年龄、免疫力、遗传性疾病、慢性病等。外在因素包括营养不良、感染、不充足的灌注或氧化作用、肿瘤、吸烟史等[306]。但内在因素和外在因素还包括其他未列出的因素。

内在因素或外在因素的改变，会导致免疫功能的损害，因此对于伤口愈合的炎症期是有害的，导致伤口愈合不良。免疫抑制的患者由于缺乏正常功能的炎性细胞，其伤口愈合的炎症期不正常。一些药物（如糖皮质激素、免疫抑制药和化疗药物）会改变最初三天的愈合环境，而这三天是炎症期起关键作用的调节分子释放的时间。理想状态下，患者应该在手术前停用这些药物至少1个月，手术后停用1~2周。一旦度过炎症期，是否使用这些药物就没有那么重要了[306]。

营养不良导致蛋白质缺乏，进而减弱成纤维细胞增殖、蛋白聚糖和胶原合成、血管生成，改变胶原蛋白的重塑过程。维生素缺乏也是营养不良导致伤口愈合不良的原因。许多癌症患者的体重下降超过10%，这也会导致伤口愈合能力下降[306]。

糖尿病患者的伤口愈合不良常是多因素导致的。除了免疫力下降，糖尿病还会导致胶原蛋白合成和堆积速度下降，血管生成减弱，以及愈合后张力的下降（这会增加伤口再次裂开的风险）。动脉粥样硬化和神经病变会引起灌注的减少，以及感染风险的增加[306]。

感染是伤口愈合延迟的常见原因。如果每克组织的细菌数量超过10^5，那么这个伤口就被认为是感染[306]。伤口处的细菌会导致白细胞功能损害、血管生成能力下降、颗粒形成、伤口收缩和上皮迁移。当细菌附着在固体表面并形成菌落时，就会形成生物膜[309]。因为急性伤口的环境处于动态变化中，生物膜很少会在急性伤口处存在，但是会在60%~80%的慢性伤口中存在。生物膜在伤口处的表现不是急性感染典型的临床表现，如红斑、疼痛和硬化[310]。慢性伤口处于持续性的炎症状态，并且伤口处的促炎性因子、MMP和中性粒细胞水平升高[311]。预防生物膜的形成及治疗是必要的，使用锐性清创是临床上最有效的去除生物膜的方法[312]。预防慢性伤口愈合过程中生物膜形成的策略正在研究中[313]。

许多慢性伤口是由局部缺氧导致。灌注和氧化作用也是影响伤口愈合的关键因素。氧气在伤口愈合的许多步骤中都起关键作用，任何影响氧气运输的因素都会使伤口愈合延迟。改善伤口处的氧化作用一般不需要外源性氧气，而是采取局部温暖和止痛药，增强水化、缓解血管收缩，以增加血流。其他增加伤口氧化作用的技术包括高压氧、局部氧治疗（在氧气充足的环境中局部冲洗伤口）。越来越多的科学研究支持高压氧在伤口愈合的治疗中有益处[314]。可以通过提高外源性氧气的水平将伤口处氧气分压增加至100mmHg，从而改善慢性伤口愈合[306]。

（三）伤口愈合的进展

对细胞和分子生物学的研究进展增加了我们对伤口生理的理解，通过改善患者的各种相关因素，促进伤口愈合过程。生长因子和细胞因子通过调节细胞的迁移、增殖、附着，影响伤口愈合。生长因子和细胞因子已经通过多种方法应用，改善分子环境，促进伤口愈合。FGF-2、粒细胞-巨噬细胞集落刺激因子和VEGF是最有希望的伤口愈合增强剂[315]。

可应用的伤口愈合药物包括水凝胶、海藻酸盐、亲水性纤维、石蜡纱布敷料和负压伤口治疗等。被动伤口敷料主要是控制伤口的湿度，而主动伤口敷料改变伤口的生化环境。被动闭塞敷料保持湿度，防止结痂，提高上皮化速度，保持急性伤口的液体（内含促进肉芽组织形成的生长因子）。主动敷料解决了慢性伤口生物学改变的问题。主动敷料作用的目标包括增加的细菌载量和过量的蛋白酶水平。这也促进了抗菌、蛋白酶抑制药和胶原敷料的发展[316]。

蛋白酶、蛋白酶抑制因子和促炎性细胞因子与伤口愈合有关，是伤口愈合评估潜在的生物标志。MMP 在慢性伤口的研究中得到了最多的重视[317]。增加的金属蛋白酶导致了生长因子及受体、黏附蛋白（如纤连蛋白、玻连蛋白）的降解，因而对细胞附着造成了负面影响；而细胞附着是伤口愈合所必需的[316]。对慢性伤口相关的生物标志进行进一步研究是非常必要的。

间质干细胞（MSC）在伤口愈合中发挥作用，为健康的生理性伤口愈合提供支持。MSC 在伤口愈合的三个阶段都发挥不同程度的作用。临床研究表明，无论是局部应用还是系统应用，MSC 都有利于伤口愈合。目前的研究主要关注于 MSC 的来源、MSC 单独使用或者在基质中应用的益处、使用的时机和频率，以及应用细胞的数量[318]。

推 荐 阅 读

Bishop A: Role of oxygen in wound healing. J Wound Care 17 (9): 399–402, 2008.

Broughton G, Janis JE, Attinger CE: The basic science of wound healing. *Plast Reconstr Surg* 117 (7 Suppl): 12S–34S, 2006.

Cutting C: Critical closing and perfusion pressures in flap survival. *Ann Plast Surg* 9 (6): 524, 1982.

Daniel RK, Kerrigan CL: Principles and physiology of skin flap surgery. In McCarthy J, editor: *Plastic surgery* , Vol 1, Philadelphia, 1990, WB Saunders.

Frank S, Kampfer H, Wetzler C, et al: Nitric oxide drives skin repair: novel functions of an established mediator. *Kidney Int* 61 (3): 882–888, 2002.

Gantwerker EA, Hom DB: Skin: histology and physiology of wound healing. *Facial Plast Surg Clin North Am* 19 (3): 441–453, 2011.

Gatti JE, LaRossa D, Brousseau DA, et al: Assessment of neovascularization and timing of flap division. *Plast Reconstr Surg* 73 (3): 396–402, 1984.

Gottrup F, Oredsson S, Price DC, et al: A comparative study of skin blood flow in musculocutaneous and random pattern flaps. *J Surg Res* 37 (6): 443–447, 1984.

Guyton AC, Hall JE: Overview of the circulation: medical physics of pressure, flow, and resistance. In Guyton AC, Hall JE, editors: *Textbook of medical physiology* , ed 9, Philadelphia, 1996, WB Saunders.

Hagau N, Longrois D: Anesthesia for free vascularized tissue transfer. *Microsurgery* 29 (2): 161–167, 2009.

Hanasono MM, Butler CE: Prevention and treatment of thrombosis in microvascular surgery. *J Reconstr Microsurg* 24 (5): 305–314, 2008.

Hanasono MM, Skoracki RJ: Securing skin grafts to microvascular free flaps using the vacuum-assisted closure (VAC) device. *Ann Plast Surg* 58 (5): 573–576, 2007.

Hardwicke J, Schmaljohann D, Boyce D, et al: Epidermal growth factor therapy and wound healing—past, present and future perspectives. *Surgeon* 6 (3): 172–177, 2008.

Holzbach T, Neshkova I, Vlaskou D, et al: Searching for the right timing of surgical delay: angiogenesis, vascular endothelial growth factor and perfusion changes in a skin-flap model. *J Plast Reconstr Aesthet Surg* 62 (11): 1534–1542, 2009.

Hom DB, Odland R: Prognosis for facial scarring. In Harahap M, editor: *Surgical techniques for cutaneous scar revision* , New York, 2000, Marcel Dekker.

Honrado CP, Murakami CS: Wound healing and physiology of skin flaps. *Facial Plast Surg Clin North Am* 13 (2): 203–214, 2005.

Lo CH, Kimble FW: The ideal rotation flap: an experimental study. *J Plast Reconstr Aesthet Surg* 61 (7): 754–759, 2008.

McCord JM: Oxygen-derived free radicals in postischemic tissue injury. *N Engl J Med* 312 (3): 159–163, 1985.

Milton SH: Pedicled skin-flaps: the fallacy of the length:width ratio. *Br J Surg* 57 (7): 502–508, 1970.

Pang CY: Ischemia-induced reperfusion injury in muscle flaps: pathogenesis and major source of free radicals. *J Reconstr Microsurg* 6 (1): 77–83, 1990.

Pearl RM: A unifying theory of the delay phenomenon—recovery from the hyperadrenergic state. *Ann Plast Surg* 7 (2): 102–112, 1981.

Taylor GI, Palmer JH: The vascular territories (angiosomes) of the body: experimental study and clinical applications. *Br J Plast Surg* 40 (2): 113–141, 1987.

游离组织转移
Free Tissue Transfer

Douglas A. Girod　Terance T. Tsue　Yelizaveta Shnayder　著

冯守昊　译

第 7 章

要点

1. 游离组织转移包括有血液供应支持的皮肤、软组织、肌肉、骨质等的自体移植。目前有超过 40 种供体部位可用于游离组织转移，其中前臂、腓骨、股直肌、空肠皮瓣占所有头颈部修复游离皮瓣的 92%。

2. 对于头颈部肿瘤的治疗，需要一个多学科的团队，以达到最佳的肿瘤治愈和缺损修复的效果。口腔颌面部的缺损（特别是涉及下颌骨前部）、咽食管环周缺损、经过器官功能保留的放化疗后复发或持续存在的头颈部癌的挽救性外科切除等，游离组织转移已成为治疗的常规。

3. 阿司匹林、肝素、右旋糖酐已经在微血管修复外科广泛应用。尽管缺乏该方面的前瞻性临床试验数据，许多微血管修复医师已将抗血栓治疗作为术后的常规。

4. 大多数的游离皮瓣吻合处的缺血性并发症发生于术后 48～72 h 内。如果缺血时间超过 12h，即使能够恢复吻合处的血流，皮瓣通常也无法得到挽救。

5. 许多头颈部肿瘤患者同时患有其他系统性的并发症，需要积极治疗。局部并发症（如血肿、唾液腺瘘、感染）在之前接受过放疗的患者中常见，可能会导致迟发性皮瓣损伤。

6. 皮瓣修复不仅需要外科技术，也需要大量的医疗护理资源（包括时间、仪器和技术人员）。尽管如此，微血管修复的实际花费并不比带蒂皮瓣修复更高，甚至有可能更低，这归功于更短的住院时间。

　　20 世纪 70 年代早期对游离组织转移的知识、经验、技术训练等的扩展，重新定义了头颈部修复手术的治疗标准。游离组织转移是指，将组织（例如筋膜、皮肤、脂肪、肌肉、神经、骨或两者及以上的组合）连带支持血供转移到人体新的部位，并采用微血管手术技术，重新建立永久性的组织血供。这种组织的移植完全依赖营养动脉和回流静脉与头颈部血管的吻合。一旦血供重新建立，转移组织可以用于修复各种原因导致的复杂缺损。在 20 世纪 70 年代，第一次有人报道了使用游离组织转移修复头颈部缺损。手术显微镜、仪器、微缝合制造技术的发展，手术解剖的深入理解，规范化的训练，以及极其高的成功率，都是推进该技术快速发展的原因。因为需要额外的资源和训练（如微血管重建手术），这些复杂手术大多数是在大型的、学术型医疗中心完成。

　　一个多学科协作团队对疾病的诊治，特别是治疗肿瘤，需要在肿瘤学和修复学两个方面尽最大努力。术后的治疗也需要大量人力资源，并且需要另外的团队成员协作以达到最理想的恢复情况。尽管实施游离组织转移需要大量额外的训练和资源，但是可选用组织的多样性可以满足各种不同的缺损修复需求，以达到最佳的功能和美容要求。目前有超过 40 处的部位可供组织转移，而且不断有新的部位被发现[1]。重建修复外科医师的职责就是确定游离组织转移和缺损修复最合适的皮瓣。游离组织转移修复复杂缺损的优势如下。

- 肿瘤切除后可以立刻进行重建修复（避免多次、分期操作）。
- 血供良好的组织转移到修复区后可以防护唾液的污染和曾接受过放疗的组织。
- 明显改善伤口恢复。
- 立即分隔重要的腔室，包括呼吸、消化道和颅内容物。
- 可以提高重大缺损修复的能力，消除肿瘤切除后无法修复的担心。
- 更有利于功能和美观恢复。

在大多数的情况下，游离组织转移修复已成为了标准的治疗方式。这些情况包括口腔颌面部复合缺损（特别是涉及下颌前弓的缺损）[2, 3]；次全或全咽食管缺损[4, 5]；器官保留非手术治疗（联合放化疗）失败复发的肿瘤切除缺损[6]。这些都是传统头颈部修复手术中最具挑战性的，并且有着高并发症风险和失败风险。游离组织转移的应用，极大改善了这些困难病例的预后。

本章节回顾了游离组织转移的适应证、患者选择、准备工作，以及目前头颈部缺损修复中常用的游离皮瓣。围术期事件、并发症的管理、未来的方向也在本章节进行了讨论。

一、历史回顾

游离组织转移应用于临床最早是在 1959 年由 Seidenberg 提出[7]，他报道了使用一节段游离空肠修复颈段食管。在 1961 年，Hiebert 和 Cummings 使用胃窦的一部分进行了咽和食管的修复[8]。在 20 世纪 60 年代早期，其他一些文献也陆续报道了游离组织转移技术在临床上的应用。口腔缺损修复最早是在 20 世纪 70 年代早期由 Kaplan[9] 和 Harii[10] 实施，他们分别使用了游离腹股沟皮瓣

和胸三角皮瓣的微血管远端转移。爱荷华大学的 Panje 是第一个使用游离组织转移修复口腔缺损的耳鼻咽喉科医师（1976 年）[11]。接下来的时间里，越来越多的整形外科医师和耳鼻咽喉医师开始应用游离组织转移。这些先驱者，包括 Panje、Urken、Hayden 和 Sullivan 等，建立了头颈部微血管重建外科，成为了耳鼻咽喉头颈外科的一个重要的亚专科。

可以作为游离组织转移的供区有许多部位，近乎有无限的可能。血管注射实验可以发现轴型血管（供应筋膜皮肤组织，无肌肉穿支）和穿支血管（从肌肉穿过供应皮下组织和皮肤）。

Taylor 等在 1975 年报道了第一例带血管骨移植：使用腓骨瓣修复长骨损伤[12]。Hidalgo 在 1989 年发展了腓骨骨皮瓣修复下颌缺损[13]。染料注射实验证实旋髂深动脉是髂骨的可靠血供，可用于带血管骨瓣转移[14, 15]，尸体解剖证实旋肩胛动脉的分支供应肩胛骨，可用于带血管肩胛骨转移[16]。在 20 世纪 80 年代，这些骨瓣和其他带血管骨瓣的发展和改进，大大扩展了这项技术在口腔颌面外科修复的应用。

二、游离组织转移的适应证

游离组织转移只是多种修复手术的选择之一。外科医师的"武器"包括了一期缝合、皮肤移植、局部皮瓣、带蒂筋膜皮瓣或肌皮瓣等。随着经验的积累，以及新的供区选择的出现，游离组织转移的适应证仍在不断发展。可能需要游离组织转移的缺损的病因列于框 7-1。随着经验的不断积累，游离组织转移的优势越来越大（框 7-2）。可选择供区的多样性考验了外科医师选择修复方法的想象力。新方法的持续性改进，有助于解决老问题。游离组织转移技术发展使得修复后的功能大大改善，并且在头颈部修复的成功率超过了 90%[17-19]。对于某些情况，例如口腔的修复，游离组织转移与之前的技术相比，明显改善了功能和美观。对于没有其他重建修复可供选择的情况，例如大的颅底和头皮缺损，游离组织转移提供了良好的修复选择。临床上头颈部需要游离组织转移修复的情况见框 7-3。

框 7-1 头颈部缺损的病因

肿瘤
创伤
先天性缺损
感染，骨放射性坏死
二次修复重建

框 7-2 游离组织转移在头颈部修复中的应用

优点

组织的多样性（皮肤、肌肉、骨、神经）
方向的多选择性（带蒂皮瓣没有延伸的限制）
形状、功能、感觉的恢复
复杂修复可一期完成
多种供区的选择
同时完成切除和皮瓣修复
供区可选择在初次治疗以外的区域
可获得大量组织修复大的缺损
术后可进行放疗
独立血供，不依赖于受区
功能学和美观学的改善
可修复牙齿
高成功率（超过 90%），包括骨的修复
对于某些患者是唯一的选择

缺点

技术难度增加（需要额外的训练）
需要两组外科团队（医生和护士）
昂贵的仪器
较长的手术时间
较繁重的术后管理工作
供区的并发症

框 7-3 缺损及需要游离组织移植的情况

口腔复合缺损
口腔三层缺损
全或近全咽食管缺损
颅底广泛缺损
头皮广泛缺损
用其他技术不易解决的大量缺陷
缺乏其他重建方案（失败或患者限制）
放化疗失败的抢救性手术

和任何其他的技术或手术操作一样，游离组织转移也需要一定的学习过程[20]。因此，该技术主要是在大型学术性医疗中心中应用，而且需要多种训练课程，通过进一步的训练，使学员获得必需的知识和经验。从医学中心的角度看，需要

在技术人才和仪器装备两方面投入大量资金。麻醉支持也是很重要的，而且手术室护士也应该进行相应的培训。患者的术后管理也更加复杂，因此需要更多的技术人员护理工作。游离组织皮瓣的手术时间长，所需仪器设备更多导致费用提高，但住院时间明显缩短可以抵消这些额外的费用。游离组织转移的总体费用相当于[21] 甚至低于[22]带蒂皮瓣修复。

（一）供区选择

尽管超过 40 处供区可供选择[1]，只有一小部分在头颈部缺损的常规修复中是有用的。目前主要的游离组织转移皮瓣见表 7-1。实际上，前臂桡侧筋膜皮瓣、前臂桡侧骨皮瓣和腓骨骨皮游离皮瓣占头颈部重建修复的 80% 以上。Disa 等报道前臂、腓骨、腹直肌和空肠皮瓣在头颈部重建使用的游离皮瓣中占 92%[23]。根据外科医师经验、喜好的不同，各种皮瓣使用的比例也不同。对于重建修复外科医师来说，熟练掌握更多的皮瓣，以应对更加困难或少见的情况是非常重要的。对于大多数缺损，往往有多种皮瓣可以选择，外科医师必须根据情况选择其中的一种（框 7-4）。另外，对供区进行全面的评估，并考虑供区长期的并发症。篇幅有限，我们无法对每一种皮瓣进行全面探讨，但是会提到一些通用的评论。

框 7-4 游离皮瓣选择的重要注意事项

皮肤和软组织体积、容量和颜色
蒂的长度和血管直径
神经支配（感觉、运动）
骨的质量、数量、可获得性
供区位置是否允许切除手术和重建同时进行
供区并发症（功能障碍，美观学缺陷）

（二）软组织皮瓣

对于许多头颈部的皮、黏膜和软组织缺损，前臂桡侧筋膜皮瓣是最常用而且可靠的。前臂皮肤的面积大、薄、柔软，并且有极好的感觉能力，非常适合口腔重建修复（图 7-1）。血管蒂很长，有极佳的血管直径，皮瓣获取可以与受区的手术操作同时进行，供区的功能学并发症可以接受。

表 7-1　头颈部缺损修复中常用的游离组织转移皮瓣

皮　瓣	动　脉	静　脉	神　经	应用部位
皮筋膜皮瓣				
前臂桡侧皮瓣	桡动脉	伴行静脉或头静脉	前臂内外侧皮神经	口腔、舌、腭、鼻、面、头皮、唇、咽、喉
前臂尺侧皮瓣	尺动脉	伴行静脉或头静脉	前臂内外侧皮神经	口腔、舌、腭、鼻、面、头皮、唇、咽、喉、颈段食管
手臂外侧皮瓣	桡侧副动脉背侧支	桡动脉后方分支	桡静脉后方属支 前臂后方皮神经	口腔、舌、腭、咽
股外侧皮瓣	股深动脉	伴行静脉	股外侧皮神经	口腔、舌、腭、咽
股前外侧皮瓣	旋股外侧动脉降支	伴行静脉	股外侧皮神经	口腔、舌、腭、咽
肩胛 – 肩胛旁皮瓣	肩胛下动脉	肩胛下静脉	无	口腔、舌、腭、咽、面、唇
肌瓣或肌皮瓣				
腹直肌瓣	腹壁下深动脉	腹壁下深静脉	肋间神经（感觉和运动混合神经）	颅底、全舌切除
背阔肌瓣	肩胛下动脉	肩胛下静脉	胸背神经	颅底、头皮
骨皮瓣				
腓骨瓣	腓动脉	腓静脉	腓外侧皮神经	下颌缺损
桡骨瓣	桡动脉	伴行静脉或头静脉	前臂内外侧皮神经	下颌和面中部
肩胛骨瓣	肩胛下动脉	肩胛下静脉	无	下颌和面中部
髂嵴瓣	旋髂深动脉	旋髂深静脉	无	下颌和面中部
其他皮瓣				
空肠瓣	肠系膜上动脉分支	肠系膜上静脉分支	无	咽食管缺损
胃网膜瓣	胃网膜动脉	胃网膜静脉	无	头皮覆盖
颞骨 – 顶骨瓣	颞浅动脉	颞浅静脉	无	骨和软骨覆盖

尽管如此，大约 12% 的人有不完全的掌浅弓，以及深、浅弓之间不充分的交通，这有可能在制作皮瓣时造成手部缺血。

手臂外侧皮瓣较薄、柔软、有感觉的能力，但是皮肤的量较小，血管蒂较短，血管的直径较小 [24-29]。一般没有手部血供受损的风险，而且供区通常可以一期缝合。肩胛筋膜皮瓣和肩胛旁筋膜皮瓣可提供大量的皮肤，但是相当臃肿，而且没有感觉的能力，血管蒂长度中等，血管直径大 [30-34]。尽管供区可以一期缝合，但是这两种皮瓣的获取需要在手术中变动患者的体位，影响皮

瓣获取和受区手术的同时进行。

为了最大限度地使颜色匹配，减少组织体积量，并且使皮瓣获取与受区手术流水线化地同时进行，其他供区选择，例如股前外侧皮瓣，开始流行 [35]。股前外侧皮瓣，是基于旋股外侧动脉降支的穿支，已经开始广泛使用，特别是在日本和中国台湾的医学中心，在需要较多软组织量的缺损时可作为皮瓣的选择（表 7-1）。外周血管疾病不是股前外侧皮瓣的禁忌证，因为股深动脉系统通常情况下不会受血管粥样硬化影响。通过结扎旋股外侧动脉的横向分支和发向股直肌的分支，

可以获得14cm长血管蒂的皮瓣；这样可以在颈部缺损同侧没有合适血管的情况下，将血管吻合在对侧。股前外侧皮瓣可获得宽度至12cm的皮岛，同时可以使供区一期缝合。总体来说，该皮瓣可获得皮肤表面积达到长40cm、宽25cm的一个或多个皮岛（图7-2）[36]。阻碍股前外侧皮瓣在美国迅速流行的原因是西方人种的大腿皮下组织太厚，以及该皮瓣血管解剖的高度变异性。尽管如此，微不足道的供区并发症，供区一期缝合，微血管外科医师在皮瓣获取和削薄方面的丰富经验，促使股前外侧皮瓣在许多美国的医学中心开始流行[35-38]。一些医师提出，可以用手提式多普勒探测仪在设计皮岛前确定穿支血管[37]。

基于第三和第四穿支的股外侧筋膜皮瓣成功地在口腔和咽食管重建修复中应用。它只有极轻微的供区并发症，并且容易在仰卧位、俯卧位、侧卧位获取，这样可以使两组人员同时进行切除

和重建[39]。

（三）肌瓣和肌皮瓣

肌瓣和肌皮瓣在修复需要较多组织量的缺损时是十分有用的。这类缺损最常见的是发生在颅底，可能会伴有大部分的面部骨骼、鼻旁窦、面部皮肤和上腭的缺失。腹直肌皮瓣可以作为肌瓣或肌皮瓣在患者仰卧位获得；该皮瓣有一条长的、大管径的血管蒂，可以在绝大多数情况下为缺损修复提供充足的距离[40-44]。腹直肌皮瓣的皮肤可以用来为鼻腔和口腔的缺损提供内衬；肌肉可以代替缺失的面部骨骼。供区的并发症很轻微，尽管腹壁疝可能会因为部分腹直肌鞘的缺失而发生。

基于肩胛下血管系统的背阔肌皮瓣可以作为肌皮瓣或肌瓣[45, 46]。背阔肌皮瓣一开始是作为带蒂皮瓣，后来发现也可以作为一期、游离组织转移皮瓣。该皮瓣可以提供大量的肌肉用来修复非

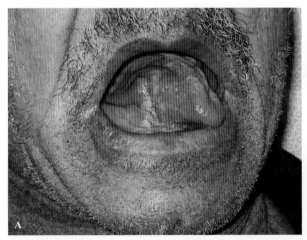
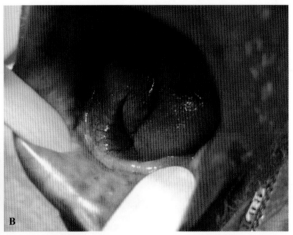

▲ 图 7-1　前臂桡侧游离筋膜皮瓣修复口腔缺损

A. 肿瘤侵犯口底前部和舌腹；B. 使用前臂桡侧游离筋膜皮瓣修复 18 个月后的效果

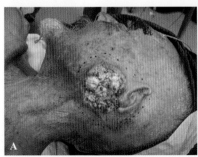
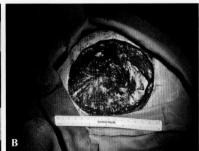
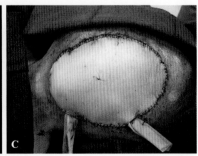

▲ 图 7-2　股前外侧皮瓣修复颞骨外侧缺损

A. 皮肤鳞癌经过多次手术和放疗后再次复发，并侵犯下层的骨质；B. 切除了头皮、腮腺和颞骨；C. 股前外侧皮瓣为缺损提供了良好的修复（由 Issam Eid 医学博士提供）

常大型的软组织缺损，包括颅底和头皮缺损。肩胛下系统还有额外的功能，可以提供带血管的骨质（肩胛骨或肋骨）。血管蒂的血管管径大，血管蒂长度为6～10cm，供区可以直接缝合而无须皮肤移植。最大的缺点就是获取皮瓣时患者的体位。患者需要取侧卧位，这样使得同时获取皮瓣和进行头颈部手术变得非常困难。供区的并发症一般都很轻微。背阔肌皮瓣对于需要保护颅内容物的颅底和大型头皮缺损非常有用 [43, 47, 48]。

（四）带血管的骨皮瓣

游离组织转移最大的适应证之一是口腔颌面缺损的修复。没有其他的修复方式可以在一期修复的情况下保持90%以上的成功率。是否选择带血管的骨皮瓣需要仔细评估和挑选。大多数的骨重建修复还需要一些软组织和（或）黏膜。所需

骨质的长度、未来是否有牙齿植入的计划、是否需要软组织和神经、供区的并发症等都应该仔细考虑。

1. 腓骨骨皮瓣

在大多数医学中心，腓骨游离骨皮瓣已经成为下颌修复的支柱（图7-3）[49-51]。腓骨是"全身最有奉献精神的骨"，可以提供长达25cm的骨质，以及足够的骨存量以支持牙齿植入 [52, 53]。如此长度的骨质可以修复整个下颌骨缺损。需要切开多处骨质将腓骨塑形，重建下颌骨前弓、下颌骨体、下颌角、下颌骨升支，但要保持腓骨骨膜的完整性。下肢的间隔皮穿支或者肌皮穿支血管可能有很大的位置和数量的变异性，影响皮岛的定位和稳定性 [54-56]。下肢外下的皮肤菲薄、柔软，可获得相当大量的皮肤，并且有感觉的能力。如果取较小的皮岛，供区缺损可以一期缝合。如果

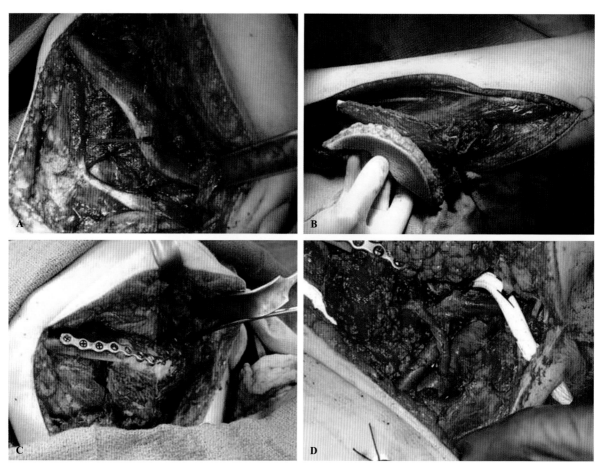

▲ 图 7-3 腓骨游离骨皮瓣重建修复下颌骨弓的前外缺损

A. 11 岁女孩下颌骨的横纹肌肉瘤；B. 下肢的腓骨游离瓣的获取；C. 使用腓骨替换下颌骨；D. 软组织插入，微血管吻合完成
（Konstantinos Kourelis 医学博士提供）

缺损较大，需要移植中厚皮片。腓骨瓣的获取常常可以和头颈部手术同时进行。

下肢远端的三血管血流应该在术前确定，以避免获取腓动脉后造成脚部的血管损伤[57, 58]。腓骨瓣最大的缺点是皮岛的限制：对于较大的软组织缺损和大多数三层缺损，皮肤是不够的，需要额外的皮瓣修复软组织。腓骨瓣的皮穿支血管位置和数量的不确定性可以通过附带一块比目鱼肌制作皮瓣来弥补，这样就包括了肌皮穿支。如果未实施牙齿移植，腓骨会变成一个非常宽且圆的新下颌骨，这样会导致假体的组织相容性欠佳。腓骨瓣的供区并发症包括持续期的行走疼痛[59-63]。

2. 前臂桡侧骨皮瓣

前臂桡侧游离瓣（radial forearm free flap，RFFF），也称为前臂桡侧游离骨皮瓣（osteocutaneous radial forearm free flap，OCRFFF），是基于穿过骨膜的肌间隔内穿支的一部分桡骨[64-66]。相比于广泛应用的前臂皮瓣，额外的骨质明显扩展了该皮瓣在重建修复中的应用。尽管 OCRFFF 有大量的软组织可以获取，同时还可以附带骨质，似乎是最好的选择，但它的广泛接受度仍受到限制，主要是对于骨质量和术后可能发生的桡骨病理性骨折的担心。

桡骨的长度可以取到 10~12cm（图 7-4），而没有明显的前臂功能障碍。为了避免病理性骨折，大多数外科医师推荐获取骨的厚度不超过桡骨周长的 40%[67, 68]。这种厚度不能为骨内牙齿移植提供足够的骨存量[52, 53]。桡骨的一部分去掉后必然会变得更脆弱，特别是应对扭力；23% 的患者会发生桡骨病理性骨折，最高可至 66%[68-71]。OCRFFF 术后实施桡骨的预防性内固定被证明可以有效地降低骨折的风险（图 7-5）[72, 73]。

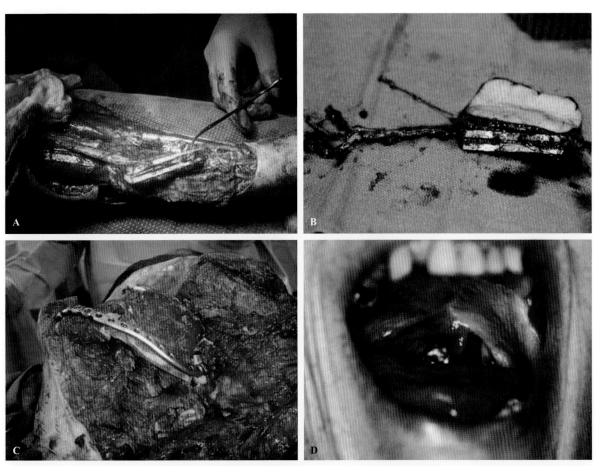

▲ 图 7-4　前臂桡侧游离骨皮瓣修复口腔和下颌骨外侧缺损
A. 注意船形的骨切开；B. 前臂骨皮瓣，附带皮肤、桡骨、血管蒂、皮神经；C. 骨瓣修复下颌骨前下缺损；D. 术后 1 年随访，显示重建修复后的咽腔部分

尽管 OCRFFF 的骨量有限，该皮瓣仍成功地用于口腔颌面的修复工作，并且与前臂桡侧游离筋膜皮瓣相比，伴有极少的并发症[68, 74—76]。对于局限性的下颌骨缺损，使用桡骨就足以应对，并且可以很好地适应组织相容性牙具（义齿）。这个特点很重要，因为很多患者没有足够的经济能力进行牙齿植入，除非有第三方为其埋单。这种情况下，相比于腓骨或肩胛骨，桡骨作为一个很好的轮廓，可以为组织相容性牙具提供支持。

上颌面部缺损的重建修复是非常有挑战性的，原因主要是面中部复杂的三维结构、美学要求和功能学要求。Cordeiro 和 Santamaria 等对上颌面部缺损进行了分类，建议这类修复遵循一定的算法[77]。该部位的修复需要大面积的皮岛作为腭部黏膜表面的衬里、少量的软组织和中等量的带血管骨质，这些要求 OCRFFF 都能很好地满足。RFFF 非常适合解决面中部修复的其中一个难题：需要一个长血管蒂（10～13cm）从颈部血管跨过

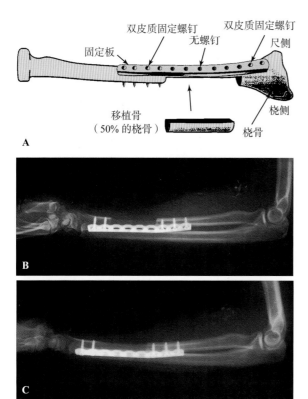

A

B

C

双皮质固定螺钉　　双皮质固定螺钉

固定板　　无螺钉　　尺侧

移植骨（50% 的桡骨）

桡侧

桡骨

▲ 图 7-5　骨移植后对桡骨进行预防性内固定
A. 图表显示移植骨的获取，以及跨过缺损处的固定板的放置；B. 术后对前臂内置固定板进行放射性摄片；C. 术后 1 年随访的 X 线摄影显示明显的骨生成及缺损区域的重塑

面中部。使用 OCRFFF 可以无须再进行静脉移植，缩短了手术时间，改善了生存率。Chepeha 等使用 OCRFFF 对 10 例上颌骨切除缺损并涉及眶下边缘的患者进行了修复[78]。他们提议，对全上颌骨切除缺损并且涉及至少 40% 的眼眶底的患者，选择 OCRFFF。与使用带血管骨瓣修复颧牙槽嵴不同，该文章的作者使用骨化的桡骨修复眶下边缘，为保留的框内容物提供支持。牙齿修复是通过上腭封闭器和假牙完成。

3. 肩胛游离骨皮瓣

肩胛游离骨皮瓣仍然是人体的一个重要皮瓣[30—32, 34, 79, 80]。肩胛下动脉系统为大量的皮肤供血，背阔肌和前锯肌及肩胛骨都可以作为游离瓣使用，它们都是由一条长度和直径都合适的血管蒂供血。不同的组织成分都有一条独立的血管分支供血，这样就为各组织之间，以及与受区床之间提供了各种角度的方位。背部上外侧的皮肤通常较厚，并且皮下脂肪较多；这样可以提供较多的软组织，在某些情况下对修复有利，可以存在较长的时间而不萎缩。根据旋肩胛动脉的横行分支和降支，可以将该处皮肤划分为肩胛和肩胛旁皮岛[31, 32, 34]。由于该皮瓣包含 T_1 和 T_2 脊神经的背部皮支，因此肩胛皮岛有感觉的能力[81]。肩胛外缘可以取 10～14cm 的由旋肩胛动脉的骨膜分支供血的骨质。由于是独立的血管分支供血，该游离瓣的骨质成分和筋膜皮成分可以分离，最多至 4cm；这一特点在修复中将软组织和硬组织分别定位有很大的优势。在下颌骨轮廓重塑的过程中，在保护骨膜的情况下，骨切开非常安全。肩胛骨的游离边缘较厚，但很快地向内侧变薄（1～2cm）。骨量的下降可能无法为骨内牙齿植入提供足够的支持[52, 53]。

肩胛骨皮瓣对于口腔颌面复杂的缺损仍是理想的选择，特别是缺损的表面面积较大或者是同时涉及口腔和外部软组织的三层复合缺损，更加适合使用该皮瓣（图 7-6）。

对于极大的缺损，一些医师选择使用肩胛"大皮瓣"：不仅包括肩胛骨和大量皮肤，同时包括背阔肌或前锯肌以增加组织量和覆盖面积[82, 83]。肌肉是由肩胛下血管发出的胸背动、静脉供血。

因此"大皮瓣"可以只取一个血管蒂，只进行一处动脉吻合和一处静脉吻合。"大皮瓣"提供多种组织成分的修复，在修复极大的缺损时是非常理想的选择。

肩胛皮瓣的最大缺点包括皮岛的组织量过大、无感觉能力，以及在手术过程中需多次移动患者的体位，明显增加了手术的时间。肩胛骨皮瓣的获取会导致长期的肩部功能障碍、翼状肩、活动幅度下降和慢性疼痛。这些症状可通过手术仔细操作和积极的物理疗法得到减轻。

4. 髂嵴瓣

髂嵴瓣作为游离骨移植的来源，用来修复下颌缺损已经有很长时间的历史。髂嵴瓣由旋髂肾动脉供血，可提供 14～16cm 的骨质，有修复下颌的天然曲线。研究表明，在所有骨皮瓣中，髂嵴瓣对于骨内牙齿植入的支持是最好的[52, 53]。

该游离瓣的皮肤部分组织量大、活动度受限，因此对于大型复杂缺损是不适合的。Urken 等在该游离瓣的基础上，增加了由旋髂深动脉降支供血的斜内肌，明显增加了该游离瓣的应用范围，并显示出极好的效果[84-87]。

尽管髂骨修复下颌显示出很高的质量，但是软组织的活动受限、过大的组织量、供区的并发症都限制了该游离瓣的普及。大多数外科医师只有

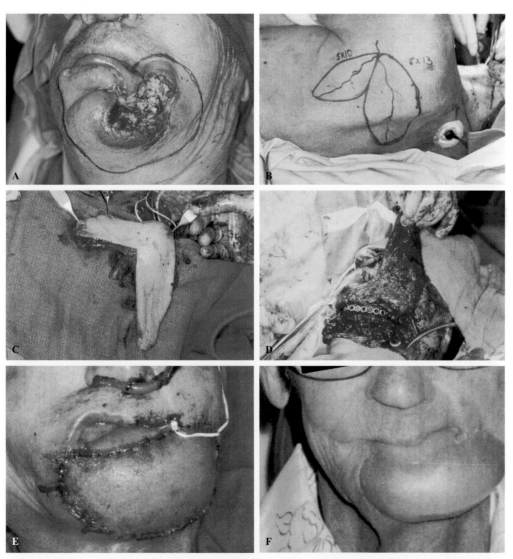

▲ 图 7-6 肩胛游离骨皮瓣修复大型的面前部和口腔三层缺损

A. 放化疗后未退缩的、体积大的唇癌；B. 经过设计的左上背部有两个皮岛的肩胛瓣；C. 带有皮岛和肩胛骨的肩胛游离骨皮瓣；D. 肩胛瓣放置在位，修复口腔和下颌缺损；E. 缺损修复的术后展示；F.6 个月后的随访展示

在外周血管疾病、早期的手术、创伤或其他原因导致无法选择其他游离瓣时，才会考虑应用髂嵴瓣。

5. 牙齿修复

口腔恶性肿瘤复合切除后的牙齿修复只能通过包括骨质和软组织的带血管游离组织转移完成（图7-7）。对移植骨进行骨内牙齿植入，可以达到理想的修复效果，使患者具有正常的齿列并且具有良好的功能[84, 88]。口腔修复合适的轮廓塑形可以使组织相容性牙具更相称。大多数患者的美观学得到了保证，但是饮食仍受到明显影响。

6. 其他皮瓣

少见的情况下，经常会用到一些不常用的游

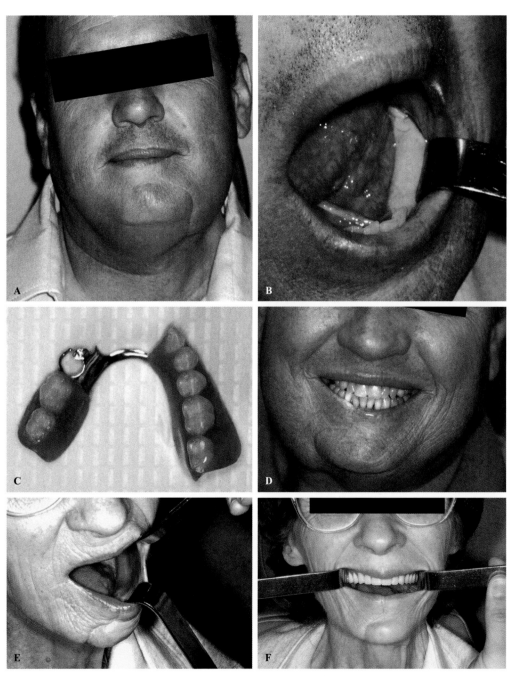

▲ 图 7-7 下颌修复后的牙齿修复

A. 腓骨游离瓣修复下颌外侧缺损后的正面观；B. 在二期义齿植入之前，口腔内修复重建的外观；C. 用于骨整合牙齿植入固定的义齿；D. 义齿放置在位后微笑的患者；E. 另外一个患者，使用前臂桡侧游离骨皮瓣修复口内的正面观；F. E 图中的患者，安置上、下组织相容性牙具后的表现

离瓣。在很长的时间里咽食管缺损修复都是头颈部的一项非常大的挑战。Seidenberg 等在 1959 年首次报道了使用游离空肠修复食管缺损。空肠瓣是由肠系膜上动脉的血管弓供血，是和颈段食管尺寸相似的可产生黏液的管状结构。移植后，空肠仍保持着一些内在的收缩能力，有利于吞咽（如果空肠反向放置，则不利于吞咽；见图 7-8）[89-92]。经过多年的实践表明，空肠是相当脆弱的游离瓣，不能耐受长时间的缺血。一段空肠切除后导致的供区并发症可能会非常严重。修复后的咽部可以实施气管食管穿刺 [89, 93]，但常导致非常"湿"的发音。因此，一些外科医师使用制成管状的前臂桡侧游离筋膜皮瓣修复颈段食管缺损（图 7-9）。该游离瓣导致的供区并发症较轻，提供一个具有良好功能的胸段食管上方的"漏斗"，并且产生更好的气管食管穿刺发音质量 [94]。

三、患者评估和术前准备

尽管头颈部微血管修复重建方面有很大的进展，并且有了更多的选择，但最好的治疗方案仍然需要根据患者本身的情况制定。除了肿瘤分期和手术后缺损，还有其他多种因素对制订治疗方案起重要作用——如并发症、患者的一般情况、职业和爱好、个人喜好等；这些因素综合考虑，不仅可以评估患者是否适合做游离组织转移，还可以判断使用何种游离皮瓣可行、更合适。通过咨询患者的其他健康护理人员，修复重建外科医师还必须清楚患者存在的其他问题，例如气道情况，营养状况，是否还有不可控制的医疗问题等。在修复重建外科医师仔细评估的同时，可进行其他急性疾病的治疗，这往往需要多学科的协作。

（一）既往史和现病史

详细收集病史资料，不仅可以帮助修复重建外科医师判断可能出现的缺损范围、特点，还提示同时伴有的原发或转移性疾病的可能性大小。如果患者主诉有单侧的传导性耳聋同时伴有闭塞性鼻音、呼吸性语音、下垂、复视、颏下麻木、耳痛、对侧症状等，往往提示深部或广泛的组织受累。

发病前的范围及目前的口腔功能是十分重要的。重建修复后对吞咽、味觉、咀嚼、语音、呼吸、美容等方面的影响一般不会比发病前的状态更好。对于神经性疾病或更早的治疗导致发病前功能受损的患者，手术前告诉其进行重建修复手术能达到的效果十分重要。

不幸的是，吸烟和烟草咀嚼在头颈部癌患者中十分常见。尼古丁除了对麻醉和心肺功能有不良影响，还有导致血管收缩的不利作用，会损害皮瓣的灌注和伤口预后 [95, 96]。经常性饮酒的患者，需要积极的围术期戒断预防和营养补充，因为手术后的急性戒断反应往往伴随着高比例的并发症和皮瓣失败 [97, 98]。

有根治性颈清扫术的既往史的患者，可能在供区和受区的选择上受到限制。仔细阅读既往手术记录、最近的影像学资料并和既往手术的医师讨论，可以补充患者既往手术的信息。大剂量的放疗会损害受区血管功能和愈合能力，引起血管壁的改变，但不一定影响游离皮瓣的存活 [99-101]。如果放疗后甲状腺功能减退存在，需进行纠正，可以改善术后的恢复能力。既往手术史和放疗史都会引起手术区广泛的纤维化，使得供区血管的解剖分离变得困难，甚至不可能。

供区的既往史也不能忽略。患者是左利手还是右利手，职业、爱好、娱乐活动等能决定游离皮瓣应取哪一侧。有腹部或盆腔的手术史的患者需要避免使用一些可能会受到影响的游离皮瓣血管蒂（腹直肌、髂嵴等）。跛行或者肢体静息疼痛可能是周围血管疾病的表现，需要对肢体血管蒂进行积极评估。供区的既往手术史或者创伤史需要对供区解剖进行深入的评估。

（二）体格检查

微血管外科医师也需要对头颈部进行全面的检查。对肿瘤或者创伤缺损进行视诊，联合双手触诊，并和外科医师共同讨论预期的手术缺损大小、可能切除的结构（黏膜、皮肤、骨）、可能暴露的结构（脑、眼、骨、颈动脉）。二次评估应将重心集中在可能的精细调整重建修复程序，以达到最佳的功能学和美学效果。二次评估包括腮腺

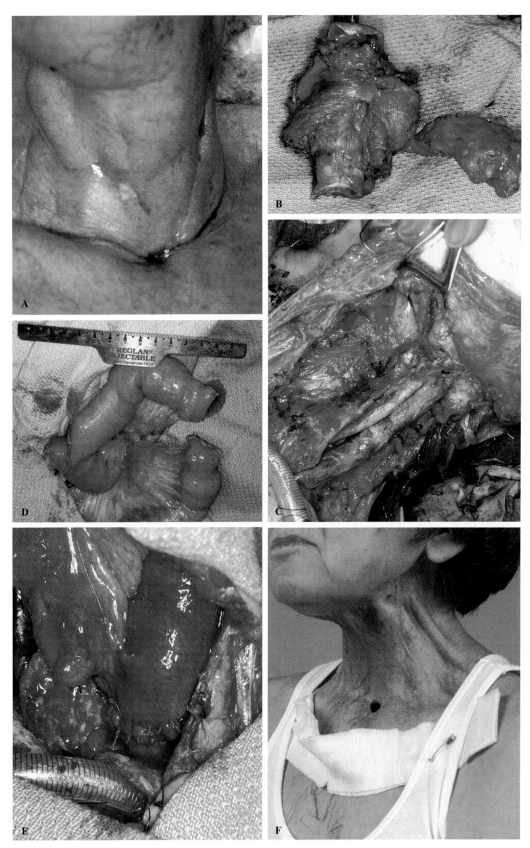

▲ 图 7-8　使用空肠游离瓣修复完全性咽食管缺损

A. 手术、放疗后复发性咽部癌；B. 咽喉部切除 + 颈清扫的标本；C. 手术切除后缺损；D. 基于肠系膜血管弓的空肠游离瓣；E. 使用空肠游离瓣修复咽和食管缺损；F. 手术后 1 年的表现

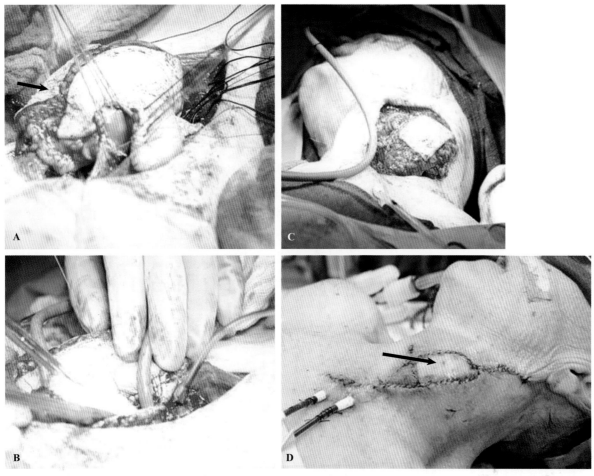

▲ 图 7-9　"管状"前臂桡侧游离瓣修复完全性咽食管缺损

A. 将前臂皮肤卷成管状，箭指示游离瓣的监测皮岛；B. "管状"前臂皮肤放置在位，围绕红色橡胶鼻饲管，修复咽食管缺损；C. "管状"皮岛完全闭合；D. 颈部皮肤缝合，箭指示监测皮岛，以判断术后游离瓣的血供

导管、颌下腺导管、鼻腔、唇红、口腔联合、牙合、上颌窦、软腭、硬腭、咽鼓管、面神经功能等状态和完整性的评估。皮肤感染区域需要使用抗生素治疗，可促使更有效的切除，缓解疼痛、改善卫生和促进愈合。颈部累及的范围不仅决定了预后，还决定了颈清扫的类型；影响了颈部体积、轮廓的变化和微血管吻合所需的受区血管。面部、颈部切口和创伤性瘢痕需要重新评估，因为它们会限制之后手术切口的位置。

微血管游离组织转移已经在老年患者中成功地应用。高龄不是手术的禁忌证，尽管高龄患者术后的并发症更多[18, 102, 103]。精神损害，例如痴呆或者其他精神疾病，对于衰弱的术后患者是非常棘手的问题。对于精神损害的患者，需仔细考虑，尽量选择耐受性强的修复重建方法。病态肥胖不

仅影响围术期恢复，还可能因为皮瓣的厚度和体积原因需要改变选择的皮瓣[104]。病态肥胖患者可能有未检测出的明显的阻塞性睡眠呼吸暂停，严重影响围术期气道的管理，甚至由于组织肿胀或体积大的皮瓣阻塞气道导致病情加重。医护人员应该想到由于皮瓣组织肿胀或体积大阻塞气道的问题，必要时中行气管切开。

游离皮瓣供区的瘢痕、不对称性及骨缺损常常引起患者对之前手术或创伤的痛苦回忆。术前应该对肢体进行运动能力、力量、功能等进行客观评价。发生在术前的卒中、脊柱损伤等导致的功能障碍可能会影响皮瓣供区的选择。四肢有未愈合的溃疡、冻伤的手指或足趾、感觉缺失、明显的远端肢体肿胀表明血供欠佳，一般不选择为皮瓣的供区。远端肢体脉搏的触诊（桡动脉、尺

动脉、足背动脉、胫后动脉等）、主观 Allen 试验及踝 - 手臂指数是有帮助的，但对于模棱两可的病例，需要进行正式的血管评估[105-107]。

（三）病史

所有患者的任何已知医学问题都应该重视。某些并发症可以特异性地影响游离组织转移，尽管一般不存在绝对禁忌证[108]。在患有外周血管疾病的患者中，某些肢体血管容易受影响。桡动脉和腓动脉常常受影响，而肩胛动脉系统则很少受累及。由于供区血管的牺牲，手指或足趾的灌注会受到进一步影响，容易导致冻伤甚至坏死。患有严重的肢体静脉或淋巴管功能障碍的患者，也应考虑选择其他未受影响的供区皮瓣，以防止术后肢体并发症的发生。患有动脉粥样硬化或高血压引起的动脉性血管疾病的患者，应评估是否同时存在脑血管或心血管疾病。对于患有颈动脉疾病的患者，其可用于受区血管的颈外动脉分支可能会减少。另外，术中低血压或者颈部伸长的体位可能会导致围术期卒中。充足的心肺功能储备是必需的，因为游离组织转移的手术时间往往较长，且常伴有血管内液体的转移[109]。这些并发症会对肿瘤的切除和重建修复产生明显的不利影响，因为伴有这些并发症会需要更长的麻醉时间。

伴有血管炎的结缔组织疾病的患者，其微血管蒂损伤的风险相对较高，因此是微血管修复的相对禁忌证。即使使用大剂量类固醇或者其他免疫抑制药治疗将血管炎控制得较好，这些患者也会有愈合不良或感染并发症增加的风险[110]。对于血液病患者——如血管性血友病、血友病、狼疮抗凝异常、血小板缺乏、真性红细胞增多症、镰状细胞性贫血、蛋白 C 缺乏等——也应该优先考虑微血管修复以外的修复方式，因为这些患者存在高凝血状态，易形成血栓，导致维持吻合后血管的健康状态变得困难[111, 112]。肿瘤相关高凝血状态或者术前使用抗凝血药（如阿司匹林、非甾体抗炎药、维生素 E 等）也会增加微血管修复的失败率。对于需要术前抗凝血治疗的患者（如人工心脏瓣膜植入、深静脉血栓等），容易发生颈部压迫性血肿，导致显著的失血、气道压迫或皮瓣血管蒂压迫。

糖尿病患者的伤口愈合缓慢，对于血糖控制不佳或之前未诊断的糖尿病患者，应积极治疗。对于糖尿病患者，应该对切口缝合和监测做出必要调整。糖尿病患者免疫力下降，会导致更严重的术后感染，进而发生延迟性微血管蒂损害。继发性的糖尿病性微血管疾病可能导致皮岛灌注不佳和缺血。大血管疾病可引起隐匿性的冠状动脉疾病，还可能增加供区和受区血管动脉粥样硬化的程度。供区伤口愈合不良会导致难以治愈的感染和坏死。即使术前经过了详细的评估，肢体感觉神经的牺牲，会加重糖尿病导致的周围神经病变[113]。

（四）实验室检查和放射学检查

修复外科医师应该仔细审阅所有术前的实验室检查结果和放射学检查发现。肝功能异常、血小板计数、血尿素氮水平、凝血酶原或部分凝血酶时间的改变可能导致显著的术中失血、术后血肿，发生压迫性皮瓣坏死或感染。术前白蛋白、前白蛋白、白细胞计数可评估影响术后愈合的营养不良程度。头颈部区域的 CT 或 MRI，结合病史、体格检查、内镜评估，帮助微血管修复外科医师对修复所需的结构、大小有更清晰的认识。磁共振血管成像、计算机断层扫描血管成像、多普勒超声成像或常规血管成像技术可以评估可能需要切除的或需要提供微血管吻合的颈动脉分支[114]。有时可使用成像技术确定颈横动脉系统是否适合作为受体血管。放射学检查还可以检测较大的静脉，以决定使用颈内静脉还是颈外静脉网。一般情况下，静脉造影很少被用到。

放射学检查是体格检查的补充，帮助判断使用哪个部位的游离皮瓣是安全的。术前 Allen 试验对于取桡侧或尺侧前臂游离皮瓣后维持手部充足的灌注十分重要。如果主观 Allen 试验结果模棱两可，那么多普勒体积描记法可以客观地记录供区手部的侧支灌注[107]。另外，在取肢体游离皮瓣前，其他一些血管成像技术也用来评估供区的血管状况[57, 58, 115, 116]。

这些研究可以检测出解剖学的变异，保证足够的皮瓣穿支血供，评估远端侧支血流是否充足。对于之前有创伤或手术史的患者，平片可以判断骨质的完整性，以及是否存在任何破坏。

（五）手术治疗规划

术前的各项检查和准备工作完成后，对于患者是否适合接受手术也应该有了清晰的判断。一般情况下，治疗方式决定肿瘤治疗的效果；但是术后功能学的期望结果及具备哪些修复手段也影响医师的治疗选择。根据术前的评估，医师可以大体判断可能会有哪些结构缺损，需要哪些组织来修复。创伤导致的缺损比较容易评估，因为一般不会发生进一步的组织缺失。软组织的考虑事项包括体积、所需组织的表面积、是否需要感觉神经、邻近带血管骨移植是否能够获得及其活动性，以及其他的特点（包括运动性、分泌功能、蠕动等）。另外，还需考虑是否需要保护骨质、大血管和脑实质。在选择合适的游离骨瓣时，骨的长度和口径，以及相连软组织的性质和活动性，是需要考虑的。

几乎不存在完美的皮瓣可以完全满足所有的重建修复需求。另外，由于经验和技术的限制、之前接受过其他治疗、功能上或解剖上的变异、并发症导致麻醉时间尽可能短等因素，有些时候不存在最好的重建修复选择。此时，需要和患者进行沟通，确认哪些要求是优先满足的，以及告知患者可能在术中需要选择其他备选的皮瓣。另外，其他的修复技术可以和游离组织转移一起使用，以达到最好的修复效果。无论选择何种修复技术，都不应该对术后的恢复产生阻碍，因为患者往往还需要尽早进行其他辅助治疗。一期修复是最佳选择。治疗后的期望也应该和患者详细讨论；讨论的内容应包括可能存在的二期或延迟性治疗方法。

手术规划阶段也是召集、通知亲朋好友的时间，从而为患者提供情感和生理的支持。当然，患者的隐私权也应该得到尊重，患者有权决定是否告诉自己的家人和朋友。

有效的术后恢复包括多个学科的参与。治疗应该从包括所有手术相关专家（神经外科医师、眼科医师、血管外科医师、口腔科医师等）和辅助人员（言语病理学专家、物理治疗师、社会工作者、修复学家等）的术前咨询开始。经验丰富的顾问应该对可能发生的结局和微血管外科手术的特殊要求非常熟悉，这样才能给患者提供一致的信息。护理协调员可以将大量的术前准备工作安排地合理、有序。

麻醉学专家的术前评估在微血管手术中至关重要。一是确保患者的术前状态达到最佳，二是保证必需的人员和监护仪器就位。手术前外科医师和麻醉学专家确定术中的计划，从而对一些无法预料的情况进行重点关注。

对于术后可能需要较长时间肠内营养的患者，术前实施经皮或开放胃造口术是很好的选择。这可以使患者的术前营养状态达到最佳，并且无须在术后使用鼻胃饲管。术后安置鼻胃饲管可能会非常困难，并且有损伤游离皮瓣缝合线的风险。经腹行胃造口术进行肠内营养，可以降低鼻窦炎、胃食管反流和咽部肿胀的发生率，通常也更加舒适[117]。

四、术中管理

在微血管修复手术中，麻醉医师的作用很重要。在麻醉医师开始进行术前评估时，实施肿瘤切除的医师和微血管外科医师应告知麻醉医师，患者的哪部分是需要充分显露以便自己操作。供区肢体应做好标记，以防止在不知情的情况下从供区肢体采血，或者在潜在的供应血管中放置导管。麻醉师应该知道多个非常规的、备选的电极和血管通路的位置，以保证所有潜在的供体位置可用。必要时应术前应用一些药物，如预防性抗生素、糖皮质激素和抗酸药[118, 119]。另外要准备好输血。

在头颈部手术中，气道管理是很有挑战性的。实施插管的麻醉医师和手术医师应密切合作，保证气道安全。复杂性的、有危险性的插管应尽量避免——在局麻下实施气管切开术。患者摆好体位后，麻醉医师应负责保证开通了足够的输液通路，因为一旦手术开始，再获得额外的输液通路就比较困难。电极和线路应保证可用，且应该避免污染供区。所有的输液通路和监测设备应固定良好，因为手术过程中患者体位有可能会变动。另外应保证足够的压力点填充。所有显露在外的、未经消毒的患者身体部位应覆盖保温材料，用不到的肢体也应该放置在气动压缩装置中。

实施肿瘤切除的医师和微血管外科医师均在场指导手术部位的消毒准备工作，可以节省大量的时间和避免不必要的麻烦。对供区和受区手术区进行隔离铺巾，可以有效避免唾液污染及肿瘤种植。另外，对游离皮瓣供区和备选的带蒂皮瓣供区都应该铺巾。对供区和受区部位，准备两台手术桌和两套器材。因为大部分的手术都是同时进行肿瘤切除和皮瓣获取，因此需要两组手术人员，这样可以减少总时间和花费[118]。手术人员应对微血管修复的仪器和技术非常熟悉，这点非常重要。

良好的麻醉管理对于实施游离组织转移手术非常关键[120-122]。在手术过程中保持适当的血压，为重要器官和皮瓣提供灌注。高血压会导致额外的血液丢失，而低血压应在手术的开始阶段就进行处理——减少吸入药物的剂量（如抗肌力药物、血管舒张药等）。除非是情况危及生命，否则应避免所有的血管收缩药——这些药物会对游离皮瓣血管蒂产生强烈的收缩血管的作用[123, 124]。去神经的游离皮瓣被认为对儿茶酚胺高度敏感。另外，感冒的患者也会有周围血管的收缩和后负荷增加，应避免使用加热器、温热液体灌注和输液。

经验丰富的麻醉医师知道如何正确使用静脉输液，这对手术的成功至关重要。微量出血导致的血液稀释及静脉补液通过降低血液黏度改善皮瓣灌注，增强皮瓣的抗缺血能力[125]。提倡使用晶体液和胶体液，一些胶体液还有抗血栓的作用[126]。液体过多可引起肺水肿，也可导致头颈部及游离皮瓣术中及术后显著水肿；这种发展可能会影响皮瓣的嵌入，并可能导致皮瓣血管蒂受压。超过 7L 的静脉输液也与重大的医疗并发症有关[18]。适当的水化作用通常可以通过血流动力学参数和尿量 [0.5ml/(kg·h)] 来确定，但对于有明显心脏问题病史的患者，也可能需要中心静脉监测。血细胞比容值过低会对重要器官和皮瓣的供氧产生不利影响，而血细胞比容值多少合适也因人而异。输注红细胞可能是必要的，但可能有抗凝血的不良反应。患者应得到充足的通气和供氧，以协助皮瓣灌注，但应避免呼气末正压，因为它对静脉回流有明显的影响。

五、手术技巧

（一）手术切口

尽管彻底切除肿瘤是非常重要的，但肿瘤外科医师对可能用到的皮瓣也应该非常熟悉。多种入路的选择，可以提供良好的手术视野和显露。选择的手术入路，必须既能提供足够的手术视野，还要为游离皮瓣嵌入手术缺损处提供足够的空间。持针器通常比烧灼器、刀、剪或激光需要更多的操作空间。另外，受区水肿、皮瓣肿胀等，都会使这方面的困难加重。这可能会需要延长切口或者增加新的切口。

切口的位置也取决于自然组织的质量。以往的颈面部切口、创伤性切口、皮瓣离体、长期使用类固醇、放疗，以及现在更常见的化疗，都能影响皮瓣的生存能力。颈阔肌下或较厚的皮瓣是可取的，但往往受到肿瘤因素的限制。在所有病例中，外科医师都应尽量减少暴露所需的切口数量。旧的切口是最好的初始选择，因为它们已经损害了原有的血管。垂直于或远离大血管的切口可降低切口裂开时的暴露风险。切口破裂往往会造成较差的美容效果，并可能暴露大血管、移植物或骨等。血管蒂暴露可导致整个重建手术快速失败。如果术中发现，可选择在受损皮瓣区域下方提供带血管蒂的肌肉或筋膜层，或将血供不佳的区域切除。

（二）原发受区手术

在手术过程中，实施肿瘤切除的医师和微血管外科医师的沟通必须是完全无障碍的，而且两者常常需同时工作以减少麻醉时间。未预料到的需切除的组织、需挽救的组织、冰冻病理切缘阳性导致可能需要再切除的区域都应该准确告知修复外科医师，以便术中随时调整。这些信息不仅可以影响所需皮瓣的尺寸，也会影响皮瓣的形状和定向。外科医师标记横断神经的位置也很重要，以便进行神经吻合或移植；如果在手术结束时再寻找神经横断的位置，将是非常令人沮丧的。受区的准备工作包括尽可能的一期缝合、切口边缘修正。

对于节段性下颌骨切除后使用游离骨皮瓣修复的病例，将重建钢板与颊部或唇皮层之间进行轮廓成形对于维持理想的修复后咬合是至关重要的。如果下颌骨外皮层受累或者变形，直接进行骨－钢板轮廓成形是不可能的，使用上颌骨－下颌骨固定或者下颌骨固定－桥系统有助于维持术前咬合和关节关系。切除后徒手进行钢板成形和固定是困难的、次优的，而术后对咬合不正进行矫正则是可能但困难的[127]。使用目前流行的低高度锁定重建钢板，联合骨移植，可以很好地模拟下颌骨自然的投射和轮廓，而无须牺牲耐久和强度[128, 129]。这些重建钢板更薄，即使进行皮下组织切除后，也常常是不可见、不可触的。锁定钢板的设计对下颌骨本身的轮廓评估精度要求低，因为钢板可以作为一个内外固定装置。对双皮质螺钉的长度进行精确测量是非常重要的，从而使钢板尽量不可触。钢板应该沿着下颌骨自然高度以合适的位置使用螺钉固定，这样可以在移植骨和覆盖其上的软组织游离皮瓣进行转移后，仍保持自然咬合的功能。良好的固定有助于维持牙龈－颊部、牙龈－唇部、口－口底缝合，以保持舌部的运动能力、口腔的功能，以及为义齿提供附着面。使用修复钢板而不同时应用带血管移植骨填充下颌骨的节段性缺损，会有很大概率产生明显的长期并发症，这也与下颌骨缺损的位置和使用钢板的尺寸、类型有关[130–133]。软组织缺损的尺寸和位置可能会要求先移除修复钢板，这样方便外科医师有足够的视野以进行皮瓣的移植或微血管吻合。有些微血管外科医师使用微型钢板固定，将带血管移植骨附着在患者自身的下颌骨上。上颌－下颌固定、固定－桥系统的使用要维持合适的咬合关系。为了减少皮瓣缺血时间，有些情况下可以在取皮瓣之前放置微型钢板。

（三）颈部受区手术

在颈部肿瘤切除或颈部血管探查过程中，外科医师之间的交流很重要。大多数情况下，从供区皮瓣的血管情况可以大致判断受区所需血管直径的范围。另外，通过交流对缺损位置和微血管蒂长度进行估计，能够指导进行肿瘤切除的医师保留可能所需的受区血管，而在不重要的区域进行快速的切除。对血管进行轻柔的解剖、仔细地保留所需血管，可以使微血管吻合有更多的选择。这一点很重要，因为到开始吻合的那一刻才能明确所需最佳的血管蒂。尽管轻柔、仔细的操作解剖需要花费大量的时间和精力，但并不会对肿瘤切除产生负面影响。一般使用颈内静脉系统进行血管吻合，但应尽可能地将颈内静脉和颈外静脉都保留[134]。所有可能使用到的受区血管在显露后应保持湿润。任何对血管外膜和血管边缘的修整都应该在显微镜下操作。由于肿瘤侵犯需要切除颈外动脉近心端、颈静脉系统，必须事先与修复外科医师沟通，为受区血管和移植静脉准备好备选方案[135, 136]。将覆盖在血管蒂的胸锁乳突肌前部部分切除可能会改善微血管蒂的血供，减少对静脉的压迫。

在跨中线的切除手术和更早实施同侧根治性颈清扫术中，需分离保留对侧的血管。在早先的颈清扫患者中，一般仍然有足够的受区血管可供选择[137]。有时也可用颈外的受区血管，但可能会用到更长的血管蒂[135]。之前已经移植的游离皮瓣的吻合血管还可以作为受区血管的来源[138]。有些受区血管远心端的逆向血流（例如面动脉和甲状腺上动脉），在正向血流受区血管无法使用的情况下，也可以作为吻合的选择[139]。在需要同时使用2个或以上游离皮瓣进行修复的情况下，有些皮瓣可以使用一套受区血管进行吻合。腓骨游离皮瓣和桡侧前臂游离皮瓣的远端血管蒂还可以用于额外的吻合。

（四）游离皮瓣获取

一个有经验的头颈外科团队可以在术前评估中决定所需每种组织类型的大致尺寸。如果实际需要超过了事先的估计，在手术过程中进行交流十分重要。大多数情况下肿瘤切除和远端供区皮瓣的获取同时进行，但肩胛 - 肩胛旁背阔肌皮瓣需要在肿瘤切除后获取皮瓣时重新摆放体位，这样会明显增加手术的总时间。在肿瘤切除的过程中应放置专门用于隔离的台桌，保持一定的距离，防止口腔分泌物和肿瘤细胞的污染。

尽管止血带不是必需的，但它能减少血液丢失，改善术区视野，提高皮瓣获取速度。止血带可以暂时止住微小的出血点，尤其是沿着血管蒂的微小出血点；在止血带释放、血管再灌注的时刻，应确认这些出血点的位置。当然，止血带的使用增加了皮瓣缺血的时间，应在术中密切监测。另外，在供区术腔关闭时要注意取走止血带，一旦将止血带遗忘，会导致严重的后果。

一旦明确供区血管的直径和血管蒂长度，应将这些信息告知负责肿瘤切除的医师。沿血管蒂轻柔操作，尽可能少地使用双极电凝和血管夹止血，减少对血管蒂的损伤。单极电凝可能会对血管造成肉眼看不到的损伤。一些微血管外科医师会在显微镜下将血管蒂并行的动脉、静脉分开；这种保守的做法可能对吻合时减少血管损伤有一定作用。使用生理盐水或者肝素化利多卡因（2%利多卡因，100U/ml 肝素）保持血管的湿润。

一旦血管从远端截断，应释放止血带，使游离皮瓣尽早得到灌注。这一步骤可以确定游离皮瓣所有部分的良好灌注，也可以确定供区的远端是否得到充足灌注；还可以确定游离皮瓣的出血部位以止血。局部罂粟碱浇灌有助于使血管扩张，增加灌注。尽可能地在这一步对皮瓣进行操作(如卷筒、塑形、缩短)，同时保持皮瓣原本的血供。此时还可以对供区术腔进行部分关闭；在皮瓣进行血管吻合或放置的时候关闭剩余部分的术腔。只有当颈部受区血管准备妥当后，才能将血管蒂近端截断，并将游离皮瓣放置于头颈部区域。外科医师和麻醉师都应该注意获取皮瓣的时间，因为这代表皮瓣缺血的开始。

（五）游离皮瓣缝合和微血管吻合

先缝合皮瓣还是先进行微血管吻合没有严格的顺序。为了保证血管蒂良好的几何结构和足够

的长度，同时尽可能减少吻合后的操作，有些外科医师喜欢先完全缝合皮瓣，再进行微血管吻合。这样当然会延长皮瓣的缺血时间，但在大多数情况下，都能在皮瓣缺血的允许时间内完成。有些情况下必须要先进行皮瓣缝合，否则吻合的血管蒂会阻挡皮瓣安全进入要放置的区域。其他外科医师则首先进行微血管吻合，这样可以减少缺血时间，有更好的视野进行微血管吻合，以及在手术操作的剩余阶段密切监测皮瓣的血供。通常很难精确判断由于皮瓣缝合后的组织填充和缺损肿胀造成的对血管蒂压迫的程度。如果首先吻合血管，应将游离皮瓣放置于预期的位置。为了防止皮瓣移动或掉落，应在显微镜下临时缝合几针以固定皮瓣。

关于微血管技术的细节，不在本章讨论范围，有兴趣的读者可以阅读其他书籍[140, 141]。血管吻合时使用的显微镜为外科医师和对面助手同时使用的双筒显微镜，使用的标准倍数是 10～40倍（250～300mm 焦距透镜）。带有监视器的相机可以帮助负责微血管灌洗的护士更好地预见仪器的需求。在没有显微镜的医院一些外科医师使用3.5～5.5 倍的放大镜工作[142]。但对于儿童患者或某些皮瓣上的更小的血管（直径＜ 1.5mm），该放大倍数可能还不够。一个有经验的微血管外科护士对于提高手术效率和仪器维护是非常重要的。对所有仪器都要仔细轻柔地使用，因为仪器设备的末端容易弯曲损坏。微血管外科基础器械包括直的、弯的血管钳和剪刀、微持针器、血管扩张器、无创伤微血管夹。从开放的血管管腔处使用装有肝素化利多卡因的微灌洗器灌洗血栓。罂粟碱可用于预防动脉痉挛。根据血管的尺寸和厚度，选择不同型号的无创伤针和不可吸收单丝尼龙线（10-0 号至 8-0 号）。

在实施微血管吻合时，轻柔的手术操作和良好的血管蒂几何位置是成功的关键。良好的技术包括轻柔的血管操作、血管近端边缘平滑性的维持和避免缝线张力。吻合血管的尺寸相近有利于血液呈线性流动。良好的血管蒂几何位置包括平滑的血管转换以避免因为扭曲导致血管蒂受压。在患者头部回到自然位置后，还要再检查一下这

些因素，以确保血管蒂的几何位置[143]。在吻合血管之前，要确保所选择的受区动脉有充足的血流，尽管皮瓣动脉血流通常是由皮瓣的类型所决定的[144]。另外在吻合血管之前，也要确保良好的受区静脉回流，这可能会受到静脉瓣膜的影响。血管端端吻合是常规技术，端侧吻合和静脉移植技术也应该被微血管外科医师掌握。在受区血管尺寸不合适（例如尺寸比＞3∶1）或者血管蒂长度不够的情况下，还需要额外的方法[145]。

当使用显微镜时，外科医师可以坐着，也可以站着，在手臂支持下，处于一个舒服的状态。在显微外科医师操作的时候，麻醉医师或者进行供区术腔关闭的医师切勿推挤，因为造成的任何移动在显微镜下都会放大数倍。至于先进行动脉吻合还是先进行静脉吻合，没有严格的规定[146]。有些外科医师喜欢先进行静脉吻合，因为静脉容易发生血管壁塌陷和边缘皱褶，吻合更困难。有些更喜欢先进行动脉吻合，以尽快恢复皮瓣血液灌注。

端－端吻合技术最常用，也最简单。受区血管一旦确定，边缘应修剪得锋利且平滑，然后使用血管扩张器将血管轻柔地扩张。血管边缘的外膜要锋利地去除，以便进行血管壁之间的缝合。必须要避免外膜深面的血管壁破裂，特别是在静脉的准备过程中。应该去除疏松结缔组织，以避免在吻合时将其卡住，形成血栓。供区和受区血管应放置可滑动的血管夹，使得血管边缘没有张力。缝合时将血管置于蓝色背景材料之上，可以提供良好的对比，以便进行缝合。

为了保证血管之间吻合的整齐性，外科医师可以使用多种吻合技术，包括使用简单的缝合对血管圆周进行二等分或三等分。这些技术实际上就是进行两处或三处等间距的缝合，保持吻合的方位。为了尽可能地减少内膜损伤，应避免任何器械穿透血管腔。在缝合过程中，可以抓起血管外壁或者使用 jeweler 血管钳撑起血管前、后壁，以避免同时将血管前后壁缝合，造成血管腔闭合。缝合针应垂直于血管壁边缘穿入，穿入点据血管边缘的距离应为血管壁厚度的 1～2 倍。缝合针从对侧的血管边缘穿出后，应仔细打 3 个单结。缝

线的一根线可以剪得稍长一点，方便钳夹。有些外科医师喜欢缝合一针后立即打结，有些外科医师喜欢在血管缝合半周后再打结。第二种方法可以通过检查，避免将血管前后壁同时缝合，但也会导致缝合过松。通常情况下，可以将两种技术结合起来使用。在缝合浅面一侧的血管壁后，翻转血管夹，继续缝合深面一侧的血管壁。多次微灌注可以帮助判断有无前后血管壁缝合、浅面血管壁吻合是否合适，以及冲洗形成的血栓。在静脉吻合过程中，灌注也能帮助分离血管前后壁。

在完成血管吻合的过程中，仍然使用同样的缝合技术。静脉吻合的缝合间距可以比动脉稍宽，因为静脉血流压力更低。也可以使用连续缝合技术，但该技术需要更多的训练，还可能会导致血管腔狭窄。缝合完毕后，先打开下游的血管夹，再打开上游的血管夹，观察吻合口的情况。Strip 检验（使用两个光滑的血管钳，进行滑动压迫），可以确定血流通过吻合口的情况，但可能会损伤内膜[147]。最好的检查方式是确认皮岛边缘有缓慢、亮红色血流的存在。如果吻合口有渗漏，通常采用简单的缝合即可修复。Y 形吻合被认为可以改善通过吻合口的血流，但是这种技术很难掌握，没有被广泛应用[148]。

端侧吻合的技术也是类似的。将供区血管预备吻合的部位近端、远端各放置一个血管夹夹闭，然后在准备进行动脉切开的部位缝合一针以牵拉稳定血管，从而可以使用微型剪刀进行动脉切开。通常情况下不需要进行侧方静脉切开。动脉切开或静脉切开必须要比供区血管稍大一点，这样可以使吻合口保持"鱼嘴"状的张开状态。供区血管可以略微有一些角度，保持血管蒂的几何结构，减少湍流。不存在更先进的特殊的吻合技术[1]。吻合器可以用于静脉吻合（图 7-10），提高该手术步骤的速度[149-151]。

在一些情况下，如果吻合针数较多，可能会导致吻合更复杂，更容易引起血栓，此时进行静脉移植可能是更好的选择。这需要额外的部位来获取静脉，通常情况下大隐静脉提供了良好的选择。血管尺寸配对是静脉移植成功的关键[152]。获

耳鼻咽喉头颈外科学（原书第6版）

Cummings

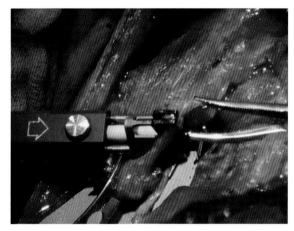

▲ 图 7-10 端端静脉吻合中微血管吻合器的使用

取的移植静脉要比需要的稍长一些，两端都应该夹闭或仔细系住，并且标记静脉血流的方向（考虑到有静脉瓣膜的存在）。然后将皮岛放置在无菌台上，这样可以为静脉移植吻合提供更光滑、更容易控制的操作台面。移植静脉的近端（血流流向移植静脉的方向）与供区静脉吻合，移植静脉的远端（血流流出移植静脉的方向）与供区动脉吻合。这就形成了 U 形的从供区动脉到静脉的移植静脉。随后，皮瓣被带入头颈部区域。根据受区动脉和静脉所需血管蒂的长度，剪掉移植静脉多余的部分，完成吻合。

游离皮瓣的完全缝合包括皮瓣的软组织和骨性结构两部分的缝合。在完全缝合之前，通常还需要进行显微镜下神经吻合。重新建立神经支配的皮瓣会获得和受区类似的感觉[153]。即便没有进行直接的神经吻合，口内皮瓣也可能会有足够程度的感觉[154]。

供区进行严密止血非常重要，可以有效减少微血管压迫性血肿或迟发性感染性皮下积液的形成。骨性结构的缝合是最困难的，因为血管蒂的平行动静脉距离太近，可能会需要进行单皮质螺钉固定，以及常常需要进行骨切开。如果使用锁定板重建，可以使用单皮质非锁定或锁定螺钉；非锁定螺钉允许将骨移植物连接到重建板的舌侧表面。尽可能少用骨切开术。对血管化骨移植物进行必要的骨切开术应在骨膜下进行并且应该是制成楔形，以使骨与骨之间的连接最大化，从而促进骨性愈合。

软组织皮岛的缝合需要用可吸收缝线轻柔地将切口和皮瓣边缘缝合，形成防水密封。细致的软组织缝合技术很重要，而且缝合线应该没有张力。多层封闭是理想的，但并不总是可行的。目前有许多技术来重塑软组织皮岛的形状，以便更好地替代切除的组织。这些技术包括去表皮化、筋膜翻滚和皮瓣分离，可以最大限度地帮助恢复术后功能和美观性。

（六）引流放置和切口关闭

在手术完成时引流是至关重要的，尽管哪种类型的术后引流更好仍有争议。既要保证所有潜在无效腔的充分引流，也要最低程度地干扰重建皮瓣血管蒂。被动引流和负压引流都是提倡的方法[155]。过紧的颈部皮肤缝合会对血管蒂或引流管造成明显压力，术后肿胀或敷料压迫会加重这一问题。一般情况下，引流管应该平行于皮瓣血管蒂和颈动脉鞘放置，引流管的末端应远离黏膜或皮肤缝合线，以避免唾液或空气漏出。通过使用可吸收缝线进行松散缝合，可以确保术后头颈运动不影响内部引流管的位置。此外，应将排水管外部缝合到位，以防止患者在移动时意外将引流管扯出。根据重建外科医师放置引流管的方式，应将负压引流管小心取出。

颈部切口通常需要分层缝合，但是在关闭术腔的过程中需要注意避免损伤浅表的血管蒂。浅表的血管蒂位置应该在体表标记，必要时术后使用多普勒超声监测仪。如果需要探查颈部，体表的标记也有助于确定血管蒂的位置。

六、术后管理

标准化的术后重症监护指令、转运病房指令、微血管病例的临床路径都是患者快速康复的保证[156]。手术组的医护人员将患者转运至 ICU 的过程中，应保证所有引流管在位和监测仪器正常工作。手术组的医护人员可以直接告诉 ICU 护士微血管皮岛和需要监测的位置。如果需要温暖的房间（27℃），需确保合适的温度。在 ICU 中需要特别观察患者是否被环绕颈部的带子压迫（如病号服、气管切开固定带、心电图的电线或连接不合适的负压引流管），这会导致早期血管蒂受压。在 ICU 病床上，需确认有长枕使患者保持合适的头部位置。术后的低血容量、低血压和低体温等都应该避免。有些微血管外科医师喜欢让患者在术后保持一段时间的镇静和呼吸麻痹，有助于维持合适的体位。但通气时间延长也会增加肺炎和深静脉血栓的风险。颈部切口的术后监测与其他颈部手术的术后监测类似。积液和缝合处裂开必须积极处理，因为血管蒂压迫或者血栓导致的化脓会迅速使皮瓣坏死。

（一）药物学

游离组织转移的成功依赖于血液通过皮瓣血管的吻合处流向受区血管。手术技术是成功最重要的因素；但人们也在尝试各种药物，以提高吻合的成功率[157]。大多数药物作用于 3 个血栓形成的共同机制中的 1 个或 2 个：血流停滞、高凝状态、血管损伤。尽管人们尝试过几十种药物，只有阿司匹林、肝素和右旋糖酐应用于临床。目前能作为制定指南依据的前瞻性临床试验很少，大多数外科医师还是依据个人经验。

1. 阿司匹林

阿司匹林，又称为水杨酸，通过乙酰化环加氧酶和减少花生四烯酸代谢产物的生成起抗血小板的作用。花生四烯酸代谢产物包括血栓烷——强力的促血小板聚集和血管收缩药；前列环素——强力的血管扩张药和血小板聚集抑制药。游离组织转移术后理想的治疗效果是抑制血栓烷，而不影响前列环素的效果。在人体中，阿司匹林的最低有效剂量是 100mg[157]。每日高达 1300mg 的剂量会抑制血栓烷和前列环素，但即使这样，仍有一定的好处。阿司匹林在低剂量下（81mg、325mg），能更有效地降低卒中和心肌梗死的风险。尽管缺乏该方面的临床试验，但在一些微血管手术中，阿司匹林在术前使用或术后 24h 之内使用，仍被认为能降低移植物发生血栓的风险。咀嚼阿司匹林片是最迅速的抗凝血治疗方法。

2. 肝素

尽管肝素发挥抗凝血作用的机制有多种，但起主要作用的机制是抑制凝血酶，以及随之抑制凝血酶诱导的对凝血因子 V 和 Ⅷ 的激活[157]。肝素同时具有预防血小板诱导（动脉性）和凝血诱导（静脉性）的血栓形成的作用。在动物模型中，肝素灌注比抗血小板药有更好的预防血管闭塞的作用[158]。但不利的是，系统性应用肝素能在围术期引起明显的并发症（血肿和出血），这大大限制了肝素在游离皮瓣手术中的应用。

100U/ml 的肝素局部灌洗也可以应用，可以降低严重并发症发生的概率。然而，两项研究并没有显示其对皮瓣手术的明显益处[159, 160]。

3. 右旋糖酐

右旋糖酐是一种异质性多糖，是由肠系膜明串珠菌 *Leuconostoc mesenteraides* 在蔗糖中产生的[161]。市面上有两种右旋糖酐，根据其制备物多糖的平均分子量，命名为右旋糖酐 -40 和右旋糖酐 -70。右旋糖酐最初是作为胶体用于液体复苏，但是由于其潜在的变态反应和抗凝血作用，逐渐被人们放弃使用。但在微血管手术中，右旋糖酐的抗凝血作用被发掘出来。它通过干扰纤维蛋白网形成、增加纤维蛋白降解、减少血管性凝血友病因子和凝血因子 Ⅶ、扩充血管容量发挥作用。

动物研究显示，术后使用右旋糖酐灌注，能立即起到通畅血管的作用。尽管如此，在一项前瞻性药物临床试验中，Khouri 和其同事发现右旋糖酐对皮瓣存活没有明显改善[159]。

围术期对右旋糖酐使用的方案有多种，两种方案是最常用的。Johnson 和 Barker 推荐在血管夹释放之前使用 40ml 的右旋糖酐，之后每小时输入 25ml，持续 5d[162]。Buckley 等推荐在吻合血管前使用 500ml 的右旋糖酐 -40，之后每天使用 500ml，持续 3d[163]。大多数外科医师使用右旋糖酐的方案和他们类似。

右旋糖酐的变态反应非常罕见，但是大多数外科医师推荐在手术开始前使用不超过 5ml 的 10% 的右旋糖酐 -40 进行测试。右旋糖酐使用的常见不良反应包括肺水肿，这是由于血管内液体过量所致，多见于老年人。肾毒性和成人呼吸窘迫综合征也有报道。

在 300 例断指再植和 500 例游离皮瓣的基础上，Conrad 和 Adams 建议右旋糖酐用于断指再植，但不必要常规应用于游离皮瓣手术，特别是超过 50 岁的患者[157]。这种用法仍然存在争议，有待于设计良好的前瞻性临床试验证实。

（二）游离皮瓣监测

微血管重建术后的密切监测是非常重要的，但是准确的监测时间和方法仍有争议，不同的医学中心的做法差异很大。有经验的 ICU 护士的护理能够有效避免或早期发现并发症的发生。其次是医师或电子监测设备对游离皮瓣的监测。对皮瓣的视诊和针刺检查是最可靠的监测方法，必须被每一个微血管外科医师掌握，这也是确定皮瓣状态的最终监测方法。对表浅的血管蒂进行手指触诊和多普勒超声检查是对皮瓣直接临床检查的补充。这两种检查方法在变化发生的早期都有一定的主观性，因此由同一个观察者进行持续监测是很重要的。

直接的皮瓣观察很耗费人力，而且对于早期的缺血变化可能不是那么敏感。目前有许多有创或者无创的方法针对血管蒂血流或者皮瓣灌注进行监测，成功率也不尽相同。这些方法包括同位素扫描、彩色血流多普勒超声、温度和氧分压测量、灌注计算机断层扫描、光体积描记术和激光多普勒测速等[164-169]。

这些方法也有一些局限性，包括监测仪器的费用、显著的微影导致数值变异较大，以及需要掌握专门的知识。

（三）并发症和挽救

头颈部微血管手术的系统性并发症很常见，必须积极处理。不同类型的游离皮瓣，其供区的局部并发症也不同。熟悉供区的解剖对于识别并发症是非常重要的，这些并发症包括疼痛、出血、感染，以及更严重的永久性感觉和运动神经损伤，甚至供区肢体的丧失。自然腔室或者手术创造的腔室内感染会迅速导致压迫和血栓形成，进一步对肢体的血供造成损害。如果未及时发现或不及时处理，病情进展会迅速导致肢体丧失。瘢痕形成会导致迟发性的功能和美学损害，可能需要物

理治疗或进一步手术[60]。因此供区和受区一样，需要进行同样频率的观察。

头颈部的受区并发症和其他非皮瓣重建手术类似。血肿、涎瘘、感染和伤口裂开可发生在任何时候，需要及时发现并采取干预措施。在接受放疗的患者中，对于颈动脉的保护是非常重要的。如果伤口裂开或涎瘘发生部位距游离皮瓣血管蒂较近，可能会对皮瓣造成迅速的损害。在接受过大剂量放疗的受区，有健康、未接受放疗的带血管蒂组织的存在，能有效减少伤口并发症的发生[6]。

在动物模型中，手术 8d 后侧支循环血供的建立，能在不依赖皮瓣血管蒂的情况下，维持游离皮瓣的存活[170]。但在实际的临床上，微血管外科医师只有在 3~4 周（对于接受过放疗的患者，甚至需要更长的时间）后才依赖于受区新形成的血管。对于一些游离骨皮瓣的骨性部分，需要更长的时间，甚至要永久依靠于血管蒂。术后血管蒂损伤应尽快发现并纠正，否则长时间的缺血会导致部分或完全坏死。如果缺血超过 12h，即使重新恢复吻合处的血流，游离皮瓣也常常不能成功挽救[171]。

不同患者和不同组织类型的皮瓣对缺血的耐受性不同，如果静脉血管蒂发生闭塞，最早 10min 就会发生毛细血管灌注的改变[172-174]。动脉性缺血的耐受程度小于静脉性缺血，因此大多数外科医师会将缺血时间控制在 2h 以内。肠黏膜和肌肉对缺血的耐受时间最短，其次是皮肤，骨对缺血的耐受时间最长。另外，住院后期的皮瓣损伤常常更难纠正；而这个时候，皮瓣监测也常常会放松，因发现较晚导致了更长时间的缺血。局部脓肿会对血管蒂和吻合口有长时间的影响，损害血管蒂。

大多数游离皮瓣吻合口的缺血性并发症发生在早期的 48~72h 内。在多个大样本研究中，8%~9% 需要对血管蒂进行重新探查或修复，总体皮瓣失败率为 1%~11%[174-176]。静脉性吻合口血栓形成最为常见，如果不能补救，进出血流都会受到损害[174-176]。由于监测皮岛与静脉吻合口位置更近，早期的静脉淤血常常会影响远端的监

测皮岛；因此监测皮岛发生的早期静脉性淤血要特别重视。静脉吻合口血栓形成会导致皮瓣充盈、毛细血管迅速再次充盈、暗色血液快速流出，最终导致皮岛变暗和形成斑驳状。静脉淤血可能导致部分或所有的变化，但颜色的变化通常较晚发生；动脉脉搏仍然可以存在，直到晚期才消失。动脉功能不全表现为明显的苍白和温度下降，皮瓣肿胀消退，毛细血管再充盈消失，以及针刺不出血。如果有的话，针刺或切割只会产生浆液性的水疱。表浅血管蒂的脉搏无法触及，多普勒超声也无法检测到。观察游离肌皮瓣的变化比筋膜皮瓣更困难，而位置较深的皮瓣需要一个外部皮岛以帮助监测 [177]。

氧自由基损伤，是缺血再灌注后导致皮瓣损伤的机制之一 [178-180]。如果皮瓣还有挽救的可能，应迅速采取干预措施，重新恢复皮瓣灌注。这可能会需要床旁操作，例如拆除缝线、撤掉引流、开放颈部术腔，因为并不总是有条件将患者迅速转运至无菌手术室。时间非常重要，特别是对于动脉功能不全的患者，紧急将患者送入手术室，打开颈部术腔，探查血管吻合处；重点应关注在重新建立血供，但也应该纠正影响血供的原因（例如清理血肿，改善血管蒂几何结构）。如果是静脉血栓形成，应探查静脉吻合口，并行血栓切除和溶栓。如果动脉血栓形成，在进行血栓切除后应进行动脉和静脉的重新吻合：完成动脉吻合后，进行溶栓，再进行静脉吻合。受区动脉的血管夹释放及重新建立血流的时机仍有争议 [181]。使用大量的肝素化利多卡因进行灌洗，有助于去除血管蒂中的血栓。应该像"挤牛奶"一样无创地挤出，或者无创地拉出所有血栓。Fogarty 导管可能有所帮助。血管的边缘要重新修剪整齐。替代的方法是重新准备新的受区血管或移植静脉，以避免再次发生血栓。

溶栓是在无创血管夹夹闭动脉的基础上，使用 30 号针注射链激酶（75 000～125 000U）或尿激酶（100 000U）[182]。该操作是在动脉吻合处附近操作，应避免穿刺针损伤血管，导致重新吻合。在侧支使用微导管也可以用于灌注。然后将动脉血管夹释放，把供区静脉流出的血液收集至海绵中丢弃；这样可以避免药物进入体液循环，产生出血并发症。不断重复该过程，直到供区静脉的血流得到重建；对皮岛进行按摩会有所帮助。一旦血流重新建立，并在一段时间内观察到从供区静脉有血液持续流出，那么即可确定吻合已再次修复成功。溶栓质量的效用存在争议，早期发现和治疗是皮瓣能否成功挽救最重要的因素 [183]。患者使用肝素抗凝血的强度取决于医师的喜好 [184]。

对于皮瓣静脉淤血的病例，在尝试外科挽救但是不能重建完全性的静脉血流时，可以使用医用水蛭 [185]。使用水蛭治疗在一些皮瓣挽救的治疗中取得了成功，但需要严格的规范。在患者被运送至手术室之前，水蛭也可作为缓解静脉淤血的临时措施。这种做法要求能够从住院药房立即获得医用水蛭，这不是每个机构都能得到，但通常在 24h 内可以从供应商那里得到。水蛭能产生吻蛭素和水蛭素，在水蛭叮咬处有局部麻醉和抗凝血的作用。在水蛭上还栖息着一种革兰阴性产 β- 内酰胺酶的微生物——亲水性产气单胞菌（*Aeromonas hydrophila*），需要预防性应用抗生素以防止软组织感染和坏死。严重的失血可能需要大量输血。

即使尽了最大努力进行挽救，也仍有可能无法阻止部分或全部皮瓣坏死。部分坏死的皮瓣可以留下，以将坏死部分和存活部分区分开来，这样可以表明血管蒂和大血管暂无危险。通常情况下，离血管蒂越远的组织，坏死风险越高。坏死区域应逐渐清创，直至成为健康的出血组织。由此导致的缺损，由于缺损面积和位置的不同，可能会逐渐变为颗粒状，可能会被其他组织代替。完全坏死的皮瓣应该及时切除，否则会有唾液污染、感染和弥散性血管内凝血的风险。皮瓣可作为一段时间内无血管的生物敷料，直到患者的病情稳定并且状态恢复到可以接受必要的修复手术。然后，使用另外一种次优的游离皮瓣，修复上次皮瓣坏死导致的缺损 [186]。复合切除术后皮瓣坏死挽救的另一种方法是在游离皮瓣坏死后将无血管的骨保留在原位。然后用带血管蒂的健康皮瓣覆盖，分离移植骨，防止口腔污染（例如带蒂胸大肌肌皮瓣）。

七、花费和结果

除了技术，微血管重建需要大量的健康护理资源，包括时间、仪器和人力[187]。另外，实际花费还与并发症、疾病的严重程度有关[21, 22, 188, 189]。

随着微血管重建技术的广泛应用，需要进一步的前瞻性的循证医学证据。随着新型的结果评估设备的使用，对微血管重建后功能和生活质量的研究也会越来越多。我们应重点关注各个解剖部位的重建修复，而不是笼统地对整个口腔、口咽和喉进行比较。通过对多种修复方式进行比较（大多数是回顾性研究），假体修复和带蒂组织重建显示了更好的效果[3, 17, 18, 20, 190, 191]。这些研究应该包括远期的结果[192]。对于器官保留的治疗方案或早期的修复结果的比较，需要进一步研究[193, 194]。

八、游离组织转移未来的方向

目前还有一些微血管修复技术正在得到改善。提高吻合速度的改进技术（如机械性吻合设备），与传统的吻合技术有着等同的通畅率。微血管吻合设备在动脉性吻合和静脉性吻合中都有应用[149-151]。对于静脉的端端吻合和端侧吻合，它显示出很好的有效性，对于端侧吻合只需要3～5min[195]。类似的，新型的药物也正在研究中，以减少吻合处血栓形成的概率[196, 197]。

对于某些游离皮瓣供区（如空肠、股薄肌、大网膜、腹直肌、颞顶肌和背阔肌），已经开发了皮瓣获取的微创技术[198-202]。微创技术可能会产生更小的瘢痕和更少的供区并发症，但也会延长皮瓣获取时间，产生不利的后果。由于这些技术逐渐被多个机构应用，需要与传统的皮瓣获取技术进行比较[203]。使用内镜对需要移植的大隐静脉进行获取，在心脏手术中得到了一定程度的接受，可能是微血管外科医师的一个选择[204]。

对整个头颈部器官进行同种异体移植，受到了媒体的关注。这方面的临床经验非常少，而且移植后进行的免疫抑制对头颈部肿瘤患者必然有不利的影响。另外，在非肿瘤性修复中临床应用该技术之前，必须有实验证实该技术能够有效地恢复天然的器官功能[205]。

我们仍需要新型的仪器设备和当前技术的改进，以及新的供区。对当前使用的游离皮瓣开发新的适应证，也应该受到鼓励，例如用于喉和气管重建[206]。预先构建的重建修复、混杂的异体移植物、生物工程组织重建缓慢进展[25, 207-211]。将游离皮瓣预先构建，可能会改善总体的美观和功能，但准备时间长限制了它的使用，特别是对于肿瘤患者[212-215]。使用游离皮瓣和同种异体移植物的复合体，可能会有更广的适应证[216-218]。随着新型复合材料的使用，美观和功能可能会有更大的改善。这些技术会最大限度地降低需要进行"微调"手术的可能。

推 荐 阅 读

Al Qattan MM, Bowen V: Effect of pre-existing health conditions on the results of reconstructive microvascular surgery. *Microsurgery* 14: 152, 1993.

Antohi N, Tibirna G, Suharski I, et al: Free flaps for type III complex pharyngoesophageal defects after enlarged ablative surgery for advanced cancer of larynx and hypopharynx. *Microsurgery* 23: 189–193, 2003.

Berthe JV, Pelc P, Jortay A, et al: Do multiple consecutive head and neck reconstructions improve the patient's functional outcome? *Acta Otorhinolaryngol Belg* 56: 391–397, 2002.

Blackwell KE: Unsurpassed reliability of free flaps for head and neck reconstruction. *Arch Otolaryngol Head Neck Surg* 125: 295–299, 1999.

Blackwell KE, Brown MT, Gonzalez D: Overcoming the learning curve in microvascular head and neck reconstruction. *Arch Otolaryngol Head Neck Surg* 123: 1332–1335, 1997.

Carroll WR, Esclamado RM: Ischemia/reperfusion injury in microvascular surgery. *Head Neck* 22: 700–713, 2000.

Chalian AA, Kagan SH, Goldberg AN, et al: Design and impact of intraoperative pathways for head and neck resection and reconstruction. *Arch Otolaryngol Head Neck Surg* 128: 892–896, 2002.

Civantos FJ, Jr, Burkey B, Lu FL, et al: Lateral arm microvascular flap in head and neck reconstruction. *Arch Otolaryngol Head Neck Surg* 123: 830–836, 1997.

Cordeiro PG, Santamaria EA: Classification system and algorithm for reconstruction of maxillectomy and midfacial defects. *Plast Reconstr Surg* 105: 2331–2346, 2000.

Davidson J, Boyd B, Gullane P, et al: A comparison of the results following oromandibular reconstruction using a radial forearm flap with either radial bone or a reconstruction plate. *Plast Reconstr Surg* 88: 201–208, 1991.

Deschler DG, Doherty ET, Reed CG, et al: Tracheoesophageal voice following tubed free radial forearm flap reconstruction of the neopharynx. *Ann Otol Rhinol Laryngol* 103: 929–936, 1994.

Disa JJ, Pusic AL, Hidalgo DA, et al: Microvascular reconstruction of the hypopharynx: defect classification, treatment algorithm, and functional outcome based on 165 consecutive cases. *Plast Reconstr Surg* 111: 652–663, 2003.

Esclamado RM, Carroll WR: The pathogenesis of vascular thrombosis and its impact in microvascular surgery. *Head Neck* 21: 355–362, 1999.

Funk GF, Karnell LH, Whitehead S, et al: Free tissue transfer versus pedicled flap cost in head and neck cancer. *Otolaryngol Head Neck Surg* 127: 205–212, 2002.

Futran ND, Stack BC, Jr, Zachariah AP: Ankle-arm index as a screening examination for fibula free tissue transfer. *Ann Otol Rhinol Laryngol* 108: 777–780, 1999.

Haughey BH, Wilson E, Kluwe L, et al: Free flap reconstruction of the head and neck: analysis of 241 cases. *Otolaryngol Head Neck Surg* 125: 10–17, 2001.

Hidalgo DA, Disa JJ, Cordeiro PG, et al: A review of 716 consecutive free flaps for oncologic surgical defects: refinement in donor-site selection and technique. *Plast Reconstr Surg* 102: 722–734, 1998.

Kroll SS, Evans GR, Goldberg D, et al: A comparison of resource costs for head and neck reconstruction with free and pectoralis major flaps. *Plast Reconstr Surg* 99: 1282–1286, 1997.

Lueg EA: The anterolateral thigh flap: radial forearm's "Big Brother" for extensive soft tissue head and neck defects. *Arch Otolaryngol Head Neck Surg* 130: 813–818, 2004.

Moscoso JF, Keller J, Genden E, et al: Vascularized bone flaps in oromandibular reconstruction: a comparative anatomic study of bone stock from various donor sites to assess suitability for enosseous dental implants. *Arch Otolaryngol Head Neck Surg* 120: 36–43, 1994.

Robins DW: The anaesthetic management of patients undergoing free flap transfer. *Br J Plast Surg* 36: 231, 1983.

Sigurdsson GH: Perioperative fluid management in microvascular surgery. *J Reconstr Microsurg* 11: 57–65, 1995.

Tsue TT, Desyatnikova SS, Deleyiannis FW, et al: Comparison of cost and function in reconstruction of the posterior oral cavity and oropharynx: free vs pedicled soft tissue transfer. *Arch Otolaryngol Head Neck Surg* 123: 731–737, 1997.

Urken ML, Buchbinder D, Weinberg H, et al: Primary placement of osseointegrated implants in microvascular mandibular reconstruction. *Otolaryngol Head Neck Surg* 101: 56–73, 1989.

Werle AH, Tsue TT, Toby EB, et al: Osteocutaneous radial forearm free flap: its use without significant donor site morbidity. *Otolaryngol Head Neck Surg* 123: 711–717, 2000.

第8章

姑息治疗
Integration of Palliative and Curative Care Strategies

Debra Gonzalez 著

冯守昊 译

要点

1. 姑息治疗的目的是使患者的痛苦减轻，而不是延长生命。
2. 姑息治疗需要个体化的、整体的治疗手段，以缓解患者生理的、情感的、精神的创伤。
3. 目前在大多数医院，姑息治疗已经成为一个独立的专业。
4. 补充性的药物是姑息治疗的重要组成部分，当常规治疗无效时，使用这些药物可能会有所帮助。
5. 医用大麻在美国20个州和哥伦比亚特区合法。吸入大麻或者注射大麻制剂，可以缓解化疗期间的恶心、呕吐和神经痛，治疗获得性免疫缺陷综合征患者的厌食症和体重下降。
6. 尽管有证据证明大麻可以缓解神经痛，但是否对肿瘤患者的痛觉缺失有效，还没有足够的证据。
7. 针灸是传统中医的技术，对于吞咽困难、疼痛、心理紧张等都有效果。
8. 疼痛在头颈部患者中很常见，给予患者足够的疼痛缓解，是一项基本的人权。缓解疼痛应按照患者的主观疼痛强度，遵循阶梯治疗方法。
9. 口腔黏膜炎是放疗常见的、疼痛性的、通常自限的不良反应，可导致吞咽困难和营养不良。
10. 恶病质是进展期癌症患者的常见状态，表现为体重下降、肌肉萎缩、脂肪消耗等，且不能通过增加能量摄入而逆转。它可能是由于炎性因子介导的，是死亡的原因之一。
11. 吞咽困难在头颈部肿瘤患者中常见，导致患者营养不良和呼吸困难。应及早诊断并早期开始提供营养支持和吞咽治疗。

姑息治疗的目的不是延长生命，而是为了减轻患者的痛苦，维持生活质量[1]。这需要多学科的方法，用一切可能的手段减轻生理、情绪和精神上的痛苦。临终关怀是姑息治疗的一种形式，是为即将死亡的患者减轻不适、保持尊严，帮助患者家人完成过渡[2]。姑息治疗可以减轻疾病的症状，或者减轻手术、放疗、化疗等带来的不良反应。姑息治疗正在成为一种医学专业，受到越来越多医院的重视[3]。

本章节将讨论一些姑息治疗的模式。对于头

颈部肿瘤患者来说，姑息治疗包括但不限于：手术治疗，放疗，化疗，疼痛管理，营养支持，吞咽和言语治疗，心理支持，药物干预及为缓解放疗导致的黏膜炎、口干症、吞咽困难的替代治疗。

举个例子，有一位 44 岁的女性头颈部鳞癌患者，肿瘤快速进展，侵犯了口底和舌，分期为 $T_3N_0M_0$，从不吸烟，从不嗜酒。在患者取病理活检后的 2 周内，肿瘤大小增加了一倍。她曾经在 10 年前因为颈部淋巴瘤在社区医院接受过放疗。肿瘤进展迅速，医生立即为她进行了原发灶切除、双侧改良根治性颈清扫和前臂桡侧游离皮瓣修复的手术。术后病理提示所有的手术切缘和颈部淋巴结为阴性。术后的恢复开始很顺利，但 3 个月后在一侧颈部出现了咽皮肤瘘。伤口处的多部位活检也没有复发的证据。尽管经过长时间的换药，咽瘘一直未能愈合，最终患者被带回手术室，接受清创、活检和胸大肌肌皮瓣的修复。手术中发现明显的肿瘤复发，已不可切除。数月后，患者死于颈动脉破裂。这是一个 20 年前的病例，患者还接受了一个周期的姑息性顺铂化疗，但并没有缩小肿瘤。其他姑息性治疗药物还包括化疗过程中的止吐药、缓解疼痛的阿片类药物，以及抗焦虑药。姑息性手术包括因气道梗阻而实施的气管切开术，为保证营养而实施的经皮胃造瘘术。假设这位患者生活在当代，治疗方式可能完全不同。她可能会使用西妥昔单抗，一种 FDA 批准的用于治疗转移性头颈部癌的表皮生长因子受体抑制剂。当这种药物和顺铂一起使用时，可以延长生存期，而不损害生活质量[4]。尽管患者之前接受过放疗，现在的研究进展使得她再次接受头颈部放疗成为可能。化疗的不良反应可以通过针灸或者医用大麻得到治疗，焦虑症状也可以通过多种身心治疗（如冥想、催眠、芳香疗法或音乐疗法）得到缓解。

一、姑息性手术

头颈部肿瘤患者的姑息性手术治疗不仅为患者缓解痛楚，往往还可以延长生命。例如，减瘤手术可以减轻肿瘤导致的压迫症状，气管切开术可以缓解肿瘤导致的气道梗阻。一些整复手术可

以关闭放疗导致的持久不愈的瘘管，或者保护暴露的颈动脉。在这些情况下，医生应该为患者选择创伤最小的手术方式，达到恢复吞咽功能、保护开放伤口和防止颈动脉破裂的目的。吞咽困难在头颈部癌患者中很常见，经皮胃造瘘置管术可以解决患者在治疗中或治疗后的肠内营养问题。当肿瘤侵犯喉返神经，或者颈部、颅底手术损伤喉返神经导致声带麻痹时，声音恢复的手术可以使患者恢复交流的能力，以及解决误吸的问题，从而大大提高患者的生活质量。最近，我们正在治疗一位年老的男性患者，他有不可切除的肺转移病灶和声带麻痹，他说目前最大的问题是他的孙子孙女不能在电话中听懂他的话。我们对他进行了声带胶原蛋白注射术，希望这个微创的姑息性手术能提高他剩余生命的质量。

姑息性治疗和治愈性治疗的分界在某些时候很模糊，因为在某些情况下姑息性手术可以延长生命，甚至达到治愈。有一位 90 岁的男性，患有声门型喉癌 $T_3N_0M_0$，并且拒绝根治性治疗。因此，患者接受了姑息性的低剂量放疗。这导致了他发声功能的损害，几乎不能发出令人听懂的声音。呼吸不全剥夺了他最大的爱好——跳舞。另外，吞咽困难使他不得不接受经皮胃造瘘置管术来获得足够的营养。经过长时间耐心的解释，患者终于接受了全喉切除。现在，这位老先生没有呼吸和吃饭困难的烦恼，也没有肿瘤的困扰，再次回到了舞池，他的喉癌被治愈了。

二、姑息性化疗

对于无法选择手术的患者，姑息性化疗是另外一种选择。根据患者的年龄和并发症，姑息性化疗方案可以是单剂，也可以是多种药物混合[7]。单剂方案可以是顺铂[5, 6]、紫杉烷[7, 8]、氟尿嘧啶[9, 10]、吉西他滨[11, 12]、培美曲塞[13]、依托泊苷[14]、伊立替康[15, 16]、甲氨蝶呤[17, 18]。Constenla 等对系统性姑息性化疗进行了研究，认为包含顺铂的治疗方案能够将中位生存期提高 2.5 个月[19]。

分子靶向药物可以单独使用，也可以和其他药物合用。单独使用的反应率为 15%～30%，反应

时间持续 3～5 个月。尽管西妥昔单抗可以单独使用，但是将其加入顺铂可以提高顺铂的反应率（26%，单独使用顺铂的反应率约为10%）[20]。将西妥昔单抗加入顺铂和氟尿嘧啶的联合方案，也显示出优势。

三、姑息性放疗

头颈部癌复发预示着不良的结局。传统上对于根治性放（化）疗失败的患者，可实施挽救性手术。当根治性手术无法实施且之前未接受过放疗，可以选择挽救性或姑息性放（化）疗。姑息性放疗往往采用大分割的方式，这样可以缩短治疗时间。常用的方案包括 30Gy/10f、35Gy/15f、20Gy/5f [21-24]。如果患者的预期寿命很短，放疗科医师常会选择增大每次分割的剂量，因为远期毒性不会短时间内出现。在姑息性治疗时，减轻咽喉疼痛、溃疡、吞咽困难和呼吸困难等症状应得到足够重视。在一项研究中，姑息性放疗结束时，88% 的患者疼痛缓解超过 50%，只有 9% 的患者疼痛加重。60% 的患者一般情况得到改善，33%没有变化，只有 7% 的患者更糟。46% 的患者吞咽困难症状得到缓解，7% 症状加重，其他患者没有变化[25]。

接受放疗后肿瘤再次复发并且不可切除的患者，其治疗变得更加困难。对于这部分患者，姑息性化疗也许是最合适的选择[26]。最近的研究认为，对于采用手术治疗复发肿瘤或者第二原发肿瘤的患者，二次放疗是可行的[27]。另外一项前瞻性的Ⅱ期临床试验也证实，二次放疗联合化疗可以将毒性控制在可接受的范围内[28]。在关于二次放疗的临床试验中，急性毒性很常见，受到了研究人员的重视。肿瘤放疗协作组（radiation therapy oncology group，RTOG）进行的临床试验表明，治疗相关的致死率占 8%～11%[29]。

四、针灸

针灸是中国传统医学的治疗方式，是通过针刺皮肤刺激人体的经络穴位。尽管无法从西医的角度精确解释针灸的原理，初步的研究认为针灸是作用于神经内分泌系统和大脑而起效的。通过磁共振成像、正电子发射断层成像（PET）、脑电图等技术发现，针灸可以刺激广泛的脑部网络，包括初级体感区、次级体感区、前扣带回、前额皮质、岛皮质、杏仁核、海马回，以及其他区域[30-36]。美国国家健康研究院在 1997 年发布了联合声明——针灸对于术后和化疗相关的恶心和呕吐、孕期恶心、术后牙痛是有效的[37]。

经验性的资料表明，针灸作为肿瘤治疗的辅助手段是有效的、安全的。随机临床试验证实，针灸对于化疗引起的恶心、呕吐是有效的[38, 39]。还有研究认为对于癌性疼痛[40]、化疗相关神经痛[41]、癌性疲劳[42]、放疗相关口干症[43-45]、根治性颈清扫后导致的疼痛和肩部活动障碍[46]、放化疗相关的吞咽困难[47]、焦虑症[48, 49]，针灸也可能有所帮助。

五、医用大麻

医用大麻作为辅助治疗的手段，最近才开始应用。实际上它的使用可以追溯到几千年之前，最早是在中亚地区使用，后来传到中国和印度[50]。1939 年，一位在印度工作的爱尔兰内科医师，William O'Shaughnessy，介绍了大麻在医学上的作用：对于疼痛、呕吐、痉挛和抽搐有效[51]。1954 年，大麻被美国列入了药品目录，其酊剂用于治疗失眠、头痛、厌食症、性功能障碍[52]、疼痛、咳嗽和哮喘[53]。1937 年美国发布了大麻税务法案，对 1 盎司（约28.3g）医用大麻征收 1 美元，而以娱乐为目的的大麻每盎司征收 100 美元。美国医师协会反对这项法案，建议大麻仍作为一种药品[54]。目前，大麻在加拿大、西班牙、葡萄牙、奥地利、芬兰、德国、以色列、意大利、瑞士，以及美国的 20 个州和哥伦比亚特区可以合法地用于医疗[55]。以下为可合法地将大麻用于医疗的州，以及开始合法的时间：阿拉斯加，1999年；亚利桑那，2010 年；阿肯色，2012 年；加利福尼亚，1996 年；科罗拉多，2000 年；康涅狄格，2012 年；特拉华，2011 年；哥伦比亚特区，2011 年；夏威夷，2000 年；伊利诺斯，2013 年；爱荷华，2010 年；缅因，1999 年；马里兰，2003年；马萨诸塞，2012 年；密歇根，2008 年；蒙大拿，2004 年；新罕布什尔，2013 年；内华达，2000 年；新泽西，2010 年；新墨西哥，2007 年；俄勒冈，1998 年；罗德岛，2006 年；得克萨斯，2013 年；佛蒙特，2004 年；华盛顿州，1998 年。

1964 年，大麻的活性成分确定为 δ9 四氢大麻醇（δ9 THC），目前可以在实验室中合成[56]。δ8 THC 在大麻植物纤维中少见，也是具有精神活性的[57]。大麻二醇（CBD）没有精神活性，但是有抗炎作用，还可以调节 THC 的精神活性作用[58]。大麻植物包括两种品系：富含 CBD 的 Cannabis indica 和富含 THC 的 Cannabis sativa。目前已经培育出含不同比例的 THC 和 CBD 的杂交品种。大麻受体 CB1 和 CB2 在 20 世纪 90 年代被发现。CB1 主要位于大脑和脊髓[58]，CB2 位于小胶质细胞，通过改变免疫细胞的炎性因子的释放参与免疫反应的调节[59,60]。

在北美，口服 THC 药物包括 FDA 批准用于化疗期间止吐的大麻隆（Nabilone），以及 FDA 批准用于止吐、厌食症患者和获得性免疫缺陷综合征患者提升食欲的合成 THC 类似物屈大麻酚（Dronabinol）。大麻酚（Nabiximols）是萃取出的 THC 和 CBD 的前体，在加拿大、新西兰和欧洲一些国家中批准使用，在美国处于 III 期临床试验阶段。它是一种口腔黏膜喷雾剂，每喷含有 2.7mg 的 THC 和 2.5mg 的 CBD，用于缓解多发性硬化患者的强直状态[61]。

可吸入大麻包含 2%～4% 的 THC 和非常少量的 CBD。在临床研究中，它对化疗期间的呕吐有效[62-64]。但是对于服用吐根植物糖浆的健康志愿者中，它缓解呕吐的效果不如昂丹司琼[65]。

可吸入大麻和口服 THC 对于 HIV 患者的食欲有显著的提升作用[66-68]。可吸入大麻还对 HIV 患者的神经性疼痛有显著抑制效果[69]。

六、头颈部肿瘤患者常见症状的姑息治疗

（一）口腔黏膜炎

口腔黏膜炎是头颈部肿瘤患者在放疗和化疗时常见的不良反应，表现为口腔红斑、溃疡和疼痛。如果没有继发感染，在放化疗结束后的 2～4 周内能自愈。关于黏膜炎的姑息治疗，美国国立癌症研究所推荐使用生理盐水保持口腔清洁和湿润[70]。局部浸润麻醉药（例如利多卡因或苯佐卡因喷剂、凝胶）可用于疼痛的缓解。苄达明（Benzydamine Hydrochloride）是非甾体抗炎药，在欧洲一些国家和加拿大用于治疗口腔黏膜炎。黏膜保护剂（如水杨酸亚铋、氢氧化铝混悬液、羟丙甲纤维素等）可单用或与利多卡因合用。急性期常常需要使用阿片类药。帕利夫明（Palifermin，Kepivance）是角质细胞生长因子，在头颈部肿瘤患者放化疗期间静脉应用，每周 1 次，连续使用 8 周，可以减轻口腔黏膜炎[71,72]。

（二）口干症

口干症在接受颈部放疗的患者中很常见。主诉包括干燥、口渴、舌肌萎缩、口热、言语困难、吞咽困难。当口干持续存在时，pH 的改变会使某些细菌过度增殖，导致龋齿和其他严重的牙科疾病。因此，如果患者的放疗区域靠近唾液腺时，最好能预先处理牙科疾病。当放疗剂量超过 54Gy 时，口干症不可避免。为了保护唾液腺组织，可以采用调强适形放疗（IMRT）[73,74]，或者将其中一个颌下腺移位到颏下。在一项研究中，24 名患者在放疗开始前进行了颌下腺移位术，92.3% 的患者在治疗结束后的 2 年内没有口干症，或只有轻微的口干症[75]。但是，口腔前部的癌或者颈部有明显淋巴结转移时，该术式为禁忌。口干症的姑息治疗包括喝大量的水、使用人造唾液、使用药物（如毛果芸香碱[76]、西维美林[77]）[78]。初步的研究证实，针灸也有一定效果[44,45]。

（三）疼痛

疼痛也是头颈部肿瘤患者的常见症状。疼痛可以由肿瘤本身引起，也可能与治疗相关。在最近 10 年，缓解疼痛逐渐被认为是患者的一项基本人权，如果不能为患者有效地缓解疼痛，会被认为是职业不当行为[79,80]。目前的主流观点认为，疼痛是非常主观的，疼痛管理应该由患者自身感受的疼痛等级来指导。世界卫生组织对于疼痛管理的分级制度被广泛接受[81]。轻度疼痛（1～

3分，最高10分）应该使用第一梯度的药物，包括非甾体抗炎药，或者对乙酰氨基酚。中度疼痛（4~6分）应该给予可待因、氢可酮或曲马朵。严重疼痛（7~10分）一般应给予更强的阿片类药，例如吗啡、羟考酮、氢吗啡酮或芬太尼贴片。应根据每个患者的具体情况选择不同的药物和剂量。考虑到阿片类药有便秘的不良反应，应同时给予肠道运动的药物。神经痛通常对阿片类药物反应欠佳，可使用抗抑郁药例如阿米替林、丙米嗪，抗抽搐药例如卡马西平[82]，或者神经阻断剂。化疗药物可能会导致神经痛，而且对治疗其他类型神经痛的药物，例如加巴喷丁[83]、拉莫三嗪[84]、阿米替林[85]，无明显效果。静脉注射补钾和镁被证实可以减少结肠癌患者使用奥沙利铂治疗时神经痛的发生次数，以及降低疼痛程度[86]。

（四）吞咽困难

吞咽困难也是头颈部肿瘤患者常见的肿瘤自身或者治疗引起的症状，是不能或很难吞咽固体或液体食物。正常的吞咽由脑干、脑神经（Ⅴ、Ⅶ、Ⅸ、Ⅹ和Ⅻ）、双侧大脑皮质参与。主要分为4个阶段：①口腔准备；②口；③咽；④食管[87]。吞咽困难可能是头颈部肿瘤患者营养不良、脱水、误吸的原因。患者会主诉食物在喉咙卡顿、流口水、咳嗽、吞咽后需要清喉咙。基础吞咽能力、烟酒史、年龄、性别、一般状况与吞咽困难相关[88]。原发灶分期和淋巴转移分期晚期，可能会导致最严重的吞咽功能损害[89]。如果怀疑误吸的存在，需要咨询言语病理学家，使用吞钡荧光透视检查和光纤维内镜检查进一步评估。如果患者缺乏咳嗽反射，将很难评估误吸是否存在[89]。47%接受加速放疗的患者和38%接受常规放疗的患者存在严重的吞咽困难，而接受IMRT的患者吞咽功能损害较轻[90,95]。在放疗时加用化疗药物，可增加放疗的敏感性，但同时也增加了毒性，包括提高了吞咽困难的风险[96]。尽管有人提倡对所有接受放化疗的患者尽早实施经皮胃造瘘置管术[91,92]，更新的资料建议鼓励患者在治疗过程中维持吞咽功能，有长期的益处[93]。尽早进行吞咽治疗可能会改善长期的吞咽功能，越早开始，获益越多[93]。

（五）营养不良

头颈部肿瘤患者中，营养不良很多见。由于疼痛或吞咽困难，导致经口进食的减少，进而导致营养不良的发生，或者由于肿瘤患者不良的生活方式导致。恶病质是营养不良的一种特殊表现形式，以严重肌肉萎缩、伴有或不伴有脂肪组织的丢失、不能通过营养支持或肠内营养恢复为特征[94]。超过5%~10%的体重减轻通常被认为是恶病质的开始[95]。恶病质的药物治疗包括醋酸甲地孕酮、糖皮质激素、氧雄龙、生长激素、屈大麻酚[95]。恶病质是一种复杂的代谢过程，由包括肿瘤坏死因子α、白介素1和6、γ干扰素等的细胞因子介导[96,97]。这些炎性细胞因子导致了细胞核因子κB的过表达，而κB在小鼠模型中被证实可以引起肌肉萎缩[98]。对一些有抗炎作用的保健品的研究证实，白藜芦醇（resveratrol）[99]和二十碳五烯酸（eicosapentaenoic acid）[100]可以减弱这些细胞因子的作用。

七、补充替代医学和整合医学

现在，如果不提到补充替代医学（complementary alternative medicine，CAM）或者整合医学（integrative medicine），对姑息治疗的讨论是不完整的。对于一些具有慢性或特发性疾病的患者，常规的医疗已经不能满足他们的需求，他们开始去寻找一些其他的医疗方法[101]。CAM具有广阔的市场，患者愿意为之倾尽所有[102]。因为CAM包含多种多样的治疗模式，这些治疗模式很多是非常规的，甚至是具有危险性的。所以医疗人员需要对CAM有一定了解，这样才能引导患者接受有帮助的治疗，而不是危险的或者会干扰常规治疗模式的治疗。很多医疗中心开始兴起整合医学项目。Bravewell合作中心确定了超过60家整合医学中心，并调查了其中29家[103]。最常开展的项目包括营养、维生素和补充品、瑜伽、冥想、传统中医（针灸）、按摩和药物。最成功的治疗包括慢性疼痛、胃肠道不适、抑郁、压力等[103]。

姑息治疗不仅与正在接受积极治疗的患者有关，更是与无法治愈但需要减轻疾病所致痛苦的患者有关。

推 荐 阅 读

Mechoulam R: Cannabis: a valuable drug that deserves better treatment. *Mayo Clin Proc* 87 (2): 107–109, 2012.

Mehio AK, Shah S: Alleviating head and neck pain. *Otolaryngol Clin North Am* 42 (1): 143–159, 2009.

Savvides P: The role of chemotherapy in the management of patients with head and neck cancer. *Semin Plast Surg* 24 (2): 137–147, 2010.

Specenier PM, Vermorken JB: Current concepts for the management of head and neck cancer: chemotherapy. *Oral Oncol* 45: 409–415, 2009.

Tazi EM, Errihani H: Treatment of cachexia in oncology. *Indian J Palliat Care* 16 (3): 129–137, 2010.

Vermorken JB, Mesia R, Rivera F, et al: Platinum-based chemotherapy plus cetuximab in head and neck cancer. *N Engl J Med* 359: 1116–1127, 2008.

Vissink A, Mitchell J, Baum B, et al: Clinical management of salivary gland hypofunction and xerostomia in head and neck cancerpatients: successes and barriers. *Int J Radiat Oncol Biol Phys* 78 (4): 983–991, 2010.

Zillman C, Vickers A: What is complementary medicine? *Br Med J* 319 (7211): 693–696, 1999.

第9章

头颈部皮肤黑色素瘤
Management of Cutaneous Head and Neck Melanoma

Cecelia E. Schmalbach　Alison B. Durham　Timothy M. Johnson　Carol R. Bradford　著

冯守昊　译

要点

1. 黑色素瘤的发病率持续升高。

2. 黑色素瘤的警示表现包括病损外观不对称、边缘不规则、颜色多样、直径＞6mm，以及病损发展变化（ABCDE）。一部分黑色素瘤亚型（无黑色素性、促结缔组织增生性、结节性黑色素瘤）缺乏这些特征。

3. 任何包含以上特征的色素性皮肤病变，或者发生变化，或者与周围的痣明显不同，都应该进行活检。活检提供的信息可以指导治疗，包括0.5～2cm切缘的局部扩大切除，以及必要时进行前哨淋巴结活检。

4. 美国癌症联合委员会（AJCC）分期系统是根据传统的原发肿瘤/淋巴转移/远处转移分类而制定的。

5. 淋巴转移情况是黑色素瘤患者重要的独立预后因素。

6. 原发肿瘤T分类由肿瘤厚度、溃疡、有丝分裂率（Breslow深度＞1.0mm）定义。不考虑Breslow深度，存在溃疡即提高患者的分期；如果患者Breslow深度＞1.0mm，有丝分裂率＞1/mm²也会提高分期。

7. Ⅲ期黑色素瘤患者的预后因素包括淋巴结转移的数目、肿瘤负荷（显微镜下检出还是肉眼可见）、原发肿瘤溃疡等。卫星灶和移行转移也是重要的预后因素；一旦出现卫星灶或移行转移，则无论淋巴转移的情况，患者都归为Ⅲ期以上。

8. M分类是由解剖部位和乳酸脱氢酶升高定义。

9. 黑色素瘤的治疗标准仍然是原发灶完全的手术切除。治疗性淋巴结清扫在包括黑色素瘤的头颈部肿瘤治疗中被广泛接受。对N₀患者进行预防性的、择区性颈清扫，并没有提高总体生存率，已经被前哨淋巴结活检取代。

10. 干扰素α2b是目前美国FDA批准的唯一用于治疗Ⅲ期黑色素瘤的辅助药物。它应用于复发高危的黑色素瘤患者（有区域转移或原发肿瘤厚度超过4mm）。

11. 放疗是有包膜外侵犯或多个淋巴结转移的高危患者的辅助治疗手段。

12. 达卡巴嗪、阿地白介素、伊匹单抗、维莫非尼是经过批准的用于进展Ⅳ期黑色素瘤治疗的药物。

在美国，癌症的总体趋势呈现出发生率基本稳定而致死率降低，但是皮肤黑色素瘤的发生率仍有增长[1, 2]。在 1935 年，1500 人中有 1 人会在一生中的某个时间得黑色素瘤。到 2015 年，大约 50 个人里就有 1 个会发生黑色素瘤[3]。美国在 2010 年用于治疗黑色素瘤的直接费用超过 23 亿美元[4]。幸运的是，皮肤黑色素瘤的治疗是癌症治疗发展最快的领域之一，在分子机制水平和临床治疗水平都取得了令人欣喜的进展。随着对黑色素瘤生理学的认知不断深入，美国癌症联合委员会（American Joint Committee on Cancer，AJCC）的肿瘤分期系统也有了很大变化[5]。由于黑色素瘤与阳光照射有关，因此它是一种可预防的疾病。黑色素瘤发病率和死亡率的下降，最终还是需要在疾病知识的宣传、预防的应用、早期诊断和进展期肿瘤治疗的改善等方面付出努力。

一、流行病学

美国癌症协会估计，在 2012 年，大约有 131 810 例新发皮肤黑色素瘤（55 560 例为非侵袭性，76 250 例为侵袭性）[6]。从 2004 年开始，白人的黑色素瘤发生率每年稳定增长 3%。黑色素瘤仍然是皮肤癌中最致命的，在 2012 年导致了大约 9180 名美国人死亡[1, 2]。这相当于每 4 个黑色素瘤患者，就有 1 个因此死亡。在最近 50 年里，因黑色素瘤而死亡的人数每年稳定增加 1.8%。

大约 25% 的皮肤黑色素瘤发生于头颈部区域[7]，每年有超过 9000 例的新发患者。大多数黑色素瘤发生于颊、头皮和颈部。男性发病率比女性稍高[8-10]，诊断的中位年龄为 55 岁[11]。尽管如此，头颈部黑色素瘤患者中青少年占 1.66%，而且有 4 岁孩子被诊断为黑色素瘤的报道[12, 13]。总体来说，1/4 的患者在 40 岁之前被诊断患有黑色素瘤，而且黑色素瘤是 25—29 岁年龄段人群最常见的恶性肿瘤[11, 14]。因此，黑色素瘤是导致寿命降低最主要的恶性肿瘤之一[15]。

二、病因学和危险因素

许多黑色素瘤的环境和遗传危险因素已经被研究证实[16]。这些危险因素总结在框 9-1 中。

框 9-1 与皮肤黑色素瘤相关的危险

环境暴露和阳光照射
- 无法晒黑
  - 白皙肤色
  - 蓝色、绿色眼睛
  - 金色、红色头发
  - 雀斑
- 既往有阳光暴晒导致起疱或脱皮的历史
- 免疫抑制
- 青少年期夏日户外工作
- 人工日光浴

遗传因素和既往史
- CDKN2A（p16）突变
- 黑色素瘤家族史
- 既往有黑色素瘤病史
- 日光性角化症
- 非黑色素瘤的皮肤癌
- 不典型的痣
- 巨大先天性黑色素细胞的痣

修改自 Schmalbach CE: The management of head and neck melanoma. Curr Probl Surg 2006；43：781.

（一）危险因素

阳光照射是黑色素瘤最主要的原因[17, 18]。既往有过阳光暴晒导致起疱或脱皮的历史，特别是发生在儿童期，患黑色素瘤的风险特别高[19]。太阳灯浴床和人工日光浴室与早发的黑色素瘤有关，第一次使用时间越早，以及使用次数越多，风险越高[20]。第一次使用日光浴床发生在 35 岁前，会使罹患黑色素瘤的风险提高 75%[21]。其他相关因素包括金色或红色头发，蓝色或绿色眼睛，白皙肤色（相当于 Fitzpatrick 皮肤分型 Ⅰ～Ⅲ 型）[22]。成年人全身有超过 100 个临床表现正常的痣，或者儿童全身有超过 50 个临床表现正常的痣，或者有不典型增生的痣，也有患黑色素瘤的危险。之前有黑色素瘤患病史，发生第二原发黑色素瘤的比例为 5%～10%[23]。

（二）遗传因素

遗传因素在黑色素瘤的发生中发挥一定作用[24]，10%～15% 的黑色素瘤患者有阳性家族史[25]。最常见的染色体突变与 CDKN2A 基因相关，该基因编码参与细胞周期调控的 p16[INK4A] 和 p14[ARF][26]。着色性干皮病是一种罕见的常染色体隐性遗传疾病，也与黑色素瘤有关[27]。着色性干皮病患者的成纤维细胞缺乏修复紫外线导致 DNA 损伤的能力[28]。

B-K 痣综合征是一种遗传性综合征，会导致患者发生黑色素瘤的风险提高。患有该综合征的患者，常常在头皮、躯干等区域发生直径大的、不规则的、发育异常的痣[29]。患有不典型痣的患者，同时有家族史，也被诊断为家族性不典型多发痣 – 黑色素瘤综合征（familial atypical mole syndrome–melanoma syndrome）[17]。而不典型痣综合征（atypical mole syndrome）现在定义为家族性的黑色素瘤；该综合征是常染色体显性遗传。

（三）先天性痣

先天性黑色素细胞痣（congenital melanocytic nevi，CMN）在出生时或出生后 6 个月内就已存在[30]。1%～6% 的儿童患有 CMN。大多数的痣直径 < 1.5cm；中等大小的痣直径为 1.5～19.9cm；直径为 20cm 或以上的痣，也被称为巨大先天性痣[31]，往往会给患者带来明显的美容和心理社会学的影响。

患有小或中等大小 CMN 的患者，一生中发生黑色素瘤的概率为 0%～4.9%。如果没有恶性转化的证据，对于小 CMN 或中等大小 CMN，一般不建议常规预防性切除。而巨大先天性痣的患者，发生黑色素瘤的比例为 4.5%～10%[32, 33]。这部分患者中 70% 都是在 10 岁前被诊断出患黑色素瘤的[34]。患有巨大先天性痣的患者，如再发生黑色素瘤，其黑色素瘤的发生部位可能位于真皮表皮连接以下，不利于及早诊断[35]。

三、黑色素瘤的分类

需要知道的是，将其他预后因素（如肿瘤厚度、有无溃疡）矫正后，黑色素瘤的亚型不影响预后[36]。浅表弥漫性黑色素瘤（superficial spreading melanoma）是最常见的皮肤黑色素瘤亚型，大约占 70%。该亚型常常在 30—50 岁时被诊断，而且诊断之前往往有痣的存在。结节样黑色素瘤（nodular melanoma）是第二常见的皮肤黑色素瘤亚型，占 15%～30%。该亚型的病变表现为蓝黑色或红蓝色的结节。因此，结节样黑色素瘤

需要和血管瘤、蓝色痣、化脓性肉芽肿、色素基底细胞癌鉴别。

恶性雀斑（lentigo malinga，LM）代表了表皮内黑色素瘤或原位黑色素瘤。从组织学上讲，这种疾病往往有慢性日光损伤的背景。LM 有侵袭性的恶性雀斑样黑色素瘤（lentigo maligna melanoma，LMM）的前驱表现。LM 发展为 LMM 的确切比例不明[37]。但如果患者能活得足够长，所有的 LM 都将不可避免地发展为侵袭性黑色素瘤。LM 和 LMM 最常见于头颈部区域。传统上该亚型往往见于老年患者，但是年轻患者也越来越多见。LM 和 LMM 以非对称性、临床表现不明显、常常有广泛浅表的不典型连接性黑色素细胞增生（atypical junctional melanocytic hyperplasia）为特征。因此，既要保证功能性和美观，又要保证足够的切缘是很有挑战性的。另外，无黑色素性黑色素瘤和侵袭性促结缔组织增生性黑色素瘤（详见下文）经常起源于 LM 或 LMM。

（一）促结缔组织增生性黑色素瘤

促结缔组织增生性黑色素瘤（desmoplastic melanoma，DM）是以梭形细胞、丰富的胶原蛋白为成分，与纤维瘤类似的亚型。该亚型分为单纯性 DM 和混合型 DM。如果促结缔组织增生性肿瘤细胞成分超过 90%，定义为单纯性 DM[38]。有些 DM 表现为神经周围和神经内浸润，进一步划分为促结缔组织增生嗜神经黑色素瘤变异型[39]。

DM 很少见，占所有皮肤黑色素瘤的不到 4%。超过 51% 的 DM 发生于头颈部区域，而且常常与 LM 或 LMM 相关[40]。这类肿瘤与其他皮肤黑色素瘤的临床表现和生物学行为明显不同。尽管无黑色素的病例只占皮肤黑色素瘤的 4%～5%，超过 73% 的 DM 是无黑色素的[41, 42]。如图 9-1 所示，这类肿瘤常缺乏黑色素瘤典型的 ABCD 标准（下文有介绍），因此有时需要有经验的病理医师做出诊断。总的来说，DM 不典型的表现可能会导致诊断的延迟，或者需要更深的 Breslow 厚度才能做出正确诊断。

DM 具有局部侵袭性和高度浸润性，常侵犯

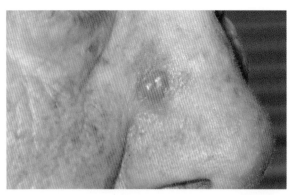

▲ 图 9-1　发生于鼻部的促结缔组织增生黑色素瘤

该病例表现为无黑色素，缺乏典型的 ABCD 诊断标准（不对称性，边界不规则，颜色多样性，直径 > 6mm）

脑神经和颅底。局部复发发生于 50% 的病例[41]。如此高复发率的原因可能与肿瘤嗜神经性、对不典型连接性黑色素细胞增生的安全切缘认识不足有关。尽管在诊断时 DM 的肿瘤厚度较深，单纯性 DM 比混合型 DM 的区域淋巴结转移率更低，这与常规型黑色素瘤亚型类似。对于单纯性 DM，前哨淋巴结活检（sentine lymph node biopsy，SLNB）发现淋巴结转移的比例低至 1%。而混合性 DM 的颈部淋巴结转移率可至 22%[40]。因此，前哨淋巴结活检多用于混合性 DM，而不是单纯性 DM。由于转移率的巨大差异，要求病理医师应该准确、完整地对原发肿瘤进行组织病理学评估，从而制订合适的治疗计划。

（二）原发不明

2%～8% 的黑色素瘤无明确的原发部位[43-45]。2/3 的患者在发现有区域性转移时才意识到黑色素瘤的发生，另外 1/3 的患者已发生了远处转移，例如皮下组织、肺部、脑部[44-47]。

患者诊断为原发不明黑色素瘤前需要经过全身皮肤和黏膜的检查。既往有皮肤活检或自发消失的皮肤病变的历史，常常对诊断有帮助。之前切除的病变制作的病理切片，需要重新审阅。经过肿瘤分期的矫正，原发不明黑色素瘤与已知原发部位的黑色素瘤预后相近[43, 45-47]。

四、诊断性检查

（一）病史

大多数黑色素瘤最先被患者本人或其亲近的

人首先发现[48, 49]。少于 1/4 的患者是在常规体检时发现，但医生体检发现的病变与自行发现的病变相比，平均尺寸更小[49]。总体来说，80% 的新发病例局限于 Ⅰ、Ⅱ 期[2]。

黑色素瘤的最早期表现为病变颜色、大小或形状的改变，症状为瘙痒。较晚的体征和症状包括出血、溃疡、质软，往往与进展期的病变有关。应该详细询问患者有无黑色素瘤的个人史和家族史，以及是否有皮肤活检、阳光照射、阳光灼伤起疱、人工日光浴室使用、慢性阳光照射、职业等信息[49]。Johnson 等研究了 1515 名黑色素瘤患者的特征，发现 81% 的患者至少有一次阳光灼伤的既往史。

（二）体格检查

所有怀疑得黑色素瘤的患者都应该接受资深医师全面的皮肤和淋巴结检查。全面彻底的检查是非常必要的，因为超过 8% 的黑色素瘤患者在确诊时会发现多处原发的病灶[50-52]。皮肤黑色素瘤的鉴别诊断包括脂溢性角化病、血管瘤、蓝痣、Spitz 痣、化脓性肉芽肿、色素性基底细胞癌、皮肤鳞状细胞癌。

美国癌症协会发布了早期鉴别黑色素瘤的 ABCD 方法[53, 54]。根据该指南，A 代表外观不对称性（asymmetry）；B 代表边界不规则（border irregularity），例如扇贝形、边界不清楚；C 代表病变的颜色多样（color variation），例如黑色、红色、蓝色或白色的底色；D 代表直径 > 6mm（diameter greater than 6mm）。尽管 ABCD 鉴别法对于黑色素瘤的诊断很有帮助，但不是所有的黑色素瘤都符合以上条目[55, 56]。我们需要知道，有一部分黑色素瘤亚型（如无黑色素性、促结缔组织增生性、结节性黑色素瘤）缺乏 ABCD 的表现。在一项研究中，88% 的黑色素瘤患者（696 名患者中的 615 人）在诊断为黑色素瘤之前有病损的颜色改变[57]。因为这一点，有建议把 E 加入 ABCD 鉴别法，代表发展变化（evolving changes）。临床医师希望 ABCDE 鉴别法能够更有效地将黑色素瘤在早期诊断出来。另外一个有用的方法是"丑小鸭征"[58]，意思是色素性病损，如果看起来和周围其他的病损明显不同，即使它不符合传统的ABCD标准，也要引起足够的重视。

（三）活检

任何色素性病损，如果符合ABCD标准，或者有明显的变化，或者和周围其他痣明显不同，都应该进行组织学检查[59]。理想情况下，应完整切除病损并附带1～2mm的临床切缘[60]。这样有利于评估重要的预后因素，例如Breslow深度、溃疡、有丝分裂率、淋巴管侵犯、神经周围侵犯。如果病变由于大小或者解剖位置的原因不可切除，那么可以在肿瘤最厚或最深的部位进行打洞或切开取部分组织活检。强烈不推荐浅表剃刮活检、冰冻活检、细针穿刺，因为这样就不能获得肿瘤厚度的信息，而影响治疗的决策。需要注意的是，打洞或者切开活检，有时不能取到适当的组织，无法做出正确的诊断，这种情况需要再次活检。

病理结果决定了治疗的决策。尽管在首次活检时，获得较宽的肿瘤切缘看起来更有效率、更经济，但仍不推荐该做法，因为这会切除过多的肿瘤周围皮肤，影响了淋巴显像技术和前哨淋巴结活检技术对区域淋巴结引流进行精确的分期[61]。因此，我们推荐切除活检时获得较窄的切缘，这更有利于诊断。

（四）转移的检查

美国国家综合癌症网络（National Comprehensive Cancer Network，NCCN）发布了黑色素瘤的分期指南，见表9-1[62, 63]。患者因局限性的Ⅰ期疾病来就医，只需要全面地询问既往史和进行体格检查。尽管胸部X线检查是一种便宜的、无创的检查，使用该检查在无症状的Ⅰ或Ⅱ期患者中发现隐匿性肺转移病灶的概率非常低（0.1%）[64, 65]。而且，高达15%的假阳性率会增加不必要的其他检查花费。目前也没有足够的证据推荐使用其他的成像检查，如CT[66-68]、肝脾扫描、MRI、骨扫描等，来对局限性的Ⅰ期或Ⅱ期黑色素瘤进行检查[69, 70]。因此，NCCN专家组一致同意，没有必要使用胸部X线检查或血液检查判断原位、Ⅰ$_a$、Ⅰ$_b$或Ⅱ$_a$期的黑色素瘤是否有转移。对于Ⅱ$_b$和Ⅱ$_c$

期的黑色素瘤，可以选择使用胸部X线检查。如果有特殊的表现或症状，可以进行CT、MRI或PET/CT的检查[62]。

表9-1　皮肤黑色素瘤检查的指南

分　期	检查方法
0期（原位）	询问既往史；体格检查
Ⅰ、Ⅱ$_a$期	询问既往史；体格检查
Ⅱ$_b$、Ⅱ$_c$期	询问既往史；体格检查；可以选择胸部X线检查
Ⅲ期（N$_0$；厚度>4mm）	询问既往史；体格检查；可以选择胸部X线检查；可以选择检测乳酸脱氢酶水平
Ⅲ期（N+；移行转移）	询问既往史；体格检查；胸部X线检查；检测乳酸脱氢酶水平；如果临床怀疑转移，可选择其他成像方法
Ⅳ期（远处转移）	询问既往史；体格检查；胸部X线检查；检测乳酸脱氢酶水平；如纳入临床试验，可使用其他成像方法

修改自Johnson TM, Bradford CR, Gruber SB,etal: Staging workup, sentinel node biopsy, and follow-up tests for melanoma: update of current concepts. Arch Dermatol 2004; 140: 107.

临床或影像学怀疑有淋巴结转移、卫星病灶、移行转移（定义为距离原发病灶2cm以上的黑色素瘤转移灶）的患者，归为AJCC Ⅲ期，其远处转移的危险度更高。细针穿刺是确定淋巴结是否为转移病灶的准确、经济的方法[71]。根据患者的既往史和体格检查，应安排额外的影像学检查。如果出现以下症状（框9-2），需进一步检查排除远处转移。对Ⅲ期黑色素瘤患者进行全身CT扫描，发现新的病灶的比例很低[72-75]。尽管如此，NCCN指南仍推荐使用CT用于基础性分期，可以对特殊的症状进行评估，如果发现阳性病灶，可能会改变治疗方式。

对于已知的Ⅳ期黑色素瘤患者，应进行全面的检查以评估全身转移情况。采取的检查方式包括PET/CT、CT和MRI。具体采用哪种检查方法，往往是由临床试验的协议决定的。很可惜，对于有远处转移的患者，无论是否有症状，其生存没

框 9-2　黑色素瘤患者不同系统的症状

皮肤、淋巴系统
- 大小、形状和颜色改变
- 持续性瘙痒
- 淋巴结肿大
- 肿块、结节
- 不愈合的或持续出血的皮肤损伤
- 经常容易挫伤
- 新发的色素性皮肤病变

全身症状
- 体重减轻
- 萎靡
- 食欲下降
- 虚弱
- 乏力
- 发热

呼吸系统
- 咳嗽
- 咯血

- 肺炎
- 胸膜炎
- 胸痛
- 呼吸困难

肝脏
- 腹痛
- 右上象限疼痛
- 呼吸时后背（肩胛）疼痛
- 黄疸

神经或精神
- 头痛
- 记忆损害
- 抑郁
- 中枢神经系统局灶病变症状
- 视力损害
- 平衡障碍
- 黑视
- 癫痫

- 麻木
- 局部虚弱
- 麻痹
- 情绪多变

胃肠道
- 抽搐
- 腹痛
- 出血
- 恶心
- 厌食
- 呕吐
- 便秘

肌肉骨骼系统
- 骨痛（例如肋骨、脊柱、髋部）

修改自 Johnson TM, Chang A, Redman B, et al: Management of melanoma with a multidisciplinary melanoma clinic model, J Am Acad Dermatol 2000; 42: 820.

有明显差异[76]。但是，全面的检查仍然有助于制定合适的治疗方案，并提高生活质量。

五、预后因素和肿瘤分期

由于对皮肤黑色素瘤生理特征的了解不断深入，AJCC 在 2009 年修改了分期系统[5]。在最近的分期系统，依据的肿瘤尺寸变得更大，还加入了与预后明显相关的有丝分裂率，而且定义Ⅲ期的标准充分采纳了前哨淋巴结活检的结果。从文献中识别出的预后标志物，进一步在来自于 17 个主要的癌症研究所、癌症合作组织或独立的癌症中心的 30 946 名Ⅰ～Ⅲ期黑色素瘤患者和 7972 名Ⅳ期患者的队列中进行了研究。该研究是目前为止同类型研究中样本量最大的。

（一）版本修改概要

目前皮肤黑色素瘤的 AJCC 分期系统依据的仍然是传统的肿瘤－淋巴结－远处转移分类系统（表 9-2 和表 9-3）[77]。Ⅰ、Ⅱ期代表局限性病变，Ⅲ期代表区域性病变，Ⅳ期代表有远处转移的病变。最重要的生存预测因素作为定义黑色素瘤分期的标准，总结如下（框 9-3）。

框 9-3　最重要的生存预测因素总结：AJCC 的 2010 年黑色素瘤分期系统标准

Ⅰ期和Ⅱ期
- 肿瘤厚度
- 肿瘤溃疡
- 有丝分裂率只对于 T_1 病变有意义；不再使用 Clark 病理分级

Ⅲ期
- 转移淋巴结数量
- 肿瘤负荷（显微镜下淋巴结转移 vs. 肉眼可见淋巴结转移）
- 原发灶溃疡

Ⅳ期
- 乳酸脱氢酶升高

修改自 Balch CM, Gershenwald JE, Soong SJ, et al: Final version of 2009 AJCC melanoma staging and classification. J Clin Oncol 2009; 27: 6199.

（二）原发肿瘤分级和局限性疾病

通过对 27 000 名局限性Ⅰ、Ⅱ期黑色素瘤患者进行多因素分析，确定了肿瘤厚度和是否存在溃疡为重要的生存预测因素[5]。另外，该研究还确定了有丝分裂率为第二重要的生存预测因素。数据显示有丝分裂率是否大于 $1/mm^2$ 与预后明显

表 9-2 黑色素瘤肿瘤 - 淋巴结 - 远处转移分类

T 分类	厚度	溃疡状态
T_1	≤ 1.0mm	a. 没有溃疡且有丝分裂率＜ $1/mm^2$ b. 有溃疡或有丝分裂率≥ $1/mm^2$
T_2	1.01～2.0mm	a. 没有溃疡 b. 有溃疡
T_3	2.01～4.0mm	a. 没有溃疡 b. 有溃疡
T_4	＞ 4.0mm	a. 没有溃疡 b. 有溃疡
N 分类	**转移性淋巴结数目**	**转移性淋巴结大小**
N_1	1 个淋巴结	a. 显微镜下检出 * b. 肉眼可见 +
N_2	2～3 个淋巴结	a. 显微镜下检出 * b. 肉眼可见 + c. 有移行转移或卫星灶，而没有转移性淋巴结
N_3	4 个淋巴结或更多，淋巴结融合，移行转移或卫星灶同时伴有淋巴结转移	
M 分类	**部位**	**血清学**
M_{1a}	远处皮肤、皮下或淋巴结转移	正常
M_{1b}	肺转移	正常
M_{1c}	所有其他内脏转移 任何远处转移	正常 乳酸脱氢酶升高

*. 显微镜下检出的淋巴结转移是通过前哨淋巴结活检做出的诊断

+. 肉眼可见转移定义为治疗性淋巴清扫术确定的淋巴结转移或转移淋巴结表现为肉眼可见的包膜外侵犯

相关 [78, 79]。因此，对于局限性的黑色素瘤，原发肿瘤的有丝分裂率是额外需要的分期要素。在之前的分期系统，Clark 病理分级用于原发肿瘤（T）的分类。但最新的 AJCC 指南不再使用 Clark 分级对黑色素瘤分期，因为它不是独立的预后相关因素。对于 T_1 病变，有丝分裂率取代了 Clark 分级，用于进行分期。

对于局限性的黑色素瘤，肿瘤溃疡仍然是重要的预后相关因素。它不是指肉眼可见的凹陷，而是指在组织病理学层面，肿瘤表面上皮完整性的缺失。相对于没有溃疡的患者，有溃疡的患者其生存率明显降低。实际上，有溃疡的患者和更高一级 T 且没有溃疡的患者的生存率相当。溃疡的预后相关性 [36]，以及溃疡与有丝分裂率的关系 [80] 已经有相关文献报道。

（三）淋巴转移分级和区域性疾病

对 3307 名Ⅲ期黑色素瘤患者进行了相似的多因素分析 [5]。在该资料组中，许多患者通过前哨淋巴结活检确定了分期，并进行了治疗性的淋巴清扫。定义 N 分类的因素包括三类：①转移淋巴结的数目；②肿瘤负荷（显微镜下转移、肉眼可见转移）；③原发黑色素瘤是否存在溃疡。一旦发展为区域性疾病，肿瘤厚度就不再是预后相关因素。

总的来说，对于有淋巴转移的患者，最重要的预测标志物为转移淋巴结的数目 [81]。有一个转移淋巴结定义为 N_1，2～3 个转移淋巴结定义为 N_2，4 个或以上转移淋巴结定义为 N_3。

对于有区域性转移的患者，第二重要的预后

表 9-3 皮肤淋巴结分期

分期	临床分期[*]			病理分期[+]		
	T	N	M	T	N	M
0	Tis	N_0	M_0	Tis	N_0	M_0
I_a	T_{1a}	N_0	M_0	T_{1a}	N_0	M_0
I_b	T_{1b}	N_0	M_0	T_{1b}	N_0	M_0
	T_{2a}	N_0	M_0	T_{2a}	N_0	M_0
II_a	T_{2b}	N_0	M_0	T_{2b}	N_0	M_0
	T_{3a}	N_0	M_0	T_{3a}	N_0	M_0
II_b	T_{3b}	N_0	M_0	T_{3b}	N_0	M_0
	T_{4a}	N_0	M_0	T_{4a}	N_0	M_0
II_c	T_{4b}	N_0	M_0	T_{4b}	N_0	M_0
III[‡]	任一T	N_1 N_2 N_3	M_0			
III_a				$T_{1\sim4a}$ $T_{1\sim4a}$	N_{1a} N_{2a}	M_0 M_0
III_b				$T_{1\sim4b}$ $T_{1\sim4b}$ $T_{1\sim4a}$ $T_{1\sim4a}$ $T_{1\sim4a/b}$	N_{1a} N_{2a} N_{1b} N_{2b} N_{2c}	M_0 M_0 M_0 M_0 M_0
III_c				$T_{1\sim4b}$ $T_{1\sim4b}$ 任一T	N_{1b} N_{2b} N_3	M_0 M_0 M_0
IV	任一T	任一N	任一M_1	任一T	任一N	任一M_1

*. 临床分期依据原发黑色素瘤的镜下分期和远处转移的临床或影像学评估；按惯例，在原发灶完整切除并对区域和远处转移评估后才能做出临床分期

+. 病理分期依据原发灶的镜下分期，以及部分或完全的淋巴结清扫术后得到的区域淋巴结的病理信息；0 和 I_a 期是例外，不需要对淋巴结进行病理学评估

‡. 临床分期没有对Ⅲ期进一步划分亚组

is. 代表原位

相关因素为肿瘤负荷[82, 83]。通过前哨淋巴结活检确定有显微镜下转移或隐匿淋巴结转移的患者，比通过临床或影像学检查确定有肉眼可见转移的患者有更好的生存率[81]。这种差别非常明显，因此在 2001 年，对于 N 分级又进一步划分为显微镜下转移和肉眼可见转移两个亚组。在最新的指南中，AJCC 黑色素瘤分期委员会推荐只要有至少一项黑色素瘤相关标志物应用，并且切片的阳性细胞有相应的形态学特征，仅使用免疫组化染色技术确定的显微镜下转移就足够用于淋巴转移的分级。

AJCC 黑色素瘤分期委员会推荐对于 $T_{2\sim4}N_0M_0$ 和部分 $T_1bN_0M_0$ 黑色素瘤患者使用前哨淋巴结活检[77]。委员会还推荐对于临床分期 I_b 或 Ⅱ 期的患者，在进入临床试验之前，都应该进行前哨淋巴结活检[5]。这样可以确定隐匿性淋巴结转移，使得病理分期更精确，并且增加了同一队列下患者的同质性。

对于 Ⅲ 期患者，卫星转移或移行转移也用于进一步分期。卫星转移的定义为距离原发灶 0.3mm 以上、直径 0.05mm 以上的转移肿瘤巢。移行转移表现为原发灶和转移淋巴结之间的转移，是预后不良的因素[40, 83]。这两种转移病变与淋巴结转移类似，有不良的预后。因此，即便没有淋巴结转移（N_0），只要有卫星转移或移行转移患者就被归为 N_{2c}。如果有卫星转移或移行转移，同时伴有淋巴结转移，那么预后将极差。这种情况下，就不考虑转移淋巴结的数目，直接划为 N_3。

Ⅲ期患者的 5 年生存率差异很大，从Ⅲ$_a$期的 78% 降至Ⅲ$_c$期的 40%[84, 85]。有卫星转移或移行转移而淋巴结转移阴性的患者，5 年和 10 年生存率分别为 69% 和 52%。有卫星转移或移行转移且同时伴有淋巴结转移的患者，5 年和 10 年生存率分别为 46% 和 33%。这些数据支持之前的研究结论：黑色素瘤Ⅲ期代表了一群异质性很强的患者。另外，这也提醒我们区域性转移的早期诊断和治疗，对预后的影响很大。

（四）远处转移分级和转移性疾病

对 7972 名Ⅳ期黑色素瘤患者进行了预后因素的研究[5]。数据表明，预后好坏与肿瘤转移的部位和血清乳酸脱氢酶（LDH）的水平关系很大。对于有远处皮肤、皮下组织或淋巴结转移、LDH 水平正常的 M_{1a} 期患者，生存率略高于有肺转移、LDH 水平正常的 M_{1b} 期患者。对于其他内脏器官转移，或者 LDH 水平升高的 M_{1c} 期患者，预后最

差。总体上说，一旦发生远处转移，患者的生存期就将按月计算，预后很差。Ⅳ期患者的中位生存期为 6~8 个月，5 年生存率仅为 6%[86, 87]。因此，AJCC 分期系统没有对Ⅳ期黑色素瘤患者进一步划分亚组。

对于原发灶不明但有远处转移的黑色素瘤，AJCC 黑色素瘤委员会也建立了指南[77]。如果各项检查未发现远处转移的证据，那么有孤立性淋巴结转移的患者划分为Ⅲ期。如果有远处转移性的黑色素瘤但未发现原发病灶，那么将划被分为Ⅳ期。

六、原发灶的手术治疗策略

（一）扩大局部切除和手术切缘

黑色素瘤原发灶的标准治疗方式为完全的手术切除。但是，手术切缘的范围仍然是一个没有统一答案的问题。根据一份 1907 年的进展期黑色素瘤患者的尸检报告，扩大局部切除需要同时切除肿瘤周围 5cm 的正常组织[88]。临床实践一直采用这一标准，一直到 20 世纪 70 年代，Breslow 和 Macht 采用更窄的切缘成功地治疗了 35 名黑色素瘤患者，使临床工作者对这一观念产生了动摇[36]。

后来有两项前瞻性随机临床试验对黑色素瘤的手术切缘进行了研究。世界卫生组织（WHO）进行了一项跨国的、纳入了 612 名厚度小于 2mm 的黑色素瘤患者的临床试验。患者被随机分配至切缘为 1cm 和切缘大于 3cm 两个组[89]。平均随访时间为 8 年，无病生存期和总生存期无明显差别。因此，该研究得出结论：对于厚度小的黑色素瘤，扩大切除不影响生存。对于厚度小于 1mm 的黑色素瘤患者，该研究推荐"窄"的切缘（1cm）——至肌筋膜平面就足够了。

在 WHO 的临床试验中，有 245 名患者的肿瘤厚度在 1.1~2.0mm。尽管不同切缘的两组的无病生存期和总生存期无明显差别，但是"窄"切缘组的局部复发率为 3.3%。这项研究的结论促使了另一项前瞻性随机临床试验的开始：共有 740 名中等厚度的黑色素瘤患者入组（厚度在 1~4mm），患者接受了扩大局部切除术，两组的

切缘分别为 2cm 和 4cm[90]。局部复发率和 10 年生存率无明显差别。因此，对于 1.1~4.0mm 厚度的黑色素瘤，2cm 的手术切缘就足够了。

最近由英国黑色素瘤研究组开展的一项前瞻性临床试验，将 900 名肿瘤厚度在 2mm 以上的局限性皮肤黑色素瘤患者随机分为 1cm 切缘组和 3cm 切缘组[91]。两组之间的局部复发率、区域复发率、远处复发率没有统计学差异。两组的总死亡率也完全相同。但是，当所有复发类型（局部复发、移行转移、淋巴转移）合并在一起分析，1cm 切缘组的复发率高于 3cm 切缘组，且有统计学差异。这是比较肿瘤切缘的临床试验中第一项肿瘤复发结果有统计学差异的研究。但是在实践中，大多数人争论的热点是比较 1cm 切缘与 2cm 切缘是否有结果的差异[92]。

目前为止，还没有前瞻性随机临床试验探讨厚度 > 4mm 的黑色素瘤手术切缘的问题。一项纳入了 278 名厚度较大的黑色素瘤患者的回顾性研究发现，手术切缘 > 2cm 相比于手术切缘 2cm，其局部复发率、无病生存率、总生存率无明显差异[92]。这项研究中 16% 的肿瘤原发部位为头颈部。

黑色素瘤切除的主要目的是消除局部复发。窄切缘切除的局部复发率实际上已经很低；但是复发的后果却可能是致命的。据估计，理想切缘的 100% 达成将使黑色素瘤相关死亡率降低，并且使黑色素瘤患者的生命预期提高 0.4 年[18]。这个数字看起来不起眼，但是这意味着相比于接受 1cm 手术切缘局部切除却局部复发的患者，接受了更宽的手术切缘局部切除从而达到了无肿瘤复发的患者，其寿命预期将提高 11 年。

目前的指南对手术切缘的推荐是基于原发肿瘤的厚度（表 9-4）。临床切缘不同于组织学切缘。需要注意的是，指南起到一个参考的作用；每一例黑色素瘤患者都应该个体化治疗。切除的深度包括全厚皮肤和皮下组织。只有在肿瘤直接侵犯或者之前的活检破坏了外科学平面的情况下，才需要同时切除筋膜、软骨膜和骨膜[93]。

LMM 的治疗需要特别注意，因为这种疾病有一定的比例存在广泛的亚临床转移，从而常

常导致切缘阳性[94]。Johnson 等[95] 和 Anderson 等[96] 报道了对 LM 和 LMM 的治疗应采用"立方形"切除的方式。这种治疗方式要求周围切缘的完全切除，每一张连续组织学切片都要 100% 地保证周围正常组织完全包绕肿瘤。

表 9–4　原发皮肤黑色素瘤的推荐手术切缘

肿瘤厚度 (mm)	手术切缘 (cm)
原位	0.5
< 1.0	1.0
1.01~2.0	1.0~2.0
> 2.0	2.0

（二）缝合和重建

合理设计术式，大多数的术区可以直接缝合关闭。较大的缺损可能需要中厚皮片、全厚皮片、局部推进皮瓣、区域皮瓣、游离皮瓣的重建。重建的方法选择主要由解剖位置、皮肤颜色和质地、缺损深度，以及患者和医生的喜好所决定。一开始外科医生不喜欢对手术部位进行移植重建，原因是担心无法监测手术区域，导致复发诊断延迟。尽管如此，关闭术腔的方法选择与生存期无明显关系[97]。一旦手术中证实切缘阴性，应鼓励外科医生用尽一切办法，关闭手术所致缺损，达到最好的美容效果。

七、区域淋巴转移的手术治疗

（一）治疗性淋巴结清扫术

头颈部皮肤黑色素瘤转移最常见的部位是颈部和腮腺淋巴引流区域[8, 98, 99]。对于区域性转移的治疗，最主要的仍然是治疗性淋巴结清扫术——包括相应的淋巴引流区域，以及位于原发肿瘤和转移区域之间全部的淋巴管。原发肿瘤的位置决定了应选择哪种淋巴结清扫术的类型及是否需要行腮腺浅叶切除。通过外耳道做一假想的冠状面，原发肿瘤位于该冠状面前方的黑色素瘤，如起源于前外侧头皮、颞部、前额外侧、颊部外侧、耳部等处，其淋巴引流是通过腮腺淋巴引流区域至颈内静脉淋巴结链[100]。因此，对于这部分

肿瘤，还需要同时进行腮腺浅叶切除和改良根治性颈清扫术。如果没有肉眼可见的肿瘤侵犯，也没有之前进行过手术切除或开放活检导致的破坏，那么应该保留脊副神经、颈内静脉和胸锁乳突肌。如果黑色素瘤起源于更低的位置，例如颏部或颈部，那么不需要进行腮腺浅叶切除。位于假想冠状面后方的黑色素瘤，如起源于头皮和枕部，淋巴引流至耳后、枕下、后三角淋巴结，这些淋巴引流区域不在常规的改良根治性颈清扫范围内，需要进行后侧颈清扫（Ⅱ~Ⅴ区）[101]。

（二）前哨淋巴结活检

多个前瞻性的随机临床试验证实，对于临床上颈部 N_0 的黑色素瘤患者进行选择性淋巴结清扫，不能使患者获益[97, 102–104]。因此，已经不推荐对黑色素瘤常规进行选择性淋巴结清扫，而是采用前哨淋巴结活检。它有助于对患者进行更准确的分期，判断是否有区域性转移，是一种微创、经济、有效的技术方法[105]。

淋巴结有无转移是黑色素瘤患者最重要的预后因素[5]。10%~20% 的黑色素瘤患者有隐匿性的显微镜下淋巴结转移，这部分患者的 Breslow 深度也更深，需要进行治疗性淋巴结清扫术。为了将这部分需要进行根治性淋巴结清扫的患者与其余 80% 没有区域性转移的患者区分开，Morton 等对躯干和四肢皮肤黑色素瘤进行了研究，提出了前哨淋巴结活检的理念[106]。他们发现，前哨淋巴结是否有转移，可以很准确地反映整个淋巴引流区域是否有转移。因此前哨淋巴结活检被认为是对于区域性转移期最好的分期技术手段，与其他技术手段相比敏感性和特异性最高，被 AJCC 黑色素瘤分期委员会推荐用于 T_2~T_4 和部分 T_{1b} 的黑色素瘤患者。

前哨淋巴结活检的指征见框 9–4。在一项使用了 910 名黑色素瘤患者数据的多因素分析模型中，笔者发现前哨淋巴结转移与更深的 Breslow 深度、患者年龄更小、更高的有丝分裂率、脉管侵犯、原发肿瘤位于躯干或下肢有关[107]。患者有远处转移不是一定要做前哨淋巴结活检；因为这部分患者可能之前接受了淋巴引流区域的手术切

除，或者原发灶切除的手术切缘较宽，导致前哨淋巴结活检的准确性下降[62]。

如果前哨淋巴结阳性，应在2周内行根治性淋巴结清扫术。如果前哨淋巴结阴性，可随访观察。Morton等提出来的传统前哨淋巴结活检技术，现在已经发展到淋巴闪烁显像术[108]。在手术前2～4h，在原发肿瘤的四周进行放射性胶质的皮内注射。然后进行淋巴闪烁显像，根据核素扫描的强度可以得出引流区可疑淋巴结的数目、位置等信息。对于位于中线的头颈部黑色素瘤，前哨淋巴结活检更有帮助，因为这种情况下更容易有双侧淋巴结转移。使用单光子发射计算机断层显像（single-photon emission computed tomography，SPECT）更有助于黑色素瘤，特别是头颈部黑色素瘤的前哨淋巴结的确定（图9-2）。Stoffels等比较了SPECT和标准的淋巴闪烁显像技术检测前哨淋巴结的效果和对无疾病生存率的影响[109]。SPECT效果更好，可以发现的阳性前哨淋巴结数目更多，而且该组的无疾病生存率更高。该结果在原发于头颈部的黑色素瘤中更显著。

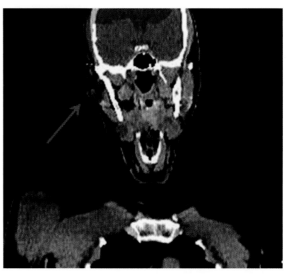

▲ 图9-2 术前的 SPECT 图像，该黑色素瘤原发病灶位于枕部中线；箭头指向为一个右侧腮腺内的前哨淋巴结；与传统的淋巴闪烁显像相比，SPECT 具有可以显示前哨淋巴结解剖位置的优势

框9-4 黑色素瘤前哨淋巴结活检的指征
深度 =1mm
深度＜1mm，同时伴有以下情况之一。
• 溃疡
• 广泛退化至1.0mm
• 年龄小
• 有丝分裂率≥1/mm²
• 脉管侵犯
• 深部切缘阳性

麻醉开始后，立即使用活性蓝染料（例如亚甲蓝）进行术中淋巴管绘图。在黑色素瘤原发灶周围的皮内层注射大约1ml染料。在头颈部，原发肿瘤和淋巴引流区位置接近。因此，首先进行广泛性局部切除，从而减少放射性"通透闪亮（shine-through）"，否则会导致术中γ探针失效，难以确定前哨淋巴结的位置（图9-3）。

进行原发灶的广泛性局部切除后，使用手持式γ探针，根据是否有放射性增强，评估引流区淋巴结有无转移（图9-4）。根据定义，如果一

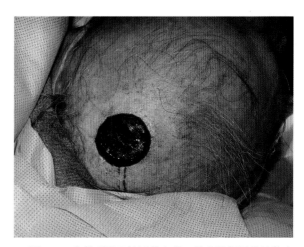

▲ 图9-3 在前哨淋巴结活检之前，首先进行原发灶的广泛性局部切除；否则，由于头颈部黑色素瘤的原发灶和淋巴引流区域位置接近，会造成明显的放射性"通透闪亮"，造成前哨淋巴结位置难以确定

个淋巴结的放射强度显示出超过体外放射强度最高的淋巴结的10%，那么这个淋巴结即认为是前哨淋巴结，应该被切除[110]。笔者赞同10%这一标准，因为他们的数据发现许多使用放射性胶体确定前哨淋巴结的外科医师，经常在只发现一个放射性最强的淋巴结后，或者当放射强度降低至放射强度最高淋巴结的1/3～1/2时，就结束前哨淋巴结的寻找，造成了很高的假阴性率。前哨淋巴结的切除应采用1～3cm长度的手术切

口，对于位于腮腺区的前哨淋巴结，推荐使用耳前切口，并使用面神经监测。前哨淋巴结应联合采用 γ 探针和可视性蓝色染料以确定（图 9-4）。每个前哨淋巴结都应该单独从周围组织中切除（图 9-5）。

病理学家在前哨淋巴结活检中起着极其重要的作用。检测出隐匿性的淋巴结转移可能会非常困难，需要有经验的皮肤病理学家进行仔细的操作（包括连续切片、免疫组化染色等）、严格的分析。Wagner 等报道了黑色素瘤转移的前哨淋巴结的平均体积，仅仅为 4.7mm^3[111]。Joseph 等报道使用标准的 HE 染色，只能确定出 73% 的转移性前哨淋巴结[111a]。在笔者的研究中，先使用 HE 染色，97 枚阳性淋巴结中有 20 枚是阴性的[112]。这提示，为了更准确地诊断出隐匿性转移淋巴结，使用免疫组织化学技术是非常重要的。

冰冻切片对于黑色素瘤的诊断可靠性较低。假阴性率在 5%～10%，因此不推荐使用冰冻切片[113]。因此，所有前哨淋巴结活检都应该单独制成永久性切片，进行病理学检查。前哨淋巴结活检的病理学分析比淋巴清扫的样本更加完全、彻底、实用；因为病理学家需要分析的淋巴结数目更少，可以更加仔细、全面地分析[114]。分析方法包括连续切片（5μm 厚度的切片）和 HE 染色。对于 HE 染色阴性的前哨淋巴结，应使用免疫组化技

术检测 S-100 和 melan-A（MART-1）。笔者的研究中纳入了来自 72 个患者的 99 枚阳性前哨淋巴结。S-100、melan-A 和 HMB-45 的敏感性分别为 97%、96% 和 75%。HMB-45 只能染色一小部分细胞（25%～75%），而且强度更弱。因此，笔者已经不再常规检测 HMB-45。一旦前哨淋巴结为阳性，患者将在 2 周内再次接受根治性淋巴清扫术。如果前哨淋巴结为阴性，则进行临床随访。

一个有经验的核医学团队也是十分必需的，因为放射性示踪剂的不合理使用会导致"通透闪亮"。与核医学团队保持密切的交流是十分必要的，因为一方面要保证淋巴荧光成像解读的准确，另一方面也要确保病变被合理地绘图定位（黑色素瘤患者常因为多处色素性病变来就诊）。

最后，外科医师的经验和技术也是非常重要的。Morton 等之前建议一个 30 例的学习曲线。但是，他们的国际多中心选择性淋巴清扫试验组发现，30 例的学习曲线仍然太浮浅。实验组最大的 10 个中心的数据表明，学习曲线前 25 例有 10.3% 的区域复发[113]。之后的第 26～50 例的假阴性率降至 5.2%。因此，他们现在得出结论，为了达到至少 95% 的准确率，前哨淋巴结活检需要 55 例的学习曲线。

前哨淋巴结活检对于躯干和四肢的皮肤黑色素瘤的评估至关重要，但应用于头颈部的黑色素瘤仍存在一些问题[105]。由于头颈部淋巴系统的复

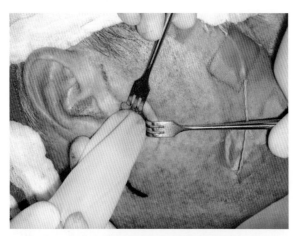

▲ 图 9-4 每个前哨淋巴结都应该联合采用检测 ^{99m}Tc 放射强度的 γ 探针和可视性的蓝色染料来确定

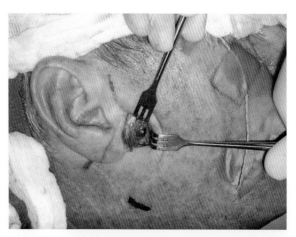

▲ 图 9-5 右腮腺内前哨淋巴结，与图 9-2 的 SPECT 图像相对应
注意在腮腺淋巴引流区行前哨淋巴结活检时面神经监测的应用

杂性，有人对前哨淋巴结活检能否准确反映整个淋巴引流区域的状况提出疑虑。颈部淋巴系统交互成网状，其复杂性首先由 O'Brien 等提出，他们在 97 名头颈部皮肤黑色素瘤患者的研究中发现，有 34% 的患者存在淋巴引流临床预测和淋巴荧光显像的不一致[115]。另外，在头颈部区域，前哨淋巴结活检还受到技术困难的制约，以及周围重要结构（如大血管、面神经、脊副神经等）损伤的风险[116]。

密歇根大学的一项研究对 353 例头颈部黑色素瘤患者进行了分期，认为头颈部解剖的复杂性并不排斥前哨淋巴结活检的应用[117]。352 例（99.7%）的患者成功确定了前哨淋巴结，并且没有患者发生面神经、脑神经、大血管的损伤。其中 69 例（19.6%）患者的前哨淋巴结活检为阳性。19.6% 的阳性率同其他解剖部位（例如躯干和四肢）的黑色素瘤的前哨淋巴结活检阳性率类似[102, 118]。这些前哨淋巴结活检阳性的患者中，68 例接受了进一步的淋巴清扫，17 例（25%）发现还有其他阳性淋巴结。而 283 例前哨淋巴结阴性的患者中，44 例（15.5%）出现了复发，其中 12 例为区域复发，假阴性率为 14.8%［12 例假阴性 /（12 例假阴性 +69 例真阳性）］，阴性预测值为 95.8%。还有其他头颈部黑色素瘤的前哨淋巴结活检的研究也取得了类似的成功[119, 120]，因此，该技术也成功地应用于头颈部黑色素瘤的诊治中[13]。

25%～30% 的头颈部皮肤黑色素瘤淋巴引流至腮腺床[115, 121]。前哨淋巴结活检有导致面神经损伤的风险，因此一些外科医师建议采用腮腺浅叶切除来取代前哨淋巴结的绘图定位[116]。笔者回顾性分析发现，30 例引流至腮腺区的患者中的 28 例（93.3%）成功地应用前哨淋巴结活检确定了分期[121]。一例患者因为前哨淋巴结位于面神经深面而接受了腮腺浅叶切除；另一例患者则是因为周围腮腺组织明显出血，面神经损伤风险高，也接受了腮腺浅叶切除。28 例患者中确定了 39 枚前哨淋巴结并成功地切除，没有患者发生面神经损伤。在腮腺床进行前哨淋巴结活检时，持续进行面神经监测是有帮助的。

有人担心前哨淋巴结活检会导致炎症和纤维化，如果前哨淋巴结阳性，再次手术会增加面神经损伤的风险[116]。笔者的经验是，所有腮腺区前哨淋巴结阳性的患者接受腮腺浅叶切除，并没有增加面神经损伤的风险。这证明对腮腺床的前哨淋巴结活检是安全的、可靠的，与其他一些报道结果一致（图 9-5）[122, 123]。

美国临床肿瘤协会和肿瘤外科协会最近对黑色素瘤的前哨淋巴结活检的应用进行了临床指南的更新[124]。指南推荐对任何原发位置的中等厚度的黑色素瘤（Breslow 深度在 1～4mm）患者进行前哨淋巴结活检，具体见框 9-4。对于厚度大的黑色素瘤（Breslow 深度 > 4mm）[125, 126]，以及一些厚度小的但同时伴有溃疡、年龄小、脉管侵犯、刮除活检有阳性深部切缘、高有丝分裂率等高风险特征的黑色素瘤（Breslow 深度 < 1.0mm 但通常 ≥ 0.75mm）[127]，也是进行前哨淋巴结活检的指征。

前哨淋巴结活检反映区域淋巴引流的状况，因此可提供重要的预后信息[113, 128, 129]。准确的分期为治疗方法的选择提供基础，而前哨淋巴结活检是评估患者是否存在隐匿淋巴结转移的最敏感、最特异的方法。如果前哨淋巴结活检为阴性，那么其远处转移的概率就很低了。MSLT-Ⅰ临床试验的结果也支持前哨淋巴结活检的应用。对于中等厚度的黑色素瘤患者，前哨淋巴结活检＋立即治疗性淋巴清扫一组比延迟进行淋巴清扫的一组有更少的阳性淋巴结数目（前哨淋巴结活检组 1.4 ± 0.9 vs. 观察组 3.2 ± 3.9，P=0.0001）、更低的并发症发生率和更短的住院时间。尽管 MSLT-Ⅰ没有证实前哨淋巴结活检在总生存率上的优势，但对于中至高等厚度的黑色素瘤患者，前哨淋巴结活检提高了无疾病生存率（中等厚度黑色素瘤 P=0.0074，高等厚度的黑色素瘤 P=0.0358）[130]。

（三）未来的前哨淋巴结活检的研究

前哨淋巴结活检的研究在未来是十分有前途的。最近有研究关注于原发病灶和前哨淋巴结的标志物，这对于具有前哨淋巴结以外的淋巴结的肿瘤有预测作用[131-133]。即使前哨淋巴结活检为阳性，但前哨淋巴结以外的淋巴结的标志物为阴性，那么这些患者可以不做治疗性淋巴清扫术。但是目前还不能确定 100% 准确的标志物。因此，目前正在进行的 MSLT-Ⅱ 试验旨在探索前哨淋巴结活检阳性的患者接受治疗性淋巴清扫术的指征 [113]。该试验的结果将回答前哨淋巴结活检阳性立即进行治疗性淋巴清扫与活检术后使用超声检查密切随访淋巴引流区相比，哪种选择能使患者受益。但是在结果出来之前，前哨淋巴结阳性的患者应接受治疗性淋巴清扫术，仍是目前的标准治疗策略 [62, 124, 134]。

黑色素瘤的分子分期也逐渐引起研究者的兴趣。使用 RT-PCR 对前哨淋巴结进行相关基因分析（如 MLANA、酪氨酸酶、小眼畸形相关转录因子、酪氨酸酶相关蛋白 2 等），被证明可以检测出一部分传统免疫组化计数无法发现的隐匿性淋巴结转移 [135-137]。在一项研究中，162 名患者中的 49 例（30%）免疫组化结果为阴性，但通过 RT-PCR 技术发现每名患者都有至少一项的黑色素瘤相关分子标志物为阳性 [138]。这部分患者的肿瘤复发率更高。目前，RT-PCR 缺乏特异性。高假阳性率可能是由于无法鉴别隐匿性良性痣的黑色素瘤细胞导致。随着研究的不断进展，未来的分子分期将有助于鉴别出容易发生淋巴转移或远处转移的黑色素瘤患者，即便原发灶的厚度很小。这些信息会改变这些高危患者的治疗方式（如辅助治疗、更密切的随访等）[56]。

（四）远处转移的手术治疗策略

Ⅳ 期黑色素瘤患者的预后极差。对于扩散的肿瘤，手术治疗的作用有限。对于有脑部、肺部、胃肠道、皮下软组织、远处淋巴结转移的患者，手术治疗作为一种姑息性治疗，有一定的作用 [139]；但是能否成功，很大程度上取决于能否筛选出适合手术的患者。如果患者特定的症状很确切地是由转移病灶引起，那么考虑手术治疗。另外，还需要考虑手术的并发症、期望生存质量、期望生存期，以及最重要的因素——患者的意愿 [140]。非常重要的一点，患者和家属必须明白手术是姑息性的。

目前已经确定了一些黑色素瘤 Ⅳ 期的预后相关标志物 [140, 141]。这些标志物已经在 AJCC 分期系统中有所反映 [77]，在手术切除远处转移的肿瘤时应参考这些标志物。只有一处或两处孤立性转移病灶的患者比已经广泛转移的患者有更好的预后。如果在接受第一次治疗后很快有远处转移（特别是一年内），这些患者的预后很差，即便已经完全切除了远处转移病灶 [140]。另外，病灶转移发生的位置也很重要。转移灶位于非内脏组织（如远处皮下组织、远处淋巴结）且 LDH 水平正常的患者预后稍好，如果有内脏器官发生转移或者血清 LDH 水平升高，预后差。在发生内脏器官转移的情况中，发生肺转移的患者预后较其他内脏器官转移的患者稍好。

八、放疗

传统上黑色素瘤属于放射不敏感肿瘤 [7, 142]。尽管辅助放疗被认为对生存期没有影响 [143]，但是临床试验支持对于局部复发或区域复发高危的头颈部皮肤黑色素瘤患者，使用低剂量分割放疗作为辅助治疗的手段 [144-146]。这一结论非常重要，因为复发会导致疼痛、伤口溃烂、影响美观等，严重影响患者的生活质量 [147, 148]。

最近一项随机对照试验对接受手术治疗的、复发高危的黑色素瘤患者，比较了辅助放疗和随访观察两种治疗策略，发现接受辅助放疗的患者复发率降低（放疗组 20 例复发 vs. 观察组 34 例复发，$P=0.041$）[149]。但是两组之间的无复发生存率和总生存率没有统计学差异。淋巴结包膜外侵犯的程度（无 vs. 局限 vs. 广泛）是决定区域复发的独立预后因素，而同时有淋巴结包膜外侵犯和多个转移淋巴结的患者预后很差。放疗组的患者有一部分发生不良反应，但尚缺乏远期的资料。因此，对于复发高危的患者，可以考虑放疗以延缓区域复发的发生。

在一些非常少见的情况下，放疗可用于无手术指征的、年老的 LM 或 LMM 患者 [150]。对于 Ⅳ 期患者（特别是脑或骨转移、脊柱受压、孤立性的引起症状的内脏器官转移患者），放疗可以作为一种姑息性的治疗方式。

九、化疗

黑色素瘤是一种相对来说化疗抵抗的肿瘤[151, 152]。一小部分患者可能会因化疗受益。但是，目前还没有能够提高生存期的化疗策略。化疗在黑色素瘤治疗中扮演的角色，仅仅局限为作为Ⅳ期患者的姑息性治疗。

达卡巴嗪（Dacarbazine）是目前唯一被批准用于Ⅳ期黑色素瘤治疗的化疗药品。其反应率为10%～20%[7, 153-156]。尽管对各种化疗策略做出了大量研究，但是最近20年没有很明显的突破性进展[151]。总体来说，使用达卡巴嗪后完全缓解的患者比例不超过5%。

十、免疫治疗

免疫治疗分为两种：①特异性免疫治疗药剂，上调了患者肿瘤或已知黑色素瘤抗原特异性的抗体和细胞毒性T细胞免疫反应；大多数黑色素瘤疫苗属于这一类。②非特异性免疫治疗药剂，例如干扰素、白介素、微生物产物等，不作用于黑色素瘤肿瘤抗原，直接刺激宿主的免疫系统。这两种药剂常常一起使用，以增强免疫能力[157, 158]。

（一）干扰素

尽管涉及辅助治疗药剂的临床试验有很多，干扰素α-2b（INF α-2b）仍然是唯一被美国FDA批准的用于Ⅲ期黑色素瘤辅助治疗的药剂[159]。它作为一种生物反应调节剂，其发挥作用的机制包括直接的抗增殖效应、通过增强NK细胞刺激免疫系统、增加黑色素瘤细胞的组织相容性抗原表达、增强巨噬细胞的吞噬活性、增强T细胞介导的细胞毒性[94, 160]。

ECOG正在进行3项涉及INF α-2b的大型临床试验[161-163]。ECOG试验E1684是第一个证实INF α-2b有效的研究[161]。该研究的治疗策略是每周5d、一共4周静脉注射大剂量INF α-2b $[2×10^7U/(m^2·d)]$；随后是每周3d、一共48周皮下注射维持剂量 $[1×10^7U/(m^2·d)]$。正是由于该试验的结果，FDA批准了INF α-2b作为黑色素瘤的辅助治疗。尽管临床试验E1690没有能够证实大剂量INF α-2b的有效性[162]，但该试验有一定缺陷：入组的患者没有进行病理淋巴分期，而且也没有根据是否有溃疡进行分层[19]。第三项临床试验ECOG1694，是这三项中样本量最大、也是最晚开展的，也证实大剂量INF α-2b的有效性[163]。相比于应用神经节苷脂GMK疫苗的治疗组，应用大剂量INF α-2b的对照组的无复发生存率和总生存率更高；其差异十分显著，导致了数据安全监视委员会提前终止了该试验。大型的临床试验和相关的分析证实INF α-2b的应用可以提高无复发生存率，但对总生存率没有明显影响[159, 164, 165]。

通过密切随访、剂量调整和药理学干预，大多数的黑色素瘤患者都可以承受1年的INF α-2b的治疗[158, 159, 162, 163]。几乎所有患者都在治疗过程中有类似感冒的症状（发热、寒战、全身不适等）。20%～30%的患者会有严重的、无法忍受的慢性乏力，另外有2%～10%的患者有神经或精神方面的不良反应（包括抑郁、焦虑、自杀倾向、认知困难等）。若出现骨髓抑制、甲状腺功能异常、肝酶升高等需密切监视。禁忌证包括有心肌梗死或心律失常的病史、肝脏疾病、中枢神经系内脏统疾病、严重的精神疾病等[15]。出现以上不良反应的患者，大约50%需要减少药物剂量或者推迟使用。即便出现了不良反应，大多数的黑色素瘤患者因为INF α-2b可能带来的益处，也仍然会继续使用[166]。

由于INF α-2b有以上提到的不良反应，有人开始将关注点投向了聚乙二醇化INF α-2b。诱导治疗的方案为皮下注射每周6μg/kg，持续8周；然后为维持剂量每周3μg/kg，最长可使用5年。2011年FDA批准了聚乙二醇化INF α-2b用于治疗Ⅲ期黑色素瘤。Ⅲ期临床试验EORTC（European Organization for Research and Treatment of Cancer，欧洲癌症研究和治疗组织）18991比较了聚乙二醇化INF α-2b和观察两种治疗方式，发现聚乙二醇化INF α-2b提高了无复发生存率，但对总生存率没有影响。显微镜下淋巴转移和原发灶有溃疡的患者获益更多[167]。

（二）白介素 -2 和其他细胞因子

白介素 -2（IL-2）是另外一种常用的Ⅳ期黑色素瘤的免疫治疗药物。不同于干扰素，IL-2 没有直接的抗肿瘤效应和体外活性[94]。但是在体内，IL-2 通过活化 NK 细胞、单核细胞、细胞毒性 T 细胞、辅助 T 细胞等效应细胞，刺激宿主的免疫系统。它还可以诱导细胞因子（如 IFN-γ、TNF-α 等）[94, 156]。

Rosenberg 及美国国家癌症研究所外科组成功地使用大剂量 IL-2 治疗了 134 例黑色素瘤患者[168]。总反应率为 17%：10% 为部分缓解，7% 为完全退缩。这部分患者的获益时间为 2～8 年。

IL-2 的不良反应是明显的，有时是致命的。急性毒性包括心肌梗死、心律失常、呼吸窘迫、低血压、毛细血管渗漏综合征、肾毒性、肝毒性和脓毒症[156, 168]。其他毒性包括贫血、血小板减少、恶心、呕吐、腹泻、骨痛、关节痛、皮肤红疹和瘙痒等。只有一般情况良好、心肺功能佳的患者才被允许进入包含 IL-2 的临床试验。

通过改变 IL-2 的使用时间表和剂量，或者联合其他治疗药剂（例如淋巴因子活化杀伤细胞）等，并没有增加益处[156, 157]。除了 IL-2，其他细胞因子也被单独或联合各种化疗药物使用，包括白介素 -1、4、6 和 TNF-α[156]，但都没有明显治疗效果。

（三）新型治疗

2011 年 3 月 FDA 批准了伊匹单抗（Ipilimumab，中译名又为易普利姆玛）治疗Ⅳ期黑色素瘤。这是一种靶向作用于细胞毒性 T 细胞相关抗原 4（CTLA-4）的单克隆抗体。CTLA-4 通过与抗原呈递细胞结合，负调节 T 细胞活性[156, 169, 170]。伊匹单抗干扰了这种负调节信号，从而使 T 细胞活性增强。伊匹单抗的用法为每周静脉注射 3mg/kg，持续 4 个周期。60% 的患者会有免疫相关不良反应，最常见的是腹泻，其次是黏膜炎。

在一项比较伊匹单抗、gp100 肽疫苗、伊匹单抗 + gp100 肽疫苗治疗Ⅳ期黑色素瘤的随机对照试验中，伊匹单抗组的总反应率为 10.9%[171]。随后又研究了伊匹单抗、达卡巴嗪、伊匹单抗 + 达卡巴嗪的治疗效果，其中伊匹单抗 + 达卡巴嗪组提高的中位总生存期为 11.2 个月，而达卡巴嗪组为 9.1 个月[172]。这是第一种能够改善Ⅳ期黑色素瘤总生存率的药物。但是，可能需要数月才能判断伊匹单抗是否有效果。只有 20% 的患者有效果，但这部分患者对药物反应的有效时间很长。

对于 BRAF 基因有激活性 V600E 突变（编码丝氨酸 / 苏氨酸激酶）的Ⅳ期黑色素瘤患者，FDA 批准使用维莫非尼（Vemurafenib）[173]。大约 40% 的黑色素瘤患者有这种突变[174]。一些临床试验显示，使用维莫非尼靶向抑制突变的 BRAF 基因，显示出快速的肿瘤退缩效应，中位总生存期提高大约 14 个月[156]。这种药物每天口服 2 次，数天或数周内就可知道是否有效。大约 50% 的患者的肿瘤体积减少至少 30%，中位反应时间为 1.45 个月；但患者可能会出现药物抵抗，中位反应时间小于 7 个月。常见的不良反应包括关节痛、皮肤鳞状细胞癌。

（四）未来的免疫治疗研究

最近几年，黑色素瘤的研究取得了明显的进展，2011 年用于治疗Ⅳ期黑色素瘤的两种药物获批，使研究进展达到了最高潮。对于新型治疗及已获批药物联合应用的研究仍在继续[156]，其中一个例子是使用小分子酪氨酸激酶抑制药治疗有 KIT 突变的黑色素瘤患者[175]。这项研究与头颈部黑色素瘤关系特别密切，因为 39% 的黏膜黑色素瘤有 KIT 原癌基因的突变或拷贝数的增加。考虑到黑色素瘤很高的异质性、治疗策略的多样性和高危患者有限的生存期，继续进行精确临床分期的多中心试验十分重要。

十一、随访和监视

黑色素瘤随访包括以下主要目标[176]：①局部、区域复发的早期发现；②第二原发肿瘤的早期发现；③对患者进行持续性的教育；④心理支持。每一次随访都应该询问有无新的皮肤病损发生，之前存在的皮肤病损有无改变，以及进行系统性的回顾评估是否有远处转移发生[51]。对皮肤和黏膜进行全面的检查是必需的，特别是对肿瘤原发灶和淋巴引流区进行重点检查。每一次随访都应该看成是再次教育患者了解 ABCDE 鉴别法的机会。另外，还应该让患者意识到每月进行一次自我检查的重要性。最后，还要对患者强调正确使用防晒霜，避免正午的日光照射，寻找遮阴处，穿保护服装等，以及注意使用人工日光浴的潜在风险。

推 荐 阅 读

Abbasi NR, Shaw HM, Rigel DS, et al: Early diagnosis of cutaneous melanoma: revisiting the ABCD criteria. *JAMA* 292 (22): 2771–2776, 2004.

Andtbacka RH, Gershenwald JE: Role of sentinel lymph node biopsy in patients with thin melanoma. *J Natl Compr Canc Netw* 7 (3): 308–317, 2009.

Balch CM, Gershenwald JE, Soong SJ, et al: Final version of 2009 AJCC melanoma staging and classification. *J Clin Oncol* 27 (36): 6199–6206, 2009.

Balch CM, Gershenwald JE, Soong SJ, et al: Multivariate analysis of prognostic factors among 2,313 patients with stage III melanoma: Comparison of nodal micrometastases versus macrometastases. *J Clin Oncol* 28 (14): 2452–2459, 2010.

Bichakjian CK, Halpern AC, Johnson TM, et al: Guidelines of care for the management of primary cutaneous melanoma. American Academy of Dermatology. *J Am Acad Dermatol* 65 (5): 1032–1047, 2011.

Erman AB, Collar RM, Griffith KA, et al: Sentinel lymph node biopsy is accurate and prognostic in head and neck melanoma. *Cancer* 118 (4): 1040–1047, 2012.

Faries MB, Thompson JF, Cochran A, et al: The impact on morbidity and length of stay of early versus delayed complete lymphadenectomy in melanoma: results of the Multicenter Selective Lymphadenectomy Trial (I). *Ann Surg Oncol* 17 (12): 3324–3329, 2010.

Fox MC, Lao CD, Schwartz JL, et al: Management options for metastatic melanoma in the era of novel therapies: a primer for the practicing dermatologist: part I: Management of stage III disease. *J Am Acad Dermatol* 68 (1): 1, 2013.

Fox MC, Lao CD, Schwartz JL, et al: Management options for metastatic melanoma in the era of novel therapies: a primer for the practicing dermatologist: part II: Management of stage IV disease. *J Am Acad Dermatol* 68 (1): 13, 2013.

Gajdos C, Griffith KA, Wong SL, et al: Is there a benefit to sentinel lymph node biopsy in patients with T_4 melanoma? *Cancer* 115 (24): 5752–5760, 2009.

Karimipour DJ, Schwartz JL, Wang TS, et al: Microstaging accuracy after subtotal incisional biopsy of cutaneous melanoma. *J Am Acad Dermatol* 52 (5): 798–802, 2005.

Morton DL, Thompson JF, Cochran AJ, et al: Sentinel-node biopsy or nodal observation in melanoma. *N Engl J Med* 355 (13): 1307–1317, 2006.

National Comprehensive Cancer Network: Clinical practice guidelines in oncology, melanoma. Available at www.nccn.org.

Paek SC, Griffith KA, Johnson TM, et al: The impact of factors beyond Breslow depth on predicting sentinel lymph node positivity in melanoma. *Cancer* 109 (1): 100–108, 2007.

Rondelli F, Vedovati MC, Becattini C, et al: Prognostic role of sentinel node biopsy in patients with thick melanoma: a meta-analysis. *J Eur Acad Dermatol Venereol* 26 (5): 560–565, 2012.

Sabel MS, Wong SL: Review of evidence-based support for pretreatment imaging in melanoma. *J Natl Compr Canc Netw* 7 (3): 281–289, 2009.

Schmalbach CE, Nussenbaum B, Rees RS, et al: Reliability of sentinel lymph node mapping with biopsy for head and neck cutaneous melanoma. *Arch Otolaryngol Head Neck Surg* 129 (1): 61–65, 2003.

Schmalbach CE, Johnson TM, Bradford CR: The management of head and neck melanoma. *Curr Probl Surg* 43 (11): 781–835, 2006.

Schwartz JL, Wang TS, Hamilton TA, et al: Thin primary cutaneous melanomas: associated detection patterns, lesion characteristics, and patient characteristics. *Cancer* 95 (7): 1562–1568, 2002.

Sondak VK, Taylor JM, Sabel MS, et al: Mitotic rate and younger age are predictors of sentinel lymph node positivity: lessons learned from the generation of a probabilistic model. *Ann Surg Oncol* 11 (3): 247–258, 2004.

Stoffels I, Boy C, Pöppel T, et al: Association between sentinel lymph node excision with or without preoperative SPECT/CT and metastatic node detection and disease-free survival in melanoma. *JAMA* 308 (10): 1007–1014, 2012.

Thompson JF, Soong SJ, Balch CM, et al: Prognostic significance of mitotic rate in localized primary cutaneous melanoma: an analysis of patients in the multi-institutional American Joint Committee on Cancer Melanoma Staging Database. *J Clin Oncol* 29 (16): 2199–2205, 2011.

Wong SL, Balch CM, Hurley P, et al: Sentinel lymph node biopsy for melanoma: American Society of Clinical Oncology and Society of Surgical Oncology Joint Clinical Practice Guideline. *J Clin Oncol* 30 (23): 2912–2918, 2012.

Cummings
Otolaryngology Head and Neck Surgery (6th Edition)
Cummings
耳鼻咽喉头颈外科学（原书第 6 版）
Volume IV: Head and Neck Surgery and Oncology
第四分册：头颈外科学与肿瘤学

第二篇

唾 液 腺

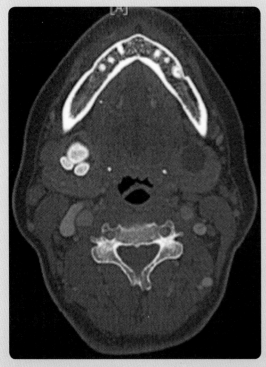

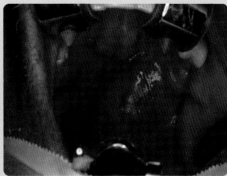

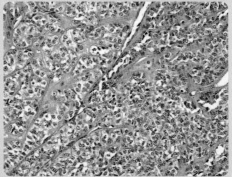

第10章

唾液腺生理学
Physiology of the Salivary Glands

Ravindhra G. Elluru　著

周　超　译

要点

1. 目前对唾液腺生理学的认知主要来自于对动物唾液腺的研究。
2. 唾液是一种由三大唾液腺和众多小唾液腺分泌的复杂电解质和大分子构成的混合物。
3. 唾液腺的基本单元是腺泡、分泌管和集合管。
4. 唾液是在复杂神经和激素信号调控下由分泌细胞主动运输生成。
5. 大唾液腺的神经支配模式在不同物种、腺体及细胞之间有很大的区别。
6. 神经递质乙酰胆碱介导副交感神经系统的作用，而去甲肾上腺素则介导交感神经系统的作用。
7. 唾液分泌量变化很大，但在15岁后趋于稳定；这一点临床上应加以解释。
8. 唾液的分泌是由延髓唾液中心控制，由特定刺激，如味觉和嗅觉等引发。
9. 唾液在维持口腔卫生和稳态方面主要有以下五种功能：①润滑与保护；②缓冲与清洁；③维持牙齿完整性；④抑菌作用；⑤味觉和消化。
10. 口干是老年人常见的不适症状，一般认为是与年龄相关的唾液腺功能障碍有关。

纵观科学史，唾液腺一直是生物学上的一个热门话题，有关其功能机制的探索也促成了大量的研究工作。早在公元160年，Galen就描述了大、小唾液腺和它们各自的开口位置。1543年，Vesalius在一篇名为 De Humani Corporis Fabrica 的专著中发表了更详细的唾液腺解剖学描述。然而有趣的，在17世纪之前，唾液腺仅被当作排泄管，功能是从血液中排泄诸如"大脑的邪恶物质"的作用。幸运的是，通过Boredu、Ludwig、Langley、Haller、Heidenhain、Mueller、Baylis、Bernard和Pavlov等科学家的努力探索，这种偏见得以消除，唾液腺生理学得以进展[1]。新一代的学者出现及技术的进步使我们对正常唾液腺的功能机制、唾液腺的病理过程，以及恢复患者唾液腺稳态等方面有了新的认识。还有一点，我们目前对唾液腺生理学的研究主要来自动物唾液腺。

唾液是由三大唾液腺和众多小唾液腺分泌的含有电解质和大分子的混合物。大唾液腺包括腮腺、颌下腺和舌下腺；小唾液腺分布在唇、舌、腭和咽部的黏膜上。唾液的分泌受许多因素的调节，包括自主神经、体液因素和疾病状态。唾液具有许多重要的作用：①提供润滑有助于吞咽；②作为乳化剂，有助于酶的分解和食物的消化；③产生激素、激素类物质和其他代谢活性物质；④有助于内源性和外源性物质的分泌，如抗体，血型反应物，碘和病毒；⑤介导味觉；⑥对细菌病原体的防御功能。唾液体积很小，但会产生大量的唾液。人体唾液最大速率约为

1ml/（min·g）。唾液腺的新陈代谢和血流量也很高，这与唾液分泌量成正比。从这个角度来看，血液流向大唾液腺的血液流量大约比同等质量的主动收缩的骨骼肌血流量大 10 倍[2]。本章将详细讨论唾液腺的功能和生理学。

一、腮腺的分泌规则

（一）分泌单位的解剖

唾液腺的基本单元由腺泡、分泌管和集合管组成（图 10-1 A 和 B）。通常，腺泡和近端分泌管的区域称为分泌末端。闰管和纹管位于小叶内，排泄管穿行于小叶间汇聚成集合管。不同唾液腺分泌单位的结构关系和分泌能力差异很大。腮腺和颌下腺具有单个细长的大口径集合管，仅具有少量小叶间导管。这些小叶间导管依次连接到许多小叶内导管，每个导管都由数个腺泡分泌唾液。与腮腺和颌下腺相反，舌下腺的分泌物通过 10～12 个分离的集合管排出。小唾液腺，基本上由单个分泌单位的组成，分布在整个口腔黏膜下，集合管较短并且旋转扭曲[2]。

腺泡由锥体形腺泡细胞包绕形成腺腔（图 10-1A 和 B）。腺泡细胞高度极化，构成由两个不同的区域：基底域和顶域。这两个结构域在功能和空间上被紧密连接分隔，紧密连接在将相邻锥体细胞相连接。每个腺泡被一层肌上皮细胞包绕，而肌上皮细胞分隔于基膜之间。肌上皮细胞是长条形或星形的非分泌细胞，包绕腺泡和导管近端。肌上皮细胞具有三磷腺苷活性，内含肌动蛋白和肌球蛋白，具有收缩功能，可协助腺泡或导管排出分泌物。

腺泡可分为浆液性、黏液性或混合性（图 10-1）。浆液腺泡含有锥体状细胞，近腺泡腔细胞有圆形胞核。浆液细胞的胞质内含有大量的嗜碱性分泌颗粒，可排出至腺泡腔。颗粒的数量随分泌活性的变化而变化，在分泌后再逐步产生。黏液腺泡的腺腔比浆液腺泡的更大，环绕腺腔细胞的胞质更清晰，细胞核扁平，胞质内含丰富的黏原颗粒。混合腺泡由浆液细胞和黏液细胞组成；浆液细胞出现在腺泡基底部，而黏液细胞位于腺泡腔周围[6]。

腺泡和内衬单层立方形细胞的闰管相连（图 10-1A 和 B）。与腺泡相类似，在基底膜和闰管细胞之间有肌上皮细胞。纹管与闰管相延续，纹管的管壁排列着柱状细胞，其管腔面由微绒毛构成毛刷状边缘。纹管上皮细胞基底面，细胞膜向内折，形成朝向基底膜方向垂直皱褶，其间有纵行排列的线粒体。这种细胞的高能特性表明它们与离子和水的转运有关。与纹管相续的排泄管内衬两层上皮细胞，内层为扁平细胞，外层为柱状细胞[6, 7]。

（二）分泌过程

唾液是由电解质和大分子所组成的混合物。众所周知，唾液是在复杂的神经和激素信号的控

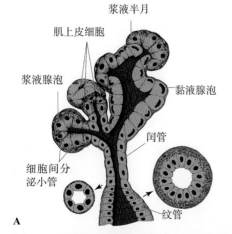
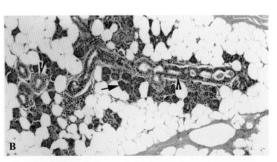

▲ 图 10-1　**A.** 正常分泌单位示意图；**B.** 正常唾液腺的组织学切片；低倍镜下导管和腺泡的正常外观（10×）

图 A 引自 Ganong WF: Review of medical physiology, New York, 1999, McGraw-Hill, p473.

表 10-1　各唾液腺的腺泡性质、唾液性质及其分泌量所占比

腺体	腺泡类型	唾液性质	全天未受刺激分泌百分比
腮腺	浆液性	水样	25%
下颌下腺	混合性	半黏液样	71%
舌下腺	黏液性	黏液样	3%～4%
小唾液腺	黏液性	黏液样	极少量

引自 Mandel ID: Sialochemistry in diseases and clinical situations affecting salivary glands. *Crit Rev Clin Lab Sci* 1980; 12: 321.

制下由分泌单元主动运输形成。分泌单元由两个解剖和功能上不同的区域组成：腺泡和分泌管。腺泡是所有液体和大部分（约 85%）外分泌蛋白的来源[7]。液体以等渗溶液的形式从周围血管床中摄取，并分泌到腺泡腔中，经导管进入口腔。与腺泡不同，导管细胞不透水，初级分泌物中的钠（Na^+）和氯化物（Cl^-）大部分在导管中被重吸收，并分泌少量的钾（K^+）和碳酸氢盐（HCO_3^-）至导管。此外，当唾液经过分泌管时，一部分蛋白质分泌至唾液中。当唾液进入口腔时，通常为低渗性溶液（约 25mEq/L NaCl）。唾液中的电解质组成受唾液流速的影响。唾液中钠和氯化物的重吸收与唾液流速直接相关，随着唾液流速的增加，电解质的重吸收减少，唾液浓度增加。钾的重吸收与流速无关[8, 9]。

1. 原发性唾液分泌机制

唾液腺中的液体运输是通过对盐梯度反应的渗透压驱动。盐梯度是由位于腺泡腔和基底膜上的离子传输系统产生。在对兔和大鼠唾液腺的研究基础上，提出了腺泡分泌的 3 种机制。这些机制（图 10-2）似乎可同时作用于同一个腺体、同一个腺泡中。这些机制可因物种、腺体类型、生理状态的不同而不同。

腺泡中的液体分泌是四种膜转运系统共同作用的结果：①位于腺泡细胞基底膜的 $Na^+/K^+/2Cl^-$ 共转运体；②基底膜钙激活钾通道；③钙定位于腺泡膜钙激活 Cl^- 通道；④基底膜中由腺苷三磷酸（ATP）酶驱动的 Na^+/K^+ 泵。在静息状态下，K^+ 和 Cl^- 均集中在电化学平衡上方的腺泡细胞中，前者通过 Na^+/K^+ ATP 酶，后者通过 $Na^+/K^+/2Cl^-$ 共转运[9, 10]。

在唾液分泌的第一种机制中（图 10-2A），自主神经系统的刺激导致细胞内 Ca^{2+} 浓度升高，导致基底外侧 Ca^{2+} 激活的 K^+ 通道和顶端活化的 Ca^{2+} 激活 Cl^- 通道。K^+ 和 Cl^- 的增加允许 KCl 流出细胞，这导致 Cl^- 离子的积累及其在腺泡腔中的相关负电荷。然后，由于电吸引，通过细胞之间的紧密连接移动至腺泡腔中，在间隙中的 Na^+ 跟随 Cl^-。由此产生的 NaCl 渗透梯度导致水从间质进入腺腔的跨上皮运动。在激动剂的持续作用下，由于 Cl^- 通过 $Na^+/K^+/2Cl^-$ 协同转运蛋白进入并通过顶端 Cl^- 通道离开，使氯离子净通量和伴随的液体分泌得以维持。当刺激去除时，细胞内钙浓度降至静止水平，K^+ 和 Cl^- 通道关闭，细胞返回其静止状态。为使该模型连续运行，必须满足质量和电荷平衡的约束。换句话说，在稳态中，离子传输必须不使质量和电荷不断地从电池中积累或耗尽。这些限制，以及已知的 $Na^+/K^+/2Cl^-$ 共转运体（$1Na^+ : K^+ : 2Cl^-$）和 Na^+/K^+ ATP 酶（$3Na^+ : 2K^+ : 1ATP$）的化学构型，每个循环测定离子的相对通量：每个 ATP 分子被 Na^+/K^+ ATP 酶水解后，6 个氯离子被从间质转移到腺泡腔[9]。

第二种机制（图 10-2B）与第一种类似，在该模型中，与 Na^+/H^+ 交换器并联的基底外侧 Cl^-/HCO_3^- 交换器取代了 $Na^+/K^+/2Cl^-$ 协同转运蛋白。由促分泌素诱导的 KCl 减少导致的细胞内氯化物浓度的降低导致 Cl^- 进入增加，从而通过 Cl^-/HCO_3^- 交换剂换取 HCO_3^-。由该碳酸氢盐损失导致的细胞质酸化由 Na^+/H^+ 交换剂缓冲，其使用由 Na^+/K^+ ATP 酶产生的细胞内外钠梯度来驱动质子离开细胞。最终结果是 NaCl 进入细胞以置换 H_2CO_3，然后通过碳酸酐酶水解后再作为 CO_2 再

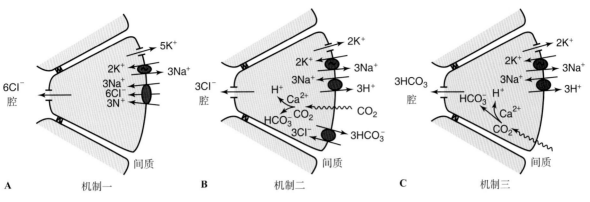

▲ 图 10-2　腺泡分泌三种机制的示意

引自 Turner RJ: Mechanisms of fluid secretion by salivary glands. *Ann N Y Acad Sci* 1993; 694: 24.

循环穿过基底外侧膜。在该模型中，每个水解的 ATP 分子，3 个氯离子从间质转移到腺泡腔。钠、水跟随氯离子从间质进入腺泡腔[9]。

与机制一和机制二以氯离子为分泌的阴离子不同，机制三（图 10-2C）涉及顶端碳酸氢盐分泌。在该模型中，二氧化碳穿过基底外侧膜进入腺泡细胞，并通过碳酸酐酶转化为 HCO_3^- 和 H^+。碳酸氢盐通过阴离子通道穿过顶端，可能与氯离子分泌有关的相同通道，并且蛋白质通过基底外侧 Na^+/H^+ 交换排出。在该模型中，每个水解的一个 ATP 分子会分泌 3 个 HCO_3^-。钠和水跟随分泌的碳酸氢根离子进入腺泡腔。

2. 原发性大分子分泌机制

唾液的蛋白质主要来源于腺泡和导管细胞的分泌颗粒。分泌蛋白通过胞吐至分泌单位的腔内，分泌颗粒与顶端质膜发生融合。膜融合是将粗面内质网合成的蛋白转运到细胞外环境的最后一步。根据 Palade[11] 提出的模型，分泌过程可分合成、分离、胞内转运、浓缩、胞内储存和排出六个步骤。

分泌蛋白的合成需要细胞摄取氨基酸，此过程通过细胞基底膜外表面的主动转运机制完成。将核糖核酸转移到粗面内质网（RER）的核糖体中，核糖体中 mRNA 被翻译成多肽。这些多肽从 RER 转运到高尔基体之前，经过一些翻译后修饰，并在 RER 的池腔内被分离。这种分离是一个不可逆步骤。多肽通过 ATP 依赖性机制转运至高尔基体。在高尔基体中，多肽经过进一步的翻译后修饰，例如末端糖基化，并被浓缩。在该步骤

中，将多肽表面形成包膜，其特征类似于质膜，形成分泌颗粒。在自主神经系统的刺激下，分泌颗粒通过胞吐作用将其内容物排出到腺腔中。分泌颗粒的膜与质膜融合，使分泌颗粒和胞外腔的含量保持连续性，同时维持细胞内与细胞外基质之间的扩散屏障。细胞回收顶端质膜的机制尚不完全清楚，但可能涉及内吞过程和内胞囊的选择性降解[12]。

3. 导管分泌机制

导管分泌不恒定。排泄管的微灌注研究证实导管细胞通过重吸收钠和氯化物，以及分泌钾和碳酸氢盐来产生最终的低渗溶液[13]。此外，导管细胞具有将一些蛋白质分泌到导管中的能力。当唾液流速较慢时，导管细胞可发生更多的离子转运，使得唾液成分改变更大。当流速高时，导管与唾液接触时间缩短，减少了导管细胞对唾液浓度的影响。这也有例外，流速增加也会刺激碳酸氢盐分泌增加[2, 6]。

4. 分泌的神经控制

一般而言，只有刺激自主神经系统或者类似自主神经系统刺激下，人体唾液分泌量才会显著增加[14]。交感神经和副交感神经均支配唾液腺，副交感神经占主导。尽管如此，交感、副交感神经可能对唾液腺功能具有协同作用。副交感神经刺激是唾液分泌的主要动力。此外，副交感神经也刺激一些胞吐作用、蛋白质分泌、肌上皮收缩和血管舒张。交感神经对唾液分泌的影响较小，其作用可能受副交感神经影响。另一方面，刺激交感神经可提高蛋白质分泌、肌上皮收缩和维持

血管张力。一般来说，刺激副交感唾液的分泌量大，蛋白质含量低，而刺激交感神经唾液分泌量少，但蛋白含量高 [2, 6, 12]。

大唾液腺的神经支配模式在物种、受试者和细胞类型之间差异较大。唾液腺分泌作用直接受大脑皮质控制，分泌初级中枢位于脑桥上涎核和延脑的下涎核；高级中枢位于下丘脑和大脑皮质。支配唾液腺的传入神经为鼓索、舌咽神经和迷走神经；支配唾液腺的传出神经为交感神经和副交感神经，其中副交感神经占主导作用。交感神经从胸部脊髓发出，在颈上神经节交换神经元后，发出节后纤维分布于腺体。副交感神经从舌咽神经至耳神经节，节后纤维经过耳颞神经布于腮腺；面神经的鼓索经舌神经至下颌下神经节，节后纤维至下颌下腺和舌下腺 [15]。肌上皮细胞同样由自主神经支配，集合管的神经支配较为稀疏。与其他器官系统如骨骼肌相比，其在轴突 – 效应器官界面处含有明确的神经元突触，分泌细胞具有交感、副交感的无髓纤维，位于效应细胞附近。这些轴突纤维可位于效应细胞的基底膜外部或内部 [16]。从轴突释放的神经递质可能通过扩散到达分泌细胞。这些神经递质，以及其他激素和调节分子，以复杂的方式影响唾液细胞的功能，目前关于这方面的研究较少。

神经递质和受体。细胞表面受体是细胞膜上的大分子，结合细胞外环境中的神经递质等配体。配体结合激活受体，该受体随后在细胞膜上传递信号并触发靶细胞内的生物反应（图 10-3）。生物反应可以由受体直接引发，但更经常通过由受体 – 配体复合物激活的第二信使系统进行。特定的生物反应的应答程度是受体自身的功能，而不是配体的功能所决定。神经递质的受体通常位于唾液腺分泌细胞的基底和侧面。

神经递质乙酰胆碱介导副交感神经系统的作用，而去甲肾上腺素介导交感神经系统的作用。儿童的肾上腺素受体，即去甲肾上腺素受体，分为两大类，α 和 β，并进一步细分为两种亚型，即 α_1 和 α_2、β_1 和 β_2 受体（表 10-2）[17]。目前研究最多的腺泡细胞，即大鼠腮腺的腺泡细胞，似乎都有 4 种肾上腺素能受体的亚型，尽管总的来说，功能上重要的受体似乎是 α_1 和 β_1 亚型。β_1 和 β_2 受体与腺苷酸环化酶第二信号体统结合，配体结合激活腺苷酸环化酶。α_2 受体也与腺苷酸环化酶系统连接，但配体与此受体的结合导致腺苷酸环化酶的抑制。α_1 受体连接到一个尚未被识别的第二信使系统，该系统不调节腺苷酸环化酶，而是调节钙的内流 [7]。

胆碱能受体，即乙酰胆碱的受体，可分为两类：毒蕈碱和烟碱。腺泡细胞只含有毒蕈碱受体，特别是麝香碱受体 M_3 亚型。乙酰胆碱与 M_3 受体的结合激活磷脂酶 C 通路，最终导致细胞内钙动员。最近研究表明，在大鼠颌下腺和舌下腺中存在两种额外的毒蕈碱受体，M_1 和 M_5 [18]。这两种受体对腺泡细胞功能的影响及其介导机制目前尚不清楚。M_1 受体对唾液腺功能的某些影响可能间接通过一氧化氮来进行 [7]。

副交感神经介导的非肾上腺素能、非胆碱能分泌反应和血管舒张是唾液腺中的酚类物质，多种多肽——包括神经肽 Y、血管活性肠肽、半乳糖苷、辅酶 P（SP）和降钙素基因相关

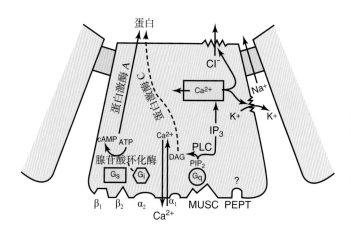

◀ 图 10-3　腺泡细胞受体和第二信使系统的示意
ATP. 腺苷三磷酸；cAMP. 环腺苷一磷酸；DAG. 二酰甘油；G_i. G 蛋白抑制；G_s. G 蛋白刺激性；G_q. G 蛋白其他；IP_3. 1,4,5- 肌醇三磷酸；MUSC. 毒蕈碱受体；PEPT. 肽受体；PIP_2. 磷脂酰肌醇二磷酸（引自 Baum BJ: Principles of saliva secretion. *Ann N Y Acad Sci* 1993; 694: 17.）

表 10-2 唾液腺肾上腺素能受体的定位及其作用机制

	α_1	α_2	β_1	β_2
生理作用	收缩血管平滑肌	选择性收缩血管床平滑肌 抑制去甲肾上腺素的释放 刺激 K^+ 和 H_2O 的分泌	刺激淀粉酶分泌	松弛平滑肌 协助去甲肾上腺素的释放 β
定位	突触后	突触前、突触后和无突触	突触后	突触前、突触后和无突触
机制	改变细胞 Ca^{2+} 通量	抑制腺苷酸环化酶	刺激腺苷酸环化酶	刺激腺苷酸环化酶

引自 Lefkowitz RJ, Stadel JM, Cerione RA, et al: Structure and function of beta–adrenergic receptors: regulation at the molecular level. *Adv Cyclic Nucleotide Protein Phosphorylation Res* 1984; 17: 19.

肽（CGRP）——参与了这一途径的介导[19]。神经肽 Y、血管活性肠肽和甘丙肽免疫反应阳性神经纤维密集分布于腺泡和导管周围。CGRP- 和 SP- 免疫反应阳性纤维也存在于这些结构周围，但数量较少。有趣的是，黏液腺泡周围 SP- 和 CGRP- 免疫反应阳性纤维密度明显高于浆液腺泡周围。VIP 系统是对唾液腺中这些多肽神经递质的最佳研究，类似于肠道和胰腺[8]。目前，目前仅能推测不同的多肽神经递质在唾液腺中的作用，需加紧研究以开发它们的价值[19]。

（三）信号转导

受体配体复合物只是靶细胞内启动生物反应的第一步。第二步包括通过细胞膜传递配体受体结合信号和激活第二信使系统。然后，第二信使系统激活效应系统产生特定的生物反应（图 10-3）。

1. G 蛋白

异三聚鸟嘌呤核苷酸结合蛋白家族（G 蛋白）通过将受体与第二信使系统连接，在细胞膜上传递受体 - 配体信号。7G 蛋白由三个不同的亚基组成，即 α-、β- 和 γ- 亚基。α 亚基是鸟嘌呤核苷酸结合的位点，是表达 G 蛋白功能和受体特异性的亚基。当神经转运体与受体结合时，受体与特定 G 蛋白的亲和力增加。受体 -G 蛋白复合物的形成导致鸟嘌呤二磷酸（α）与鸟嘌呤三磷酸（GTP）结合的鸟嘌呤二磷酸亚基被取代，异三聚体 G 蛋白解离为游离的 α- 亚基和游离的 β-γ 复合物。然后，α- 亚基可以激活特定的第二信使系

统。α- 亚基内源 GTP 酶活性的激活一直持续到 GTP 降解为 GDP。然后，GDP 相关的 α 亚基与 β-γ 复合物重新结合，生成不活跃的异三聚体 G 蛋白。唾液腺第二信使系统为：① β- 肾上腺素能受体刺激后产生环磷酸腺苷（cAMP），引起蛋白外吞；②毒蕈碱乙酰胆碱受体刺激后，产生 1, 4, 5- 肌醇三磷酸（IP_3），导致钙的调动和液体分泌。其他更聚推测性的第二信使系统涉及一氧化氮、环鸟嘌呤单磷酸、磷脂、胞质 pH 和膜去极化。

2. 腺苷酸环化酶系统

刺激腺泡细胞上的 β- 肾上腺素能受体可导致蛋白质胞吐作用。cAMP 在腺泡细胞分泌蛋白质中的作用已有近 30 年的历史，尽管该途径的一些初始步骤最近才被阐明[20, 21]。去甲肾上腺素与 β_1- 和 β_2- 肾上腺素能受体的结合激活 G 蛋白 G_s。G_s 的激活反过来激活腺苷酸环化酶，进而将 ATP 转化为 cAMP。cAMP 浓度的增加会导致 cAMP 依赖性蛋白激酶 A 磷酸化。1 型和 2 型 cAMP 依赖性蛋白激酶 A 都被认为参与了这一途径[22]。cAMP 依赖的蛋白激酶 A 磷酸化了几种细胞蛋白，其中最重要的蛋白是 26kDa 的整合膜蛋白。目前尚不清楚 cAMP 和 cAMP 依赖性蛋白激酶 A 的激活是如何导致蛋白质胞吐作用。同样重要的是，虽然配体结合 β_1 和 β_2 受体激活腺苷酸环化酶系统，配体结合 α_2 受体通过 G 蛋白 G_i 抑制腺苷酸环化酶[24]。

3. 磷脂酶 C 系统

刺激腺泡细胞毒蕈碱乙酰胆碱受体会导致大量的唾液分泌，钙在这一过程中起着关键作用。

在过去 25 年，研究人员已深入研究了肌肉乙酰胆碱受体介导的液体分泌有关的具体机制 [7]。配体与毒蕈碱乙酰胆碱受体的结合激活了一种属于 G_q 家族的百日咳毒素不敏感的 G 蛋白 [26]。这种 G 蛋白激活磷脂酶 C，该酶能水解少量膜磷脂酰肌醇 4，5- 二磷酸酯，导致两个第二信使分子，即三磷酸肌醇（IP_3）和二酰基甘油的形成。二酰基甘油能够激活蛋白激酶 C，从而导致蛋白质分泌，尽管这是腺泡细胞分泌蛋白质的次要途径。

另一种水解产物 IP_3 与胞内钙储存的膜受体结合，导致钙释放到细胞质中。这些细胞内钙储存单位是内质网的衍生物。IP_3 受体本身被认为是钙通道，在与配体结合时，可使钙沿着浓度梯度进入细胞质。在肌肉乙酰胆碱受体激活后 5 s 内，胞质内的钙浓度可增加 10 倍，并可导致一系列事件，包括细胞外钙的持续流入细胞质和激活特定的离子运输途径，从而导致液体分泌。目前，人们对细胞膜通道的了解甚少，这些通道允许钙进入细胞质，以响应不可激发细胞（如腺泡细胞）中细胞质钙浓度的增加 [7]。

二、唾液

（一）唾液的流速

唾液流量在 15 岁之前变化很大，之后便趋于稳定，这一点应该在临床加以上解释 [27, 28]。本节所描述的数据是根据对一般人群的研究预测。正常人静息状态唾液流量在 0.1ml/min 以上，刺激状态下为 0.2ml/min 以上。平均静息状态流量为 0.3ml/min，最大刺激流量为 7ml/min。受刺激时产生的唾液占每天平均唾液分泌量的 80%～90%。这导致平均每天的唾液分泌为 1000～1500ml 或平均流量为 1ml/min [29, 30]。静息状态下的唾液主要由三大腺体产生，颌下腺 71%、腮腺 25%、舌下腺 3%～4% [30]。小唾液腺唾液分泌量较少。一旦受到刺激，腮腺和颌下腺的唾液分泌量就会逆转，腮腺分泌 2/3 的唾液 [27, 31]。

正常和唾液腺功能减退的人群静息状态下全唾液流量界定为 0.12～0.16ml/min [32]。鉴于唾液分泌量变化范围很大，通常很难诊断唾液腺功能减退。如果已建立唾液流量的个体基础记录，则可以更准确地诊断唾液腺功能减退。唾液腺功能减退定义是个体基础唾液流量减少 50%。约有 30% 的患者诉有一定程度的口干。一般而言，唾液腺功能减退可影响食物消化和味觉，增加了口腔疾病的易感性 [33]。虽然唾液黏蛋白浓度的降低和静息唾液流量的下降与年龄的增加有关，但一般而言，唾液细胞分泌没有明显的年龄变化 [34, 35]。老年人群的特有因素，如药物、营养不良和全身系统性疾病，也是造成唾液腺功能减退的原因 [36]。目前，年龄增长对平均每天分泌唾液和口干症的确切作用尚不明确。

唾液分泌由髓质中的唾液中枢控制，由特定刺激激发，如咀嚼、味觉和嗅觉，以及机械动作。咀嚼刺激唾液分泌是由口腔黏膜、咀嚼肌和颞下颌关节的受体介导的一种反射反应。这些受体刺激唾液中枢，从而增加副交感神经对唾液腺的刺激，从而增加唾液分泌量 [37]。有趣的是学者们曾经认为咀嚼压力与唾液流量成正比 [38]。味觉刺激是对唾液中枢刺激最强，可使唾液分泌量增加 10 倍，其中酸味刺激最强，而甜味最弱。嗅觉对唾液中枢的刺激最弱。此外，对重复出现的食物的适应对唾液中枢的刺激会减弱，使唾液的分泌量较少，新食物的出现会解除这一现象 [39-42]。

许多其他因素也会影响唾液分泌。如昼夜节律；精神因素，如疼痛、抑郁和对食物的预期；药物；局部或全身疾病；激素。这些刺激中有许多是协同作用，因此研究特定因素对唾液分泌量的影响往往比较困难。据报道，唾液流量 24h 内也不同，傍晚分泌量最大，夜间分泌量最少。夜间唾液分泌量下降可能是环境因素如光以及唤醒状态下降，这两者均可影响唾液腺分泌功能 [43]。抗胆碱能药物可减少唾液流量，包括大多数抗抑郁药。脱水会影响唾液腺的分泌量，当人体失水超过 8% 时，唾液就会停止分泌。在 "战斗或逃跑" 等应激状态时，唾液分泌量也会减少，这是由于交感神经兴奋性提高以及副交感神经抑制所致。交感神经兴奋性提高也用来解释运动后供给唾液腺的血管收缩，使唾液分泌量减少 [44]。

因为唾液腺导管口的分布位置，在整个口腔中唾液分布是不均匀的。舌下区最多，上颌中切牙及其邻接区最低[45]。口腔内唾液的流量直接决定了对细菌产酸的清除率[46]。因此对口腔中唾液分泌较少的区域，使用机械手段才可避免口腔组织和酸的长时间接触。此外，不同腺体分泌的唾液成分不尽相同，对口腔内各支配范围的保护也有差异。

（二）唾液的组成

唾液含有多种有机物和无机物（表 10-3），其功能差异较大。无机物主要为钠、钾、钙、镁、碳酸氢盐、PHOS 等电解质，以及尿素、氨等含氮产物。有机物分为几类蛋白质，如免疫球蛋白、酶和黏蛋白。由于最终的唾液是由几个腺体产生的唾液的集合，每个腺体具有不同的分泌特性，所以在任何特定时间整个唾液的组分高度可变。事实上，每个腺体的分泌特征都会随着驱动唾液分泌的刺激类型而改变，从而进一步增强了这一可变性。此外，唾液中的电解质组成取决于唾液流量的变化，其次取决于唾液导管对无机物的分泌或重吸收。通常，唾液由 99.5% 的水组成，比重 1.002～1.0012，pH 为 5.75～7.05。唾液的渗透压由几种主要的离子决定：钠、钾、氯离子和碳酸氢根。pH 很大程度上取决于唾液中的二氧化碳含量，因为碳酸氢盐是主要的唾液缓冲系统，磷酸盐起次要作用。唾液的电解质组合物相对独立于血浆浓度，因为电解质通过活性过程转运到唾液中。另一方面，有机化合物被动地扩散到唾液中，它们在唾液中的浓度反映了血浆浓度[27]。

1. 无机物组成

唾液中的主要阳离子为钠（Na^+）和钾（K^+）（表 10-3）。唾液中离子的浓度取决于腺体的类型，以及外界的刺激类型。通常，腮腺中离子浓度高于下颌下腺。当唾液流速低时，Na^+/K^+ 较低。高流速时 Na^+ 的重吸收减少，Na^+/K^+ 随着唾液流速增加而增加。与 Na^+ 和 K^+ 一样，Ca^{2+} 的唾液浓度也随腺体类型和唾液流速而变化。然而，唾液 Ca^{2+} 浓度似乎仅在高流速下依赖流速。此外，与唾液 Na^+ 和 K^+ 不同，来自颌下腺的唾液中 Ca^{2+} 浓度（3.4～4.4mEq/L）几乎是腮腺（1.4～2mEq/L）的 2 倍。钙可作为离子分布于唾液，或者与蛋白

表 10-3　正常成人唾液的流速和组成

	腮 腺	下颌下腺
刺激流速（ml/min）	0.7	0.6
无机成分（mEq/L）		
K^+	20	17
Na^+	23	21
Cl^-	23	20
HCO_3	20	18
Ca^{2+}	2	3.6
Mg^{2+}	0.2	0.3
HPO_4^{2-}	6	4.5
有机成分（mg/dl）		
尿素	15	7
氨	0.3	0.2
尿酸	3	2
葡萄糖	＜ 1	＜1
胆固醇	＜ 1	—
脂肪酸	1	—
脂肪	2～6	2～6
氨基酸	1.5	—
蛋白质	250	150

引自 Mandel ID: Sialochemistry in diseases and clinical situations affecting salivary glands. Crit Rev Clin Lab Sci 1980; 12: 321.

质结合或与碳酸盐、磷酸盐或乳酸盐形成复合物。来自腮腺和唾液腺的唾液镁浓度相当，约为血浆浓度的 2/3[27]。

大唾液腺中的阴离子主要为氯化物、碳酸氢盐和磷酸盐。腮腺和颌下腺分泌的唾液中氯化物浓度类似，且低于血浆浓度。唾液氯化物浓度取决于唾液流量，随着流速的降低而降低。在静止状态下，唾液碳酸氢盐浓度可低至 5mEq/L，刺激后唾液碳酸氢盐浓度可超过血浆（27mEq/L）。唾液碳酸氢盐源自血浆和腺体中的代谢。作为次要缓冲液之一的磷酸盐，其浓度明显高于血清浓度。大约 10% 的唾液磷酸盐以酯形式存在，主要存在于磷酸化蛋白中，极少量存在于焦磷酸盐中[27]。

唾液中微量的成分有碘和氟化物。唾液中碘的浓度为10～15μg/ml。唾液中氟含量与血浆相似，但在饮用含氟水或使用含氟牙膏的人群中略有升高。在这些组织中，从牙齿和软组织上可溶的沉积物中释放出大量的氟化物到唾液中。唾液中氟含量的微幅升高是防止龋齿形成的重要因素[27]。

2.有机物组成

唾液中的大部分有机成分是蛋白质或含蛋白组分。受刺激时腮腺比颌下腺分泌的唾液中蛋白质浓度高[29, 30]。唾液平均蛋白含量为200mg/100ml，约为血浆中蛋白浓度的3%[31]。唾液中存在不同的蛋白质家族，并且每个家族包含多个成员。每个家庭成员的结构变异是通过遗传和翻译后事件的组合产生。唾液的主要唾液成分的大小范围从小分子蛋白（2～4kDa）到较大的黏蛋白（＞1000kDa）（表10-4）。

表10-4　大唾液腺唾液中的大分子

蛋白家族	分子量（kDa）
富组蛋白	2～4
富酪氨酸蛋白	4～5
溶解酵素	14
胱蛋白	14
富含脯氨酸蛋白	10～30
碳酸酐酶类	42～45
淀粉酶	55～60
过氧化物酶	75～78
乳铁蛋白	75～78
黏蛋白2	130
分泌型IgA	380
黏蛋白1	＞1000

引自 Levine MJ: Salivary macromolecules: a structure/function synopsis. *Ann N Y Acad Sci* 1993;694:11.

评估唾液蛋白的结构和功能特性已经揭示了几个重要的概念。第一个概念，蛋白质的结构构象对其功能特性至关重要。例如，唾液富酪蛋白

和组氨素的α-螺旋构象和唾液淀粉酶的内多肽二硫键对维持这些蛋白质的功能特性必不可少。二级和三级结构的破坏可使其功能丧失。第二个概念，大多数唾液蛋白是多功能的，并且作用上可相互重叠（表10-5）。第三个概念，功能冗余，即允许一种蛋白质的缺陷被另一种蛋白质补偿。此外，功能冗余的概念可以解释为什么在一般人群中发现个体唾液分子浓度的高度可变性。第四个概念，是唾液蛋白可以根据情况表现出多种功能。例如，唾液中的淀粉酶具有抗菌活性，而与牙齿表面结合的淀粉酶可促进细菌黏附和龋齿的形成。第五个概念，是许多唾液蛋白通过共价和非共价相互作用形成相同多肽（同型）或两种不同多肽（异型）的复合物，从而具备功能活性[47]。

表10-5　唾液大分子的功能

功能性质	唾液分子
抗菌	淀粉酶、胱抑素、组氨素、黏蛋白、过氧化物酶
抗病毒	胱抑素、黏蛋白
抗真菌	富组蛋白
缓冲作用	富组蛋白、碳酸酐酶
消化作用	淀粉酶、黏蛋白
矿化作用	胱蛋白、富组蛋白、富脯氨酸蛋白、富酪蛋白
润滑作用	黏蛋白、富酪蛋白
组织保护	淀粉酶、胱抑素、黏蛋白、富脯氨酸蛋白、酪蛋白

引自 Humphrey SP, Williamson RT: A review of saliva: normal composition, flow, and function. J *Prosthet Dent* 2001;85:162.

唾液中也含有白蛋白，这是血浆的主要蛋白质成分之一。白蛋白被动从血浆中扩散到腺体，并在唾液中发挥类似的作用，即作为载体蛋白的作用。唾液中白蛋白的浓度与唾液流速有关，随着流速的增加，白蛋白浓度逐渐降低。唾液中白蛋白的浓度也与个体的健康状况相关，在存在慢性疾病的情况下，如免疫抑制、放疗和糖尿病，白蛋白的浓度也会增加[48]。

α-淀粉酶是一种分子量为62～67kDa的糖蛋

白。α- 淀粉酶有 6 种亚型，其在唾液和胰腺分泌物中的分布不同，α- 淀粉酶在腮腺唾液中的浓度为 60～120mg/100ml，而在颌下腺唾液中浓度为 25mg/100ml[31]。淀粉酶的平均日分泌量约为 0.6g，占唾液总蛋白的 10%。此外，α- 淀粉酶水解淀粉多糖链中葡萄糖单元间的 α-1，4- 糖苷键。除支化点外，多糖链上任何地方都可发生水解，末端葡萄糖单位水解速度慢，因此淀粉酶消化产物主要为麦芽糖、果糖和部分游离葡萄糖。α- 淀粉酶活性的最适 pH 为 6～8，需要以氯化物作为辅助因子[31]。

大唾液腺是唾液抗菌物质的主要来源，如免疫球蛋白 A（IgA）、乳铁蛋白、溶菌酶和过氧化物酶。IgA 是唾液中主要的免疫球蛋白，在唾液腺局部免疫系统中起重要作用[31]，其浓度约为 20mg/100ml。唾液中 IgA 主要以二聚体形式存在，其中两个 IgA 大分子通过 J 链共价连接。二聚 IgA 由唾液腺间质中的浆细胞形成，并通过活跃的转运过程穿过腺泡细胞进入腺泡腔。与血清 IgA 不同，唾液 IgA 还含有 70kDa 的分泌成分，被认为是保护二聚体 IgA 免受唾液中蛋白水解酶的分解。分泌复合物存在于腺泡细胞的基底外侧表面，并被认为在将二聚体 IgA 转运到腺泡腔中起着另外的作用。IgA 作为人类牙菌斑形成的保护剂方面具有争议[49]。目前研究发现刺激交感神经和副交感神经唾液中 IgA 分泌增加[50]。唾液中还存在另外两种免疫球蛋白 IgG 和 IgM，其浓度要低很多。

溶菌酶是一种抗菌酶，它可以攻击某些细菌的细胞壁，导致细菌的裂解和死亡。溶菌酶的作用与唾液分泌物中的特定阳离子有关。乳铁蛋白是一种铁结合蛋白，从唾液中吸收游离铁，从而耗尽细菌生长所需的铁。最后，唾液过氧化物酶将唾液硫氰酸盐氧化为亚硫氰酸盐，利用口腔细菌产生的过氧化氢生成亚硫氰酸盐。亚硫氰酸盐具有很强的抗菌活性[31]。

唾液糖蛋白主要由颌下腺和舌下腺分泌的两种唾液黏蛋白构成，即黏蛋白 1 和黏蛋白 2，以及腮腺中的一组富含脯氨酸的糖蛋白。黏蛋白 1 和黏蛋白 2 的基因命名分别为 MUC5B 和

MUC7。所有唾液糖蛋白都由一个带有寡糖侧链的多肽核心组成。在不同的糖蛋白组群中，碳水化合物组分与蛋白质组分的比例不同。黏蛋白 1 是一种高度糖基化的高分子量多亚基分子，黏蛋白 2 是一种糖基化的低分子量的单聚肽分子[27]。富含蛋白质的多肽是低分子量的单肽分子，属于中度糖基化。糖蛋白具有多种功能作用[31]（表 10-5）。

Statherin 是一种小的磷蛋白，富含酪氨酸和脯氨酸，具有促进牙釉质表层再矿化的特性。其作用是通过富酪蛋白防止过饱和溶液中磷酸钙沉淀，具有抑制唾液腺结石形成的作用[2, 27]。

自从在下颌下腺中发现激肽以来，越来越多的多肽已经从哺乳动物（主要是小鼠）的下颌下腺中分离和纯化。大多数是雄激素依赖性且分泌主要由 α- 肾上腺素能机制介导。几乎都是由粒状回旋小管 / 条纹导管细胞合成并储存在分泌颗粒中。除了它们在唾液中的存在外，还存在于血液中。唾液和血液中多肽的存在引起了下颌下腺的内分泌或内分泌样功能的问题。唾液中的多肽包括表皮生长因子、神经生长因子、肾素和激肽释放酶[51]。

表皮生长因子（EGF）是一种由 53 个氨基酸构成的多肽，能刺激多种细胞类型的 DNA、mRNA 和蛋白质的合成[51]。由唾液腺合成和释放的 EGF 参与了许多生物过程。它是一种强效的有丝分裂刺激物，能促进角质形成，抑制胃酸分泌。研究证实，切除唾液腺后口腔伤口愈合能力明显降低，但口服 EFG 可以加快愈合[52]，腮腺和颌下腺似乎是人类唾液 EGF 的来源[53]。患有癌症风险因素和头颈癌患者的唾液 EGF 水平较低[54]。

小鼠下颌下腺具有独特的合成、储存和分泌大量神经生长因子的能力。尽管它在下颌下腺的唾液中含量很高，但神经生长因子在唾液中的作用尚不清楚。

肾素的分泌受 α- 肾上腺素和胆碱能机制的调控。血浆血管紧张素 II 浓度对下颌下腺肾素的释放没有任何影响。唾液肾素的确切生理作用目前尚不清楚。与唾液肾素类似，唾液激肽释放酶是从许多哺乳动物下颌下腺分离出来的丝氨酸蛋白

酶，其生理作用尚不清楚。

（三）唾液的功能

唾液主要有以下五种功能[27]：①润滑和保护；②缓冲和清除；③维持牙齿完整性；④抗菌；⑤味觉和消化。唾液的不同成分是多功能的，在行使这些功能也具有重叠作用。

1. 润滑和保护

唾液是一种浆液性液体，覆盖口腔和口咽等表面，具有润滑作用。唾液对菌斑、化学制剂和干燥等刺激产生的蛋白质酶和水解酶等产生保护屏障。此外，口腔内润滑对于发音、咀嚼和吞咽等也必不可少。黏蛋白是唾液中具有最佳润滑性能的亚组分，小唾液腺和舌下腺分泌的唾液中黏蛋白浓度最高，下颌下腺其次，腮腺中最低。黏蛋白具有低溶解度、高黏度和黏着性，使其集中在口腔黏膜表面[55]。另一类唾液糖蛋白，即腮腺中的富含脯氨酸蛋白，也具有润滑和保护口腔的作用[56]。这些功能在一定程度上是由于黏液和富含脯氨酸的多肽的碳水化合物使这些分子能够结合水而起作用。加强保护屏障，维持口腔内的水分。

2. 缓冲和清洁

唾液的 pH 稍偏碱性并具有多种缓冲系统，其中最重要的是碳酸氢盐[27, 31, 33]。唾液中也存在一些次要缓冲系统，包括磷酸盐、尿素，以及低分子量富组氨酸蛋白。在高流速下，唾液中碳酸氢盐浓度的增加和流量增加相结合，增加了唾液的缓冲和清洁能力。另一方面，在低流速下，如唾液腺未受刺激时，唾液的缓冲能力将降至最低值，主要通过磷酸盐和富组氨酸蛋白等来完成缓冲[27]。唾液对于酸和其他化学物质的清除是通过稀释这些物质，然后吞吐唾液来完成，并且唾液的缓冲和清洁特性在预防龋病方面有重要的作用[57]。

3. 维持牙齿（牙列）完整性

牙齿萌出后，牙釉质会经历矿化和脱矿过程，这两种过程都会受到唾液的影响。附着于釉质的细菌产生的酸通过菌斑和牙齿表面在釉质晶体之间扩散，渗透到釉质的液相中发生脱矿[27]，牙釉质中的晶体溶解，釉质表层的破裂和龋齿的形成。

在 pH 为 5～5.5 时，牙釉质脱矿最为显著。从牙齿中溶解的矿物质扩散到牙齿周围的唾液中。唾液的缓冲系统能中和菌斑中积累产生的酸，从而抑制龋齿的形成。菌斑的厚度和细菌的数量决定了缓冲系统的有效性。

唾液在牙釉质再矿化过程中也发挥作用，即替换釉质结晶基质中丢失的矿物质。再矿化需要牙齿被含有过饱和矿物质的液体所包围，如钙、磷、镁、氟化物，以及其他微量元素。唾液之所以具有这种能力，很大程度上是因为其蛋白质亚组分，如富酪蛋白，能稳定溶液中的矿物质。此外，诸如酪蛋白、黏蛋白、组蛋白、半胱氨酸蛋白酶抑制剂和富含脯氨酸的蛋白等被认为是通过与牙齿表面的羟基磷灰石结合而形成的保护薄膜。这种薄膜也能促进再矿化，并且限制了矿物的流失。再矿化的过程增加了釉质表面硬度，降低了渗透性，减少了龋的形成。

4. 抗菌作用

唾液含有免疫介导的和非免疫介导的抗体，有助于保护口腔内的组织结构。唾液的主要免疫球蛋白是 IgA，其次是 IgG 和 IgM。这些抗体的主要作用是富集细菌并阻止它们与口腔内的软、硬组织相黏附。此外，IgG 具有固定补体和裂解细菌的能力，但作用较小[27]。

唾液中的非免疫组分包括各种蛋白质、黏蛋白和各种酶类，如腺泡细胞产生的乳铁蛋白酶、溶菌酶和过氧化物酶等[27、31]。不同类型的黏蛋白通过调节微生物对口腔组织表面的黏附来发挥抗菌作用。黏蛋白 1 紧紧地吸附于牙面，有助于牙釉面薄膜的产生，从而保护牙齿免受酸的侵蚀。另一方面，黏蛋白 1 与其他唾液蛋白如淀粉酶、富含脯氨酸的蛋、酪蛋白和组蛋白形成异型复合物。通过这种方式，黏蛋白 1 允许细菌附着到牙齿表面并为它们提供营养来源。黏蛋白 2 也与牙釉质结合，但与黏蛋白 1 相反，黏蛋白 2 易于清除；因此黏蛋白 2 促进细菌的聚集和清除[27]。有趣的是，黏蛋白 2 主要存在于龋齿患者的唾液中，而黏蛋白 1 主要存在于龋敏感患者中[58]。

乳铁蛋白是存在唾液中的一种铁结合蛋白，主要功能是清除唾液和炎症区域的游离铁，抑制自由基介导的损伤，并降低金属对微生物和肿瘤细胞的侵袭作用[59]。乳铁蛋白还具有不同于其金属螯合作用的杀菌机制[60]。

5. 味觉和消化

唾液通过其润滑作用来协助咀嚼和吞咽食物。另外，唾液淀粉酶通过催化 α-1,4- 糖苷键的水解来启动碳水化合物的消化。唾液淀粉酶仅在中性 pH 下有活性，易被胃液的酸性 pH 灭活。但由于唾液中淀粉酶的浓度和活性很高，在食物到达胃部之前，会有一部分淀粉完成消化。此外，研究表明，如果在大量进食之后在大块食物中隔离胃酸，则淀粉酶活性可以在胃中持续长达 30min。然而，一般来说，大部分淀粉靠胰酶消化，而非唾液淀粉酶[2, 6]。

唾液在味觉中的主要作用是食物颗粒的增溶，味觉物质向味觉受体的运输和保护。唾液及其亚化合物可能通过中性酸的作用在味觉感知中发挥额外作用，否则会产生酸味，并与苦味物质结合和中和。唾液中的电解质，也不断刺激味觉感受器，从而改变这些受体的阈值，如氯化钠。最后，唾液滋养并补充味觉感受器，使其保持湿润，并在维持味觉功能方面发挥重要作用[61]。

（四）唾腺涎增龄变化功能障碍

口干是老年人群中的常见症状，这是由年龄相关的唾液腺功能障碍引起。65% 的 60 岁以上的患者最初的症状是口干，并有客观证据显示唾液腺功能障碍相关[62]。然而，还有一些重要的外因，如多重用药和慢性疾病，这些与外部因素与老年人特有的干燥症相关[36]。年龄超过 80 岁的未接受过药物治疗的健康受试者与年轻对照组比较发现（图 10-4），未受刺激的全唾液减少与年龄增加有关[35]。然而，老年受试者对唾液素的反应能力并未受损，这表明腮腺受刺激腮腺唾液流速不受年龄的影响[35]。但这些发现富有争议，因为其他几项文献研究表明，随着年龄的增加，未刺激和刺激的全唾液分泌均减少[63, 64]。

所有唾液腺随着年龄增长出现结构性改变。随着年龄的增加，原本紧凑的小叶结构和分布均匀的导管和腺泡外观都发生改变。小叶变得更松

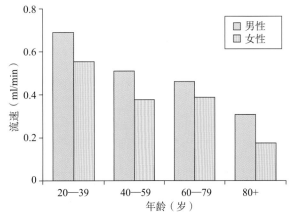

▲ 图 10-4　静息状态时唾液分泌的年龄和性别特异性分布

引自 Percival RS, Challacombe SJ, Marsh PD: Flow rates of resting whole and stimulated parotid saliva in relation to age and gender. *J Dent Res* 1994;73:1416.

散，腺泡大小不一，小叶内导管变得更加突出。各个年龄段人群的人腺体中都有纤维脂肪组织和腺泡萎缩，但在老年人中却有所增加。下颌下腺在 70 岁以后具有一些特殊的增龄性变化：细胞萎缩导致的腺泡颗粒减少，小叶内和小叶外导管扩张，小叶内导管增生，嗜酸性细胞转化，导管周围和间隙的纤维化和腺体肥大与一般脂肪无关，局灶性梗阻性和慢性腺炎伴导管内结石。一般说来，腮腺中与年龄有关的结构变化比下颌下腺的变化要小[2]。

推荐阅读

Anderson DJ, Hector MP, Linden RW: The possible relation between mastication and parotid secretion in the rabbit. *J Physiol* 364: 19, 1985.

Arnold RR, Brewer M, Gauthier JJ: Bactericidal activity of human lactoferrin: sensitivity of a variety of microorganisms. *Infect Immun* 28: 893, 1980.

Barka T: Biologically active polypeptides in submandibular glands. *J Histochem Cytochem* 28: 836, 1980.

Baum BJ: Principles of saliva secretion. *Ann N Y Acad Sci* 694: 17, 1993.

Carpenter GH, Garrett JR, Hartley RH, et al: The influence of nerves on the secretion of immunoglobulin A into submandibular saliva in rats. *J Physiol* 512: 567, 1998.

Dennesen P, van der Ven A, Vlasveld M, et al: Inadequate salivary flow and poor oral mucosal status in intubated intensive care unit patients. *Crit Care Med* 31: 781, 2003.

Fox PC: Acquired salivary dysfunction. Drugs and radiation. *Ann N*

Y Acad Sci 842: 132, 1998.

Garrett JR: Changing attitudes on salivary secretion—a short history on spit. *Proc R Soc Med* 68: 553, 1975.

Gutman D, Ben-Aryeh H: The influence of age on salivary content and rate of fl ow. *Int J Oral Surg* 3: 314, 1974.

Hatton MN, Loomis RE, Levine MJ, et al: Masticatory lubrication. The role of carbohydrate in the lubricating property of a salivary glycoprotein-albumin complex. *Biochem J* 230: 817, 1985.

Heintze U, Birkhed D, Bjorn H: Secretion rate and buffer effect of resting and stimulated whole saliva as a function of age and sex. *Swed Dent J* 7: 227, 1983.

Humphrey SP, Williamson RT: A review of saliva: normal composition, flow, and function. *J Prosthet Dent* 85: 162, 2001.

Klapper C, Volker J: The influence of impaired salivary function on dental caries in the Syrian hamster. *J Dent Res* 32: 219, 1953.

Kusakabe T, Matsuda H, Tadashi K, et al: Distribution of neuropeptidecontaining nerve fibers in the human submandibular gland, with special reference to the difference between serous and mucous acini. *Cell Tissue Res* 288: 25, 1997.

Lefkowitz RJ, Stadel JM, Cerione RA, et al: Structure and function of beta-adrenergic receptors: regulation at the molecular level. *Adv Cyclic Nucleotide Protein Phosphorylation Res* 17: 19, 1984.

Levine MJ: Salivary macromolecules: a structure/function synopsis. *Ann N Y Acad Sci* 694: 11, 1993.

Mandel ID: The role of saliva in maintaining oral homeostasis. *J Am Dent Assoc* 119: 298, 1989.

Martinez JR: Ion transport and water movement. *J Dent Res* 66: 638, 1987.

Matuso R: Role of saliva in the maintenance of taste sensitivity. *Crit Rev Oral Biol Med* 11: 216, 2000.

Meurman JH, Rantonen P, Pajukoski H, et al: Salivary albumin and other constituents and their relation to oral and general health in the elderly. *Oral Surg Oral Med Oral Pathol Oral Radiol Endod* 94: 432, 2002.

Navazesh M, Christensen C, Brightman V: Clinical criteria for the diagnosis of salivary gland hypofunction. *J Dent Res* 71: 1363, 1992.

Ship JA, Fox PC, Baum BJ: How much saliva is enough? Normal function defined. *J Am Dent Assoc* 122: 63, 1991.

Slomiany BL, Murty VL, Piotrowsky J, et al: Salivary mucins in oral mucosal defense. *Gen Pharmacol* 27: 761, 1996.

Tabak LA: In defense of the oral cavity: structure, biosynthesis, and function of salivary mucins. *Annu Rev Physiol* 57: 547, 1995.

Turner RJ: Mechanisms of fluid secretion by salivary glands. *Ann N Y Acad Sci* 694: 24, 1993.

唾液腺影像学诊断和细针穿刺活检

Diagnostic Imaging and Fine–Needle Aspiration of the Salivary Glands

Michelle Miller-Thomas　著

周　超　译

第 11 章

要点

1. 计算机断层扫描（CT）是唾液腺炎性疾病患者的首选检查方法。
2. 磁共振成像（MRI）是唾液腺肿物或可疑肿物患者的首选检查方法。
3. 超声在唾液腺包块诊断中作用较大，并且有助于提高细针穿刺活检的准确性。
4. 虽然传统的唾液造影是评估唾液腺导管系统疾病的金标准，但磁共振检查技术的提高，为唾液腺导管系统疾病提供了一种可代替的无创检查方法。

虽然某些唾液腺疾病可以在不使用影像学研究的情况下进行诊断和治疗，但大部分唾液腺患者疾病都可通过影像学检查协助明确病理性质。影像学检查用于疾病定位、诊断及鉴别诊断、评估分期，并引导细针穿刺活检（FNA）。磁共振成像（MRI）、计算机断层扫描（CT）、超声波（US）和唾液腺造影在内的各种方式的成像都可协助诊断唾液腺中发生的病理过程。MRI、磁共振（MR）血管造影、超声和 CT 等无创技术的改进，使得传统的有创造影成像技术（唾液腺造影术）使用频率更低。在美国的指南中，唾液腺的 FNA 常规应用于唾液病变的诊断和（或）术前检查。核医学成像在评估唾液病变中的作用有限。

横断面成像不仅有助于显示大唾液腺及其疾病的病理学特点，而且还可用于评估其周围的结构，可提示唾液腺肿瘤可能的周围组织侵犯，神经侵犯或血行传播，隐匿性淋巴结转移或骨转移等。也可以清晰地显示腺外的病变，如淋巴结、神经鞘瘤、发育性囊肿或脂肪瘤。

患者的临床表现对影像学检查方式的选择很重要。患者可能因无痛性肿物、急慢性肿胀和疼痛、胶原血管疾病引起的口干或者放疗前来就诊。在不同的情况下，选择正确的影像学方法可以协助疾病的诊断。

任何唾液腺中均可发生唾液腺结石病（图 11-1），最常见于下颌下腺，因为除小唾液腺外，下颌下腺的黏液性成分最多而且下颌下腺管水平走行。唾液腺的急性疼痛和肿胀的症状都要考虑涎石症的可能，此时应行 CT 检查，因为 CT 检查对阻塞性结石最为敏感。

任何唾液腺组织都可发生肿瘤。恶性肿瘤的发生率似乎随腺体体积的增大而减小。例如小唾液腺的病变，50%～80% 都有可能为恶性。在腮腺，只有 20%～30% 的病变为恶性，而下颌

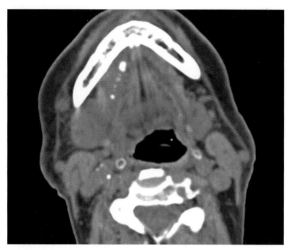

▲ 图 11-1 右下颌下腺管内多处结石，右下颌下腺增大，腺体周围炎性脂肪包绕

下腺 40%～60% 病变为恶性。因此在腮腺中，70%～80% 为良性病变。这些良性病变中，80% 为多形性腺瘤[2]（图 11-2）。即使影像学检查可以提供病理诊断的一些线索，如肿瘤边缘平滑良性可能性大，向周围组织侵犯是一种恶性征象。但影像学检查的主要作用是病变的定位，与邻近结构关系的描述以协助手术计划的制订和评估肿瘤的腺体外侵犯。

一、解剖学

了解唾液腺和周围结构的影像学特点可以更好地解释各种病变。三大唾液腺包括腮腺、下颌下腺和舌下腺。

（一）腮腺

腮腺是唾液腺中体积最大的腺体，位于颜面部两侧，成对存在，围绕下颌骨升支。腮腺分为浅叶和深叶，面后静脉接近面神经的位置，可作为两叶分隔的影像学标志。面神经主干自颅底的茎乳突孔发出，向外侧穿过腮腺间隙后，在腮腺内延伸过下颌后静脉分布于腮腺内。大部分腮腺位于颌后窝内，即下颌升支后方与胸锁乳突肌之间，小部分腺体向前突至咬肌后 1/3 浅面。深叶由下颌升支前部形成，底面由前庭韧带形成。腮腺内肿块的位置须定位为腮腺浅叶、深叶或腺体外，以便规划手术入路及减少对面神经的损害。腮腺导管自腮腺浅叶发出，在咬肌前缘和颊脂垫

前，向内穿过颊肌，开口于在上颌第二磨牙相对的颊黏膜处。

Frommer 等[3] 解剖研究中发现，大约 21% 的腮腺有副腮腺。副腮腺通常位于咬肌浅面，与腮腺导管相邻（图 11-3）。副腮腺有一排泄管与腮腺导管相接。副腮腺倾向于与腮腺相同的病理改变。副腮腺恶性肿瘤的发生率为 30%～50%，其中最常见的是黏液表皮样癌。多形性腺瘤是副腮腺最常见的良性肿瘤。

腮腺内有许多淋巴结，收集腭扁桃体、软腭、鼻根部、眼睑，额颞叶皮肤，外耳道和鼓室的淋巴结。其淋巴流向为沿颈内静脉的ⅡA、ⅡB 区淋巴结与副神经淋巴结链[4]。

腮腺内含有脂肪组织。CT 图像上，正常腺体的 CT 值低于肌肉，高于脂肪。腺体内的脂肪含量越高，越容易发现腺体内的软组织结节。在 MRI 图像上，腮腺为中、高 T_1 加权像（T_1WI）和中、中 T_2 加权像（T_2WI）信号，这反映了腮腺的脂肪含量。由于腺体内有血管，在 T_2 加权像可发现血管流空效应。在低 T_1 加权像由于间质组织、腮腺管和面神经分支存在，可发现腮腺间隔。增强磁共振上，面神经通常不会强化，对比发现正常腮腺组织会呈同质强化（图 11-4）。

（二）下颌下腺

下颌下腺位于由下颌骨下缘、二腹肌前腹和后腹围成的下颌下间隙内，成对存在，并有小部分腺体位于下颌舌骨肌后缘。下颌下腺导管发自腺体深叶，向前和向上延伸，在舌下间隙的舌下腺内侧延伸并止于口底的舌下肉阜。舌神经和舌下神经与下颌下腺管关系密切，舌神经勾绕向前穿过舌下间隙。下颌下腺的淋巴流向为ⅠB 区的下颌下淋巴结[4]。

下颌下腺组织的脂肪含量比腮腺少。在 CT 图像上呈更高的衰减，在 MRI 图像上，在 T_1WI 像上看到相应的较低信号，并且在 T_2WI 上看到较高的信号。对比可见腺体均匀增强。

（三）舌下腺

舌下腺较小，成对存在，位于口底舌下襞的深面，紧邻下颌骨内侧面，下颌舌骨肌上方。有

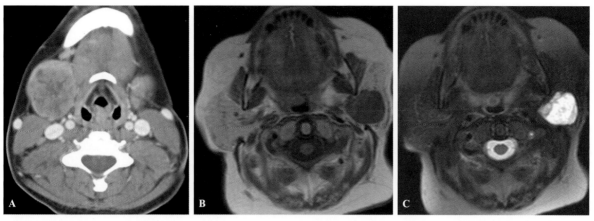

▲ 图 11-2　A. 增强 CT 扫描显示一个大的、边界明确的、异源性增强的右下颌下腺肿块，切除后病理学证实为多形性腺瘤；B. T$_1$ 加权非对比度磁共振图像的多形性腺瘤，显示为一个明确的低信号左腮腺肿物；C. 在 T$_2$ 加权成像和脂肪抑制时，多形性腺瘤呈高信号，是该病变的特征性表现

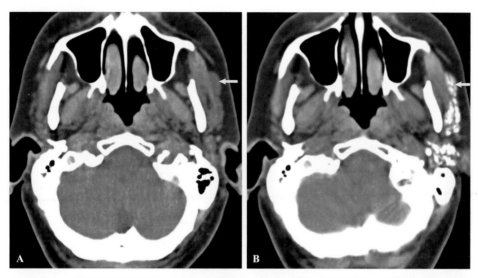

▲ 图 11-3　对比剂注射前（A）和对比剂注射后（B）的计算机断层扫描显示左侧副腮腺（箭）

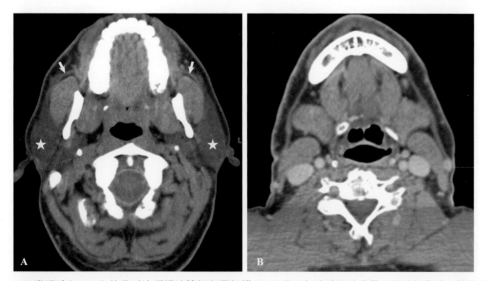

▲ 图 11-4　A. 正常腮腺（STAR）的非对比增强计算机断层扫描（CT）显示与该腺脂肪背景一致的低衰减；箭表示腮腺管（狭窄导管）；B. 与正常颌下腺对比增强 CT

大约 20 条导管开口于口底舌下襞。舌下腺的淋巴液流向颏下、下颌下淋巴结（ⅠA 和ⅠB）[4]。

由于舌下腺很小，并且与下颌骨非常接近，所以在正常情况下，CT 图像上分辨较为困难。随着年龄增加，舌下腺体积减小，并且可能更难以从周围组织区分。在 MRI 的 T₁WI 图像上，腺体比周围的脂肪低，在 T₂WI 图像上高[5]。

（四）小唾液腺

小唾液腺位于口腔黏膜下，数量众多，尤其是上下唇和软硬腭、鼻旁窦、咽、外耳道和鼻部。正常小唾液腺影像学上难以分辨，除非病理性肿大或与肿瘤有关，小唾液腺是唾液腺肿瘤是重要的起源。

二、诊断评估

（一）磁共振

磁共振成像（MRI）是评估唾液腺肿瘤的首选方法。由于 MRI 对软组织分辨率较高，大部分病变在 T₁WI 上可以识别，尤其是在以脂肪为背景的腮腺中的肿瘤。通过在脂肪抑制序列上对比强化后成像，可以很容易发现病变[6]。邻近的软组织也能很好地成像，这就可以评估肿瘤的神经周围扩散、颅内侵犯或骨侵犯。T₁WI 抑制成像后，先前高强度的脂肪变得低信号，软组织肿块在腺体内将十分明显。静脉注射钆有助于进一步确定唾液腺病变，如果病变存在沿脑膜、下颌或上颌骨髓内或颅底孔内的强化，所有这些都会提示肿瘤沿着这些路径扩散。乳突孔（脑神经 V₂）、卵圆孔（CN V₃）、圆孔（CN V₂）、翼腭管神经或

翼腭窝内的强化可提示肿瘤周围扩散，MRI 是诊断肿瘤可疑神经转移的最佳方法[7]（图 11-5）。

任何超声检查形态不规则、边界模糊或者细针穿刺活检（FNA）怀疑恶性的肿瘤都应进行 MRI 检查，以明确病变的范围，以及是否外侵。所有舌下腺和小唾液腺肿瘤都应行 MRI 检查，因为小唾液腺肿瘤的恶性率较高，尤其是腺样囊性癌这种具有神经侵犯的肿瘤。

唾液腺良性病变是典型影像学表现为单发或分叶型。多形性腺瘤具有类似水的低 T₁ 和高 T₂ 信号，但在脂肪抑制后 T₁WI 上成像最好辨认[8]。尽管一般认为多形性腺瘤是良性病变，但如果不进行治疗，其恶变风险可高达 25%，事实上，基于此原因，多形性腺瘤确诊后需行手术治疗切除。复发性多形性腺瘤在 MRI 上表现为单一的 T₂ 高信号肿块或多发性 T₂ 高信号肿块[9]。

沃辛瘤（Warthin tumor）又名腺淋巴瘤，是 40 岁以上吸烟人群中最常见的唾液腺肿瘤，最常见的表现为腮腺下方近下颌角的囊性病变（图 11-6）。病变的性质导致肿瘤在 T₂WI 上信号不均匀，表现为囊肿形成区高 T₂ 信号。其囊壁的结节性有助于与其他囊性病变的鉴别。肿瘤边界明确且增强扫描无明显强化。沃辛瘤是唾液腺中最有可能出现双侧病变的肿瘤，多达 10% 的患者影像学上可表现为双侧腮腺多灶性肿块[8, 10]。

许多其他囊性病变可累及唾液腺。艾滋病相关的腮腺囊肿也可以是双侧发生，由于其囊性成分并且具有高 T₂ 信号（图 11-7）。但此类囊肿的囊壁是光滑的，这有助于与囊性沃辛瘤相区分。在腮腺组织内、外耳道前可见罕见第一鳃裂囊肿。

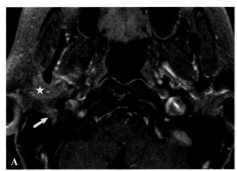
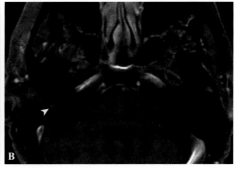

▲ 图 11-5　A. 对比增强磁共振成像显示右腮腺样囊性癌增强，第二个增强点位于茎突孔（箭）；B. 颞骨图像显示右侧面神经乳突段增强，证实肿瘤在神经侵犯（箭头）

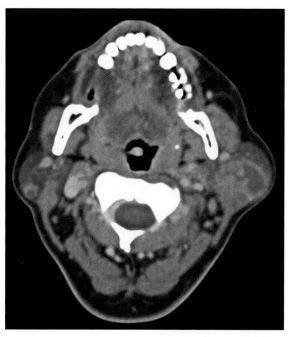

▲ 图 11-6 CT 显示双侧腮腺沃辛瘤有实体和囊性成分

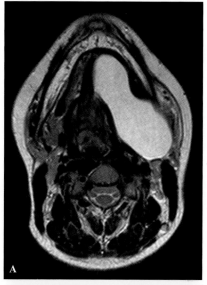

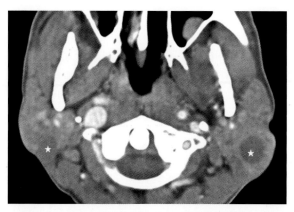

▲ 图 11-7 HIV 阳性患者的 AIDS 相关腮腺囊肿（STAR）的增强 CT 扫描图像

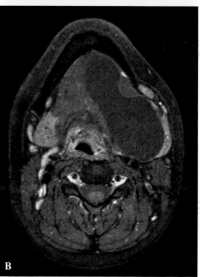

▲ 图 11-8 A. 左舌下和下颌下间隙及舌下间隙的高强度 T_2 信号；B. 在脂肪抑制 T_1 加权磁共振图像上没有增强的囊肿与对照

鳃裂囊肿由于反复感染在影像学上具有较厚、强化明显的外壁，并且周围具有脂肪组织包绕[2]。

舌下腺囊肿是位于舌下腺的囊性病变，具有两种类型。单纯型舌下腺囊肿是舌下腺的上皮性囊肿，囊肿位于下颌舌骨肌上方，其上皮边界完整。若单纯型舌下腺囊肿囊壁穿过下颌舌骨肌进入下颌下间隙，就会形成舌下腺潜突型囊肿（图 11-8）。MRI 和 CT 成像有助于明确舌下腺囊肿边界，并有助于将其与其舌下腺实体型病变相区分，如先天性囊肿、肿瘤或淋巴结肿大。任何一类型的舌下腺囊肿 T_2WI 均呈高信号，囊壁无

增强或囊壁无结节[10]。

唾液腺恶性肿瘤在磁共振 T_1WI 和 T_2WI 图像多呈现中、低信号。MRI 上唾液腺恶性肿瘤病变的形态不规则，边界不清提示肿瘤周围组织侵犯；然而，唾液腺低度恶性肿瘤和良性肿瘤（图 11-9）具有清晰的边界[8]。多形性腺瘤癌变的恶性成分在 T_2WI 上呈低信号像，浸润边界比残留的良性肿块更多[11]。大多数唾液腺恶性肿物是孤立的，多灶性病变提示沃辛瘤，淋巴上皮病变，或淋巴结肿大，皮肤癌（黑色素瘤、基底细胞癌或鳞状细胞癌）转移或淋巴瘤。黏液表皮样癌是

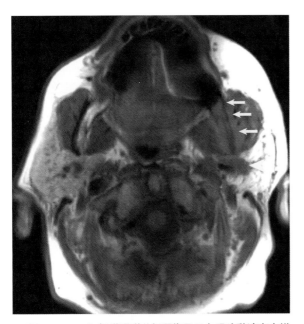

▲ 图 11-9　T_1 加权增强磁共振图像显示左腮腺黏液表皮样癌，位于下颌支（箭）的后部

注意左侧下颌支的暗信号与右支明亮的骨髓相比较，与肿瘤对骨髓的侵袭相一致

最常见的唾液腺恶性肿瘤，在所有的影像学图像上类似多形性腺瘤，尤其是当病变较小的时候。它具有典型的光滑外壁，边界明确，可能含有钙化和囊性与黏液成分。黏液囊肿在 T_1 和 T_2 加权图像上均呈高信号。非囊性部分 T_2WI 像上呈低信号[12]。

腺样囊性癌是唾液腺第二常见的恶性肿瘤，是颌下腺和舌下腺最常见的恶性肿瘤。22% 的小唾液腺肿瘤为腺样囊性癌。病理类型有筛状型、管状型和实性型三种。实性型病变细胞密度高，预后差。这些病变在 T_2WI 上信号较低。筛状或管状亚型的小细胞病变在 MRI 的 T_2 信号像上较高，可类似良性病变[12]（图 11-10）。该肿瘤通常会有局部和神经的侵犯。MRI 对评估肿瘤颅脑和颅底的侵犯必不可少。

先进的磁共振成像技术，如动态增强 MRI、扩散加权成像和光谱学等，在鉴别唾液腺良、恶性病变方面有一定的应用前景[13-16]。恶性肿瘤的表观弥散系数常低于良性肿瘤，尤其是肿瘤内含有较多的细胞成分的情况下。然而，良恶性肿瘤之间的表观扩散系数值存在重叠，在没有常规 MRI 序列的情况下，不应对增强成像来进行解释[13, 15]。King 等[17] 研究显示，MR 波谱检查，特别是胆碱 / 肌酸 > 2.4，阳性预测值为 100%，表明该病变为唾液腺良性肿瘤；胆碱能 / 肌酸 > 4.5 对沃辛瘤的阳性预测值为 71%。较小的研究规模和获得这些先进成像研究的技术难度意味着需要更多的研究来确定这些技术的诊断效用。这些技术目前还没有在临床上得到广泛的应用，因为它们不像从影像学、FNA 和手术切除一样改变患者的治疗。

（二）CT

CT 是评价唾液腺钙化和炎症病变最有效的检查方法[10]。CT 的优势在于它能显示钙化、解剖

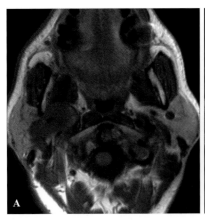
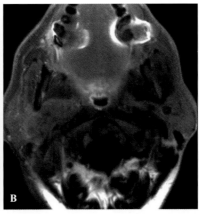
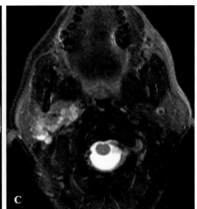

▲ 图 11-10　右腮腺深叶腺样囊性癌

A. T_1 加权磁共振平扫图像；B. T_1 加权后 MRI 显示脂肪抑制表现为肿块的强化；C. 在 T_2 加权 MRI 上，肿块呈混合高信号；注意，右下颌后静脉没有显示，此时关注距离右面神经受累情况

和骨骼细节。静脉注射碘对比剂可提高CT对唾液病理诊断的敏感性。螺旋CT扫描可在横断面、冠状面和矢状面重建，最直观地显示解剖结构。占据颈部脂肪组织所在的解剖间隙的病变，限制了对正常解剖的结构的鉴别诊断。例如，一个腮腺深叶病变，由于它取代咽旁间隙的脂肪，挤压颈动脉，为诊断带来困难。

　　唾液腺结石是唾液腺或者导管中形成的石块，可阻碍唾液的流动。大部分结石（80%～90%）发生在下颌下腺（图11-11）。一般认为下颌下腺中黏液性唾液偏碱性。当患者处于直立位置时，下颌下腺管开口狭窄，导管有45%的上坡过程。在平片上，80%的下颌下腺结石和60%的腮腺结石是放射性结石[2]。典型的影像学图像表现为周围脂肪中可见伴有周围炎症的阻塞导管扩张。伴随周围炎症的急性状态下，相关腺体将增大。如果梗阻为慢性，则与对侧相比，腺体可能萎缩。

　　唾液腺炎的常见诱因是逆行性感染。腮腺炎最常由病毒感染所致，在CT图像上病变腺体肿大，密度增加。唾液腺急性细菌性感染，腺体会增大，并且更致密，周围脂肪可见炎性影像，并可存在脓肿，脓肿特征性影像为较厚，不规则，边缘增强和中央低衰减区域。

　　虽然CT检查对肿瘤的敏感性接近100%，但在CT对良、恶性病变的区别不佳。唾液腺的良性病变诸如多形性腺瘤、沃辛瘤和各种囊性病变具有明确的边界。然而，这些良性病变可能有结节、出血、纤维化或高蛋白含量，使其使异质性增加，容易被诊断为恶性病变。在恶性肿瘤中，低级别黏液表皮样癌，甚至小腺样体囊性癌，其周围可能有假囊状组织，使其看起来更像良性病变。总的来说，MR对唾液腺肿瘤的诊断和辨别周围组织侵犯比CT精确[10]。

　　舍格伦综合征是一种局限于唾液腺和泪腺的自身免疫性疾病，是一种淋巴细胞介导的外分泌腺破坏。50%～70%患者病变活动期血清标志物（SS-A和SS-B抗体）阳性，此类患者具有较高的黏膜相关淋巴瘤的发病风险。在疾病的早期阶段，CT影像上腺体无明显异常。随着疾病的发展，腺体的体积、密度增大。唾液腺腺体内也有可能发生实性或囊性良性淋巴上皮病，一种类似于与艾滋病有关的腮腺囊肿，在疾病后期阶段可出现双侧小囊肿[2]。

（三）超声

　　在北美，超声在唾液腺的诊断中的作用可能被低估[6]。CT是唾液腺炎性疾病的首选影像学检查，MRI是唾液腺肿瘤性疾病的首选影像学检查。然而在临床中，超声可有助于诊断腮腺浅叶或颌下腺的病变，并可为细针穿刺活检（FNA）提供

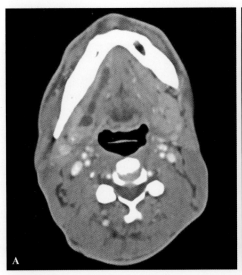
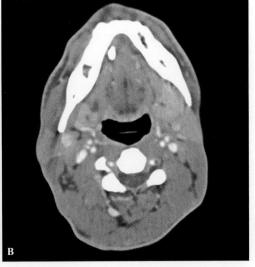

▲ 图 11-11　**A.** 强化 CT 显示右下颌下腺管扩张；**B.** 同一位患者的头颅片显示一个巨大的唾液腺结石，在扩张的导管口附近可见腺内导管扩张

引导[18]。超声上正常唾液腺表面与邻近的肌肉呈均匀高回声。腮腺的回声取决于腺体内的脂肪组织，脂肪含量较高会增加回声，抑制了超声波，限制了超声对腮腺深叶的检查，甚至下颌后静脉和颈外动脉分支的影像评估，B超上通常不会发现正常、非扩张的血管。正常的腮腺内淋巴结可以看到脂肪门。恶性肿瘤的淋巴结更圆润，缺乏脂肪门，并且在B超上具有异常的外周血管分布。超声可提供唾液腺组织的解剖细节，并且没有辐射，特别是在评估儿童唾液腺疾病方面前景广泛。

唾液腺良性肿瘤通常呈低回声且边缘光滑。多形性腺瘤的特征是叶状轮廓，后方回声增强，偶可见内部钙化（图11-12），血管形成不良或缺失。沃辛瘤内部通常含有无回声的囊性区域，并常见血管增生。分化良好的恶性肿瘤可能与边界清晰的良性病变无法区分，典型的恶性肿瘤形态不规则，边界不清晰，内部结构低回声或回声不均匀（图11-13）。它们可能含有内部囊肿，并且经常见血管增生。然而，血管增生不是诊断恶性肿瘤的唯一标准，因为许多良性病变，如血管瘤和沃辛瘤，也会出现血管增生。良、恶性肿瘤之间有许多共同的特征，通常不能单独使用超声明确诊断[18]。唾液腺囊性病变在超声上有很好的分辨。囊性肿瘤，如沃辛瘤或低度恶性黏液表皮样癌，根据囊壁的厚度和特征可与发育性或后天性囊肿相鉴别。

（四）细针穿刺活检

细针穿刺活检（FNA）在唾液腺肿物的诊断中具有重要作用。例如明确恶性肿瘤性质，协助制定诊疗计划。如果病灶较浅表并可触及，则可以在没有超声协助下进行FNA检查，但超声引导下的FNA诊断精度更高[19]。超声引导不仅有助于确保较深病灶穿刺准确性，而且还有助于评估病灶的整体特征，特别没有横断面成像的肿物（图11-14）。22号粗针头足以满足穿刺抽吸组织。超声可识别血管，因此超声引导可避免血管损伤。因超声无法分辨神经，所以面神经浅面的下颌静脉可作为避开面神经的解剖标志。Siewert等[20]认为，病理医师提高了在FNA诊断的准确性，从而可以减少组织学活检。CT对FNA也具有指导作用，特别是在病灶深且需要穿过颊部的操作[21]。

早期学者对细胞学和快速冰冻切片与最终病理检查一致的准确性产生过担忧。美国病理学家学会非坏死细胞学实验室间比较项目对1999—2003年的数据进行了回顾性研究，其中包括对良、恶性病变共6249例。结果显示，唾液腺FNA对良恶性病变诊断的敏感性为73%，特异性为91%。用于正确识别特定参考解释的FNA的总体准确度为48%[22]。Schmidt等[23]对6169例腮腺病变FNA进行了Meta分析，其敏感性为80%，特异性为97%，对腮腺良恶性病变的阳性鉴别诊断预测值为90%。

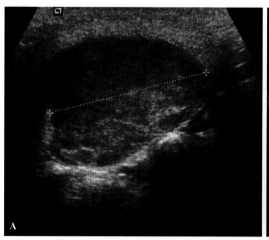
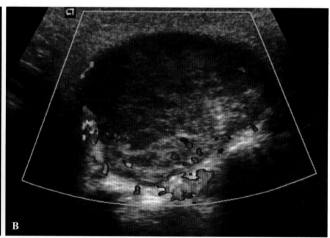

▲ 图 11-12　A. 腮腺多形性腺瘤的灰阶超声图像显示低回声肿块，边界光滑、清晰，后方声增强；B. 彩色多普勒超声显示此低血管肿块内有少量血管内的血流

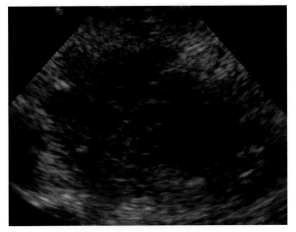

▲ 图 11-13　腮腺黏液表皮样癌在超声上有几个典型的恶性特征，包括形状不规则、边缘模糊和低回声

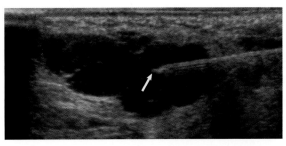

▲ 图 11-14　超声引导下细针穿刺腮腺大嗜酸细胞瘤（箭）

人们对穿刺后出血、鳞状化生、梗死和坏死对最终病理诊断的影响提出质疑。Mukunyadzi 等[24] 报道显示，尽管这些异常确实存在于活检后的组织中，但它们的存在并没有改变最终的组织学诊断。与单独使用任何一种方式相比，术前 FNA 联合术中冰冻切片可提高诊断准确性[25]。

（五）唾液腺造影术

唾液腺造影术可用来显示腮腺和下颌下腺的导管。虽然唾液腺造影是描述腺内导管系统细微分支的最佳方法（图 11-15），但在舍格伦综合征、导管狭窄和放射性口腔干燥症的诊断中，MR 唾液腺造影在评估腺内、腺外导管系统方面作用更佳。唾液酸造影有助于诊断舍格伦综合征，并且有助于

鉴别慢性唾液腺炎。随着自身免疫性疾病的现代血清标志物，SS-A 和 SS-B 抗体在舍格伦综合征中的应用，唾液腺造影术诊断价值较以前降低[2]。CT 和 MRI 在大多数唾液腺病变、肿瘤和炎症的诊断中具有优势。

急性唾液腺炎是造影的禁忌证，因其可能会加重症状或引起逆行性的感染。对碘过敏的患者，造影也是禁忌证。使用具有附接管的钝头唾液插管来进入导管。一些探针具有在针尖远端 1cm 处的橄榄形扩张，当接近导管孔时防止对比剂回流到口腔中。进入乳头可能需要泪液扩张器。水溶性对比剂，如泛影葡胺，对管道提供了极好的对比度，而且没有管道穿孔等不良反应的报道[2]。

腮腺管呈水平方向，长度 6～7cm，直径

▲ 图 11-15　常规颌下腺造影显示导管正常外观

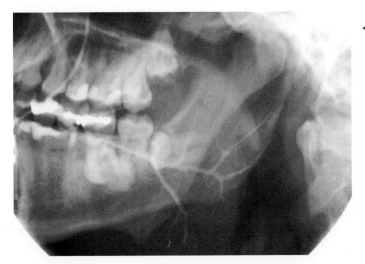

1～2mm。下颌下管在相对于矢状面和轴面的 45° 向下和横向倾斜，长度约 5cm，直径为 1～3mm。下颌下腺管乳头小，插管困难，但导管比腮腺管更容易通过。导管乳头周围的黏膜应干燥，按摩腺体可产生唾液。或者在导管口使用柠檬汁等促分泌剂促进唾液产生。一旦插管，导管在透视下缓慢注入少量的对比剂注射，腮腺管约 1ml，下颌下腺管 0.5ml。然后，在前后、横向和倾斜方向进行投影，以优化导管系统的可视化。造影后 CT 有助于常规造影后腺体内异常的定位。唾液造影的潜在并发症包括局部压力或疼痛，这种压力或疼痛在几分钟内消退，通常在手术后 24h 内完全消退，同时可能会出现造影后感染和导管穿孔。

自从 1996 年 Lomas 等首次报道 MR 唾液造影以来，在序列开发和设计方面取得了重大进展[26]，腮腺和下颌下腺管可以有高分辨图像，可显示导管阻塞和管径的变化，而且可反复操作[27, 28]。这些技术特别适用于急性唾液腺炎患者，因为这是常规唾液造影是禁忌证。对于那些对碘对比剂过敏的患者来说，此技术也有价值。即使在放射性口干伴腺内导管狭窄[29, 31]和舍格伦综合征的患者，MR 唾液腺造影在评估微小的导管改变时，当用轴向 T_1 和脂肪抑制的 T_2 加权图像解释时，可提供有助于诊断的影像学资料[30]。

不同机构的 MR 唾液腺造影各不相同，但报道许多使用 T_2 加权序列来描述唾液管道。唾液管的正常外观光滑，没有充盈缺损或狭窄；腺内分支光滑、规则。结石可表现为导管的扩张，并伴有充盈缺损（唾液石）或狭窄。舍格伦综合征的

腺体破坏导致导管不规则，远端分支阻塞，并在疾病末期导致腺内导管的囊性扩张（图 11-16）。Wada 等报道使用唾液分泌刺激和 MR 唾液造影相结合来评估辐射诱导的口腔干燥。

（六）核素成像

尽管可以评估静脉注射 ^{99m}Tc 高锝酸盐的生理摄取和唾液排泄，但在唾液腺评估中核医学作用有限。该技术可对腮腺和下颌下腺进行成像，由于舌下腺和小唾液腺太小，无法使用此技术。核素成像可能应用一个例子是具有手术禁忌证患者的沃辛瘤的诊断。多形性腺瘤和沃辛肿瘤可能难以在 CT 和 MR 上区分。由于沃辛瘤和嗜酸细胞瘤具有高锝酸盐摄取，多形性腺瘤通常没有显著的摄取，因此可以通过这种方式区分两种肿瘤[6]。

由于假阳性率高，^{18}F 脱氧葡萄糖正电子发射断层显像对唾液腺恶性肿瘤的初步诊断作用有限。例如，腮腺炎会产生一种高氟脱氧葡萄糖的环境。文献中的一些数据表明，^{18}F 正电子发射断层显像在分期和随访中可能有价值，但需要更多的研究来评估其应用价值[32]。

三、结论

影像学检查为唾液腺病变的诊断、评估和手术计划提供了有价值的工具。超声在可触及的病变和为 FNA 提供指导方面是有使用价值的。炎性病变最好使用 CT 检查，因为 CT 对钙化有很高的敏感性，并可以显示弥漫性或深部病变解剖学影

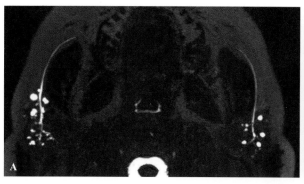
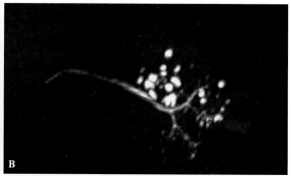

▲ 图 11-16　A. 磁共振唾液腺造影的轴向图像，显示舍格伦综合征患者腮腺内导管末端囊性扩张，腺外导管正常；B. 三维图像可以用来显示导管解剖结构

像。MRI 是评价唾液腺肿瘤病变有效方法。无论是腮腺还是窦腔中的小唾液腺，MRI 都能显示肿瘤侵犯腺体的范围，以及神经侵犯或骨髓受累等并发症。MR 唾液造影可以被认为是替代常规唾液造影，尤其是对禁忌行唾液腺造影的急性炎症或碘过敏的患者。超声引导下的 FNA 有一定的诊疗价值。

推荐阅读

Bialek EJ, Jakubowski W, Zajkowski P, et al: US of the major salivary glands: anatomy and spatial relationships, pathologic conditions, and pitfalls. *Radiographics* 26: 745, 2006.

Christe A, Waldherr C, Hallett R, et al: MR imaging of parotid tumors: typical lesion characteristics in MR imaging improve discrimination between benign and malignant disease. *AJNR Am J Neuroradiol* 32: 1202, 2011.

Hughes JH, Volk EE, Wilbur DC: Pitfalls in salivary gland fine-needle aspiration cytology: lessons from the College of American Pathologists Interlaboratory Comparison Program in Nongynecologic Cytology. *Arch Pathol Lab Med* 129: 26, 2005.

Kalinowski M, Heverhagen JT, Rehberg E, et al: Comparative study of MR sialography and digital subtraction sialography for benign salivary gland disorders. *AJNR Am J Neuroradiol* 23: 1485, 2002.

Megerian CA, Maniglia AJ: Parotidectomy: a ten year experience with fine needle aspiration and frozen section biopsy correlation. *Ear Nose Throat J* 73: 377, 1994.

Okahara M, Kiyosue H, Hori Y, et al: Parotid tumors: MR imaging with pathological correlation. *Eur Radiol* 13(Suppl 4): L25, 2003.

Siewert B, Kruskal JB, Kelly D, et al: Utility and safety of ultrasoundguided fine-needle aspiration of salivary gland masses including a cytologist's review. *J Ultrasound Med* 23: 777, 2004.

Silvers AR, Som PM: Salivary glands. *Radiol Clin North Am* 36: 941, 1998.

Yousem DM, Kraut MA, Chalian AA: Major salivary gland imaging. *Radiology* 216: 19, 2000.

第四分册 头颈外科学与肿瘤学（上卷）

第 12 章

唾液腺炎性病变
Inflammatory Disorders of the Salivary Glands

Neal M. Jackson　　Jenna L. Mitchell　　Rohan R. Walvekar　著

周　超　译

要点

1. 唾液腺炎最常由涎石症引起，急性期可通过热敷、促进唾液分泌、补液和抗生素进行治疗。慢性唾液腺炎可能需要使用内镜诊断和治疗。
2. 唾液腺内镜技术可以使导管狭窄或结石可视化，治疗措施包括狭窄导管球囊扩张、钬激光碎石，以及金属丝篮取石。
3. 虽然影像学（超声、CT 或 MRI）检查适用于大多数唾液腺炎性疾病，但大多数病毒感染（腮腺炎、HIV）和肉芽肿病变（放线菌病、猫抓病、弓形虫病）引起的唾液腺感染的诊断需要特异性血清学抗体检测、皮肤试验或细针穿刺活检。
4. 舍格伦综合征是一种慢性自身免疫性疾病，其特征是双侧唾液和泪腺的破坏，导致口干和眼干，通过对症治疗（唾液替代品、唾液促分泌剂、牙科护理、滴眼液和润滑剂）进行治疗。一些复发性唾液腺炎患者可能需要唾液腺管扩张甚至腺体切除。

唾液腺炎性病变的病因、病程、治疗模式和预后等方面可能各不相同。最常见的原因是唾液流出阻塞，大部分是因为唾液腺导管结石。唾液腺细菌、病毒、真菌、寄生虫和原生动物感染是唾液腺炎的另一个大原因。此外，系统性疾病，如自身免疫性疾病，如舍格伦综合征，也可引起唾液腺炎。

一、涎石病

涎石病是唾液腺导管系统中形成的结石，是唾液腺炎的最常见病因[1]。颌下腺受此影响最大，80%～90% 的唾液腺结石发生于下颌下腺管。10%～20% 的结石发生于腮腺管中，1% 发生于舌下腺管[2]。患者发病年龄多在 50—80 岁。儿童涎石病较为罕见，倘若儿童症状较明显，大多数在 10 岁左右就医[3]。男性比女性更容易患病。

唾液腺结石主要成分为磷酸钙、碳酸盐，以及糖蛋白和黏多糖的有机质。另有少量的镁、钾和铵盐[4]。

涎石病的确切病因尚不明确。唾液积聚和导管系统的炎性病变是结石形成的重要因素。间歇性唾液淤滞导致唾液黏液成分改变，从而导致有机凝胶形成，有机凝胶成为盐沉积的框架，导致结石的形成。血清钙磷水平与结石形成无关[5]。

唾液腺结石与慢性唾液腺炎之间的关系可能因唾液腺不同而异[6]。在颌下腺，唾液腺结石可能是导致唾液淤滞和炎症的主要原因，会促使细菌逆行感染，从而导致下颌下腺炎。相反，慢性唾液腺炎引起的腮腺炎症和导管损伤是腮腺结石的主要原因。下颌下腺更容易形成结石，有如下原因：下颌下腺管行程较长；管径更宽，更弯曲；与重力方向成角；周围有下颌舌骨肌。这些因素都会导致唾液流速减慢，更易造成淤滞。此外，由下颌下腺本身分泌的唾液也更黏稠，钙和磷浓度较高[7]。在腮腺中，结石常位于腮腺门或腮腺实质内。下颌下腺的结石更倾向于在导管中形成[8]。

涎石病患常见症状是餐后反复发作的唾液腺绞痛，并伴有疼痛和肿胀。患者可能有多次急性化脓性唾液腺的病史。双手做下颌下腺口内外双合诊时可触及结石。腮腺结石可在腮腺管口或沿导管的走行区域出现。检查还可发现唾液腺导管通畅度和唾液分泌量的不对称，阻塞的导管可能显示双侧触诊或腺体按摩时缺少唾液流量，或黏液样、颗粒或黏液性唾液。因此，患者在按摩阻塞的腺体时出现恶臭液体，也提示涎石病。

涎石病可通过超声、计算机断层扫描（CT）或磁共振成像（MRI）等进行诊断[9]。传统的口腔咬合平片有助于鉴别不透明的结石，目前已较少使用，因其会遗漏放射线可透过的结石，可能会将结石与该区域的其他钙化物（如静脉结石、舌动脉粥样硬化）或钙化的颈部淋巴结病混淆。

超声在唾液腺结石诊断中有一定的价值，可以诊断 90% 以上直径 > 2mm 的结石[10]。虽然超声的准确性取决于操作者，但一般情况下，超声对结石的诊断具有实用性。超声检查成本较低、无辐射、可重复操作、动态性好，能对腮腺及结石进行准确的描述，也可用于术中结石定位[11]。CT 对微小唾液腺结石（直径 1～2mm）的诊断准确。但切勿行增强 CT 检查，增强 CT 的血管影像可与结石混淆。然而，医生不能忽略同时出现肿瘤的可能性。因此，如果病史、体格检查或其他影像学表现除炎症外，还怀疑肿瘤的情况下，则应行 CT 扫描，平扫或强化均可[12]。典型的图像为腺体增大和导管扩张（图 12-1）。

在 MRI 上，结石在 T_1 和 T_2 图像均呈低信号[9]。数字减影唾液造影可以减少周围骨组织的干扰，也可用于结石诊断，因为它可以检测到放射线可透过结石，灵敏度为 95%～100%。但这是一种有创性检查，并且对比剂可能有不良反应。对于下颌下腺管口部的结石和活动性感染的病例，也可行唾液腺造影术。MR 唾液造影术以唾液作为对比剂，是一种相对较新的无创性技术，用于

评估唾液腺导管系统（图 12-2）。研究表明，下颌下腺管 MR 唾液造影具有与数字唾液造影相似的准确性，优于超声检查结果[10]。唾液造影禁忌证的患者 MR 唾液造影也是较好的选择。然

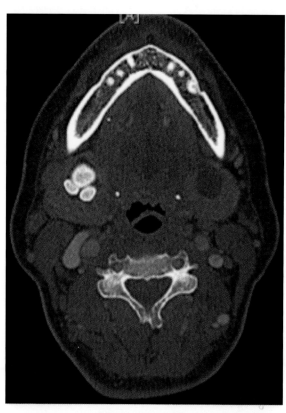

▲ 图 12-1 CT 显示右下颌下腺有多个高密度影像

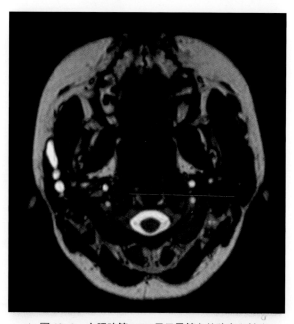

▲ 图 12-2 右腮腺管 MRI 显示导管多处狭窄和扩张

而唾液腺结石病理诊断较为困难，结石形成后的导管增生可能会误诊为黏液表皮样癌[5]。超声和CT检查是评价和治疗涎石病的首选影像学技术。MRI唾液腺造影、数字唾液腺造影和三维重建辅以唾液腺内镜检查等适用于复杂病例[14]。

涎石病的治疗取决于结石的大小、位置、方位、形状、数量、结石是否受挤压或能否移动，以及外科医师的经验[15, 16]。另外，越早地取出结石，预后越好，因为结石在导管内的时间越长，结石就可能越大、越固定[17]。

涎石病的非手术治疗包括唾液酸，局部热敷，唾液稀薄化，以及腺体按摩。如果怀疑唾液腺感染，应立即开始抗菌治疗[6]。

涎石病的外科治疗取决于结石的位置、下颌下腺结石若口内可触及，且距离下颌舌骨肌后缘远端的下颌下腺管口不超过2cm，可以通过人工挤石或经口切开取石。对于导管近端结石、固位结石，以及下颌下腺内的大型巨结石，需行下颌下腺切除术。腮腺管的解剖关系使腮腺结石的处理更加困难，对腮腺导管的操作可加重导管狭窄

导致复发，并且经常需要使用临时支架。然而，传统的腮腺结石治疗方法包括经口入路取石术、继续保守治疗或腮腺切除术。

唾液腺内镜的出现使涎石症的治疗模式发生改变。内镜技术联合经口或口外入路取石术，是一种安全、有效、保留腺体取石方法，成功率在80%～100%。唾液腺内镜是一种微型半刚性内镜，直径0.8～1.6mm，并有一个介入冲洗口，允许使用各种工具来治疗唾液腺结石和其他梗阻性病变，如导管狭窄（图12-3）。各种介入性工具也被相继开发，以便于唾液腺导管和导管口的快速、无创性扩张，以方便将内镜和仪器进入导管口和导管系统[18, 19]。唾液腺内镜作为一种诊断和治疗工具，目前应用广泛。结石和导管狭窄可清晰可见，可以用工具取出结石；若结石太大，可使用钬激光或碎石术将它们裂解成小碎石取出（图12-4）。

若唾液腺内镜取石失败，可联合手术治疗。联合治疗包括内镜或超声对结石的诊断和定位，并通过切开导管取出结石。对于下颌下腺及其导

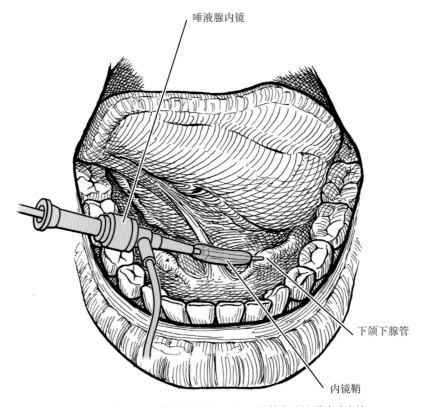

唾液腺内镜

下颌下腺管

内镜鞘

▲ 图12-3 经导引鞘插入下颌下腺管乳头的唾液腺内镜

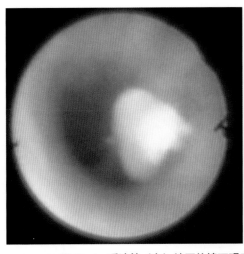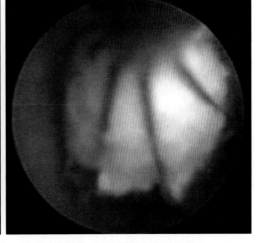

▲ 图 12-4　唾液管（左）结石的镜下观察，然后用铁丝篮（右）抓取和取出结石

管结石，可经口内入路切除；然而，腮腺结石可能需要腮腺部分或全切术，需切开皮肤才能取石。手术结束时，可放置支架 2～4 周，以防止导管或导管口的狭窄[20]。

二、慢性唾液腺炎

慢性唾液腺炎是唾液腺的局部炎症，临床表现为唾液腺反复的疼痛和炎症。下颌下腺最常受累[21]。最初的诱因一般是唾液腺导管阻塞，唾液淤滞并最终导致细菌感染。导管阻塞的最常见病因是涎石病。其他原因有唾液腺导管狭窄，肿瘤压迫，邻近组织瘢痕继发狭窄，先天性扩张和异物等[22]。导管阻塞引起的唾液淤滞使患者易发生感染和炎症。复发性炎症发作导致导管不规则，从而形成狭窄[23]。慢性炎症导致纤维组织增生替代原有的腺泡，造成腺体萎缩及导管扩张[24]。

临床上，患者可出现反复发作的唾液腺肿胀和压痛，发作时可伴有低热，但与饮食、季节没有任何关系[25]。患者初次发作可表现为急性化脓性（细菌性）唾液腺炎的症状，其间无症状间隔期可从几周到几个月不等。体查可见腺体肿大，经常可见黏液从导管口流出。脓性分泌物比唾液更黏稠，并导致导管腔阻塞和唾液淤积。有时，在慢性唾液腺炎患者中可以看到导管口脓液溢出，这可能是一慢性炎症与急性细菌性唾液腺炎相叠加的结果。金黄色葡萄球菌是成人唾液腺最常见的致病菌[26]。

慢性唾液腺炎首选保守治疗，包括口服抗生素、按摩、热敷、使用唾液酸和糖皮质激素。抗生素应用于急性唾液腺炎。短期使用糖皮质激素可减少炎症反应，唾液稀薄化和热敷可以清除唾液管道内沉淀的血清蛋白。如果治疗失败，可以使用唾液腺内镜冲洗和扩张导管[24]。唾液腺内镜是一种诊断和介入工具。一般说来，如果患者每年一次及以上的急性发作，可以考虑介入性内镜检查[26]。

诊断性内镜可以通过持续生理盐水冲洗、糖皮质激素灌注和导管系统静息扩张来改善症状。在内镜下诊断的导管狭窄需要进一步的治疗，这取决于导管狭窄的严重程度、位置和长度。导管狭窄的治疗可使用气囊扩张器或联合内镜进行扩张（图 12-5 和图 12-6）。

此外，可使用支架用来防止导管狭窄复发，支架宜放置 4 周（图 12-7）。如果上述方法无效，可行手术治疗切除腺体[26]。鼓膜神经切除术和腮腺导管韧带切除等术式很少会导致腺体萎缩。

慢性唾液腺炎影像学表现为唾液腺点状扩张及周围导管扩张。检查方法包括超声、CT、常规 MRI 和 MRI 唾液造影。临床上，超声可以显示扩张的导管和结石，也可以在术中协助显示导管系统。

慢性唾液腺炎的并发症有良性淋巴上皮病变、Küttner 瘤和导管癌等[12, 27, 28]。良性淋巴上皮病的特点是淋巴网状内皮细胞浸润伴腺泡萎缩，细胞

Cummings

耳鼻咽喉头颈外科学（原书第6版）

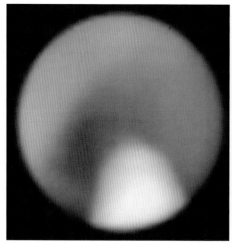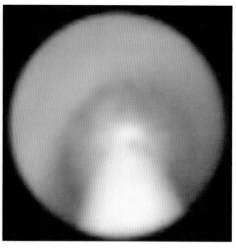

▲ 图 12-5　球囊扩张前后唾液管狭窄的内镜检查

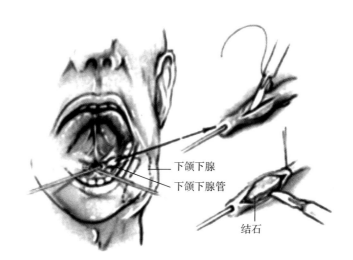

下颌下腺

下颌下腺管

结石

▲ 图 12-6　开放技术定位和检查下颌下腺管涎石

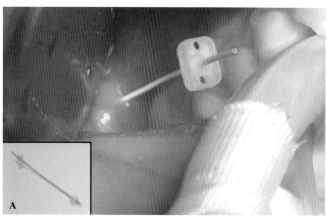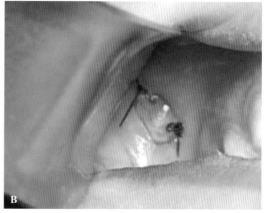

▲ 图 12-7　A. 一个 1mm 的 Walvekar 唾液支架；左下镶嵌显示双头支架，每端均按人体工程学方向朝向下颌下腺管和腮腺管；插入右腮腺管；B. 支架插入和缝合单独 4-0 尼龙针或环缝（引自 Hood Laboratories, Pembroke, MA.）

核排列不规则，导管上皮化生；导管上皮化生导致上皮岛的形成。该病易发生于 50—60 岁女性，良性淋巴上皮病变与舍格伦综合征有关，也称米库利奇病。良性淋巴上皮病变，典型临床表现为唾液腺无症状的肿物。可使用细针穿刺活检进行诊断，并可采用非手术方法进行治疗[29]。然而，由于存在恶变的可能，患者需长期随访[28]。

Küttner 瘤又称慢性硬化性唾液腺炎，是一种慢性炎症病变，类似于良性淋巴上皮病变。然而，病变几乎全部发生于下颌下腺，病理特点是进行性纤维化和腺体实质萎缩。Küttner 瘤发病高峰为 50—70 岁，女性发病率略高[30]。主要临床表现单侧腺体肿胀变硬。由于慢性炎症，病变早期可出现导管周围纤维化和导管扩张。随着疾病的进展出现纤维化加重、腺泡萎缩和导管扩张。因此，整个腺体将会纤维化，炎症减少[31]。病理学可见具有规则排列的细胞核的分离的管状结构中大量淋巴细胞浸润，这与良性淋巴上皮病变相区别。同样，恶性肿瘤的报道强调对慢性唾液腺炎患者的仔细和常规评估，包括唾液腺导管癌在内的恶

性肿瘤[32]。Küttner 瘤的治疗可使用唾液腺内镜联合取石技术来完成。不幸的是，许多患者在疾病后期需要切除腺体。Küttner 瘤的鉴别诊断包括结节病、淋巴上皮性唾液腺炎和滤泡性淋巴瘤[33]。

三、唾液腺传染性疾病

唾液腺感染表现形式多样，取决于病原体种类和感染的时间长短。可以从急性局部感染（如细菌性唾液腺炎）到由病毒［如副黏病毒或人类免疫缺陷病毒（HIV）］引起的全身性疾病。肉芽肿性感染可能表现为类似于肿瘤的孤立肿块。在慢性感染中，诱发因素常为导管阻塞。

（一）急性化脓性腮腺炎

急性唾液腺炎是一种典型的细菌性感染性疾病，除有发热、寒战和不适等全身症状外，腺体迅速、弥漫性肿胀和疼痛。唾液腺急性感染常由于细菌经导管逆行性感染引起。患者在脱水或大量出血的情况下，唾液流动减少，细菌逆行迁移，并在腺体实质产生化脓性感染。最容易感染的腺体是腮腺，这是因不同腺体之间唾液成分的差异

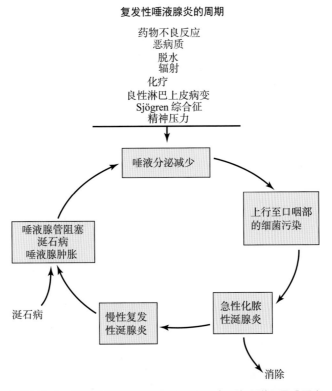

▲ 图 12-8　急性和慢性化脓性唾液腺炎的病理生理学和易感因素

所致。腮腺唾液主要为浆液性，而下颌下腺和舌下腺的唾液主要是黏液性。浆液性唾液缺乏溶酶体、免疫球蛋白 A 抗体和唾液酸等具有抗菌作用的成分。此外，下颌下腺和舌下腺的唾液含有高分子量的糖基蛋白，可竞争性地抑制细菌对唾液腺导管上皮细胞的黏附[32]。还有几个诱发因素可能导致急性唾液腺炎。包括糖尿病、甲状腺功能减退症、肾衰竭和 Sjögren 综合征。此外，药物可通过多种机制减少唾液的分泌（图 12-8）。

唾液流动性机制受损也会导致急性感染。据报道，外伤或异物导致的唾液腺导管狭窄可导致急性唾液腺炎。唾液腺结石常见于下颌下腺管和舌下腺管，也可能导致急性感染，但更容易导致慢性感染[29]。急性细菌性颌下腺炎是一种社区获得性疾病，最常发生于下颌下腺管结石的患者[24]。

患者术后虚弱也与唾液腺炎有关。急性唾液腺炎的发病率约为每 1 万例手术 0.173 例（0.001 73%）[34]。腹部和髋部术后患者的急性化脓性唾液腺炎风险增加，最常发生于术后前两周[34]，可能是术后脱水所致。老年人发生唾液腺炎的风险较高，通常是因为药物导致的唾液分泌淤滞。导致唾液淤滞的药物包括抗胆碱能药和抗组胺药。唾液腺炎发生的其他诱发因素包括脱水、口腔卫生差、免疫抑制、唾液导管阻塞、自身免疫性疾病、糖尿病、甲状腺功能减退病和肾衰竭等。在唾液腺炎的患者中，大约 25% 具有恶性病变，另外 50% 的患者具有头颈部以外先前存在的感染。患者高发年龄为 50—60 岁，男性多见，右侧比左侧发病频率高[34]。

近几十年来，由于口腔菌群的变化，影响了急性细菌性腮腺炎的治疗。出现这种情况的原因有数个，包括免疫功能低下患者和住院患者院内和机会性感染增加。此外，目前技术改进后可以培养和鉴别更多的微生物，特别是厌氧菌。最后，抗生素滥用使大量耐药菌在口腔中生长，而通常口腔中不存在这些耐药菌[24]。急性细菌性腮腺炎有关的病原菌是金黄色葡萄球菌和厌氧菌，如镰刀菌和肠链球菌。此外，还有链球菌和需氧革兰阴性杆菌。医院获得性腮腺炎与需氧菌和兼性革兰阴性菌及金黄色葡萄球菌感染有关，因此应检查其甲氧西林的耐药性[33, 35, 36]。

体格检查可见，患者可有全身脱水症状且口腔黏膜干燥。局部症状包括感染腺体触诊疼痛、皮温升高及皮肤硬化。腺体双侧触诊可见近 3/4 的患者从患侧导管口排出脓性分泌物。多个腺体可能受到影响，据报道多达 25% 的患者双侧受累[37]。

实验室检查可见，白细胞增多伴有中性粒细胞减少。此外，还可能出现与脱水体征相一致的检查结果，如高钠血症和血尿素氮升高[38]。在 48～72h 内对药物治疗无反应的患者，需行 CT 或超声检查明确是否有脓肿形成。在唾液腺炎的急性期忌行唾液腺造影术，因其可加剧现有炎症。但是，如果怀疑肿瘤、涎石或脓肿，可以使用超声、CT 和 MRI 等检查[38]。

若导管口有脓液溢出，可以行药敏培养指导用药。然而，脓液有导致口咽部感染的风险。此外，腮腺细针穿刺活检中应谨慎使用，因为肉芽肿感染可能导致瘘管形成。应对脓液进行有氧和厌氧细菌、真菌和分枝杆菌的检测[34, 39, 40]。

急性腮腺炎诊断通常明确，但应鉴别与腮腺炎相似的非腮腺肿大相关疾病，如淋巴瘤、淋巴管炎、外耳道炎、Bezold 脓肿、牙根尖周脓肿引起的颊或咬肌间隙脓肿，以及感染的鳃裂或皮脂腺囊肿[37]。

急性化脓性唾液腺炎失行药物治疗。包括补液，抗生素治疗，口腔卫生管理和逆转唾液淤滞，可以使用柠檬汁和橙汁等促进唾液分泌。此外，应指导患者定期腺体按摩，从腺体远端向导管口方向推进。止痛药和局部热敷可以缓解胀痛不适感。

抗菌药是治疗急性唾液腺炎的重要组成部分。抗菌疗法根据经验开始针对革兰阳性和厌氧细菌进行治疗。然而 75% 的患者想恢复产 β- 内酰胺酶的细菌需要使用增强青霉素或第一代头孢菌素[3, 40]。细菌培养可进一步指导治疗。耐甲氧西林金黄色葡萄球菌感染可能需要使用万古霉素或利奈唑胺。一些学者提出克林霉素或一线药物中添加甲硝唑以扩大厌氧覆盖[41]。一般唾液腺炎使用抗生素 48～72 h 内可起效，并在症状缓解后持续给药 1 周[42]。

在极少保守的治疗措施不能根除感染的情况下，需手术切开引流。手术入路是腮腺筋膜与面神经分支平行的腮腺筋膜的径向切口掀起面部皮瓣，行脓肿引流术。内置引流管并松散固定。

急性唾液腺炎禁忌使用唾液腺内镜，因为导管炎症使其扩张困难，增加了器械引起的医源性导管损伤的风险。还有一种潜在风险是加剧感染。

急性化脓性腮腺炎的并发症较少见。通常仅限于导管口的化脓使脓液进入周围组织，产生多个小脓肿，这些小脓肿可能合并成更大的脓肿，侵及头颈部多间隙组织，造成骨髓炎、颈静脉血栓性静脉炎、败血症、呼吸道阻塞和死亡等潜在后遗症。还可穿过外耳道底壁溢脓；经面颊自发引流；延伸至面部、颈部和纵隔等[43, 46]。面神经麻痹的病因尚不清楚，但可能由于神经周围炎，毒素作用或急性神经受压引起。面神经麻痹伴有可触及的肿物必须高度怀疑恶性肿瘤的存在[43, 44]。

（二）新生儿化脓性腮腺炎

新生儿唾液腺感染较为罕见。当感染发生时，统称为新生儿化脓性唾液腺炎，腮腺易受累。唾液腺感染在早产儿和男婴中更为常见[6, 15]。金黄色葡萄球菌是最常见的病原体，也可能有草绿色链球菌、化脓性链球菌、肠链球菌和葡萄球菌、黑色素杆菌、核梭杆菌等[45, 46]。口腔内厌氧菌通过腮腺管逆行性感染腮腺[40]。常见于唾液淤积或脱水的情况。然而，经血液传播细菌，最常见的是革兰阴性细菌，也可能感染唾液腺[47]。

新生儿急性化脓性唾液腺炎除了发热、厌食、烦躁和体重增加不足之外，其他临床症状包括腺体的表面皮肤发红、肿胀。肿胀通常最初发生于腺体一侧，但往往演变为双侧肿胀。腺体触诊可较软，肿胀的腺体触诊可较坚硬或具有波动感。

新生儿急性化脓性腮腺炎的诊断依据是临床表现和脓液的革兰染色及培养。实验室检查可见白细胞增多和中性粒细胞减少，患儿血清淀粉酶水平通常正常，可能由于唾液同工酶活性尚未成熟的原因[48]。超声显示腺体增大，回声减弱[46]。治疗包括针对金黄色葡萄球菌和革兰阴性杆菌抗生素治疗，直到细菌培养和药敏的结果。

不能排除耐甲氧西林葡萄球菌感染。只有在临床症状没有迅速改善、腺体波动感增加或腮腺内脓肿增加时，才行切开引流术[41, 46]。

（三）儿童复发性腮腺炎

儿童复发性腮腺炎是一种罕见、非特异性的腮腺炎性病变，临床表现为腮腺周期性的肿胀和疼痛，通常在青春期前自行缓解。它是继腮腺炎之后儿童时期第二常见的唾液腺炎性疾病。临床上，患儿常出现餐后反复发作的腮腺急性或亚急性肿大，同时伴有发热、不适及疼痛。儿童复发性腮腺炎通常单侧发病，若双侧发病，则一侧的症状更为严重。发作频繁的患者往往每3~4个月发作一次，每次持续几天至几周[38]。患儿最早可能在1—2岁发病，但这种疾病通常在3—6岁间发作3~4次后才能被诊断。男孩比女孩更易患病。虽然此病青春期可缓解，但严重的可导致腮腺实质破坏，使腮腺功能损失50%~80%。因此，及早发现和治疗是关键。

儿童复发性腮腺炎发病的危险因素包括先天性腮腺管狭窄、病毒性腮腺炎病史、导管创伤，以及异物[34]。资料显示，上呼吸道感染引起的脱水会导致该病急性发作[49]。

复发性腮腺炎的病因尚不清楚。一些学者认为腮腺管系统的某些部位的先天性扩张，易于细菌定植导致儿童易患此病[50]。金黄色葡萄球菌和草绿色链球菌是患者腮腺管中最常见的病原微生物。已有关于常染色体遗传的家族性复发性腮腺炎的报道[51]。免疫球蛋白G_3和A缺乏症与复发性腮腺炎有关。此外，腮腺肿胀可能是青少年原发性舍格伦综合征的唯一表现。一些病毒也可能在复发性腮腺炎中发挥作用。腮腺中EB病毒的反复增殖可能导致腮腺炎反复发作。另据报道，艾滋病患儿复发性腮腺炎发病率为20%[52, 53]。

腮腺炎的病理学表现为导管周围大量淋巴细胞浸润；腺体内导管扩张，直径1~2mm[54]。复发性腮腺炎唾液造影的特征影像为唾液腺导管扩张，显示为无数分散、点状影像。腮腺超声显示腮腺肿大，有多个小的低回声区。这些区域既代表了导管的扩张，又代表了周围淋巴细胞浸润。

最近有报道称，MR 在评估复发性腮腺炎中作用很大 [54]。因其属于无创操作，可用于腮腺炎的急性期诊断。

治疗有保守治疗和外科手术治疗。保守治疗包括补液、镇痛、腺体按摩、局部热敷、唾液酸化和静脉注射抗生素。药敏培养前的经验性治疗应包括一种耐青霉素酶的抗葡萄球菌抗生素。大多数患者会经历肿胀和不适的快速消退。对于症状持续的患者，唾液腺内镜既可用于诊断，也可用于治疗。内镜下特征性表现为导管狭窄，导管壁变白，失去正常的导管形态（图 12-9）。

内镜检查若发现黏液阻塞和导管狭窄，可以通过高压球囊扩张和内镜下清理或盐水灌洗来治疗，也可内镜下注射可的松和氯化钠 [12, 55]。另外还可使用醋酸曲安奈德冲洗腺体；在完成内镜检查后，将 40U 醋酸曲安奈德稀释到 3～5ml 生理盐水中。唾液腺造影术中放置在导管中的高度浓缩的碘化油，也可以起到诊断和治疗作用，因为它作为一种消炎液来显示点状唾液扩张和周围导管扩张；该溶液可能在导管中停留数天或数周，并提供长期消炎效果。也可注射抗菌药（四环素）[56]。几乎所有患者都在青春期或青春期后期自发缓解，很少需要外科手术治疗。

（四）放射性碘相关性唾液腺炎

多种甲状腺疾病应用放射性碘治疗，如甲状腺毒症，甲状腺切除术后残留甲状腺组织的消融，以及甲状腺癌的监测 [46]。研究称，接受放射性碘

治疗的甲状腺癌患者中放射性唾液腺炎发生率高达 18%～26% [57, 58]。其他报道称高达 60% 的患者出现以口干和味觉障碍为主要症状的唾液腺炎，以及接受放射性碘治疗的患者中高达 69% 的出现唾液腺区不适 [49, 59]。放射性碘相关腮腺炎为急性、弥漫性腮腺肿大，可有疼痛也可为无痛，双侧受累最常见 [60]。放射性碘对唾液腺毒性是剂量依赖性，尽管较低剂量（20～30Gy）相关的毒性可逆，但较高剂量（> 50Gy）可能会造成唾液腺不可逆损害 [61]。临床上常表现为患者虚弱，还可出现严重影响生活质量慢性疼痛，一个或多个腺体的持续或反复肿胀，以及口干导致吞咽痛和吞咽困难。腮腺更倾向于发展为严重的唾液腺炎，但需谨慎行手术治疗，因为与炎症性唾液腺疾病相关腮腺切除术面神经损伤发生概率较高。

唾液腺内镜也可应用于放射性碘相关性唾液腺炎的治疗，成功率也各不相同。类似于复发性腮腺炎的介入性治疗，包括内镜检查及腺体冲洗，清理碎屑和黏液栓，狭窄导管的扩张；这种治疗可以缓解症状，减少症状的发生频率和强度。研究称，通过介入性唾液内镜检查缓解患者的症状成功率为 50%～100% [62-64]。

四、唾液腺病毒感染

唾液腺病毒感染最常见于血行播散，尽管也有导管逆行性感染累及唾液腺的报道。但腺体实质的病毒感染并不总是局部症状，因为许多全

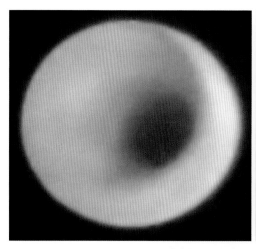
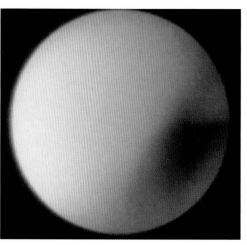

▲ 图 12-9　内镜下正常的唾液管（左）和变白、狭窄的导管，失去正常的血管标记（右）

身性病毒感染从血液到唾液的传播并无明显局部征象，包括狂犬病、肝炎、流行性感冒和脊髓灰质炎。

（一）HIV

唾液腺 HIV 感染可能有如下疾病，卡波西肉瘤、良性淋巴上皮病变、反应性淋巴结病、唾液腺炎和分枝杆菌感染，以及与抗逆转录病毒疗法相关疾病[50]。HIV 相关唾液腺疾病（HIV-SGD）可以影响患者的整个疾病阶段，可能是 HIV 感染的最初表现[61]。唾液腺受累通常在进展为获得性免疫缺陷综合征（艾滋病）之前发展，可能与病毒载量增加有关。

HIV 感染者的唾液腺中，腮腺最易受侵犯，占 1%～10%[54, 65, 66]。腮腺肿胀通常是由于腺体内良性淋巴上皮囊肿（BLEC）（图 12-10）。这些与 HIV 有关的囊肿也被称为良性淋巴上皮病变、艾滋病相关淋巴结病或弥漫性浸润性淋巴细胞增生

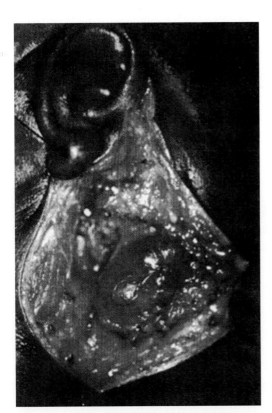

▲ 图 12-10 人类免疫缺陷病毒血清阳性患者术中出现腮腺囊肿
引自 Debo RF, Davidson M, Petrow CA: Pathologic quiz case 2. Benign lymphoepithelial cyst of the parotid gland associated with HIV infection. *Arch Otolaryngol Head Neck Surg* 1990; 116: 487.

综合征（DILS）。它们在 HIV 阴性人群中十分罕见，以至于它们的存在可以用作 HIV 的评估。唾液中可含有较低浓度的病毒，可能与 HIV 阳性患者有关[67]。没有其他病毒，如巨细胞病毒或 EB 病毒与艾滋病毒相关性唾液腺疾病有关。

HIV-SGD 的组织病理学表现各不相同。腮腺表现为腺体内和腺体周围淋巴结肿大，特征同全身其他部位与 HIV 感染相关的广泛性淋巴结的均匀滤泡增生。此外，除滤泡增生外，腮腺结节还含有唾液上皮结构和上皮衬里囊肿。在某些情况下，腺体弥漫性淋巴细胞浸润与唾液腺导管的囊性扩张有关。周围淋巴组织增生导致导管不完全性阻塞，导致上皮性囊肿的形成[68]。

HIV-SGD 患者具有一个或多个唾液腺进行性、无痛性肿大的病史。80% 的患者为双侧发病，90% 的患者可见多个唾液腺肿胀，肿胀可消长，但一般是稳定和长期存在。唾液腺功能下降导致口干，临床上与舍格伦综合征口干相仿，并因此对 DILS 进行分类。患者也经常存在颈部淋巴结肿大[37]。

DILS 的特征在于存在持续的循环 CD8 淋巴细胞增多和内脏 CD8 淋巴细胞浸润，其主要发生在唾液腺和肺、DILS 似乎与舍格伦综合征相似，但可以通过肺，胃肠道和肾脏等腺体外病变进行鉴别。病变在 DILS 中更为突出，DILS 中不存在舍格伦综合征患者的自身抗体[63]。

细针穿刺活检可用于诊断唾液腺肿物[69]。在超声、CT 和 MRI 上，腮腺通常表现为多个囊肿，表现为低密减、薄壁肿块和弥漫性颈淋巴结肿大。由于没有辐射，以及不需要镇静，儿童易实施超声检查[70]。磁共振成像 T_2 加权图像上显示均匀中等信号强度的肿物[71]。

HIV-SGD 的治疗包括密切观察、反复抽吸、抗逆转录病毒药物治疗、放疗和外科手术治疗[72]。DILS 和累及内脏淋巴细胞浸润患者可使用皮质类固醇和免疫抑制疗法[73]。由于 DILS 通常生长缓慢，HIV 感染者转化为 EB 病毒相关的恶性 B 细胞淋巴瘤的风险增加，任何迅速增大的腺体都应该行细针穿刺活检排除恶性肿瘤[74]。抗逆转录病毒药，如齐多夫定，在减少 DILS 方面

效果各异。高活性抗逆转录病毒疗法能引起腮腺肿胀；这是因为蛋白酶抑制药导致人体各部位脂肪营养差异，腮腺脂肪浸润 [72, 75]。

放疗是治疗 BLEC 有效方法，尽管口干和黏膜炎等不良反应可能会给患者带来永久性的困扰。一些肿瘤放疗专家更倾向采用放疗来治疗淋巴瘤或卡波西肉瘤。

对于 HIV-SGD 和是否需要对唾液腺肿大进行手术切除行病理检查存在些争议。一般来说，在 HIV-SGD 患者中，有证据表明细针穿刺活检和 CT 或 MRI 的典型表现足以提供确切诊断，从而证明保守的临床观察的合理性 [76]。手术切除 BLEC 是最后的手段，多由于病变多发、双侧和反复发作。最后，需考虑 HIV 阴性人群的其他唾液腺疾病 [77]。

（二）流行性腮腺炎

腮腺炎一词传统上定义是由副黏病毒引起的急性双侧、非化脓性、病毒性腮腺炎 [38]。病毒感染是非化脓性急性腮腺炎最常见病因，85% 的病例发生在 15 岁以下儿童 [51]。此疾病具有高度的传染性，在世界范围内发生，在春季发病率最高，在热带地区几乎没有变化 [58]。

副黏病毒是一种在社区流行性 RNA 病毒，通过唾液、鼻腔分泌物和尿液进行飞沫传播。目前还没有发现动物、昆虫或人类宿主。这种疾病是通过从急性患者处传播 [43]。除外副黏病毒以外的其他病毒也可引起急性病毒性腮腺炎，包括柯萨奇病毒 A 和 B、艾柯病毒、巨细胞病毒和淋巴细胞性脉络膜炎病毒 [64]。

病毒通过上呼吸道进入人体，潜伏期为 2～3 周。在此潜伏期内，病毒在上呼吸道表皮和腮腺增殖，然后定位于腺体和中枢神经系统。患者在出现腮腺症状前通常会经历低热、头痛、肌肉痛、厌食症、关节痛等全身病毒感染症状。腮腺炎的临床特点为局部疼痛和腺体水肿，同时可伴有耳痛、腹痛和吞咽困难等症状，进食可加重疼痛。75% 的患者发生双侧腮腺肿胀并导致耳廓移位 [43]。一般来说，一侧腺体首先肿胀，1～5d 后另一侧腺体开始肿胀。少数情况下，下颌下腺

可能受累。检查可触及腺体紧张、质硬并伴有非凹陷性水肿。表面皮肤有光泽但无发红及皮温升高。

病毒性腮腺炎须通过病毒血清学明确诊断。最常出现的抗体为病毒核蛋白核心的补体固定可溶性（S）抗体，血液中含量在 10～14d 达到高峰，在 8～9 个月内消失，这些 S 抗体与活动性感染有关。外表面血凝素的补体固定病毒 V 抗体比 S 抗体出现晚，但会维持多年低水平存在。如果副黏病毒的血清学为阴性，则可能获得导致腮腺炎的其他病毒药物的抗体滴度。抗体滴度 4 倍于急性感染的即可诊断 [39]。腮腺炎皮肤试验在急性感染的初期没有诊断价值，因为皮肤过敏是在接触病毒 3～4 周后才发生的。血常规偶见白细胞减少，血清唾液型淀粉酶也有明显的变化。

急性病毒性腮腺炎的治疗包括对症支持治疗，如卧床休息、改善口腔卫生、唾液稀薄化和调整饮食以减少腺体分泌活动。在腺体水肿消退之前发热会消退，但这需要数周。病毒性腮腺炎的并发症有睾丸炎、无菌性脑膜炎、胰腺炎、肾炎和感音神经性耳聋等 [43]。

腮腺炎的预防是注射 Jerry Lynn 减毒活疫苗。疫苗皮下接种，通常在 12 个月后与麻疹和风疹疫苗联合使用。所产生的抗体至少维持 5 年。最近在一所大学校园暴发的一次疫情中，76% 的有腮腺炎症状的人以前曾接受过两剂麻疹 / 腮腺炎 / 风疹疫苗的治疗。因此，事先接种疫苗不应排除腮腺炎的可能性 [75]。对于免疫功能不全、新霉素过敏及孕妇，严禁使用疫苗 [4]。

五、唾液腺肉芽肿性感染

慢性肉芽肿性疾病常累及唾液腺，累及腮腺内及周围的淋巴系统。偶可发生邻近腺实质的直接浸润。患者通常表现为腺体内结节逐渐增大，易被误诊肿瘤。这些肉芽肿疾病包括结核性和非结核性分枝杆菌病、放线菌病、猫抓病和弓形虫病。

（一）结核分枝杆菌感染

头颈部结核分枝杆菌感染最常表现为颈部淋巴结肿大。随着耐药菌株的增加，结核流行国家

的移民及艾滋病的流行，使分枝杆菌感染更为频繁[49, 78]，大约有 20% 的结核病为肺外感染。然而，原发性唾液腺结核罕见并且只涉及腮腺[60]。唾液腺的结核分枝杆菌感染诊断困难，因此鉴别诊断必须包括唾液腺常见的感染性疾病和肿瘤性疾病，以及唾液腺结核的各种临床表现。

结核性唾液腺感染常见于年龄较大的儿童和成人，通过人与人的密切接触传播。原发性唾液腺感染感染源来自扁桃体或龈沟，通过唾液腺导管逆行性感染腺体。所以这种原发性结核病感染易发生在腮腺。感染可以通过淋巴引流扩散到颈部[69]。其他机制包括从感染的颈部淋巴结向上的淋巴播散和从远处病灶向上的血液播散[71]。结核分枝杆菌被包裹在腮腺内淋巴结中，并可在多年后急性肺部感染被重新激活。颌下腺是全身结核病感染最易受累的腺体[79]。

临床上，唾液腺结核性感染有两种表现形式。第一是急性炎症性病变伴腺体弥漫性水肿，可与急性唾液腺炎或脓肿相混淆。第二是慢性肿瘤性病变，常为孤立的、缓慢生长的肿物，类似于肿瘤[13]。患者可能缺乏低热、盗汗、体重减轻等典型临床表现，面神经很少受累，胸部 X 线片通常阴性，但可能有愈合肉芽肿病的影像。头颈部结核感染的 CT 表现为三种类型。第一种是在疾病早期，受累淋巴结均匀强化；第二种是结节中央透明，边缘较厚且有强化影，以及筋膜的消失；第三种表现为纤维化的淋巴结，常出现于接受过结核病治疗的患者[80]。

结核菌素纯蛋白衍生物皮肤试验一般为阳性，但由于假阳性过高，这并不是一个决定性的检查。细针穿刺活检可用于诊断，与手术活检相比，瘘管发生率低。细针穿刺活检的细胞学特征为肉芽肿性炎症伴干酪性坏死和上皮样组织细胞。PCR 有助于鉴别分枝杆菌；然而，肺外结核中细菌数量少，会降低 PCR 敏感性[81]。此外，还可将组织送培养和抗酸涂片检查，但培养可能需要 6 周才能显示结果[82]。一旦诊断，结核分枝杆菌感染可以使用三联药物治疗，疗程至少 4～6 个月。当诊断不确定或病变对药物治疗有耐药性时，手术切除既是诊断，也是治疗[13]。

（二）非结核分枝杆菌感染性疾病

非结核分枝杆菌（NTM）对儿童造成的威胁越来越大。事实上，儿童中超过 92% 的分枝杆菌面颈部感染都是非结核分枝杆菌感染[70]。该病主要影响 5 岁以下的儿童，大多数病例发生在 2—5 岁的患儿和免疫功能低下的患者[34]。最常见的病原菌是堪萨斯分枝杆菌和鸟分枝杆菌。随着牛奶巴氏杀菌的启用，牛分枝杆菌感染率急剧下降。这些杆菌通常存在于土壤、水、家畜和野生动物、牛奶和其他食物中，经口感染，易累及扁桃体[83]。

典型的临床表现是对抗生素治疗无效的儿童，迅速增大并持续的腮腺或颈部肿块（图 12–11）。皮肤与周围组织粘连并产生特征性的紫罗兰色。感染可引起化脓并突破皮肤产生窦道。这些病变通常很少有全身症状。相关的颈淋巴结病更常见于单侧，常发生于上颈部或耳前区淋巴结[84]。鉴别诊断排除其他肉芽肿、急性细菌或病毒感染和恶性肿瘤外，还应包括唾液腺特有的所有疾病。胸部 X 线片缺乏典型表现，而增强 CT 图像显示不对称的颈部淋巴结，伴有累及皮下脂肪和皮肤的低密度、坏死、环状强化肿块。此外，细菌性炎症的皮下脂肪特征性改变在 NTM 中很小或不存在[85]。

最近，已有许多方法来诊断 NTM 感染。FNA 活检是一种方法，但确实存在瘘管形成的风险。纯化蛋白衍生物皮肤试验可能是阴性的，然而，已经开发出 NTM 特异性抗原，并且据报道

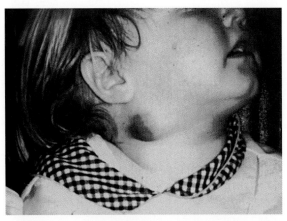

▲ 图 12–11　一名 4 岁女孩，非结核性分枝杆菌感染累及周围淋巴结

它们在诊断方面非常有用。使用 PCR 技术检测组织中的分枝杆菌 RNA 和鸟分枝杆菌 DNA 的方法仍未普及[86]。传统的 NTM 培养可能需要长达 6 周的时间并且培养结果经常为阴性。

一些学者提出使用抗生素（如克拉霉素）延长治疗 NTM 疗程，但疗效尚未证实。外科治疗需完全切除受累腺体及淋巴结[84, 86]。

六、其他肉芽肿性疾病

（一）放线菌病

放线菌病是一种由放线菌引起的传染性疾病，放线菌为革兰阳性、厌氧、非耐酸性芽孢杆菌。放线菌可呈分枝性、丝状，在外观和致病性上均与分枝杆菌和真菌相似。它们是一种最常见的微生物，在扁桃体和龋齿较多见。放线菌引起的三种主要临床感染包括面颈部感染（55%）、腹腔感染（20%）和胸腔感染（15%）[72]。

大多数情况下，放线菌感染的主要原因是口腔卫生条件差和黏膜受损，可引起慢性、进行性炎症反应。糖尿病、免疫抑制、长期使用类固醇及营养不良也是放线菌感染的诱因。

导管逆行性感染可使唾液腺受累，最常发生于腮腺[87]。面颈部感染累及唾液腺也可导致唾液腺感染。患者典型的临床表现为腺体无痛性硬结，肉芽肿性变者可发生慢性化脓性改变并可累及周围组织，病变周围组织纤维化且毛细血管减少，并且绝大多数患者会出现皮肤瘘管[88]。截至目前，尚未有面神经的受累的报道。患者既往史中常有近期牙科疾病及疾病治疗史。一般没有全身不适、白细胞升高及淋巴结肿大等全身性症状。CT 上典型表现为正常组织结构的消失和广泛的软组织破坏[84]。

放线菌厌氧培养可明确诊断，但培养成功率不足 50%[88]。细针穿刺活检或瘘管拭子检查硫磺颗粒或病原菌可协助诊断。硫磺颗粒也被描述于诺卡菌病中，但它们在丝状革兰阳性杆菌存在的情况下才能作为放线菌病的诊断[40]。组织活检可见纤维组织包裹含有黄白色脓性分泌物的多房性脓腔。

治疗包括持续 6 周的静脉输液治疗，再行 6 个月的口服药物治疗以彻底根除病原菌。因为放线菌对青霉素不耐药，抗菌药物首选青霉素。克林霉素、多西环素或红霉素亦可使用[88]。对抗生素反应不佳者需行手术治疗切除广泛的纤维性变及窦道。放线菌病对治疗措施的反应性较好，尽管绝大多数患者存在诊断延迟，此疾病治愈率接近 90%[89]。

（二）猫抓病

猫抓病（CSD）是一种肉芽肿性淋巴结炎，最常见的原因是由家猫的划伤引起的皮肤感染。致病菌为汉赛巴尔通体，一种革兰阴性细胞内芽孢杆菌。大约 90% 的患有猫抓病的患者报告了接触猫的病史，其中 75% 的患者曾被猫抓伤或咬伤。5%的猫抓病病例涉及狗。每年约有 22 000 例猫抓病，并导致全美每年约 2000 人住院。

头颈部是继上肢之后的第二常见发病部位[90]。汉赛巴尔通体宿主是家猫。跳蚤是猫群传播媒介[91]。猫抓病的典型病史是在被家猫抓伤或咬伤部位的丘疹或脓疱，在随后 1～2 周内出现淋巴结肿大。淋巴结将在 1～2 周内缓慢增大，并可持续 2～3 个月。据报道，10%～30%的患者会出现皮肤丘疹、自发性化脓性淋巴结疼痛[92, 93]。高达 1/3 的患者可能会出现发热和轻微的全身症状。在头颈部，最常见的发病部位是下颌下腺和颈部；发生于耳前腮腺区的猫抓病可能被误认为腮腺肿瘤。

随着血清学和分子生物学技术的进步，猫抓病的诊断发生了改变，这些方法已经取代了皮肤试验。目前最常用的诊断方法是免疫学检查[93]。抗体检测有间接荧光抗体试验和酶联免疫吸附试验。最敏感的诊断方法是从淋巴结活检标本、脓液中的汉赛巴尔通体 DNA 进行 PCR 杂交试验[44]。对活检组织做 Warthin-Starry 和 Brown-Hopps 组织染色或组织电镜检查。镜下可见受累淋巴结出现网状细胞增生、肉芽肿形成和小动脉壁增宽。晚期可见星状区坏死合并形成多个微脓肿。汉赛巴尔通体属是一种生长缓慢的杆菌，培养需要 6 周的培养期。

目前已报道头颈部猫抓病的非典型表现。

Parinaud 眼科综合征是一种单侧肉芽肿性结膜炎，与受累侧的耳前或下颌下淋巴结有关。此外，还报道了继发于猫抓病的弥漫性腮腺肿大伴面神经麻痹的病例[94]。其他非典型病变包括脊柱骨髓炎、脑炎或脑膜炎，肉芽肿性肝炎和视神经炎。免疫功能不全的患者，全身性汉赛巴尔通体感染可能导致与细菌性血管瘤病相似的皮肤增殖性血管病变。

大多数情况下该病多为自限性，淋巴结肿大一般 2~4 个月内消退。然而，对于有系统性疾病或症状十分明显患者，使用 β- 内酰胺类无效的患者，建议使用利福平、红霉素、庆大霉素、阿奇霉素和环丙沙星等抗菌药[93]。

（三）弓形虫病

弓形虫病是一种由弓形虫引起的罕见疾病，宿主多是家猫。弓形虫病受累腮腺表现为单个或多个腮腺内或腮腺周淋巴结感染。弓形虫以滋养体、包囊和囊合子的形式存在，尽管后者仅存在于猫科宿主中。滋养体和囊合子通常通过摄入受感染并未煮熟的牛羊肉或鸡肉进入人体，罕有猫粪传播。弓形虫病可引起广泛的血源性及淋巴系统播散。

弓形虫最易感染免疫功能不全的患者，临床上表现为肌肉疼痛、嗜睡、厌食症合并肝脾肿大、心包炎和心肌炎等。另外，淋巴结病变种类更常见，大多数患者可见孤立性颈淋巴结肿大[95]。

临床上只有少数患者通过病原体明确诊断。病变累及淋巴结组织具有特征性病理学表现：淋巴结结构保留，伴以增生的淋巴滤泡和生发中心，镜下可见丰富的有丝分裂和坏死的核碎片。上皮样细胞具有丰富的苍白嗜酸性细胞胞质，可单独或成群发生于皮质、副皮质区和窦区[80]。通过急性和恢复期血清学检查可佐证病理学诊断。对于感染进展期或者孕妇及免疫功能不全的患者，可使用乙胺嘧啶和三磺基嘧啶联合治疗。

七、唾液腺寄生性感染性疾病

腮腺包虫病极为罕见，病原体为细粒棘球绦虫[96]。狗是主要宿主，感染途径为食用被包虫卵感染的未经烹煮的内脏。人是中间宿主，通过

粪 - 口途径摄入虫卵感染。虫囊进入人体后，通过门静脉循环从肠道传播到肝脏。虫囊偶可从肝脏迁移到其他器官，如唾液腺，会呈无症状地渐进性发展。影像学检查方法包括超声和平片，超声检查可证实虫囊的存在[34]。通过观察组织病理学标本进行诊断。术中必须注意避免术中虫囊破裂，虫囊破裂会导致过敏性休克。术前使用糖皮质激素及术中谨慎操作可减少此类并发症[34]。

八、唾液腺非感染性炎性疾病

非感染性炎性疾病包括舍格伦综合征、结节病、系统性红斑狼疮、木村病（Kimura 病）、罗 - 道（Rosai-Dorfman）病和放射性唾液腺炎。

（一）舍格伦综合征

舍格伦综合征是一种累及外分泌腺的慢性自身免疫性疾病，可累及全身多个腺体，但主要影响唾液腺和泪腺。该疾病的特征是淋巴细胞浸润，导致腺体功能减弱，进而导致口干、眼干[97]。舍格伦综合征临床表现多样。当局限于外分泌腺时，被称为原发性舍格伦综合征。继发性舍格伦综合征是指具有与原发性舍格伦综合征的相似症状和体征的自身免疫疾病，例如系统性红斑狼疮、类风湿关节炎或硬皮病。该病甚至可恶变为淋巴瘤。舍格伦综合征的发病率为 1%~3%。年龄多在 40—50 岁，超过 90% 的患者为女性[98]。

舍格伦综合征的病因尚不确定，病因多与遗传，免疫系统和环境暴露等相关。遗传因素方面组织相容性复合物和某些等位基因（如人类白细胞抗原 B8 和 DR3）会导致舍格伦综合征的易感性[97]。患者容易受到环境因素诱发，最有可能的是病毒感染导致异常的自身免疫反应。这种自身免疫反应导致外分泌腺密集的淋巴细胞浸润和多种自身抗体的产生。在舍格伦综合征中发现的两种不同的自身抗体是两种核心蛋白，即 SS-A 和 SS-B。这两种抗体可协助舍格伦综合征的诊断[98]。免疫学发病机制与 B 细胞过度刺激有关，可导致免疫球蛋白和自身抗体产生过量，从而改变 B 细胞在外周和唾液腺的分布。这种破坏导致生发中心的形成，使得自身反应性 B 细胞克隆以

逃避免疫检查点，从而使自身反应性 B 细胞增生。此外，辅助 T 细胞水平升高，似乎也在舍格伦综合征的发展中发挥作用[99]。

舍格伦综合征的主要临床表现是口干、眼干。口腔干燥导致咀嚼和吞咽食物困难，发音困难，龋齿，以及食物在颊黏膜黏附。患者常诉对酸性和辛辣食物不耐受。最常见的眼部不适为眼睛异物感，患者自觉"沙砾"感。角膜和结膜上皮的慢性刺激和破坏可导致干燥性角膜炎、结膜炎。

患者的临床表现多样，包括口腔黏膜干燥、多发龋齿、唾液减少，以及舌面干、裂，舌乳头萎缩而光滑，口内真菌如白色念珠菌过度生长。大唾液腺检查可见唾液分泌量不足及唾液浑浊。腺体体积增大，有 25%～66% 的患者腮腺体积增大。腮腺体积增加一般从一侧开始，但最终双侧腮腺体积均增大，可能是由疾病反复、慢性发作引起（图 12-12）。唾液流速实验可用于该疾病的诊断。唾液腺造影显示 85%～97% 的舍格伦综合征患者存在导管扩张[30]。

舍格伦综合征患者的眼部症状包括球结膜血管扩张、角膜充血、角膜不规则，以及偶发的泪腺增大。可以通过 Schirmer 试验评估泪液分泌速

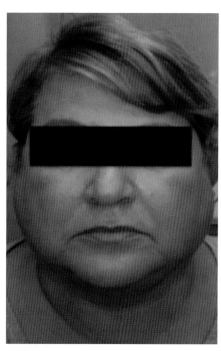

▲ 图 12-12　一名患舍格伦综合征的中年妇女，双侧腮腺肿大

率。另据报道，玫瑰红染色试验对干燥性角膜炎、结膜炎的诊断更具特异性[100]。

舍格伦综合征除口干、眼干外全身症状表现多样，包括全身不适，低热，肌肉关节痛，咽部和食管的干燥导致吞咽困难，气管、支气管系统的受累可能导致支气管炎或肺炎，肾脏系统也可能受到影响，导致肾小管酸中毒。报道称 20%～30% 的患者发生血管炎[98]。血管炎最常见皮肤症状是雷诺现象和复发性荨麻疹样。另外，舍格伦综合征患者也有中枢神经系统受累，外周神经可以发生类似多发性硬化症的外周感觉和运动神经病变。

舍格伦综合征患者发生恶性淋巴瘤的概率增加。舍格伦综合征患者淋巴瘤的风险增加甚至在良性疾病发展了 20 年之后还在继续。持续性单侧或双侧腮腺肿大患者发生淋巴瘤的风险较高。原发性舍格伦综合征继发淋巴瘤的发病机制被认为是由于 B 细胞的慢性过度刺激所致[101]。

除了临床特征外，舍格伦综合征的诊断需有自身免疫反应的存在，可通过检测自身抗体和小唾液腺活检。通过使用酶联免疫吸附法检测核蛋白 SS-A 和 SS-B。唇腺活检是诊断干燥综合征的重要方法，方法敏感且具有特异性。活检应从正常的黏膜下切取数个腺体，以排除非特异性的炎症反应[97]。舍格伦综合征的病理学改变为淋巴细胞浸润，导致慢性、局灶性唾液腺炎。更具体地说，病变由多个局灶性病变聚集体组成，这些病变与正常腺泡相邻并代替正常腺泡。目前已有几种组织学分类方法，用于唇腺活检中评估炎性病灶的数量。

舍格伦综合征的诊断需结合患者病史、体格检查和实验室检查结果。一般而言，诊断包括临床检查和客观测试确定干燥性角膜炎、结膜炎和口腔干燥症的存在。该测试应包括测定唾液和泪液流量，以及唇腺活检。此外，实验室检查需证实系统性自身免疫性疾病的存在，SS-A 和 SS-B 的检查是诊断舍格伦综合征所必需的[98]。实验室检查也需要确认自身抗体的存在和 B 细胞亚群的分析[99]。如果患者具有舍格伦综合征的客观症状但没有自身免疫反应证据，应进行其他原因评估，

如 HIV 或丙型肝炎病毒感染。

评估舍格伦综合征的患者诊断中必须考虑多个因素。应评估患者的一般水合状态，以及是否有糖尿病和囊性纤维化等全身性疾病的存在。导致口干的最常见原因是药物治疗。镇静药、抗精神病药、抗抑郁药、抗组胺药和利尿药是最常导致口干的药物。另外，唾液腺暴露于大于 40Gy 放射线下，将会导致严重和永久性腺体分泌功能减退[100]。

舍格伦综合征中的唾液腺肿大也可能是由其他疾病所引起的。即使已确诊为舍格伦综合征，也需排除唾液腺肿瘤的存在[30]。

舍格伦综合征的治疗包括对症治疗和预防牙齿和眼睛不可逆损伤的治疗。口腔方面可增加剩余唾液腺的分泌率、使用唾液替代品、治疗和预防龋齿、抑制真菌过度生长[33]。局部刺激残存唾液腺功能方法包括咀嚼无糖口香糖或糖果，全身性方法为使用胆碱能激动药，如毛果芸香碱，每天口服 3 次或 4 次，每次 5mg；但不良反应明显，如出汗、脸红和尿量增加。由于原发性舍格伦综合征是慢性刺激性 B 细胞引起，因此目前多项研究来评估 B 细胞耗竭疗法。利妥昔单抗是一种抗 CD20 的单克隆抗体，在外周血 B 细胞亚群和唾液腺 B 细胞中都有消耗。因此，B 细胞耗竭改善舍格伦综合征的局部和全身症状，如口干、疲劳、关节压痛等[21]。氟化物可用于预防和控制龋齿。角膜结膜炎的治疗包括眼部润滑剂的使用和在角膜溃疡发生时进行修补。全身性糖皮质激素或细胞毒性药物用于治疗严重的腺外并发症，如肾小球炎或坏死性血管炎[97]。

复发性唾液腺炎患者可通过唾液腺内镜扩张和冲洗受影响的导管进行治疗。多学科相结合包括唾液腺内镜进行局部治疗，风湿免疫科医师通过全身治疗改善唾液分泌。作者的经验是，使用唾液内镜可以减少治疗强度和频率，并可能使患者易于接受低强度的药物治疗，并且不良反应较小。如果治疗失败，可通过切除腺体来缓解症状。

（二）结节病

结节病涉及全身多脏器的免疫肉芽肿病变，特别是肺和淋巴结。通常发病于 20—40 岁成人。虽然病因不明，但一般认为是由环境或感染抗原引发[101]。女性（1.3%）的发病率略高于男性（1%），黑人（2.4%）的发病率高于白人（0.8%）[102]。临床上常表现为持续性干咳，眼睛或皮肤症状，以及周围淋巴结肿大，疲劳，体重减轻，发热或盗汗，结节性红斑等[103]。实验室检查可见高钙血症和异常代谢粒细胞病变中的维生素 D_3。影像学上 90% 的患者伴有胸部的改变。此外，还可出现双侧肺门及纵隔淋巴结对称肿大和肺间质浸润[104]。

5%～10% 的患者唾液腺受累，临床表现多样，其中三种形式多见。第一种也是最常见的症状为大唾液腺肿胀。如果口干明显，则与肉芽肿浸润的程度成正比。第二种表现不涉及大唾液腺肿胀，但小唾液腺活检可见非干酪性肉芽肿。第三种为腮腺发热或 Heerfordt 综合征，一种慢性发热性腮腺肿大，可伴有葡萄膜炎和面神经麻痹[101]。当结节病累及大唾液腺时，其临床表现为腺体慢性、无痛性肿大遍及整个腺体[60]。唾液腺受累不常见，30%～70% 的患者表现为双侧受累[105]。实验室检查可见血沉升高。此外也可存在贫血、白细胞减少、嗜酸性粒细胞增多和高钙血症等表现。

结节病的诊断基于临床表现、影像学表现及组织活检见非干酪肉芽肿。支气管肺泡灌洗中 CD4/CD8 T 细胞比 > 3.5，可溶性血管紧张素转换酶水平是正常值的两倍以上，也支持结节病的诊断。唇黏膜最常用的活检部位，唇腺活检结核抗 AA 淀粉样蛋白抗体免疫染色是诊断继发性淀粉样变性的有效方法。唇唾液腺活检显示导管周围淀粉样物质沉积，抗 AA 淀粉样蛋白免疫染色显示腺泡周围淀粉样沉积[106]。腮腺结节病首选治疗方式为糖皮质激素，一般采用最低有效剂量。一些患者可能会自发消退[101]。

（三）木村病

木村病是一种慢性炎症性疾病，通常表现为面颈部无痛和弥漫性软组织肿胀[107]。患者通常在颈部和耳后区域出现生长缓慢的肿物，表面皮肤可有瘙痒[108]。尽管腮腺受累少见，但也可表现为单侧或双侧腮腺肿物，单侧受累更为常见[84, 86]。

淋巴结以嗜酸性微脓肿、嗜酸性滤泡溶解、静脉周围硬化和生发中心嗜酸细胞浸润为特征，但淋巴结结构仍存在。该疾病好发于 30 岁左右的亚洲男性，其他种族、年龄、性别也可发生[84]。实验室检查可见外周血嗜酸性粒细胞增多和血清中 IgE 升高[109]。外周血嗜酸性粒细胞增多可用于评估该疾病的活动期[55, 88]。木村病尚无标准治疗方案，治疗方式包括观察、手术或放疗，以及抗组胺药、类固醇和环孢素等药物治疗[110, 11]。

（四）罗 - 道病

罗–道病最常表现为双侧无痛的颈部淋巴结肿大[112, 113]。约 30% 的病例有唾液腺受累，常见的影像学为腮腺及邻近颌下腺区域的淋巴组织增生或颌下腺弥漫性肿大。罗–道病的治疗包括观察、放化疗、类固醇和外科手术治疗[93]。实验室检查可见 S–100 蛋白阳性，抗 α_1– 抗糜蛋白酶、CD68 和 MAC387 抗体阳性[9]。

九、总结

唾液腺炎最常见的原因是导管阻塞或细菌感染。急性感染期运用唾液腺内镜等保守疗法可避免手术治疗。细菌感染发病急且易发生于脱水或虚弱的患者，如手术后的老年患者。病毒性唾液腺可以包括轻度疾病（如腮腺炎）到更严重的病症（如 HIV 感染），这导致双侧复发性良性淋巴上皮囊肿。肉芽肿性疾病通常表现为无痛性肿物，主要累及儿童和老年人。

推 荐 阅 读

Abdullah A, Rivas FF, Srinivasan A: Imaging of the salivary glands. *Semin Roentgenol* 48 (1): 65–74, 2013.

Bomeli SR, Schaitkin B, Carrau RL, et al: Interventional sialendoscopy for treatment of radioiodine-induced sialadenitis. *Laryngoscope* 119 (5): 864–867, 2009.

Brook I: The bacteriology of salivary gland infections. *Oral Maxillofac Surg Clin North Am* 21 (3): 269–274, 2009.

Carlson ER: Diagnosis and management of salivary gland infections. *Oral Maxillofac Surg Clin North Am* 21 (3): 293–312, 2009.

Carroll WW, Walvekar RR, Gillespie BM: Transfacial ultrasound-guided gland-preserving removal of parotid sialoliths. *Otolaryngol Head Neck Surg* 148 (2): 229–234, 2013.

Centers for Disease Control and Prevention: Mumps outbreak on a University Campus—California, 2011. *MMWR Morb Mortal Wkly Rep* 61 (48): 986–989, 2012.

Chen S, Paul B, Myssiorek D: An algorithm approach to diagnosing bilateral parotid enlargement. *Otolaryngol Head Neck Surg* 148 (5): 732–739, 2013.

Cornec D, Devauchelle-Pensec V, Tobón GJ, et al: B cells in Sjögren's syndrome: from pathophysiology to diagnosis and treatment. *J Autoimmun* 39 (3): 161–167, 2012.

Katz P, Hartl DM, Guerre A: Treatment of juvenile recurrent parotitis. *Otolaryngol Clin North Am* 42 (6): 1087–1091, 2009, table of contents.

Koch M, Zenk J, Iro H: [Diagnostic and interventional sialoscopy in obstructive diseases of the salivary glands.] *HNO [in German]* 56: 835–843, 2008.

La Barge DV, 3rd, Salzman KL, Harnsberger HR, et al: Sinus histiocytosis with massive lymphadenopathy (Rosai-Dorfman disease): imaging manifestations in the head and neck. *AJR Am J Roentgenol* 191 (6): W299–W306, 2008.

Lampropoulos P, Rizos S, Marinis A: Acute suppurative parotitis: a dreadful complication in elderly surgical patients. *Surg Infect (Larchmt)* 13 (4): 266–269, 2012.

Luers JC, Grosheva M, Reifferscheid V, et al: Sialendoscopy for sialolithiasis: early treatment, better outcome. *Head Neck* 34 (4): 499–504, 2012.

Luers JC, Grosheva M, Stenner M, et al: Sialoendoscopy: prognostic factors for endoscopic removal of salivary stones. *Arch Otolaryngol Head Neck Surg* 137 (4): 325–329, 2011.

Michelow P, Dezube BJ, Pantanowitz L: Fine needle aspiration of salivary gland masses in HIV-infected patients. *Diagn Cytopathol* 40 (8): 684–690, 2012.

Mrówka-Kata K, Kata D, Lange D, et al: Sarcoidosis and its otolaryngological implications. *Eur Arch Otorhinolaryngol* 267 (10): 1507–1514, 2010.

Pantanowitz L, Kuperman M, Goulart R: Clinical history of HIV infection may be misleading in cytopathology. *Cytojournal* 7: 7, 2010.

Sacsaquispe S, Antúnez-de Mayolo E, Vicetti R, et al: Detection of AA-type amyloid protein in labial salivary glands. *Med Oral Patol Oral Cir Bucal* 16 (2): e149–e152, 2011.

Vashishta R, Gillespie MB: Salivary endoscopy for idiopathic chronic sialadenitis. *Laryngoscope* 2013 May 27. doi: 10.1002/lary.24211 [Epub ahead of print].

Walvekar RR, Carrau RL, Schaitkin B: Endoscopic sialolith removal: orientation and shape as predictors of success. *Am J Otolaryngol* 30 (3): 153–156, 2009.

Walvekar R, Tyler P, Beahm D, et al: Sialendoscopy. Available at emedicine.medscape.com/article/1520153-overview.

Witt RL, Iro H, Koch M, et al: Minimally invasive options for salivary calculi. *Laryngoscope* 122 (6): 1306–1311, 2012.

Zenk J, Koch M, Klintworth N, et al: Sialendoscopy in the diagnosis and treatment of sialolithiasis: a study on more than 1000 patients. *Otolaryngol Head Neck Surg* 147 (5): 858–863, 2012.

唾液腺良性肿瘤
Benign Neoplasms of the Salivary Glands

Rami E. Saade   Diana M. Bell   Ehab Y. Hanna   著

周　超　译

第13章

要点

1. 唾液腺肿瘤发病率较低且通常为良性。

2. 大多数唾液腺良性肿瘤容易通过局部广泛切除来治愈。但对于多形性腺瘤，这种最常见的唾液腺肿瘤，具有复发倾向，不建议采取单纯的局部切除。

3. 大唾液腺中最易发生肿瘤的部位为腮腺，小唾液腺中最易发生肿瘤的部位为腭部。

4. 多形性腺瘤是唾液腺最常见的肿瘤，占所有唾液腺肿瘤的 45%～75%。通常发生于 20—50 岁的患者，女性居多。

5. 沃辛瘤是唾液腺第二大常见肿瘤，占所有唾液腺肿瘤的 14%～21%。几乎所有的沃辛瘤都发生于腮腺，主要集中于 50—60 岁男性，通常双侧发病。

6. 基底细胞腺瘤是一种较少见的唾液腺良性肿瘤，可主要分为四种组织学亚型：①管状型；②小梁型；③实性型；④膜性型。

7. 嗜酸细胞瘤约占所有唾液腺肿瘤的 1%。主要发生于腮腺，偶发于下颌下腺。主要发生于 50 岁左右的患者，女性患者稍多。

8. 管状腺瘤较为罕见的，最常发生于口腔的小唾液腺，特别是上唇。

9. 肌上皮瘤是一种完全由肌上皮细胞组成的肿瘤，是多形性腺瘤的两种组分之一。

10. 细针穿刺活检和高分辨率成像技术在唾液腺肿瘤患者的诊疗过程中的作用愈发显著。

11. 腮腺深叶肿瘤需要行腮腺全切除术，术中需保留面神经。咽旁间隙肿瘤通常通过颈－腮腺入路切除，偶尔需要结合下颌骨劈开术。

唾液腺最常见的良性肿瘤是腮腺多形性腺瘤。手术切除既是诊断，又是治疗的方法。但对于其他类型的唾液腺肿瘤，尽管手术切除相对简单，由于发病率低、病理分型不一致、生物学行为多变，治疗具有难度。

加深对唾液腺肿瘤组织学发生的理解，可以使我们对这些肿瘤进行更加一致和合理的分类。近年来，分子生物学和肿瘤基因组学的发展揭示了某些唾液腺肿瘤的遗传基础[1]。细针穿刺活检（FNA）技术和高分辨率成像技术在唾液腺肿瘤诊疗过程中的作用仍在不断发展。本章讨论唾液腺肿瘤的病因和组织发生方面取得的一些进展，并介绍唾液腺良性肿瘤诊断和治疗中的现代方法。

一、胚胎学

理解唾液腺良性肿瘤的起源需要了解正常唾液腺的胚胎学和超微结构。大唾液腺起源于胚胎外胚层，并在妊娠第六周向间充质生长[2]。这些内向生长的上皮继续发育，成为唾液腺导管系统的小管。在大唾液腺中，浆液和黏液细胞排列成腺泡，腺泡出口处形成闰管，闰管汇成纹管，再汇聚为排泄管。肌上皮细胞环绕腺泡和闰管，并帮助导管系统分泌唾液（图 13-1）。腮腺主要由浆液性腺泡组成。下颌下腺由浆液性和黏液性腺泡的混合物组成，舌下腺和分布在整个上呼吸消化道中的小唾液腺主要以黏液腺泡为主。

二、唾液腺肿瘤的组织发生

唾液腺肿瘤的组织发生至少有两种理论[3]。多细胞理论认为，每一种肿瘤都起源于唾液腺内的一种的细胞类型。这一理论认为沃辛瘤和嗜酸性粒细胞腺瘤起源于纹管细胞，腺泡细胞瘤起源于腺泡细胞，多形性腺瘤起源于闰管和肌上皮细胞[4]。支持这一理论的缘由是因为经过观察所有分化的唾液腺细胞类型都保持有丝分裂和再生的能力[5, 6]。另一种理论，即双细胞储备理论，假定各种类型的唾液腺肿瘤的起源可追溯到排泄管或闰管的基底细胞。根据这一理论，这两种细胞都可以作为具有分化为多种上皮细胞的潜能的储备细胞[7]。因此，尽管唾液腺肿瘤表面上存在异质性，但所有这些肿瘤都被认为起源于以上两种多能干细胞群体之一。在该模型中，腺瘤样肿瘤包括多形性腺瘤和嗜酸细胞瘤来源于闰管的储备细胞，而表皮样肿瘤，如鳞状细胞癌和黏液表皮样癌则来源于排泄管的储备细胞[8]。有一些报道提供了分子学证据支持唾液腺肿瘤发生的储备细胞理论。

三、病因学

与大多数其他类型的肿瘤一样，唾液腺肿瘤的病因尚不清楚。然而，越来越多的证据表明，某些环境因素，如辐射、病毒、饮食和某些职业暴露，可能会增加唾液腺肿瘤发生的风险。除了环境因素外，最近有证据表明某些遗传因素与特定类型的唾液腺肿瘤的发生相关。

（一）辐射

越来越多的证据表明，暴露于电离辐射可能会增加唾液腺肿瘤的发生风险。1996 年，美国国家癌症研究所放射流行病学分会发表了一项关于原子弹爆炸幸存者中唾液腺肿瘤发生风险的研究[10]。该研究表明，与普通人相比，辐射相关人群唾液腺良恶性肿瘤的发病率升高。剂量－反应分析发现，随辐射剂量增加，唾液腺良、恶性肿瘤的发病风险显著增加。恶性肿瘤，尤其是黏液表皮样癌的发生风险更高。良性肿瘤中，沃辛瘤的剂量反应风险最高。

头颈部的放疗，如果放疗区域包括唾液腺，也可能是唾液腺肿瘤发生的危险因素[11]。Modan 等[12] 报道称，与对照组相比，接受头皮放疗患者唾液腺恶性肿瘤的发病率增加了

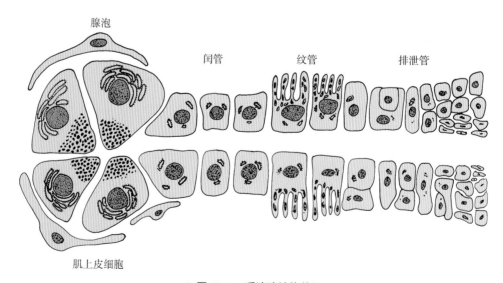

腺泡　　闰管　　纹管　　排泄管

肌上皮细胞

▲ 图 13-1　唾液腺结构单元

Cummings
耳鼻咽喉头颈外科学（原书第 6 版）

4.5 倍，良性肿瘤的发病率增加了 2.6 倍。恶性肿瘤的潜伏期平均为 11 年，良性肿瘤潜伏期平均为 21.5 年。该研究还表明唾液腺良恶性肿瘤的明显剂量 - 反应效应，这说明电离辐射可能在唾液腺肿瘤发生中起重要作用。此外，在最近的一份儿童癌症生存研究报道中指出，尽管第二原发唾液腺肿瘤的累计发病率很低，但 20 年后发病风险显著增加，这一风险与辐射剂量呈正相关。目前尚无随化疗药物剂量的增加肿瘤发病风险显著增加的报道 [13]。

（二）病毒

虽然 EB 病毒一直与亚洲人群的唾液腺淋巴上皮癌相关，但没有证据表明 EB 病毒与原发性唾液腺肿瘤存在因果关系 [14]。Pollack 等 [15] 未能在 42 例良性唾液腺肿瘤中通过 EB 病毒 RNA 原位杂交实验发现阳性信号。包括人类疱疹病毒 8 和巨细胞病毒在内的其他病毒似乎没有在唾液腺肿瘤中作用 [16, 17]。至于人类乳头瘤病毒，其中涉及唾液腺肿瘤的相关数据仍存在争议，最近有报道称，人类乳头瘤病毒 16 型和 18 型在黏液表皮样癌中具有转录活性。

（三）遗传因素

分子生物学和人类基因组学领域的最新进展揭示了包括唾液腺肿瘤在内的多种肿瘤的遗传基础。遗传分析技术逐步发展，从 G 显带核型分析到荧光原位杂交，到比较基因组交和微阵列技术，再到微卫星聚合酶链反应和杂合性缺失分析 [25]。目前，这些研究进展为能使我们更全面深入地了解唾液腺肿瘤的发生、定位特定的染色体位点，具有潜在临床意义 [26, 27]。

例如，利用比较基因组杂交不同类型的唾液腺肿瘤发现，不同类型唾液腺肿瘤涉及多个染色体的特定遗传变异 [28]。与唾液腺肿瘤相关的遗传改变包括等位基因缺失和点突变、染色体结构重排（最常见的是易位）、染色体缺失（单体性）及染色体增多（多体性）。这些基因突变可能是唯一的核型异常，表明肿瘤发生的早期事件，或多种基因改变可能共存，更可能与肿瘤进展和更具侵略性的生物行为有关 [9, 29]。

（四）其他因素

虽然吸烟与唾液腺恶性肿瘤的高发病率不相关，但沃辛瘤与吸烟密切相关，并且戒烟后沃辛瘤的发病风险降低 [19, 20]。职业接触矽尘人群唾液腺恶性肿瘤的发病风险较正常人高 2.5 倍 [21]。接触亚硝胺的橡胶工人唾液腺恶性肿瘤的发生风险也较高 [22]。膳食分析显示，多不饱和脂肪酸饮食可能有保护作用 [21, 23]。与乳腺癌相似，有月经初潮和无孕产史的妇女患唾液腺恶性肿瘤的风险增加，可能是由于激素水平差异造成 [24]。这些职业、饮食或激素因素与唾液腺良性肿瘤的发生之间的关系尚不清楚。

四、发病率

唾液腺肿瘤相对较少见，占头颈部肿瘤的 3%～4%。大部分（70%）唾液腺肿瘤发生在腮腺（图 13-2）。虽然大部分小唾液腺肿瘤为恶性，但 3/4 的腮腺肿瘤是良性的（图 13-3）。Spiro 等 [30] 回顾了 35 年期间纪念斯隆凯特林医院 2807 名唾液腺肿瘤患者资料发现（表 13-1），良性肿瘤占所有肿瘤的 55%（1529 例）；多形性腺瘤（1280 例）占良性肿瘤的 84%，占唾液腺肿瘤的 45%；沃辛

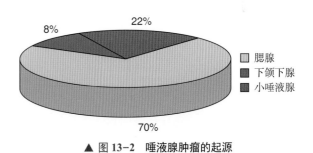

▲ 图 13-2 唾液腺肿瘤的起源

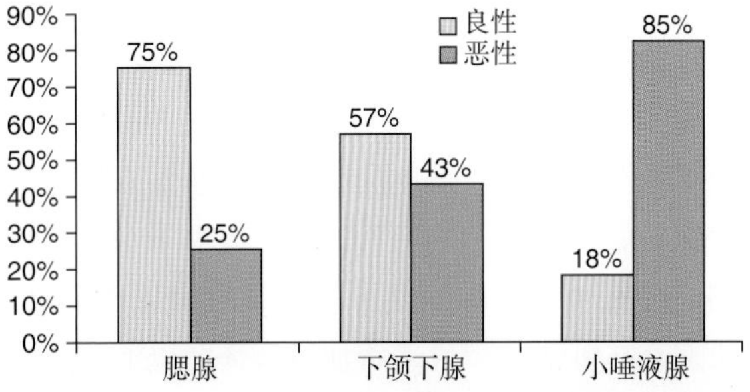

▲ 图 13-3 不同来源唾液腺良恶性唾液肿瘤的发病率

表 13-1　2807 例唾液腺肿瘤的分布

病理类型	病人数量（例）	百分比 %
多形性腺瘤	1274	45.4
沃辛瘤	183	6.5
良性囊肿	29	1.0
淋巴上皮病	17	0.6
嗜酸细胞瘤	20	0.7
单行性腺瘤	6	0.2
黏液表皮样癌	439	15.7
腺样囊性癌	281	10.0
腺癌	225	8.0
恶性混合瘤	161	5.7
腺泡细胞癌	84	3.0
鳞状细胞癌	53	1.9
其他（未分化癌）	35	1.3
共计	2807	100.0

引自 Spiro RH: Salivary neoplasms: overview of a 35-year experience with 2807 patients. *Head Neck Surg* 1986;8:177-184.

肿瘤是第二常见的唾液腺良性肿瘤，占所有良性肿瘤的 12%（183 例）。

五、患者评估

（一）临床表现

唾液腺肿瘤无论良恶性，通常表现为腺体无痛性肿大。良性肿瘤存在时间长，生长速度慢。然而，患者可能会表示他们注意到"近期"出现的肿块。腮腺的急性肿痛通常意味着炎症发作，急性细菌性腮腺炎通常与腮腺结石或老年人、营养不良、脱水或免疫功能受损等相关。急性病毒性腮腺炎最常见的疾病是"流行性腮腺炎"，然而其他的病毒感染也可以出现腮腺急性肿胀。舍格伦综合征和其他自身免疫性腮腺炎通常表现双侧腮腺肿胀，虽然一些患者肿胀表现为不对称或单侧。结石堵塞腮腺导管可能导致腮腺急性肿痛。长期存在肿块体积快速增加应该怀疑以前存在的良性肿瘤恶变的可能。但这也可能是炎症或囊性

变性的原因，这与沃辛瘤有关。因腮腺肿块就诊的患者应询问患者的头皮或面部皮肤癌病史。通过仔细检查这些区域是否存在皮肤癌或先前切除的瘢痕，可以诊断皮肤癌（包括黑色素瘤）的腮腺转移。

体格检查可见腮腺良性肿瘤通常为边界清晰、无触痛、活动度良好肿物。通常位于腮腺的"尾部"，但可能存在于腮腺浅叶或深叶的任何地方。肿瘤可完全起源于腮腺深叶（图 13-4），也可通过相对狭窄茎突下颌管从浅叶延伸到深叶，出现哑铃形状肿瘤（图 13-5）。在任何一种情况下，肿瘤可延伸至咽旁间隙并使口咽侧壁向内移位（图 13-6）。腮腺肿瘤出现疼痛、面神经麻痹或面瘫、肿瘤固定，以及相关的颈部淋巴结肿大时，恶性可能性大。然而应该注意的是，这些症状通常表明肿瘤存在或向周围组织侵犯，但腮腺恶性肿瘤的诊断不能待这些症状和体征的出现再行治疗。对于腮腺任何肿块的患者，通常需要分别用细针穿刺活检或腮腺切除术进行病理学检查，以排除恶性肿瘤的可能。

颌下腺良性肿瘤较为少见，通常表现为下颌下三角区域无痛、可移动肿物。肿物与下颌骨固定通常表明恶性肿瘤的局部侵犯。同侧舌运动无力或麻木分别表示舌下神经或舌神经受累。面神经下颌缘支的支配区域运动障碍也提示肿瘤侵犯神经。下颌下或上颈部淋巴结肿大可能与颌下腺炎相关的反应性淋巴结肿大有关，但通常提示恶性肿瘤局部转移。

小唾液腺的良性肿瘤较为少见。大多数小唾液腺的肿瘤为恶性（图 13-3）。然而，与大唾液腺相似，多形性腺瘤是小唾液腺最常见的良性肿瘤。肿瘤的临床表现取决于原发部位，最常见的发病部位为上腭、咽旁间隙和泪腺。

（二）细针穿刺活检

细针穿刺活检（FNAB）是诊断唾液腺肿瘤完善而准确的技术。许多研究报道称 FNAB 的灵敏度、特异性和预测价值非常高。总体灵敏度为 85.5%～99%，总体特异性为 96.3%～100%[31-33]。一般而言，唾液腺良性肿瘤诊断准确性高于恶性

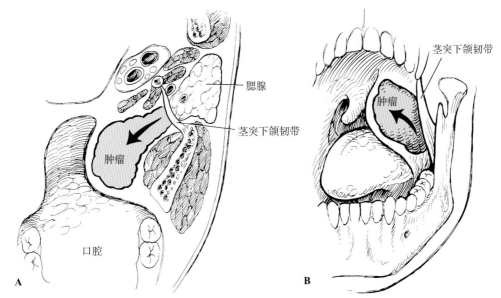

▲ 图 13-4 轴位（A）和冠状位（B）图所示圆形肿瘤，通过茎突下颌韧带，出现在咽旁间隙；箭表示肿瘤扩散的潜在途径

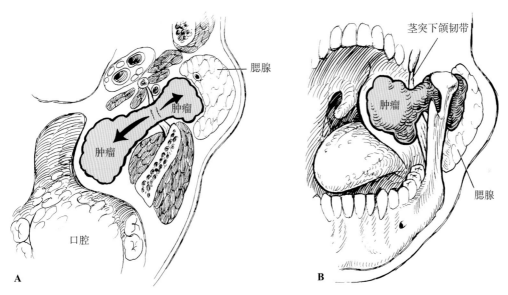

▲ 图 13-5 轴位（A）和冠状位（B）图显示哑铃状肿瘤与茎突下颌韧带关系；哑铃状肿瘤通过下颌骨与茎突下颌韧带之间的尖突膜进入咽旁间隙；箭显示肿瘤扩散的潜在途径

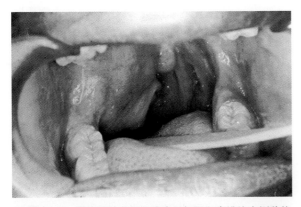

▲ 图 13-6 腮腺深叶多形性腺瘤引起腭和扁桃体内侧移位

肿瘤[34, 35]。但 FNAB 的准确性很大程度上取决于病理医师的经验和肿瘤的体积。FNAB 最常见误差是样本量不足[36]。当首次 FNAB 无法诊断时，Brennan 等[37] 表示重复 FNAB 诊断成功率较高（82%）。超声引导 FNAB 可有助于获取有代表性样本，并可提高整体诊断的准确性[38-40]。尽管 FNAB 的整体诊断准确性高，但几个少见的问题可导致诊断困难[34]。最常见的问题涉及多形性腺瘤细胞学的变化。此外，还有几对良恶性的"相似"的病变。第一对是低级别的小细胞

上皮性肿瘤，最常见的是基底细胞腺瘤和腺样囊性癌，尤其是实性型。另一对是黏液上皮样癌与其类似的良性唾液腺肿瘤。FNAB 最难鉴别的是低级别大细胞上皮病变：癌细胞增生和腺泡细胞癌[41]。

超声引导下 FNAB 在提高诊断的一致性和准确性方面具有潜在优势。然而，仍需评估肿瘤种植、囊破裂和血肿等问题[42,43]。

FNAB 相对安全、操作简单、价格低廉。然而，两个重要问题值得一问：在唾液腺肿物评价中 FNAB 检查有哪些必要性？它会不会改变临床治疗方案？为了回答这些问题，Heller 等[44]进行研究，以确定 FNAB 对患者临床决策的影响。100 名患者大唾液腺肿块细针穿刺活检。将每位患者的医生初始临床诊断与 FNAB 诊断和最终诊断相比较。总体而言，FNAB 使 35% 的患者诊疗方案发生改变。治疗方式变化集中于淋巴瘤和炎性肿块，并对于老年和高危手术患者的良性肿瘤采取保守治疗。FNAB 可以给医生提供患者肿瘤性质、范围、面神经侵犯及颈部淋巴结方面的信息。这些信息不但可以协助诊疗，而且还可缓解患者及家属的焦虑。在一项类似的研究中，Sharma 等[45]也证明了 FNAB 一定程度上可以改变临床决策，40% 的患者可避免手术。

反对 FNAB 者主要集中在肿瘤种植问题。Mukunyadzi 等[46]回顾了 94 例唾液腺肿块细针穿刺活检后梗死、出血、针道肿瘤播种和纤维化问题。结论是 25 号针头的 FNAB 是安全的，并且不会显著改变组织学诊断。

（三）影像学

因为影像学结果不可能改变治疗计划，所以常规对患有腮腺浅叶较小、边界明确的肿块应用影像学可能不合理。然而，临床表现提示有恶性肿瘤的肿瘤，来自腮腺深叶或咽旁间隙的肿瘤，以及下颌下腺和小唾液腺肿瘤，应该使用高分辨率成像进行评估。在这种情况下，影像学可准确描述肿瘤的位置和范围，与神经血管的关系，神经周围侵犯，颅底侵犯和颅内侵犯的关系[47]。

1. 计算机断层扫描（CT）与磁共振成像（MRI）

CT 和 MRI 评估患者肿瘤方面更有价值[48]。正常腮腺脂肪含量高，很容易在 CT 和 MRI 上都显示；因此，这两种技术都可以区分肿物位于腺内还是腺外。一般情况下，除腮腺脂肪瘤（图 13-7）等特殊疾病，CT 和 MRI 都不能给出明确诊断[49]。然而，某些腮腺肿物 MRI 信号特征可能有诊断价值[50]。例如，如果患者双侧腮腺肿物，增强扫描不强化，沃辛瘤可能性较大，淋巴上皮囊肿或坏死淋巴结可能性较小。单侧、增强扫描不强化的高 T_2 信号可能是沃辛瘤，坏死淋巴结或第一鳃裂囊肿可能性较小。单侧肿物，增强扫描 T_2 高信号，且没有周围组织侵犯，多形性腺瘤可能性较大（图 13-8）。低 T_2 信号的肿物，无论是否有周围组织侵犯，恶性可能性较大，如腺样囊性或黏液表皮样癌[51]。

在多维度显示唾液腺肿瘤的内部结构和描述肿瘤边界方面，MRI 优于 CT[52]。与具有明确边界的良性肿瘤（图 13-8）相比，恶性肿瘤边缘不规则（图 13-9）。CT 和 MRI 上都可以清晰显示肿瘤突破唾液腺包膜的范围，提高了恶性肿瘤诊断的准确率[53]。CT 在显示下颌骨或颅底骨质破坏方面效果最佳，而 MRI 在显示骨髓侵犯方面效果更佳。在评估唾液腺肿瘤颈部淋巴结转移方面，两项检查均可，但 CT 比 MRI 成本更低、更实用。

CT 和 MRI 这两种技术都能很好地显示咽旁间隙肿瘤，但 MRI 细节描述能力更佳。在 MRI 图像上，肿瘤、脂肪和肌肉的信号强度各不相同。咽旁间隙肿物的鉴别诊断包括腮腺深叶肿瘤、小唾液腺肿瘤、神经源性肿瘤和血管瘤。大多数腮腺肿瘤具有低至中 T_1 和中到高 T_2 信号。腮腺深叶肿瘤和咽旁间隙的小唾液腺肿瘤位于颈动脉前部茎突前间隙，并且取代了咽旁间隙脂肪组织（图 13-10 和图 13-11）。腮腺深叶肿瘤至少有一个成像部分与腮腺相连，而小唾液腺肿瘤则完全被脂肪包绕（图 13-11）。相比之下，神经源性肿瘤和血管瘤位于颈动脉后茎突后间隙，颈动脉向前移位（图 13-12）。神经源性肿瘤通常以钆强化，而血管瘤在 MRI 上有典型的锯齿样血流流空影像。

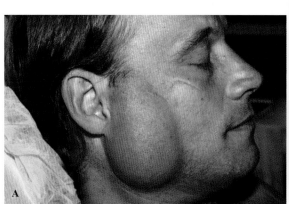
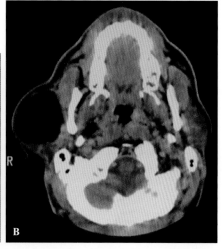

▲ 图 13-7　A. 一位 40 岁的男性面部一个巨大、无痛、生长缓慢的腮腺肿块；细针穿刺活检不明确。B. 轴位 CT 与静脉造影显示腮腺边界光滑的大，圆形，明确的肿块；肿块不增厚，密度与皮下脂肪相同；这些发现是腮腺脂肪瘤的病理表现

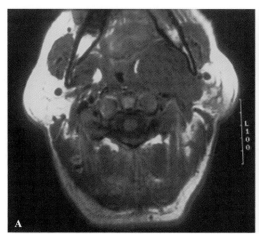
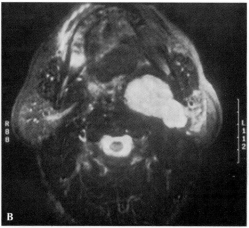

▲ 图 13-8　腮腺多形性腺瘤；肿瘤起源于腮腺深叶，并延伸到咽旁间隙，通过茎突下颌隧道，形成哑铃状。口咽内侧移位；肿物有明确的边界，不侵犯周围结构
A. 在 T_1 加权磁共振成像（MRI）上肿物等强度；B. 在 T_2 加权 MRI 上有较高的信号强度，这些信号特征高度提示多形性腺瘤

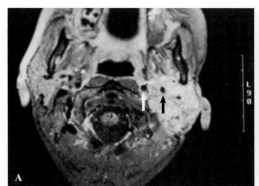
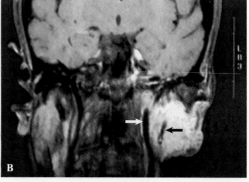

▲ 图 13-9　腮腺黏液表皮样癌 T_1 加权磁共振成像显示肿瘤边界不规则，与正常腮腺无明显边界；颈内动脉（白色箭）和颈外动脉（黑色箭）完全闭塞；轴位（A）和冠状位（B）图像

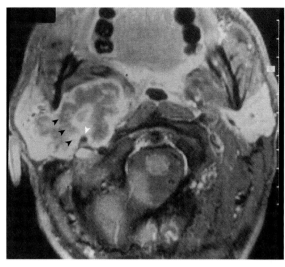

▲ 图 13-10　腮腺多形性腺瘤；钆强化轴位 CT；肿瘤累及腮腺的浅叶和深叶，位于茎突前间隙（前茎突；白色箭头）；咽旁间隙的脂肪中位移位，颈动脉向后移位；呈现出哑铃（黑色箭头）的外观

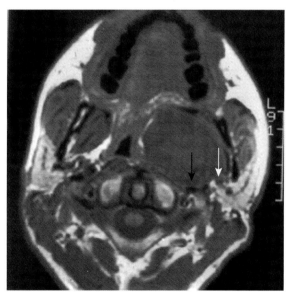

▲ 图 13-11　与图 13-10 所示的哑铃状肿瘤不同，此多形性腺瘤完全起源于腮腺深叶（黑箭），完全位于茎突下颌韧带内侧；起源于咽旁间隙小唾液腺的多形性腺瘤在高分辨率成像上有相似的表现，但与腮腺无关；无论起源如何，咽旁间隙的唾液腺肿瘤都会占据茎突间隙，使颈动脉向后移位（白箭）

近年来，新的 MR 技术，如动态增强 MRI、弥散加权 MRI 和质子磁共振成像在各种唾液腺良、恶性肿瘤的鉴别方面带来希望[54]。然而，还需要对这些特定 MR 方法进行更大规模的研究。

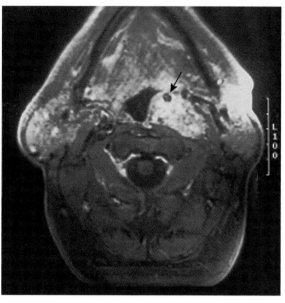

▲ 图 13-12　在磁共振成像（MRI）上，茎突后间隙的肿瘤通常位于颈动脉后面，并向前移位（箭）；血管球瘤在 MRI 上有典型的锯齿状血流空洞，使其出现流空效应

2. 超声检查

超声检查具有价格低廉、无创、操作简单、并发症少等优点。可以用来区分腺体中实性和囊性肿物，大多数唾液腺疾病可以用超声诊断[38]。超声引导还可提高细针穿刺活检中在无法触诊肿瘤和高度异质结构肿瘤中穿刺的准确性[55]。

3. 彩色多普勒超声

彩色多普勒超声可用于评估唾液腺的血管。可以区分正常人唾液刺激期间血管发生的生理变化和病变腺体中血流的改变[56]。

4. 对比 - 增强超声

最近，对比 - 增强超声造影是唾液腺肿瘤的有效诊断工具，可以对实体肿瘤组织中的微血管灌注进行定量分析[57]。因为腮腺病变的血管构成不同于正常的唾液腺组织[58]，对比 - 增强超声在唾液腺病变中应用前景广阔。

5. 弹性成像

超声弹性成像（剪切波或实时）是一种新的评估组织的弹性特征成像方式，可以用来检查组织硬度的变化。但它鉴别唾液腺良恶性肿瘤的能力仍需进一步研究[59-61]。

6. 正电子发射断层成像术（PET）

正电子发射断层成像术尚未广泛应用于唾液

腺肿瘤的成像，原因有几个。首先，因为 ^{18}F 氟脱氧葡萄糖（FDG）是 PET 扫描最常用的放射性示踪剂，但唾液腺肿瘤对 FDG 的摄取可变且不一致，因此 FDG PET 在肿瘤检测和区分良性与恶性唾液腺肿瘤方面都不准确[62]。其次，诸如 CT、MRI，甚至临床检查等竞争性技术已经具有很高的准确性。再次，诸如 CT 和 MRI 的高分辨率研究提供了 FDG PET 图像无法获得的治疗计划所需的解剖学细节。最后，FDG PET 的高成本也限制了它的广泛使用。然而，最近对匹兹堡大学 55 例唾液腺癌患者的回顾性研究发现，联合 PET-CT 检测复发和远处转移作用更大[63, 64]。PET 的研究仍在进行中。Uchida 等[65] 提出将 FDG PET 与 ^{99m}Tc 唾液腺显像相结合，以鉴别非细针穿刺活检各种唾液腺肿瘤。

六、多形性腺瘤

多形性腺瘤，又称良性混合肿瘤，是最常见的唾液腺肿瘤。多形性一词被用来描述这类肿瘤，因为它们具有不同比例的上皮和间质成分的形态多样性。虽然在过去的争论很激烈，但现在大多数人都认为多形性腺瘤样起源于导管末端闰管有分化为上皮细胞和肌上皮细胞的潜能的储备细胞。多形性腺瘤最常见于大唾液腺，但也可能发生于上呼吸道和消化道的小唾液腺。多形性腺瘤约占大唾液腺良性肿瘤的 75%。

在腮腺中，约 90% 的多形性腺瘤起源于面神经上方的腮腺浅叶。有时，腮腺浅叶的肿瘤会跨过面神经延伸至腮腺深叶。如果它们通过茎突下颌韧带包围的茎突下颌"隧道"延伸至咽旁间隙，可能有一个连接肿瘤浅面和深部的狭窄峡部，使得肿瘤呈现哑铃形外观（图 13-5 和图 13-10）。大约 10% 的多形性腺瘤起源于腮腺深叶，通常位于茎突下颌韧带深面，因此影像学上外观更圆润（图 13-4 和图 13-11）。多形性腺瘤也可能发生于咽旁间隙的小唾液腺组织。但无论起源如何，咽旁间隙的多形性腺瘤都占据茎突前间隙（图 13-10 和图 13-11），并且与其他咽旁肿瘤一样，都能使口咽部向内膨隆（图 13-6）。小唾液腺的多形性腺瘤腭部多发（图 13-13）[66]。其次

是上唇。尽管下唇存在丰富的小唾液腺，但该位置罕见多形性腺瘤。另外多形性腺瘤也是泪腺最常见的良性肿瘤（图 13-14）[67-69]。

临床上，多形性腺瘤多表现为无痛、生长缓慢的肿物。虽然有多发性原发性多形性腺瘤报道，但非常罕见[70]。肉眼见多形性腺瘤为孤立、质韧、圆形肿瘤。剖面多为实性，灰白色或黄色，有白色条纹，可见囊腔形成，内含透明囊液。大唾液腺多形性腺瘤周围有包膜，厚度和完整性不一，小唾液腺多形性腺瘤包膜常不完整或者无包膜[71]。光镜下，多形性腺瘤上皮样成分可形成管状、条状、条索样，肌上皮细胞可有浆细胞样细胞、梭形细胞、透明肌上皮细胞和上皮样细胞四种形态，周围以黏液样组织和软骨样组织为背景（图 13-15）。多形性腺瘤中的肌上皮可能与特征性黏液样或软骨样基质的形成有关。这种肿瘤类型的组织学表现的变化很常见，可能包括鳞状化生、钙化、软骨组织、嗜酸细胞、酪氨酸 - 草酸

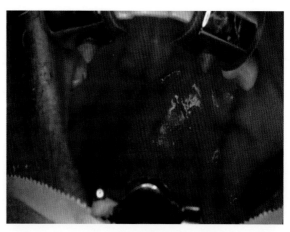

▲ 图 13-13 腭部多形性腺瘤

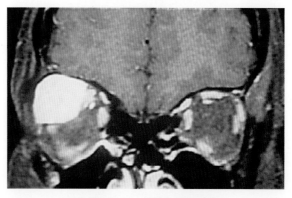

▲ 图 13-14 泪腺多形性腺瘤

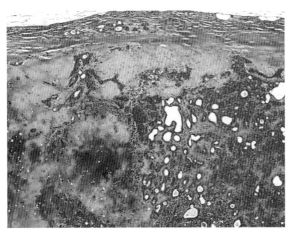

▲ 图 13-15　多形性腺瘤具有两相成分：上皮（导管）和间充质（软骨）

钙晶体和基质栅栏状变化。偶有多形性腺瘤的脂肪瘤样和骨样改变[72, 73]。细胞、分子遗传学改变可能是 8q21 和 12q14-15 区域的杂合性改变，重排和缺失[74]。

组织病理学研究显示，几乎所有的多形性腺瘤都有包膜薄弱处，而且 1/4 的多形性腺瘤具有卫星灶或伪足[75]。因此，为防止肿瘤复发，多形性腺瘤的推荐术式为切除肿瘤及周围的正常组织[76]。颌下腺多形性腺瘤手术过程中需仔细分离保护面神经下颌缘支。腮腺多形性腺瘤需切除肿瘤及足够的边缘并注意保护面神经。由于大部分肿瘤来源于腮腺浅叶，通常需要行腮腺浅叶切除术。

多形性腺瘤的复发较少，但非常棘手。多灶性复发可以持续数年[77]。这种多灶性为复发性多形性腺瘤的特点（图 13-16）。到目前为止，尚未建立可靠的标准来预测哪些肿瘤更易复发，手术切除仍是治疗复发性多形性腺瘤的主要方法。术后患者，尤其是已行腮腺切除术的患者，再次复发行手术治疗面神经损伤的风险将会增加[78, 79]。中子放疗为多发复发患者提供了良好的局部控制和生存率，即使是残存病灶已无手术适应证的患者[80]。

多形性腺瘤恶变较为罕见，多发生于长期带瘤生存的患者，多形性腺瘤在确诊后的前 5 年内发生恶变风险为 1.5%，但如果时间超过 15 年，则恶变风险增加至 10%[81]。目前已有良性多形性腺瘤转移到颈部淋巴结的病例报道[82-84]。

七、肌上皮瘤

肌上皮瘤较为少见，约占所有唾液腺肿瘤的 1.5%，最常发生于腭部和腮腺。肉眼可见肿瘤圆形或结节状，表面光滑，与周围组织界限清晰。剖面实性，灰白色或黄褐色。镜下可见肿瘤细胞形态多样，导管结构少见，浆细胞样细胞和梭形细胞较多，上皮样细胞和透明样细胞较少（图 13-17）。临床上肌上皮瘤无痛、缓慢生长的特点，很难与多形性腺瘤相区别。肿瘤无性别偏好，可发生在大、小唾液腺。组织学上，肌上皮瘤应与浆细胞瘤和含有梭形细胞的肿瘤相鉴别，包括神经鞘瘤、纤维瘤、脑膜瘤和平滑肌瘤。肌上皮瘤大多为良性，偶有局部外侵的报道。治疗方法是手术切除。

八、基底细胞腺瘤

大多数基底细胞腺瘤发生在腮腺和上唇的小唾液腺。与其他良性肿瘤一样，临床上呈无痛、缓慢生长的肿物。肉眼可见肿瘤边界清晰，剖面实性、均质性，灰白色或黄褐色。腮腺基底细胞腺瘤有完整的包膜，而小唾液腺起源的基底细胞腺瘤可能缺乏包膜[85]。完整的包膜是区分基底细胞腺瘤和多形性腺瘤的特点。基底细胞腺瘤光镜下可见实体型、小梁型、管状型和膜状型四种类型[86]。基底细胞腺瘤有时很难与腺样囊性癌的实体型相区分。基底细胞腺瘤区别于腺样囊性癌的细胞学特征是周围组织缺乏真正的浸润，缺乏神经周浸润，以及基底细胞外层的外周栅栏。细胞间质界面也有助于区分基底细胞腺瘤和腺样囊性癌，在基底细胞腺瘤中，胶原基质与相邻细胞相互交叉，而在腺样囊性癌中，两者之间有一个清晰、光滑的边界。此外，基底细胞腺瘤的基质可能罕见含有的梭形细胞或毛细血管，但腺样囊性癌无细胞（图 13-18）。基底细胞腺瘤治疗方式为手术切除。

九、小管状腺瘤

小管状腺瘤是主要发生在小唾液腺的良性肿瘤，上唇是最常见发病部位，在唾液腺肿瘤中所

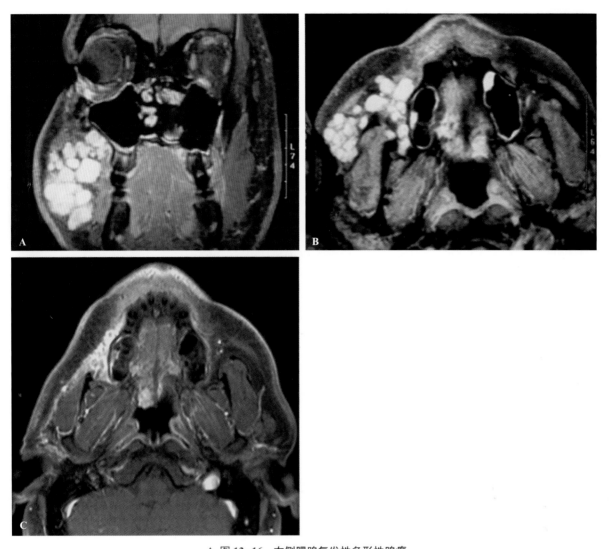

▲ 图 13-16　右侧腮腺复发性多形性腺瘤

在冠状位（A）和轴位图像中的多中心复发模式；B. T_1 加权磁共振成像（MRI）与钆成像；C. 术后轴位 T_1 加权 MRI 与钆显示全部复发肿瘤完全切除

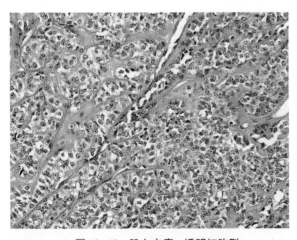

▲ 图 13-17　肌上皮瘤，透明细胞型

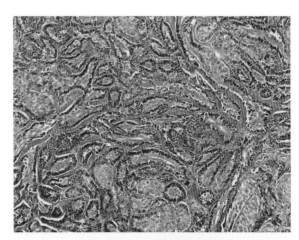

▲ 图 13-18　基底细胞腺瘤

占的比例不到 1%，多为单灶性，少见多灶性肿瘤[87]。患者临床上常表现为无痛、缓慢生长的肿物。临床上小管状腺瘤可能与黏液囊肿或静脉曲张类似，但也有可能是多灶的。组织学上可见细胞平行排列成导管状结构。小管状腺瘤可以通过清晰的边界和缺乏神经周围侵犯与腺样囊性癌相区别。首选治疗方案是手术切除。

十、乳头状淋巴性囊腺瘤（沃辛瘤）

沃辛瘤最早由 Aldred Warthin 在 1929 年报道，是继多形性腺瘤之后第二常见的唾液腺良性肿瘤。沃辛瘤也称乳头状囊腺瘤淋巴瘤或腺淋巴瘤。该肿瘤约占腮腺肿瘤的 10%，几乎只发生于腮腺。沃辛瘤男性发病率更高，且在白人中更普遍。双侧腮腺沃辛瘤的发生率为 10%，而且可同时发生。正如前面所讨论的，沃辛瘤的发生与吸烟有关，可能是烟草刺激导管上皮增生，从而引起肿瘤[19]。

临床上，沃辛瘤常表现为腮腺浅叶近下颌角处的无症状、生长缓慢的肿物。然而，少数患者会出现肿胀、疼痛，以及其他可能继发于淋巴组织免疫反应的炎症变化。肉眼见肿瘤呈卵圆形，光滑或分叶状，有被膜覆盖。剖面常含黏液或棕色液体的乳头状囊肿。固体灰色组织包裹淋巴组织的白色结节。在光镜下，嗜酸性上皮细胞的乳头状突向囊腔和淋巴基质结合是特征性的组织学特征。典型的囊状衬里排列在均匀的两层细胞层中。囊侧高柱状和基底立方状细胞含有小的暗核和丰富的粉红粒状胞质（瘤细胞）。瘤细胞颗粒嗜酸性粒细胞的形成是由于细胞质中存在丰富的线粒体所致（图 13-19）。沃辛肿瘤的治疗方法是手术切除，腮腺切除术通常是保留面神经。切除不足或肿瘤多中心性可造成肿瘤复发。

十一、嗜酸细胞瘤

嗜酸细胞瘤在唾液腺肿瘤中所占比例不到 1%。多发生于腮腺，也可能发生于颌下腺、舌下腺和小唾液腺。是一种胞质内含大量嗜伊红颗粒的上皮细胞（大嗜酸粒细胞）构成的良性肿瘤。嗜伊红颗粒的上皮细胞也存在于胰腺、呼吸道、甲状腺、甲状旁腺、垂体、肾上腺和肾脏。然而，

大多数肿瘤发生在腮腺的浅叶。

嗜酸性腺瘤最常见于 50—60 岁中老年人，无性别差异。临床主要表现为唾液腺区生长缓慢的无痛性肿物。肿瘤对 ^{99}Tc 高锝酸盐的偏好，因此通常会行增强放射性核素扫描。

肉眼可见肿瘤圆形或卵圆形，表面光滑，呈粉红色，有时呈结节状。大唾液腺来源的肿瘤包膜完整，小唾液腺来源无包膜。在显微镜下，由于线粒体大量增生，肿瘤出现颗粒状物质。线粒体的浓度可以区分嗜酸细胞瘤和其他肿瘤，真正的嗜酸细胞瘤不含淋巴组织，而沃辛瘤的典型特征是广泛性淋巴样成分（图 13-20）。组织学上，以瘤细胞为主的良性病变可能有一定程度的上皮异型性、鳞状化生或坏死，并可具有某些恶性唾液腺肿瘤的细胞成分，如腺样囊性癌、黏液上皮样癌和腺癌[88]。转移性甲状腺癌或肾细胞癌也应与嗜酸性腺瘤相区分。

起源于小唾液腺的肿瘤往往不规则和局部侵袭性生长，因此比起源于腮腺的肿瘤更难预测。这些起源于呼吸道中的小唾液腺来源的肿瘤可能侵犯周围的软骨或骨。虽然组织学上肿瘤是良性的，但具有破坏性的潜力。肿瘤很少表现出恶性肿瘤特征，如有丝分裂增多，神经周或血管侵犯。应用免疫组织化学染色检测细胞增殖可能有助于鉴别良性嗜酸细胞瘤和恶性嗜酸细胞瘤[89]。良性嗜酸细胞瘤的治疗是手术切除。

十二、唾液腺脂肪瘤

唾液腺脂肪瘤，又称唾液脂瘤，是一脂肪组织与多种腺体混合而成的良性肿瘤。肿瘤发病年龄广泛，男性多发。临床上多表现为大、小唾液腺中缓慢生长的肿物。可经手术切除治愈。组织学上表现为成熟的脂肪细胞和增生的腺体组织，前者通常占肿瘤的 90% 以上。腺体成分与脂肪分界明显，由导管腺泡单位或增生的腺体组成，这些腺体成分以支持小管的形式存在（图 13-21）。在某些情况下，肿瘤可能发生嗜酸细胞改变，导管扩张伴纤维化、皮脂分化和鳞状上皮化生。目前尚不清楚腺体成分为被包绕的唾液组织或还是肿瘤的整体的一部分。

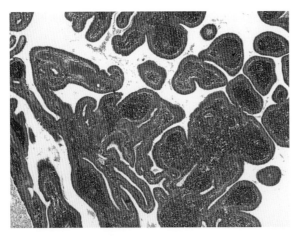

▲ 图 13-19　沃辛瘤由一层上皮、一个乳头状和囊性结构和一个密集的淋巴间质组成

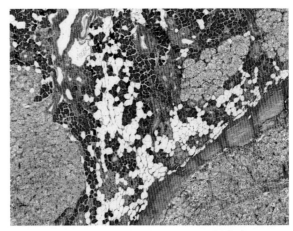

▲ 图 13-20　巨噬细胞病：多结节性无包膜肿瘤细胞增殖

十三、硬化性多囊腺病

硬化性多囊腺病首次报道于 1996 年，是一种罕见、性质不明的病变，与乳腺纤维囊性变有明显的相似之处。发病年龄在 9—80 岁（多在 33—44 岁），男女比例 3：2。大多数病例发生在大唾液腺，但也有发生在口腔内小唾液腺的报道。临床表现为呈缓慢生长的肿块，几乎有 1/3 病例复发。到目前为止，还没有转移或死亡的报道。硬化性多囊腺病被认为是一种假瘤样良性病变。最近一项利用人雄激素受体进行克隆性分析的分子研究表明，该病变具有克隆性，因此可能是肿瘤。肉眼可见病变通常与周围的唾液腺组织分界明显，具有特征性小叶结构。显微镜下，小叶由

圆形腺体、囊肿和腺泡组成。在某些腺体或囊肿中，腔内上皮增生形成乳突状结构。狭窄的小管，有些可能存在绞窄的外观，使人联想到乳腺硬化性腺病（图 13-22）。

十四、角化囊肿

角化囊肿是一种非常罕见的良性肿瘤。所有病例均发生在儿童或青年人（8—38 岁）的腮腺。完全切除后未有复发的报道。病理上可被误诊为分化良好的鳞状细胞癌。肉眼见角化囊肿是一个多房性囊性病变，充满了乳脂状物质。显微镜下，多个随机排列的囊状结构和鳞状细胞的实心巢十分明显，前者是由看起来平缓的角质层或角化不全的平淡的复层鳞状上皮排列，但没有颗粒层。

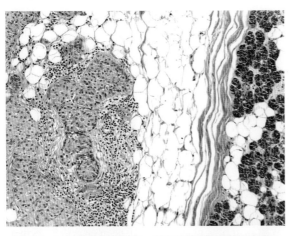

▲ 图 13-21　唾液腺脂肪瘤：伴有导管成分的混合脂肪

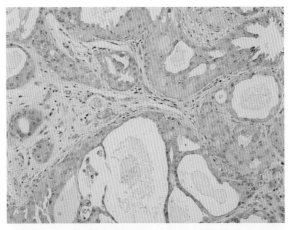

▲ 图 13-22　硬化性多囊腺病：小叶包括圆形腺体、囊肿和腺泡，使人联想到乳腺硬化性腺病

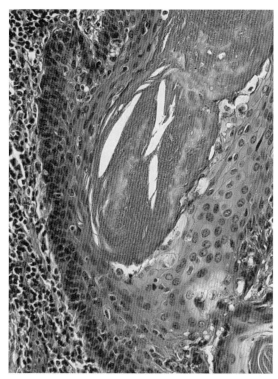

▲ 图 13-23　角化囊肿：鳞状细胞的多个囊性结构和实性巢；囊肿内衬平缓的复层鳞状上皮，并伴有角化或角化不全，但缺乏颗粒层；管腔中充满了片状角蛋白

管腔内充满层角蛋白（图 13-23）。上皮通过基底膜与基质分界，并且基质是纤维化的且见慢性炎性细胞浸润。针对从破裂的囊肿挤出的角蛋白的异物反应也是十分明显。

十五、慢性硬化性唾液腺炎（库特纳肿瘤）

慢性硬化性唾液腺炎几乎均发生于下颌下腺，在其晚期被称为库特纳肿瘤，临床上表现为一种与肿瘤类似的不可分离的硬肿物。患者通常是中老年人，可双侧发病，男性稍多。多年来，一直认为慢性硬化性唾液腺炎是一种慢性炎性疾病，由分泌物、结石或微小炎症引起。然而，最近有研究提出，慢性硬化性唾液腺炎属于免疫球蛋白 G_4（IgG_4）相关硬化性疾病的谱系，这是一种以一个或多个组织（最常见的外分泌器官）受累为特征的慢性炎症细胞浸润综合征，包括大量 IgG_4 阳性浆细胞浸润，伴有正常组织萎缩和硬化。有些患者有自身免疫性疾病，如类风湿关节炎或循环自身抗体。血清 IgG_4、IgG，以及 IgG_4/IgG 值

（通常为 3%～6%）明显升高，该病对激素的治疗反应性好。慢性硬化性唾液腺炎的组织学特征与自身免疫性胰腺炎非常相似，后者是 IgG_4 常见。镜下见腺小叶结构得以保留，不同小叶受累程度不同。在疾病早期阶段，淋巴浆细胞唾液管周围浸润，随后是导管周围纤维化。管腔内可能含有浓缩的分泌物。淋巴细胞浸润和纤维化加重并逐渐累及整个小叶，导致腺泡萎缩。反应性淋巴组织多见，免疫组化结果显示 IgG_4 阳性浆细胞明显增多。

十六、先天性病变

（一）唾液腺母细胞瘤

唾液腺母细胞瘤是一种非常罕见的良性至低级别的上皮、肌上皮源性肿瘤，使人想到大唾液腺发育的胚胎期。唾液腺母细胞瘤发生于围生期至新生儿期，大多数病例累及腮腺。肿瘤的临床过程、局部侵袭性和生长速度都存在差异。据报道，唾液腺母细胞瘤与其他先天性巨细胞瘤一起出现，包括皮脂腺痣和肝母细胞瘤。肉眼可见肿瘤外观呈小叶状，剖面黄褐色、黄色或灰色。显微镜下具有特征性的原始基底细胞，类似原始上皮，偶尔局部皮脂腺分化，周围常见栅栏状结构（图 13-24）。

（二）血管瘤

先天性血管病变分为两种类型：血管瘤和血管畸形。青少年血管瘤是婴儿时期最常见的肿瘤，10% 发生在婴儿[90]。出生时就可能出现，但通常出现在出生几天到几周后，历经 1～6 个月的快速生长阶段，在随后的 1～12 年内逐渐退化。生长阶段，内皮细胞迅速增殖，在消退阶段内皮细胞变扁平。婴儿面部血管瘤有两种临床表现，一种是局灶型肿瘤样，另一种较少见，呈弥漫型斑块状。弥漫性病变呈明显的节段型分布，更容易并发溃疡或气道阻塞，相反，局灶性血管瘤偏好胚胎融合区[91]。血管瘤在腮腺比颌下腺多发。腮腺区血管瘤多见于女性，临床上表现为不对称、单侧和可压缩肿物，表面皮肤可能正常，少见其他皮肤损害出现。肉眼可见血管瘤呈暗红色，分

叶状，无包膜。在显微镜下，血管瘤包括由增殖内皮细胞组成的毛细血管，血管管径的大小一致（图13-25）。常发生有丝分裂，但这不是血管瘤表现指标[92]。

　　血管瘤可十分巨大，并可导致诸多并发症，如出血、心力衰竭、死亡。最初的治疗是应用类固醇，2～4mg/(kg·d)。然而类固醇的有效率只有40%～60%。肿瘤危及生命时可使用干扰素，但干扰素具有毒性，并且需要长期使用。最近，非选择性β受体拮抗药普萘洛尔成为治疗婴儿血管瘤的标准方法。这一方法最初是由Léauté-Labrèze等[93]偶然发现，他们在两名儿童中发现这种效应，在接受心肺治疗时表现出血管瘤的快速消退。确切的机制尚不明确。普萘洛尔可能通过下调纤维肉瘤丝裂原活化蛋白激酶途径而降低血管内皮生长因子和成纤维细胞生长因子的表达，使毛细血管内皮细胞凋亡[94, 95]。针对特殊的情况可行手术治疗或激光切除[96]。血管瘤通常可完全消退，但可能需要数年之久，并给儿童造成医疗或心理问题[97]。

十七、血管和淋巴管畸形

　　血管畸形不同于腮腺血管瘤，不是真正的肿瘤。它们分为不同的类别，下文将对这些类别进行简要讨论。

（一）静脉畸形

　　静脉畸形通常在出生时就会发现，并随着患者年龄的增长而继续增长。当患儿长大成人时，静脉畸形可能会变得非常大。与由细胞增殖而生长的血管瘤不同，静脉畸形的扩大主要是血管扩张，不是细胞分裂[96]。治疗手段通常是手术治疗；然而，涉及腮腺的大静脉畸形可能很难彻底切除。MRI是确定疾病进展的最有效影像学方法。动脉造影于此病无益。

（二）动静脉畸形

　　动静脉畸形与动静脉瘘的不同之处在于动静脉畸形属先天性疾病，虽然畸形在出生后几年才出现，而瘘管则是创伤等原因后天造成。动静脉畸形包括将血液从动脉血管直接汇入静脉系统，从而导致血管病变的显著扩大。通常来说只有完整手术切除，才能阻断进展。病变可以累及腮腺，以腮腺肿物的形式出现，动脉造影对于诊断畸形的存在和程度必不可少。治疗一般是手术切除。

（三）淋巴管畸形

　　淋巴管畸形通常在患儿出生时出现并逐渐生长。这种畸形可累及唾液腺并引起唾液腺肿大。在某些情况下，淋巴管团可以是结节状的，类似于弥漫性的肿块，并局部浸润到邻近组织结构。治疗手段外科切除，但手术难度较高。

十八、唾液腺良性肿瘤的治疗

　　多年来，唾液腺良性肿瘤的治疗并没有很显著的变化。对唾液腺肿瘤的治疗需要仔细了解腺

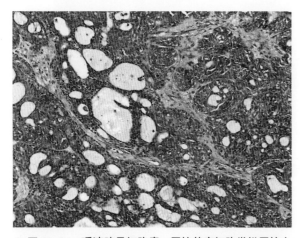

▲ 图13-24　唾液腺母细胞瘤：原始基底细胞类似原始上皮，周围呈栅栏状排列

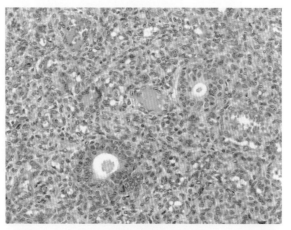

▲ 图13-25　婴儿小叶状血管瘤：血管增生，包裹唾液腺导管

体解剖和病理过程。良性肿瘤需要完整切除并保证足够的切缘以防止局部复发[75]。通常，腮腺良性肿瘤环绕正常组织的呈袖口式切除，并需要仔细解剖面神经并加以保护。面神经的解剖程度和腮腺组织切除量取决于肿瘤的大小、位置和病理学特征。

位于腮腺尾叶的小腺瘤可能只需要解剖面神经下颌缘支，同时切除肿瘤及其周围的腮腺组织，避免过多切除腮腺上部。

位于腮腺浅叶的较大肿瘤通常需要行腮腺浅叶全切术。位于腮腺深叶的肿瘤需行腮腺全切除，同时注意保护面神经。咽旁间隙肿瘤通常经颈 - 腮腺入路切除，并有时联合下颌骨裂开术[99]。

下颌下腺肿瘤的切除需行下颌下腺切除术。如果肿瘤原发于小唾液腺，肿瘤与其周边的正常组织需行袖状式切除。不推荐单纯摘除术引起此术式会增加复发风险[76]。儿童血管瘤通常会逐渐消退，有时在某些病例需行手术切除。涉及腮腺

或下颌下腺的脉管瘤可能需要手术切除。

（一）腮腺切除术

患者取仰卧位，头偏向对侧。标准切口为改良的 Blair 切口（图 13-26 A）。皮肤切口位于耳前折痕处，并向上延伸至螺旋根部的水平。切口在乳突尖端围绕耳垂向下延伸；然后沿着胸锁乳突肌轻向下弯曲，然后在上颈部的皮肤的天然皱褶处稍向前延伸（图 13-26 A）。或者，可以在腮腺下部或中部良性肿瘤的患者中进行所谓的整容切口。耳前部切口通过或刚好在两侧边缘。然后，将切口带到耳垂下方，向后转过乳突，并在发际线内延伸（图 13-27）。整容切口不太明显，因此提供了更好的美容效果。

为了显露腮腺，皮瓣在耳前区域的腮腺筋膜表面及切口颈部的亚表面平面向上掀起（图 13-26B）。在胸锁乳突肌表面解剖耳大神经和颈外静脉，将其分离以完全显露腮腺尾叶（图 13-26B）。在某

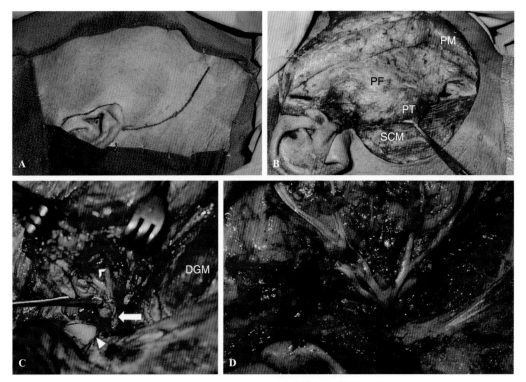

▲ 图 13-26 右侧腮腺浅表切除术

A: 改良 Blair 切口用于右侧腮腺切除术；B. 掀起皮瓣，显露腮腺的尾部；C. 识别面神经的主干，通常通过解剖主干（白色箭）在三角指针（白色箭头）和二腹肌后腹附着在乳突之间的区域来识别；除非肿瘤移位，否则神经通常位于 1～1.5cm 深，并低于三角指针；解剖主要主干，直到它的分支（双箭头），然后所有的分支进行有序和仔细的解剖；D. 面神经侧腮腺组织的完整解剖显示面神经的主干和复杂的分支模式；PF. 腮腺筋膜；PM. 颈阔肌；PT. 腮腺尾；SCM. 胸锁乳突肌

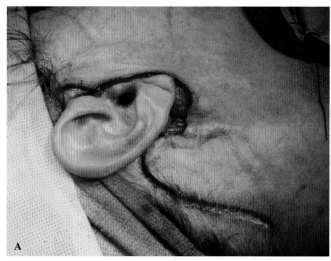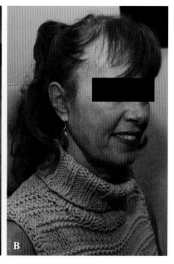

▲ 图 13-27 改良"整容"切口用于腮腺切除术；不像改良的 Blair 切口，它有一个颈部延伸（图 13-26A）；A. 整容切口沿着发际线向后向下延伸；B. 切口的发际线部分不显眼，这使得这个方法更美观

些情况下，可以保留耳大神经，但保留耳大神经的腮腺切除术是否会提高患者的生活质量值得商榷[100, 101]。显露二腹肌后腹显露与乳突的附着。解剖腮腺和外耳道软骨之间的筋膜，并将腮腺向前牵拉（图 13-26C）。显露耳屏解剖标志点。识别面神经主干的最常用方法是在位于耳屏前和二腹肌后腹与乳突骨的连接之间的区域（图 13-26D）。除非被肿瘤压迫移位，面神经通常位于乳突尖深1~1.5cm 处。另一个更可靠、恒定识别面神经的标志是鼓室乳突缝线，它可以沿着中线一直到神经主干上。神经通常比鼓膜乳房缝合线低 6~8mm。当肿瘤直接覆盖面神经主干区域时，可解剖面神经的一个或多个外周分支，并逆行向主干追踪[102]。可在下颌骨下缘解剖面神经下颌缘支，因为它穿过深层颈筋膜下面的平面中的面部血管的浅表分支。或者，可以在腮腺筋膜下方识别颊支，它通常平行于腮腺管。

一旦识别面神经，用血管钳仔细分离面神经上方的腮腺组织。如果首先识别了面神经主干，则将神经上覆的腮腺组织逐渐分离直至神经的第一分支，通常分为上、下两部分（图 13-26D）。随后的神经分支（面神经腮腺丛）也以类似的方式被解剖，直到腮腺的整个浅叶与面神经分离。这完成了浅表或侧腮腺切除术。如果需要完全切除腮腺，则通过细致地解剖腮腺下组织的主干和

面神经分支来延长手术范围。这使得位于面神经深处的唾液组织能够在保存神经及其功能的同时传递，同时保留神经及其功能。

（二）下颌下腺切除术

下颌下腺切除术切口最好位于下颌骨下缘3~4cm 的皮肤自然折痕内的弧形切口，切口位于下颌下腺之上。沿此切口向下切开皮下脂肪及颈阔肌。应注意避免损伤面神经下颌缘支，神经即位于颈深筋膜之下，可在面静脉上方识别面神经。在面神经下方双重结扎并切断面静脉，将面静脉远心端向上牵拉以保护面神经免受进一步损伤（图 13-28A）。向上解剖面动脉，将其双重结扎、切断以解除腺体上方附着（图 13-28B）。向前解剖进入下颌舌骨肌的血管并切断、结扎，将腺体向后牵拉显露下颌舌骨肌边缘。再向前牵拉下颌舌骨肌边缘，同时保持腺体向后牵拉。可显露腺体及其导管的深层部分，下颌下神经节、舌神经和舌下神经（图 13-28B）。这些结构位于舌骨舌肌表面。横断舌神经与颌下腺相连的下颌下神经节，双重结扎颌下腺导管并切断分离。如此可分离腺体深面。应注意避免舌下神经和舌下神经损伤。最后，再次分离结扎面动脉，将腺体切除。

（三）咽旁间隙唾液腺肿瘤切除术

咽旁间隙内唾液腺肿瘤的手术切除最好是经

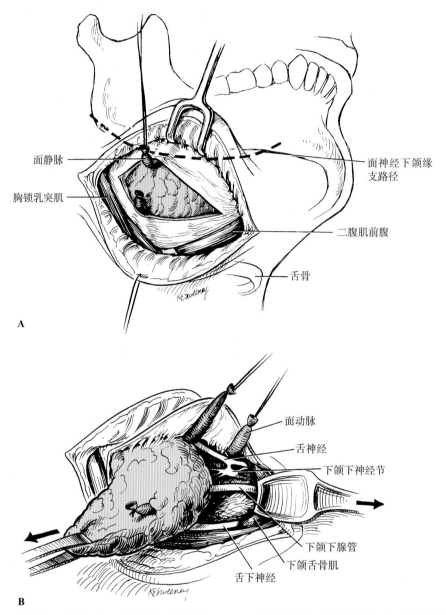

▲ 图 13-28　下颌下腺切除术；下颌下切口采用天然皮肤折痕 3～4cm，低于下颌骨；下颌边缘神经一般位于面前静脉浅表处；甲状体向前缩，腺向后缩；这显露了舌神经、下颌下神经节和下颌下腺管

由外部入路[44, 99]。切口是具有颈部延伸的腮腺切除术的切口（图 13-29A）。如果肿瘤累及腮腺的深叶，先行腮腺浅叶切除术。如果肿瘤起源于咽旁间隙的小唾液腺，则需辨认并仔细保留面神经向下的分支（图 13-29B）。接下来，向后牵拉胸锁乳突肌，解剖上颈部以显露颈内静脉、颈外动脉和颈内动脉，以及后组脑神经（Ⅸ、Ⅹ、Ⅺ 和 Ⅻ；图 13-29C）。在乳突和茎突附近被识别并分离二腹肌和茎突舌骨肌的后腹，分别向内牵拉。这可使颈内动脉，颈内静脉和邻近神经更好地显

露，并能显示茎突下颌韧带和茎突。前庭韧带是分开的（图 13-29D），可下颌骨进一步前移，并为咽旁间隙提供了一个宽敞的入路（图 13-29E）。期间可切除茎突，以进一步显露，并方便更大的肿瘤的转移。通过这一显露，肿瘤可以很容易在直视下安全切除（图 13-29E 和 F）。

对于位于咽旁间隙上方靠近咽鼓管和颅底的肿瘤患者，可能需要联合下颌骨切开术。首先，颈腮腺入路如前一节所述，如果行下颌骨切开术，则进行初步气管切开术。接下来，切口的颈部部分通

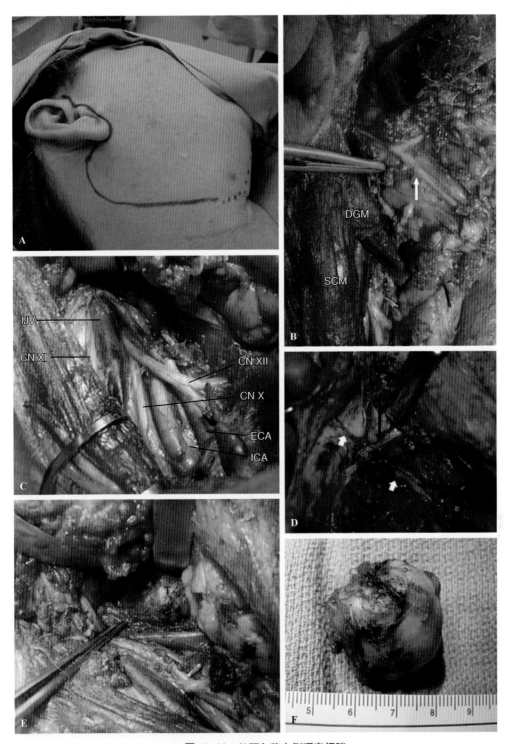

▲ 图 13-29 经颈入路右侧咽旁间隙

A. 经颈入路咽旁间隙的切口，该切口可以延伸到下颌下区，也可以扩大为唇裂切口，如果下颌骨切开术是必要的，以增加显露（虚线）；B. 面神经的主干与腮腺浅切开术相同，对于大多数咽旁间隙的良性肿瘤，面神经的解剖局限于神经的主干和下裂（白箭），为了充分显露和切除肿瘤，偶尔需要对上分区进行解剖；C. 显露在上颈部的神经血管结构，其中包括颈内静脉（IJV）、颈内动脉（ICA）、颈外动脉（ECA）和脑神经（CNS）X、XI和XII；D. 在弯曲的止血器上可见针状下颌韧带（白箭）；文中还讨论了面神经主干（黑箭）与斜交"指针"（白箭头）的关系；E. 分割前庭韧带使下颌骨进一步前移，切除茎突显露更多咽旁间隙；这些操作允许广泛进入咽旁间隙，使肿瘤（T）显露足够；F. 咽旁间隙多形性腺瘤；DGM. 二腹肌；SCM. 胸锁乳突肌

过下颏延伸，在中线处将下唇分开（图 13-30A）。上颈动脉鞘切开后，下颌骨显露，颏神经被仔细识别和保存（图 13-30B）。阶梯式或 V 形截骨术是在中线（下颌正中切开术）或正好在颏孔前（下颌骨旁正中切开术；图 13-30C）。这些类型的截骨比直线截骨更具机械稳定性。为了获得正常的牙齿咬合，金属板被预先弯制并固定在下颌骨上，然后再行截骨术（图 13-30D）。截骨是使用一个微往复式锯，以尽量减少截骨部位骨丢失（图 13-30E）。然后沿口底做切口，并将舌骨肌分开，同时小心保留舌下神经和舌神经。内推舌体，咽旁和咽后间隙被广泛开放。肿瘤现在可以安全而充分地切除，同时保护咽旁间隙的关键神经血管结构。关闭创面并行下颌骨坚强内固定，并插入一个鼻胃管供食；7～10d 内，大多数患者将拔除气管插管，并能够恢复经口进食。

十九、并发症

（一）面神经功能障碍 / 面瘫

面神经功能障碍可能是解剖过程中对面神经牵拉损伤引起的，面神经监测有助于降低其在腮腺切除术的发病率[104]。只要保留神经组织学上的完整性，此类损伤通常会导致神经暂时性麻痹；因此可预计会完全恢复。面神经无力或麻痹的程度可以从局部微小无力到一个或多个分支的功能障碍到全部面神经分支的麻痹不等。面神经功能恢复可能在数天内迅速完成，也可能是数月之后。在克利夫兰诊所对 256 例接受腮腺手术的患者长达 15 年的追踪研究中发现，术后即时面神经功能障碍的发生率为 46%，但永久性面神经功能障碍发生率较低，为 4%[105]。回顾这些病例发现行腮腺全切或次全切的患者中，发生长时间面神经功能障碍的频率更高。在一项比较腮腺良性病变术中顺行与逆行面神经剥离的前瞻性研究中，O'Regan 和 Bharadwaj[106] 发现术后第 1 周与逆行解剖组相关的严重神经损伤的发生率较高，但顺行解剖组术后 3 个月发生严重神经损伤恢复较慢。然而，在 6 个月的完全康复率方面，各组之间没有差异。为了尽量减少面神经损伤，外科医师应坚持细致的解剖和对面神经的轻柔处理。必

须避免过度牵拉神经，过度使用神经刺激器也是如此。

离断面神经的一个或多个分支将导致相应神经支配的肌肉的瘫痪。瘫痪的程度可能会有所不同，这取决于面神经未受伤分支所涉及的肌肉群的神经交通支的保留程度。完全离断面神经主干的会导致面神经同侧肌肉完全和永久性瘫痪。

如果面神经被切除，根据切除段的长度（图 13-28），可直接行面神经拉拢缝合术或神经移植术来修复。即刻性瘫痪的面部需要经常的眼睛护理，以防止显露性角膜炎。这包括人造眼泪、润滑软膏的使用，并通过适当的眼部敷料和眼镜进行保护。对于完全性面神经麻痹患者，应常规使用金质植入物。下睑外翻患者可能需要行暂时性睑缘缝合术。如果未能行面神经修复或移植术，可以指示用于静态或动态修复瘫痪面部的各种外科手术中的一个或多个。

（二）感觉异常

在腮腺手术过程中，常需分离或切断耳大神经。这通常会导致耳大神经分布区域的感觉障碍，包括耳廓的下 1/3（耳垂和邻近的耳前和耳后皮肤）。虽然许多患者经历了感觉障碍，但腮腺切除术中切断耳大神经的患者，总体生活质量没有显著影响[100, 107, 108]。

（三）味觉出汗综合征（Frey 综合征）

Frey 综合征表现为患者咀嚼过程中出现同侧面部皮肤潮红和出汗，症状的严重程度可能从不明显到严重不等，而且十分烦人。它是腮腺切除术的后遗症，也可继发于涉及腮腺和下颌下腺的手术，以及涉及颈部和上胸部交感神经干的其他手术、创伤和炎症性损伤[109]。术后 Frey 综合征的真实发病率尚不清楚，预计在 35%～60%。如果针对 Frey 综合征特定症状寻找问题，其发病率可能会更高[110]。Frey 综合征可能的病理生理学机制为支配腮腺分泌功能的副交感神经纤维与支配汗腺和皮下血管的交感神经纤维之间的错位愈合。

Frey 综合征的诊断很大程度上取决于患者的

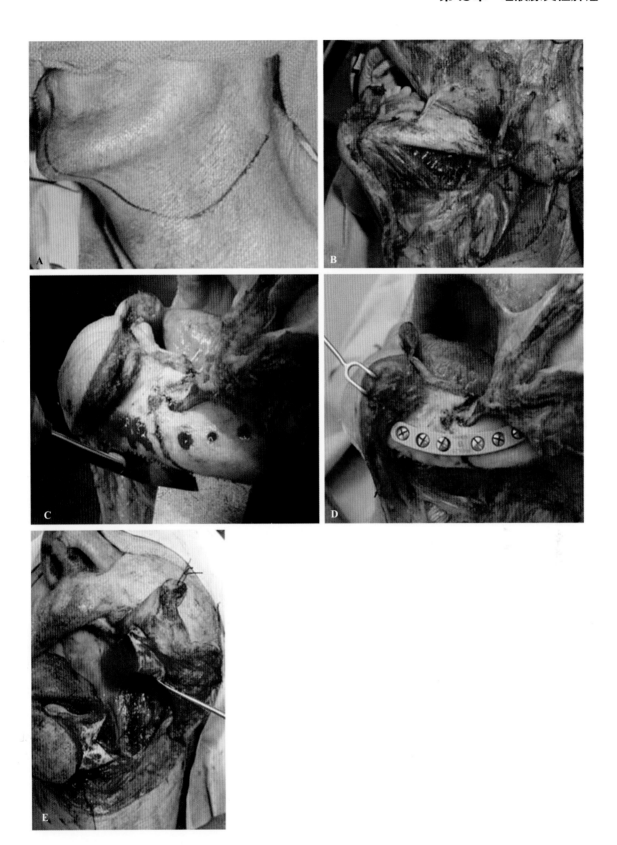

▲ 图 13-30　咽旁间隙肿瘤切除的手术入路

A. 下颌骨切开前切开下唇；B. 向上牵拉皮瓣显露下颌骨，保护颏神经；C. V 形截骨术是在颏孔的前部勾勒出来的；D. 在计划截骨前，将金属板预先固定在下颌骨上，以避免术后出现错𬌗畸形；E. 下颌骨截断喉，沿口底至舌侧进行解剖，为咽旁间隙提供更广泛的通路

症状。明确诊断的客观方法为 Minor 淀粉 / 碘试验。将碘溶液涂抹于患侧的面颈部，干燥后，在涂抹区域撒上淀粉。患者咀嚼一段时间食物，如柠檬片。脸部出现深蓝色斑点即证实为味觉出汗综合征。这种变色是由溶解淀粉与碘反应产生。如果使用 Minor 淀粉 / 碘试验进行诊断，那么在手术后没有发现 Frey 综合征的患者中，高达 96% 的患者实际上有这种并发症的亚临床表现[109]。通常在手术后的第一年内检测到，但发病时间可能偶尔会延迟很多年。

如果此症状持续困扰患者，比较简单的治疗措施包括在相应区域的皮肤上施用止汗剂。1% 的甘罗康酸酯洗液也可有效控制此症状。在对这些简单措施无效的情况下，可以通过进行鼓膜神经切除术来尝试分泌纤维的手术中断。最近，皮内注射 A 型肉毒毒素被证实为重症 Frey 综合征的有效治疗方法[110-112]。创造厚皮瓣和部分表浅腮腺肿瘤切除术是减少出现症状性 Frey 综合征风险的最重要技术[113]。有报道胸锁乳突肌肌瓣或其他植入材料在降低 Frey 综合征发病率方面的作用仍存在争议[114, 115]。

（四）唾液腺瘘

腺瘤通常表现为伤口流涎或者皮下组织积液。大多数情况唾液腺瘘具有自限性。处理措施包括重复抽吸，加压包扎，切口护理和耐心等待。口服抗胆碱能药，如甘氨酸酯，可能有助于暂时减少唾液流量，直到愈合完成。

推荐阅读

Carlson GW: The salivary glands. Embryology, anatomy, and surgical applications. *Surg Clin North Am* 80: 261–273, xii, 2000.

Cheuk W, Chan JK: Advances in salivary gland pathology. *Histopathology* 51: 1–20, 2007.

Dardick I, Burford-Mason AP: Current status of histogenetic and morphogenetic concepts of salivary gland tumorigenesis. *Crit Rev Oral Biol Med* 4: 639–677, 1993.

De Bree R, Van der Waal I, Leemans R: Management of Frey syndrome. *Head Neck* 29: 773–778, 2007.

El-Naggar AK, Klijanienko J: Advances in clinical investigations of salivary gland tumorigenesis. *Ann Pathol* 19: 19–22, 1999.

Maruya S, Kim HW, Weber RS, et al: Gene expression screening of salivary gland neoplasms. *J Mol Diagn* 6: 180–190, 2004.

Mehle ME, Kraus DH, Wood BG, et al: Facial nerve morbidity following parotid surgery for benign disease: the Cleveland Clinic Foundation experience. *Laryngoscope* 103: 386–388, 1993.

O'Brien CJ: Current management of benign parotid tumors: the role of limited superficial parotidectomy. *Head Neck* 25: 946–952, 2003.

Patel N, Har-El G, Rosenfeld R: Quality of life after great auricular nerve sacrifice during parotidectomy. *Arch Otolaryngol Head Neck Surg* 127: 884–888, 2001.

Scianna JM, Petruzzelli GJ: Contemporary management of tumors of the salivary glands. *Curr Opin Rep* 9: 134–138, 2007.

Spiro RH: Salivary neoplasms: overview of a 35-year experience with 2,807 patients. *Head Neck Surg* 8: 177–184, 1986.

Thoeny HC: Imaging of salivary gland tumours. *Cancer Imaging* 7: 52–62, 2007.

Uchida Y, Minoshima S, Kawata T, et al: Diagnostic value of FDG PET and salivary gland scintigraphy for parotid tumors. *Clin Nucl Med* 30: 170–176, 2005.

Witt RL: The significance of the margin in parotid surgery for pleomorphic adenoma. *Laryngoscope* 112: 2141–2154, 2002.

Zheng W, Shu XO, Ji BT, et al: Diet and other risk factors for cancer of the salivary glands: a population-based case-control study. *Int J Cancer* 67: 194–198, 1996.

唾液腺恶性肿瘤
Malignant Neoplasms of the Salivary Glands

第 14 章

John B. Sunwoo　James S. Lewis Jr　Chafeek Tomeh　Jonathan McJunkin　著

周　超　译

1. 唾液腺恶性肿瘤的组织学行为和预后高度取决于病理分型和分期。
2. 高级别唾液腺恶性肿瘤包括高级别黏液表皮样癌、鳞状细胞癌、未分化癌、非指定高级别腺癌、多形性腺瘤癌变、实体型腺样囊性癌、小细胞癌、导管癌，以及各类高级别转化的肿瘤。
3. 可切除肿瘤的首选治疗方式是手术切除，是否辅以术后放疗都可行。
4. 对于颈部淋巴结阴性的治疗存在争议，但总的来说，肿瘤组织病理学类型、分期，以及神经或骨侵犯等可以作为分类标准。
5. 术后辅助性放疗的适应证包括晚期肿瘤、肿瘤切缘阳性、高级别肿瘤，以及局部组织浸润的肿瘤。

大、小唾液腺恶性肿瘤少见，约占头颈部恶性肿瘤的 3%[1]。在美国，发病率仅为每 10 万人 0.9 例。但是随年龄增长，发病率逐渐上升并在 65—74 岁时达到顶峰 [2]。在所有唾液腺肿瘤中，只有不到 5% 的病例发生在儿童；然而，发生于儿童的唾液腺肿瘤，恶性肿瘤的发生风险比成人高。

在所有唾液腺肿瘤中，良性和恶性肿瘤绝大多数发生在腮腺，舌下腺最少。按部位肿瘤总发病率与恶性肿瘤的百分比之间成反比（表 14–1）。对 2410 例唾液腺肿瘤的回顾性分析发现，腮腺肿瘤发生率为 73%，其中恶性肿瘤仅占 15%；另一方面，唾液腺肿瘤发生率仅为 14%，恶性肿瘤占 46%。同样，颌下腺肿瘤占 11%，恶性肿瘤 37%，舌下腺肿瘤仅 0.3%，恶性肿瘤占 86%。

不同组织学类型的唾液腺恶性肿瘤的发生频率也因腺体和部位的不同而不同。许多研究发现唾液腺中最常见的原发恶性肿瘤是黏液表皮样癌 [1, 2, 4]。Spiro 统计了 1278 例唾液腺恶性肿瘤，其中 34% 为黏液表皮样癌（表 14–2）。其次是腺样囊性癌（22%），其次是腺癌（18%），再者是恶性混合肿瘤（13%）；腺泡细胞癌（7%）；鳞状细胞（表皮样）癌（4%）。从解剖部位考虑，黏液表皮样癌是腮腺最常见的恶性肿瘤，腺样囊性癌是颌下腺和小唾液腺中最常见的恶性肿瘤。后者的一个例外是出现在鼻腔和鼻旁窦的恶性小唾液腺肿瘤，在这种情况下，腺癌是最常见的类型，而不是腺样囊性癌。

本章讨论了对这些恶性肿瘤患者的评价，组织病理学比较常见的类型，以及目前接受的治疗方法。一些恶性肿瘤的罕见性和组织学类型使研究具有挑战性。事实上，对这些肿瘤的临床行为和治疗结果的理解基本上完全基于回顾性研究。

一、患者的评估

（一）体格检查

唾液腺恶性肿瘤的临床表现可从无症状、无

表 14-1 原发肿瘤部位与恶性肿瘤发生频率的关系

部 位	发病数（例）	发病占比（%）	恶性肿瘤占比（%）
腮腺	1756	72.9	14.7
下颌下腺	257	10.7	37
舌下腺	7	0.3	85.7
小唾液腺	336	14	46.4
未知	54	2.2	

引自 Eveson JW, Cawson RA. Salivary gland tumours. A review of 2410 cases with particular reference to histological types, site, age and sex distribution. J *Pathol* 1985; 146: 51–58.

表 14-2 唾液腺恶性肿瘤的相对发病率

病理类型	发病数（例）	百分比（%）
黏液表皮样癌	439	34
腺样囊性癌	281	22
其他类型腺癌	225	18
恶性混合瘤	161	13
腺泡细胞癌	84	7
鳞状细胞癌	53	4
其他	35	3
总计	1278	

引自 Spiro RH. Salivary neoplasms: overview of a 35–year experience with 2,807 patients. *Head Neck Surg* 1986; 8: 177–184.

痛性肿物到迅速增长的疼痛性肿物并伴有进行性面神经麻痹都有可能。在 Spiro 回顾的 2807 例唾液腺肿瘤患者中，10% 的恶性肿瘤患者出现疼痛，并且恶性肿瘤疼痛症状比良性肿瘤更常见。一般而言，间歇性肿胀和疼痛常表明腺体阻塞和炎症，而持续性疼痛则恶性肿瘤可能性更大。然而，唾液腺炎可继发于唾液腺肿瘤导致的梗阻，因此，在评估唾液腺肿胀疼痛时，必须考虑肿瘤的存在。约 10% 的腮腺恶性肿瘤最初就伴有面瘫，这往往预示着患者预后不佳 [5, 6]。

1. 腮腺

腮腺是最大也是唯一含有腺内淋巴结的唾液腺。根据面神经分支平面可将腮腺分为浅叶和深叶。这是为了外科治疗而定义的，但解剖上也有区别，因为大部分腺内淋巴结位于腮腺浅叶 [7, 7a]。深叶位于面神经平面深面，并延伸到咽旁间隙。

对腮腺的体格检查包括对腮腺本身和颈部，以及表面皮肤，包括腮腺导管在内的颊间隙的双手触诊；口腔咽喉和鼻咽的检查；以及对面神经功能和对称性的评估。咽旁间隙可分为茎突前间隙和茎突后间隙，并通过筋膜从茎突延伸到腭帆张肌。腮腺深叶的肿瘤可累及咽旁间隙的茎突前间隙，并可表现为口咽和（或）鼻咽部黏膜下隆起性肿块，侵犯软腭或阻塞咽鼓管。如果肿瘤延伸至茎突后间隙，可有脑神经受累的表现：呕反射减弱（Ⅺ、Ⅹ）、抽吸（Ⅸ、Ⅹ）、腭部不对称抬高（Ⅹ）、声音嘶哑（Ⅹ）、吞咽困难（Ⅹ）、斜方肌无力（Ⅺ），或舌萎缩和（或）麻痹（Ⅻ）。如果腮腺肿瘤在后内侧延伸至颞下窝，则可能出现牙关紧闭。

2. 下颌下腺

下颌下腺成对存在，位于颈部下颌下三角（ⅠB 区）并延伸至下颌骨内侧，是唾液腺中的第二大腺体。下颌下腺与舌神经、舌下神经、面动脉和静脉及面神经下颌缘分支密切相关。唾液通过下颌下腺导管道排入口腔。

任何下颌下腺肿瘤的检查都应进行双合诊（口内口外联合触诊），以评估肿瘤的范围，并确定肿瘤是否与周围邻近结构如下颌骨和皮肤固定。还应仔细检查口腔颌面部功能，评估神经受累程度。特别是恶性肿瘤征象包括舌麻木（舌神经受累），舌体运动障碍（舌下神经受累），或下唇无力、口角歪斜（面神经受累）。并且重视颈部检查，因 25%～28% 的下颌下腺恶性肿瘤有局部淋巴结转移 [1, 8]。

3. 舌下腺

舌下腺位于口底，舌系带两侧，在黏膜下邻近下颌下腺导管。舌下腺的唾液引流通过舌下腺导管，而舌下腺导管注入下颌下腺导管将唾液分泌至口腔。与下颌下腺肿瘤一样，口腔底部的双合诊对于评估舌下腺肿瘤的范围和固位非常重要。因为舌下腺与舌下神经密切相关，所以仔细的神经检查是很重要的，正如前面所说的。虽然这个区域的肿瘤通常为无痛性，但绝大多数（86%）的舌下腺肿瘤为恶性肿瘤[1]。

4. 小唾液腺

小唾液腺组织分布广泛，据估计有 500～1000 个腺体沿上呼吸道分布。虽然它们分布在口腔、口咽、鼻腔、鼻旁窦、咽、喉黏膜下层，但大部分位于口腔，且以硬腭黏膜下分布最广泛。因此，小唾液腺恶性肿瘤最常发生的部位是硬腭[9]。与大唾液腺相比，小唾液腺恶性肿瘤极少有包膜，所以肿瘤局部侵犯更常见。小唾液腺恶性肿瘤最常见症状为无痛性黏膜下肿物，但常伴有表面黏膜的溃疡和固定。约 1/4 的患者诉局部疼痛，感觉异常或麻木。由于小唾液腺分布在头颈部的黏膜下，这些腺体的恶性肿瘤临床表现不一，这取决于发病部位。症状可能有鼻腔阻塞、鼻窦炎、咽鼓管功能障碍或者声音嘶哑。所有患者中都应进行完整的头颈部评估，包括纤维内镜检查和横断面成像。

（二）影像学检查

在没有禁忌证的情况下，磁共振成像（MRI）是评估唾液腺肿瘤的最常用影像学方法。在 T_1 加权成像（T_1WI）上，腮腺良性和恶性肿瘤可以很好区别，因为它们很容易与腺体的脂肪组织区分，而腺体的脂肪组织磁共振图像上呈高信号。一般而言，唾液腺良性肿瘤（如多形性腺瘤）和低度恶性肿瘤具有低 T_1 和高 T_2 加权信号强度（图 14-1A 和 B）。高分化肿瘤在 T_1 和 T_2 加权成像上倾向于具有低至中等信号强度；这将在本章稍后讨论。使用造影材料（如钆）和 T_1WI 的脂肪抑制可提供关于唾液腺恶性肿瘤程度的额外信息（图 14-1C 和 D）。这在评估骨组织受累和神经扩散方面特别有用。在脂肪抑制的图像上，骨髓和皮质显示低信号，当用钆增强时，浸润的肿瘤组织呈现高信号。颅孔底的扩大和增强扫描信号增强提示肿瘤组织沿神经扩散。

有学者提出磁共振 T_2 加权像有助于区分唾液腺良恶性肿瘤。Som 等[11]通过 MRI 检查了 35 个腮腺肿瘤，他们观察到良性肿瘤和低度恶性肿瘤具有低 T_1 和高 T_2 信号强度，并且具有明确的边界。另一方面，高度恶性肿瘤具有较低的 T_1 和 T_2 加权信号强度，并且肿瘤边界不清晰。然而，Freling 及其同事[12]未观察到相同的结果。他们检查了 116 例具有腮腺肿块的患者，其中 30 例是恶性肿瘤，发现在 MRI 上恶性肿瘤与信号强度、异质性或肿瘤边缘没有相关性。恶性病变只有在明显侵入邻近结构时才可与良性病变区分开来。在恶性病变中，肿瘤分级与 MRI 特点之间未发现相关性；因此 MRI 提供了关于疾病程度的有用信息，但仍需通过组织病理学诊断良恶性病变。

静脉注射对比剂 CT 也被广泛应用于唾液腺肿物的评估，主要是因为图像采集的速度快。CT 在评价肿瘤邻近的皮质骨侵蚀特别有用。在显示唾液腺导管结石方面，CT 比 MRI 好得多，因此，如果唾液腺结石被认为是病因的一部分，则 CT 对唾液腺肿块的诊断尤其有帮助。由于正常腮腺组织脂肪含量高，CT 可显示腮腺高密度细胞性肿瘤，因此正常组织的放射强度较肿瘤低。然而，总的来说，MRI 在软组织细节和描述唾液腺肿块范围方面优于 CT。

（三）组织学活检

通过使用细针穿刺活检（FNA）已可以进行预诊断。FNA 出现于 20 世纪 60 年代中后期[13-18]，目前已成为检查唾液腺肿瘤的中坚力量。细针穿刺活检非常安全，患者可以很好地耐受，并被认为没有明显的向周围组织种植的风险[19]。

尽管唾液腺肿瘤的 FNA 活检对术前规划非常有用，但对于活检结果的解释有些困难，并可能导致诊断的模糊性和不准确性。少数唾液腺实体肿瘤在 FNA 活检上有典型的病理特征。然而，肿瘤类型的多样性及其广泛重叠的组织学特征通常需要通过活检或切除肿瘤，才能明确诊断。而且最重要的是，许多唾液腺恶性肿瘤只有考虑到生长模式（囊外软组织浸润，神经周围浸润）时才能被诊断。这种情况下，只能通过手术活检明确肿瘤的结构和肿瘤与周围组织的关系，才能明确诊断。这特别适用于唾液腺低度恶性肿瘤如低度恶性腺样囊性癌[20]、肌上皮癌[20, 21]和基底细胞腺癌[23]，这些肿瘤细胞通常具有看上去平淡无奇，

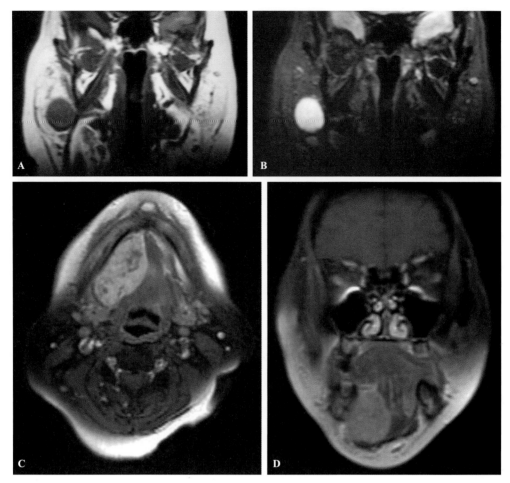

▲ 图 14-1　唾液腺肿瘤的磁共振成像

A. 多形性腺瘤的 T_1 加权像腮腺；B. 同一多形性腺瘤的 T_2 加权像；C. 右舌下腺样囊性癌的轴向 T_1 加权后脂肪抑制图像；D. 冠状 T_1 加权后钆脂肪抑制图像显示的肿瘤（A 和 B 引自 Som PM and Curtain HD. *Head and neck imaging*, ed 4. St Louis: Mosby; 2002.）

并且缺乏坏死或丰富的有丝分裂。在头颈部肿瘤中，大唾液腺肿瘤细针穿刺活检的误差最大[24]。大多数报道显示，细针穿刺活检诊断恶性肿瘤的敏感性远低于特异性[24-28]。换句话说，将唾液腺恶性肿瘤误诊为良性肿瘤比良性肿瘤误诊为恶性肿瘤更为常见。来自美国病理学家学会实验室间比较计划的 6249 名参与者的 5 年数据回顾显示，FNA 对唾液腺肿瘤诊断为恶性的敏感性为 68%，总体假阴性率为 32%[29]。误诊率最高的是淋巴瘤（57%），其次是腺泡细胞癌（49%）、低级别黏液样癌（43%）和腺样囊性癌（33%）。在这一研究中，唾液腺良性肿瘤的 FNA 的特异性为 91%，总假阳性率为 8%。假阳性率最高的是基底细胞腺瘤（53%），最常被误诊为腺样囊性癌。当诊断为恶

性时，多形性腺瘤最常被误诊为腺样囊性癌，沃辛瘤被误诊为淋巴瘤。

尽管细针穿刺活检的实用性和易用性导致术中快速病理使用减少，但正如 Seethala 等[30] 及 Westra 等[24] 所回顾的分析发现，快速病理仍具有适应证。这些适应证包括评估肿瘤扩散到局部 / 区域组织范围，评估手术边缘，以及确认或建立诊断方法。术前 FNA 不是诊断性的，或者诊断结果模棱两可。近年来，许多外科医师在对 FNA 进行了一些非特异性诊断后，使用冰冻切片来明确肿瘤分型，并进一步对颈清扫的必要性进行术中评估。

（四）肿瘤分期

唾液腺癌的临床分期对预后和治疗决策具有

重要意义。由美国癌症联合委员会（AJCC）建立的 2010 年大唾液腺肿瘤 / 淋巴结 /META 分期分类是美国最常用的分类（表 14-3 和表 14-4）。小唾液腺肿瘤可根据起源部位（如口腔、鼻窦、喉）分期。分期指南适用于所有类型的癌，所有非上皮源性肿瘤类型都不包括在内。

二、组织病理学分型

唾液腺恶性肿瘤具有明显的多样性和异质性，其生物学行为和治疗方案依赖于其组织学类型和分级。因此，了解肿瘤的类型及其病理分型对临床医师提供适当的治疗至关重要。表 14-5 列出了临床医师需要考虑的大多数与病理相关的关键问题。以下部分旨在对这些肿瘤的病理学提供简洁

而充分的讨论，其中包括对唾液腺病理学日益重要的分子改变的简要讨论。

首先，考虑腺体的正常组织学类型非常重要，因为大多数肿瘤分化成与正常腺体相同的细胞类型。唾液腺含有由浆液或黏液细胞或两者均存在腺泡。浆液性细胞呈圆形或多边形，并且特征性地具有丰富的蓝色细胞质颗粒，呈周期性 PAS 染色阳性。黏液细胞几乎全部由轻微嗜碱性胞质内黏液组成。由腮腺分泌的唾液几乎不含黏液性，而来自舌下腺的液体几乎全部是黏液性的，并且来自下颌下腺的液体是浆液和黏液的混合物。纹管和小叶间导管具有立方形到圆柱形衬里细胞，具有丰富的嗜酸性细胞质，它们在腺体内形成管状结构（图 14-2）。腺泡和导管沿其周边都具有

表 14-3　2010 American Joint Committee on Cancer Tumor/Node/Metastasis Staging for Major Salivary Gland Cancer

Primary Tumor (T)	
TX	Primary tumor cannot be assessed
T_0	No evidence of primary tumor
T_1	Tumor is ≤ 2 cm in greatest dimension without extraparenchymal extension *
T_2	Tumor is >2 cm but not >4 cm in greatest dimension without extraparenchymal extension*
T_3	Tumor is >4 cm in greatest dimension and/or has extraparenchymal extension*
T_4a	Moderately advanced disease Tumor invades skin, mandible, ear canal, and/or facial nerve
T_4b	Very advanced disease Tumor invades skull base and/or pterygoid plates and/or encases carotid artery
Regional Lymph Nodes (N)	
NX	Regional lymph nodes cannot be assessed
N_0	No regional lymph node metastasis
N_1	Metastasis in a single ipsilateral lymph node ≤ 3 cm in greatest dimension
N_{2a}	Metastasis in a single ipsilateral lymph node >3 cm but not >6 cm in greatest dimension
N_{2b}	Metastases in multiple ipsilateral lymph nodes, none >6 cm in greatest dimension
N_{2c}	Metastases in bilateral or contralateral lymph nodes, none >6 cm in greatest dimension
N_3	Metastasis in a lymph node >6 cm in greatest dimension
Distant Metastasis (M)	
MX	Distant metastasis cannot be assessed
M_0	No distant metastasis (no pathologic M_0; use clinical M to complete stage group)
M_1	Distant metastasis

From Edge SB. AJCC cancer staging manual, ed 7. New York: Springer–Verlag; 2010.

* Extraparenchymal extension is clinical or macroscopic evidence of invasion of soft tissues. Microscopic evidence alone does not constitute extraparenchymal extension for classification purposes.

表 14-4 大唾液腺恶性肿瘤分期

I	T_1	N_0	M_0
II	T_2	N_0	M_0
III	T_3	N_0	M_0
	T_1	N_1	M_0
	T_2	N_1	M_0
	T_3	N_1	M_0
IVa	T_{4a}	N_0	M_0
	T_{4a}	N_1	M_0
	T_1	N_2	M_0
	T_2	N_2	M_0
	T_3	N_2	M_0
	T_{4a}	N_2	M_0
IVb	T_{4b}	任何 N	M_0
	任何 T	N_3	M_0
IVc	任何 T	任何 N	M_1

表 14-5 唾液腺恶性肿瘤的关键病理特征

肿瘤类型	独特的病理学特征
黏液表皮样癌	分级
腺样囊性癌	分级 高级别转换（Y/N）
除外多形性腺瘤的癌	肿瘤的特殊病理学类型 分级 包膜外侵犯
肌上皮癌	分级
基底细胞腺癌	分级
未做特殊规定的腺癌	分级
腺泡细胞癌	高级别转换（Y/N）
小细胞癌	原发 vs. 转移
鳞状细胞癌	原发 vs. 转移
淋巴瘤	原发 vs. 继发 等级（低 vs. 高） 组织活检的必要性

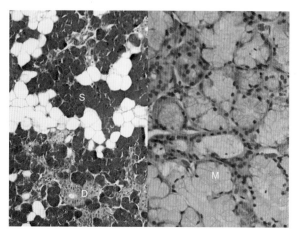

▲ 图 14-2 正常的大唾液腺组织学；浆液腺泡（左，**S**）有蓝色染色的细胞质浆液颗粒，黏液腺泡（右，**M**）有淡蓝色均匀的细胞质，导管（左，**D**）有一个双细胞衬里，细胞胞质呈淡粉红色（两幅图像放大倍数均为 **400×**）

支持性肌上皮细胞。腮腺通常含有 10~20 个腺内和腺周淋巴结，这是一个非常重要的特征，因为许多腮腺肿块代表了从原发性皮肤或头颈部其他癌症转移到这些淋巴结。下颌下腺和舌下腺没有腺内淋巴结。

唾液腺的许多肿瘤在其分化的正常唾液腺细胞类型的基础上可粗略地分类。肿瘤可以向腺泡、导管或肌上皮细胞分化；然而实际上，大部分的唾液腺肿瘤具有双重分化，尤其是大多数唾液腺肿瘤具肌上皮分化[31]。此外，大多数良性肿瘤都有对应的恶性肿瘤，例如多形性腺瘤和多形性腺瘤癌变、基底细胞腺瘤和基底细胞腺癌，以及肌上皮瘤和肌上皮癌。在过去 50 年中，世界卫生组织分类中的不同恶性上皮肿瘤的数目大大增加，现在包括 24 个实体肿瘤。23%~46% 的唾液腺肿瘤是恶性的[3]，包括 15%~32% 的腮腺肿瘤、41%~45% 的下颌下腺肿瘤、70%~90% 的舌下腺肿瘤和 50% 的小唾液腺肿瘤[23]。要注意的是特定组织学类型的发生取决于发病部位。例如，在大唾液腺中几乎从来不出现多形性低级别腺癌，而腺泡细胞癌在腮腺外罕见[20, 32]。

（一）黏液表皮样癌

黏液表皮样癌（MEC）是唾液腺最常见的恶性肿瘤[3, 33-35]。多数发生在大唾液腺，少数可发生于口腔小唾液腺，特别是在硬腭、颊黏膜、唇和磨牙后区[37]。很少出现在上、下颌骨。但是这个位置的黏液表皮样癌在起源上被认为是牙源性的，并且临床上侵袭性较小[38,39]。临床上，黏液表皮样癌在女性中略多见，平均发病年龄约45岁，但儿童也可发病[33]。事实上，它们是最常见的儿童唾液腺恶性肿瘤[40]。患者通常因缓慢生长的无痛性肿物就诊。口腔内肿瘤可类似黏液囊肿或血管病变，表现为蓝红色浅表结节[3]。因它们通常有实性和囊性的成分，通常在囊肿内有黏液物质，才导致蓝色似口腔黏液囊肿的外观[41]。在显微镜下，它们的特征是有三种细胞类型的存在：黏液型、表皮样型和中间型（图14-3A）。这种结构通常是囊性（图14-3B）和细胞团的混合物，后者有薄片型（图14-3C）、巢状结构或导管状结构。黏液细胞胞质中含有丰富的浅蓝色黏液，细胞核位于周边。黏蛋白通常十分明显，但在缺乏的情况下，可通过特殊染色如PAS，黏蛋白胭脂红或阿尔辛蓝来凸显。鳞状细胞很大，有丰富的粉红色细胞质，虽然它们看起来具有鳞状上皮外观，但它们并不是真正的鳞状细胞。在黏液表皮样癌中真正的角化十分罕见，如果它存在的话，应该被认为是腺鳞癌[42]。中间细胞通常有较少量粉红色或透明的细胞质。细胞类型的比例在肿瘤中差异很大：中间细胞通常占优势，黏液细胞通常沿囊性间隙排列；细胞学异型性从极小到显著不等[43-45]。免疫组织化学在黏液表皮样癌（IHC）的诊断中作用有限[41]。

细针穿刺活检可见多种细胞类型。至少，必须同时出现腺状成分和鳞状成分才能做出诊断。黏液细胞有丰富的空泡质，中间细胞较小，胞质较少，细胞核为开放染色质，鳞状细胞有中等数量的致密、同源胞质。这些通常在巴氏染色上呈现橙色。

鉴别诊断有坏死性唾液腺增生，一种罕见的硬腭非肿瘤性病变，伴有小唾液腺的改变[46]，更重要的是，腺鳞癌是鳞状细胞癌（SCC）的一种侵袭性变体。腺鳞癌是高度分化的；有明确的鳞状分化，通常伴有角化，而且常常有表面黏膜鳞状增生，这是黏液表皮样癌（MEC）所没有的特征[41]。

黏液表皮样癌的分级很重要，与临床行为密

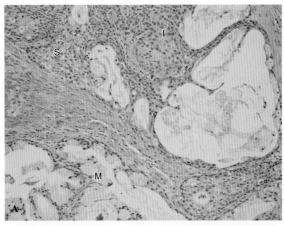

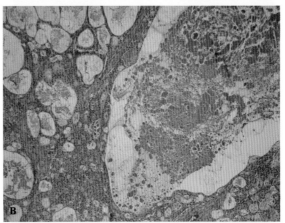

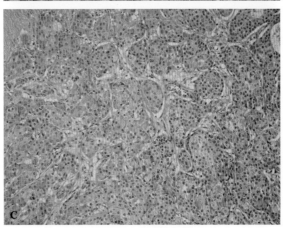

▲ 图14-3　黏液表皮样癌

A. 该肿瘤细胞类型多样，有丰富的中间细胞（I）、混合黏液细胞（M）、鳞状细胞（S）或表皮样细胞，胞质略显粉红色（200×）；B. 广泛囊性改变的肿瘤（100×）；C. 高级别黏液表皮样癌，中间细胞实片，黏液分化极小，无囊性改变（200×）

切相关，由于重复性和一致性的问题，目前没有一个被普遍接受的分级标准[43-45,47]。临床分期与组织学分级一样重要，因此两者应该同时考虑。一般情况下，低级别病变具有明显的囊性成分和丰富的高分化黏液细胞，细胞学异型性小，有丝分裂活性低。高级别病变实性多见，以鳞状细胞和中间细胞为主。它们还具有细胞异型性、有丝分裂活性、坏死和浸润性生长。多年来，报道了许多不同的评分系统。目前最常用的是由 Auclair 等设计的评分系统[43, 45]，使用基于多个组织学特征的三层评分（表 14-6）。最初的分级系统因有"低估"肿瘤的级别的倾向而广受指责，当时其他人则证明有相当数量的低级别黏液表皮样癌出现进展。后来由 Brandwein 等[44]（表 14-6）进行的修改完善了分级系统，使得在他们的研究中被归类为低级别的肿瘤中没有一个继续进展。低级别黏液表皮样癌，严格按照他们的标准定义，很少转移或导致患者死亡[43-45]。中级别黏液表皮样癌对于临床医师来说是最具挑战性的，因为它在病理学家之间的一致性最低，而且临床行为也有变化，这可能在很大程度上取决于所使用的分级系统。这种肿瘤的治疗决策往往依赖于其他临床病理特征。

除了分级外，原发肿瘤的位置对于预测临床行为也是非常重要的。研究表明，下颌下腺低级别黏液表皮样癌的复发和转移比腮腺或小唾液腺更频繁[42, 45]。无论这是否代表了真正不同的生物学特性，都要对任何下颌下腺原发恶性肿瘤进行积极和彻底的切除，特别是对于已知的黏液表皮样癌[44]。当然也需要其他预后标志物。

最近几年出现了 t（11;19）（q21;p13）易位的发现，导致 MECT 1 和 MAML 2 基因的融合。它可以用来证实诊断，一些研究表明它可预测预后，而有些研究则没有。到目前为止，它还没有被明确地证明在临床实践中是有用的[48, 49]。

（二）腺样囊性癌

腺样囊性癌是最常见的唾液腺肿瘤之一[3, 34, 35]，以其浸润性生长和缓慢侵袭的复发闻名，扩散时间长达多年[50]。腺样囊性癌在所有唾液腺部位中的发病位置分布基本是均匀的[34]，虽然小唾液腺的病例总数超过了大唾液腺[51-54]，发病年龄高峰在 50—60 岁，无性别差异[51-53, 55]。

肉眼可见腺样囊性癌呈浅棕色质韧肿物，且

表 14-6　黏液表皮样癌分级系统

Auclair 评分	分值
囊性成分＜ 20%	+2
侵犯神经	+2
≥ 4 有丝分离 / 10hpf	+3
坏死	+3
去分化	+4
分级	分值
Ⅰ级（高分化）	0～4
Ⅱ级（中分化）	5～6
Ⅲ级（低分化）	≥ 7
Brandwein 评分	分值
囊性成分＜ 25%	+2
肿瘤侵犯前缘小巢或小岛	+2
细胞核异型性	+2
淋巴结和（或）血管侵犯	+3
神经侵犯	+3
坏死	+3
有丝分裂等级≥ 4/10hpf	+3
骨侵犯	+3
分级	分值
Ⅰ级（高分化）	0
Ⅱ级（中分化）	2～3
Ⅲ级（低分化）	≥ 4

引自 Auclair PL, Goode RK, Ellis GL. Mucoepidermoid of intraoral salivary glands, *Cancer* 1992; 69: 2021–2030; and Brandwein MS, Ivanov K, Wallace DI, et al. Mucoepidermoid carcinoma. A clinicopathologic study of 80 cases with special reference to histological grading. *Am J Surg Pathol* 2001;25(7): 835–845.

无包膜。在显微镜下，有管状型、筛状型和实体型三种组织类型。管状结构肿瘤细胞形成小管状或条索状结构（图 14-4A）。实体型的肿瘤细胞排列成大小不等的上皮团，大的团块中央组织可有变性坏死（图 14-4B）。最经典和最容易识别的类型是筛状型，类似于瑞士奶酪。细胞巢排列在腺体状的空间周围，由 PAS 阳性的蓝色或粉红色物质组成（图 14-4C）。中央空间看起来像腺体腔，但实际上是细胞外腔，含有由肿瘤细胞产生的重复基底膜（或基底物），而不是真正的黏液上皮。腺样囊性癌细胞呈明显的立方状，胞质较少，胞核呈圆形至椭圆形，核仁无深染[52]（图 14-4A）。细胞大小相当均匀，有丝分裂活性很小，除实体型外，核分裂活性由少到极显著不等。变异的肌上皮细胞呈扁平状，梭形或不规则形。真实的管腔也存在，但零散分布[31,58]。

细针穿刺活检经常发现特征性的腺样囊性癌细胞。穿刺出的肿瘤细胞，胞质稀少，圆形，有规则的片状和簇状核。这些特征本身并不是特征性的，实际上是如此平淡以至于它们可能暗示着良性病变。然而，对于腺样囊性癌来说，清晰、圆形的"圆柱体"和（或）无细胞间质颗粒的发现是典型的，但不是 100% 特异性的。细胞通常"附着"于这些圆形结构上（图 14-4D）。

组织学分级在预测预后方面产生了相互矛盾的结果。另一方面，临床分期在预测预后方面作用很大，因此，在临床决策中临床分期的侧重更大[55]。此外，与黏液表皮样癌一样，下颌下腺的腺样囊性癌比其他部位的腺样囊性癌侵袭性更强[53,55]。当肿瘤不仅按照管状、筛状或实性的优势模式分级，而且更具体地分为 1 级，管状结构，有或没有筛状结构，没有任何实性区；2 级，筛状，管状面积最小，实性区面积小于 30%；3 级，任何模式的混合，但大于 30% 的实性区域时，就获得了最准确的病理资料[53,59]。腺样囊性癌组织学特征是神经周围浸润，在 70%~75% 的病例可发现此现象[53,60]。虽然在文献中有些不一致，但

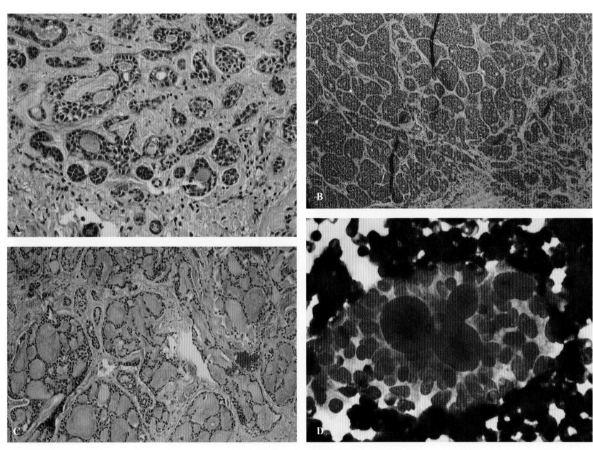

▲ 图 14-4　腺样囊性癌

A. 管状型腺样囊性癌（1 级）由小管状结构组成，具有上皮衬里深染色质的小肿瘤细胞和中心蓝色的基质样物质（400×）；B. 实体型腺样囊性癌（3 级）圆形基底细胞巢，非常小，几乎没有或没有基底样物质或腺样物质（100×）；C. 筛状型腺样囊性癌（2 级）筛孔内充满嗜碱性黏液样物质，周围排列着基底样细胞，呈现"瑞士奶酪样"外观（200×）；D. 经典的细针穿刺活检发现的腺样囊性癌与圆形"圆柱体"的基底膜样物质（迪夫快速染色，600×）

许多人将这一发现与预后更差相联系，尤其是当它若涉及一些主要的神经干时[50, 61-63]。腺样囊性癌神经浸润是复发肿瘤的重要来源，即使外科手术完整切除了原发灶。

腺样囊性癌的另一个特点为远处转移，最常转移到肺部。腺样囊性癌较少出现局部淋巴结转移。其远处转移可持续多年，因此转移不能阻止手术切除原发肿瘤。评估疾病进展的速度是很重要的。远处骨转移预后较差，5年生存率约为30%[64]。

腺样囊性癌通过常规的苏木精和伊红染色可明确病理诊断。然而，若组织块较小，病理学诊断可能稍有困难，因为病理医师可能无法充分了解组织结构和类型。鉴别诊断包括其他唾液腺肿瘤，如多形性低级别腺癌或多形性腺瘤、基底样鳞状细胞癌或高级别神经内分泌癌[58]。肿瘤诊断通常不需要免疫组化染色，但有时免疫组化染色有助于鉴别肿瘤类型[65, 66]。腺样囊性癌具有相对一致的分子易位 t（6;9），其涉及 *MYB* 和 *NFIB* 基因[67]。文献表明，多达2/3的病例存在这种重排。虽然它没有预后或对常规的临床实践有用，但在未来疾病治疗上可能有意义。

（三）多形性低度恶性腺癌

多形性低度恶性腺癌（PLGA）是一种独特的低度恶性肿瘤，最早在20世纪80年代中期确认为一个独特的实体肿瘤类型[68]。多形性低度恶性腺癌几乎全部起源于小唾液腺，是小唾液腺第二常见恶性肿瘤[37, 50]。最常发病的部位是腭部，尤其是硬软腭交界处。其他部位包括上唇、颊黏膜和舌根[20]。少有大唾液腺多形性低度恶性腺癌的报道[32]。本病高发于40—60岁且女性是男性的2倍。临床可表现为多年存在的无症状生长缓慢的肿物[20, 69]。肉眼可见肿瘤固定、无包膜、浅黄色或褐色肿块，直径1～3cm。镜下可见细胞形态一致性，组织结构多样性。可出现小梁状结构、乳头或乳头囊状结构、筛状结构、条索状结构或小导管状结构。肿瘤内的一种常见现象是巢间的同心旋转，这被称为"风暴之眼"模式（图14-5A）。基质透明带呈特征性的片状灰色[20]。肿瘤细胞是相当规则的，有中等嗜酸性的细胞质和典型的圆形到椭圆形、极规则的核与开放染色质（图14-5B）。有丝分裂活动明显，无坏死。肿瘤周围有浸润性生长，大多数病例有神经周浸润[20, 69, 70]（图14-5C）。

鉴别诊断包括多形性腺瘤和腺样囊性癌。多形性低度恶性腺癌没有多形性腺瘤的黏液软骨区，小唾液腺多形性腺瘤虽然无包膜，但没有浸润性生长，无神经浸润。一个特殊的免疫染色在鉴别困难时可以使用，几乎所有多形性腺瘤都是胶质纤维酸性蛋白阳性，而几乎所有多形性低度恶性腺癌都是胶质纤维酸性蛋白阴性[71-74]。腺样囊性癌与多形性低度恶性腺癌区别很大，这主要是通过细胞遗传学特点进行区分，因为腺样囊性癌具有染色质较暗、细胞质较少的基底细胞，而多形性低度恶性腺癌细胞则有嗜酸性胞质和细胞核。

多形性低度恶性腺癌是一种恶性程度非常低的肿瘤，不适用组织学分级。治疗上可选择保守切除。肿瘤局部复发率为10%～15%[20, 69, 75]。由于患者淋巴结转移少见（淋巴结转移率约为10%或以下），临床上只有明显的临床体征的淋巴结或已经证实确实为转移淋巴结才行颈淋巴结清扫术。肿瘤远处转移也同样罕见[76]，患者预后好[20, 69, 75]。事实上，很少有患者死于该肿瘤，有也需经过很长时间[20, 69]。

（四）腺泡细胞癌

腺泡细胞癌（ACC）是一种具有正常唾液腺细胞分化的肿瘤（图14-2）。然而，肿瘤的一个重要特征是具有导管分化潜能。腺泡细胞癌较少见，占所有唾液腺肿瘤的1%～3%，约占所有唾液腺恶性肿瘤的10%[3, 34, 35, 77]，90%以上发生在腮腺[78, 79]，其余散发在小唾液腺，很少发生在下颌下腺[77, 80]。腺泡细胞癌发病年龄广泛，儿童到老人均可发病，20—70岁发病率相仿，30岁是一个发病高峰[79]。值得注意的是，腺泡细胞癌是儿童第二常见的唾液腺恶性肿瘤。患者常以唾液腺区缓慢生长的肿物就诊，偶有疼痛，很少有面神经麻痹症状[77, 79]。

肉眼可见肿瘤圆形或卵圆形，偶见结节状，

多达 1/3 可见囊腔和坏死[81]。显微镜下，肿瘤组织学类型多样，主要有实性 / 小叶型、微囊型、乳头囊状型和滤泡型四种。小的肿瘤很容易被忽略，

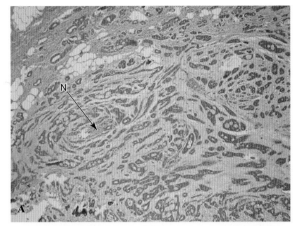

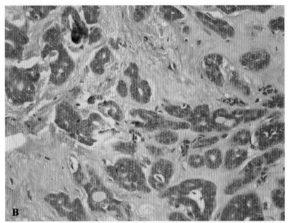

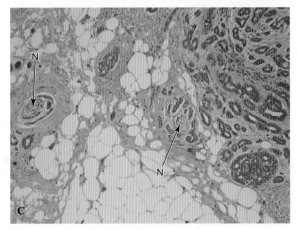

▲ 图 14-5　多形性低度恶性腺癌（PLGA）

A. 硬腭 PLGA 显示出一个无包膜的肿瘤，有不同大小的肿瘤巢和不同的生长模式，从小梁到管状到筛状，浸润黏液样和透明质间质，在神经周围生长（箭；100×）；B. PLGA 肿瘤细胞有中等的粉红色细胞质和椭圆形核，大小和形状无明显差异（400×）；C. PLGA 伴脂肪浸润及神经周浸润灶（200×）；N. 神经

因为腺泡细胞分化得很好，又与周围的正常腺体融为一体。然而，有两种典型表现。第一种是典型的腺泡细胞，胞质呈蓝色，浆液型颗粒丰富，细胞核小，圆形，位于中央（图 14-6A）。PAS 染色在这些细胞中呈强阳性。还可看见许多其他的细胞类型包括粉红色、透明和空泡状细胞，因此大多数肿瘤是不同细胞类型的混合体（图 14-6A）。第二种典型特征是一个密集的淋巴浸润与生发中心（图 14-6B）。肿瘤的边缘浸润的发生可有可无，但在本质上往往是"推动"性质的（图 14-6C）。虽然可以认为缺乏浸润边界可能是良性病变的信号，但腺泡细胞癌没有良性的类似物（即没有腺泡细胞腺瘤）。"高级别转化"在多达 20% 的腺泡细胞癌中可见，包括典型的、"常规的"腺泡细胞癌和一种混合的未分化癌，包括大量多形性细胞、活跃的有丝分裂活性（< 2/10HPF）和经常坏死的未分化癌[82-84]。

鉴别诊断包括正常腮腺。然而，腺泡细胞癌不会有细腻的小叶结构、脂肪组织或正常唾液腺组织所具有的导管。对于粉红色和透明细胞型，必须考虑嗜酸性腺癌或未另行说明的透明细胞癌（NOS）等肿瘤，腺泡细胞癌的乳头状变异必须与囊腺癌相鉴别。发现有蓝色浆液型胞质颗粒的局灶细胞可证实腺泡细胞癌的诊断。IHC 在缩小鉴别诊断范围方面没有明显的应用价值。

由于与正常组织相似，腺泡细胞癌的 FNA 非常困难[29]。诊断的依据是寻找一片大型腺泡细胞，胞质丰富，中央圆形，细胞核规则。必须缺乏正常的导管上皮细胞和脂肪组织（后两者均来自正常唾液腺组织），但淋巴细胞的背景成分往往存在。

腺泡细胞癌的首选治疗为手术根治性切除。尽管如此，仍有约 1/3 的病例出现复发[77, 79]。虽然传统意义上认为该病是低度恶性，但总体上仍有 10%～15% 的肿瘤发生局部淋巴结转移或肺转移、骨转移。腺泡细胞癌也以复发闻名，其传播时间要经历漫长的临床过程，直到 10 年后患者生存率才稳定[85]。5 年生存率为 80%，10 生存率年约 70%[77, 81, 85]。学者曾认为肿瘤分级与恶性程度相关。但是最近研究表明，根据有丝分裂活动和坏死可将肿瘤分为低级别和高级别，大多数高级

别肿瘤易复发和转移，而10%或更少的低度肿瘤也会出现复发[82-84, 86]。

（五）恶性混合瘤

恶性混合瘤是一种广义的唾液腺恶性肿瘤：①真正的恶性混合瘤，即癌肉瘤；②多形性腺瘤癌变；③转移性多形性腺瘤。这些肿瘤占所有腺体恶性肿瘤3%～5%，其中多形性腺瘤癌变最常见[3, 34]。

1. 唾液腺混合瘤（癌肉瘤）

唾液腺恶性混合瘤，或称癌肉瘤，是一种由癌性和肉瘤性成分共同组成的唾液腺恶性肿瘤，临床上较为罕见，约占所有唾液腺恶性肿瘤的1%[34, 37]。患者平均发病年龄58岁。2/3发生于腮腺，约15%发生在下颌下腺，15%发生在硬软腭。肉眼见肿瘤呈棕白色，伴出血和坏死，有时还伴钙化。显微镜下，癌和肉瘤两种成分混合存在，但不同肿瘤两种成分的含量差别很大。肿瘤可有任何类型的分化，但通常以高级别导管癌、未分化癌或非特异性腺癌（图14-7A）形式出现[87]。肉瘤成分常为无特征的梭形细胞肉瘤，但也可见软骨肉瘤（图14-7B）、骨肉瘤[87]、纤维肉瘤、平滑肌肉瘤[90]，甚至脂肪瘤[92]等。唾液腺混合瘤的治疗包括广泛的局部切除和放疗。癌肉瘤的侵袭性较强，多达2/3的患者死于局部复发或肺转移、骨转移，患者通常在发病的30个月内死亡[87]。

2. 多形性腺瘤癌变

多形性腺瘤癌定义为多形性腺瘤（或混合瘤）中有或伴有癌性成分，约占唾液腺恶性混合瘤的95%，但仍相对罕见。重要的是要记住，这个定义包括一组异种肿瘤，因为肿瘤成分可以是任何形式的，从非常低级别到最高级别类型均可[93]。肿瘤最常发生于腮腺，其次是颌下腺、小唾液腺和舌下腺[94]。尽管发病年龄范围很广，但最好发于60—70岁，比多形性腺瘤的发病高峰期约晚10年。典型的病史是一个长期稳定存在肿物的患者，在数月内肿物迅速生长[94, 95]。

大体而言，这些肿瘤可达25cm，其平均大小是多形性腺瘤的2倍以上。肉眼见肿瘤通常呈棕黄色，质硬，边界浸润不明显，也可见半透明的蓝色或灰色肿瘤组分，这代表了先前存在的多形性腺瘤[95]。在显微镜下，这两个成分的比例在不同肿瘤之间差别很大。多形性腺瘤组分有典型的黏液样、蓝色基质区；上皮细胞（包括导管样结构和肌层细胞）的可变增生；软骨样区使人联想

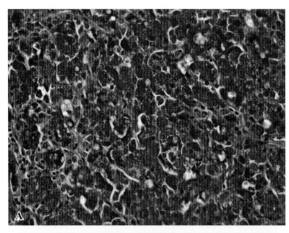

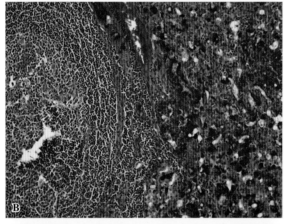

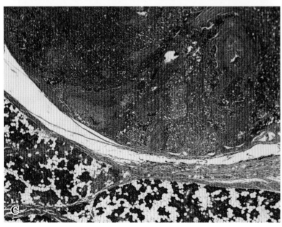

▲ 图14-6 腺泡细胞癌

A. 典型的腺泡细胞癌：圆形细胞有丰富的颗粒状、蓝色的细胞质（400×）；B. 肿瘤内及周围淋巴结致密浸润（左侧）（200×）；C. 腺泡细胞癌与邻近正常唾液腺组织的推缘关系（100×）

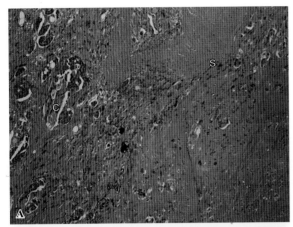

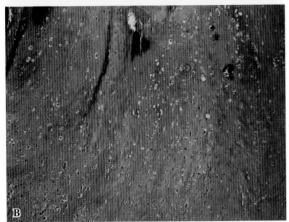

▲ 图 14-7 真正的恶性混合肿瘤（癌肉瘤）

A. 低分化癌巢（C）和恶性梭形细胞肉瘤（S）（100×）; B. 同一肿瘤的其他区域向软骨肉瘤分化，细胞位于腔隙和一个更蓝的软骨样间质（100×）

者 5 年生存率为 26%～65%，20 年生存率为 0%～38%[93, 95, 96]。大范围切除加淋巴结清扫和放疗是广泛侵袭性肿瘤或有明显颈淋巴结转移的肿瘤的首选治疗方法。

3. 转移性多形性腺瘤

转移性多形性腺瘤是最罕见的唾液腺恶性混合性肿瘤，其表现与多形性腺瘤完全相同，包括肌上皮细胞和导管细胞、黏液样和（或）软骨样包围基质（图 14-8A）。它们没有明显的细胞学异型性或有丝分裂活性，但转移性强，30% 的患者有局部淋巴结或远处转移，包括骨（50%）和肺（30%）[1-3]。原发肿瘤的发生与转移发生前的原发部位复发有关[103]。原发肿瘤与发生转移的平均间隔为 12 年[103]。虽然该病较罕见，但转移性混合瘤是治疗多形性腺瘤的重要提示，多形性腺瘤首次发现即应完整切除。

（六）唾液腺导管癌

唾液腺导管癌是一种较新被定义的肿瘤，与唾液腺癌的属类相区分[104]。是最具侵袭性的原发性唾液腺肿瘤之一，其组织学表现与乳腺高级别导管癌相似[104-106]。其在唾液腺肿瘤中所占比例不到 10%，男女发病比例 4 : 1[105, 107-112]。发病高峰在 60 岁左右，临床主要表现为腮腺区迅速增长的肿块。少数患者可出现面神经受累，偶见面部皮肤溃疡[112]。90% 的病例发生于腮腺，少数发生在下颌下腺和口腔小唾液腺[105, 108, 111-113]。肉眼见肿瘤边界不清、质硬、白色并伴出血、坏死，偶见囊性区[108, 112]。通常可见周围组织浸润。从组织病理学上看，大多数唾液腺导管癌有一个巨大而突出的导管原位癌成分，具有与乳腺导管癌相似的筛管样结构[108]（图 14-9A）。这是唾液腺导管癌经典的组织学表现。通常，中央区坏死较明显。较明显的侵袭性成分包括小巢、细索和单个大细胞，胞质丰富，细胞核大而圆，有泡状染色质和明显的核仁[108, 112]（图 14-9B）。肿瘤有明显的组织学浸润，基底结缔组织增生，有丝分裂活动活跃。常见血管和神经周浸润[108, 112, 114]（图 14-9C）。免疫组化对该病诊断作用不大，但唾液腺导管癌对低分子和高分子量细胞角蛋白、癌胚抗原、

到软骨（图 14-8A）。这可能是由恶性成分过度生长导致的透明质化和硬化，后者通常通过胶原间质透明质化而消失（图 14-8B）。最常见的形式是低分化非特异性腺癌（图 14-8C）、唾液腺导管癌或未分化癌[95]。然而，基本上可以找到任何形式的癌。该肿瘤的治疗和预后很大程度上取决于肿瘤的类型[93]。

侵袭范围是预测预后的关键组织学特征[93, 95-99]。恶性成分可分为非侵袭性（囊内）、小侵袭（≤ 1.5mm）或 > 1.5mm（囊外）。对于那些不侵犯肿瘤包膜/圆形边缘的肿瘤，即所谓原位癌多形性腺瘤，或其侵袭范围 < 1.5mm 的肿瘤，完整切除的肿瘤中基本没有复发或转移的风险，因此侵袭性肿瘤的行为接近良性多形性腺瘤。具有高级别特征的患者预后不佳，具有广泛侵袭的患

雄激素受体阳性，而在相当少数情况下，ERBB 2（前 Her2/neu）呈阳性[106, 114, 115]；后者的膜染色是不同的。少数肿瘤有 *ERBB 2* 基因的实际扩增。

与组织学相似的乳腺癌不同，几乎所有唾液腺导管癌雌激素和孕激素受体均为阴性[106]。鉴别诊断包括转移性乳腺癌、低分化鳞癌和黏液表皮样癌。

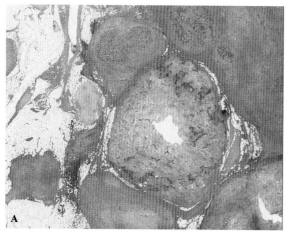

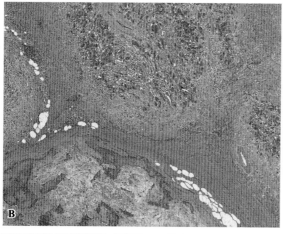

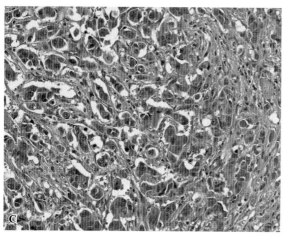

▲ 图 14-8 多形性腺瘤癌变

A. 低视野显示一个复发性多形性腺瘤，呈多个圆形结节，呈可变黏液样肿瘤（10×）；B. 显示复发性多形性腺瘤（下半部分）和上方多形性、明显恶性肿瘤成分的区域（40×）；C. 癌细胞体积大，黏着性差，胞质嗜酸性颗粒丰富，细胞核大，核仁突出，这种类型最好被辨认是腺癌（200×）

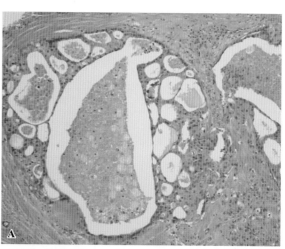

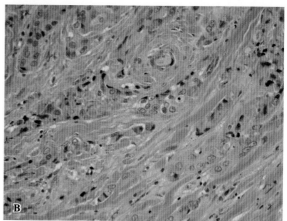

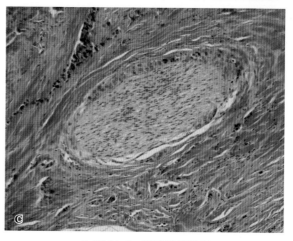

▲ 图 14-9 唾液腺导管癌

A. 筛状原位癌位于大导管内，肿瘤细胞多为粉红色，胞质丰富（100×）；B. 侵袭性成分为小巢和单细胞，胞质粉红色，胞核大，多形性和核仁（400×）；C. 唾液腺导管癌神经周浸润（200×）

排除其他可能的疾病后，导管内筛状结构是诊断原发性唾液腺导管癌最重要的特征。

唾液腺导管癌为高级别肿瘤，是最具侵袭性的唾液腺恶性肿瘤，30%～40% 的患者发生局部复发，50%～75% 的患者发生远处转移并死于该疾病，大多数患者在确诊后 4 年内死亡[108, 111, 112]。最佳治疗措施包括广泛的局部切除、颈部淋巴结清扫外加术后放疗。曲妥珠单抗（Trastuzimab）疗法针对 3 种以上 IHC 蛋白表达和（或）通过原位杂交（ISH）进行基因扩增的患者的 ERBB 2 进行靶向治疗，目前临床试验取得了良好的临床疗效，但其效用没有前瞻性数据[116]。有时也使用以雄激素受体为靶点的姑息疗法；雄激素受体在唾液腺导管癌中持续表达，可由 IHC 确认。

（七）原发性鳞状细胞癌

鳞状细胞癌很少发生在唾液腺，仅占该部位所有恶性肿瘤的 1% 以下[117]。来自头颈部原发性皮肤癌（特别是头皮、耳朵和面部）腮腺内淋巴结的转移比原发肿瘤更常见，从邻近组织直接侵犯腮腺淋巴结也是如此。大多数患者发病年龄 60—80 岁，部分患者有既往放疗史。根据定义，原发性鳞状细胞癌的诊断仅限于大唾液腺，因为小唾液腺鳞状细胞癌不能与周围黏膜原发鳞癌相区别。唾液腺原发性鳞状细胞癌 80%～90% 发生在腮腺，10%～20% 发生在下颌下腺[117, 118]。

这些肿瘤在诊断时一般处于高分期。肉眼可见一坚实、白色的、浸润、无包膜肿物。在显微镜下，它们与上消化道的鳞状细胞癌相同，尽管它们的分化程度较高（多数为中等至高分化，角化程度丰富）[117-120]。通常，肿瘤周围组织的纤维反应明显，神经侵袭也较明显，肿瘤易侵犯周围软组织[117-120]。

原发性鳞状细胞癌为侵袭性肿瘤，5 年生存率为 20%～50%[120]，组织学分级与肿瘤行为不相关。治疗包括根治性手术、颈清扫和放疗。

（八）原发性小细胞癌

小细胞癌，或高级神经内分泌癌，作为唾液腺的原发肿瘤发生，相当罕见，约占唾液腺恶性肿瘤的 2%[121, 122]。主要发生在大唾液腺，尤其是腮腺[121, 122]。临床表现为近几个月来唾液腺无痛性肿物，最常发生于 60—70 岁的老年人，许多患者伴有颈淋巴转移和（或）面神经麻痹。肉眼可见，肿瘤边界不清、浸润性生长、白色或褐色，常发生坏死[122]。显微镜下，它们由大片小蓝细胞呈梁状排列，有中等大小的细胞核和极少的胞质。细胞核的特征是有点状、颗粒状染色质而无核[121, 122]。核仁不明显，细胞核因细胞质数量极少而出现相互压迫的情况（图 14-10A）。细胞有丝分裂活动活跃，凋亡频繁，常出现坏死区。免疫组化显示神经内分泌标志物，如突触素、色粒蛋白 -A 和 CD 56[121]。有典型的点状或斑点状的泛角蛋白染色。此外，还有特定的细胞角蛋白染色模式，包括细胞角蛋白 20（CK 20；图 14-

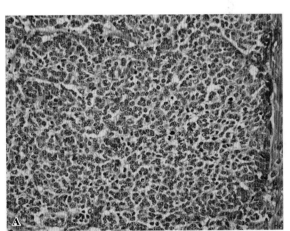

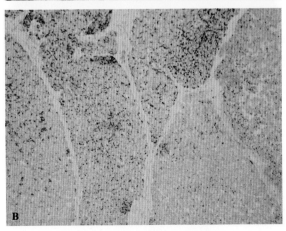

▲ 图 14-10 原发性小细胞癌

A. 典型细胞呈颗粒状，染色质点状，胞质数量较少（400×）；B. 细胞角蛋白 20 在唾液腺小细胞癌中的染色，细胞角蛋白免疫染色在这个肿瘤通常有斑点状或点状染色模式，如这里所示（200×）

10B）的阳性染色，以及没有细胞角蛋白34βE12和5/6染色[66]。

鉴别诊断包括腺样囊性癌实性型变体和低分化的鳞状细胞癌，两者均可通过神经内分泌标记染色排除。重要的是，无论是病理学家还是临床医帅，必须排除原发性肺小细胞癌或皮肤Merkel细胞癌的转移。肺原发肿瘤应临床检测，甲状腺转录因子–1染色阳性，CK 20缺乏染色。另一方面，转移性Merkel细胞癌与原发性唾液腺小细胞癌几乎没有区别[121,123,124]，在大多数情况下，几乎都有完全的形态和免疫表型重叠。因此，临床体征是这些诊断的关键。

小细胞癌的预后很差，累及所有的解剖部位。然而，对于原发性唾液腺小细胞癌，它可能略好于肺小细胞癌，报道称5年生存率在13%～50%，多为30%～40%[121,122,125]。淋巴结转移常见，可有肝脏、肺、脑和骨的远处转移[121]。

（九）其他恶性肿瘤

唾液腺是大量异质性肿瘤的发生部位；这里只讨论了其中的几个。这些恶性肿瘤多为低度癌，局部复发较多，但未见复发或少见转移。其中包括上皮–肌上皮癌[126]、透明细胞癌、乳腺类似物分泌癌、囊腺癌、基底细胞腺癌[127]和肌上皮癌[21,22]，尽管后者的侵袭性稍强。

上皮–肌上皮癌是一种低度恶性肿瘤，占唾液腺肿瘤的0.5%～1%。多发生于老年人，主要发生在腮腺（80%），很少发生在喉或鼻旁窦。在显微镜下，它们通常有良好的界限和部分包膜，肿瘤易局部侵犯。镜下可见典型的导管结构，有嗜酸性细胞衬里，上皮成分覆盖，周围有透明细胞、肌上皮细胞。典型的肿瘤癌巢间的基质是粉红色和透明的，单个肿瘤细胞是扁平，有丝分裂活性极小。免疫组化显示导管衬里细胞低分子量角蛋白阳性，外层细胞呈钙蛋白、平滑肌肌动蛋白和p63–肌上皮分化标志阳性。上皮–肌上皮癌是一种中度侵袭性肿瘤，复发率约为40%，淋巴结、肺、肝转移15%，5年生存率80%。治疗是广泛的局部切除，行放疗与否均可。

乳腺类似物分泌癌是一种新发现的低度恶性肿瘤，与乳腺分泌癌非常相似。它主要发生在腮腺，但也发生在成人的口腔和颌下腺，常发生于40—50岁，临床表现为无痛的肿块。呈结节状，无包膜，由小管或微囊结构构成，偶见大囊肿结构。肿瘤细胞有着丰富、颗粒状、嗜酸性的胞质，通常为空泡状，有丰富的嗜酸性颗粒。肿瘤细胞异型性或增殖一般不明显。经免疫组化检测，肿瘤细胞S–100阳性，并表达乳腺标志物乳腺球蛋白和囊性疾病液蛋白15。ETV 6和NTRK 3基因t（12;15）（p13;q25）之间存在分子易位。肿瘤通常经过彻底手术切除治愈，局部复发少见，转移率较低[128,129]。

基底细胞腺癌是与基底细胞腺瘤相对应的罕见恶性腺瘤。绝大部分出现在腮腺[127]，具有典型的形态，由管状、小梁状、固体状或膜状的基底细胞组成；后者之所以如此命名，是因为肿瘤细胞巢周围有厚厚的透明胶原。这通常是一种组织学表现为中度细胞异型性的低度癌，只有在周围组织浸润生长并伴有或不伴有神经侵袭的基础上才能被诊断为恶性[127]。少数患者出现局部复发，转移到区域淋巴结的比例不到10%。本病预后较好。

肌上皮癌是少见的恶性肌上皮肿瘤，约60%发生于腮腺[21]。本病可有多种细胞类型，包括上皮样、纺锤形、浆细胞样或透明细胞。它们有周围组织浸润，预后差异较大。大约1/3的患者会死于转移性疾病，1/3的患者会有多处局部复发，1/3的患者在切除后痊愈。

非特异性腺癌是一种唾液腺癌，表现为导管分化，但缺乏其他类型唾液腺癌的组织学特征。这不应该被认为是一个"废纸篓"诊断，它只是一个腺体形成的癌，在通常的"群体"之外。大唾液腺和小唾液腺之间的分布几乎相等[130,131]。本病可以从局限到浸润，到多形性和高级别，坏死和广泛浸润。因此，就临床治疗而言，鉴于这种异质性，应将肿瘤分为低、中或高级别[131]。一般而言，非特异性腺癌的预后比大多数其他唾液腺癌差，报道的10年生存率为55%，15年生存率为低、中、高级，分别为41%、34%和28%[131]。

（十）转移癌

转移癌可转移到唾液腺，但更经常转移到腺内或腺周淋巴结。腮腺平均含有 20 个实性淋巴结，而下颌下腺和舌下腺不含任何淋巴结[132]。因此是头颈部原发肿瘤，淋巴结转移绝大多数在腮腺内[133, 134]，而至下颌下腺转移癌的约 85% 来自非头颈原发灶。腮腺淋巴结收集头皮、面部、耳部皮肤、外耳道和鼓膜流出淋巴液，皮肤鳞状细胞癌和梅氏瘤占转移的 80%～90%[122, 134]。Merkel 细胞癌也扩散到这一区域，但均为单纯性转移。其余的是非头颈原发肿瘤，最常见的是肾癌、肺癌和乳腺癌[135]。下颌下腺与腮腺相反，85% 的转移来自非头颈部原发性肿瘤，尤其是乳腺癌、肾癌、肺癌和肺小细胞癌[135-138]。

转移癌的组织学特征与原发部位病变相同。在腮腺中，当肿瘤较小时，它们被视为与淋巴结关系"亲密"，当这一特征清晰可见时提示它们是转移性肿瘤，而不是源于腺体的肿瘤。它们集中在淋巴结内，但几乎总是有囊外浸润，肿瘤生长到邻近的正常唾液腺组织。它们中的许多会完全破坏掉淋巴结组织，被称为"软组织转移"，因此可能仅仅被看作是完全由肿瘤组成的各种组织中的结节。在这种情况下，病理学家不能确定肿瘤不是原发病变。

（十一）淋巴瘤

大唾液腺原发淋巴瘤约占结外淋巴瘤的 5%，约占所有唾液腺肿瘤的 2%[139, 140]。据临床评价，当在非毗连部位没有淋巴瘤时，它被定义为出现在唾液腺。

原发性非霍奇金淋巴瘤要么作为一个与其他疾病无关的新进程发生，要么作为与淋巴上皮唾液腺炎相关的继发过程发生。非霍奇金淋巴瘤可为大 B 细胞淋巴瘤（35%）、滤泡性淋巴瘤（35%）或其他低度淋巴瘤（30%），后者中有一半为继发性 B 区 B 细胞淋巴瘤［黏膜相关淋巴组织（MALT）型或仅 MALT 淋巴瘤］[139, 141]。大部分患者年龄较大，多数在 50—70 岁[140]。临床表现为孤立的无痛性肿物。与此形成对照的是，在继发型中，常出现几个腺体的消长史[142]。唾液

腺霍奇金淋巴瘤大多发生在腮腺，可能代表腮腺内淋巴结的病变累及。

大体而言，与淋巴瘤有关的唾液腺通常呈棕白色到黄褐色，并与所谓的鱼肉外观有着弥漫性和同质性。显微镜下结果很大程度上取决于淋巴瘤的类型。原发性弥漫性大 B 细胞淋巴瘤由大量淋巴细胞组成，取代正常腺体，并浸润到周围任何可能的组织（图 14-11A）。细胞胞质极少，核呈圆形至椭圆形，染色质浅色，核仁 1～3 个，有丝分裂活跃（图 14-11B）。其他原发淋巴瘤将有相似的生长模式，但不同的细胞，取决于类型。MALT 淋巴瘤发生在淋巴上皮性唾液腺炎的背景下，背景突出。B 细胞的浸润有点不均匀，有大量的中等大小的淋巴细胞，细胞质苍白，细胞核均匀，细胞膜清晰。这些在上皮细胞巢周围形成光环，并以较宽的链向外延伸[139]（图 14-11C），还有一个小的、分裂的淋巴细胞、浆细胞和淋巴细胞浆细胞的混合物，这些细胞具有前两种细胞类型的细胞学特征（图 14-11D）。淋巴瘤细胞显著地扩大了上皮岛之间的间隙，并与背景非肿瘤性唾液腺炎的非肿瘤性淋巴细胞一起侵入这些岛。细针穿刺活检对唾液腺淋巴瘤的诊断具有较高的敏感性和特异性，尤其是为流式细胞仪的诊断提供了依据[143]。免疫组化和分子研究对唾液腺淋巴瘤的诊断，尤其是 MALT 淋巴瘤的诊断至关重要，鉴别诊断包括炎性非肿瘤性唾液腺炎。在这些病例中，κ/λ ISH 克隆免疫球蛋白重排或聚合酶链反应结合光镜检查诊断恶性肿瘤是必要的。

（十二）小儿唾液腺肿瘤

小儿唾液腺肿瘤不常见。最常见的是血管瘤，其次是大多数与成人类型相同的一长串肿瘤，如黏液表皮样癌、腺样囊性癌和腺泡细胞癌。其中两种是先天性的，这里值得一提。唾液腺母细胞瘤是一种极其罕见的、具有潜在侵袭性的肿瘤，它重新描述了唾液腺发育的胚胎阶段，并已被建议用于表达保留的胚状细胞。局部复发相对常见（高达 30% 的病例）。然而，转移很少见，只有一例死亡报道。唾液腺原基肿瘤是一种特殊而独特

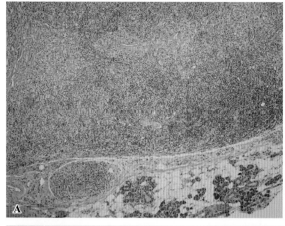

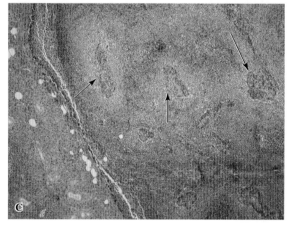

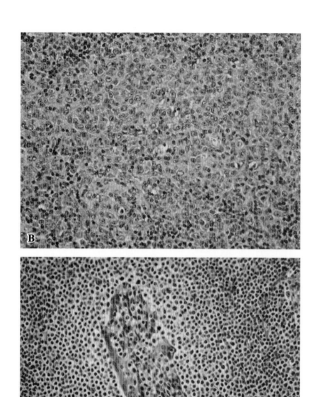

▲ 图 14-11　唾液腺淋巴瘤

A. 大 B 细胞淋巴瘤呈片状生长，唾液腺组织浸润，无任何间质反应或纤维化（100×）；B. 大 B 细胞淋巴瘤细胞胞质最小，细胞核大，染色质团簇，1～3 个明显核仁（400×）；C. 黏膜相关淋巴组织（MALT）淋巴瘤表现为腮腺弥漫性累及淋巴细胞片，表现为浆细胞样 B 细胞周围的外膜上皮岛（箭）周围清除，胞质明显增多（40×）；D. 中央上皮岛（残余炎症管上皮），周围是浆细胞样淋巴细胞，核圆，染色质丛生，胞质苍白至透明（400×）

的错构瘤，发生于围生期，是附于鼻咽壁的有蒂肿块[144]。这些肿瘤可能会阻塞气道，因此可能具有临床意义。有趣的是，它们可能被意外地从新生儿的呼吸道吸出来或自发排出。

三、预后

唾液腺恶性肿瘤患者的 10 年无病生存率为 47%～74%[4, 34, 145-149]。多项研究已证实临床、组织学和分子因素，这些因素可以预测临床结果和生存率。结果的可变性是由于每个研究中的患者数量很少。此外，这些数据完全是从回顾性研究中获得的；没有前瞻性研究报道来验证潜在的预后变量。然而，可以从现有数据中收集一些共同的主题（表 14-7）。

（一）临床变量

一般而言，原发肿瘤的几种临床特征可作为预后的预测指标。晚期肿瘤（T）分期考虑到肿瘤大小和腺外受累，被广泛报道与转移和生存不良有关[148-156]。原发肿瘤的部位也被认为与预后不良有关。尤其是下颌下腺和舌下腺恶性肿瘤，其转移频率高于腮腺恶性肿瘤且预后较差[1, 155, 157, 158]。转移性疾病的存在与肿瘤部位和分期之间的关系在后面进行综述。

患者的年龄和性别也与预后有关。Terhaard 等[148]一项多因素分析显示，高龄的老人是整体生存率差的独立预测因素，而男性远处转移的风险比女性高 17%。Hocwald 等[152]发现，50 岁以上的患者会更易发生侵袭性肿瘤，而男性最初发

表 14-7 与转移、预后不良的相关因素

特　征	意　见
原发肿瘤位置	下颌下腺和舌下腺的肿瘤倾向于比腮腺肿瘤更容易发生转移
原发肿瘤大小和腺体外侵犯	T_3 和 T_4 肿瘤的隐匿性转移发生率较高，预后较差
年龄	患者年龄 > 50 岁预后较差
症状	面神经麻痹和疼痛与淋巴结转移有关
病理学类型/分级	淋巴结转移率高、预后差的肿瘤包括高级别黏液表皮样癌、未分化癌、鳞状细胞癌、小细胞癌、高级别实体型腺样囊性癌、未做其他规定的腺癌、唾液腺导管癌和任何"高级别转化"肿瘤
局部组织侵犯	神经侵犯和局部骨侵犯预示着较短的无病生存期和整体生存期
切缘阳性	更差的区域控制率和生存率
Ki-67 高表达和 P27 低表达	与腺样囊性和黏液表皮样癌无病生存期较短有关特征
Her2（*ERBB2*）过表达	与唾液腺导管癌和黏液表皮样癌无病生存期较短有关

现的肿瘤 T 分期比女性高（53% vs. 26%）。同样 O'Brien 等[159] 发现，60 岁或 60 岁以上的患者的生存期明显较短，但并未发现性别差异。

　　临床表现也可预测预后。具体来说，面神经功能障碍和疼痛预示着不良预后。Terhaard 等[148] 研究发现完全面瘫是区域控制失败的独立预测因子，相对风险为 6.1。同样，North 等[160] 多因素分析中，面神经麻痹可预测不良预后，3 年无复发生存率仅为 13%。面神经受累除了与生存不良有关外，还对淋巴结转移有很高的预测作用[156, 161]。疼痛是另一种症状，在一些研究中被发现与不良的临床结果有关[162]；然而，疼痛并不总是很有预测性，因其具有主观性[148]。

（二）组织学变量

　　人们普遍认为，某些组织学类型的唾液腺恶性肿瘤可分为两组，要么对临床有利，要么有害。例如，与其他组织学类型的患者相比，腺泡细胞癌、低级别黏液表皮样癌、多形性低级别腺癌细胞和基底细胞腺癌在治疗后有更高的局部控制率和更好的无病生存期。高级别黏液表皮样癌、未分化癌、鳞状细胞癌、非特异性腺癌和涎管癌的淋巴结转移发生率高，预后差。

　　肿瘤分级与某些组织学类型的预后密切相关。由于唾液腺恶性肿瘤的分级是主观的，不同

的组织学类型各有各的分级标准，因此这一变量在预测生物行为方面有着复杂的效用。某些组织学类型本质上是高级别或低级别的；例如，输卵管癌是一种高级别癌，而多发性低级别腺癌，顾名思义，是低级别的（更多的讨论，请参阅稍后在组织病理学下讨论的具体肿瘤类型）。值得注意的是，高级别一词在文献中被用来指某些特定恶性肿瘤的高级别组织学类型（通常称为组织学分级）和高级别亚型，即黏液表皮样癌和非特异性腺癌。

　　当提到组织学分级时，高级别恶性肿瘤被认为包括鳞状细胞癌、未分化癌、高级别黏液表皮样癌和多形性腺瘤癌变，后者是当它具有可被认为是高级别的肿瘤类型时[147, 163]。低度恶性肿瘤包括腺泡细胞癌、低级别黏液表皮样癌、低级别腺癌（包括基底细胞和黏液腺癌）和乳头状囊腺癌。在对 470 例大唾液腺恶性肿瘤的多因素分析中，Spiro 等[147] 发现组织学分级是一种独立的生存预测指标。Chen 等[149] 在另一次回顾性回顾 207 例大唾液腺癌患者中有 149 例单独手术治疗。在本研究中，高组织学分级也被发现是一个独立的预测肿瘤局部复发的指标。结果提示了术后放疗在治疗高级别唾液腺恶性肿瘤中的作用（在放疗下讨论）。

当考虑单一组织学类型的唾液腺恶性肿瘤时，一些恶性肿瘤的亚型分级也与临床结果高度相关。一般来说，这种类型的分级似乎预测黏液表皮样癌和非特异性腺癌的临床表现最有用[164-167]（表 14-6）。Guzzo 等[168] 评估 108 例大小唾液腺黏液表皮样癌的患者，与低级别肿瘤相比，高级别肿瘤的 5 年无病生存期显著降低（22.5%）（97%，P < 0.0001）。同样，Aro 等[169] 对 60 例黏液表皮样癌总结发现，低级别肿瘤患者的无病生存期明显优于中度或高度恶性肿瘤患者。然而，中级和高级组之间的无病生存期没有差异。尽管腺样囊性癌具有更多样化的组织学表型之一（管状与筛状与固体），这允许更容易的分级分类，但是在肿瘤等级用于预测患有该恶性肿瘤的患者的预后方面存在争议。一些人强烈主张其实用性[170, 171]，但是 Spiro 等[1, 51, 55] 的研究未发现分级可以预测肿瘤患者的临床结果。

局部组织浸润，无论组织学类型，似乎预示着一个更坏的临床结果。尤其是，神经侵袭和扩散已经被发现是一个更积极的肿瘤行为的预测因子。在 Terhaard 等[148] 多因素分析发现，神经周浸润是一个独立的预后因素，与远处转移的风险相关（相对风险为 2.2）。类似地，Hocwald 等[152] 在他们的多变量分析中发现神经侵袭是较短的无病生存期的独立因素。局部骨侵犯也被证明与局部复发的风险增加和整体生存率降低有着独立的联系[148, 172]。

不出所料，手术边缘阳性也被证明与更糟糕的临床结果有关。Therkildsen 等[145] 发现，这个变量与更差的局部控制率和更低的存活率都独立相关。Terhaard 等[148] 还发现切缘的状况与局部控制不良有着独立的联系，相对风险为 3.5；这些观察结果与其他研究一致，即局部控制不良与切缘有关[60, 173, 174]。

（三）分子标志物

唾液腺肿瘤的最新发展趋势是依赖于特定肿瘤类型的分子标记。特别是，许多易位和基因干扰已经被描述为它们各自的肿瘤，其中包括黏液表皮样癌、腺样囊性癌和乳腺类似物分泌癌。在预后指标中，细胞增殖的标志物是唾液腺恶性肿瘤患者的有用指标。早期的研究使用流式细胞术观察唾液腺肿瘤的增殖率，发现增殖活性与生存之间存在关联[175]。两个比较常见的增殖标志物是细胞核抗原和 Ki-67。肿瘤细胞对细胞核抗原和 Ki-67 的表达与腺样囊性癌和黏液表皮样癌与患者的肿瘤分级较高、无病生存期较短有关[176-181]，一般 Ki-67 是一种更准确的增殖细胞标志物，因为其半衰期较短，染色更特异。在黏液表皮样癌中，研究人员发现高表达 Ki-67 和 p27 低表达的肿瘤具有一种细胞周期依赖性激酶抑制药，其作用是减缓细胞周期进程，预后较差[182, 183]。但是，到目前为止，在常规的临床实践中还没有特定的免疫组化预后指标。

黏液表皮样癌的特异性易位 t（11;19）汇集了 MECT 1 和 MAML 1 基因，已在 70% 的肿瘤中被发现[184]。一些早期研究表明，这种易位的肿瘤具有较好的分化能力和预后。尽管具有价值，但这并没有得到足够的重视，也没有被证明足够有用，在这些肿瘤患者的治疗实践中被证明是有效的。最近的一些研究表明，它没有预见性的意义，并且它是否增加了超过等级和临床阶段的信息还不清楚。

另一个潜在的预测指标是 ERbB 家族的受体酪氨酸激酶。在被称为 ERBB2，常在唾液腺恶性肿瘤，尤其是唾液腺导管癌中表达，表达与预后显著相关[111, 185]。这一癌基因在大约 1/3 的黏液表皮样癌中也过表达，其过度表达似乎与较差的预后相关[186, 187]。预后数据已经成为针对 ERBB 2 的靶向治疗的基础。尤其是唾液腺导管癌；这一点稍后将在化疗中讨论。

四、治疗

在大多数情况下，可切除的唾液腺恶性肿瘤通过外科手术治疗。以下部分是关于唾液腺恶性肿瘤的手术和非手术治疗的一般性讨论。特定恶性肿瘤某些方面的治疗也包括在组织病理学的早期。

（一）外科手术治疗

1. 腮腺切除术

腮腺可以分为两个叶，位于面神经上的腮

腺浅叶和位于面神经下的腮腺深叶。面神经主干出茎乳突孔后，向二腹肌后腹发出分支，然后穿过腮腺组织的实质，在腮腺实质内可分为颞面干和颈面干。上段进一步分为颞支、颧支和颊支（图 14-12）；下段分为下颌缘支和颈支。值得注意的是，腮腺实际上是单侧的，面神经扇形分支所形成的平面并不是将腮腺分离成两个分离的叶的真正解剖。尽管如此，从外科角度来看，使用面神经作为解剖平面是很有用的。

在治疗位于腮腺浅叶的恶性肿瘤，腮腺浅叶切除术通常是治疗较小的低度恶性肿瘤，如腺泡细胞癌。如果肿瘤较大，则可进行部分深叶切除，以包括足够的正常腮腺组织边缘。需行全腮腺切除的指征有三种：①高级别恶性肿瘤转移的高风险；②任何腮腺恶性肿瘤转移到腮腺内或颈部淋巴结的迹象；③任何原发于深叶的恶性肿瘤。

在进行腮腺切除术时，外科医师首先使用改良 Blair 切口，该切口通常用于除皱术（图 14-13）。从耳屏前向下延伸至耳前（或耳廓后）皱褶，在耳垂下向后至乳突尖，然后在皮肤褶中向下和前部延伸。需要指出的是，切口的下半部分可以扩大，以保证淋巴结清扫。面部皮瓣向前上方掀起并固位。可在胸锁乳突肌表面识别耳大神经，并向下追踪，在切除面神经和需要移植神经的情况下尽可能保持

较长的长度。腮腺的尾叶从胸锁乳突肌浅面掀起，识别二腹肌后腹。然后，腮腺组织从软骨的前部掀起，解剖进入腺体的深层。面神经的主干大约是在二腹肌后腹内侧 1cm（图 14-14）。神经自茎乳孔穿出后，并在二腹肌插入乳突尖端的前一步进入腮腺。因此，二腹肌和交叉角是寻找神经主干的有用标志。在这个区域，通常会遇到来自颈外动脉的耳后动脉，一旦识别面神经，就应该结扎耳后动脉。神经的主干分出上、下颊支。在面神经下颌缘支深面，可能会碰到下颌后静脉（面后静脉），若行腮腺深叶切除，需结扎面后静脉。如果肿瘤的位置阻止了面神经主干的识别，外科医师可以识别远端分支，并以逆行的方式将其追溯到主干。下颌缘支出现在面后静脉上方，常用于此逆行追溯面神经主干（图 14-15）。

行深叶腮腺切除术时，会遇到多条腺内和腺周血管。具体而言，必须识别和处理好颈外动脉的分支。如前所述，下颌后静脉通常也需要结扎以获得进入深叶的途径。一旦这些血管被结扎，面神经的主要主干和分支应该小心地从深叶肿瘤中解剖并上抬（图 14-16）。一旦完成，腺体可以从深层肌肉、下颌骨和颞骨中分离出来。可能遇到的颈外颈动脉腺内分支包括面横动脉和上颌内动脉。如果肿瘤延伸到咽旁间隙，则用钝性解剖

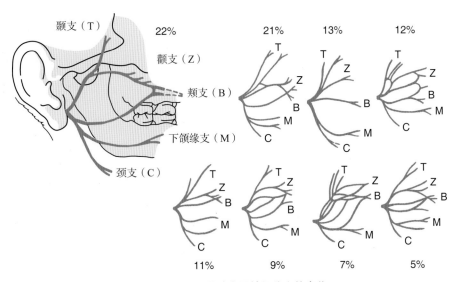

▲ 图 14-12　腮腺内面神经分支的变化

引自 Davis RA, Anson BJ, Budinger JM, et al. Surgical anatomy of the facial nerve and parotid gland based upon a study of 350 cervicofacial halves. *Surg Gynecol Obstet* 1956; 102: 385-412.

法进行游离解剖。有时，需要切断茎突下颌韧带，以提供更好的手术入路。

如果面神经与肿瘤有关，应将其切除至边缘阴性。一般来说，如果术前面神经功能完全完好无损，神经最有可能不受侵犯，应尽一切努力保

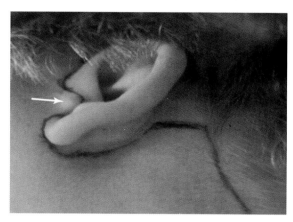

▲ 图 14-13　改良 Blair 切口在腮腺切除术中的应用

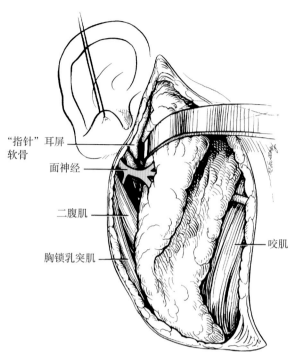

▲ 图 14-14　腮腺切除术中面神经主干的鉴别；面神经位于茎乳突孔外，在二腹肌后腹水平近 1cm 的内侧和前缘处可发现

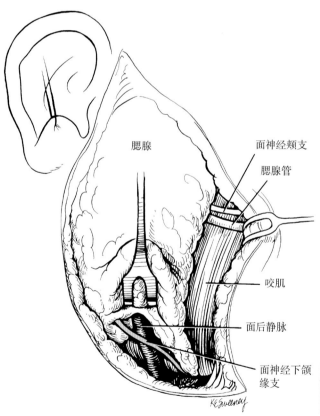

▲ 图 14-15　面神经下颌缘支的鉴别；沿面后静脉仔细解剖可发现此支，当腮腺肿瘤的位置使面神经在其主干处难以识别时，此方法非常有用；在这种情况下，寻找下颌缘支可逆行追溯到主干

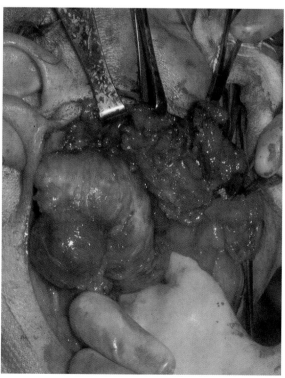

▲ 图 14-16　腮腺深叶肿瘤在咽旁间隙的解剖和切除；面神经已经在肿瘤上被分离和提拉起来

存它。然而，如果术前评估显示面神经已瘫痪，则有可能被肿瘤侵犯，应予以切除。切除的范围由术中冷冻切片活检决定，并应继续扩大切除，直到近端和远端切缘均为阴性；这可能需要通过乳突切除术将神经追踪到颞骨乳突区。然后，利用耳大神经或腓肠神经的一段，通过一期神经吻合或植入移植物来重建神经。乳突切除术后经常需要神经移位，以减少任何重建吻合口的张力。

晚期腮腺肿瘤可扩大切除邻近结构，包括肌肉（咬肌、胸锁乳突肌和乳突肌）、骨（下颌骨和乳突顶端）、咽黏膜和上覆皮肤。在这种情况下，外科医师应该做好手术的准备，这是完全切除肿瘤所必需的；这可能需要下颌骨部分切除，颞骨侧方或部分切除，咽黏膜扩大切除，或面部皮肤切除。仔细的术前评估肿瘤的范围是必要的，以计划切除的范围和如何重建。

2. 下颌下腺切除术

对于下颌下腺恶性肿瘤，建议切除腺体，并同时行Ⅰb区淋巴结清扫术。在做出适当的皮肤切口后（取决于是否进行全面的颈部清扫），平行于下颌下缘向上掀起皮瓣，在分离过程中寻找面神经下颌缘支。神经从下颌角向前、下弯曲，与下颌骨平行；它通过面部后静脉表面。一旦被识别，就加以分离保存。面静脉可结扎，将远心端向上固位，以防止神经进入需要分离的范围。

然后从下颌骨的下缘和内侧面分离Ⅰb区的淋巴结、脂肪组织，并保持其与下颌下腺的连续性。分离、结扎面动脉。向上牵拉腺体，显露二腹肌，沿二腹肌向前剥离至下颌舌骨肌，向前牵拉下颌舌骨肌显露舌神经，下颌下神经节和下颌下腺管。走行于下颌下腺管与二腹肌前腹深面的是舌下神经，除非舌下神经严重受累，应该对其进行辨认和保留。结扎分离下颌下神经节和下颌下腺管。接下来，将组织标本从二腹肌分离。

3. 舌下腺切除术

舌下腺位于口底的黏膜下，成对存在。舌下腺恶性肿瘤的治疗涉及广泛的局部切除和Ⅰ区颈淋巴清扫。肿瘤切除的安全边界常涉及部分切除邻近的组织结构，如舌肌、下颌舌骨肌、下颌骨和舌神经。肿瘤通常经口入路联合经颈部入路进

行切除。对于更晚期的肿瘤，可能需要进行联合切除，包括下颌骨边缘切除术，口底切除术和部分舌体切除术。对于侵犯下颌骨髓腔的肿瘤，可能需要行下颌骨部分切除术。对于这些缺损的修复重建可能需要中厚皮片，肌皮瓣或局部皮瓣和（或）游离的骨肌皮瓣。肿瘤切除后口腔缺损的重建将在本教材的其他部分详细讨论。

4. 小唾液腺

小唾液腺恶性肿瘤的外科治疗是由肿瘤部位决定的。最常见的位置是硬腭，在这种情况下，经口和面入路与部分或全上颌骨切开术一起应用于切除广泛的病变。由于除腭部（如口咽、鼻腔、鼻旁窦、咽、喉等）外，还可在多种部位出现小唾液腺恶性肿瘤，因此本文未对手术方法进行讨论。具体的手术方法将在本文的其他章节中详细讨论。

5. 颈部淋巴结阴性的治疗

针对临床上淋巴结阴性的唾液腺肿瘤患者的治疗具有争议。虽然有些医生主张在所有的唾液腺恶性肿瘤患者中进行颈部选择性治疗，但主要建议仅对预后较差的转移性肿瘤患者进行颈部淋巴结清扫（表14-7）。

原发肿瘤的部位似乎与隐匿淋巴结转移的发生率有关。Armstrong 等[155]对 474 例患有大唾液腺恶性肿瘤的患者进行了回顾性研究，以确定颈淋巴结清扫术的适应证。在这些病例中，407 例患者（86%）临床上颈淋巴结阴性，其中 407 例（22%）患者中有 90 例进行了择区颈淋巴结清扫术。经病理学证实，发现这 90 例患者中 34 例（38%）发生了颈部淋巴结转移，尽管这些病例往往具有更高的 TNM 分期或分化程度差。下颌下腺肿瘤的颈淋巴结隐匿性转移发生率（21%）明显高于腮腺肿瘤（9%）。其他研究证实了这些发现。Spiro 等[1]回顾了 2807 例唾液腺恶性肿瘤患者，与腮腺肿瘤（18%）和小型唾液腺恶性肿瘤（15%）相比，颌下腺癌（28%）颈淋巴结转移的发生率更高。Yu 等[157]还发现，相较于其他部位的恶性肿瘤，下颌下腺与舌下腺恶性肿瘤更容易发生转移。因此，当考虑到颈部隐性的唾液腺恶性肿瘤患者的治疗时，原发性恶性肿瘤的部位是一个重要的参考因素。

原发肿瘤的大小和腺体外侵犯的存在与否也与肿瘤转移风险有关。Armstrong 等[155] 研究表明，4cm 及以上肿瘤发生隐匿性转移的风险为 20%，而较小肿瘤发生转移的风险为 4%（ $P < 0.000\ 01$ ）。在一项与腮腺恶性肿瘤隐匿性转移的多因素相关分析中，Frankenhaler 等[156] 发现腮腺肿瘤腺体外侵犯是最具预测性的变量之一。考虑到原发性肿瘤的大小和腺体外侵犯的存在，T 分期已在多项其他研究中被证明与转移性疾病的风险有关[153, 154]。类似的结果的出现，笔者建议，较高的 T 分期（ T_3 和 T_4 ）肿瘤患者，即使临床上没有颈部淋巴结转移的证据，也应该进行常规的颈淋巴结清扫术。

其他与隐匿性转移风险较高相关的特点是原发肿瘤的组织学类型和分化程度[155-157, 161, 188-190]。通常，特定的组织学类型被认为具有较高的隐匿性淋巴结转移的风险，包括未分化癌、鳞状细胞癌、高度恶性黏液表皮样癌、非特异性腺癌、多形性腺瘤癌变、唾液腺导管癌，以及任何高级别转化形成的肿瘤。被认为风险较低的组织学类型包括典型的腺泡细胞癌、一级或二级腺样囊性癌和低级别黏液表皮样癌。原发性肿瘤的分级与隐匿性结节病的发生有关。Armstrong 等[155] 高级别肿瘤的隐匿性转移风险为 49%，而中、低级别肿瘤的风险为 7%。类似地，Bhattacharyya 等[161] 报道说，高分值给出了一个 1.99 的比值比（95%CI，1.64~2.40）有隐匿性结节参与。这些作者的结论是，颈部的选择性治疗是指高级别的组织学类型，如腺癌和鳞状细胞癌，以及高级别的亚型，如高级别的黏液表皮样癌。

与先前研究形成强烈对比的是，Stennert 等[153] 发现，无论唾液腺肿瘤的组织学类型或分期，所有唾液腺恶性肿瘤发生隐匿性颈淋巴结转移的概率要高很多。因此，他们强烈主张对所有唾液腺恶性肿瘤的患者行择区颈淋巴结清扫术，这在临床上颈淋巴结阴性的患者的处理中引起争议。他们对 160 例患者采用非歧视的方式治疗所有患者的同侧颈淋巴清扫术。他们发现，在最初颈淋巴结阴性的 139 例患者中，有 45% 发生隐匿性转移。其中，未分化癌（75%）、SCC（64%）和腺癌 NOS（58%）的隐匿性转移率尤其高。并且他们还发现，传统上被认为是较低风险的组织类型，如 ACC（44%）和 AdCC（36%），发生隐匿性转移的概率也较高。此外，肿瘤体积越大，发生转移的概率也随之升高。Stennert 等[153] 还发现，即使 T_1 和 T_2 分期的唾液腺肿瘤，发生转移的概率也较高（分别为 29% 和 54%）。通过这些数据，作者得出：对于唾液腺恶性肿瘤，无论病理学分型及分期，都应行同侧颈淋巴结清扫术。

另一个有争议的领域是针对颈部 N_0 的唾液腺恶性肿瘤患者的治疗。有些人主张对颈部 N_0 患者进行放疗，因为与隐匿性疾病相关的许多特征都表明需要对原发部位进行术后放疗[191]。其他人则进行了改良手术，以避免 N_0 颈部的患者患上放射性疾病，并获得疾病的准确分期。赞成手术的人还指出，在大多数情况下，颈清扫的暴露已经建立和（或）部分完成在原发肿瘤切除过程中。当临床上 N_0 颈部患者进行颈清扫时，选择选择性颈清扫术。颈部的水平是由原发肿瘤的部位决定的。对于腮腺肿瘤，Armstrong 等[155] 报道称，30 例中有 3 例（10%）有 I 级转移，8 例（27%）在 II 级有转移，7 例（23%）在 III 级，6 例（20%）在 IV 级，1 例（3%）在 V 级。1 例 V 级淋巴结阳性的患者在 II~IV 级也有淋巴阳性。因此，建议对腮腺恶性肿瘤至少进行 I~IV 区淋巴结清扫。对于下颌下腺和舌下恶性肿瘤，隐匿性转移可在 N_0 颈部性 I~III 区淋巴结清扫[155, 192]。但是，如果在腮腺或下颌下腺原发恶性肿瘤的第一级解剖中发现隐匿性疾病，则建议进行一次根治性颈清扫，以治疗其他级别上可能出现的其他疾病。

6. 颈部淋巴结阳性的处理

对于唾液腺恶性肿瘤临床上颈淋巴结阳性患者的治疗已达成共识。对于临床触诊或影像学上具有肿大淋巴结的患者应行同侧颈淋巴结清扫术[192]。另外，颈淋巴结清扫术后再辅以放疗可提高患者的局部控制率和生存率[193, 194]。因为唾液腺恶性肿瘤的淋巴结转移可涉及颈部五个分区中的任何一个，并可跳过跳跃转移[155]。因此建议在对于颈淋巴结阳性的患者颈行改良根治性颈淋巴清扫术。然而，由于对侧颈部淋巴结受累的发生率较低，只需处理同侧颈部淋巴结[154]。

（二）放疗

1. 辅助性放疗

唾液腺恶性肿瘤术后辅以放疗可以提高肿瘤局部控制率。最近对 140 例 ADCC 患者的多变量分析中，Chen 等发现，术后未放疗是唾液腺恶性肿瘤复发的独立预测因素，其风险比为 5.82（95% CI 1.96～17.26，P=0.002）。如本研究一样，虽然术后放疗的基本原理完全建立在回顾性研究的基础上，但其中一些研究揭示了术后放疗对控制局部复发特别有用的某些特征（表 14-8）。这些特征包括晚期肿瘤、术后切缘阳性、肿瘤恶性程度高，神经和骨受累。

有证据表明，晚期肿瘤手术切除后辅以放疗的局部控率更佳，尽管尚未有前瞻性对照研究证实这一假设。然而，改善局部控制对于早期肿瘤来说更不明确。在对高级别和（或）局部晚期恶性唾液腺肿瘤进行辅助放疗的患者的最大回顾性分析中，Mahmood 等[196]进行研究监测，流行病学和最终结果登记，并获得所有在 1988—2005 年接受了这种类型的高度或局部晚期［T_3 和 T_4 和（或）淋巴结转移］肿瘤手术的 20 岁以上患者的数据。在对这 2170 名患者的多变量分析中，他们发现与辅助放疗相关的生存率显著改善（死亡风险比为 0.76，95%CI 0.65～0.89，P < 0.001）。在另一项大型回顾性多变量分析中，Terhaard 等[148]回顾了荷兰头颈部肿瘤合作组中心

治疗的唾液腺恶性肿瘤异质混合患者 565 例的预后和变量。他们发现，单纯手术治疗的患者与术后放疗的患者相比，局部复发的相对风险为 9.7，区域复发的相对风险为 2.3。T_3 和 T_4 肿瘤局部控制手术治疗后放疗 10 年后为 84%，与单独手术治疗相比，局部控制率显著提高（10 年后为 18%，P < 0.001）。T_1 肿瘤（手术加放疗 95%，单纯手术 83%）或 T_2 肿瘤（手术加放疗 91%，单纯手术 88%）未观察到局部控制。此外，放疗似乎不影响远处转移或总生存的发展。在 Armstrong 等[194]回顾性配对分析还发现，术后放疗改善了Ⅲ期和Ⅳ期患者的局部控制。手术和术后放疗患者的 5 年局部控制率为 51%，单纯手术治疗患者的局部控制率为 17%。相应的 5 年确定的生存率分别为 51.2% 和 9.5%。相比之下，两种治疗组在Ⅰ期和Ⅱ期患者中的结果没有太大差异。这些最近的研究与先前的观察结果一致，这些观察结果证实了手术与放疗相结合的优势[146, 160, 197, 197]。因此，对于晚期唾液腺癌，手术切除后接受放疗，局部控制率会有改善。

在切缘阳性患者中，局部复发的发生率往往会增加（如前文在预后变量中所讨论的）；因此，手术切缘阳性患者术后辅以放疗的预后更佳。Garden 等对 198 例头颈部 ADCC 患者进行回顾性分析（随访时间中位数为 93 个月），发现 18% 的切缘阳性患者发生局部复发。相比之下，切缘不确定者仅 9%，阴性者为 5%（P=0.02）。在另一项独立研究中，Garden 和同事们对 166 例

表 14-8　原发部位辅助放疗的适应证

特　点	参考文献
肿瘤高 TNM 分期	Terhaard 等[148, 193] Armstrong 等[194]
术后切缘阳性	Garden 等[60, 199] Hosokawa[200] Silverman 等[201]
高级组织学类型：鳞状细胞癌、未分化癌、小细胞癌、高级黏液表皮样癌、癌多形性腺瘤、高级腺癌、唾液腺导管癌、高级别癌转型或去分化	Matsuba 等[198] Renehan 等[163]
局部组织侵袭；神经周围或骨侵袭	Terhaard 等[193]

腮腺恶性肿瘤患者进行了回顾性研究，发现当放射剂量超过 60Gy 时，切缘阳性的患者有改善局部控制的趋势。同样，Hosokawa 等[200]追踪了 61 例黏液表皮样癌患者，患者均行手术治疗，部分患者术后辅以放疗，发现使用高剂量（＞55Gy）放疗的局部控制表现更佳。最近，Silverman 等[201]对 75 例腺样囊性癌患者进行了回顾性研究，结果表明，当术后进行辅助性放疗时，局部控制率明显提高。因此，肿瘤切除后切缘阳性时，可提示术后放疗。

高级别唾液腺恶性肿瘤有复发的倾向，术后放疗作为辅助治疗有助于提高局部控制率。Matsuba 等[198]对腮腺组织学高分级恶性肿瘤的研究表明，在术后给予放疗（70%）时，5 年局部控制率有明显提高。

2. 颈部放疗

对于唾液腺癌颈部淋巴结转移阳性的情况下，增加颈部放疗被证明可以提高淋巴结的控制性和生存率。Armstrong 等[194]的一项研究中，16 例淋巴结转移患者单独手术治疗，23 例接受手术和放疗，5 年来局部控制率从 40% 提高到 69%（P=0.05）。相应的 5 年生存率从 19% 提高到 49%（P=0.015）。术后颈部放疗的效用得到 Terhaard 等[193]研究的证实，患者 10 年内观察到 83% 的局部颈淋巴结控制率（n=22）。10 例患者（n=10）10 年局部颈淋巴结控制率为 57%（n=10），无放疗或术后局部放疗至原发部位（P=0.04）。因此，手术切除淋巴结阳性疾病后的放疗似乎能改善预后。

然而，对于颈部淋巴结阴性的患者，放疗的作用不甚清楚。在 Terhaard[193]研究中，放疗对颈部 N₀ 患者无明显的局部控制作用。相比之下，Chen 等[202]一项最新研究对 251 例临床上接受手术和术后放疗的唾液腺癌 N₀ 患者进行了检查。选择颈部照射 131 例（同侧 90 例，双侧 41 例）。10 年淋巴结复发率明显下降，从 26% 降至 0%（P=0.0001）。值得注意的是，在未接受选择性颈部照射的患者中，淋巴结复发发生在较高级别的组织学类型：鳞状细胞癌、未分化癌、腺癌 NOS 和黏液表皮样癌。腺样囊性癌或腺泡细胞癌未见淋巴结复发。

3. 中子束治疗

快中子比传统光子 / 电子放疗传递更多的能量，能产生更大的辐射损伤。由于传统上认为唾液腺恶性肿瘤具有相当的放疗抵抗性，因此学者提出了快中子疗法，后来证明此方法对这些肿瘤有效。在唾液腺肿瘤放疗的唯一前瞻性随机试验中，快中子放疗与常规光子放疗不可切除和（或）复发唾液腺恶性肿瘤相比。这项由美国放疗肿瘤学小组和英国医学研究委员会联合进行的研究表明，快中子放疗可以显著改善局部控制[203, 204]。然而，两组的总体生存率没有显著差异。在这项研究和随后的研究中，尽管局部控制有所改善，患者倾向于死于远处转移，并且这种失败模式是缺乏生存改善的原因，尤其是腺样囊性癌[205-207]。

（三）化疗

系统性化疗治疗唾液腺恶性肿瘤目前仅限于姑息性治疗局部晚期无法切除、复发和转移的疾病。已经探索了各种各样的药物；然而，已经报道的研究大多是非随机的，而且是针对少数患者的，因此很难评估这些药物的疗效。此外，许多报道是病例系列和回顾性审查的各种类型的恶性肿瘤和治疗。为了避开现有数据的限制，Rizk 等[209]最近报道了从 17 期Ⅱ期或Ⅲ期试验中获得的 205 名患者的数据进行元分析。化疗药物包括顺铂、卡铂、表柔比星、环磷酰胺、多柔比星、米托蒽醌、紫杉醇、氟尿嘧啶、长春瑞滨、甲氨蝶呤和博来霉素。所有患者均接受单药或多药一线姑息化疗治疗大唾液腺或小唾液腺癌。通过 Meta 线性回归分析，作者发现使用铂或蒽环类药物（如米托蒽醌）治疗的患者中位生存期增加。当使用多变量分析观察数据时，只有铂基化疗与生存率显著相关，但铂类药物与蒽环类药物之间的正向交互作用是明显的。因此，尽管该领域需要前瞻性随机试验，但有用的数据表明，这两种药物不仅在姑息治疗方面，而且在治疗容易远处转移的唾液腺恶性肿瘤方面可能具有有用的作用。

最近，人们开始关注针对这些癌症所表达的

生物靶点行靶向治疗的可能作用。这些靶点包括受体酪氨酸激酶，如 c-kit 和 ErbB 家族成员、表皮生长因子受体和 ERBB 2。在 90% 以上的病例中，腺样囊性癌超表达 c-kit，c-kit 的表达与肿瘤分级有关[210, 211]。然而，针对 c-kit 的治疗，如伊马替尼，对这种肿瘤类型还没有成功。表皮生长因子受体（ErbB-1）在腮腺恶性肿瘤中的表达率为 79%[211]，针对该靶点的定向治疗研究。ERBB2 经常表达于唾液腺恶性肿瘤的一个子集，即唾液腺导管癌，其表达与唾液腺肿瘤密切相关[111, 185]。类似的观察为在多期 II 期试验中研究针对这些激酶的策略奠定了理论基础[212-214]。不幸的是，在无法切除、复发或转移性疾病患者使用小分子抑制因子或抗体作为单一治疗时，没有发现任何客观反应。然而，在这些试验中，治疗药物确实能稳定大量患者的病情，这表明抑制这些靶点对这些肿瘤的生物学有一定的影响。确实，有希望的数据表明，靶向治疗与常规化疗可能有协同作用[215]。

尽管有关单独使用辅助放疗的益处的确凿证据，但 RTOG 1008 试验的目的是获得初步疗效数据，以比较单独的术后放疗和基于顺铂的放疗。这项多机构试验招募了中度和高度恶性肿瘤患者，经过根治性手术切除后发现有复发危险因素，包括 $T_3 \sim T_4/N_1 \sim N_3$ 疾病或 $T_1 \sim T_2$ 淋巴结阴性疾病，阳性或切缘过近。

系统治疗的新策略可以通过深入外显子和全基因组测序研究来发现。例如，在 ADCC 观察到 FGF/IGF/PI3K 通路的反复突变，为今后的研究提供了可能的治疗方法[216, 217]。

推荐阅读

Armstrong JG, Harrison LB, Thaler HT, et al: The indications for elective treatment of the neck in cancer of the major salivary glands. *Cancer* 69: 615–619, 1992.

Bhattacharyya N, Fried MP: Nodal metastasis in major salivary gland cancer: predictive factors and effects on survival. *Arch Otolaryngol Head Neck Surg* 128: 904–908, 2002.

Brandwein MS, Ivanov K, Wallace DI, et al: Mucoepidermoid carcinoma: a clinicopathologic study of 80 patients with special reference to histological grading. *Am J Surg Pathol* 25: 835–845, 2001.

Chen AM, Granchi PJ, Garcia J, et al: Local-regional recurrence after surgery without postoperative irradiation for carcinomas of the major salivary glands: implications for adjuvant therapy. *Int J Radiat Oncol Biol Phys* 67: 982–987, 2007.

Frankenthaler RA, Byers RM, Luna MA, et al: Predicting occult lymph node metastasis in parotid cancer. *Arch Otolaryngol Head Neck Surg* 119: 517–520, 1993.

Garden AS, Weber RS, Morrison WH, et al: The influence of positive margins and nerve invasion in adenoid cystic carcinoma of the head and neck treated with surgery and radiation. *Int J Radiat Oncol Biol Phys* 32: 619–626, 1995.

Laramore GE, Krall JM, Griffin TW, et al: Neutron versus photon irradiation for unresectable salivary gland tumors: final report of an RTOG-MRC randomized clinical trial. Radiation Therapy Oncology Group. Medical Research Council. *Int J Radiat Oncol Biol Phys* 27: 235–240, 1993.

Renehan A, Gleave EN, Hancock BD, et al: Long-term follow-up of over 1000 patients with salivary gland tumours treated in a single centre. *Br J Surg* 83: 1750–1754, 1996.

Spiro RH: Salivary neoplasms: overview of a 35-year experience with 2,807 patients. *Head Neck Surg* 8: 177–184, 1986.

Stennert E, Kisner D, Jungehuelsing M, et al: High incidence of lymph node metastasis in major salivary gland cancer. *Arch Otolaryngol Head Neck Surg* 129: 720–723, 2003.

Terhaard CH, Lubsen H, Rasch CR, et al: The role of radiotherapy in the treatment of malignant salivary gland tumors. *Int J Radiat Oncol Biol Phys* 61: 103–111, 2005.

Terhaard CH, Lubsen H, Van der Tweel I, et al: Salivary gland carcinoma: independent prognostic factors for locoregional control, distant metastases, and overall survival: results of the Dutch head and neck oncology cooperative group. *Head Neck* 26: 681–692; discussion 692–683, 2004.

Cummings
Otolaryngology
Head and Neck Surgery (6th Edition)
Volume IV : Head and Neck Surgery and Oncology

Cummings
耳鼻咽喉头颈外科学（原书第 6 版）
第四分册　头颈外科学与肿瘤学

第三篇
口　腔

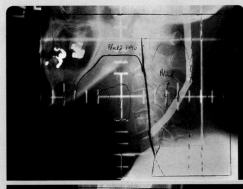

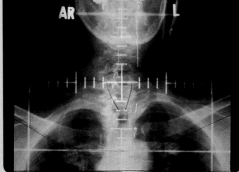

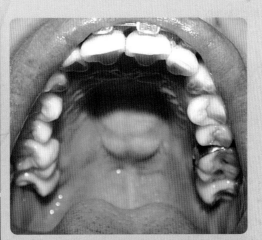

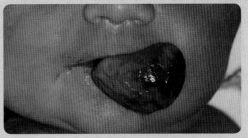

口腔生理学
Physiology of the Oral Cavity

Joseph B. Travers　Susan P. Travers　James M. Christian　著

周　超　译

1. 口腔的感觉神经由第 V 对脑神经（三叉神经）的第二支（上颌神经）和第三支（下颌神经）和第 IX 对脑神经（舌咽神经）支配。①上颌神经支配范围：上颌牙齿、牙龈、牙周韧带，上颌骨，以及硬、软腭；上颌口腔前庭黏膜；②下颌神经：下颌骨，口颊和下颌口腔前庭黏膜；舌体；下颌牙齿，牙龈和牙周韧带；③舌咽神经：口咽和舌根。

2. 牙周韧带是一种将牙齿与牙槽骨分开的韧带，其上的受体，在健康、功能正常的牙齿中，可引发开口和口腔流涎反射，并与颞下颌关节的受体一起促进了牙间力的辨别和口腔立体觉的形成。因此，牙周膜受体（如牙周病、拔牙和义齿修复）的相应减少会减少咬合力。

3. 牙痛是由位于牙髓腔内的 C 纤维（钝痛、烧灼痛）和 Aδ 纤维（锐痛）介导，它是牙齿的"神经"，并延伸至牙本质小管内一段短距离（仅为 Aδ）。在牙齿疼痛的流体动力学理论中，当牙釉质因腐烂、断裂或磨损而破裂时，牙本质小管中的液体会对刺激做出反应，并激活这些神经末梢。

4. 咀嚼、吞咽和呼吸是由脑干中央模式发生器产生，它控制着肌肉收缩的基本速度和模式。肌肉活动在功能之间、运动群之间及肌肉内部协调发生，并受到周围反馈机制的影响。

5. 咀嚼肌的主要功能是将固体食物分解至足够小方便吞咽。开闭口肌群在短距离内产生巨大的力量，并通过牙齿施加到食物上。咀嚼力的控制需要精确且有效。人体通过大脑皮质预先编程的运动模式、反射刺激和周边输入/反馈回路来保证颌骨运动和吞咽。

6. 最近的分子和功能研究表明，舌味蕾没有特定的"地图"，所有味蕾对五种口味（甜、酸、苦、咸和鲜味）均有反应。

7. 甜味感受与简单的碳水化合物有关，酸味由弱有机酸产生，咸味主要由氯化钠（钠离子）刺激，苦味由植物生物碱（潜在毒素）刺激产生，鲜味与氨基酸和肽有关。

8. 味觉感知的生物学比较复发，味觉由味蕾中的味觉受体细胞介导，并受第 VII、IX 和 X 对脑神经的支配。然而，临床上没有证据表明味觉改变对生存有影响。

口腔是一个复杂的器官，包括肌肉、腺体、牙齿和专门的感觉受体。对大多数动物来说，感觉和运动功能对于防御、繁殖、探索、营养及发声功能至关重要[1]。人类的发声已经演变成复杂的言语行为，但其他人类行为在口腔和舌上的依赖程度低于眼睛和手。对所有动物而言，口腔是摄食所必需的。咀嚼、饮水和吞咽涉及不同口腔运动系统内部和之间的高度协调。咀嚼需要拮抗三叉神经所支配肌肉的相互激活，从而引起开闭口，以及调整舌及食物在牙齿间的位置。各种高度专业化的感觉系统引导这些复杂的运动反应，并启动消化酶的分泌。舌、腭和牙周韧带（PDL）中的机械感受器都有助于口腔的三维立体感知[2]。味觉在食物选择和防止摄入潜在有毒物质方面具有重要作用。

最新的综述全面涵盖口腔功能的各个方面，包括咀嚼[3-8]、吞咽[9, 10]、口腔机械感受[11, 12] 和味觉[13-16]。此外，最近几篇文章还涵盖了口腔疼痛[17, 18] 和味觉功能障碍[19]。

本章简要概述了口腔感觉和运动功能。口腔感觉功能的简要概述描述了口腔的神经支配和敏感性，以及中枢通路的总结；关于感觉运动功能的一节包括咀嚼、语言和自主神经反射的讨论，然后讨论咀嚼和吞咽的口腔阶段。味觉分开讨论。

一、感觉功能

（一）口腔感觉

口腔的感觉神经由三叉神经上颌支和下颌支，以及舌咽神经支配。下颌神经支配面颊部口腔黏膜、舌体、下颌牙列、牙周韧带（PDL）、牙龈和下颌口腔前庭黏膜的感觉。上颌神经支配硬软腭、上颌前庭口腔黏膜、上颌牙列、牙龈。舌根和口咽的感觉由舌咽神经支配。虽然整个口腔都由密集的感觉神经纤维支配，但大量证据表明感觉神经分布不均。唇、牙齿、PDL、舌和腭都具有特定的敏感模式。虽然口腔的特定部位在触觉和热敏感性的绝对心理物理阈值上与手相媲美，但从结构和功能上看，手部推导出来的感觉关系在口腔中的预测准确性很低。

口腔前部比后部触觉敏感性更高[1, 20]。舌尖敏感性最高，与手指相当（图15-1）。腭中线区域比周缘敏感性高，牙齿也有类似的敏感性[21]。具有完整牙列的成年人前牙区可感觉到1g的毛发量，第一磨牙区感受到刺激需要10g。不同口腔部位对冷热刺激的敏感性也有很大差异。舌尖对热刺激的敏感性较高，但腭或颊对热的敏感不

高[22, 23]。相比之下，口内舌尖、腭和颊对冷刺激的敏感性基本相当。一般来说，与热刺激相比，口腔对冷刺激的敏感度更高。

从支配前舌的个人舌神经纤维的记录，证实了对小感受野和对心理生理感知的低阈值力的高度敏感性[24]（图15-2）。基于它们的小感受野和低阈值，舌神经纤维可以分为支配舌表面（黏膜）和支配深部肌肉组织两种类型。大多数浅表纤维属于快反应纤维，这与它们活动中高度敏感结构相匹配。相反，深部纤维属于慢反应纤维，这些深部受体提供有关舌的位置信息。

三叉神经末端支配舌、腭的体感和热敏感性，范围从游离神经末梢到中间组的"半成形"末梢[25]到更细微的末端末梢，称为Krause终球[26]，或称为黏膜皮肤末端器官[25]或盘绕终端[27]。所有研究者都认为口腔黏膜中不存在pacinian小体。根据超微结构显示，Munger等[28]将许多高度组织化的口腔黏膜末端称为类似于手部无毛皮肤中的Meissner小体。然而，尽管在命名上有诸多差异，但许多特殊终末结构具有相似性，没有明确的包膜，显示出"细小的无髓纤维"[25]。超微结构研究进一步揭示了这些组织的末端，不在于舌上皮中，将轴突传入上覆的上皮并与Merkel细胞相关联[28, 29]。在手部，Merkel细胞在生理上与慢适应机械感受器相关；然而，在腭部没有出现类似的相关性，并且它们在舌上皮中的明显缺失并不排除在该结构中的慢适应机械感受器（图15-2）。因此，与手不同，口腔感受器末端的形态与其快速或缓慢适应的反应特性之间的相关性尚未得到证实。

对牙周韧带（PDL）中的机械感受器研究发现[30, 31]。除感受针对牙齿的力量外，PDL受体还可启动张口、唾液反射，以及颞下颌关节感受器。颞下颌关节（TMJ）有助于牙齿间的辨别和口腔立体感觉。在PDL中发现6种不同的受体形态，从复杂的分支端到游离神经末梢。PDL受体的细胞体位于三叉神经根周围[34]。PDL的中脑三叉神经支配主要位于牙根附近的根尖区，主要由小的有髓的鲁菲尼（Ruffini）样末端组成。支配范围从根尖区延伸到较浅的区域，包括小的无髓神经末梢。

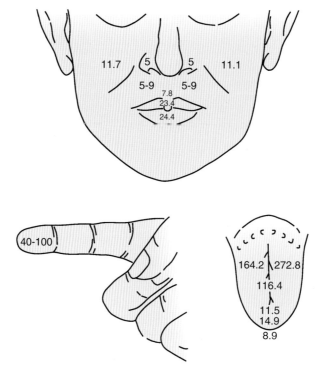

▲ 图 15-1 触觉检测阈值的空间分辨，数字代表以毫米为单位的平均阈值

引自 Rath EM, Essick GK: Perioral somesthetic sensibility: do the skin of the lower face and the midface exhibit comparable sensitivity? *J Oral Maxillofac Surg* 1990; 48: 1181-1190.

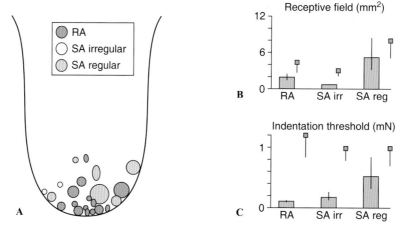

▲ 图 15-2 **Receptive field properties of superficial mechanoreceptiveafferents recorded from the human lingual nerve.**
A, Size and location of receptive fields of three types of mechanoreceptors: rapidly adapting (RA), slowly adapting regular (SA reg), and slowly adapting irregular (SA irr). B, Receptive field area. C, Receptive field threshold. Small squares indicate corresponding data from human median nerve. Vertical bars indicate standard error. (From Trulsson M, Essick GK: Low-threshold mechanoreceptive afferents in the human lingual nerve. J *Neurophysiol* 1997;77:737-748.)

PDL 中既有快适应机械感受器，也有慢适应机械感受器，而感受器在韧带中的位置可决定它的反应特性。由于牙齿围绕着支点旋转，与支点相比横向指向牙冠的力在牙根处会产生更大的伸长。因此，在根部附近发现低阈值的神经纤维，与支点附近的感受器相比，它们往往属于慢适应[36]。此外，单个鲁菲尼末端并不均匀地分布在牙齿周围，因此它们对激活所需的力表现出方向敏感性。来自人类神经的记录（微电子图）显示PDL 受体[37] 的方向敏感性（图 15-3），并进一步

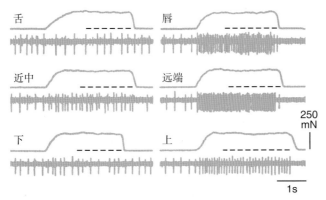

▲ 图 15-3　人牙周传入纤维对来自不同方向的力量（约 250mN）的反应，细胞对远端方向的力反应最好

引自 Trulsson M, Johansson RS: Orofacial mechanoreceptors in humans: encoding characteristics and responses during natural orofacial behaviors. *Behav Brain Res* 2002; 135: 27–33.

证明了牙齿间的机械耦合。单根纤维对多颗（相邻）牙齿的刺激反应；然而，没有解剖学证据表明单个纤维支配多颗牙齿。

三叉神经节和中脑三叉神经核对 PDL 的不同神经支配具有重要的功能意义。中脑受体主要是中等和快适应受体类型，并且许多具有方向敏感性。这些中脑检测器的中心终端包括通过三叉神经上颌支区域与三叉神经颌关节运动神经元的抑制性连接[39]。因此，这些受体在防止咀嚼期间有害性牙齿接触具有保护作用。相反，三叉神经节受体包括慢适应机械感受器（位置检测器）和高阈值 C 纤维（伤害感受器），以及快适应机械感受器。由于来自三叉神经节的牙周受体终止于感觉三叉神经复合体中枢，这是上丘脑和皮质的上行感觉通路的来源，它们向前脑提供关于牙齿移位和牙齿疼痛的信息。

虽然 PDL 中的机械感受器未被包封，但其反应特性受韧带弹性特性的影响。当韧带的附着受到破坏时，如在牙周炎期间附着物松弛韧带的结缔组织，就会观察到相应的牙间力判别能力下降[40]。牙周受体也参与了咬合力的调节。佩戴义齿的患者不能像正常人一样用力咬合，他们也无法感觉到自己咬合力的变化[2, 41]。结果类似于下牙槽神经麻醉的患者[42]。相比之下，麻醉 TMJ 并不影响咬合力的辨别，但它确实会减弱颌骨定位功能。因此，不同群体的口腔感受器在咀嚼过程中可能调节颌骨位置的感觉并控制咀嚼期间的咬合力。

（二）常见化学感觉

高浓度的盐、酸、生物碱，以及其他化合物刺激口腔会引起强烈的味觉，但也会引起从刺痛、灼烧到温暖、凉爽和疼痛的非味觉感觉。这种由非特异性游离神经末梢介导并由所有黏膜共同介导的口腔敏感性被称为化学感觉；这不与味觉相混淆。虽然自由神经末梢对许多传统的味觉刺激有反应，但它们的敏感性通常要低得多。例如，舌神经的电生理记录表明，单根神经纤维引起感觉所需的氯化钠（NaCl）浓度比鼓索神经中的味觉纤维引起反应所需浓度高出 1000 倍[43]。然而，其他类型的化学刺激，例如薄荷脑[10]，很低的浓度足以引起三叉神经纤维的反应。引起三叉神经纤维低阈值反应的化学刺激类型表明，这种功能是为了保护口腔。对常见化学刺激的反应包括反射、流涎和咳嗽，是为了减轻口腔中的刺激。然而，普通化学感觉并不完全具有保护性。辣根、生姜和红辣椒等香料是三叉神经传入纤维的有效刺激物，有助于提高食物的风味。最近克隆了一种化学刺激的受体[44] G 蛋白偶联受体的瞬时受体电位（TRP）家族成员，称为 VR_1 的香草素受体，除了辣椒中的辣椒素类化合物（如辣椒素）外，还对有害的热量和低浓度质子都有反应。该受体的刺激导致阳离子通道的打开，从而使传入纤维去极化。

（三）牙齿痛觉

人们通常将牙齿疼痛分为钝痛、烧灼痛、锐痛[45]。钝痛、烧灼痛的感觉与终止于牙髓腔的 C 纤维有关，而锐痛与延伸至牙本质小管内的 Aδ 纤维有关，该纤维在牙髓腔和牙釉质之间的牙本质小管基质中延伸很短的距离[46]。无髓鞘 C 纤维占牙髓神经支配的大部分（50%～75%）；然而，牙髓腔内的末端可以是 Aδ（有髓）传入纤维的无髓末端。支配牙髓腔的 C 纤维响应热刺激，特别是包括组胺和缓激肽的炎症介质，与牙髓病理学相关的内源性因子。支配牙髓腔的 C 纤维含有神经肽，如 P 物质和降钙素基因相关肽[47]。这些神经肽在 C 纤维激活周围释放使得局部血管舒张，从而增加牙髓腔内的压力，进一步活化 C 纤维（即外周致敏）。对患者使用微透直接测量感染牙齿中 P 物质的释放，与未感染的牙齿相比，患有不可逆牙髓炎的患者在感染牙齿的牙髓腔中 P 物质含量更高[48]。尽管释放神经肽会增加疼痛，有证据表明它也可减少炎症并促进修复。动物实验表明，通过牙齿去神经消除神经肽的传入末端释放减少了实验组诱导病变后的伤口愈合[49]。

锐痛是由 Aδ 纤维介导，这些纤维从髓腔延伸 0.2～0.3mm 进入牙质小管。神经纤维对施加到牙本质小管远端的热、机械和渗透刺激做出反应。釉质层被破坏时的环境刺激会作用于牙本质小管[51]。由于牙本质小管内充满了液体，因此流体将机械、热和渗透刺激传递到牙本质小管的近端，神经末梢位于牙本质小管的近端。牙痛的这种"流体动力学"理论得到越来越多的解剖学、生理学和心理物理学证据的支持，并进一步解释了牙齿过敏症。当牙本质小管显露时，患者会出现针对无害刺激（如温和的温度或渗透刺激）的剧烈疼痛（如甜味化合物）。然而，该理论预测，如果封闭牙本质小管，会减少外界环境刺激，从而减轻刺激的疼痛。这已经在人类志愿者中进行了实验评估，其中准备了一个计划拔除的牙齿小腔，并且在腔体上方放置锥形腔室，通过该腔室可以传递调节的气压[52]。创建无定形牙齿颗粒的涂抹层在腔内或用溶剂将其溶解，控制显露的牙本质小管和气压刺激之间的界面。当钻污层完整并覆盖牙本质小管时，与钻污层溶解时相比，引起剧烈疼痛需要更高的气压。

（四）三叉神经系统的中央投射

三叉神经传入纤维由脑桥进入脑干，分叉，终止于主感觉核，或者终止于延髓三叉神经脊复合体。三叉神经在桥脑水平的分叉反映了功能分离的趋势[53]。一般来说，低阈值机械感受器在三叉神经感觉核中占主导地位，表明具有触觉辨别功能。相反，大量证据表明尾侧亚核参与了口面疼痛机制，尾侧亚核中的许多神经元对头部和颈部受到的伤害性刺激有反应[17]。这些神经元包括伤害性刺激（伤害性特异性神经元）和对低强度和高强度刺激均有反应的宽动态范围神经元。

由于尾侧亚核对许多伤害性神经元的感受野很大，包括对咀嚼肌、牙髓和颞下颌关节施加的伤害性刺激的反应，因此这些神经元在疼痛中起作用[54]。解剖学研究证实支配口腔、牙髓、口咽、颞下颌关节肌、咀嚼肌和浅表皮肤的传入神经纤维都聚集到尾核下[55、56]。许多患者下颌牙齿的病变很可能出现上颌疼痛。除了下颌骨本身之外，还有颊部和耳朵[57]。同样，上颌牙齿中的病变通常累及下颌骨和上颌骨、眼眶及周围区域。

除了尾侧亚核外，三叉神经感觉复合体的其他部位也参与三叉神经痛。伤害性反应来自三叉神经感觉复合体的广泛区域，破坏尾侧亚核并不能阻止所有三叉神经的疼痛功能[54]。对三叉神经切断术治疗与癌症相关的难治性疼痛的患者的案例研究发现可以完全镇痛，但牙髓疼痛依旧存在[58]。同样，当脑卒中后三叉神经主核和口腔亚核受损时，口腔和口周疼痛敏感性降低，这些结构的正常触觉敏感性也是如此[59]。

头部感觉三叉神经复合体（嘴侧亚核）和尾核下的神经元也可能形成"中枢致敏"机制，疼痛通路上的中枢神经元由于外周刺激而具有放大的反应特征[60]。这些变化可以持续不同的时间，并可能导致短期痛觉过敏和长期慢性疼痛。中枢敏感概念为一些最初只响应高阈值（伤害感受器）输入的神经元变得对低阈值非伤害性输入有反应。

增加的反应性被认为是由 A–β（非伤害性感受）输入介导，这种输入只有在强烈的外周伤害性输入后才会在功能上变活跃。对非伤害性输入的一种神经机制进行了详细的研究显示：在外周组织损伤或炎症之后，强烈传入的伤害感受器阻滞输入通过 *N*– 甲基 –*D*– 天冬氨酸（NMDA）谷氨酸受体的结构修饰"致敏"中枢神经元。NMDA 受体为电压敏感，除非细胞充分去极化，即使在配体存在下也不会通过离子。然而，通过伤害感受器传入神经肽如物质 P 的中枢释放可以提供足够的去极化以通过细胞内信号传导途径修饰 NMDA 谷氨酸受体，从而允许通过非伤害性（A–β）输入释放的谷氨酸激活中枢神经元。因此，这种神经激活为治疗疼痛提供了机制，已经在脑干感觉三叉神经复合体中证明了具有类似的机制，可以为治疗慢性口腔和面部疼痛提供理论依据[17]。神经药理学阻断 NMDA 受体可阻止 TMJ 和牙髓传入物在中枢三叉神经元（即中枢敏化）中诱发的高活性[61, 62]。

体感信息从三叉神经感觉神经复合体的所有主要亚区到达丘脑腹基底复合体[17]。腹基底复合体中的许多细胞对低强度刺激有反应，具有触觉辨别功能；然而，其他神经元需要高强度刺激。这两种类型的神经元的小感受区暗示了定位的作用。其他核，包括丘脑后核和下内侧核，对高强度刺激优先反应，可能参与疼痛的情感成分[63]。从丘脑到体感皮质的伤害性和非伤害性三叉神经激活神经元都参与其中。灵长类动物的电生理图谱研究表明，面部和口腔区域有一个复杂的，有时是不连续的体感图[64]。一般来说，面部在与手部表象相邻的皮质表面呈中间形式表示，牙齿和舌的侧面依次排列。人体磁共振成像证实这种体感表现[65]。

二、运动功能

口腔运动功能包括咀嚼、吞咽、呼吸和发音。本综述将重点关注咀嚼、吞咽和呼吸的口腔成分。口腔运动生理学的主要概念之一是中心模式生成。咀嚼、吞咽和呼吸均由脑干中央模式发生器产生，其控制定义每个功能的肌肉收缩的基本速率和模式。尽管口腔感觉通路在口腔运动功能中发挥着重要作用，但中心模式生成概念的基本原则是传入活动不是唤起节律活动所必需的，并且它不提供协调运动输出的关键时间信息[66]。虽然在脑干中组织，但是用于咀嚼、吞咽和呼吸的中央模式发生器受到来自几乎所有主要区域的下降输入的影响。Nakamura 和 Katakura[67]，Rekling 和 Feldman[68]，以及 Jean[9] 等均有中心模式生成的详细描述。

口腔运动功能的基础是竞争相同肌肉的行为之间复杂的相互作用。咀嚼、吞咽和呼吸都需要咀嚼肌、舌肌、面部肌肉和舌下肌的协调活动。吞咽和呼吸进一步取决于咽部和腹部肌肉，并且运动协调发生在多个层面上。在行为或磨牙水平，必须协调吞咽和呼吸以防止食物吸入气管。人们刚刚认识如何实现这种协调，但它可能涉及外围反馈和中央模式生成器之间的相互作用。然而，个别口腔运动功能也需要高水平的协调。咀嚼期间的团状形成需要咀嚼肌、舌肌和面部肌肉的协调活动，其由脑干中高度隔离的运动神经元群支配[69]。虽然颌骨和舌可以独立发挥作用，但它们通常看起来有不可分割的"联系"[3, 70]。这种连接的性质，以及它是否依赖于中央模式产生器、反射控制或外围机械连接之间的相互作用，是口腔运动控制中的一个重要问题。

除了功能之间协调的复杂性和运动组之间的协调之外，肌肉本身可以发现口腔运动控制的另一个复杂程度。个别咀嚼肌和舌肌不是均匀运作的单位；肌肉通常由多个隔室组成，肌肉纤维朝多个方向；因此，在给定行为期间，肌肉的不同部分可以或多或少地具有活性[71]。进一步增加口腔肌肉组织的复杂性的是肌球蛋白重链（MHC）的多个亚型，其形成肌纤维的收缩元件。MHC 在不同肌肉和肌肉隔室内的差异分布赋予运动输出额外的自由度。

无数"简单"的口腔反射能起到保护作用，并有助于复杂的节奏输出。例如，下颌肌肉中的肌肉旋转可能会增加负担咀嚼过程中的调节，以及口腔反射可能有助于下颌和舌头之间的协调。自主口腔反射调节唾液分泌并启动消化过程。最近有几项关于口腔反射功能论述 [4, 69, 72]。

（一）咀嚼肌及反射控制

咀嚼肌可分为升颌肌群和降颌肌群。然而，即使是在重复的咀嚼过程中，人类的颌骨运动也十分复杂。开门时，颏部向前移动；闭口时，颏部向后移动 [73, 74]。给定的肌肉与单一的运动具有不同构性。咀嚼肌、颞肌、翼内肌和翼外肌上头具有大的下颌闭合功能（下颌高度），咬肌和翼外突的收缩使下颌骨闭合，颞肌的收缩使下颌骨收缩。二腹肌前腹的收缩打开并缩回下颌；翼外肌下头收缩并侧向引导下颌骨。下颌舌骨肌的收缩也会抑制下颌骨的收缩，颏舌骨肌的收缩也是如此，后者由舌下神经核支配。

单个肌纤维在生理上被分为慢（S）、抗快速疲劳（FR）或快速疲劳（FF）纤维，并且与 MHC 收缩蛋白的特定亚型高度相关 [75]。因此 S 纤维表达 MHC-I 亚型，FR 单位表达 MHC-II A 亚型，FF 纤维表达 MHC-II B 亚型。单根纤维通常含有一种以上的 MHC 亚型（即混合异构体）[76]。总体而言，与肢体和躯干肌肉相比咀嚼肌含有较大比例的混合亚型 [77]。此外，咀嚼肌表达肢体和躯干中未发现的 MHC 亚型，特别是 MHC-胎儿和 MHC-心脏 -α。因此，闭颌肌群（咬肌、颞肌和翼状肌）中的肌纤维包括许多表达 MHC-I 与 MHC-胎儿和 MHC-心脏 -α 结合的杂合体。开颌肌群的肌纤维与闭颌肌群中的肌纤维不同。总体而言，颌骨开放肌肉具有较少的混合纤维和不同的分布，以及组成亚型的相对权重。在二腹肌前后腹、肌腱和颏舌肌中，MHC-I、MHC-胎儿和 MHC-心脏 -α 与颌闭合肌相比更加稀少，但存在更多的 MHC-II A。MHC-胎儿和 MHC-心脏 -α 亚型的存在可能反映发育因素，但功能上，混合亚型赋予中间收缩速度，从而为运动输出中提供更大的灵活性 [75]。

MHC 亚型的差异反映了对开颌与闭颌肌肉的不同运动需求。闭颌肌肉中慢速和混合纤维异构体的优势反映了肌肉收缩缓慢并且在咀嚼期间需要具有抵抗负荷的柔韧性。相比之下，开颌更具柔弹性，并且通常不会对负载起作用。甚至 MHC

亚型在不同肌肉区室中的相对分布反映了功能特化。咀嚼肌在咀嚼期间特别活跃，如前颞肌和深层咬肌具有比后颞肌和浅层咬肌更多的 MHC-I 纤维，其活性较低。各个咀嚼运动单元的横截面尺寸也赋予肌肉控制额外的自由度。来自三叉神经运动神经核的个体传出轴突支配目标肌肉的相对小的区域，大约 5%，而肢体和躯干的神经支配模式则要大得多 [75]。小横截面神经支配模式允许特定区域肌肉的差异控制。

开颌和闭颌肌肉在肌肉纺锤体上具有差异，因此反射功能不同。仅在闭颌肌肉中发现的肌肉纺锤体参与多种反射 [4, 5, 78]。下颌骨快速下降（即轻敲下颏）可以引起下颌骨抬高的 "下颌反射"（下颌开合）。这种反射，类似于膝关节的膝跳反射，由肌梭传入介导，响应颌闭合肌肉的快速伸展和单突触激发下颌闭合运动神经元。在咀嚼期间，这些肌梭传入可能起重要作用。当颌骨对食物团进行咬合时，对负荷的抵抗导致纺锤体中的梭内纤维比它们所嵌入的咬合外运动纤维短一些。由此产生的纺锤体传入增加了兴奋性的驱动，以更近的运动神经元，从而补偿负荷。这种反射动作被称为下颌闭合反射 [5]。

肌梭传入也可以介导保护性卸载反射。当颌骨意外地突破坚硬或质脆的食物时，快速向下运动差异性地缩短了外部纤维，与内部纤维相比，肌梭传入活动减少，从而在下颌闭合肌中产生 "静止期"，以针对牙齿的过度、潜在的破坏性力量。这些肌梭传入也可以通过间接的多突触通路在卸载反射期间，间接加强开颌度。除关闭下颌运动神经元的单突触兴奋性突触外，这些传入神经通过抑制性中间神经元可抑制下颌开放运动神经元（图 15-4）。因此，在咀嚼的闭颌阶段，如果从中心模式发生器同时激发开颌运动神经元，则在卸载期间缺乏肌梭传入输入可以使开颌失去作用，从而允许背景激发支配开颌运动神经元活动。因此，通过同时抑制咬合与增加闭合，可以减轻咬合力（图 15-4）。肌梭传入纤维的细胞体位于中脑三叉神经核的中央。对于下颌运动神经元的单突触投射有很好的表征，然而抑制性神经元对开颌运动神经元的位置更具推测性 [79]。

开颌肌群没有肌肉纺锤体，因此，在咀嚼的闭颌阶段，下颌开张肌相应的延长本身不会提供相反反射的传入信号。然而，位于 PDL，舌和口腔其他软组织中的机械感受器的刺激可以引发反射性颌骨开口，至少在许多非灵长类哺乳动物中是如此 [4, 5, 78]。颌骨开口反射至少是通过突触引起。三叉神经感觉复合体中的神经元，它可能涉及额外的中间神经元（图 15-5）。尽管反射可以通过无害刺激引发，但通常认为通过保护软组织起到保护作用（如舌体），防止潜在的破坏性咬合力。在人类中颌骨开口反射仍然存在疑问。尽管用实验动物产生足够的感觉刺激不能很容易地证

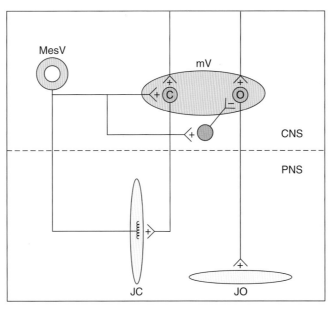

▲ 图 15-4　闭口反射电路

中脑神经元支配关闭下颌神经元的肌梭，单突触刺激关闭下颌运动神经元和中间神经元，抑制与开放下颌运动神经元的连接；C. 下颌关闭运动神经元；CNS. 中枢神经系统；JC. 关闭下颌肌；JO. 开放下颌肌；MeSv. 三叉神经中脑核；mV. 三叉神经运动核；O. 下颌开放运动神经元；PNS. 外周神经系统（引自 Orchardson R, Cadden SW: Mastication. In Linden RWA, ed: *The scientific basis of eating.* Basel, Switzerland, 1998, Karger.）

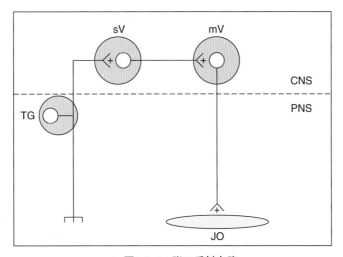

▲ 图 15-5　张口反射电路

口腔黏膜、肌肉和韧带中的伤害感受器和非伤害感受器传入终止于三叉神经感觉复合体中的神经元间，形成与开颌运动三叉神经元的突触异常通路；CNS. 中枢神经系统；JO. 开放下颌肌；mV. 三叉神经运动核；PNS. 外周神经系统；sV. 三叉神经感觉核；TG. 三叉神经节（引自 Orchardson R, Cadden SW: Mastication. In Linden RWA, ed: *The scientific basis of eating.* Basel, Switzerland, 1998, Karger.）

明这一点，但传递到上唇的强大电刺激会在人类的二腹肌前腹肌肉中产生肌电活动[79]。符合动物研究表明的多突触基质，它具有长潜伏期。

（二）舌肌和反射

舌由舌下神经支配的内在和外在肌群组成[80]。外在的舌肌包括主要的伸舌肌或颏舌肌，主要的舌体牵张肌或茎突舌肌和舌骨舌肌，以及腭舌肌。内在舌肌由垂直、横向、上下部纵向肌肉组成。伸舌期间，舌肌通常与舌侧肌有关[81, 82]。大多数舌侧运动涉及外在和内在肌肉。语言功能的流体静力学模型，其中舌被建模为封闭的袋子，假设在舌头伸出期间通过外在的颏舌骨肌和颏舌肌的收缩，舌头通过内在的垂直和水平内在肌肉的同时收缩而进一步延长[83]。同样，在收缩期间舌头的缩短通过纵向肌肉与外在的舌肌的收缩而增强。内在肌肉的不同组合的共激活可以使舌头卷曲或偏离。

不同 MHC 同种型的表达在不同的人类舌肌中不同[77, 84, 85]。前舌内肌具有大比例的 MHC-ⅡA 型快速纤维，与后舌相反，其中 MHC-Ⅰ（慢）和杂合 MHC 占优势。与其他舌骨上肌一样，颏舌骨肌具有大比例的 MHC-Ⅰ 纤维。与前舌活动相比，前舌中Ⅱ型（快）纤维的分布与快速、灵活运动中的作用一致。

虽然舌肌含有肌腱[69, 86, 87]，但尚不清楚舌下运动神经元是否有任何感觉传入的单突触输入[80]。相反，肌梭传入在颈神经和舌下神经中传播并终止于感觉三叉神经复合体或孤束核（NST）。舌下神经的电刺激不仅引起舌下运动神经元的突触反应，而且还引起面部[88]和三叉神经运动神经元的突触反应[89]。通过刺激几乎任何支配口腔的传入神经，也可以引起舌反射。根据刺激部位，产生舌头的前伸或后伸运动。Lowe 等[90]对舌反射临床意义的概述强调了保护作用，无论是咀嚼期间的舌头还是吞咽时的气道。

为了进一步解释舌反射的复杂性，研究发现，舌反射兴奋很少影响单一的舌肌，单个舌肌的收缩可以在多个平面上移动舌体[91]。例如，虽然舌的主要突出运动是通过电刺激舌神经产生的，但

舌下运动神经元也兴奋。电刺激舌咽神经，它支配舌后侧面的机械感受器，口咽也会引起舌运动。与舌神经相似，刺激舌咽神经可同时刺激舌前运动神经元和牵拉运动神经元，舌的运动主要是后伸运动。然而，通过电刺激同时激活舌咽神经传入纤维，可能掩盖了更为复杂的反射组织。Lowe 认为，刺激舌咽神经支配的舌感受器可引起舌的主要退缩运动，这与刺激舌咽神经支配的咽区所产生的舌突形成鲜明对比[69]。因此，舌和舌咽神经反射在咀嚼咬合期可以通过突出运动保护舌。

相反，支配喉部机械感受器的喉上神经的电刺激使突出的运动神经元去极化并产生舌头的突出动作。因此，由喉上神经和舌咽神经支配的口咽和喉部的机械感受器可以在具有突出的舌头运动的吞咽期间保持气道开放。舌反射也在呼吸中起保护作用。当正常呼吸被缺氧抑制时，正常的呼吸模式，即呼吸暂停，被喘息所取代[91, 92]。喘息与舌侧突出部和牵开器肌肉的共同激活相关，扩大上呼吸道[93-95]。

（三）颌舌反射

颌舌运动反射可以涉及多个运动系统。例如，电刺激咬肌或二腹肌前腹神经可以抑制颏舌肌的活动，这表明三叉神经的本体感受或伤害性信号抑制了伸舌[96]。相反，猫下颌骨的被动抑制可刺激颏舌肌，这表明舌突在开颌时可能会得到有效的帮助，而舌不受咬合力的支配[97]。进一步研究表明，咀嚼肌本体感受器影响舌下舌运动的活动来源于 Probst 道的实验性损伤。Ishiwata 等[98]研究显示，这种损伤破坏了中脑下行投射，抑制了被动颌骨开口所引起的舌下神经活动，但却使经皮口腔感觉神经刺激引起的舌下神经活动保持完整。人的颌舌反射也可能是由咀嚼肌本体感觉传入介导[99]。刺激舌下神经可抑制咬肌反射[89]。

（四）自动反射

除了躯体运动反射外，口腔刺激还会引起许多自主神经反应。味觉和机械刺激对咀嚼时唾液分泌量有很强的促进作用[100]。刺激 PDL 中的受体可能是反射性唾液分泌的来源之一。无论是兔

还是人，腮腺唾液分泌流量与下颌运动都有很高的相关性，尤其是在工作侧。人体选择性麻醉支配 PDL 的神经会显著减少牙齿咀嚼食物刺激所产生的唾液分泌量[101]。

刺激位置和刺激方式都会影响唾液的分泌[100, 102]。刺激舌前部对舌下腺和下颌下腺的唾液分泌最为有效，刺激舌后部对腮腺分泌更有效。厌恶性味觉刺激，例如，酸或苦味盐酸奎宁比用弱盐或蔗糖溶液刺激唾液分泌更有效。动物实验发现，甜味刺激腮腺分泌淀粉酶最有效[103]。

对口腔的机械和化学刺激也会促进消化酶的释放。这些头期反应包括胃酸、胰岛素、胰高血糖素和胰多肽的释放[104, 105]，也会增加胃动力和胆囊排空。虽然头期胰岛素释放（CPIR）是一种高度可变的反应，并不是所有个体都会发生，但在口服刺激后 2 min 内，胰岛素水平比基线平均高出 25%。这种释放由神经介导，并不是在没有完整的迷走神经的情况下发生[106]。动物实验发现，甜味刺激，特别是葡萄糖，触发最有效[107, 108]，但在人体中则不那么有效[105]。相反，"可口"刺激在一般情况下更有效。虽然 CPIR 仅占餐后胰岛素释放总量的 1%，但这一数量低估了 CPIR 在糖代谢中的潜在重要性。用胃内输注绕过 CPIR 的实验研究表明，CPIR 可导致高胰岛素血症和高血糖[109, 110]。

一种可能的机制是迷走神经介导的胰岛素释放作为肝脏受体信号，进一步调节糖代谢；也就是说，它是一个启动代谢事件的信号，而不是简单地转换葡萄糖[105]。其他头部相位反应占总膳食反应的比例更大。在人类中，头期胃酸分泌可达到总餐释放量的 50%，胃窦运动活动可达到餐时胃窦运动活动的 70%，胆囊排空可达到餐后总反应的 50%[104]。

虽然认知因素和其他感官刺激，如视觉和声音，可以引起头部相位反应，但口腔刺激通常最有效。味觉神经和三叉神经携带的口腔刺激信号影响位于迷走神经背核的节前副交感神经迷走神经神经元[111]。喉上神经支配的咽部感受器也可能影响消化功能。与胃内注入相同体积的液体相比，喝盐水后尿量增加[111]。

（五）咀嚼

口腔和口腔周围区域的感受器是调节食物和液体摄入的重要组成部分。一般来说，口腔中的感受器是专门用于摄食，它们在食物的感官评估，以及咀嚼和吞咽的感官控制中起着重要的作用。

口腔进食可分为一系列阶段（图 15-6）。不同阶段的摄入通过下颌、舌骨和舌中放置小金属标记来定义。这些标记可以用高速荧光图电影摄影技术来检测，该技术允许在整个摄取序列期间监测内部口腔装置的运动。在图 15-6 的第二层中，Hiiemae 和 Crompton[3] 将摄食划分为五个动态阶段。第一阶段将食物进入口腔（摄食）之后，口腔内运输和食物在磨牙之间的位置（第二阶段）进行咀嚼（第三阶段）。口腔内向舌背的运输（第

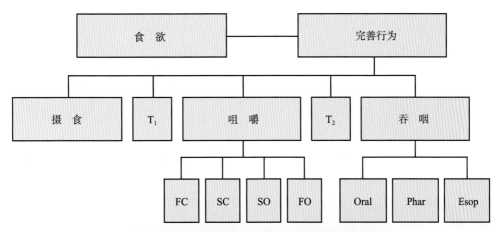

▲ 图 15-6 摄食顺序的不同阶段和子阶段的图式表示

Esop. 食管；FC. 快速闭合；FO. 快速开放；SC. 慢闭合；Phar. 咽；SO. 缓慢开放；T_1 和 T_2. 第一和第二口内转移

四阶段）启动吞咽（第五阶段）。每个阶段的摄食时间是可变的，具有高度的物种特异性，并取决于摄入食物种类。液体消耗不需要机械的咀嚼分解，因此只有三个阶段。在人类，饮酒使用相同的肌肉作为咀嚼，但面部、三叉神经和舌肌之间的耦合是不同的。口轮匝肌在人类饮酒和吸吮时收缩形成紧密的密封，但在咀嚼时放松。

咀嚼运动可以进一步细分。咀嚼过程中的运动测量表明，固体食物的有节奏咀嚼运动通常涉及不同的组分[113, 114]。以开放下颌骨开始咀嚼循环，然后减缓关闭。当牙齿与固体食物接触时，发生快速闭合到缓慢闭合的转换，这涉及来自PDL的感官反馈。对咀嚼开始阶段的更详细分析表明，咀嚼过程更复杂。在缓慢闭合阶段之后，当牙齿进行最大限度的代偿时，咀嚼循环继续，先是缓慢开放阶段，然后是快速开放阶段。

使用组合的儿科病理学和肌电图或视频荧光成像分析的喂养序列提供了人类摄入序列的修改图片[115, 116]。与食用天然食物相关的人类颌运动在节律性咀嚼期间没有显示打开和关闭速率的明显变化。因此，快速关闭、缓慢关闭和缓慢开放的阶段在动物研究中并不明显。尽管如此，摄入顺序可以分为三个阶段，从推注和运输到臼齿，咀嚼和"清除"（吞咽）开始。从咀嚼到吞咽完成的不同阶段并不明显，吞咽发生在咀嚼期间并且作为一个终末事件。

虽然咀嚼涉及颌骨、舌骨和舌的协同活动，但大多数咀嚼肌电图研究都集中在颌骨肌肉。咀嚼时的下颌开口与二腹肌前腹和翼外肌下头的活动有关[114, 117]。咀嚼的闭合阶段开始于咬肌的收缩，接着是颞肌、翼内肌和翼上肌的收缩，这些肌肉在缓慢闭合时被激活。食物通常是单方面咀嚼的。虽然咀嚼过程中三叉神经肌肉组织双侧激活，但同侧（工作）活动更早更活跃。

食物的黏稠度是影响咀嚼节奏的因素之一。一项关于食物硬度对咀嚼的影响的研究中发现[118]，大多数受试者咀嚼硬口香糖的速度略低于软口香糖。咀嚼频率降低与咀嚼的开放期和咬合期显著相关，而不是与闭合期有关，尽管咀嚼肌的肌电活动明显增强。年龄是影响咀嚼节律的另一个因素[119]。老年受试者咀嚼频率与年轻受试者相同（约1.4Hz），但节律结构不同。年龄较大的受试者开闭口的速度较慢，但是通过不打开他们的嘴来达到相同的整体咀嚼率。在被诊断为颞下颌疼痛患者的咀嚼的下颌张开和关闭阶段，也观察到咀嚼的运动不规则[120]。与健康人在咀嚼过程中所见的平滑、不间断的开闭变化不同，颞下颌疼痛患者经常在咀嚼闭合阶段开始重新张口，或在咀嚼开始时反复咀嚼。

实验研究表明，咀嚼节律为中枢编程，即外周刺激不是启动咀嚼节律的必要条件，也不是维持的活动肌肉的所需反馈[117]。在瘫痪实验动物的标本中，中枢刺激引起的假性咀嚼反应表明，无论是下颌张开反射的传入支还是下颌闭合反射的传入支，都不是产生咀嚼节律所必需的。因此，下颌张开反射的交替激活和下颌闭合反射的交替激活并不能解释咀嚼节律的起源。

然而，开颌和闭颌反射功能被束缚在有节奏的口腔行为中，在有节奏的开闭下颌过程中，这些反射的兴奋性随着颌骨位置的变化而变化[121]。一般来说，与固定下颌骨相比在有节律的咀嚼运动中，开颌反射减弱。特别地，当在节律性咀嚼运动期间应用时，低阈值机械刺激在产生颌开口反射方面不如高阈值刺激有效。因此，在咀嚼的咬合阶段，在存在针对牙齿或软组织的意外机械力的情况下可以启动保护性颌开口反射，但是与咀嚼相关的无害机械刺激不会中断咀嚼节律。

依靠电刺激诱导虚构下颌运动的横断面研究将中央模式发生器定位为咀嚼到网状结构的内侧核心。最近利用可逆性药理学技术对清醒、自由活动（喂食）的动物进行的研究表明，节律性舌/咀嚼运动的一种必要的底物是重叠大量前运动间神经群的侧网状结构[122, 123]。脑干网状结构的这一区域也是从下丘脑和运动皮质代谢综合底物下降投射的目标[67, 124]。

虽然开颌和闭颌过程中关节肌肉的节律性交替收缩所需的基本神经回路不需要感觉输入，但口内感觉受体对于调节咀嚼期间的咬合力是至关重要的。有效的进食需要减少食物的吞咽量。这需要确定食物的硬度和大小，以及正确地将食物定位在牙齿的咬合面之间。人类心理物理学研究表明，PDL 和 TMJ 中的受体都有助于进食过程中所需的齿间识别[2]。与全口义齿相关的 PDL 受体的丧失导致齿间识别受损，天然牙齿个体的牙列麻醉也是如此。颞下颌关节的受体也有助于口腔的尺寸辨别。当颞下颌关节麻醉时，牙齿间的辨别能力降低。

（六）口腔吞咽期

在咀嚼后，食物经口内运输到舌后，吞咽开始。吞咽的口腔阶段包括舌体向上移动到软腭以迫使食物推注到咽部[9, 10]。引发咽部吞咽阶段的刺激的确切性质尚不清楚。推注累积的体积和速率相互作用以触发实验动物的吞咽[125]。当舐食（口内运输）响应增加的刺激递送而增加时，每次吞咽的体积也增加。此外，推注的物理性质可以影响吞咽口腔阶段中涉及的个体肌肉的顺序和募集。在吞咽固体食物期间，与吞咽液相比，猴子的咬肌与舌骨上肌（二腹肌前腹、颏舌骨肌和下颌舌骨肌）结合[126]。同样，在人类自主吞咽时，舌骨上肌和颏舌肌的激活顺序也有个体变化[127]。

总之，推注从舌后背面到咽部的整体运动表征吞咽的口腔阶段。口腔吞咽期间各个肌肉的精确运动序列可以根据推注的个体和感觉特征而变化。推注与口咽中的感觉受体的接触引发咽部肌肉组织的蠕动收缩。

就像咀嚼一样，吞咽可以在没有周围（肌肉）反馈的情况下，通过电刺激中枢结构来诱发，因此被认为是由中央模式产生器控制[9, 10]。吞咽的中枢模式发生器的位置涉及 NST 的尾部区域和邻近于疑核的延髓网状结构。通过下行通路到达这些延髓区的皮质通路介导自发吞咽。

吞咽优先于呼吸和咀嚼，导致呼吸和咀嚼的节奏短暂中断。与吞咽相关的呼吸暂停在个体间具有很大差异，在一项研究中其范围为 $0.61 \sim 3.83\mathrm{s}$[128]。对于某些人，呼吸暂停期随着吞咽体积增加而增加；对于其他人，这个时间会减少。自然吞咽倾向于与较短的呼吸暂停期相关[129]。在整个呼吸过程中不会随机出现吞咽。相反，大多数吞咽发生在呼气初期或吸气后期，随

后重新调整呼吸节律（即对吞咽引起的呼吸暂停的吞咽后节律没有任何改变）[129]。来自口咽的感觉信息可以通过 NST 到达中央模式发生器进行呼吸，以调节呼吸节律对吞咽大小的适应性[128]。或者口咽传入可能影响中央吞咽基质改变呼吸作用[129]。也就是说，呼吸和吞咽的中央模式发生器之间可能存在相互作用[130]。

尽管吞咽会影响动物的咀嚼和舐舔节律，但它对人类咀嚼的影响很小[131, 132]。吞咽最常发生在咀嚼的早期颌骨开放阶段，并且显著延长了咀嚼周期。在啮齿动物中，与吞咽相关的长舐周期等于舌头突出和牵拉肌收缩的持续时间增加；也就是说，增加的周期持续时间用于容纳舌头吞咽的参与[82]。除了吞咽和咀嚼之间的相互作用外，呼吸和咀嚼之间也会发生相互作用。一般来说，咀嚼会增加呼吸频率，同时减少吸气和呼气时间[132]。除了咀嚼呼吸的可能代谢需求外（体力活动），咀嚼可以通过更紧密地将舌头与上腭相配而增加上呼吸道阻力。在人类中，有一个很小但很明显的趋势，在咀嚼颌骨张开时会出现吸气[131]。

三、专业的感官系统：味觉

（一）味觉敏感性

与一般的化学感觉器不同，当刺激作用于味觉感受器细胞时，相对较低浓度的化学刺激会引起味觉。大多数研究者一致认为，味觉在口内离散分布。最常见、最容易辨认的是甜味、咸味、酸味和苦味。有些人认为有第 5 种味道鲜味，与味精（谷氨酸钠）的味道有关[133]。进食时的味道比纯味更具有多样性，这是味觉与食物的气味和质地相互作用的结果。味觉和味道之间的混淆在味觉和嗅觉诊所中有很好的记录。关于化学感觉障碍的自我报告非常不可靠；在测试中，许多报告失去味觉的人经常被发现嗅觉功能受损，味觉敏感度没有丧失[134]。

除了有 4 种不同口味的感官质量维度之外，味觉刺激还可以被归类为享乐维度，刺激可以分为偏好刺激和厌恶刺激。味觉的享乐主义属性是由浓度决定，它跨越了甜、酸、咸、苦的不同亚形态。低浓度和中浓度的盐是首选，但高浓度盐

使人厌恶。尽管与味觉刺激相关的享乐主义价值观有很强的遗传性，但口味偏好显然可以通过经验改变[135]。新生儿对苦味有强烈的厌恶，但成年人却学会享受咖啡、酒精和其他苦味物质。味觉的享乐主义属性也受代谢状态的影响。

（二）味觉结构

人口腔中大约 7900 个味觉受体，可由其口内位置、大体形态和神经支配分为不同亚群[136]。味觉亚群对化学刺激的敏感性不同。然而，每个亚群内的味蕾结构的整体形态相似。每个味蕾包含 50～150 个排列在纺锤状簇中的神经上皮细胞。味蕾中的一些细胞将微绒毛延伸到芽的顶端表面上的非角化"孔"区域。没有微绒毛的味蕾细胞发生在芽的外围，称为边缘细胞，在味蕾的基部，称为基底细胞[137]。受体细胞死亡并在 10～14d 内被新受体细胞取代[138]。边缘细胞和基底细胞可能构成替代细胞，但味蕾中替代受体细胞的谱系仍存在争议。因为味觉细胞经历连续分化，所以辐射或其他物质破坏细胞分裂会损伤味觉。

面神经的腱索分支在舌体前部约有 400 个菌状乳头，每个乳头有 2～5 个味蕾[139]。舌尖的菌状乳头密度最大，舌背和舌背外侧缘逐渐减少。舌体沿中线没有发现菌状乳头。舌体后部的味蕾受舌咽神经支配，它们位于沿着沟壁分布的紧密堆积的簇中，或成簇状紧贴在 7～10 个轮廓乳头或位于舌后边缘的叶状乳突的内褶皱中。舌头后部的侧边缘。周缘乳头中的 2400 个味蕾和叶状乳头中的 1300 个味蕾构成人口腔中最大的百分比。位于咽部和喉部的第三大味觉受体亚群在人类中约有 2400 个。这些味蕾与不同的乳头无关；然而，芽形态与舌头上的形态相似。咽喉的味蕾受到舌咽神经的支配，迷走神经的上喉神经分支支配喉部的味蕾。在软腭上发现较小的味蕾亚群（人类约 400）。这些味觉受体也与不同的乳头无关，受到面神经较大的浅表岩性神经分支的支配。在啮齿动物中，在颊壁和舌下器官上也发现了少量的味蕾，但人类尚未发现此类味蕾[140]。

外周神经支配味蕾的特定模式以舌前部的菌状乳头为特征。鼓索神经中的一个纤维突触分布在一个味蕾中的多个受体细胞上，以及相邻味蕾中的受体细胞上[141]。同样，每个受体细胞都受不止一个鼓索神经的支配。因此，鼓索的每根纤维都接收来自多个受体细胞的输入，并且每根芽都由一根以上的纤维支配。这种融合模式，相邻味蕾上的多个受体细胞整合到一个传入纤维，为相邻味蕾之间的空间相互作用提供了解剖基础。通过用味觉连续刺激多个相邻的味觉乳头，可以使人类达到较低的感觉阈值[142]。

（三）味觉刺激生理学

在味觉系统的神经生理学研究中，单个的神经元对各种化学刺激都很敏感。感受器细胞、传入神经纤维和中枢神经元经常对不同的化学刺激做出反应，这些化学刺激在人身上引起了不同的感觉。味觉编码的核心问题是确定如何广泛反映神经元编码的独特的感觉，如甜、咸、酸和苦。最近的工作集中在将味觉神经元组织在感觉通路的不同水平上，进入神经元类型[102]。虽然许多神经元对不同的品尝刺激有多重的敏感性，但这些敏感性不是随机的。神经元不是专门针对单一的刺激而调整的，但通常对代表 4 种基本味觉品质的一种刺激反应最好。质量的表示（编码）被认为是通过比较这类神经元的活动来实现的[143]。

（四）味觉转导

在过去的 20 年中，特别是在 21 世纪初以来，发现了味觉刺激中固有的化学能转化为味觉感受细胞变化的过程。这些关于味觉转导的研究一直是最近几篇综述的主题[14, 144-147]。直到 20 世纪 80 年代中期，关于味觉转导的假设围绕着味觉刺激与膜结合受体的不明确的相互作用。过去几年的分子生物学研究揭示了受体的染色体位置和特定基因序列，这些受体转导有关碳水化合物、人造甜味剂、氨基酸，以及人类称为"苦味"的各种化学物质的信息。所有这些受体可归类为 G 蛋白偶联受体。关于这 7 种跨膜片段跨越蛋白的发现进展迅速，虽然它们在某些方面与先前的观点相符，但仍然存在争议。在分子生物学研究转化该领域之前，经典的生理学技术揭示了一种重要的离子刺激——钠，其部分通过刺激细胞跨膜转运进入细胞，可直接导致去极化[148]。

这种机制与普遍认为的刺激——膜相互作用，以及受体细胞对其配体的假定的不可渗透性相矛盾[149]。然而，基于阿米洛利舌下应用于从啮齿动物（大鼠、沙鼠，以及其他老鼠）到灵长类动物（恒河猴、黑猩猩）的各种物种中，抑制了周围神经对钠盐的反应，因此，对钠盐的味觉反应的很大一部分是由于钠离子通过味觉受体细胞的顶端微绒毛上阿米洛利敏感的钠通道进入。这些钠通道，即上皮钠通道（ENaC），类似于在许多钠转运上皮细胞如肾、肺和结肠中发现的那些[14, 150]。在啮齿动物中，通过 ENaC 的味觉钠转导反映在初级传入神经元的特定亚群的细胞中，这些细胞对钠盐有相对特异的反应，与之相对的是对非钠和酸有更广泛敏感性的细胞[151]。

在大鼠中，已经证明阿米洛利敏感的钠通道对于区分钠和其他盐是必需的[152-154]，但在人类中，这种转导机制的重要性并不明显。尽管阿米洛利降低了 NaCl 的总强度[155]，但当受试者被要求将 NaCl 的强度等级归因于特定品质时，强度的主要降低本身不是"咸味"味道，而是更弱的"酸味"这种刺激引起的味道[156, 157]。因此，尽管 ENaC 几乎肯定存在于人体中，但在检测离子刺激方面可能比在啮齿动物中具有更普遍的功能。实际上，尽管通过阿米洛利敏感通道的钠转导在系统发育上是广泛存在的，但除了人类之外，还存在其他值得注意的例外，例如这种机制在某些小鼠品系似乎表现出不太重要或在狗中表现出不那么特定[99]。

此外，尽管通过阿米洛利敏感性通道的转导起重要作用，但并非所有的钠反应，即使在啮齿动物中，也依赖于这种机制。在用阿米洛利阻断后，仍有部分对 NaCl 存在显著反应，因此不同的转导机制必须介导残留的阿米洛利不敏感反应。但是，这些机制尚不清楚。目前已经提出了与其他位于顶端的阳离子通道的相互作用，以及通过味蕾的紧密连接传递以与基底外侧离子通道相互作用。重要的是，阿米洛利不敏感的钠转导机制并不像通过 ENaC 转导那样对钠离子具有特异性，因此这也解释了对非钠盐的反应性，如铵和氯化钾[14]。

对人类产生酸味的刺激类别即有机酸和无机酸的转导尚不如阿米洛利敏感的钠机制一样清晰。许多通道显示出对酸的反应性或调节性，并且怀疑它们在味觉组织中具有一些功能；包括 ENaC/退化蛋白超家族成员，酸敏感通道，哺乳动物退化蛋白 -1 通道，以及可通过环核苷酸（HCN_1 和 HCN_4）门控的一组超极化激活通道[14]。但是，这些通道使味觉系统中酸刺激的转导尚不清楚。然而，最近出现了关于酸转导的"近似"刺激的有趣假设。已经提出，味觉细胞对酸的反应是由酸刺激进入受体细胞直接引起的细胞内 pH 变化的结果。用酸刺激后细胞内 pH 的测量显示细胞内 pH 的变化，其跟踪给定酸的浓度。这些变化很小，可以使细胞保持在生理 pH 值，但它们非常可靠，并解释了酸的感知特征的复杂方面。低 pH 值显然是酸性刺激物具有的共同的化学特征，对于给定的酸，酸度是浓度的正函数，因此是 pH 值。然而长期以来一直困扰的是在不同酸中，酸味与 pH 值不相关。相反，在给定的 pH 值下，有机酸的酸味更浓。然而，细胞内测量似乎解决了这个难题：酸味，为此鼓索反应的大小与不同酸引起的细胞 pH 值下降直接相关。在无机酸的情况下，氢离子通过离子通道进入细胞，但有机酸作为中性分子进入细胞。通过扩散跨过脂质双层，然后通过细胞内机制分解[158, 159]。

与简单的离子刺激和酸相反，碳水化合物、氨基酸和苦味化学物质的转导通过刺激与不同类别的 G 蛋白偶联受体的相互作用而发生。与引起苦味的各种化学物质并行，它们包括氨基酸和多肽；黄酮和萜烯；甲基黄嘌呤，如咖啡因；磺胺类，包括糖精；脲和硫脲，即苯硫脲（PTC）和丙硫氧嘧啶（PROP）；有机和无机盐的转录[13, 160]。苦味刺激的转导涉及大家族受体（T_2R）的相互作用[161, 162]。这些受体的鉴定得益于人类基因组测序和人类遗传连锁研究的局部变异。对于特定苦味物质到染色体 5[163] 中的基因座筛选了通过连锁研究鉴定的区域，这导致鉴定了一个候选基因家族，在 5 号染色体和 7 号和 12 号染色体中排列成组。编码新型 G 蛋白偶联受体。在啮齿动物中鉴定出同源基因。另外的研究表明，这些基因与犁鼻器中发现的化学感应 G 蛋白偶联受体和神经递质谷氨酸的代谢型受体有很大的相似之处。此外，各种 T₂R 基因彼此共定位并与特定的 G 蛋白共定位[161]，这有助于啮齿动物感知苦味刺激的能力[164]。在一个 T₂R 中识别自然发生的变异与不同小鼠品系尝试苦味刺激环己酰亚胺的能力相关的家庭成员，以及赋予苦味反应性的异源表达实验，提供了这些基因编码苦味受体的强有力证据[162]。基因家族的庞大，基因的共定位，以及异源表达时反应性的特异性促使人们对苦味质量的外周神经编码提出了假设，即人类认为苦味刺激同样被大量不同的苦味受体检测到。每个都专门调整特定物质，但激活同一组受体细胞。然而，在这项提议之后，一项使用钙成像的生理学研究表明，许多个体味觉受体细胞对特定的苦味刺激表现出高度的特异性，这表明这个简单的假设可能不够充分[165]。

一组名为 T₁R 的 G 蛋白偶联受体能检测到甜味刺激和 L– 氨基酸，尽管参与的受体较少。单个受体也能检测到天然甜碳水化合物（即单糖和二糖）和人工甜味剂，T₁R₂ 和 T₁R₃[166] 亚基的 G 蛋白偶联二聚体。有趣的是，氨基酸感觉的一种机制涉及这些相同的亚基之一 T₁R₃ 和另一个不同的亚基 T₁R₁[167]。另外一种氨基酸味觉受体是代谢型谷氨酸受体的一个变体[168, 169]。所有这些受体已被证明特异性定位于味蕾并对异源表达系统中的适当配体做出反应，这提供了它们的味觉功能的有力证据。

这些关于味觉转导的分子基础的发现都令人兴奋，但是氨基酸刺激受体的定义对于理解哺乳动物的味觉功能有着特殊的意义。虽然人们普遍认为，咸、酸、甜和苦的感觉代表着独特的、基本的味觉品质，但氨基酸的味道却更加不确定。有人提出，某些氨基酸，即谷氨酸，特别是与核苷酸化合物如肌苷酸（IMP）的结合，会引起一种独特的味觉[133]，而另一些人则认为氨基酸的味道是一种复杂的混合物。这些刺激受体的发现重新引起了人们对这场辩论的兴趣，并导致人们更广泛地接受第 5 种基本味觉[86, 167, 170]。然而，应该指出，尽管特定的受体可能检测到这种刺激，但这并不能保证它们在更高层次的味觉系统中或作

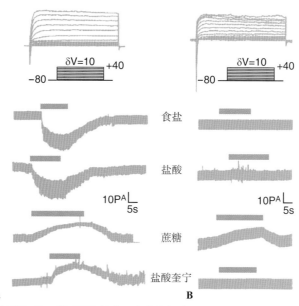

▲ 图 15-7 2 种味觉细胞的膜片钳记录 4 种不同的刺激；右边的细胞（B）只对一个刺激反应，而左边的细胞（A）对所有 4 种刺激都有反应；图 15-8 所示的分子数据不能预测单个细胞内对蔗糖（甜味）和盐酸奎宁（QHCl，苦味）的反应共存

引自 Gilbertson TA, Boughter JD Jr, Zhang H, Smith DV: Distribution of gustatory sensitivities in rat taste cells: whole-cell responses to apical chemical stimulation. J *Neurosci* 2001; 21: 4931–4941.

为一种知觉性质的独立地位。这个问题将在稍后的"中枢味觉通路与功能"中讨论。

尽管 T_1、T_2 和代谢型谷氨酸受体涵盖了广泛的味觉反应，但其他刺激苦味、甜味和氨基酸的受体尚未被发现。事实上，也有人提出了其他机制来促进苦味的转导。例如，奎宁可以直接阻断味觉感受器细胞中的 K 通道[171]。此外，最近的分子研究结果与大量生理研究之间的差异，使我们清楚地看到，关于外周味觉加工的一些诱人的简单假设显然不够充分。前面提到了有关苦味加工的问题。此外，原位杂交研究表明 T_1 和 T_2 受体不在单个受体细胞内共定位（图 15-7）。这些分子研究结果表明，在味觉系统中，甜味、苦味和氨基酸刺激的"标记线"完全分开[166]。相比之下，利用细胞内[172]和膜片钳记录[173]或 Ca^{2+}[165] 对味觉感受器细胞进行的生理学研究都表明，尽管单个味蕾细胞对味觉品质的反应并不相同，但它们至少表现出某种程度的"调整"；换句话说，它们对单一质量的反应不止是一种质量（图 15-8）。分子生物学和生理学研究之间不一致的原因尚不清楚，但这两种类型的研究给出了味觉系统中大多数外围元素对味觉质量编码的不同图片。

味蕾细胞数据解释复杂化的部分原因是，人们对味蕾细胞内部的处理了解甚少。除了明显要求这些细胞必须表现出某种程度的差异反应外，它们在其他几个特性上也不同。重要的是，只有一小部分感受器细胞在初级传入神经上有经典的突触[137]。由于味蕾中的细胞和其他上皮细胞一样，处于不断的更替状态，因此人们认为有突触的少数细胞仅仅反映了芽中的少数成熟细胞，也就是说，没有突触的细胞正在分化过程中，因此既不能对味觉评价做出反应，也不能集中传递信息。然而，这个简单的解释似乎不正确。表达味觉素的细胞中，没有一个细胞具有经典的突触结构[174]。因此，来自含味觉素的苦味反应细胞的信息到达初级传入神经元的机制尚不明确。这些感受器细胞可能通过非经典突触直接与初级传入神经元相连，或者它们可能首先向味蕾中的其他细胞发送信息，而后者又与初级传入神经元形成突触。最近观察到味觉芽细胞含有多种神经递质和肽类物质并对其做出反应，增强了芽内通讯的可能性[175, 176]。最近的分子研究表明[177]，与受体结合后，苦、甜和氨基酸转导的下游信号事件都需要打开特定类型的离子通道，即瞬时型感受器电位（TRP）通道。TRP 阳离子通道 5 亚基因被敲除的动物，没有证据表明它们对甜味、苦味或氨基酸刺激有反应，无论是来自初级传入神经的记录还是对这些刺激的行为反应[177]。这些结果令人

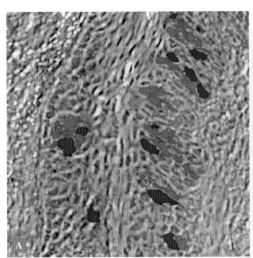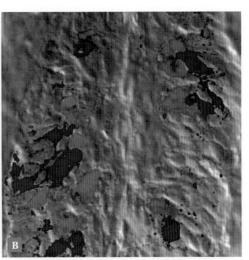

▲ 图 15-8　环戊酸（A）和叶酸（B）乳头中味觉受体细胞原位标记的显微照片

红色标记表示用探针 T_2R 类受体检测染色，它能刺激产生苦味刺激；绿色表示用 T_1R 类染色，它能传递甜味或氨基酸刺激，这些类受体在单个细胞内缺乏重叠；这些数据与生理数据有些冲突，如图 15-7 所示（引自 Nelson G, Hoon MA, Chandrashekar J, et al: Mammalian sweet taste receptors. *Cell* 2001;106:381-390.）

惊讶，因为许多其他的研究表明随之发生的信号事件更加不均匀[14]，仅提供有限的证据证明 TRP 介导的电流对味觉感受器细胞的味觉刺激反应[178]。将味觉编码的逻辑置于受体细胞的水平上，显然需要更好地理解味蕾初级传入神经回路中生理和分子工作与综合加工的本质差异的原因。

（五）外周敏感性

1. 区域差异

无论围绕实验动物中个体受体细胞的反应特异性的争议如何，值得注意的是单个人类菌状乳头在味道品质上被广泛调整。人类单个菌状乳头平均只有 4 个味蕾[142, 179]。因此，虽然在给定的乳头中肯定存在多于一个受体细胞，但同时，味蕾数量非常有限。最初观察到单个菌状乳头对单一味道敏感，这是因为刺激浓度太低[180]。味觉系统与其他感觉系统一样，在刺激区域和阈值浓度之间存在权衡。给定味觉刺激的阈值要求逐渐变小的区域逐渐增加浓度。在一项研究中，当用足够高的浓度刺激单个乳头时，大多数菌状乳头介导了多种味觉。所测试的菌状乳头中有 66% 引起了 4 种标准味道中至少 3 种的识别[177]。其他研究者也获得了类似的结果[181, 182]。

味觉受体在摄取、咀嚼和运输到口腔后部吞咽时对食物或液体进行取样。在摄取序列的关键时刻，受体密度最高，见图 15-6。当食物进入口腔时，舌尖处的味觉受体立即接触，并且最佳定位以确定是否继续或中止食物摄取。当咀嚼食物在臼齿之间被研磨时，在咀嚼期间可能刺激舌背部和侧面及腭部的另一个群体。除了位置的差异之外，各种味觉受体亚群对化学刺激的不同敏感性表明对味觉功能的不同贡献。但是，需要牢记敏感性差异是相对的，并不总是以简单的方式与功能的变化相关。

许多动物的鼓索神经对各种盐高度敏感，如 NaCl；这种敏感性与人类的心理物理研究一致。这些研究表明，舌尖及侧缘对 NaCl 的阈值较低[183]。大鼠实验研究表明，许多单独的鼓索纤维对 NaCl 和盐酸都很敏感，但是他们还表明，一部分外周神经纤维仅对钠盐有反应[151]。当钠通道阻断药阿米洛利应用于舌表面时，只有钠特异性纤维对 NaCl 失去了反应。在阿米洛利存在下，对盐和盐酸均敏感的鼓索纤维保持对 NaCl 刺激的敏感性，这意味着钠特异性神经元在编码 NaCl 的盐质时特别重要。此外，在大鼠鼓索神经节段切断后，对 NaCl 的识别能力下降，这进一步表明这种神经在钠的识别中起着特殊的作用[184]。

许多哺乳动物，包括人类，对舌体上的糖和其他甜味化合物有很高的敏感性。作为味觉研究中的一个常见课题，大鼠似乎是一个例外，因为它的舌体对甜味刺激敏感度很低。然而，即使在这种情况下，舌尖对甜味刺激的反应也是明显的，特别是位于前舌的位置硬腭上的鼻切牙导管[185]。面神经较大的浅岩支支配鼻切牙管和软腭感受器。事实上，软腭对甜味的反应也很强[186, 187]。另一种啮齿动物仓鼠，对应用于腭和舌头的甜味刺激也表现出了相对较强的反应能力，但仓鼠舌对甜味刺激也有很好的反应[188]。其他哺乳动物，包括人类，是否对甜味刺激的反应较好，这是一个悬而未决的问题。然而，在人类中，味蕾只存在于在软腭[189]上，而不是硬腭上。例如大鼠[190]、绵羊[191]、沙鼠[192]、小鼠[193]和猴[194]等不同物种舌根上的味觉受体对厌恶性，尤其是苦味刺激的反应，相对于口腔前部的受体而言更为敏感。用苦味剂刺激味觉感受器会产生强烈的排斥反应[195-197]。与这种差异敏感性相一致，切断大鼠舌咽神经对盐酸奎宁的排斥反应比切断脊髓鼓室神经更能减弱排斥反应[198, 199]。但令人惊讶的是，鼓索神经的某一段实际上对奎宁鉴别有更大的影响[200]。这些损伤和其他考虑的结果使我们认为，无论质量如何，前口腔对味觉鉴别本身都更为重要，而后口腔在提供味觉引导反射方面更为重要[190, 200]。

喉上神经的特殊功能尤其明显。迷走神经喉上支的化学反应纤维与面神经和舌咽神经的敏感性差别很大。一般来说，喉上神经纤维对 NaCl 和蔗糖不敏感，但对氯化钾、氯化铵、酸和有趣的水刺激有很好的反应[201, 202]。实际上，喉上神经中的个别神经纤维，如鼓索神经和舌咽神经中的纤维并不能根据其最佳的敏感性分组，而是组成一个单一的、反应广泛的组[203]。喉部和会厌的喉上神经支配味蕾的位置表明这些受体的保护反射作用，而不是对味觉质量感知的贡献。喉上神经是一种阈值特别低的神经，用于引发可以保护气道的吞咽[204]。

除了动物的这些神经生理学研究外，人类心理物理学研究表明，对不同的味觉刺激的识别阈值存在明显的区域差异[183]。舌体具有最低的咸味和甜味刺激阈值，应作用于叶状乳头时，酸刺激的阈值最低。尽管舌体也具有最低的苦味刺激阈值，例如奎宁，但是周围乳头的刺激产生比通过刺激舌尖所获得的更强的强度。奎宁单盐酸盐的心理物理缩放结果与经常观察到口腔后部的苦味感觉更强烈一致。除了对舌侧缘的酸刺激的高度敏感性之外，舌上化学刺激的阈值的梯度遵循机械刺激的阈值的梯度，其中舌体是最敏感的。

尽管在阈值和浓度反应功能上存在区域性差异，但从味蕾存在的每个口腔区域都可以得到甜味、酸味、咸味和苦味的感觉。此外，单个味觉神经的缺失对于个体来说可能并不明显，而且往往只能通过特定的心理物理过程才能确定[205]。一般而言，实验动物不同味觉神经之间的高度专业化程度在人类中并不明显。中耳手术造成的鼓膜损伤破坏了舌尖的味觉敏感性[206, 207]，但没有关于食盐摄入中断的报道。然而，在第三磨牙手术后，这种手术有可能破坏鼓索神经，患者在手术后错误地识别了NaCl的味道[208]。还值得注意的是，与对照组相比，喉切除患者报道口渴的频率较低，而且较难定位口渴，提示喉上神经可能起作用[209]。虽然单一味觉神经损伤后出现的缺失既不深刻，也不令人印象深刻，但由于其性质有限，这些数据需要谨慎地加以解释。因此，仅对鼓索损伤后的味觉反应进行了很少的研究，也没有关于舌咽部损伤的味觉后果的研究报告。此外，知觉测试是有限的，可能没有发现微妙但显著的影响味觉识别。尽管如此，人类口腔内味觉敏感性的区域变化可能只是一种残留的反射组织形式，它被口腔内更广泛的味觉敏感性分布所取代，并被对摄食的随意神经控制的增加所取代。

2. 个体差异

虽然在个人的味觉敏感性方面存在明显的区域差异，但人类味觉感知的一个同样显著的特征是人与人之间的巨大差异。研究表明，蔗糖和NaCl的检测阈值在很大的年龄范围内都有100倍的变化[210]。研究时间最长，也许是最清楚的个体差异的例子是对化学相关化合物PROP和PTC的阈值和反应性的变化。几十年前，一位合成PTC的化学家偶然发现，一些人发现这种物质的浓度相对较低，苦味很重，而另一些人则发现这种物质几乎无味[211]。遗传学研究发现，这种变异具有遗传性，但在遗传模式上仍存在分歧[212]。虽然PTC和PROP的阈值分布呈双峰分布，但在中等范围内存在连续的敏感性，这表明PTC/PROP敏感性不是以简单的孟德尔遗传定律为主传播的。在最近的一项研究中，Reed等[163, 212]发现了与5号染色体有很强的连锁关系，并提出了在7号染色体上的一个连锁，该位点是分子研究发现的苦刺激的G蛋白偶联受体。因此，推测PROP敏感性是由于对PROP及相关化合物反应强烈的部分显性苦受体遗传表型变异的结果。然而，在一些研究中，对道具反应高或低的个体表现出与其他刺激相似的差异，包括其他苦味的[213, 214]和甜味的[214]化合物，以及对非味觉刺激（辣椒素）的反应不同，这会产生一种烧灼感[214]。因此，道具敏感性的一些变异性似乎反映了口腔感觉敏感度的更普遍的变化。

实际上，已经在对PROP具有高、中和低敏感性的人群中鉴定出菌状乳头和毛孔数量的差异。高敏感具有最多的菌状乳头和最高的敏感性，低敏感具有最少的菌状乳头和最低的敏感性，并且中等品尝者介于两种测量之间[215]。其他研究已经证明乳头数与对味觉刺激（包括蔗糖、NaCl和PROP）的敏感性之间的相似关系[179]。然而，无论是PROP还是其他化合物，菌状乳头数和味觉敏感性之间的关系都表现出高度的变异性，因此分配到不同组的个体经常在其解剖学特征上重叠[179, 213, 215]。因此，导致味觉敏感性个体差异的因素无疑是多方面的，不仅包括多种遗传因素，有些还未被发现，还包括环境因素，如中耳炎引起的神经损伤[216]，以及味觉敏感性随年龄的增长而下降[217, 218]。

许多研究表明，口腔味觉敏感性的变化有可能影响健康。因此，虽然尚未达成普遍一致意见，但有几项研究报道发现，敏感性高的人对某些蔬菜的偏好较少[13]，这似乎影响他们对特定食物的摄入[219]。初步研究表明，这些偏好可能影响胃肠健康。最近的一篇摘要[220]报道了结肠息肉与PROP品尝状态之间的正相关关系。口腔健康与PROP状态之间的关系也被认为是有关系的，因为对PROP敏感的人有较少的龋齿[221-223]。据推测，这是由于对甜味和苦味物质更敏感，所以高度敏感的人可以消耗较少的糖来获得同样的满足感。然而，鉴于对刺激物和一般味觉敏感性之间的积极关系缺乏一致意见，以及缺乏关于这些人饮食习惯的任何直接证据，需要做更多的工作来证实这些说法并了解其依据。

（六）中枢味觉通路与功能

面部、舌咽和迷走神经中的传入味觉纤维在髓质的 NST 突触，具有尾端到尾部组织[244, 225]。灵长类动物中，味觉信息直接投射到位于口腔体感表现的内侧味觉丘脑[226]。从丘脑发出的味觉信息投射到皮质的岛状丘脑和杏仁核[227]，包括原始的味觉皮质，然后到位于眶侧皮质前端的前方的二级味觉皮质区[228]。次级味觉皮质向腹侧前脑的几个区域投射，包括低位丘脑和杏仁核。人体正

电子发射断层扫描和功能性磁共振成像研究表明，类似于非人灵长类动物解剖学和生理学研究所证实的那些皮质区域很可能也包括人类的主要和次要味觉皮质区（图 15-9）[229]。

啮齿动物的味觉路径组织有所不同。来自 NST 的味觉信息到达了类似的丘脑中胚层中心，但是仅在脑桥的臂旁核中有一个额外的突触[230, 231]。为啮齿动物的主要味觉皮质的区域也是岛状皮质[232, 233]，但次级味觉皮质区尚未确定。相反，通过来自臂旁核的投射，味觉信息更直接地到达啮齿动物的边缘区域[234]。然而，无论物种和信息采取的路线如何，已经假设丘脑皮质通路可以专门用于感知 / 辨别味觉功能；边缘投射可能更多地涉及味觉的享乐 / 动机属性[235]。然而，局部脑干味觉通路具有调节基本味觉辨别功能的能力。去大脑动物[236]和无脑畸形儿[196]依旧可区别于厌恶的味觉刺激。

味觉通路与控制自主神经系统功能的中枢通路密切相关。这种接近为味觉和自主神经传入信息之间的相互作用提供了基础[237]，边缘结构与味觉途径中的细胞核之间的众多联系也是如此[143]。在啮齿动物中，一项早期研究证明了味觉反应神经元的发射模式的变化。NST 响应肠道扩张，表明自主神经系统和味觉系统之间的相互作用[238]。最近的研究将这些发现延伸到了臂旁核[239]。事实上，肠道膨胀不仅会影响臂旁神经质，而且另一

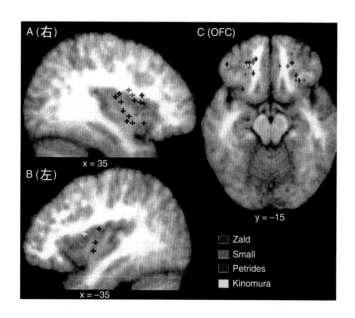

◀ 图 15-9　在矢状位（**A** 和 **B**）和水平位（**C**）平面上的人磁共振图像表示原味觉皮质（**A** 和 **B**）和次级味觉前额（**C**）皮质的位置

不同颜色的符号表示来自不同实验室的数据；OFC. 眶额（引自 Small DM, Zald DH, Jones Gotman M, et al: Human cortical gustatory areas: a review of functional neuro imaging data. *Neuroreport* 1999; 10: 7-14.）

种模仿饱腹感，十二指肠内脂质输注的操作也会影响味觉敏感性[240]。具体而言，脂质输注会抑制味觉反应，而且这主要发生在通常喜欢的味觉反应上。因此，脂质输注最显著地抑制了优先响应 NaCl 的神经元中的反应，尤其是对蔗糖有反应的那些。这与对氯化氢（HCl）和盐酸奎宁（QHCl）引起的反应缺乏影响形成对比，这是动物通常不会自愿摄取的刺激[240]。胃和十二指肠刺激的这些作用暗示了一种简单的减少摄入量机制，即当动物饱时，对偏好的味觉刺激（通常驱动摄食）做出反应的神经元减少了对摄食回路的输入。

其他影响摄食的身体状态的变化也被证明对啮齿类动物味觉加工的早期阶段有影响。钠缺乏和条件性味觉厌恶在 NST 中都有刺激特异性效应[241-243]。事实上，不同水平的钠甚至会影响周围神经的反应[244, 245]。然而，钠相关性食欲或条件性味觉厌恶引起的这些神经变化的性质可能相当复杂，综合起来，它们与行为变化并不直接相关[243]。在啮齿动物味觉加工的早期阶段观察到的这些调制似乎只发生在灵长类动物加工的较高阶段，尽管这只是在诱导了一种满足状态之后才被评估的。清醒动物的 NST 记录显示，当猴子被喂食到饱腹感时，味觉反应并没有改变[246]。事实上，在主要的岛状皮质中，味觉反应同样稳定，无论动物是饿还是饱[247]。然而，在次级眶额味觉皮质[248]，以及下丘脑[249]和杏仁核[250]，味觉反应在喂食过程中逐渐减少。灵长类现象的一个特别有趣方面是，对味觉反应的影响显示出所谓的感官特定的饱腹感。也就是说，即使在偏好刺激的范围内，实际上产生饱腹感的刺激也会减少味觉反应。例如，对葡萄糖和一种复杂刺激（黑醋栗汁）都有反应的神经元，如果用葡萄糖喂养猴子，则主要表现为葡萄糖反应减弱，直到猴子拒绝这种刺激。然而，对黑醋栗汁的神经和行为反应相对来说是不变的[16]。

与实验动物所表现出的效果类似，人体状态的变化也会影响对味觉的感知。这种现象很容易在短期实验中得到证明，当受试者对饱腹感前后的甜味的愉悦度进行评估。Cabanac 等[251]一项经典研究表明，当受试者喝等量的蔗糖水或输注胃内蔗糖时，蔗糖的愉悦度随时间的推移而下降。有趣的是，此评分不受单纯胃胀、高渗盐水或静脉葡萄糖输注的影响。后来的研究发现了类似的效果[15]。此外，类似于刚才讨论的灵长类实验，这些愉快的变化表现出感官特有的饱腹感[252]，因此，当食物由更多不同的品类组成时，人们会吃得更多[253]。

记录不同慢性病患者群体的口味偏好差异更加困难。例如，据报道，肥胖比非肥胖人群对甜味刺激的偏好有所增加，但在其他研究中，据报道他们为抑制或相同[15]。这些看似模棱两可的结果可能在病因、慢性和饮食状况等方面反映了肥胖人群的异质性，以及获得准确的偏好评级所涉及的复杂性，特别是在可能对自己的饮食习惯了解的人群中。糖尿病患者的研究更加一致地报道了对葡萄糖的心理生理阈值的升高[254, 255]。糖尿病患者的味觉敏感性丧失可能是由于全身缺乏葡萄糖受体和一般神经病变所致。然而，即使是糖尿病也可能与多种效应有关。用 db / db 小鼠进行的这种疾病的动物模型显示周围神经对糖的反应升高[256]。因此，影响碳水化合物代谢和体重的条件显然有可能影响味觉反应，但这种关系很复杂，需要进一步研究。

来自清醒的猴子的味觉皮质的记录与基于味觉转导的细胞和分子研究提出的当前问题有关。一个问题是，味精和相关化合物是否会唤起独特的味觉品质，鲜味，具有与 4 种经典味道截然不同的地位：甜味、咸味、酸味和苦味。一个相关的问题是味觉是否延伸到脂肪刺激。这两个问题对于理解味觉系统的功能组织具有根本意义，因为它们试图扩展系统必须代表的一系列品质，而且，所讨论的品质代表了对人类营养重要的基本食物群。

关于鲜味，来自大脑皮质的证据显示出不一致。最初的研究[257]表明了这种品质的独特地位。来自原发性和继发性味觉皮质的记录表明，原始鲜味刺激 MSG 与 4 种标准味觉刺激一样有效——葡萄糖（甜味）、NaCl（咸味）、HCl（酸味）和 QHCl（苦味）——测量通过平均放电率或关于对给定刺激最佳响应的神经元数量。此外，MSG 相对于其他刺激的神经表示与上述 4 种刺激相互之间的区别是基于跨神经元群体引起的刺激的反应之间的相关性。尽管该研究中使用的刺激阵列是有限的，并且不允许在已知相同的刺激和已知的刺激之间进行比较，但在使用四种标准味觉刺激加上 2 种鲜味刺激的后续研究中[258]，事实证明，MSG 和其他鲜味刺激因子 IMP 的表现比任何其他刺激对更为相似。然而，这些数据并不完全引人注目，因为 MSG 和 IMP 之间的相关性（0.77）实际上仅在名义上大于 MSG 与酸性刺激物 HCl（0.71）之间的相关性。此外，在另一项使用大量氨基酸的研究中，相对于四种标准品质，MSG 没有显示出明显的代表性，而是与 NaCl 高度相关[259]，这种观察经常在较低水平的啮齿动物中进行[260]。因此，尽管氨基酸刺激激活了一组特殊的味觉受体，并且在整个神经轴刺激中刺激味觉神经元是有效的，但它们是否代表独特的味道还是经典的四种复杂的聚集体仍然没有得到解决。

膳食脂肪的神经代表长期以来一直是个谜。虽然假设脂肪刺激的代表不是基于它们刺激味觉系统的能力，而是因为它们的嗅觉和躯体感觉特性，但是某些游离脂肪酸的发现使人们对可能的味觉功效感兴趣[261]。最近在猴子眶额皮质中研究了这种脂肪的神经表征[262, 263]。这是一个特别适合研究这些刺激的大脑区域，因为它不仅接受味觉而且还接受嗅觉和体感输入。脂肪刺激激活眶额皮质中的一小部分神经元。偶尔，观察到神经元对脂肪刺激有反应但对标准味觉刺激没有反应，但更常见的是，脂肪反应细胞也有味觉反应。在神经元的味觉灵敏度谱与它是否对脂肪刺激有反应之间没有发现明显的关系。值得注意的是，脂肪的化学性质在其有效性方面并不重要，因为非脂肪刺激，包括硅油和矿物油与膳食脂肪如奶油和植物油一样有效。因此，至少在这个神经元样本中，脂肪的嗅觉和味觉特性似乎都不是驱动细胞的原因。此外，特别显示刺激味觉受体细胞，亚油酸和月桂酸的游离脂肪酸对这些细胞的刺激性差，并且不比水更有效。事实上，含有大量这些脂肪酸的椰子油是一种非常有效的刺激物。因

此可以得出结论，脂肪的体感特性是决定因素。有趣的是，这些细胞对黏度反应的参数研究表明，这些细胞中只有一部分细胞对脂肪的反应可以通过它们对黏度的反应来预测。因此，在确定脂肪作为刺激物的有效性时，不同的、未识别的体感特性是关键变量。

（七）唾液和味觉的相互作用

口腔中唾液会持续刺激低盐离子的味觉受体。相应地，当舌头适应含有唾液水平的钠的溶液［4.3mmol/L，与使用蒸馏水冲洗（0.14mmol/L）的识别阈值相比］时，NaCl 的识别阈值会略微提高[264]。这意味着由于疾病或药物的存在，其他唾液成分的存在可能会影响味觉敏感性[265]。例如，治疗室性心律失常患者的糠醇浓度可以使这些患者产生苦味[266]。糖尿病患者唾液中葡萄糖水平的增加为这一人群增加葡萄糖检测阈值提供了一种新机制[255]。

唾液对味觉受体还具有营养作用。舍格仑综合征患者唾液长期分泌减少会使许多味觉刺激的检测和识别阈值增加[267]。这些患者的一部分舌乳头的活检标本显示味蕾丧失严重。动物研究表明脱盐对味蕾形态和味觉敏感性产生影响[268, 269]。手术切除唾液腺与舌上皮角化增加和舌缘乳头萎缩有关。与这些形态变化相关的是非优选味觉刺激的消耗增加，表明味觉敏感性丧失。电子显微镜显示舌缘乳头细菌浸润，这表明唾液中抗菌剂的损失允许退化的微生物作用。然而，在实验性人体研究中，急性药理学操作导致唾液缺乏，对味觉敏感性的影响相对较小[270]。

放疗后人体头颈部可因味蕾的破坏而导致味觉敏感度下降，放疗导致的唾液分泌减少也是一大因素[271]。直接照射实验动物的味觉结构会导致味蕾丧失[272]。放疗还可通过条件性味觉厌恶影响味觉系统[273, 274]。味觉变化的临床观察可能部分是由于条件性刺激、食物和非条件刺激的配对，以及化疗或腹部辐射引起的胃肠不适。动物实验表明，这种配对味觉偏好有着深远的影响[275]。动物研究还表明，条件性味觉厌恶的形成是一个需要完整前脑的中心现象。

推荐阅读

Boughter J, Bachmanov A: Behavioral genetics and taste. *BMC Neurosci* 8 (Suppl 3): S3, 2007.

Breslin P, Spector A: Mammalian taste perception. *Curr Biol* 18 (4): R148–R155, 2008.

Chandreshekar J, Hoon M, Ryba NJ, et al: The receptors and cells for mammalian taste. *Nature* 444 (711): 288–294, 2006.

Lemon C, Katz D: The neural processing of taste. *BMC Neurosci* 8 (Suppl 3): S5, 2007.

Lindemann B, Ogiwara Y, Ninomiya Y: The discovery of umami. *Chem Senses* 27: 843–844, 2002.

Lund JP, Kolta A: Brainstem circuits that control mastication: do they have anything to say during speech? *J Commun Disord* 39 (5): 381–390, 2006.

Lund JP, Kolta A: Generation of the central masticatory pattern and its modification by sensory feedback. *Dysphagia* 3 (July): 167–174, 2006.

Matsuo K, Palmer J: Anatomy and physiology of feeding and swallowing: normal and abnormal. *Phys Med Rehabil Clin North Am* 19 (4): 691–707, 2008.

Miles TS: Postural control of the human mandible. *Arch Oral Biol* 52 (4): 347–352, 2007.

Mistry S, Hamdy S: Neural control of feeding and swallowing. *Phys Med Rehabil Clin North Am* 19 (4): 709–728, 2008.

Sessle BJ: Mechanisms of oral somatosensory and motor functions and their clinical correlates. *J Oral Rehabil* 33 (April): 243–261, 2006.

Svensson P, Jadidi F, Arima T, et al: Relationships between craniofacial pain and bruxism. *J Oral Rehabil* 35 (June): 524–547, 2008.

Trulsson M: Sensory–motor function of human periodontal mechanoreceptors. *J Oral Rehabil* 33 (April): 262–273, 2006.

Turker K: Reflex control of human jaw muscles. *Crit Rev Oral Biol Med* 13 (1): 85–104, 2002.

Turker K, Sowman PF, Tuncer M, et al: The role of peridontal mechanoreceptors in mastication. *Arch Oral Biol* 52 (4): 361–364, 2007.

van der Bilt A, Engelen L, Pereira LJ, et al: Oral physiology and mastication. *Phys Behav* 89 (1): 22–27, 2006.

van der Glas H, van der Bilt A, Abbink JH, et al: Functional roles of oral reflexes in chewing and biting: phase–, task–, and site–dependent reflex sensitivity. *Arch Oral Biol* 52 (4): 365–369, 2007.

Zhang F, Klebansky B, Fine RM, et al: Molecular mechanism for the umami taste synergism. *Proc Natl Acad Sci U S A* 105 (52): 20930–20934, 2008.

第16章

口腔黏膜病
Oral Mucosal Lesions

James J. Sciubba 著

周 超 译

要点

1. 白斑病具有较小但显著的癌变风险。增殖性疣状白斑复发率与癌变概率更高。
2. 目前，尚无有效的白斑药物治疗方案，也无法预测其癌变风险。
3. 口腔扁平苔藓和口腔黏膜苔藓样病变具有癌变风险，需要长期随访。
4. 印度和许多其他国家食用槟榔导致口腔黏膜下纤维化构成了这些国家口腔鳞状细胞癌高发病率的基础。
5. 临床将遇到各种形式的口腔念珠菌病，临床医师必须熟悉各种类型的诊断及鉴别诊断。
6. 寻常天疱疮中的特定抗原靶标是钙黏蛋白家族的成员细胞间黏附分子。
7. 寻常型天疱疮和黏膜类天疱疮之间存在差异为靶抗原靶向及其定位。
8. 复发性阿弗他溃疡有三种类型，治疗方式从观察到全身药物治疗。
9. 复发性疱疹病毒活化可能是复发性多形性红斑发展的基础；因此，应考虑使用预防性抗病毒治疗。
10. 口腔黏膜色素沉着的鉴别诊断包括许多良性病变和致死性病变。因此，临床上根据不同疾病给予不同的治疗方案。

一、口腔黏膜红色和白色病变

口腔黏膜红色和白色病变代表包含多种实体的独特类型的病变。

（一）白色水肿

1. 定义

口腔白色水肿主要表现为口腔黏膜灰白色或乳白色水肿样斑片改变，主要累及颊黏膜。白色水肿为口腔黏膜质地和特征的正常变化。白色水肿较为常见，特别是吸烟患者。不同肤色人群白色水肿发生率具有明显差异，肤色越深，发生率越高；白色水肿存在于大多数黑人成人和近半数的黑人儿童中。白色水肿也与吸食大麻有关[1]。

2. 病因和发病机制

白色水肿尚无明确病因。可促使白色水肿发生的因素有吸烟、吸食大麻、饮酒、细菌感染、电化学作用及唾液腺炎性疾病。许多专家认为白色水肿不代表疾病实体，而可能是黏膜正常变异。在阴道和喉部也可以看到类似的黏膜水肿改变，这进一步支持白色水肿为正常黏膜表面外观变体的观点。白色水肿的发病率随年龄增长而增加，在40—49岁达到高峰，随后下降[2]。

3. 临床表现

白色水肿临床上无明显症状，一般在口腔检查时或患者偶然发现。白色水肿在口腔黏膜中呈对称分布且主要累及颊黏膜，少部分累及唇黏膜。白色水肿外观表现为黏膜弥漫性灰色薄膜，且伴有白色条纹、皱纹、褶皱或乳白色等改变（图16-1）。静息状态下，黏膜不透明，而当黏膜拉伸时，不透明的黏膜可消退甚至完全消失。而白斑或黏膜过度角化病症不会有此现象，此特点可将白色水肿与白斑和黏膜过角化症相区分。临床上与白色水肿相鉴别的其他病症包括白色海绵状斑痣、口腔黏膜反应性角化病、均质型扁平苔藓和遗传性良性上皮内角化症。

4. 组织病理学特点

口腔黏膜白色水肿上皮层为角化层，上皮嵴宽且细长，偶见穗状形态。棘层细胞水肿，细胞增大，光镜下呈透明或空泡化，具有外周移位的致密核和与上皮层厚度的体积增加的相应外观（图16-2）。

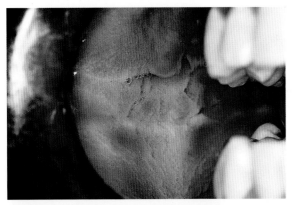

▲ 图 16-1　口腔黏膜白色水肿表现为颊黏膜乳白色、半透明和弥漫性改变

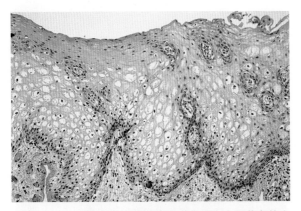

▲ 图 16-2　口腔白色水肿的病理学表现为大而苍白的上皮细胞，外周移位的固缩核和宽泛的上皮嵴

5. 治疗

白色水肿为良性病变，不需要特殊治疗。目前尚无白色水肿癌变病例。白色水肿的诊断关键是与白斑相鉴别。

（二）口腔黏膜白斑

1. 定义

口腔黏膜白斑可定义为口腔黏膜白色斑片或斑块，临床和组织病理学上不能诊断为其他疾病。这在事实上将白斑的概念从组织病理学转移到临床上的概念。历史上许多病理学家和临床医师将白斑定义与微观相混淆，特别是将白斑定义为上皮异常增生或原位癌的同义词，这种观点是错误的。白斑的鉴别诊断包括白色水肿、扁平苔藓、念珠菌病和白色海绵状斑痣。

目前学者一致认为白斑是最常见的口腔癌前病变。然而，大多数情况白斑是良性的，但随着时间的推移白斑与癌前病变、癌症的发生发展有关，特征为不同程度的上皮异常增生。白斑的诊断必须考虑上皮异常增生与癌变的可能。白斑患者中，3.7%~28.7%的患者发现镜下上皮不典型增生[4]。最近的一篇综述指出[5]，James Paget 爵士在 1851 年就观察到白斑的恶性转化潜能，并对白斑进行了初步描述。19 世纪后半叶，匈牙利皮肤科医师 Schwimmer 对口腔白斑的实体进行了具体的描述。自 18 世纪后期到 19 世纪，口腔黏膜白斑被确立为明确的癌前病变，尽管在少数病例中，它可作为口腔癌发展的预兆。白斑的主要临床特征与鳞状细胞癌的发病率和死亡率有关。

因此，在概念上，癌前病变可定义为形态学上发生改变的组织，与正常组织相比，这种组织中癌症的发生率更高。在更现代的意义上，Waldron 和 Schafer（1975）[6] 以及 Bouquot 和 Gorlin（1986）[7] 等明确了白斑在美国人群中的临床和病理上的相关性。在这些研究中，与口腔白斑相关的上皮异型性增生、原位癌和浸润性癌的发生率为 17%~25%。

2. 流行病学和病因学

白斑在全世界的发病率范围很广，美国相对

患病率为 1%～2%，而在印度，15 岁以上的人群白斑患病率高达 4.9%[8]。白斑最常见于中老年男性，在 30 岁以下的男性中少见，80 岁以上男性的患病率上升至近 30%[7]，在食用槟榔的情况下，白斑患病率明显升高。

尽管口腔白斑的病因目前尚不明确，但是一些行为习惯与白斑的发生有关。与白斑发生最为密切的烟草，包括吸烟和咀嚼烟草。使用含有或不含有烟草的槟榔（槟榔）也可促进白斑的发生 [9]。

到目前为止，口腔白色病变的最常见原因是创伤，其中包括与摩擦有关的角化病。然而，这不是真正的白斑，而是口腔黏膜对创伤的反应性过角化，以减轻创伤对黏膜的影响。摩擦引起的黏膜过角化最常见部位是颊黏膜的咬合线，在此位置可观察到白色线条的形成。而在唇黏膜上，咬唇习惯可以产生轻微颗粒状过角化表面被称为咬唇症。没有证据表明慢性摩擦性创伤可转变为黏膜不典型增生或癌变。

下唇唇红表面可出现白斑，与长期日晒（光化性唇炎）引起的皮肤色素沉着有关（图 16-3）。另一种形式的角化病是使用含有草药制品剂漱口水和牙膏，其特征为病变沿着上颌牙槽唇侧黏膜发展，通常表现为半透明到略不透明的白色斑块，表面光滑且具有明确的边缘（图 16-4）。该病变与黏膜异常增生或癌变之间的关系仍存在争议，在不使用此类产品时，病变可发生逆转[10, 11]。

3. 临床表现

白斑临床表现多样。可从薄层灰色斑片，表现为白色半透明中央区和模糊边缘（图 16-5A），到表面光滑，边缘清晰，多灶性的较厚不透明斑块不等。一般来说，病变可以是均质、光滑、局限或弥漫，也可能是异质性、多灶性和纹理出现（图 16-5B 和图 16-5C）。白斑表面纹理可从细小颗粒到微小乳头状不等。此外，白斑还可出现溃疡、糜烂、斑点、结节或疣状改变。重要的是，白斑可在不同形态间相互转换。一般而言，白斑的临床表现与生物学行为相对应 [12]。当白斑从均质状转变为异质、斑点或结节状白斑时，必须进行重新检查（图 16-5D）。因为白斑的异型增生的水平和频率的增加与区域异质性水平增加之间有相关性（图 16-5D）。

"薄白斑"一词（图 16-5E）用来描述早期白斑。这些病变通常会随着时间的推移而从黄斑发展到略隆起的半透明斑块，其边缘与正常的黏膜相融合，直到后来出现更厚的斑块，从而使病变呈现更不透明的白色。同样，纹理可能会随时间而发展，可出现皱褶、革质或在外观上起皱。同样，病变也可为疣状，并且表面可能突出。虽然许多病变可能在较长的时间内保持均质或更多的纹理、增厚改变，但一些病变可能会随着时间的推移消失。

需要单独指出的是一种罕见的白斑变种——增生性疣状白斑，因其常发生于没有的白斑发病风险的患者，并且发生在较少发生口腔鳞状细胞癌的区域。增生性疣状白斑行为上具有侵袭性，具有特征性组织病理学改变，更倾向于发展为鳞

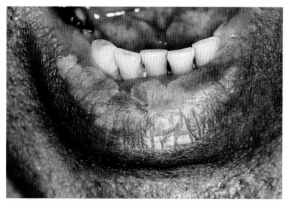

▲ 图 16-3　下唇唇红白斑，伴有片状黑色素沉着

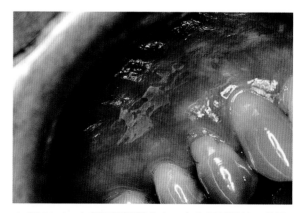

▲ 图 16-4　上颌牙龈黏膜白斑，白斑呈局限性、薄层、角化改变

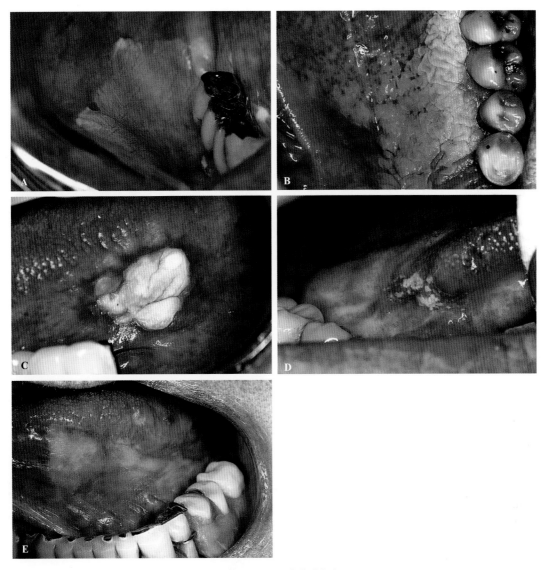

▲ 图 16-5　口腔黏膜白斑

A. 颊黏膜非均匀的、略不透明的白色斑片状改变，与牙龈黏膜融合；B. 硬腭白斑，中央隆起，边缘跨过腭中线；C. 舌腹侧缘边缘锐利的局灶性增生性白斑，周围有红斑；D. 异质性白斑，其中白斑位于红斑上；E. 舌腹弥漫性、薄层白斑，质地均匀和周缘稍弥散

状细胞癌[13]。与其他形式的口腔白斑相比，增生性疣状白斑与人类乳头瘤病毒（HPV）之间没有关联[14]。它具有多灶性和持续性，且女性多发。随着时间的推移，增生性疣状白斑从薄的、扁平的、白色的斑块向革质、增厚和最终乳头状到疣状阶段的演变是病变的特征（图 16-6）。当乳头或疣状期病变进行镜检时，诊断可从良性或非典型疣样增生到疣状癌或具有乳头状特征的鳞状细胞癌不等。同样，病变具有持续性和高复发率，以及 74% 的患者最终发展为鳞状细胞癌[14-16]。更

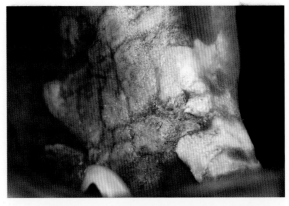

▲ 图 16-6　增生性疣状白斑，表面隆起且粗糙

好地了解口腔白斑的行为和变化涉及几个因素，包括临床表现、白斑位置，以及细胞异型性。最近的研究表明口腔黏膜癌前病变的进展与杂合性丧失之间存在关联[17]。从正常上皮增生和分化中逃逸的一个重要步骤是在 3p 和 9p 处杂合性丢失，其中口腔癌发生的相对风险仅为 3.8 倍。然血，在存在额外丢失（4p、8p、11q 或 17p）的情况下，癌症发展的相对风险增加了 33 倍[18]。这一概念提供风险定位或预后策略一直存在争议，最近的研究反驳了这一理论[19]。没有发现单一或特定的分子途径是上皮发育异常向鳞状细胞癌发展的主要因素。研究已经揭示了一系列与口腔鳞状细胞癌发生相关的分子和遗传变化，包括线粒体改变和一些表观遗传学改变，并对甲基化模式和早期癌变进行研究[20]。最后，必须考虑白斑部位与上皮异常增生或癌的存在和风险之间的关系。早期和最近的研究都强调了这一关系，口底、舌腹外侧缘和磨牙后三角/软腭复合体的癌变风险水平高于其他口腔部位[5, 20]。

4. 组织病理学特征

特发性或真性白斑组织学改变跨度较广，范围从角化过度和角化棘皮瘤到不同程度的上皮异常增生或原位癌，最终发展到浸润性鳞状细胞癌（图 16-7）。细胞异型性是异型增生的一个组成部分，是指异常的细胞特征，而不典型增生是指细胞生长紊乱和结构扭曲。对于异型增生，可分为轻度、中度和重度三种类型，该分类具有主观决定性，目的是将组织的改变传达到上皮内定位或非肿瘤性或非侵袭性的水平。

上皮发育不良的特殊病理变化包括：滴状上皮嵴、基底细胞增生、不规则的分层和细胞成熟序列、有丝分裂活动水平的增加和异常质量、基底层和表层之间单个细胞或群体水平的角化、细胞多形性、核/细胞质改变、细胞间黏附性降低、基底细胞极性丧失、棘层细胞向表面"流动"。

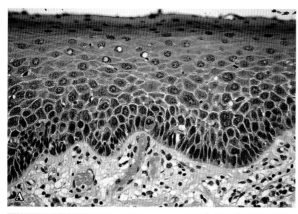
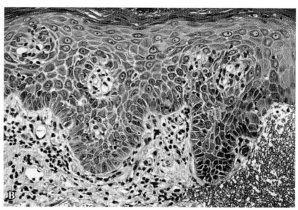
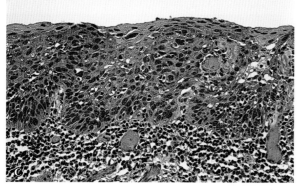

▲ 图 16-7 上皮不典型增生

A. 轻度上皮不典型增生伴细胞异型性局限于上皮下层；B. 中度上皮不典型增生包含数层异型性细胞，但上皮上半部仍保持正常；C. 重度的上皮不典型增生，全层上皮细胞均具有异型性，尚未突破基底膜，无侵袭性

这些显微改变的延伸,包括整个上皮层(即"自上而下效应")允许使用原位癌的名称。或者,这个术语也可以用来指特别严重的上皮异常增生,它可能不完全从基底层发展到表层。

5.治疗

特发性白斑的治疗取决于病变的病理学性质,因为临床上定义的白斑需要镜下定性。对于泛发性病变,可能需要多次活检以避免取样误差,其中包括临床上最可疑的区域如红斑、颗粒状白斑、溃疡和硬化区。

一旦明确病变性质,就可以制订治疗方案。良性或上皮轻度不典型增生病变,可定期观察或切除病变,而中度不典型增生的癌前病变或以上,需手术切除。白斑手术切除方式多样,包括手术刀切除、激光消融、电灼或冷冻消融。

药物治疗在轻度不典型增生预防和治疗中是一个积极而重要的研究领域,尽管在恶性肿瘤转化方面还没有建立有效的预防策略。尽管尚无临床试验证实,但维A酸类化合物、抗氧化剂和环加氧酶2抑制药有望成为治疗药物。但目前尚无有效的预防白斑的癌变的方案[21]。无论在什么位置,口腔白斑的动态性质及其与癌症有关的潜力都应该得到重视和理解。预防白斑癌变的关键在于认识到白斑的病理学改变,以及建立早期诊断、干预和随访。

总的说来,大部分口腔白斑为良性病变,目前缺乏可准确预测癌变的生物因素[22]。

(三)口腔毛状白斑

口腔毛状白斑是口腔黏膜上一种特有的无症状白色病变,临床和显微镜下均有明确的定义,在绝大多数有全身免疫抑制的患者中具有显著相关性。但必须指出的是,HIV阴性的患者也可出现此疾病,包括各种原因引起的免疫抑制,包括白血病、干细胞或器官移植患者[23]。Epstein-Barr病毒(EB病毒)是口腔毛状白斑的病因,临床表现为沿两侧舌缘出现的,从细微的白色角化垂直条纹到厚波纹,再到粗糙的表面(图16-8)。舌背、颊黏膜和口底较少发生。

常规显微镜检查和原位杂交试验对EB病毒的诊断必不可少,因为明确的诊断几乎总与全身免疫抑制有关。病变的显微镜下特征为黏膜角化过度和不规则的表面投射(图16-9)。以"珠状"的形式在核膜内部发生核改变,包括病毒复制清除和染色质移位的下表面层的气球样变性。通过原位杂交、DNA印迹法、聚合酶链反应或病毒的超微结构显示,可明确病毒感染。

毛状白斑一般不需要特殊治疗,关键在于明确诊断。在经证实与HIV感染/艾滋病有关的患者中,随着抗逆转录病毒治疗,病变通常会消失。

(四)口腔扁平苔藓

口腔扁平苔藓是一种较常见的皮肤黏膜免疫源性疾病。由T细胞对皮肤黏膜上皮层内抗原组分的反应或由触发异常免疫反应的外源抗原介导的自身免疫性疾病。患病率为0.2%~3%。在口

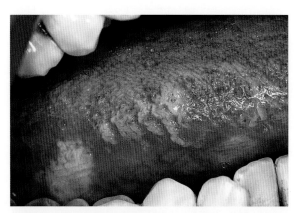

▲ 图16-8 舌侧缘的口腔毛状白斑以垂直波纹状角化嵴为特征

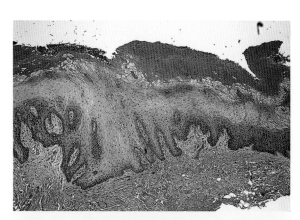

▲ 图16-9 口腔毛状白斑在低倍视野下可见一层厚的角化不全表面层和棘层上方特有的浅亚表层

腔黏膜扁平苔藓通常表现为白色条纹状病变，双侧对称分布，此种类型的扁平苔藓患者无明显症状。患者常因糜烂型和溃疡型扁平苔藓就诊。临床医师应该关注扁平苔藓的发生频率、诊断、鉴别诊断。

虽然扁平苔藓的病因尚不明确，一般认为它是 T 细胞介导或免疫驱动的慢性炎症过程，没有一致的血清学改变。免疫学研究表明，淋巴细胞亚群涉及表达 α-1 整合素分子的 CD4 和 CD8 混合型细胞[25]。现有资料表明，活化的 CD8 细胞可能涉及一种复杂的非特异性机制，包括角质形成细胞主要组织相容性复合体 Ⅰ- 和 Ⅱ- 限制性抗原呈递、抗原特异性 CD4 辅助 T 细胞和 CD8 细胞毒性 T 细胞的活化、抗原特异性 T 细胞克隆性扩增，以及由抗原特异性 CD8 细胞毒性 T 细胞引起的角质形成细胞凋亡。然而，最新研究发现口腔扁平苔藓中 T 细胞的单克隆性质[26]。抗原特异性的机制包括树突状细胞的抗原处理和 CD8 细胞毒性 T 细胞对抗原特异性角质形成细胞的杀伤。许多非特异性的机制似乎也参与了发病机制，包括基质金属蛋白酶的激活、肥大细胞脱颗粒、上皮基底膜区的改变，以及一系列促炎症细胞因子的形成，包括 RANTES（调节活化、正常 T 细胞表达和分泌）；这些在炎症细胞募集到受影响的皮肤或黏膜区域中起重要作用。

另外一个重要的致病因素是表达 MHC Ⅱ 类分子的基底和副基底层角质形成细胞，它们存在于携带 CD4 相关 T 细胞受体的细胞中。上述基底膜改变导致该区域大量纤维蛋白原沉积，这在直接免疫荧光检测中有价值，有助于明确诊断。在基底膜损伤的过程中，增加了其他分子，包括层粘连蛋白、纤维连接蛋白，以及 4 型和 7 型胶原。

由于淋巴细胞沿黏膜固有层内浅层血管的内面黏附，它们很快离开血管，穿过基底膜，并在角质形成细胞上调趋化因子后迁移到上覆上皮[27]。

1. 临床表现

网状扁平苔藓是中年人群最常见的口腔黏膜病变，特征性改变为双侧颊黏膜对称发病。在一些类型中，女性患病频率比男性高 75%[28]。黏膜表面特征为细密的白色角化条纹，在黏膜表面交叉和分支，其表面可能有弥漫性红斑（图 16-10）。表面可能有角化丘疹，这些丘疹融合并最终形成条纹。该类型通常是花边环状的形态，延伸到颊黏膜，往往向下进入黏膜皱褶。条纹也可能出现在舌背和舌外侧缘，较少出现在附着龈和唇红黏膜。

其他类型的口腔扁平苔藓包括斑块型、萎缩型或红斑型和糜烂型。糜烂型扁平苔藓的特征是多灶性分布，通常分布在舌侧缘、舌腹和颊黏膜，而斑块型可表现为光滑、黄斑状到稍高的裂隙。虽然这种形式可能被认为是口腔扁平苔藓的唯一表现，但它也可以在晚期或在以前已被成功治疗的糜烂性扁平苔藓区域出现。

萎缩型或红斑型扁平苔藓临床上仅表现为稀疏的白色条纹，黏膜以变薄、发红为主，常伴有网状或糜烂状改变。最有可能是累及这种类型的扁平苔藓区域为附着龈，牙龈丧失原来粉红色外观（图 16-11）。取而代之的是一种光滑、水肿和红斑的改变，病变区柔软、易出血，间接导致大量牙菌斑的累积。通常是由于患者无法保持正常的牙齿卫生导致，由于牙龈脆性增加，触碰易出血。细菌抗原和毒素反过来在局部诱导炎症细胞因子的形成，从而进一步增强了扁平苔藓的免疫驱动过程[29]。糜烂型扁平苔藓的临床表现为中央性、疼痛性溃疡，通常为浅表性溃疡，但可能柔软而深在（图 16-12）。溃疡由一个假膜或牢固附着的纤维蛋白斑块，边界明显，溃疡周围可见白色条纹，越接近溃疡中央，白色条纹逐渐过渡到红斑、非纹状区域。随着糜烂愈合，新的区域将分解为溃疡，随着时间的推移可变化。

口腔扁平苔藓的大疱性变体较少见，大疱的大小从几毫米到大于 1cm 不等。与大多数口腔大疱一样，它们为一过性，一旦破裂，就会产生疼痛的溃疡，大部分病变出现在颊黏膜的下、后方。口腔扁平苔藓更典型的形式可能会出现在口腔其他部位，可便于诊断。

2. 鉴别诊断

口腔扁平苔藓为多灶性、通常双侧性发病的特点有助于排除某些黏膜病变，如创伤性角化病

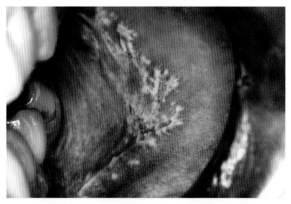

▲ 图 16-10　网状型扁平苔藓，颊黏膜细条纹改变

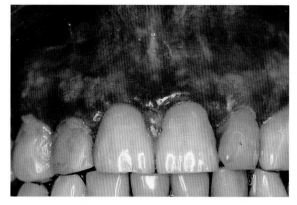

▲ 图 16-11　萎缩性扁平苔藓，特征性红斑和水肿，表面角化消失，整体呈玻璃状

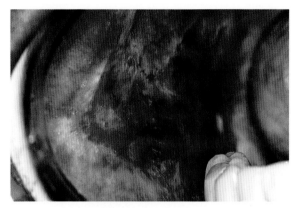

▲ 图 16-12　颊黏膜糜烂性扁平苔藓，边缘不规则，深色红斑与片状浅表糜烂

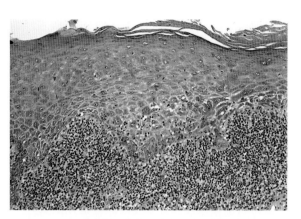

▲ 图 16-13　黏膜扁平苔藓的基底层附近有特征性的强淋巴细胞浸润；淋巴细胞进入上皮，下棘层可见细胞间水肿，基底层有局灶性水肿

和白斑，其他包括红斑狼疮、药物苔藓样反应、移植物抗宿主病、念珠菌病和口腔毛状白斑。斑块型病变可与鳞状细胞癌和白斑相混淆；然而，其他部位的双侧发病疾病和苔藓样病变通常有助于鉴别诊断。对于累及牙龈的糜烂 / 萎缩性扁平苔藓，鉴别诊断必须考虑 MMP、寻常天疱疮、接触性过敏症、慢性萎缩性念珠菌病、红斑狼疮和多型性红斑。

3. 与系统性疾病的关联

据报道，口腔扁平苔藓与原发性硬化性胆管炎、红斑狼疮、原发性胆汁性肝硬化和舍格伦综合征有关[28, 30]。一项研究认为口腔扁平苔藓可能具有遗传易感性。该理论基于以下发现：口腔扁平苔藓与其他全身性疾病，尤其是乙型肝炎和丙型肝炎的关联在美国的某些地区比在意大利和日本更少见。

4. 组织病理学特征

扁平苔藓黏膜的白色条纹处，上皮为不全角化，黏膜发红部位，上皮无角化，且结缔组织内血管扩张充血，棘层一般增生，少数棘层萎缩。上皮钉突显示不规则延长（图 16-13）。少数上皮钉突下端变尖呈锯齿状。基底细胞层液化、变性，因此，基底细胞排列紊乱，基底膜界限不清，基底细胞液化明显者可形成上皮下疱。黏膜固有层有密集的淋巴细胞浸润带，其浸润范围一般不达到黏膜下层。研究证实这些浸润的淋巴细胞主要是 T 细胞[31]。在上皮的棘层、基底层或黏膜固有层可见圆形或卵圆形的胶样小体或称西瓦特（Civatte）小体，其直径平均为 10μm，为均质性嗜酸性，PAS 染色阳性呈玫瑰红色。这种小体可能是细胞凋亡的一种产物[32]。虽然扁平苔藓的诊断具有非特异性，但当病理和临床表现相关

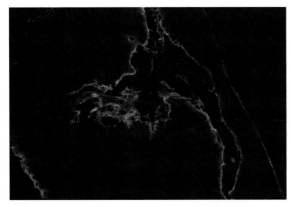

▲ 图 16-14　扁平苔藓直接免疫荧光下基底膜区纤维蛋白原反应

联时，西瓦特小体高度提示此疾病。基底膜区域表现为纤维蛋白的非特异性沉积，直接免疫荧光研究可以证明其为沿基底膜的均匀线性沉积（图16-14）。90%～100%的患者可出现此症状。

5. 治疗

扁平苔藓的治疗的目的是缓解症状。无症状网状扁平苔藓不需要治疗。大多数口腔扁平苔藓可局部应用皮质类固醇。局部使用环孢素冲洗可加强局部类固醇的疗效。糖皮质激素的应用种类和形式取决于药物的效力，一般应用中等至超强效力的糖皮质激素。最近，其他对扁平苔藓治疗有效的药物有非甾体类外用药物他克莫司和吡莫司，且不会产生局部使用类固醇有关的常见不良反应，最常见的是口腔念珠菌病[33]。

单纯性扁平苔藓顽固性病灶的治疗可通过局部病灶内注射皮质类固醇（10 或 40mg/ml）来完成。

在严重受累的情况下可以尝试对扁平苔藓进行全身治疗，短时间使用皮质类固醇，直到临床明显改善为止。随后，可以使用局部治疗策略。全身性皮质激素的替代物包括羟氯喹、硫唑嘌呤和全身性类视黄醇。

6. 与口腔鳞状细胞癌的关系

对于部分扁平苔藓能否转化为口腔鳞状细胞癌，目前存在很大争议。苔藓样变整体上皮会出现不典型增生。目前已证实口腔扁平苔藓的癌变风险为1%～5%，相比于网状或线状扁平苔藓，萎缩型/红斑型更容易癌变。鉴于疾病过程的慢

性特征和用于此类疾病的疗法，这强调了长期随访的必要性。

苔藓样变与在扁平苔藓中的不典型增生的概念不易区分。然而，研究表明，在发育不良的口腔苔藓样变组织中有明显的等位基因丢失。有报道显示有一定程度的不典型增生并伴有苔藓样变，应提醒临床医师如果不切除病变，须对患者进行密切追踪[34]。Mattsson 等[35]支持口腔扁平苔藓与口腔鳞癌之间的关系，但从经济和实际的角度来看，他们对是否需要密切追踪提出异议。

最后，在恶性转化的背景下讨论了"口腔苔藓样变"与口腔扁平苔藓的问题。患有苔藓样变患者癌变的风险可能会增加，而真正的扁平苔藓可能会降低癌变风险[36]。

（五）口腔黏膜下纤维化

1. 定义

口腔黏膜下纤维化是一种多因素的疾病，主要病因是长时间食用槟榔，包括咀嚼和含服或与其他食物一起食用。口腔黏膜下纤维化是一种癌前病变，印度在 17 年间报道的口腔黏膜下纤维化的癌变率高达 7.6%[37]。其他研究报道称，2.5% 的患者黏膜出现上皮不典型增生[38]。

2. 病因和发病机制

口腔黏膜下纤维化的发病原因为黏膜下胶原异常沉积，上皮与间充质的相互作用改变会导致黏膜下层和固有层内胶原带形成。另外一种可能的机制为功能性胶原酶水平下降[39]。

3. 临床表现

口腔黏膜下纤维化的初始黏膜改变为可伴有囊泡的红斑。红斑与诱导型一氧化氮合成酶水平升高有关[40]。接下来是红斑缓慢减少，患者张口度程度和舌体活动度逐渐降低，这反映胶原代谢改变。随着慢性炎症消退，黏膜纤维化和透明化逐渐进展，正常粉红色黏膜变苍白。瘢痕带在颊部软组织内部可能变得明显，这进一步限制了颌骨的开放和功能。鳞状细胞癌的发展的特点为上皮表面逐渐增厚，疣状增生明显。

4. 组织学和诊断特征

口腔黏膜下纤维化组织病理学特点为上皮

萎缩，上皮下结缔组织出现纤维化。早期结缔组织特征为细小且松散排列的胶原纤维，具有渐进的透明度，直到晚期阶段，支持性结缔组织的完全透明化。可变程度的慢性炎症以淋巴细胞和浆细胞的形式为主，并且有不同程度的上皮异常增生。研究发现，46%的患者出现轻度不典型增生，52%出现中度不典型增生，2%出现重度不典型增生[41]。

5.治疗

对于口腔黏膜下纤维化引起的中重度张口受限，手术治疗松解瘢痕可有一定的疗效。

单独使用胶原酶和己酮可可碱也有一定的疗效[39, 42]。

（六）疣状黄瘤

1.定义

疣状黄瘤是一种罕见的口腔黏膜良性病变，其他皮肤黏膜如生殖器黏膜可也出现。

2.病因和发病机制

疣状黄瘤原因不明。增殖性黄瘤细胞的细胞谱系为单核/巨噬细胞型。疣状黄瘤镜下可分为三种类型：疣状型、乳头状型和扁平型[43]。

3.临床表现

疣状黄瘤表面呈明显颗粒状。病变范围为0.2～2cm。表面可凹陷或平坦，并且可具有颗粒状凸起的纹理。

4.组织病理学和诊断特征

镜下可见不同程度的表层过度角化包括乳头状或疣状结构与深内翻的隐窝，与乳头延伸交替。由正常角质形成细胞组成的上皮嵴被拉长并均匀地延伸到固有层，固有层内充满了大量的黄原瘤细胞，这些细胞含有特征性泡沫，形成絮凝的细胞质。周期性的酸性希夫（PAS）阳性和抗舒张颗粒存在于这些细胞的细胞质和类脂液滴中；这些细胞是巨噬细胞[44]。

5.治疗

首选治疗方式为手术切除，切除后无复发。

（七）念珠菌病

1.定义

念珠菌病是口腔、口咽和口角常见的机会性感染，具有假膜型（鹅口疮）、红斑型、萎缩型、增生型四种主要类型。

2.病因和发病机制

白色念珠菌是最常见的病原菌，而热带念珠菌、白念珠菌和无毛假丝酵母菌等较少。然而，在免疫抑制和中性粒细胞减少的患者中，后者更易出现。值得注意的是，从共栖状态到病理性状态的基本转变，在这种转变中，以前无症状携带者现在正遭受过度生长的痛苦。念珠菌发病的危险因素包括局部因素和全身因素（框16-1和框16-2）。通常，系统性疾病，如控制不佳的糖尿病和免疫抑制与口咽念珠菌病有关。局部效应或局部改变局部微生物生态的药物，如皮质类固醇、口干症、唾液保护功能丧失或减弱、大量吸烟、义齿等因素有助于念珠菌过度生长[45-48]。感染因素至关重要，这意味着从共栖

框 16-1　口咽念珠菌病的危险因素

局部因素（黏膜屏障功能）
- 吸烟
- 异物（义齿，胃管）
- 放射性口炎
- 吸入性和局部使用糖皮质激素
- 口腔干燥
- 黏膜肿瘤

全身因素
- 免疫抑制，年龄，病毒，化疗，皮质类固醇的使用
- 糖尿病
- 固有免疫缺陷
- 白血病
- 抗生素

框 16-2　口腔/口咽念珠菌病的临床表现

急性念珠菌病
- 假膜性（鹅口疮）
- 红斑/萎缩

慢性念珠菌病
- 增生（念珠菌性白斑）
- 义齿相关（慢性红斑/萎缩）
- 正中菱形舌炎

角型唇炎

引自 Akban A, Morgan R: Oral candidiasis. *Postgrad Med J* 2002;78:455–459.

转向真菌黏附到黏膜表面和复制。酵母对几种配体的黏附十分复杂。它的辅助作用是念珠菌的内在黏附，而后者又与被吸收到细胞表面的唾液蛋白结合[49, 50]。这种结合是一种共价结合，部分与真菌合成菌丝相关的富含脯氨酸的表面蛋白有关。

3. 临床表现

当口腔或口咽念珠菌病有症状时，症状可能很轻微，也可表现为烧灼感、味觉障碍和全身不适。吞咽困难可能与咽部受累有关。

在各种临床类型中，最常见的类型为红斑型、萎缩型和假膜型（图 16-15）。所谓的义齿性溃疡（慢性红斑 / 萎缩性念珠菌病）通常无明显症状。免疫抑制患者深部侵袭性念珠菌感染可表现为溃疡性病变。急性假膜念珠菌病（鹅口疮）具有典型的软、白色和浅表菌落，可广泛存在，而且通常无明显症状（图 16-16）。

口角炎（图 16-17）是念珠菌相关性疾病，尽管可能存在偶发感染或与葡萄球菌混合感染。角型唇炎口角可出现裂痕、斑点或红斑，且会延伸至邻近皮肤。

增生型念珠菌病或白斑型角化病，临床上表现为无症状性角化斑，常位于颊黏膜咬合线处。可具有角化过度症的三角形图案，顶点指向后方（图 16-18）。较少见的情况是，颊部、腭部和舌侧表面可能出现类似的病变，由于特发性白斑可能被念珠菌继发定植，可能会出现混淆，这往往需要组织活检来明确病变性质。

4. 鉴别诊断

口腔和口咽部病变的多种疾病需要与念珠菌病相鉴别。包括红斑、结节状白斑和丘疹糜烂 / 萎缩性扁平苔藓。也需要考虑鳞状细胞癌、维生素缺乏和（或）营养不良、遗传性发育不良综合征和白色海绵斑痣。

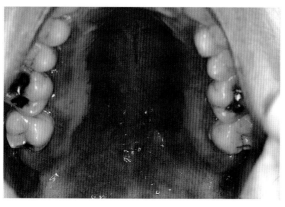

▲ 图 16-15 使用广谱抗生素后硬腭黏膜出现的急性红斑念珠菌病

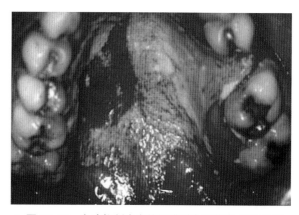

▲ 图 16-16 免疫抑制患者的假膜型念珠菌病（鹅口疮）

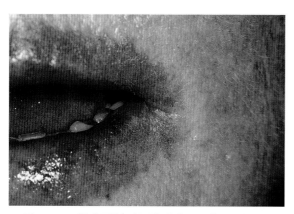

▲ 图 16-17 舔嘴唇的习惯引起的角质唇炎，唇炎可延伸到唇周皮肤

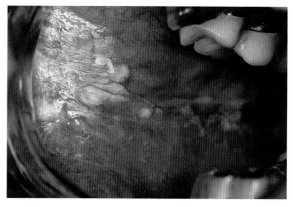

▲ 图 16-18 念珠菌白斑可能代表长期无症状口腔念珠菌病的增生性反应

5. 组织病理学和诊断特征

念珠菌病临床表现往往可明确诊断。萎缩性红斑或白色凝乳样表面菌落与角质唇炎有关的表现可明确诊断。与义齿相关的慢性红斑型念珠菌病并局限于矫治器所覆盖的区域，同样也可协助诊断。

刮取黏膜表面组织，然后在涂片上涂布氢氧化钾，或使用组织染色，如 PAS 或六胺银制剂（图 16-19），可明确诊断。最后，可考虑在沙氏葡萄糖琼脂培养基上进行培养，该试验的结果应与临床结果相结合。值得注意的是，大约 50% 的成人（正常携带者）的口腔内念珠菌培养试验呈阳性，因此临床病理相关性成为一个重要的考虑因素。

6. 治疗

念珠菌病的治疗包括局部和全身药物治疗。局部治疗可使用制霉菌素、咪康唑、克霉唑、酮康唑。液体或乳膏形式制霉菌素可应用于大多数轻中度感染[51]。病情严重的患者，可系统地服用三唑——包括氟康唑、伊曲康唑和酮康唑。

二、大小疱型和溃疡型病变

（一）寻常型天疱疮

1. 定义

天疱疮是指一组可危及生命的自身免疫性皮肤黏膜疾病，其特点为上皮内疱。每年每 10 万人中有 0.1~0.5 名患者受此病影响[54, 55]。尽管耳鼻咽喉科此类患者相对较少，但应该了解这种疾病

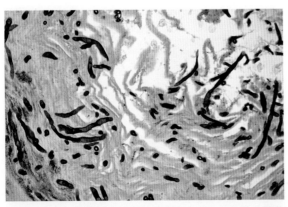

▲ 图 16-19　真菌在口腔黏膜表面的定植与特征性分隔菌丝（六胺银染色）

及其表现。值得注意的是，至少 70% 的寻常型天疱疮患者症状首发部位是上呼吸消化道，其通常先于皮肤病变数月至数年。

为了充分了解本病的病理生理和发病机制，必须了解鼻腔、鼻咽、口腔和喉黏膜的衬里上皮与皮肤相似，但在几个重要方面有所不同，其中最重要的是与桥粒成分有关。桥粒黏蛋白 1 和 3（DsG 1 和 Dsg 3），即黏附分子，均在皮肤中表达，但黏膜上皮仅表达 Dsg 3[56]，这种特殊的桥粒黏蛋白具有 130kDa 的分子量，主要分布在细胞外间隙，但是也有一个细胞内结构域，该结构域可接合一个 85kDa 的片段，斑珠蛋白。作为一组跨膜糖蛋白，是钙黏蛋白家族黏附分子的成员。特别是 Dsg 3 被认为代表口腔和口咽黏膜中的天疱疮抗原，是寻常型天疱疮中免疫系统的特异性靶标，并且在绝大多数情况下被 IgG 类的免疫球蛋白（Ig）靶向；然而，IgA 抗体也可以是靶向抗体。

天疱疮的几种类型中，最常见的是寻常型天疱疮常累及口腔。在使用皮质类固醇治疗之前，寻常型天疱疮具有一定的致死率，会导致皮肤感染，最终导致脓毒症、电解质失衡和液体流失。在寻常型天疱疮中，只有黏膜受累，所有抗体都针对 Dsg 3 抗体；然而，当皮肤受累时，抗 Dsg 1 抗体也会出现。因为上呼吸消化道不表达 Dsg1，寻常型天疱疮不会发生在这些位置。

最近发现的天疱疮，副肿瘤性天疱疮，通常与淋巴组织增生性疾病有关，其他类型的恶性肿瘤患者也可出现此疾病。副肿瘤性天疱疮最初由 Anhalt 等报道[57]，许多上皮内和基底膜抗原同时被广泛的自身抗体所攻击。

2. 病因和发病机制

针对角质细胞黏附蛋白 Dsg 3 的自身抗体是寻常型天疱疮发生发展的驱动力。与任何自身免疫性疾病一样，特定的起始因子或触发条件尚不明确。然而，在许多情况下，这种疾病的发展存在遗传基础。这种遗传基础在表现出特异性人白细胞抗原（HLA）II 类等位基因关联的个体中尤其明显。其中包括 HLA-DR4 的罕见单倍型（DRBI * 0402、DRw14 和 DRBI * 1041）[54, 58]。HLA II 等位

基因在 T 细胞识别 Dsg 3 肽方面起重要作用，影响 B 细胞产生特异性抗体之前的识别反应。在这种疾病中，IgG 类抗体沉积在细胞间隙会直接损害桥粒，特别是 Dsg 3 黏附分子的胞外结构域[57]。

免疫球蛋白与细胞表面 Dsg 3 结合后，上皮细胞功能障碍或棘皮溶解的具体机制正得到深入研究。目前正在研究的几种机制包括：下调细胞间隙内桥粒黏蛋白的结合，抗体相关的跨膜信号传导的改变，并可能增加上皮细胞表面纤溶酶原激活，降解非桥粒黏附分子[59, 60]。目前认为除去桥粒黏蛋白以外的抗原可能参与棘层松解的过程，包括调节角质形成细胞黏附的新型 α-9 乙酰胆碱受体，角质形成细胞膜联蛋白样分子，天疱疮膜联蛋白[61-63]。后一领域的研究目前仍有争议，大多数专家一致认为，在天疱疮中攻击的主要抗原亚群是 Dsg 3。抗体与上皮细胞间隙内的靶抗原结合过程的主要作用是上皮细胞的黏附或分离（棘层松解）。这种微观病变导致囊泡和大疱的临床演变。最近，人们的注意力集中在了解天疱疮特异性抗体对线粒体损伤的机制，以及角质形成细胞中改变的非神经元胆碱能功能，这些功能会改变细胞形态和细胞间黏附[64-66]。

3. 临床表现

儿童寻常型天疱疮在口腔和口咽病变很少见。早期口腔病变病程缓慢，并产生糜烂、水疱和溃疡。最初的水疱性病变较为短暂，随着病变的进展，水疱易发生破裂，随后出现新的水疱[66]。因此，早期的主要临床表现是疼痛性糜烂和溃疡，主要见于口咽、软腭、颊黏膜和唇黏膜（图 16-20）。与 MMP 相比，寻常型天疱疮黏膜溃疡愈合较快，并且无瘢痕或并发症。然而愈合后很快形成新的损害，周而复始。如果牙龈受累，脱落的过程会出现明显的红斑，表面质脆；最轻微的触碰导致表面上皮层撕裂与深层组织剥离，导致短暂出血（图 16-21）。病变将从牙龈边缘延伸至牙槽黏膜，而口咽病变将有利于软腭的侧面方向，其延伸至咽侧壁并向下缘咽腔壁延伸。

4. 鉴别诊断

天疱疮鉴别诊断主要包含黏膜或瘢痕性天疱疮、红斑狼疮、多形性红斑和溃疡性扁平苔藓 / 大疱性扁平苔藓、副肿瘤性天疱疮。

5. 组织病理学特征

天疱疮主要病理特征是基底上层与上覆上皮基底层分离或分裂（图 16-22）。基底细胞仍然附着在固有层上，称为尼氏征阳性。非黏附棘层细

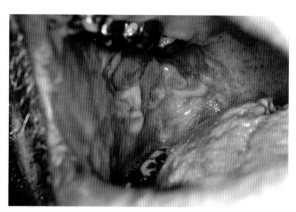

▲ 图 16-20 颊黏膜寻常性天疱疮，有片状不规则的浅表溃疡，表面扁平，表现为大疱塌陷

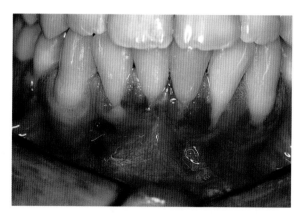

▲ 图 16-21 寻常型天疱疮细小剥脱性病变累及牙龈黏膜

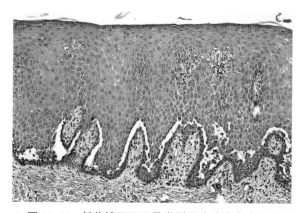

▲ 图 16-22 低倍镜下可见寻常型天疱疮溃疡病灶附近的黏膜完整，基底层旁基底层和浅表层上皮离散，均匀分离，基底层仍黏附于基底膜

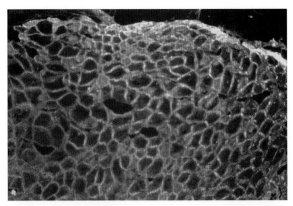

▲ 图 16-23 免疫球蛋白 G 抗体标记的细胞间隙区荧光对寻常型天疱疮有诊断价值

胞（Tzanck 细胞）在水疱液中自由分离和漂浮，通常呈球形，并表现出嗜酸性粒细胞的性质。直接免疫荧光检查是证实和确定诊断的关键，所有寻常型天疱疮的结果均为阳性。在这里，IgG 的存在定位于上皮的胞内间隙（图 16-23），而在大约 80% 的病例中，C3 定位于细胞内间隙。最终，在近 80% 的病例中，间接免疫荧光结果为阳性。间接免疫荧光滴度与相应的临床严重程度之间的相关性，如通过连续的血清稀释，往往有助于确定治疗效果。因此，诊断与临床表现、黏膜表现、常规组织学检查，以及直接和间接免疫荧光研究结果有关。

6. 治疗

寻常型天疱疮的治疗主要是使用泼尼松和非甾体类药物进行全身免疫抑制。一般来说，最初可使用泼尼松，1mg/kg，补充硫唑嘌呤或霉酚酸酯。当存在需要快速减少抗体的严重疾病时，可以使用环磷酰胺，有时与血浆去除术一起使用。对于顽固性的病例，或者那些不能忍受更常规免疫抑制方案的人，可静脉注射 IgG。始发病情严重的患者，可使用血浆置换联合全身免疫抑制药。目前已证实每两周注射利妥昔单抗可达到较高的缓解率，维持治疗与持久的缓解率有关[67]。

寻常型天疱疮的预后取决于治疗方案和全身感染的风险，以及治疗相关的不良反应。长期使用全身性皮质类固醇的相关并发症，死亡率为 5%。

（二）黏膜类天疱疮

1. 定义

黏膜类天疱疮（MMP），也称为瘢痕性类天疱疮，是一种自身免疫性上皮下水疱性疾病的异质簇，其免疫学表现为黏膜基底膜区域 IgG 和补体 3 线性沉积，针对上皮 / 结缔组织连接处的几种结构蛋白。这组病症在疾病严重程度和微观或分子水平的病变活动的具体位置方面是完全不同的。头颈部黏膜受累部位包括眼部、鼻咽部、口腔部、喉部、鼻部和食管部位。

2. 病因和发病机制

至少有 8 种病症的介导涉及最近发现的基底膜区域分子组分数量增加的 IgG 和（或）IgA 自身抗体的形成。该组中的大多数类型具有瘢痕形成和功能丧失的后遗症，除了一些存在排他性口腔黏膜受累的病例。致病因素包括大疱性类天疱疮抗原 2 的抗体，α6β4 整合素亚基和大疱性类天疱疮半乳糖抗原 -180（BP180），层粘连蛋白 -311，层粘连蛋白 -332（以前的层粘连蛋白 -5）和Ⅶ型胶原[68-71]。迄今为止，靶特异性自身抗体与该组内的特定临床形式或亚型之间没有特定的相关性。

与寻常型天疱疮相反，黏膜类天疱疮免疫遗传关系有限，人类白细胞抗原 -DQB 1*0301 等位基因在 MMP 患者中的发生率增加[72]，因此进一步了解 HLA-DQ 等位基因在抗原识别过程中的作用，有必要研究细胞表面 HLA-DQ 分子与 T 细胞抗原递呈细胞之间的特殊关系。

3. 临床表现

头颈部类天疱疮最易受累的部位是口腔黏膜，其次是眼、鼻和鼻咽部位（图 16-24 至图 16-26）。口腔和鼻腔受累表现为红斑、分布不均的小疱。在最近塌陷的大疱的部位，假膜下将出现一个潜在溃疡。这种类型的病变最常见的位置是角化黏膜，常见于腭部和附着龈。颊黏膜和结膜较少受累。尽管口内瘢痕发生概率不高，但眼部瘢痕形成的概率很高，并且会产生并发症，包括睑球粘连，角膜混浊，睑内翻和倒睫。喉部和食管内[73]，以及气管内也可产生瘢痕（图 16-27）。

4. 鉴别诊断

与寻常型天疱疮一样，黏膜类天疱疮的鉴别诊断比较广泛。纳入的类别包括免疫介导的，与口腔溃疡和白塞综合征相关的类别，以及对药物和其他化学物质的反应所代表的类别[74]。在框 16-3 中可以看到诊断考虑因素的摘要。

5. 组织病理学特征

常规用甲醛溶液固定和苏木精 – 伊红染色组织，可通过验证黏膜上皮在无明显炎症的情况下与固有层分离，可做出黏膜类天疱疮的诊断

（图 16-28）。鉴于临床上改变的组织的易碎性质，组织获取的部位应该是邻近发炎、糜烂或大疱性病变的区域。因此，与直接免疫荧光试验的性能有关的更明确的诊断，可以建立对类天疱疮的推测诊断。周围黏膜在由 IgG、IgA 和 C3 的任何一种或一种组合组成的上皮基底膜区呈连续性和均匀线性

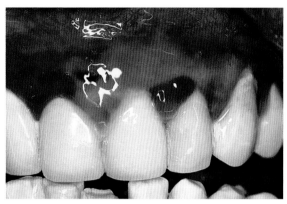

▲ 图 16-24 黏膜（瘢痕）类天疱疮，有特征的完整的附着的牙龈小疱

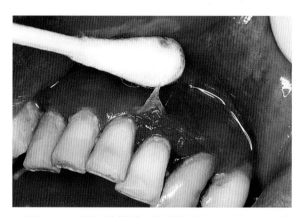

▲ 图 16-25 用干棉签拭去黏膜类天疱疮中牙龈上皮全层，有助于鉴别黏膜裂解障碍

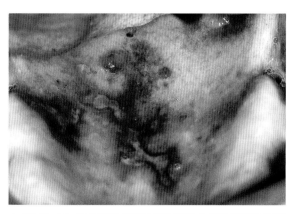

▲ 图 16-26 黏膜类天疱疮软腭完整的大疱和特征性蛇形溃疡

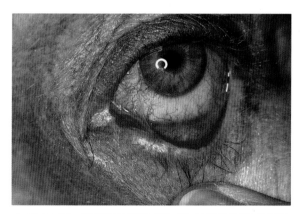

▲ 图 16-27 结膜与睑结膜（睑球）结膜的结膜（瘢痕）类天疱疮

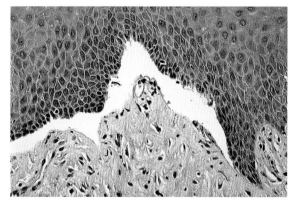

▲ 图 16-28 无明显炎症的情况下，上皮下疱是黏膜类天疱疮的特征，但仍无法确诊

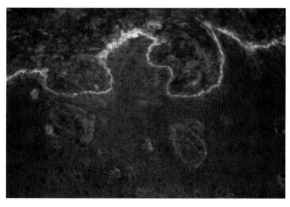

▲ 图 16-29 黏膜类天疱疮（直接免疫荧光），基底膜有线性免疫球蛋白 G 荧光

框16-3 黏膜类天疱疮的鉴别诊断

· 药物/食物反应
· 病毒（疱疹）感染
  – 原发性单纯疱疹
  – 复发性口内单纯疱疹
  – 口内水痘样喷发
· 糜烂性扁平苔藓
· 大疱表皮松解
· 寻常天疱疮
· 副肿瘤性天疱疮
· 史-约综合征
· 多形性红斑
· 线性免疫球蛋白A病

免疫沉积（图16-29）。这种荧光模式将使黏膜类天疱疮与其他黏膜大疱性疾病（如扁平苔藓、寻常天疱疮、多形性红斑和药物性病变）分离。纳入临床发现仍然是最终确定这一诊断的综合步骤。

6. 治疗

天疱疮治疗方案取决于受累部位及疾病的严重程度。对于眼黏膜、喉和食管在内的快速进展性疾病，单独或联合使用泼尼松、硫唑嘌呤、霉酚酸酯和环磷酰胺进行治疗[75, 76]。对于病变较轻黏膜，可以起始使用氨苯砜进行12周治疗[76]。当病变仅累及口腔黏膜时，首先使用外用皮质类固醇（中等至高效力）进行治疗。若牙龈受累，使用柔软的亚克力可移动载体设备会有助于治疗。在一些研究中，全身使用四环素/烟酰胺可代替皮质类固醇[77, 78]。然而，严重或无反应的口腔疾病可能需要口服泼尼松，同时也需要补充免疫抑制药，如霉酚酸酯[79]。使用利妥昔单抗进行治疗也取得了令人满意的效果。

（三）单纯疱疹病毒

1. 原发性单纯疱疹感染

（1）定义：由人类疱疹病毒（HHV-1）引起的口腔和口咽病变是最常见的由病毒引起的口咽溃疡性疾病，累及60%~90%的人群[80]。在美国，每年约有60万例原发性单纯疱疹感染发生在年轻人身上，而在成人中则较少。原发性单纯疱疹感染的传播通常是通过直接接触有活动性原发或复发疾病的个体。此外在恢复或远端感染

的人的唾液中无症状地排出HHV-1也可以作为感染源。

（2）病因和发病机制：HHV由一个由蛋白质囊膜包被的DNA核心组成，蛋白质囊膜呈二十面体的三维形态；它包含在一个大约200nm的蛋白质包膜结构中，根据组织培养中的毒力水平，它被细分为不同的亚型。HHV-1和-2属于α毒力分类组，而更具侵袭性的病毒类型属于β或γ组。

HHV-1的口腔感染方式（很少HHV-2感染）与病毒和细胞表面或质膜受体的初始特异性结合有关，特别是与病毒表面包被蛋白有关。病毒与角质形成细胞和神经元结合，然后通过内吞过程进入细胞的细胞质。病毒最终通过核孔迁移到核质中，在核质中发生传播、病毒核心组装和释放；在此过程中，获得核衣壳结构。成熟的病毒粒子然后被传送到细胞质中，最终通过细胞膜释放到胞外空间，然后向周围移动，感染邻近的细胞。由于病毒在角质形成细胞核内的复制和传播，细胞核和质膜内的末端变化非常明显，以至于质膜渗漏，细胞内代谢活动停止。最终，细胞坏死，释放大量病毒颗粒到周围的细胞外空间。溶质感染过程从一个细胞扩散到另一个细胞，最终以囊泡的形式产生一个临床可见的病变。

在此期间，病毒可能再次通过与表面受体结合或内吞侵入邻近神经元。这实际上代表了潜伏期的最初阶段，病毒到达三叉神经节，而不太常见于其他神经元神经节，如迷走神经节、背根和交感神经节[68]。如动物实验一样，复制发生在反复感染激发后2~10d内的少数神经元内。

（3）临床表现：与感染者接触5~7d后，患者出现症状。持续48h的先兆症状可表现为局灶性黏膜压痛和红斑，随后很快在口腔黏膜上有一组小疱。这些小疱壁薄、柔软、短暂，且周围发炎，然后小疱发展疼痛性浅表溃疡。在本病初始阶段，口腔黏膜表面在角化区和非角化区都会受到影响。在原发感染中，牙龈病变是一个关键的临床诊断标准，在这个诊断标准中，牙龈出现红斑、水肿和触痛，牙龈的游离缘与此过程密切相关（图16-30）。在这个位置，小的浅表溃疡与口

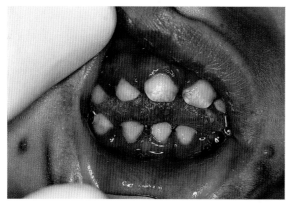

▲ 图 16-30　原发性疱疹性龈口炎，伴有质软、广泛的小疱和溃疡

腔其他部位类似病变一起出现。感染可以延伸到口咽，偶尔也会扩散到口腔周围的皮肤区域。整个过程的持续时间为 7～14d，通常具有自限性。病毒合成和口腔内存在的可能性在临床消退（病毒脱落）后持续数周，导致持续感染缺乏原发性免疫力的患者。

（4）鉴别诊断：与 HHV-1 感染症状相似需要鉴别的疾病包括疱疹性咽峡炎（柯萨奇病毒 A2，4-6 和 8-10），手足口病（柯萨奇病毒 A16），水痘（水痘 - 带状疱疹病毒），麻疹（副黏病毒）和传染性红斑（第五病）。

（5）诊断：原发性 HHV-1 感染的诊断依据临床表现，前驱期黏膜压痛和红斑迅速转变为囊泡性病变，随后发展为溃疡和边缘性龈炎。通常不需要使用实验室方法明确诊断，然而随着疾病的进展，可使用病毒分离和培养、囊泡含量的细胞学分析和血清抗体滴度的技术来协助明确诊断。

（6）治疗：因为患者会产生抗体，原发性口内 HHV 治疗以观察和对症支持治疗为主。

2. 复发性单纯疱疹感染

（1）定义：复发性 HHV-1 感染（继发性 HHV-1）代表在先前感染 HHV-1 的人中发生的复发性病毒感染。复发的基础是先前建立的病毒潜伏状态，并且在休眠病毒和宿主免疫之间破坏了这种稳定状态。

（2）病因和发病机制：潜伏期病毒从皮肤相关神经节神经元逃逸或释放，开始了疾病复发的过程。HHV-1 以足够的 DNA 拷贝进入神经元，从而影响复制；然而，免疫系统抑制了这种复制和 α- 基因的表达。在证实病毒导向的 RNA 合成的基础上，受影响的神经节内潜伏感染的神经细胞范围为 4%～35%[81]。

复发主要以唇疱疹的形式出现；然而，口腔内复发的疾病也经常发生，几乎都发生在硬腭和附着龈的角化上皮内，较少发生在舌背。在这种情况下，会出现多个浅表、相邻紧密的糜烂和溃疡。在硬腭，病变常沿腭大神经的分布，特别是在第一磨牙和前磨牙区。分布通常是单侧的，涉及牙龈，但不跨越中线。当它累及下颌附着龈时，易发生在磨牙和前磨牙区。

单纯疱疹唇疱疹是 HHV-1 复发性疾病最常见的临床形式。美国 HHV-1 原发性免疫的患病率很高，40%～60%[82]。一些患者反复发作的频率为 5%～23%，而 58%～61% 的患者每 1～4 个月就有一次复发[83, 84]。

（3）临床表现：复发性唇疱疹的特征在于最初的前驱期，在该期间局部黏膜感觉异常，通常为刺痛或灼烧感；相应部位随后出现囊泡。最常见的部位是唇红（图 16-31）。随着囊泡的形成，它们最初如针头大小，成簇存在，相应部位黏膜红肿。囊泡相互聚集并破溃形成溃疡并结痂。囊泡可完整存在 24～48h，结痂期可持续 5～7d，然后愈合，无瘢痕形成。在免疫抑制个体中，病变往往较大且持续时间较长，可观察到瘢痕形成。值得注意的是成人口腔内复发疾病的异常表现，包括囊泡 / 溃疡的分布，以及相应的疼痛和功能障碍（图 16-32 和图 16-33）。

（4）鉴别诊断：复发性唇疱疹的临床鉴别诊断包括接触过敏性口炎、角化性口角炎、创伤性口腔周围炎、原发性梅毒和多形性红斑。然而，上述病变的历史、外观和分布将有助于其与唇疱疹的鉴别。

（5）组织病理学：复发性疱疹性病变进行活检时，通常为口腔内复发的水疱性病变。在这种情况下，上皮内小疱与局灶性的混合性炎症浸润一起形成（图 16-34）。受感染的角质形成细胞被多分叶病毒包涵体（Tzanck 细胞）扩大，这

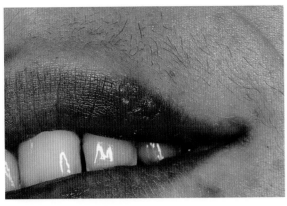

▲ 图 16-31 复发性唇疱疹，皮肤唇红交界处有密集完整的囊泡

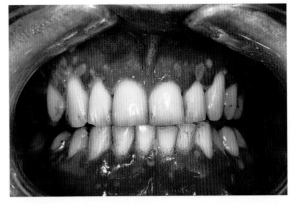

▲ 图 16-32 成人复发性单纯疱疹，伴有大量广泛散在的囊泡和溃疡，以及疼痛和发热

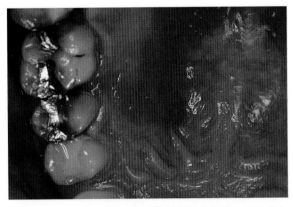

▲ 图 16-33 典型的复发性口内单纯疱疹沿腭大神经分布

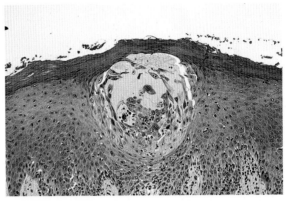

▲ 图 16-34 单纯疱疹病变上皮内完整囊泡，充满血清和悬浮病毒感染的角质形成细胞和炎性细胞

在一种涂片制剂上也很明显，这种涂片制剂是通过去除完整的囊泡，取出囊泡液用于病毒培养研究，刮擦囊泡底层（图 16-35），然后再将刮下的细胞成分的内容物分散在 Tzanck 制剂的载玻片上，并随后进行病毒细胞病变效应的病理评估（图 16-35）。

（6）治疗：对反复发作的免疫力强的成人一般不需要使用全身抗病毒治疗。然而，对于唇部经常复发的患者，可使用多索醇霜和喷昔洛韦霜。这两种药物都针对病毒复制过程。在细胞内水平上，喷昔洛韦通过抑制 HHV-1 DNA 聚合酶的形成来抑制复制。二十二碳醇是一种饱和的二十二碳伯醇化合物，它能阻止病毒包膜

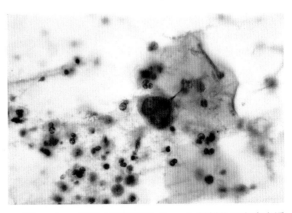

▲ 图 16-35 疱疹小泡底部的 Tzanck 制剂显示出病毒诱导的细胞病变作用

和角质细胞质膜之间的最初融合，从而阻止进入细胞内[85]。在顽固性复发的患者，可以考虑使用局部应用的福斯卡奈、西多非韦或亚胺喹诺德[86]。

（四）复发性阿弗他口腔溃疡

1. 定义

复发性阿弗他口腔溃疡（RAS）或复发性口腔溃疡是最常见的非创伤性口腔溃疡，发病率为20%～40%。这仍然是一种未完全了解的黏膜疾病，主要影响口腔和口咽黏膜，生殖器黏膜少见。值得注意的是，数据表明社会经济地位较高的人和非吸烟者专业人群中的发病率较高[87]。

2. 病因和发病机制

RAS的具体发病机制尚不清楚，可能诱发原因包括局部创伤、微生物感染、使用非甾体抗炎药、克罗恩病、白塞综合征、谷蛋白敏感性肠病或腹腔疾病/非嗜性口炎性腹泻和食物超敏反应（如坚果、香料、巧克力）等（框16-4）。

框 16-4 复发性阿弗他口腔溃疡诱发因素

精神压力
创伤/医源性损伤
全身系统性症状或疾病
　克罗恩病/溃疡型结肠炎
　白塞病
　周期性发热，口疮性口炎，咽炎和宫颈腺炎综合征
　吸收不良/谷蛋白敏感性肠病
　人类免疫缺陷病毒
　补血药或其他药物
　急性中性粒细胞性皮肤病
食品
　巧克力
　番茄
　核桃、榛子、巴西坚果
　月经周期

引自 Chavan M, Jain H, Diwan M, et al: Recurrent aphthous stomatitis: a review. J *Oral Pathol Med* 2012; 41: 577-583.

某些药物的摄入，包括非甾体抗炎药、β受体拮抗药[87]和钾通道阻滞药[88, 89]也与RAS有关。药物相关口腔溃疡患者在停药后溃疡复发减少或消失，这一事实有助于将此类溃疡与真正的特发性口腔溃疡区分。

最后，另外两种全身性疾病，即Sweet综合征（急性发热性中性粒细胞性皮肤病）和PFAPA综合征（周期性发热、口腔溃疡、咽炎和腺炎），这两种综合征中口腔溃疡作为其中的一种症状出现[90, 91]。

人类白细胞抗原（HLA）D51基因型与RAS有一定的相关性，以试图阐释RAS的家族聚集性[92]。HLA上调角质形成细胞和淋巴细胞分泌肿瘤坏死因子α（TNF-α）等细胞因子和趋化因子，上调黏附分子合成，导致角质形成细胞溶解。尽管特异性抗原仍然未被鉴定，但存在T细胞介导的和抗体介导的过程。

了解病变形成早期的免疫发病机制，即在将来的溃疡部位有淋巴细胞浸润，有助于确定这一过程的临床前溃疡期。这一阶段后迅速形成一个紧张和柔软的局部组织改变，其特征是周围的红斑区域，表明局部血管充血和扩张，同时伴有轻度血管炎。24h内，丘疹软化区破裂，形成典型的溃疡。重要的是，没有小疱形成的迹象，与原发性或复发性HHV感染相比，病变分布在非角化黏膜表面（唇、颊、腹侧舌、口底、软腭和扁桃体弓）。

RAS病因和发展的复杂性由多种因素共同构成，具有触发和易感因素。后者包括局部身体创伤、心理压力、激素影响及吸烟[93-95]。

3. 临床表现

传统上根据复发性阿弗他口腔溃疡（RAS）的溃疡大小可分为轻型、重型和疱疹型三种类型，溃疡大小是主要的差异特征[92]。溃疡的持续时间，其发生频率和慢性，以及症状水平都应被考虑。从实际角度来看，这种分类标准可以更容易地与治疗的类型和治疗强度相结合。

轻型复发性阿弗他溃疡占所有RAS的85%。溃疡的直径可达10mm，通常位于口腔前部非角化黏膜上。溃疡发作的持续时间为7～10d，然后愈合而没有瘢痕形成（图16-36）。重型复发性阿弗他溃疡占口疮性溃疡的约占10%[96]，较大溃疡（＞1cm），通常发生在口腔后部和口咽，较深在，边缘锐利，疼痛明显（图16-37）。每次发作的持续时间可长达6周，但可能在免疫功能低下的患

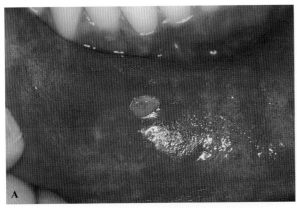
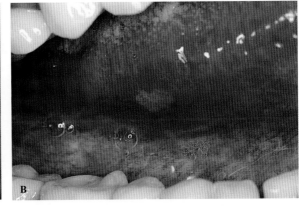

▲ 图 16-36　唇黏膜和腹舌黏膜溃疡，表现为黄色纤维状基部，边缘锐利，周围有红斑

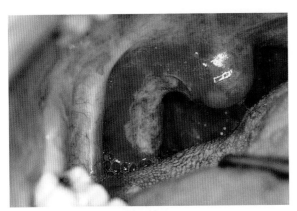

▲ 图 16-37　软腭后缘单发重型复发性阿弗他口腔溃疡

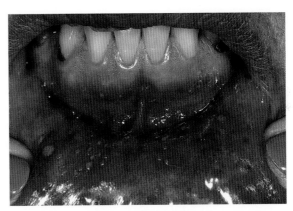

▲ 图 16-38　下唇和下颌颊侧牙龈黏膜的疱疹状口疮，数量多，深度浅

者中持续较长时间，其中病变往往比轻型更严重、更深在、更痛苦。此外，它们也可作为 HIV 疾病进展的标志物[97, 98]。

疱疹型阿弗他口疮大多发生在可移动或非角质化的上皮组织，尽管角化区上皮也有可能发生。临床上表现为多个针头至 2mm 大小浅坑形溃疡，分布广泛（图 16-38）。临床上与原发性 HHV 感染的病变相似是值得注意的，因此它们被指定为疱疹状。与单纯疱疹相比，溃疡形成前没有水疱期，成人发病，疼痛程度大于病变的发展程度。

4. 鉴别诊断

RAS 的主要鉴别诊断包括口内 HHV 感染性溃疡和创伤性溃疡。除了表 16-1 中提到的其他因素外，鉴别这些疾病还应了解水疱期的病变位置和存在的一些差异（疱疹感染）。

5. 组织病理学特征

所有形式复发性阿弗他溃疡都没有任何特征性的病理。角质形成细胞坏死和（或）溃疡的早期中心区域是明显的。薄层纤维蛋白斑块覆盖溃疡，而在深处，存在混合的炎性浸润物，伴随着血管数量扩张和充血。在无血管炎的情况下，存在淋巴细胞和组织细胞的血管周围浸润。

6. 治疗

RAS 的治疗将取决于溃疡的大小、频率和数量。轻型溃疡通常只需要对症处理和氯己定冲洗。必要时局部使用固醇药物结合局部镇痛药或其他局部抗炎药。当病变严重或连续发生一系列突发事件时，短期内使用皮质类固醇效果显著。重型溃疡在其他治疗方式效果不明显时，局部注射皮质类固醇效果仍较为显著。另外，也可以考虑使

表 16-1 复发性人疱疹病毒病变对比轻型复发性阿弗他口腔溃疡

	人疱疹病毒	轻型复发性阿弗他口腔溃疡
病因	疱疹病毒 1 型和 2 型	较多；各种免疫功能障碍
部位	角化组织；黏膜	移动；非角化黏膜
囊泡期	有	无
持续时间	7～14d	多变，通常 7～10d
治疗	外用（二十二烷醇，喷昔洛韦），口服抗病毒药	与严重程度相关，通常为局部类固醇
前驱症状	常见	不常见
触发因素	压力，创伤	压力，紫外线，食物
活检发现	病毒细胞病变作用	无特殊

用其他系统免疫抑制药，包括硫唑嘌呤、秋水仙碱、己酮可可碱、沙利度胺、达普松及肿瘤坏死因子 -α 拮抗药等[99, 100]。

（五）多形性红斑

1. 定义

多形性红斑（EM）是一种以皮肤或口腔溃疡为特征的急性皮肤黏膜变态反应。还存在这种疾病不太严重的慢性或持续形式，在这种情况下，皮肤、嘴唇和口腔的病变可以同时或不同时发生。疾病可能从自限性、轻度的、皮肤和口腔受累轻微炎症到暴发性的、渐进性伴有皮肤和黏膜坏死的史 - 约综合征（SJS）和中毒性表皮坏死松解症不等[101, 102]。可能是谨慎的，将 EM、SJS 和中毒性表皮坏死松解症视为同一过程的重叠谱，区别是发病程度不同。

2. 病因和发病机制

关于这种反应性疾病过程的起始事件存在争议；然而，很明显，许多触发因素与这种情况有关，包括光感、药物和病毒感染，如 EB 病毒、慢性丙型肝炎病毒、HHV-1 和细小病毒 B19，尽管 HHV-1 复发率最高，尽管大约 50% 的病例可能与触发因素或事件（感染，药物）有关[106, 107]，但后一组病例（药物诱发的 EM）常与服用抗癫痫药相关，如卡马西平和苯妥英钠、抗真菌药、喹诺酮和磺胺类药，以及其他抗生素和一些镇痛药。然而，最强烈的关联是在复发性 HHV-1 感

染和 EM 之间；在两个系列中，79%～100% 的 EM 病例发生在 HHV-1 感染之后[108, 109]。暴露于各种食品添加剂和化学品，包括苯甲酸盐、香水、保泰松、镍和其他一些不常见的药剂可能是相关的。除了病因学的争议之外，很明显，在高比例的 EM 病例中，在复发性 HHV 感染或其他感染过程之前（如病毒、支原体）或药物摄入可以作为病因。还报道了 EM 患者血清中循环免疫复合物的频率升高[110]。

在组织层面，抗原 - 抗体复合物从局部血管中扩散，启动补体级联的激活；随后发展为局部血管炎，中性粒细胞和巨噬细胞直接进入上皮和固有层。随后发生角质形成细胞坏死伴口腔和皮肤溃疡形成。

3. 临床表现

EM 是一种急性和自限性皮肤黏膜反应性疾病，并伴有大疱或溃疡形成，呈对称分布。典型病变发生在皮肤上，其特征是同心圆或环状结构，呈轻微红斑，呈色素沉着（图 16-39）。在中央，可能会出现大疱或水疱。口腔和唇红黏膜可能会出现与阿弗他口腔溃疡一样的溃疡和糜烂。黏膜溃疡呈对称分布，大小和形状不规则，表面覆盖有纤维薄膜，触痛明显（图 16-40）。唇红上可出现结痂、出血斑块，以水肿、裂隙和压痛为特征（图 16-41）。口腔和口咽功能障碍包括流涎、疼痛、吞咽障碍和关节炎型言语障碍，可因疼痛和不能咀嚼和吞咽引起饮食和饮水障碍。重度 EM

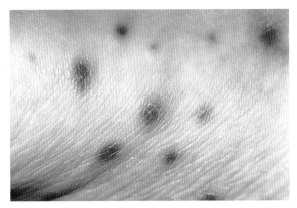

▲ 图 16-39 口腔和口咽受累患者多形性红斑上有多处"环状"或"靶心样"病变

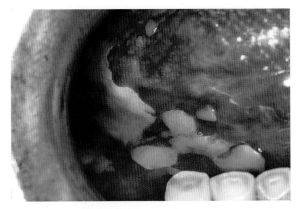

▲ 图 16-40 多形性红斑的口腔内溃疡在舌腹、舌表面和口底有较厚的假膜性病变

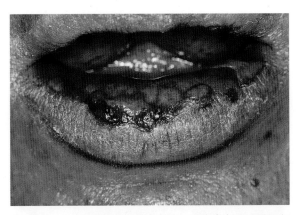

▲ 图 16-41 多形性红斑的渗出性、质脆病变和下唇红斑

（EM Main/SJS）可作为后一组体征和症状的最主要特征，同时可累及其他部位黏膜，包括眼睛、生殖器，特别是食管和呼吸道。值得注意的是，在某些 EM 患者中偶然发现了桥粒斑蛋白 1 和 2 的抗体，这是一种可能的体液机制，也提示了这种情况发病机制的主要形式[111]。

4. 鉴别诊断

在没有环状或靶心样病变的情况下排除的其他皮肤黏膜疾病包括严重的口腔溃疡、寻常天疱疮、黏膜（瘢痕）类天疱疮和溃疡型扁平苔藓。然而，EM 的临床诊断通常是排除性的，有时需要活检才能排除这些疾病。

5. 组织病理学特征

在周围或非溃疡性黏膜上，常规组织病理学表现为海绵状血管、凋亡性基底细胞和基底旁细胞、大量淋巴组织细胞浸润（通常分布在血管周围）和水肿，此过程从黏膜下层延伸到浅层固有层。溃疡表现为角质形成细胞坏死，固有层水肿，细胞间和胞内水肿，基底膜区空泡变性。

尽管直接免疫荧光发现不具有特异性，但在上皮细胞内将不存在抗体结合。然而，血管壁纤维蛋白、C3 和 IgM 检测阳性。

6. 治疗

EM 的治疗细节和理念一方面具有争议，另一方面与严重程度有关。虽然注意到先前的 HHV-1（复发性唇疱疹）感染，但处于低于完全治疗剂量的抗病毒药已经减少 EM 的进一步发作[104]。当仅存在口腔病变时，可能仅需要对症治疗或短期使用皮质类固醇激素。对症治疗包括使用口腔卫生辅助剂，温和的口腔冲洗液或含有局部类固醇和抗真菌和局部麻醉药组合的复合冲洗液。镇痛药可能有助于控制吞咽痛，从而保证水和食物的摄入。

（六）创伤性（嗜酸性）肉芽肿

1. 定义

创伤性或嗜酸性肉芽肿是一种罕见的大型、良性和自限性慢性口腔溃疡，其持续时间通常很长，常与深部黏膜损伤有关。

2. 病因

尽管认为肉芽肿为"创伤性"，但受影响的个人将先前发生的创伤性事件隔离开来是不寻常的。大多数人认为这一过程的起源尚不清楚。

3. 临床表现

临床上通常表现为快速发作的疼痛性溃疡，并且大多数病变沿着舌侧缘和舌腹发展。有时，可能会表现为舌背表面病变。病变直径多为1～2cm，具有火山口形状的中心，边缘锐利，较坚硬（图 16-42）。肉芽肿通常存在数周，也可能持续数月。外周或边缘硬化上皮表面通常呈乳白色至不透明白色。

4. 鉴别诊断

创伤性肉芽肿的位置、质地、外观和持续时间可提示诊断。鉴别诊断主要包括克罗恩病、梅毒、肉芽肿性疾病和淋巴瘤引起的口腔溃疡。

5. 组织病理学特征

深入底层骨骼肌的溃疡占主导地位，可见大量弥漫性和多形性炎症细胞浸润。后者的特点是存在大量的组织细胞、内皮细胞和嗜酸性粒细胞（图 16-43）。肌肉束通常由慢性炎症 / 肉芽肿分离。基质中可见肌纤维母细胞，一般认为这些细胞为反应性成分。

免疫组织化学研究表明染色结果不清晰且复杂。重点是 CD30（Ki-1 阳性）细胞，其存在于霍奇金病和良性反应性条件中。一项研究表明高活性 T 细胞、CD68 细胞和树突细胞（CD1a），可能与皮肤 CD30 淋巴组织增生性疾病有关[113]。非典型组织细胞肉芽肿已发现组织学和行为相似性，这意味着该实体可能形成创伤性嗜酸性粒细胞溃疡的子集或组织学变异。

6. 治疗

该疾病具有自限性，且往往呈慢性发作，临床上可选择定期观察，或者使用皮质类固醇加速症状消退，如果临床表现有问题或者典型治疗方案失败，则应考虑切除。

三、色素沉着病变

黑素细胞型的口腔黏膜色素沉着包括多种情况，范围从种族和生理类型、痣和良性黑素细胞增殖到侵袭前和侵袭性黑色素瘤。口腔黏膜黑色素瘤的种类（占所有各类黑色素瘤病例的 1%）使对该实体的全面分析变得不可能；然而，很明显，黑色素瘤可发生在任何与皮肤部位类似的亚型变异的黏膜部位[115]。口腔黏膜黑色素瘤的预后通常较差，原因是对早期疾病的认识不足，以及医生对诊断的相应延迟。代表黑色素瘤演化的径向生长阶段的口腔黑色素瘤或色素斑和斑块往往无法识别[116]。为了确定口腔色素沉着的潜在意义，第一步是确定色素沉着是内源性（如黑素细胞、炎症、非黑素）还是外源性（如与汞合金"文身"、药物治疗或外源材料的创伤性植入有关）[117]。

（一）黑色素斑

1. 定义

下唇唇红（30%），牙龈和牙槽黏膜（23%）以及颊部黏膜（16%）和唇黏膜（9%）易发生色素沉着性黑色素黏膜斑（图 16-44）[118]。统计学发现该疾病女性易发（男女比例为 2 : 1），白色人种多发，下唇多发。

2. 病因和发病机制

黏膜黑色斑可以是特发性，炎症后，综合征

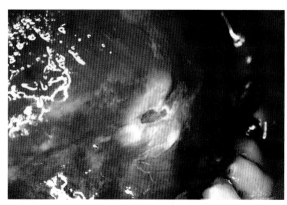

▲ 图 16-42 创伤性肉芽肿（嗜酸性肉芽肿）表现为慢性、边界明显溃疡，常伴有不同程度的周围性过角化

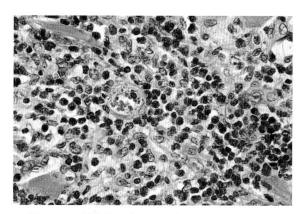

▲ 图 16-43 创伤性肉芽肿表现为大量的慢性炎性细胞浸润，在骨骼肌束之间含有大量散布的嗜酸性粒细胞

相关（Peutz-Jeghers 综合征，Laugier-Hunziker 综合征）或与全身性疾病相关（艾迪生病；表 16-2 列有更完整的内容）。黑素细胞病变源自神经嵴衍生的黑素细胞。上皮内黑素细胞增殖引起的黏膜黑素细胞痣较为常见，而黏膜下层或"真皮"黑素细胞产生蓝色痣。其他良性黑素细胞衍生过程，雀斑和黑色素斑，是黑色素生成过量的代表，而不是黑素细胞过度生长或增生。黑素瘤及其前体，例如表面扩散黑素瘤，与黑素细胞增殖的恶性质量相关，与典型的黑素细胞和痣细胞相比，其形态、分布和行为显著改变。

3. 临床表现

(1) 黏膜黑色素斑：一个直径一般小于 10mm 的黄斑区，边缘清晰，色素分布均匀，属良性黑色素瘤（图 16-45）。

(2) 黏膜黑素细胞痣：由于痣细胞增殖，可能出现在出生时或年轻时出现的局灶性黄斑或丘疹性色素沉着。口腔黑素细胞痣在多达 20% 的病例中可能没有色素沉着，其中腭部是最常见的受累部位，其次是颊/唇黏膜、牙龈和牙槽嵴。

（二）黑色素瘤

口腔黏膜黑色素瘤是一种罕见的肿瘤，对亚洲人和黑人有种族偏好。虽然先前存在的黑色素斑可能是一个前兆，但当出现时，这很可能代表外侧扩散或浅表播散性黑色素瘤。虽然口腔黑色素瘤并不能很好地归入定义明确的皮肤黑色素瘤类别，但这些黑色素瘤与肢端的黑色素瘤和结节性黑色素瘤相似[118, 119]。这些黑色素瘤是由早期或先兆的侧向扩散或浅表扩散形成的黑色素瘤。这种类型的早期黑色素瘤是扁平的、不规则的边缘，并且是非均质色素沉着。随着疾病进展，色素沉着的程度增加，表面积也增加，具有更深的棕色到杂色的灰棕色。大多数口腔黑色素瘤来自黄斑，然而有些从一开始就出现了一个快速生长的结节（结节性黑色素瘤）。

大多数口腔黏膜黑色素瘤（40%）发生在硬软腭上，而牙龈黑色素瘤（图 16-46 和图 16-47）约占黑色素瘤的 1/3[118]。大多数口腔内病变（85%）在最初发现时具有侵袭性或表现出侵袭性和原位

表 16-2 口腔黏膜色素性疾病及其状况

病 因	疾病 / 病原体
特发性黑素细胞	伊菲利斯（局灶） 痣（连接、复合、黏膜内、蓝色、局灶） 黑色素瘤和黑色素瘤前体
炎症后（弥漫性）	
症状（关联）	Peutz-Jeghers 综合征（焦点） Laugier-Hunziker 综合征（本地） McCune-Albright 综合征（扩散） 神经纤维瘤病（弥漫性） 库欣病（扩散） 艾迪生病（焦点和分散）
药物相关（关联）	米诺环素 氯法齐明 氯喹，抗癌药 叠氮胸苷 氯丙嗪 含重金属的药物 奎尼丁 环磷酰胺
外因	银汞合金色素沉着、创伤植入

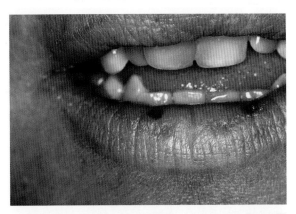

▲ 图 16-44 下唇唇红表面的离散、色素均匀的黄斑是黑色素斑的特征

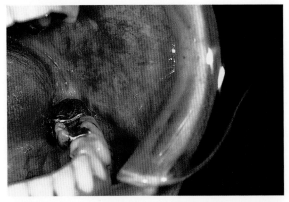

▲ 图 16-45 局灶性黑色素瘤（吸烟者的黑色素瘤）是特征性的颊黏膜散在、黄色、均匀色素斑块

特征。该部位分布与 Pliskin 的研究不一致[120]，他们发现 57% 的病例起源于牙龈软组织。

1. 鉴别诊断

相对狭窄的实体范围可被视为口腔色素性病变范围内的临床诊断选择。必须将黑色素黏膜斑块与表面扩散性黑色素瘤、卡波西肉瘤和外源性色素沉着（如汞合金文身）相鉴别。结节性黑色素瘤和黏膜内痣临床表现上具有一定相似性，静脉或血管黏膜静脉曲张也具有相似性。

2. 组织病理学特征

斑痣和黑色斑点的特征在于黏膜上皮基底层内黑色素的积累，通常伴有不同程度的黑色素进入浅层固有层（图 16-48）。

根据具体类型，黏膜黑素细胞痣的特征在于上皮细胞内黑色素细胞（痣细胞）的积累，通常在聚集体中或在交界痣中的所谓的神经元中。在复合痣中，痣细胞的聚集体同时存在于上皮和固有层内。当痣细胞专门位于固有层和浅表黏膜下层时，存在黏膜内痣。最后，位于深处的黏膜下黑色素细胞的增殖在蓝色痣中形成上皮样细胞和纺锤形细胞，通常是高度着色的细胞。在早期阶段，黑色素瘤组织形态学将显示上皮—结缔组织连接处的非典型黑色素细胞的聚集，并且通常注意到向上皮表面的延伸。随着生长的垂直阶段确定，后期病变将显示黑色素细胞扩张到固有层和更深的结构（图 16-49）。

黑色素瘤，这个伟大的模仿者，它可以呈现出各种各样的模式，并能显示出许多细胞形态，包括上皮样、纺锤体（图 16-50）、星状体和浆细胞样形态。形成的模式也可能是可变的，包括细胞器簇、片状和梭形神经嗜性、牙槽状和退变体。对于无色素性黑色素瘤或其他变体，可能需要使用免疫组织化学技术，如 S-100、人黑色素瘤黑45（HMB-45）和黑色素 -A 的表达来鉴定黑色

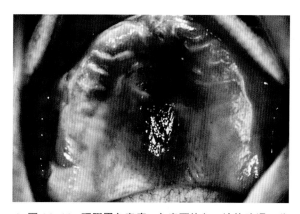

▲ 图 16-46　硬腭黑色素瘤，色素不均匀，边缘弥漫，分布广泛

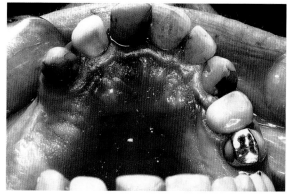

▲ 图 16-47　牙龈黑色素瘤，游离龈缘处有轻微的结节性色素沉着的表面改变而具有更多的黄黑斑分布

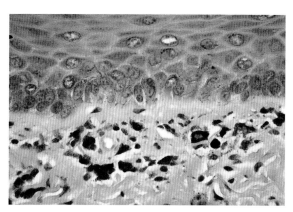

▲ 图 16-48　局灶性黑斑病，几乎看不到树突上皮内黑素细胞和固有层中有黑色素细胞和游离黑色素

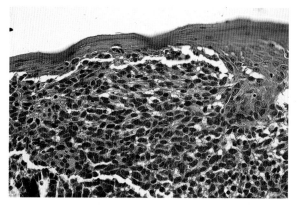

▲ 图 16-49　上皮黑色素瘤具有上皮样和梭形黑素细胞，可侵入上皮并进入固有层

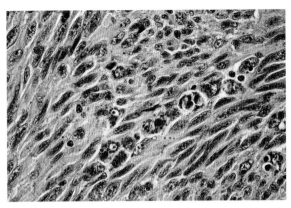

▲ 图 16-50 在突出的纺锤体细胞群内多面体形状黑色素瘤细胞

素细胞谱系。

3. 治疗

可以保守地切除良性黑素细胞病变，例如斑疹、斑痣和黑素细胞痣，作为切除活组织检查。浅表扩散，侵袭性和结节性黑色素瘤仍然存在，手术是主要的治疗方式。病变深度和表面覆盖和位置将决定切除范围。

黑色素瘤预后很差，与口腔内的部位无关。与皮肤黑色素瘤一样，肿瘤厚度和临床分期与总生存期密切相关。头颈部黑色素瘤总体 5 年生存率为15%[121]，无淋巴结参与的中位生存期为 46 个月，而在淋巴结发现阳性情况下为 18 个月 [118]。

（三）银汞合金色素沉着

1. 定义

银汞合金色素沉着是一种外源性黏膜色素沉着，其由创伤性植入或牙科银汞合金慢性摩擦转移到邻近的口腔黏膜中引起。

2. 病因

在银颗粒进入固有层 / 黏膜下层之后，引起慢性炎性浸润。巨噬细胞——更不常见的是，多核巨细胞——吞噬这种物质，从而扩散到邻近区域。这些吞噬细胞迁移到区域淋巴结，在区域引流淋巴结中沉积颗粒状银汞合金，从而类似转移性黑色素瘤。

3. 临床表现

银汞合金色素沉着临床上表现为清晰、灰黑色、局灶性、黄斑黏膜变色。病变位于下颌黏膜

皱襞和牙槽牙龈或颊黏膜上（图 16-51）。有时，当发生足够材料的创伤性植入时，它们在常规牙科 X 线片上可能是明显的。它们的尺寸范围为1mm～1.5cm，大多数是 0.4cm 或更小 [123]。

4. 鉴别诊断

鉴别诊断包括黑色素瘤、血管畸形、黑色痣、黏膜内痣和其他黑素细胞痣等黑色素瘤，以及其他创伤性植入（如石墨）[124]。

5. 组织病理学特征

黑色（还原的）外来金属材料将位于固有层和黏膜下层内。较旧的病变包含沿着脉管系统、神经和上皮的基底膜，以及胶原束的含有银的细颗粒沉积物的集合（图 16-52）。多核巨细胞，虽然并非总是存在，但也会包含摄取的物质，巨噬细胞也将如此。能量色散射线影像分析可证明这些组织中银和铜的存在。

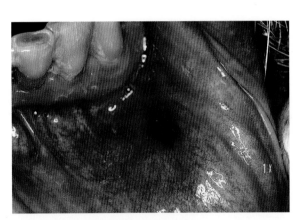

▲ 图 16-51 唇黏膜的银汞合金色素沉着，具有特征性的灰黑色、黄斑表面和稍弥漫性边缘

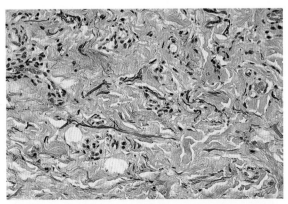

▲ 图 16-52 银汞合金色素沉着内的汞合金颗粒沿黏膜下层的胶原束分布

6. 治疗

银汞合金色素沉着通常需要活检明确诊断，然而一旦发现，可选择切除。具体的治疗策略包括简单的手术切除，或使用 Q 开关红宝石激光器切除[126]。

推 荐 阅 读

Amagai M: Autoimmunity against desmosomal cadherins in pemphigus. *J Dermatol Sci* 20: 92–102, 1999.

Brennan M, Migliorati CA, Lockhart PB, et al: Management of oral epithelial dysplasia: a review. *Oral Surg Oral Med Oral Pathol Oral Radiol Endod* 103 (Suppl): S19, el–12, 2007.

Cabay RJ, Morton TH, Jr, Epstein JB: Proliferative verrucous leukoplakia and its progression to oral carcinoma: a review of the literature. *J Oral Pathol Med* 36: 255–261, 2007.

Gupta PC, Sinor PN, Bhonsle RB, et al: Oral submucous fi brosis in India: a new epidemic? *Natl Med J India* 11: 113–116, 1998.

Ismail SB, Kumar SKS, Zain RB: Oral lichen planus and lichenoid reactions: etiopathogenesis, diagnosis, management and malignant transformation. *J Oral Sci* 49: 89–106, 2007.

Juneija M, Mahajan S, Rao NN, et al: Histochemical analysis of pathologic alterations in oral lichen planus and oral lichenoid lesions. *J Oral Sci* 48: 185–193, 2006.

Khosroshahi A, Carruthers MN, Deshpande V, et al: Rituximab for the treatment of IgG4–related disease: lessons learned from 10 consecutive patients. *Medicine (Baltimore)* 91: 57–66, 2012.

Klanrit P, Sperandio M, Brown AL, et al: DNA ploidy in proliferative verrucous leukoplakia. *Oral Oncol* 43: 301–316, 2007.

Regezi JA, Sciubba JJ, Jordan RCK: *Textbook of oral pathology—clinicopathologic considerations* , St Louis, 2011, Elsevier.

Said S, Golitz L: Vesiculobullous eruptions of the oral cavity. *Otolaryngol Clin North Am* 44: 133–160, 2011.

Splieth CH, Sümnig W, Bessel F, et al: Prevalence of oral mucosal lesions in a representative population. *Quintessence Int* 38: 23–29, 2007.

Sun A, Chis JS, Wang JT, et al: Levamisole can reduce the high serum necrosis factor–alpha level to a normal level in patients with erosive lichen planus. *Clin Exp Dermatol* 32: 308–310, 2007.

Torti DC, Jorizzo JL, McCarty MA: Oral lichen planus: a case series with emphasis on therapy. *Arch Dermatol* 143: 511–515, 2007.

Wollina U: The role of topical calcineurin inhibitors for skin diseases other than atopic dermatitis. *Am J Clin Dermatol* 8: 157–173, 2007.

Zhang X, Reichart PA: A review of betel quid chewing, oral cancer and precancer in mainland China. *Oral Oncol* 43: 424–430, 2007.

牙齿发育、牙源性囊肿和牙源性肿瘤

Odontogenesis, Odontogenic Cysts, and Odontogenic Tumors

John Hellstein 著

周　超　刘旭良　译

第17章

要点

1. 牙齿发生是一种复杂的过程，具有多种诱导水平。许多相互作用发生在间充质和上皮组织之间。特别是 Rathke 囊的胚胎学和牙槽嵴中牙板的正常分布。此外，大多数通常已知的牙源性囊肿和肿瘤起源于成釉器。

2. 口腔区域牙源性和非牙源性囊肿的命名是多种多样的。框 17-1 为制定鉴别诊断列表提供了帮助。

3. 角化性牙源性囊肿特异性地与角化囊肿性牙源性肿瘤区分，基于其更加无害的表现。

4. 也被称为牙源性角化囊肿或角化性角化囊肿，世界卫生组织最近将该实体更名为角化囊肿性牙源性肿瘤；本章遵循该名称。此外，这种囊性肿瘤与基底细胞痣综合征有关。

5. 一些作者继续使用"始基囊肿"这一术语，但该术语的使用通常因作者的背景而异。主要关注的是该术语在许多欧洲出版物中同义词为角化囊肿性牙源性肿瘤（牙源性角化囊肿）。本章使用术语未确定来源的牙源性囊肿来描述在组织学上与牙齿囊肿或根性囊肿相同但在解剖学上与任何特定牙齿无关的病变。

6. 类囊性牙源性囊肿在放射学上表现为多房性病变并可能复发。组织学上，衬里与侧牙周囊肿相同。

7. 腺性牙源性囊肿诊断的问题在于，由于缺乏校准和组织学定义的可变性，它正在被过度使用。

8. 对于牙源性肿瘤，一般鼓励读者随时查看每位患者的一般治疗方案。人们对与许多牙源性肿瘤有关的治疗建议的循证性质提出了一些担忧。在钙化性上皮性牙源性肿瘤的病例中，较早的文献甚至现代文献经常建议相当积极的治疗，尽管很少有循证文献支持在一些肿瘤中进行初始积极治疗。除了成釉细胞瘤之外，只有极少的报道存在任何良性牙源性肿瘤"远离"外科医生，即使复发确实发生。

牙源性肿瘤通常是肿瘤和非肿瘤病变的复杂混合物。甚至"简单"牙源性病变的起源也可以追溯到牙齿发育，这个过程远非简单。然而，通过了解牙齿发生，读者对这些病变的认识应该得到加强。事实上，在牙齿形成过程中外胚间充质组织与上皮组织的独特相互作用使这些囊肿和肿瘤具有独特性。间充质和上皮的这些相互作用发生在非常短的距离内并且在下颌有限的空间内。组织学解释中的并发症包括由脱矿质，取样误差，在肉眼观察台上分离硬组织和软组织，以及切除不同组织类型的一般困难所导致的伪影。在粗加工台上分离不同的组织可能使得以后在显微镜下分析组织的关系成为不可能。即使没有遇到这些基本问题，结果通常仍然是组织病理学的大杂烩。最后，含有上皮和间充质成分的牙源性病变通常难以进行组织学评估。

外科医师 / 临床医师对牙齿发生的基本了解可能有助于预测行为，启发临床医师提供给病理学家的信息，并指导正确的治疗。因此，牙齿发育和下颌骨在体内的独特状态为临床、放射学和组织病理学鉴别诊断创造了广泛的可能性。本章的目的是探讨牙齿发生，以及牙源性囊肿和肿瘤。希望到本章结束时，对牙源性囊肿和肿瘤更好的认识会使我们对这套错综复杂的疾病有更彻底的理解。

一、背景

牙齿发生开始于牙槽骨发育更好的区域，并通过口腔和颌骨牙槽突的成熟延伸而进行。不幸的是，仅仅知道病变的位置并不一定允许临床医生总能确定它是牙源性的。混杂因素包括拉特克囊（Rathke pouch）的胚胎性质，牙槽突范围之外的大型牙源性病变的扩展，以及牙齿发生产物"徘徊"的倾向。因此，鼻窦成釉细胞瘤和蝶鞍颅咽管瘤的报道不应令人惊讶，仍应被认为是牙源性的。简单地说，唯一的先决条件是所有的牙源性囊肿和肿瘤都必须来自于口腔肿瘤。

在组织学上，牙齿发生相当独特的上皮部分通常在囊肿和肿瘤中保持足够的清晰，以便能

够正确地确定起源。不幸的是，牙乳头的间充质成分（如黏液瘤中所见）和牙骨质成分（如牙源性纤维瘤中所见）不可能在组织学上明确识别为牙源性。将这些识别为牙源性的唯一希望是它们与其他牙源性上皮元素相关联。但一般来说，这些间充质病变根据下颌骨的位置被确定为牙源性。

虽然本节仅关注牙齿发育，但请记住，口腔颌面部也与唾液腺、血管黏膜腺、鼻窦上皮、鼻腭管上皮和真皮上皮的发育残余有关。由于这些可能混杂的胚胎组织互相靠近，任何给定病变的真正起源最多可能是不清晰的。然而，通过了解特定的位置、起源和组织病理学特征，并结合牙齿发育的知识，对于任何一种特定的病变，正确的诊断几乎总是可以通过筛选而得到一个相对较短的鉴别诊断列表。

成釉器通常分为蕾状期、帽状期和钟状期。蕾状期开始于口凹的基底细胞的增殖。这种增殖沿着未来牙槽黏膜的顶端区域发生，并且与前庭黏膜分离。在这个早期阶段，口凹的外胚层由 2～3 个细胞排列。在第 6 周，未来牙槽突区域的外胚层开始增殖并形成两个马蹄形的上皮带。在分化成牙槽突的上皮表面之前，每个条带称为牙板。这些薄层最终将形成乳牙所需的 20 个单独的增殖。这 20 个增殖区域分别称为牙蕾。然后每个牙蕾顶部增殖到下面的外胚间充质组织中。最终，在钟状期，上覆的口凹和成釉器之间的连接分开。但牙蕾的增殖的实际过程因拱形和牙齿类型而异（即乳牙中切牙，乳牙侧切牙，乳牙尖牙，乳牙第一磨牙和乳牙第二磨牙）。到第 8 周结束时，已经生产了所有 20 个芽。

在形态分化、组织分化和并置的各个阶段，成釉器的特征及其生理支持发生变化。但是，随着牙本质的附着和外釉上皮层附近的血管形成，成釉器进一步被定义为中间层的第四细胞层。中间层细胞占据内部釉质上皮和星状网之间不明确的扁平细胞区域。虽然在牙釉质之前必须存在定义中间层的表型变化区域，但实际上单独识别这些细胞是非常主观的。

根发育

在牙根中，牙本质形成占据绝大部分的根体积，然后将其包覆在牙骨质层而不是牙釉质中。但是，如果没有来自成釉器的上皮细胞的诱导，成牙本质细胞仍然不能分化和生成牙本质。为了实现这一壮举，随着减少的牙釉质上皮到达牙骨质釉质连接处，它变成背对背的内外上皮细胞。这产生了与还原的牙釉质上皮分离的细胞颈。这种分离的颈圈称为 Hertwig 上皮根鞘。当它向顶部移动以引导根部形成时，该根鞘将留下上皮剩余称为马拉瑟（Malassez）上皮剩余，其将位于牙周韧带的区域中。这些剩余上皮为几种潜在的牙源性囊肿和肿瘤提供了基础。

牙周韧带实际上是一种被称为嵌合连接的连接。尽管牙骨质除了位置之外是无法区分的，例如在正畸运动期间，身体将在牙周韧带的硬膜侧而不是韧带的牙齿侧的牙骨质上再吸收骨。具有牙周韧带的牙齿将在连接内保持一定量的活动性。读者再次参考各种文本以更深入地描述牙齿发生 [1-6]。

二、概要

存在许多牙源性上皮阶段，每个阶段都可以为牙源性囊肿或肿瘤提供基础。四个主要成分是牙板、成釉器、缩余釉上皮及 Hertwig 上皮根鞘。Serres 和 Malassez 上皮剩余部分与它们各自的牙板和 Hertwig 根鞘的祖细胞均需考虑。此外，口凹上皮产生拉特克囊，其保留牙源性潜力。Shafer 团队 [7] 和其他人已经提出，原始的口凹基底上皮也保留了这种潜能。在成人中，这种基底上皮表现为牙龈和牙槽黏膜表面。当外周成釉细胞瘤似乎直接从上覆的牙龈上皮发育时，似乎支持这一概念。据说，大多数人会认为成人非常罕见的牙源性肿瘤源自基底上皮。Malassez 上皮剩余是炎性牙源性囊肿的常见来源，但保留很少的肿瘤潜力。Serres 上皮剩余区域、成釉器和缩余釉上皮通常被认为是最可能变成肿瘤的部分。所有部分都有可能形成囊肿，但程度不同。来自缩余釉上皮的含牙囊肿和来自 Malassez 上皮剩余的神经根

囊肿构成绝大多数牙源性囊肿。

三、牙源性囊肿

（一）分类

在阅读各种文献时，很快就会发现囊肿的定义因作者而异，并且分类图式也处于混乱状态。框 17-1 中的改进分类方案是笔者组织的分类。

未确定来源的牙源性囊肿是一些口腔病理学家使用的新的、公认的描述性诊断。不幸的是，该术语不能在其他文本或期刊中进行表述，尽管它应该取代始基囊肿的诊断。使用描述性术语而不是始基囊肿的需要是由于术语原始囊肿的模糊使用，意味着角化囊肿性牙源性肿瘤（KCOT）和简单的非角化囊肿其不能进行牙齿相关的分类。描述性作用是提供放置病变的病灶，其组织学上不明确，不与牙齿直接相关，但位于凹槽中，因此可能源于牙源性。

已经为牙源性囊肿和口腔颌面囊肿制定了几种分类图谱 [8-11]。框 17-1 中的分类方案是与世界卫生组织（WHO）的分类方案的修改合并。1992 年，世界卫生组织发表了第 2 版牙源性肿瘤的组织学分型 [12]。然而，世界卫生组织关于牙源性肿瘤的最新论文载于头颈部肿瘤的病理学和遗传学文本中 [13]。在 2005 年的后期修订中，文本中不再包括牙源性囊肿，并且部分囊肿被重新归类为肿瘤。框 17-1 还包含选定的非多发性囊肿的完整性和比较。

根据定义，囊肿将被认为是至少由部分上皮排列的病理腔。为了成为牙源性囊肿，上皮衬里必须来源于牙源性上皮。对读者最好的建议是，所有分类图式在某种程度上都是人为的；关键是以对您最有用的方式组织它们。这种修改是一种自我澄清的尝试，笔者希望其他人会发现它的纯粹或修改形式有用。

（二）发病

许多牙源性囊肿表面由非角化上皮组成。在组织学上，一些非角化囊肿可以看起来相同，除了临床，来源和（或）放射学方法之外不能分开。这些包括含牙囊肿（滤泡囊肿），萌出囊肿，未确

（续表）

框 17–1　牙源性与其他颌面部囊肿的分类

牙源性囊肿

- 发育性囊肿
  - 牙板囊肿（新生儿牙龈囊肿）
  - 含牙囊肿（滤泡囊肿）
  - 皮疹囊肿
  - 牙周外侧囊肿
    - ※ 葡萄状牙源性囊肿
  - 成人牙龈囊肿
  - 角化性牙源性囊肿
  - 腺性牙源性囊肿
  - 起源不明的牙源性囊肿 *
- 炎性囊肿
  - 根周囊肿
    - ※ 根尖周囊肿（顶根侧囊肿）
    - ※ 侧化神经根周囊肿
  - 残留囊肿
    - ※ 牙源
    - ※ 根尖起源
  - 牙周囊肿
    - ※ 下颌感染性颊分叉囊肿
    - ※ 炎性根旁囊肿

非牙源性囊肿

- 鼻腭管囊肿（切开管囊肿）
  - 切牙乳头囊肿
- 鼻唇囊肿（鼻腭管囊肿）
- 婴儿腭囊肿
  - 爱泼斯坦小结（硬腭中线）
  - 波恩结节（散在腭上，特别是软硬腭交界处）
- 淋巴上皮囊肿
  - 口腔淋巴上皮囊肿
  - 颈淋巴上皮囊肿（鳃裂囊肿）
- 胃异位囊肿
- 甲状舌管囊肿
- 唾液腺管囊肿
- 上颌窦相关囊肿
  - 外科纤毛囊肿
- 软组织囊肿
  - 表皮样囊肿
  - 胸腺囊肿
  - 支气管囊肿
  - 毛鞘囊肿（毛发囊肿）
- 假性囊肿
  - 特发性骨腔（外伤性骨腔、外伤性骨囊肿、单纯性骨囊肿、出血性骨囊肿等）
  - 动脉瘤样骨囊肿
  - 黏液潴留现象（黏液潴留囊肿）
  - 鼻窦黏液囊肿
  - 囊性湿疣
- 其他
  - 皮样囊肿

- 腮腺多囊病
- 人类免疫缺陷病毒相关淋巴上皮病变
- 不存在 / 假囊肿
- 以下囊肿通常被认为在胚胎上是不可能的，或在上述其他囊肿中被重新分类
  - 球颌上囊肿（以胚胎学为基础）
  - 正中下颌囊肿（根据胚胎学排除）
  - 上颌牙槽囊肿（鼻腭管囊肿亚型）

* 替代了"始基囊肿"这一术语，在文献中完全混淆无法分辨了；这一新的描述也可作为一些分类不好的病变名称使用

定起源的牙源性囊肿，根尖周囊肿，发育性根侧囊肿，残余囊肿和牙旁囊肿。

这些囊肿构成绝大多数牙源性囊肿。作为一个群体，它们被称为常见的牙源性囊肿。为了正确诊断这些常见的牙源性囊肿，临床医师必须提供足够的信息用于诊断。在本节后面特别讨论这些囊肿时，请读者仔细注意必要或重要的特征。

其他牙源性囊肿将显示组织学特征，这将做出正确的诊断，虽然来源和联系总是适当的并且通常是必要的。重要的是要注意特定类型的角蛋白的存在对于 KCOT 而言不是特征性的，并且可以与其他牙源性囊肿一起观察到。

囊肿扩张是由于许多因素而引起的，包括炎性细胞、纤维蛋白、血清和脱落的上皮细胞的累积。当这些物质进入囊腔时，腔内产物的积聚刺激了壁的囊性扩张[15-17]。或者，囊壁膨胀可能受到囊壁本身的固有有丝分裂活动的刺激。如果这种有丝分裂活动是囊肿扩张的主要组成部分，那么将病变视为囊性肿瘤而不是简单的囊肿可能更好[17-23]。这对于如何对 KCOT 和钙化囊肿进行分类的争论至关重要[24]。在牙源性角化囊肿的情况下，世界卫生组织将其更名为角化囊肿性牙源性肿瘤；该实体将在牙源性肿瘤部分进行讨论。在钙化囊性牙源性肿瘤的病例中，在肿瘤部分也将考虑更多囊性形式和更坚硬的牙本质影细胞形式。

多囊性本身可能是一种信号，表明病变生长是由有丝分裂或多灶性驱动而不是液压驱动的[25-30]。因此，潜在的多房性牙源性囊肿，如葡萄

状和腺性牙源性囊肿，可能具有肿瘤潜能[25, 31-35]。然而，在葡萄状囊肿的情况下，不容忽视多灶性的可能性。细胞调节蛋白研究确定细胞抑制和分裂活动可能有助于今后的分类[36, 37]。此外，上皮细胞分解结缔组织壁成分的能力也很重要[38-42]。

然而，即使是简单的囊肿，例如源自 Malassez 剩余区域的根尖周囊肿，也必须具有一定的有丝分裂活动，否则生长是不可能的。激活被认为是由于牙周膜内的炎症产生而发生的[16, 43]。在皮肤和牙龈中，已经表明炎症导致抑制药的释放，从而允许有丝分裂活动的恢复[18]。一旦形成了一个坚固的上皮球体，它被认为最终超过了它的血管营养，并且中央区域变形形成了管腔[18, 19]。中央管腔形成后，液体的跨膜流动通过渗透力维持；因此静水压力在大多数囊肿的典型单眼外观的形成中起作用。压力如何导致破骨细胞再吸收还不太清楚[20, 44-46]。

来自更具肿瘤性的牙板或囊性肿瘤的囊肿，可能是由于自我维持或不受调节的有丝分裂活动而引起[47]。即使在肿瘤囊肿中，管腔扩张也可能通过退化效应、碎片堆积、液压和有丝分裂活动引起[48-51]。

（三）根尖周囊肿（根囊肿，根周囊肿）

根尖周囊肿必须与失活牙相关联。牙齿可能因创伤、龋齿或牙周病而失活。因此，这些囊肿可能在任何年龄都可见，虽然恒牙比乳牙更容易受累[52]。根尖周囊肿被认为来源于 Malassez 上皮剩余区域。

1. 影像学特点

这些囊肿将在牙齿的根尖周呈现单房透射阴影。虽然定义明确，但从皮质到硬化到仅仅明确定义边界将有所不同。变化将取决于存在的炎症量。长期被忽视的病变可能会变得非常大，尽管大多数直径＜1cm（图17-1）。

2. 病理变化

这是典型的、发炎的常见牙源性囊肿，因此，管腔衬里将由非角化的复层鳞状上皮组成。这是一种炎性囊肿，如果进行充分的采样，炎症总是存在（图17-2）。Malassez 上皮剩余可能在

结缔组织中。然而，在囊壁中很少见到牙源性上皮剩余，即使这些剩余被认为是来源于上皮细胞增殖。常常发现胆固醇结晶、异物、巨细胞和含铁血黄素沉积。与所有"常见的牙源性囊肿"一样，在长期病变中可见鳞状、牙源性、肿瘤样增生。这些上皮岛在细胞病理学上是良性的，没有发育异常的证据。如果注意到鳞状牙源性囊肿样增生，它们应该基本上被忽略，并且没有预后意义。在牙髓治疗的牙齿中，继发于牙髓治疗的异物很常见[53]。在这些囊肿中也可见到细菌菌落。尽管放线菌菌落可能预示着解决缓慢的趋势，但它们的存在不应导致骨髓炎的诊断。这种菌落通常是偶然的，而不是重要的发现。因此，由于上述原因，根尖周囊肿的正确诊断需要放射线成像或临床确证。

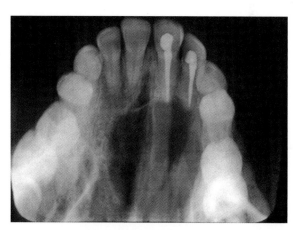

▲ 图 17-1　与两个根管治疗的上颌切牙相关的大根尖周囊肿的咬合 X 线片

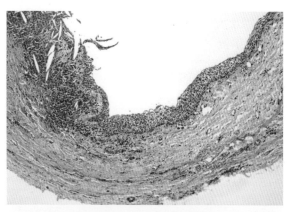

▲ 图 17-2　根尖周囊肿的显微照片显示非角化的复层鳞状上皮有炎症；在腔表面的左侧看到胆固醇切口并且看起来是空的白色裂缝

3. 治疗

该囊肿通过简单的摘除术治疗（图 17-3），通常在拔牙时完成。这些未计数的囊肿可能通过根管治疗得到充分解决。如果在根管治疗后射线可透性持续超过 6 个月，则必须进行切除和组织病理学检查[54-56]。

（四）发育性根侧囊肿（横向根囊肿，侧根尖周囊肿）

发育性根侧囊肿只是根尖周囊肿的一种变异。它与失活牙相关，但不是位于牙齿顶端，而是位于牙根的侧面。发生这种情况是因为牙根管系统不仅在顶点处具有出口，有时在根部的侧面也有出口。因此，如果阻力最小的路径在这些横向管道中，那么病变则表现为横向。除此之外，临床、显微镜下，放射学和组织学特征与根尖周囊肿相同。

（五）残余囊肿

大部分囊肿是拔牙后留下根尖周囊肿的结果。所有这些囊肿都是炎性囊肿。有时残余囊肿来自发炎的牙周囊肿的不完全切除。临床、显微镜下、放射学和组织学特征与根尖周囊肿相同[54, 55, 57, 58]。

（六）炎性根旁囊肿

这可能会或可能不会被某些人视为真正的囊肿。但是，由于它是偶尔使用的诊断，因此这里包含一个简短的摘要。该病变与重要牙齿的牙周病有关。不常见的是，一个深的骨内牙周袋可以被充分隔离，以允许骨的液压扩张（图 17-4）。

因此，射线成像可以显示射线可透的周围病变（图 17-5），牙周袋将与该射线可透性相关联。该诊断应限于临床医师将诊断指示为最可能的选择的情况。否则，临床、显微镜下、放射学和组织学特征与根尖周囊肿相同[59]。

（七）含牙囊肿（滤泡囊肿）

根据定义，含牙囊肿必须与未萌出的或正在发育的牙齿或牙龈的牙冠相关联。萌出囊肿基本上是仅由上覆的牙槽黏膜限制的牙周囊肿的亚型。当液体积聚在缩余釉上皮和牙冠之间时形成了含牙囊肿[17]。如前所述，液体的积聚可能部分或大部分被结缔组织和上皮包绕[60, 61]。下颌第三磨牙和上颌尖牙最常受累，它们也最容易与含牙囊肿相关。然而，任何受影响的牙齿都有增加的风险。在受影响的牙齿发育及缩余牙釉上皮细胞是如何转化 / 再吸收方面的固有的差异是明显的[62]。青少年通常会发现含牙囊肿[63]。然而，牙齿受影响的时间越长，形成含牙囊肿的可能性越大[64]。

1. 影像学特点

一个含牙囊肿表现为与未萌牙齿密切相关的单房透射影像（图 17-6）。含牙囊肿也可能涉及牙本质，其本质上也具有"牙冠"。透射性阴影通常具有可区分特性并存在骨皮质。如果存在继发感染，边界可能变硬，或者可能显示出稀疏性骨炎。如果胶片角度足够，即使是将相关牙齿推到相当大距离的大囊肿也会显示来自釉质牙骨质界的起源证据。在大的病变中，来自釉质牙骨质界起源最好可视化为釉质牙骨质界的皮质区域。此

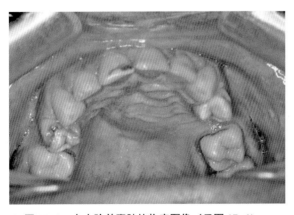

▲ 图 17-3 在去除前囊肿的临床图像（见图 17-1）

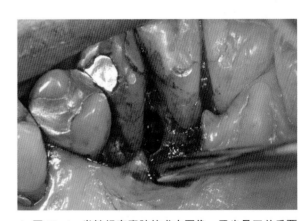

▲ 图 17-4 炎性根旁囊肿的术中图像；牙齿是至关重要的，牙周袋通向一个内部囊性区域

外，小的含牙囊肿和增生性滤泡囊肿的出现之间存在相当大的重叠[62]。

2. 病理变化

标本主要表现为可变致密的纤维胶原结缔组织，部分区域松散且呈黏液瘤样的。牙源性上皮区域通常分散在结缔组织内，并且最常见于上皮衬里附近。管腔衬里由非角化的复层鳞状上皮组成，腔内出现黏液性前体不罕见；注意不要过度解释黏液异常分化。胆固醇结晶及其相关的多核巨细胞可能存在于炎性囊肿中，通常与结缔组织壁有关。如前所述，腔内可能部分或大部分由结缔组织内衬。如果在标本中存在，裂隙上皮可能使显微镜下无法将炎性含牙囊肿与冠周炎分离；因此，正确的诊断需要影像学或临床确证。

3. 肿瘤潜能

含牙囊肿似乎保留了转化为真正肿瘤的能力。一项研究报道，17% 的成釉细胞瘤与现有的含牙囊肿有关[65]。这个数字因研究而异[66-68]。然而，鳞状细胞癌和黏液表皮样癌均有报道[69-73]。

4. 治疗

在拔牙时，通常很容易去除含牙囊肿。在大的病变中，减压随后摘除术的治疗方式可能是合适的（图 17-7）。

（八）萌出囊肿

萌出囊肿是一种覆盖在正在萌出的乳牙上方的软组织中发现的一种含牙囊肿。因此根据定义，它必须与萌出牙齿相关，萌出囊肿仅在牙齿发育的年龄期间发生[8]。它们可能会出现在萌出的尖牙或恒牙，但大多数病变在 10 岁前可见[74]。病变表现为覆盖适合年龄的牙齿发育区域的牙槽嵴的软组织肿胀。一些萌出囊肿会略带蓝色，但周围黏膜常表现出正常的粉红色（图 17-8）。与含牙囊肿不同，萌出期囊肿与乳牙相关并不罕见。新生儿可能会出现萌出囊肿，有报道称发病率为每千名新生儿中有 2 例[75]。临床随访也很快证实诊断，因为通过开窗减压，牙齿会在数周至数月内萌出[76-80]。

治疗

萌出期囊肿几乎总是在没有干预的情况下得

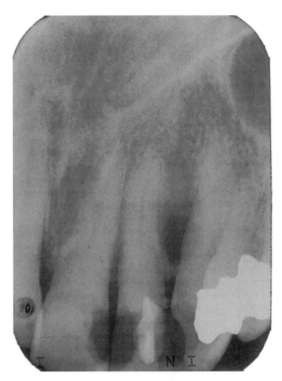

▲ 图 17-5　炎性根旁囊肿的 X 线片

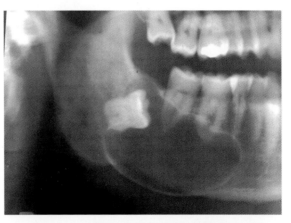

▲ 图 17-6　与磨牙冠相关的大型含牙囊肿的 X 线片

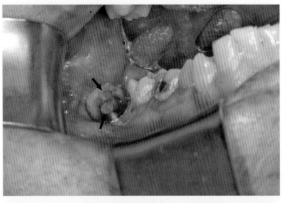

▲ 图 17-7　用于囊肿减压的装置的临床图像；注意两个孔，以便进行适当的冲洗（箭）

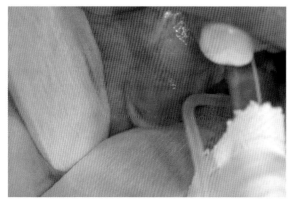

▲ 图 17-8 婴幼儿偶然发现上颌骨萌出期囊肿的临床影像

到解决。在罕见的情况下，潜在牙齿的萌出可能会受到阻碍或延迟。在这种情况下，可以通过开窗助萌。

（九）牙旁囊肿

一些人认为，牙旁囊肿是含牙囊肿的变种。这是因为各种形式的牙旁囊肿都起源于釉质牙骨质界，就像含牙囊肿一样。然而，牙旁囊肿几乎均会发炎，因此它们通常被分类为炎性囊肿而非发育性囊肿。牙旁囊肿发生在下颌磨牙的颊侧或远中。尽管可能很少涉及下颌牙齿的近中，但是没有报道舌侧面的事件。Craig[81]报道在一些牙齿分叉附近偶尔会出现发育性牙釉质突起。对于被称为受感染的颊侧二根分叉部囊肿的牙旁囊肿的亚组件尤其如此。这些预测在发病机制中的作用有多大仍存在争议[82-87]。在一个系列中，牙旁囊肿占所有牙源性囊肿的3%[88]。

影像学特点

病变将呈现明确的射线透性，与部分萌出期牙齿的冠状区域相关，与周围组织无关[87]。

（十）起源不明的牙源性囊肿

非常遗憾的是，在牙源性囊肿列表中增加了另一种诊断，但似乎没有更好的选择。有时临床医师和病理学家可能会遇到一些不能通过组织学、放射学或临床特征进行分类的病变。如前所述，几种牙源性囊肿具有相同的病理变化。具有相同或可能相同的组织学特征的牙源性囊肿被称为"常见的牙源性囊肿"。这些所谓的常见囊肿仅根据临床特征就能够鉴别。

当囊肿与牙冠无关时，无论是残留的还是与失活牙根无关，诊断中的问题就出现了。此外，囊肿与裂隙囊肿不一致，但它至少部分位于齿槽中。历史上，任何发生在牙齿应该发育的区域或可能出现多余牙齿的囊肿最初被称为始基囊肿[89]。该术语用了暗示牙齿原基的发育。不幸的是，这是在1945年提出的，在界定定义KCOT的特征之前，并且这些"原始"囊肿中的大部分具有现在被诊断为KCOT的特征。当牙源性角化囊肿（当时已知）在20世纪50年代被定义时，一些病理学家已经在他们所谓的始基囊肿中识别出那些组织学特征，因此他们也开始使用该术语与牙源性角化囊肿交替使用。尤其是国际期刊开始使用始基囊肿术语作为牙源性角化囊肿的同义词[50,90]。美国人经常避免使用"原始"这一术语，或者他们为那些没有角化囊肿特征的病变留下了原始囊肿的绰号。

避免使用始基囊肿这一术语以消除组织病理学家和临床医师之间的任何混淆。希望这能确保对这种无害的病变不进行更积极的KCOT治疗。

（十一）起源不明的牙源性囊肿的定义

起源不明的牙源性囊肿是下颌骨的单室射线可透过的囊肿，具有常见牙源性囊肿的组织学特征，但缺乏任何确定的常见牙源性囊肿的临床、组织学和放射学检查结果。

（十二）发育性根侧囊肿

这些囊肿被认为源自牙板，因此具有一些有限的肿瘤生长潜力。这种有限的肿瘤潜力最好通过相关的病变显示，称为葡萄状牙源性囊肿。发育性根侧囊肿位于重要牙齿的侧面[91,92]。这假设牙齿未被龋或与囊肿形成无关的创伤变为非生物。最常见的位置是下颌前磨牙/尖牙区域。如果存在于上颌骨中，侧切牙区域是最常见的位置。然而，可以在牙槽的任何区域中看到发育性根侧囊肿。这种囊肿见于牙根间的邻间区域，通常是偶然的影像学表现[93,94]。人口统计学上，囊肿最常见于男性，比例为2:1，50—60岁的发病率最高[95]。成人牙龈囊肿和葡萄状牙源性囊肿本质上是发育性根侧囊肿的亚型。其他囊肿也存在邻间，特别是 KCOT、起源不明的牙源性囊肿和侧位根尖周囊肿。组织病理学特征和牙齿活力是鉴别这些病变的重要诊断考虑因素。所有这些病变都可以在组织学上分开，并且侧位根尖周囊肿与失活牙相关联。

1. 影像学特点

病变通常表现为皮质化的小窝的单房透射阴影（图 17-9）。较大的病变可能导致根分叉。多房性病变是一个特殊的子集，被归类为葡萄状牙源性囊肿（参见关于葡萄状牙源性囊肿的部分）[32]。

2. 病理变化

囊肿内层由非角化的单层鳞状上皮组成。内层最值得注意的是只有几层细胞（图 17-10）。在这种薄的上皮内层内混合的是结节性上皮增厚或斑块。斑块可显示出某些有旋涡的上皮细胞聚集体。聚集体中的中央细胞可无细胞质。透明细胞含有糖原，可以用淀粉酶消化。在某些病变中可能会出现散在的黏液细胞，但不应成为主要特征[96, 97]。对于发育性根侧囊肿的诊断必须有薄上皮的病变。片状增厚是有用的病理变化，但并不总是被发现。结缔组织壁可以包含牙板，但不是诊断所必需的。

3. 治疗

尽管提醒外科医师寻找术中多房性，但这些囊肿可通过简单的摘除术进行治疗，这可能在放射学上并不明显。如果存在多房性，则病变可能是葡萄状牙源性囊肿。在这种情况下，建议对周围骨壁进行轻度刮除。简单的发育性根侧囊肿复发不是问题，甚至复发的葡萄状囊肿通常也很容易控制。

（十三）葡萄状牙源性囊肿

葡萄状牙源性囊肿通常表现为多发性病变，并且是发育性根侧囊肿的特殊变体。葡萄状指的是这些病变在组织学上和通常在影像学上的葡萄簇状外观[26, 28, 32, 98]。

1. 影像学特点

在影像学上，葡萄状牙源性囊肿首选存在于与发育性根侧囊肿相同的牙槽突位置。在射线照片上可能看不到小的小室[26]。

2. 治疗

与发育性根侧囊肿一样，治疗方法包括连带骨性刮除术的摘除术。此方法治疗多房性病变较为困难，特别是在需要保留牙齿的情况下。完全摘除，轻骨刮除复发应该是不常见的。这些病变的缓慢增长表明，10 年的放射学随访是合理的，尽管小样本量的研究只能说明这一点。

（十四）成人龈囊肿

1. 临床表现

该病变类似于发育性根侧囊肿。与发育性根侧囊肿一样，成人牙龈囊肿来源于牙板或 Serres

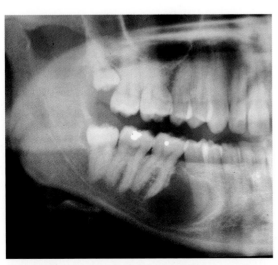

▲ 图 17-9 起源不明的牙源性囊肿的 X 线片

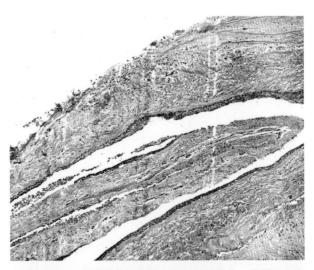

▲ 图 17-10 通常较薄的囊肿内层的显微照片，典型的发育性根侧囊肿

上皮剩余[99-101]。这些病变通常表现为牙龈表面无症状的蓝色结节。虽然可以在黏膜下方延伸，但是隆起肿物集中在附着龈上。与发育性根侧囊肿不同，女性的发病率可能略有增加[102]。下颌牙龈最常见，最高发病率发生在50—60岁[10, 103]，其他牙源性囊肿也可能发生在牙龈上。组织学上独特的牙源性囊肿，在组织病理学上被适当诊断，不应该被描述性地称为"牙龈囊肿"。确实存在由创伤性植入的表面上皮引起的牙龈囊肿的可能性。是否最好称这些组织学上不同的囊肿为上皮包涵体囊肿是有争议的[102]。成人牙龈囊肿一词必须保留给具有组织学上不同的微观标准的那些病变。

2. 影像学特点

成人牙龈囊肿有时可能表现为骨皮质的浅表成杯状吸收。这种杯状吸收通常只在术中才能发现。

（十五）新生儿龈囊肿（牙板囊肿，新生儿牙槽囊肿）

这些囊肿发生在新生儿的牙槽嵴上。它们通常直径只有几毫米，仅发生在新生儿或出生几个月的婴儿。虽然研究缺乏组织学取样数据，但一些临床报道估计这些囊肿占所有新生儿的比例高达50%。这些囊肿无蒂部，并且它们在临床上从正常颜色变为黄色或白色。腭中线（爱泼斯坦珍珠）或硬腭和软腭（Bohn结节）交界处出现的类似包涵体囊肿因位置而异。新生儿的牙龈囊肿是软组织囊肿，没有骨内成分（图17-11）[104]。

1. 病理变化

这些囊肿一般不应出现在病理检查中。

2. 治疗

新生儿的牙龈囊肿几乎总是自发破裂，无须任何治疗。偶尔，囊肿会大到足以干扰护理，或者会持续到6个月或更长时间。在这些罕见的情况下，简单的摘除术，甚至可能是去皮，就足够了。

（十六）角化性牙源性囊肿（正常的牙源性囊肿，正常的牙源性角化囊肿）

发现角化性牙源性囊肿是一种相当常见的现象。首次定义KCOT时，该定义没有区分这两种病变。随着时间的推移，一些评论者注意到并分

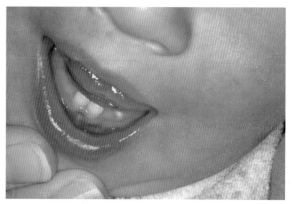

▲ 图 17-11 可能的牙板囊肿的临床图像；浅色有利于诊断为牙板囊肿而不是萌出期囊肿；这个囊肿自发地消退了

离了角化性囊肿，这些囊肿似乎不符合KCOT的显微标准[105-107]。这些囊肿中最显著的差异是邻位角蛋白（orthokeratin）的存在，而不是对位角蛋白（parakeratin），尽管其他特征如焊接缺陷，波纹和超色谱是更重要的标准。Wright是第一个正式分离这组囊肿的人，并提出了牙源性角化囊肿，邻位角化性变体的名称[108]。他注意到不同的组织病理学特征，并且巧妙地报道了这些邻位角化性囊肿没有复发。然而，包括术语角化囊肿在内的命名法造成了相当多的混乱，至少在坊间是这样的。从历史上看，较早的文献和文章描述了各种牙源性囊肿的角化，并认识到这些囊肿与KCOT之间的差异[53, 107]。

名称为邻位角化的牙源性角化囊肿（牙源性角化囊肿，邻位角化性变体）自其首次描述以来已经得到发展。目前的命名法已经发展到避免与"标准"牙源性角化囊肿混淆，并且这也是为什么一些人已经接受从牙源性角化囊肿到KCOT的命名变化的另一个原因。值得注意的是，一些KCOT可能含有邻位角蛋白，而Wright描述的原始系列"邻位角化性牙源性角化囊肿"包括60个带有对位角蛋白的囊肿中的7个[108]。因此，单独基于角蛋白类型的分类是不明智的。

角化性牙源性囊肿的分离在临床上是重要的，因为报道的角化性牙源性囊肿的复发率仅为2%。角化性牙源性囊肿的高峰发病率是在30—50岁，其中约75%与牙周囊肿有关。其他位置也是可能发生，与牙齿的各种关系也是如此。大多数囊

肿无症状，但疼痛和肿胀分别报道在 22% 和 13% 的病例中 [105, 106]。角化性牙源性囊肿与基底细胞痣综合征（Gorlin–Goltz 综合征）无关。

1. 影像学特点

囊肿表现为明确的单房可透射影，边缘通常是良好的皮质。如果在一个含牙囊肿位置，一些囊肿可能会非常大（图 17-12）。

2. 病理变化

上皮内层通常很薄并且有角质化。但是，厚度会有些变化。角蛋白生成变化，可能仅发生在囊壁的一部分上 [109]。邻位角蛋白是特征性的，但不是能确诊的。最值得注意的是那些没表现出来的特征；没有定义 KCOT 的特征。

（十七）腺性牙源性囊肿（唾液腺牙源性囊肿）

1. 临床表现

争议围绕着这种病变，毫无疑问，对特征的进一步描述将不断发展。腺性牙源性囊肿通常无症状，并且涉及下颌骨比上颌骨更多 [34, 110]。大囊肿可能具有破坏性和扩张性 [111, 112]。腺性牙源性囊肿涉及成人，其发病机制尚不清楚 [113]。这种囊肿可能是多囊性的，也可能是单囊性的。囊肿通常边界清晰，通常有良好的角质层。

2. 影像学特点

影像学表现为边界清楚的单囊或多囊性透射区，通常显示硬化边缘 [114]。

3. 病理变化

该囊肿有不同厚度的立方形上皮内层，可显示纤毛。不幸的是，将这种特殊的病理变化与"正常"（和微不足道的）黏液增生症分开有时是困难

的。以下特征对于确定诊断更为重要。囊肿内层将是黏蛋白卡红阳性，黏蛋白卡红检测到的黏蛋白聚集在小池中。其特征表面附近有立方形细胞，这使得内腔略微呈乳头状 [110]。上皮细胞也含有细胞的球状聚集物 [115, 116]。其他牙源性囊肿中黏液细胞的存在不能诊断这种病变。在作者看来，这种病变是"过度称呼"，并且通常需要另一种意见。具有黏液性前突增生的标准"普通牙源性囊肿"通常被"升级"为腺性牙源性囊肿（图 17-13），并且腺性牙源性囊肿可以"升级"到中央黏液表皮样癌。必须准确地指定这些病变，以确保患者得到适当的护理 [117, 118]。

4. 治疗

有报道该症在切除术后复发 [110]。与任何多室性病变一样，建议进行摘除术和骨刮除术。文献中出现的病例太少，无法得出进一步的治疗结论，但整体预后良好 [35]。积极治疗这种囊肿的建议似乎是被误导了。

（十八）牙源性囊肿的总结

本章并未涉及可影响颌骨的每种囊肿。然而，作者的目的是从行为习惯的角度提供牙源性囊肿的概述。大多数涉及下颌骨的囊肿可以通过摘除术或不用刮除术进行充分治疗。通常，具有扇形边界的多房囊肿或囊肿需要通过骨刮除术进行摘除。单个囊肿可以简单地摘除。然而，由于其肿瘤性质，一些囊肿如 KCOT 或钙化囊性牙源性肿瘤的某些变体可能需要进行额外的摘除术治疗，并且在所有病变中建议进行骨刮除术。正如反复强调的那样，治疗通常更多地取决于行为（病变

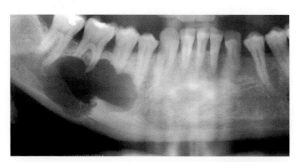

▲ 图 17-12　与受影响的下颌尖牙冠相关的射线照相
注意，牙齿是左侧的犬齿，它已经跨越弓形移位

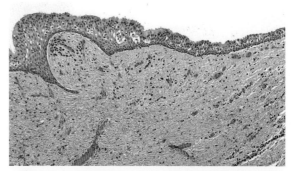

▲ 图 17-13　该显微照片显示了黏液细胞和腺细胞的球形聚集体
注意，这种变化的单独问题不足以诊断腺性牙源性囊肿

已经造成的破坏），而不是组织学诊断。

四、恶性牙源性肿瘤和源于牙源性囊肿的恶性肿瘤

幸运的是牙源性囊肿的恶变较为罕见，但它仍有发生[119-121]。许多恶变被认为是由残留的囊肿引起的，并且发生在无牙区域[122, 123]。约25%相关的牙周囊肿的转化为肿瘤[121]。有些KCOT有发育不良的特征，但很少有真正的恶性转化[124, 125]。总之，任何囊肿都可能发生恶变，但这种病变很少见。恶性病变可能伴有疼痛和肿胀，但感觉迟钝是一种不祥的症状。Gardner[126]回顾了1889—1967年的文献，发现了25例由牙源性囊肿引起的癌。如果包含所有子类别，对该主题的简单医学检索发现超过100个额外的示例（框17-2）。中央型黏液表皮样癌被认为直接来源于牙源性囊肿内层的前体细胞[73, 127-129]。然而，几乎所有类型的唾液腺恶性肿瘤都在颌骨，并且不能完全排除携带唾液组织的可能性。Bruner和Batsakis共回顾了66例颌骨中央黏液表皮样癌的病例报道，这似乎表明它们可能比中央型鳞状细胞癌恶性肿瘤更常见[128, 130-132]。

Elzay[131]在1982年提供了颌骨原发性骨内癌的分类。框17-2中提供了一种分类方案，改进了Elzay的分类，以包含唾液腺恶性肿瘤，特别是黏液表皮样癌；起源于牙源性肿瘤（成釉细胞瘤除外）；并包括肉瘤。

验证是否是新发的癌是困难的，但如果癌局限于牙槽骨内，没有软组织成分，也没有囊性成分，则可以假定是新的癌症。原发性骨内恶性肿瘤是罕见的，但牙源性囊肿已被报道为更常见的癌变祖细胞，而起源于牙源性肿瘤的则更为罕见。但是几乎所有的牙源性肿瘤都有恶性的对应物[131, 132]。牙源性囊肿发病的中位年龄是60岁。有些人报道说男性占优势，男女比为2∶1，尽管全面系统评估还不多[132]。即使这样的评论适用于框17-2中所显示的所有病变，但它们变化很大的特性是显而易见的。

1. 病理变化

所有恶性病变的名称都基于组织病理学标准。

2. 治疗

中央鳞状细胞病变与中央黏液表皮样病变之间存在显著的治疗和预后差异[133]。治疗是根据大小和组织学类型和级别而定的。

五、牙源性肿瘤

牙源性肿瘤是一组异质性肿瘤，一般根据肿瘤内存在的牙齿发生成分而在分类方案中加以区分。框17-3显示了本章使用的分类。在回顾这些肿瘤的治疗时，必须考虑多方面的因素[134]。当许多文章被回顾的时候，很明显的是，对于每一种疾病的"曲奇饼干切割器"式的治疗方法的强烈渴望仅仅基于诊断。不幸的是，这是一种不现实的方法，在作者看来，它已导致一些患者严重过度治疗。与牙源性囊肿一样，囊肿的存在，尤其是多个部位的存在，使得摘除后的刮除是必要的。虽然在平面片上可以看到扇形和多室性，但在手术过程中，外科医师处于一个理想的位置，可以在三维空间内评估这些特征。如果术中注意到扇形或多个小房体，在活检时刮除是合适的，以避

框 17-2　牙源性恶性肿瘤与其他恶性肿瘤的分类

Ⅰ型：原发性牙源性囊肿
　a. 鳞状细胞癌
　b. 黏液表皮样癌
Ⅱ型：牙源性癌
　a. 成釉细胞瘤
　　i. 恶性成釉细胞瘤（"正常"成釉细胞瘤发现为转移性病变）
　　ii. 成釉细胞癌（细胞学恶性）
　b. 牙源性透明细胞癌
　c. 恶性牙本质影细胞癌
　d. 恶性钙化上皮性牙源性肿瘤
Ⅲ型：新生（推测来自牙源性上皮）
　a. 鳞状细胞癌
　　i. 非角化
　　ii. 角化
　b. 黏液表皮样癌
　　i. 低级别
　　ii. 高级别
　c. 大多数唾液腺恶性肿瘤的报道集在颌骨
Ⅳ型：可能起源于牙源性或间充质成分的肉瘤
　a. 成釉细胞纤维瘤
　b. 纤维肉瘤
　c. 肌上皮癌

免再次手术。

一般而言，颌面部界在定义标准，测量结果，报告术后发病率，以及分析与良性牙源性肿瘤相关的方法方面，一直做得很差。这种不良的管理在两个颌骨中都是正确的，特别是当试图将治疗方式无差别地分配给下颌骨和上颌骨时尤其成问题。实际上，每个颌骨的解剖学问题可能会有很大差异，手术差异比比皆是。

在下颌骨中，必须更多地强调肿瘤与下颌骨下缘、后缘的关系，以避免这些良性病变的不连续性切除。除了成釉细胞瘤，只有少数的报道显示，任何下颌良性牙源性肿瘤"远离"外科医师进入软组织或附近的骨头；然而，通常采用饼干切割的方法治疗。成釉细胞瘤样治疗模型应用于许多牙源性良性肿瘤。作者不知道在现代影像学中有非成釉细胞瘤复发相关的任何研究。同样，虽然研究与颌骨切除和闭孔器有关（一般在癌症治疗中）[135-144]，但还没有对与良性牙源性肿瘤治疗相关的生活质量问题进行研究。支持建议治疗边缘的证据通常是基于比较复发率和成釉细胞瘤的复发率，而不是肿瘤的生物学表现。此外，建议的1cm、1.5cm或2cm的边距通常是不明确的。当考虑到除成釉细胞瘤以外的良性牙源性病变时，对于已证实切除边缘的实际控制的研究都是非常缺乏的，无论是病理上还是影像学上，无论是在手术前还是手术后。对于成釉细胞瘤，Carlson和Marx[145]在提倡切除方面做了一项可信的工作。他们还包括冰冻切片、生物屏障和术中X线片的使用（图17-14）。然而，他们没有认识到一个简单的事实，即实际目标是确保和确认肿瘤切除，而不是有一个"一刀切"的指导方针。他们也继续增加对实性和非单性囊性成釉细胞瘤的混淆。Gardner[146]进行了极好的讨论，对成釉细胞的文献进行回顾性分析时所固有的问题。

在上颌骨中，有时建议在近端–远端方向使用1cm的骨边缘。然而，在许多情况下，鼻窦、鼻腔、眶筛骨、翼状板等的解剖结构使得解剖学边界的使用更加合适。通常，一个或两个解剖学边界足以确保切除。在所有病变中，甚至是成釉细胞瘤，骨膜被认为是一种有效的肿瘤屏障[147]。

框 17-3　牙源性肿瘤的分类
牙源性上皮性肿瘤 • 成釉细胞瘤 • 牙源性腺样瘤 • 牙源性钙化上皮瘤 • 牙源性鳞状细胞瘤 • 牙源性角化囊性瘤（又称牙源性角化囊肿） • 牙源性钙化上皮瘤（钙化性牙源性囊肿、Gorlin囊肿） • 牙本质生成性影细胞瘤 **上皮性和间充质性牙源性混合肿瘤** • 成釉细胞 • 成釉细胞纤维肉瘤 • 牙瘤 　－复杂牙瘤 　－复合性牙瘤 • 牙髓母细胞瘤 **牙源性间充质肿瘤** • 牙源性黏液瘤 • 牙骨质母细胞瘤 • 骨化纤维

以上许多肿瘤的恶性变种已有报道

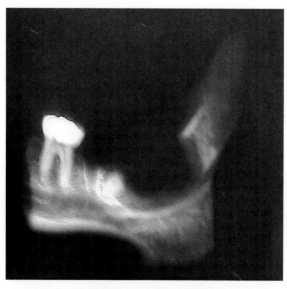

▲ 图 17-14　术中 X 线片
请注意，后缘比所需的 1cm 更接近

感兴趣的终身 / 循证学习者被邀请对实际的侵袭性良性牙源性肿瘤进行医学搜索。Leibovitch及其同事[148]进行的一项40年的回顾仅发现了11例伴有眼眶受累的成釉细胞瘤病例。医学检索对本章的搜索揭示了相同数量的报道（使用成釉细胞瘤依次组合侵入、扩展和累及搜索术语），并在粗略回顾摘要中显示，每篇报道包含25～40个病例，大多数来自原始的上颌骨病变。然而，毫无疑问，复发性成釉细胞瘤的软组织扩展是一个真正的问题；Sampson 和 Pogrel[149] 记录了 26 例患者中成纤维细胞瘤的高百分比，这些成釉细胞瘤涉及软组织。但成釉细胞瘤是一种特殊情况，在该部分将对其进行更全面的介绍。以下讨论涉及与其他牙源性肿瘤有关的一般原则。除恶性变异外，其他牙源性肿瘤扩展、累及或侵入其他相邻结构的报道极为罕见[150-152]。

在评估良性牙源性肿瘤时，必须批判性地阅读关于如何定义肿瘤边界，以及如何在术中和术后确认这些测量的报道。作者知道没有充分描述的预期报道。例如，作者相信大多数此类测量与骨髓有关，并不一定意味着皮质骨。在手术和修复方面，颊侧、舌侧和牙槽方面的薄皮质骨的丢失与下颌体部下缘、升支后缘或髁突或髁突颈的损失非常不同。在所有情况下，本作者总是提出三个问题的请求。第一，如果这种下颌良性肿瘤再次出现，那么这种下颌良性肿瘤是否有"远离"的可能性？第二，肿瘤已经破坏了下颌骨的任何关键结构要素吗？第三，是否有合理的机会进行影像学和患者随访？我相信第一个问题将导致外科医师意识到在大多数情况下不需要丢失关键的骨结构，并且可以为手头的患者修改切割方法。至于第二个问题，如果病变尚未破坏关键结构，则可能的标准是不能用医学手段破坏它们。对此的一个巨大警告是，病变必须远离这些重要的结构元素，以便在切除的标本上留下清晰的放射边缘。然后需要在组织病理学上确认明显的边缘。如果关键结构已经被病变破坏，则外科手术决策很简单。关于第三个问题，与单独复发风险的患者相比，随访有肿瘤史、节段性切除术和移植物的人可能有许多原因，或许更多。在节段性切除术后，没有报道复发率降至0%，并敦促外科医师审查文献，着眼于循证数据。

上颌骨病变更成问题，因为涉及难以操作和缩小肿瘤的区域所需的距离短。这些区域包括但不限于翼板、眶底和翼腭裂。正如头颈外科医师所意识到的那样，某些区域的任何良性肿瘤都难以进入，因此难以确保完全切除。因此，这些区域中肿瘤的持续存在更多的是位置问题而不是肿瘤的固有侵入潜力。Carlson 和 Marx[145] 在文章中很好地讨论了生物屏障。

（一）单囊型成釉细胞瘤

单囊型成釉细胞瘤约占所有成釉细胞瘤的15%，并且可以在任何牙源性组织携带区域中发现，尽管大多数发生在下颌骨体部后缘。单囊型成釉细胞瘤最常发生在 20—30 岁，比固体成釉细胞瘤报道的人群稍微年轻一些。与其他牙源性囊肿和肿瘤一样，单囊型成釉细胞瘤通常无症状，除非继发感染[104]。

1. 影像学特点

单囊型成釉细胞瘤呈现为射线透性，单囊病变，边界清楚，皮质边界与大多数牙源性囊肿或肿瘤无法区分。许多单囊型成釉细胞瘤在影像学检查和严重的情况下似乎都是非危险的囊肿。但是，它们可能位于任何位置。

2. 病理变化

被称为 Vickers 和 Gorlin 标准的病理变化定义了单囊型成釉细胞瘤。这些特征包括柱状基底细胞、基底细胞栅栏、基底层细胞核远离基底膜的极化、上皮衬里基底细胞核深染、基底层细胞质的亚核空泡化，基底层松散聚集的星状细胞类似于发育中牙齿的棘层（图 17-15）。重要的是要认识到，一些部分的单纯性成釉细胞瘤可能没有显示所有这些特征，炎症可能破坏诊断特征。此外，Gardner[154-156] 所描述的单囊型成釉细胞瘤的变异允许有一个丛状型变体。

如同所有牙源性囊肿和颌骨肿瘤一样，整个标本需要嵌入，因为治疗取决于纤维壁中是否存在成釉细胞瘤。

3. 定义、分类和治疗建议

在这个定义中，单囊型成釉细胞瘤必须是单房性和单囊性的，并且必须显示内腔中成釉细胞瘤的病理特征，但不能侵入结缔组织（图 17-16）。但从一开始，这些标准就各不相同，而且混淆也很多；但是，在本章中，上述定义适用。

单囊型成釉细胞瘤于 1977 年由 Robinson 和

Martinez 从"标准"成釉细胞瘤中分离出来[157]。该开创性论文的副标题是"预后不同的实体"。从那时起，他们原来的定义的应用一直存在问题，而其他人往往进一步混淆了这一情况。许多作者试图为不同类型的单囊型成釉细胞瘤提供预测行为的证据[157-162]。

本章对单囊型成釉细胞瘤的报道的第一个前提是，分离这个实体的唯一原因是为了治疗计划和预期的临床行为。自从最初的文章以来，令人遗憾的是，在诊断标准中有时允许多室性和结缔组织浸润。Ackermann 和他的同事[162]分析了具有结缔组织侵袭的单囊型成釉细胞瘤为"3型"。他们发现，如果只有切除作为治疗手段，它们经常会复发。因此，虽然应该更彻底地研究它们，但它们应该像标准的成釉细胞瘤一样治疗。因此，分离作为"单囊型"成釉细胞瘤充其量是虚假的。同样，Philipsen 和 Reichart[161]发现多囊或多房囊性成釉细胞瘤在单纯摘除的情况下复发。再一次，应该表明，他们不应该被归类为单囊型成釉细胞瘤。这些特征可以在"常规"成釉细胞瘤中看到，并且确定什么是"过多"的多室性或结缔组织增生的界限是完全主观的和不明智的，除非未来的研究定义了一种分离病变的方法。在进行这些研究之前，只有当单囊型成釉细胞瘤是单囊的、单房的，并且没有结缔组织浸润时，它们才能被认为是单囊型成釉细胞瘤。

一些额外的背景信息也可能有所帮助。Eversole及其同事[163]发现在大于2cm的病变中复发更常见。不幸的是，他们没有对数据进行分层，以说明这些较大的病变是多房性还是结缔组织壁是否被侵入。但是该报道暗示即使成釉细胞瘤是囊性的，大的或可扩张的病变也可能复发。同样，Vickers 和 Gorlin[153]对原始论文进行的回顾确定了成釉细胞瘤的特征，结果显示他们所有的病例都是现在被诊断为单囊型成釉细胞瘤的复发。

单囊型并不意味着单房。有些作者允许出现多房 X 线表现，这些作者经常使用囊性或囊肿性的术语，而不是单囊型的[164]。无论如何，其目的是试图将这些病变与单囊型成釉细胞瘤结合起来。

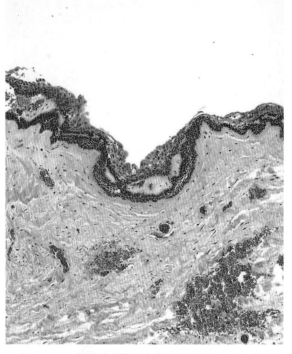

▲ 图 17-15 单囊型成釉细胞瘤的显微照片，具有典型的成釉细胞瘤变化

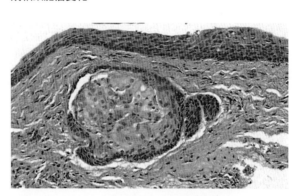

▲ 图 17-16 在一般囊性成釉细胞瘤中的区域，其中肿瘤侵入结缔组织壁；这预示着不完全去除并因此再次发生的风险增加

有些人认为，多房病变在组织学上是单发性的，尽管它们能在三维上证实单个囊肿如何形成多个小房体，并保持为单囊性，但在作者看来还没有得到充分的解释。然而，在作者的文献回顾中，多房性增加了复发的风险，多房性病变至少应该切除和刮除，而不仅仅是摘除术。在作者的单位，多房和多囊性病变将被简单地诊断为成釉细胞瘤，并被认为应该这样治疗。而且，单房病变在组织学上可以是多囊性的。多囊性病变不是单囊性病变，应视为标准成釉细胞瘤，并应予以治疗。

Philipsen 和 Reichert[161] 对 193 例 "单囊型"成釉细胞瘤的综述发现，定义和命名方法，以及"单囊型成釉细胞瘤"标题中包含哪些病变存在很大差异。简而言之，关于这个主题的文献很令人吃惊。甚至在一些文章中看到的诸如管腔、腔内等术语的分离也因作者而异。

正如 Robinson 和 Martinez[157] 最初提出的那样，诊断"单囊型成釉细胞瘤"的原因是他们希望区分"预后不同的实体"。即使在他们的报道中，它们的复发率约为 20%。但它们允许结缔组织巢、多房性和大囊肿。他们描述为"大型牙齿囊肿"的三个病灶中有两个复发。Eversole 及其同事[163] 后来报道，他们的系列中的所有四次复发均大于 2cm，并提出超过该尺寸的"成纤维"成釉细胞瘤可能具有简单摘除复发的倾向。Robinson 和 Martinez[157] 没有通过结缔组织是否受累来区分病变，但其他作者，包括 Philipsen 和 Reichart[161]，以及 Ackermann 及其同事[162]，已经证明，结缔组织受累是单纯摘出术后复发的重要预测指标。他们将这些称为"3 型单囊型成釉细胞瘤"并指出它们往往会复发；也就是说，如果仅进行摘除术，它们的表现就像所谓的标准成釉细胞瘤。目前的观点认为，Robinson 和 Martinez[157] 的 20%复发率可能是由于肿瘤体积过大和（或）结缔组织增生所致。

毋庸置疑，上述所有不一致都导致了混淆。该论文的目的是强调，单一指定的原因是利用最少量的外科手术干预，同时尽量减少复发的机会。文献相当清楚，单囊型成釉细胞瘤的一个子集可以单独用摘除术治疗，也可以用联合切除和最小的刮除术来治疗。在该分析中，该子集将是所使用的单囊型成釉细胞瘤的定义[165]。

（二）简单的单囊型成釉细胞瘤

仅需要摘除术的单囊型成釉细胞瘤必须具有以下特征（此版本在此称为简单的单囊型成釉细胞瘤）。

1. 符合 Vickers 和 Gorlin[153] 建立的诊断成釉细胞瘤标准的组织学特征。

2. 单一单房射线可透性的放射学证据（明确的隔膜需要排除，甚至外周扇形的证据，除了牙根之外，可以消除病变被认为是单房的可能性）。

3. 术中确认单房或任何多房／多囊性特征；还有穿透骨皮质或软组织受累，这排除了将病变解释为单囊性病变的可能性。

4. 仅显示腔内或腔内受累的组织学特征（成釉细胞瘤向纤维结缔组织壁增殖，无论是丛状还是滤泡状，都不能将病变诊断为单囊性。）

5. 病变大小＜ 2cm。

作者只能希望进一步的研究能够继续定义和区分单囊型成釉细胞瘤，并描述何时将病变简单地指定为成釉细胞瘤。似乎已经有了经验可以证明分离的合理性，作者希望科学能够遵循。

（三）骨内型成釉细胞瘤

骨内型成釉细胞瘤包括实体型及所有成釉细胞瘤，尽管可能囊性不符合单囊型成釉细胞瘤的标准。

1. 定义

成釉细胞瘤是成釉器的赘生物，其概括了牙冠发育所必需的细胞。骨内成釉细胞瘤起源于牙源性囊肿的内层或来自缩余牙釉上皮或牙源性区域。在口腔的软组织中，特别是牙龈或牙槽黏膜，它们可以来自基底细胞层。由上覆软组织引起的那些被称为外周成釉细胞瘤，将被单独覆盖。在本章中，将讨论三种临床类型的成釉细胞瘤：①单囊型成釉细胞瘤；②外周型成釉细胞瘤；③成釉细胞瘤。在这里，多囊性和固性修饰语不会被使用；它们不会被分离，因为它们被同等对待。在这三种肿瘤中，单囊型和外周型成釉细胞瘤在保守切除后有更好的临床效果，并保证了边缘。在其中的一些讨论中，作者使用骨内成釉细胞瘤这个术语来澄清病变不是外周的。

骨内成釉细胞瘤发生在上下颌骨中，下颌骨成釉细胞瘤约占所有病例的 80%。在上颌骨中，成釉细胞瘤可能涉及上颌鼻窦区域及牙槽区域。肿瘤的位置是长期预后的重要因素。发现于上颌骨前部和下颌骨体部或局限于下颌骨的肿瘤不太可能引起明显的问题。相反，在下颌升支和上颌后部的下颌骨可以延伸到难以控制的区域[166]。

2. 影像学特点

小的成釉细胞瘤呈现良好的边界，通常有至少部分皮质边界。这些放射性病变与其他囊肿或颌骨良性肿瘤无法区分（图 17-17）。X 线片上较大的病变更容易诊断。大型病变的典型描述是"肥皂泡沫"或蜂窝状。邻近牙根在长期的病变中可能表现为吸收。成釉细胞瘤取代未萌出或已萌出的牙齿并不少见。这些放射学检查结果描述了所有的组织学变异，除了一些硬结性成釉细胞瘤。在持续时间足够长的退变性成釉细胞瘤中，可以看到混合放射不透明的病变，而不是单纯的放射性病变。此外，上颌和下颌前部更常见的是结缔组织增生型成釉细胞瘤[104]。

3. 病理变化

成釉细胞瘤具有多个微观亚型，并且这些对于病理学家来说是重要的，这些组织学亚型不具有治疗或预后重要性。但总之，组织学亚型包括滤泡状，丛状，颗粒状细胞，棘皮瘤型，增生性，基底细胞和角化成釉细胞瘤。Vickers 和 Gorlin[153]描述了成釉细胞瘤的典型特征，包括：①柱状基底细胞；②基底细胞的栅栏；③基底层核的极化远离基底膜；④基底层细胞核增色；⑤基底细胞胞质亚核空泡化；⑥基底层上方的区域，显示松散聚集的星状细胞，类似于发育中的牙齿的棘层（图 17-18）。

4. 自然史与治疗

Gardner 指出了解释成釉细胞瘤表现的两个主要因素：①它们渗入髓质骨的能力和相对无法渗透致密骨的能力；②肿瘤的位置。如上所述，靠近重要结构（例如眼眶或颅底）的那些肿瘤更难以控制并且引起更大的临床问题。在上颌骨后份中出现的成釉细胞瘤难以完整切除。紧密的致密骨，例如下颌骨或下颌骨的下缘，作为一线屏障[167]。外骨膜似乎通常作为防止肿瘤扩散的后备屏障，但一旦被破坏，就可以进入骨质[147]。在上颌骨中，在邻近的骨骼之间只存在薄层骨皮质，并且通常被认为是防止成釉细胞瘤扩散的不良屏障[145]。累及眼眶的上颌骨后份肿瘤是最难制定的治疗方案和治疗方法。毫无疑问，每一种病变都

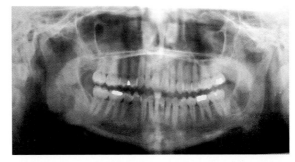

▲ 图 17-17 在几年前拔除第三颗臼齿的区域中，有成釉细胞瘤的缩影

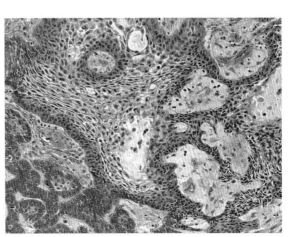

▲ 图 17-18 丛状成釉细胞瘤的显微照片，具有典型的 **Vickers 和 Gorlin** 特征

会出现与个别病例有关的独特和具体问题[148]。

在美国，单纯摘除术不被认为是成釉细胞瘤治疗标准，甚至结合刮除术，成釉细胞瘤也会复发。尽管如此，最近在摘除和刮除方面取得了一些成功[168, 169]。复发率被认为是由于成釉细胞瘤浸润了松质骨的小梁。据报道，刮除术（或带旋转钻孔的外周骨摘除术）的成功可能是由于相对有效 / 侵略性的髓质骨移除。通常认为肿瘤浸润经常超出明显的射线照相边缘。通过摘除和刮除确保均匀的骨去除量可能是困难的，并且存在小的肿瘤可能保留在骨内而没有能够粗略地或组织学地评估边缘的担忧。据认为，具有足够边缘的切除是最可预测的过程。切除的标本允许术中放射学评估足够的边缘，并允许术后组织学确认边缘。

在组织学上，简单明了的边缘是可以接受的。病理学家如何处理病理学实验室中处理切除的骨样本是不一致的。外科医师应明确要求将整个骨

Cummings

耳鼻咽喉头颈外科学（原书第6版）

样本脱矿，并对边缘进行全面评估。外科医师应该标记不是边缘的表面，例如前庭、牙龈、牙槽黏膜、鼻窦黏膜等。作为一名病理学家，作者知道这些要求需要做多少工作。即使作者害怕这些标本进入实验室，但他相信这是评估治疗和计划未来重建的唯一方法。

关于构成一个足够的影像学边缘的定义是比较有争议的，而且很可能在现实中，它在每一种情况下都是不同的。即使是整块切除，据报道肿瘤的 X 线影像证据，复发率高达 10%～15%。虽然有些外科医师提倡更大的边缘，但普遍的共识是切除应该超过肿瘤的 X 线界限 1cm。不幸的是，与手术后的缺损相比，没有对切除标本的 X 线片进行良好的对照研究，实际上证实了获得了什么样的手术边缘。同样，尽管有传闻报道，但对切除标本的对照研究并没有与切前和切除后的 X 线片相关联，以评估肿瘤实际上在组织学上延伸了多远，超出了放射学证据。Carlson 和 Marx[145] 在积累这些数据方面做了一些初步尝试，但到目前为止，还没有进行一项有充分证据的研究。由于缺乏可靠的数据，接下来将是另一个关于如何处理成釉细胞瘤的不同观点。

（四）下颌骨成釉细胞瘤的治疗

手术切除至肿瘤边缘 1cm，这指的是近端和远端方向。切除颊舌侧骨皮质，但提到的 1cm 边缘并不意味着骨膜外的软组织被包括在内。在下颌体和覆盖于黏液骨膜的前支中，牙齿、牙龈和黏膜与切除标本一起提交。在本质上，部分骨切除标本没有肌肉附着，但会有黏膜软组织覆盖。在舌部和颊部前庭的深处，以及肌肉附着开始的下颌升支，骨膜会保留在切除标本上。这些骨膜表面代表标本的外科边缘。如果冠状突的破坏程度超过最小限度，也将切除（从颞肌脱离），或者包括或保持与主要切除标本分离。如果怀疑延长超过任何骨膜表面，应采用上述冰冻组织边缘方案，并应单独处理这些标本。

（五）上颌骨成釉细胞瘤的处理

评估上颌骨切除标本中的骨边缘更为重要。一些作者建议在上颌骨中留出 1～2cm 的切缘。

前部区域更多切缘认为是没必要，并且当病变接近眼眶和（或）翼状体时难以获得。同样，这种切缘建议涉及尝试的骨边缘而不是软组织。软组织边缘必须通过冷冻切片或正确方向的常规病理切片进行评估。上颌骨病变的治疗会有很大差异，取决于计算机断层扫描（CT）和磁共振成像的介入。上颌骨病变的随访是非常重要的，并且假设试图保留该区域的视力和重要结构可能改变初始治疗计划。切除以延长两个生物屏障通过肿瘤作为经验法则。整个标本应在术中从多个放射图像中检查；最终切缘评估将在脱矿质后进行。虽然不经常推荐，但放疗可能偶尔会在不可切除的肿瘤的治疗中起作用[170]。与下颌骨肿瘤相似，肌肉附着水平以上的骨膜将是手术切缘。覆盖的黏骨膜、牙齿、牙龈和黏膜与切除标本一起被提交。

（六）总结

总之，成釉细胞瘤被认为是良性牙源性肿瘤中最具侵袭性的。尽管已经做了关于治疗的许多报道，但该领域仍需要良好控制的前瞻性研究来回答许多问题。

六、外周型成釉细胞瘤（骨外型成釉细胞瘤）

外周型成釉细胞瘤表现为由牙龈或牙槽黏膜区域肿块。实际的增殖可能来自牙板区域或来自上覆黏膜的基底细胞。在组织病理学上，损伤可以表现为任何前述变体，尽管基底细胞变体是典型亚型。根据定义，这些肿瘤不会侵入下面的骨骼。如果存在骨内成分，则病变不是外周成釉细胞瘤。如果骨受累明显，则将病变视为骨内成釉细胞瘤。外周成釉细胞瘤可能变得非常大，并且可以通过磁共振成像或 CT 对损伤进行成像。通过组织病理学确认的边缘确保切除治疗[189-198]。

七、恶性成釉细胞瘤

恶性成釉细胞瘤是具有成釉细胞瘤的任何典型良性组织病理学特征但可发生远处转移。在许多情况下，转移是长期延迟出现的，并且可能在治疗初始肿瘤后多年发生。肺是转移最常见的部位，但也有报道颈淋巴结受累。治疗因程度和发生部位而异。虽然切除是首选，但放疗可能是唯一可行的选择[199-204]。

（一）成釉细胞癌

与恶性成釉细胞瘤相反，成釉细胞癌显示与恶性肿瘤相关的细胞病理学特征：有丝分裂活性增加，核质比增加，核多形性，色素沉着等。细胞病理学/组织病理学特征在原始部位诊断。肿瘤可能会或可能不会转移，但与原发肿瘤一样，细胞病理学特征将显示恶性肿瘤的间变性特征。这些是非常罕见的病变[205-214]。

（二）成釉细胞纤维瘤

成釉细胞纤维瘤是一种良性牙源性肿瘤，其特征在于未成熟间充质细胞和成釉细胞的增殖，这两者都是发育中牙齿的特征。与成釉细胞纤维牙瘤或牙瘤（复杂体和复合体）不同，成釉细胞纤维瘤不具有产生牙釉质、牙本质或牙骨质的能力。肿瘤可以在任何含牙部位找到。然而，肿瘤最常见于下颌前磨牙区。没有明显的性别偏好，但病变通常在双峰年龄分布中被识别。大多数病变将在20岁之前被诊断出来，尽管在中年时可见另一组较小的病变。与其他牙源性肿瘤一样，病变生长缓慢且无症状，除非继发性发炎。下颌骨或上颌骨的颊侧皮质板的坚固扩张是最常见的临床表现，并且病变通常是小的和单囊的。据认为，早期版本的牙瘤必然经历一个与成釉细胞纤维瘤无法区分的组织病理学阶段。将这些早期牙本质与"真正的"成釉细胞纤维瘤分开是不可能的。然而，有报道显示非常大且具有破坏性的成釉细胞纤维瘤，这显然需要将成釉细胞纤维瘤分类为肿瘤而不是错构瘤[215-217]。在老年患者中可能更容易看到变大且具有破坏性的肿瘤[218-222]。

1. 影像学特点

成釉细胞纤维瘤通常表现为明确的射线可透性。边界通常是皮质的，但也可以看到硬化的变化。小病变通常是单房的，而较大的，更具侵袭性的肿瘤通常是多房性的。大多数病变与未萌出牙齿的冠部相关。

2. 病理变化

成釉细胞纤维瘤的组织病理学特征在于上皮和间充质成分的增殖。间充质成分表现为相对细胞的、年轻的嗜碱性纤维黏液样组织，提示发育中的牙髓或牙乳头。成纤维细胞从星状到梭形变化。在间充质背景中混合的是牙源性上皮的岛、索或巢。基底膜附近的外上皮细胞至少局部会变成立方形，偶尔会呈柱状。这些岛基本上与滤泡型成釉细胞瘤中看到的岛相同。根据定义，成釉细胞纤维瘤没有矿化区域。如果看到矿化，病变实际上是成釉细胞纤维牙瘤（图17-19）[104]。

3. 治疗

肿瘤的保守手术切除是所有小的单囊病变的治疗选择。该肿瘤不具有成釉细胞瘤的浸润性边缘，因此复发率非常低。通过早期发现和清除，对长期预后非常有利。然而，较大的多房性病变可能具有破坏性，1972年 Armed Forces Institute of Pathology 的一系列病例中报道复发率高达40%[222]。除那些已经基本上破坏了颌骨完整的肿瘤外，任何肿瘤都不进行部分切除。

八、成釉细胞纤维牙瘤

成釉细胞纤维牙瘤是一种罕见的牙源性肿瘤[223, 224]，并且在文献中存在一些关于其适当分型的争议。类似于成釉细胞纤维瘤，人们认为成熟的牙槽瘤必然要经历一个组织病理学上与成釉

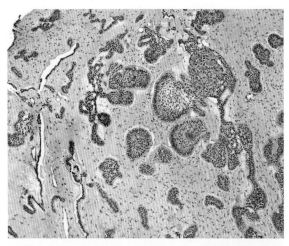

▲ 图 17-19　显微照片，其中滤泡与成釉细胞瘤基本相同，但背景基质与牙乳头一致；在少数上皮岛周围可见嗜酸性细胞诱导效应

细胞纤维瘤没有区别的阶段。然而，有很大的和破坏性的成釉细胞纤维瘤的报道，这清楚地证实了它作为肿瘤而不是错构瘤的能力。大多数成釉细胞纤维牙瘤患者年龄较小，平均年龄为 10 岁。这些数据是否因不恰当地纳入成熟的牙髓瘤而有偏差是很难评估的。未发现的肿瘤可引起明显的皮质板扩张。大多数是在其他射线照相研究期间或牙齿未能萌发时发现的。偶尔，肿瘤可以持续存在或复发，在其背景下评估个体肿瘤和病例可能是最谨慎的。如果肿瘤大且具有破坏性，则更可能是新生肿瘤，并且应假定多房肿物具有肿瘤性的。

（一）影像学特点

成釉细胞纤维牙瘤是一个界限明确的单房或多房性病变[227]。虽然成矿作用的证据必须在组织病理学上才能做出诊断，但在放射学上矿化并不总是明显的，因此早期的损害可能是放射性的。矿化量变化很大。

（二）病理变化

成釉细胞纤维牙瘤的组织病理学特征表现为上皮和间充质细胞的增殖。间充质组分表现为一个相对细胞的、年轻的、嗜碱性纤维黏液样组织，提示牙髓或牙乳头发育。纤维黏液样组织中含有矿化和预矿化元素，包括釉质、釉质基质、齿状体、牙本质、类牙骨质和牙骨质。间充质背景中附加的是牙源性上皮的岛状、索或巢。这些散在的上皮成分与在成釉细胞纤维瘤中看到的相同（图 17-20）[220, 228-230]。

（三）治疗

通常用简单的摘除术治疗小的成釉细胞纤维牙瘤。多房性病变应加用刮除器和（或）外周骨旋切除术进行治疗。可以保留与肿瘤相关的未萌出牙。根据位移量和牙根发育，可能需要或可能不需要正畸干预来确保牙齿萌出。非常大的固有破坏性病变需要完全但保守的手术切除。罕有报道复发的病例。除了那些基本上已经破坏了所涉及颌骨完整性的肿瘤之外，在任何肿瘤中都没有显示部分切除[231, 232]。

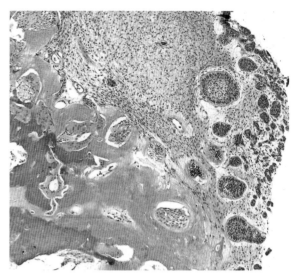

▲ 图 17-20 显微照片显示与图像右侧的成釉细胞纤维瘤相同的区域，但矿化产物在左侧占主导地位，并确认诊断为成釉细胞纤维牙瘤

九、牙源性角化囊性瘤（牙源性角化囊肿、对位角化囊性牙源性角化囊肿）

牙源性角化囊性瘤（keratocystic odontogenic tumor, KCOT）对临床医师和研究人员仍然是个谜，尽管近年来的知识增长使人们对这种有趣的病变有了更好的理解。Philipsen 在 1956 年首次描述，50 年后，关于这种囊性肿瘤的分类、发病机制、表现和治疗的争论仍在继续[21-23]。一个主要的困境是是否将其归类为囊肿或肿瘤。目前的 WHO 命名法强调肿瘤性质，并使用术语角化囊肿性牙源性肿瘤。

肿瘤向软组织延伸，向邻近骨延伸，以及伴随着骨质破坏的扩张都有报道。这些报道促使临床医师质疑最合适的治疗方法究竟是什么。Scharffeter 及其同事[233]记录了 KCOT 上皮内层的有丝分裂活性增加，这似乎支持其肿瘤性质。

KCOT 发生在很大的年龄范围内。在恒牙的牙齿发育期间和之后经常发现病变。峰值发病率在 20—30 岁，但可能发生在任何年龄。下颌骨比上颌骨更常见，但上颌骨病变的治疗通常更具有挑战性。KCOT 在下颌第三磨牙区域最常见，但可能涉及下颌的任何区域。患者通常有肿胀、疼痛、牙关紧闭、感觉异常和感染症状，这是最常见的症状。然而，病变也可能是偶然的做放射检查时发现。

临床医师特别感兴趣的是 KCOT 的生物学表现。据报道单独摘除术后复发率高达 62.5%。然而，现代报道在进行细致的刮治术时具有更低的复发率。大多数现代复发率低于 10%[234, 235]。复发原因包括子囊或卫星囊肿形成[236]，上皮内层不完全切除，留下卫星囊肿，囊肿的胶原酶活性[237]，牙板区域囊壁或上覆黏膜，前列腺素诱导的骨吸收[238]，以及有丝分裂活动的增加。少数文章证明，KCOT 能够在肌肉内增殖，由 Emerson[90] 和 Jackson 等[239, 240] 报道下颌骨 KCOT 死于颅内扩张。

虽然应该记住这些病例报道，但积极治疗所有 KCOT 的冲动应该被抵制。

（一）影像学特点

KCOT 可以是单房或多房，多个或单个。已报道在囊壁内有钙化的 KCOT，但钙化很少见，KCOT 被认为是射线可透性病变。KCOT 的大小变化很大（图 17-21）。它们可以出现在周围神经、根周、根间、根尖，甚至周围部位。总之，KCOT 可能发生在牙齿发生的所有区域并且延伸很远的距离[104]。边界定义明确并且经常被皮质化[105, 241]。涉及 Gorlin 综合征的患者更可能出现异时或同步囊肿。CT 扫描可能有助于评估大的病变，而 CT 通常是评估上颌骨病变的必要条件[242-244]。

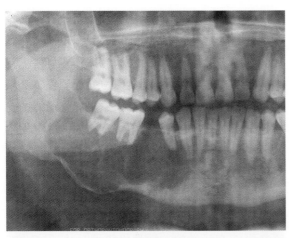

▲ 图 17-21 牙源性角化囊性肿瘤的 X 线片，下缘弯曲和扇形

（二）病理变化

KCOT 具有特定的微观表现，并且仅在囊腔内存在角蛋白衬里或角蛋白不足以确诊 KCOT。还必须看到 KCOT 独有的其他特征。分层的鳞状上皮通常是 4～10 层细胞的均匀厚度。基底细胞核特别深染，即使是近基底细胞也比其他牙源性囊肿中看到的棘突细胞深染。基底细胞层由立方状细胞和柱状细胞组成，具有栅栏状或"墓碑"外观，并且经常看到波纹状表面变化。也许最没有帮助的诊断是发现 KCOT 表面为对位角蛋白化的复层鳞状上皮。再次强调，对位角蛋白不是 KCOT 诊断的必要条件。

（三）治疗

一些具有显著并发症的报道导致一些临床医师对所有病变进行积极的外科手术，并且关于如何最好地管理 KCOT 病变的争论仍然存在。治疗应集中在将复发率降低到现代预期率并降低患者的发病率。读者可以参考其他文章，但在阅读了许多论文之后，作者的观点如下[173, 234, 235, 245-252]。

密切的影像学随访可能是预防复发并发症的最重要方法。尽管它们通常在前 5 年内发生，但复发可能需要很多年才能呈现。最近在作者所在机构，有患者在初步治疗后 40 年复发，尽管无法消除新发生的可能性。建立诊断很重要，必须送足够的标本进行组织学诊断。常见的问题是对腔内角蛋白的内"层"进行取样，但没有提交具有诊断意义的内层和壁。另外，当存在炎症时，诊断组织学特征可能会丢失。

如果患者有多个囊肿，基底细胞痣综合征的可能性就会升高。仍应对所有囊肿进行组织病理学检查以确认诊断。当诊断出多个同时或连续的 KCOT 时，评估该综合征的临床检查总是谨慎的。即使青少年或年轻患者的 KCOT 被诊断出患有单一病变，至少应该对该综合征进行粗略的家族史和临床评估。一些研究者声称减压术和随后摘除术取得了很好的成功，而另一些研究者主张手术摘除，覆盖黏膜切除，外周截骨和化学烧灼[248, 251]。

使用 Carnoy 解决方案是有争议的。Carnoy[253]

于 1887 年首次报道了他的固定剂用于线虫的研究，他的目标是固定组织并保存核细节用于显微镜检查。然而，术中固定组织用于下一步的显微镜检查并不是外科医师所希望的效果；外科医师所需要的是该溶液产生的化学烧灼效果。

无论采用何种技术，都必须完全去除囊肿内层，包括卫星囊肿和牙板。因此，仔细摘除后去除部分骨质。通常，通过刮除术，具有旋转钻孔的外周骨切除术或切除诸如骨膜的一个解剖学边界（当发生骨浸润时）来完成子囊肿和其余区域的切除。

复发性 KCOT 可能需要比原发性病变更积极的治疗，但在综合征患者中，"复发"应被视为新发生的事件。大的病变可能除了切除术之外别无选择。然而，考虑减压以缩小病变，然后进行摘除和刮除术。以这种方式，减少或消除了不连续性缺陷或对重要结构的损害。如果遇到皮质穿孔，可能需要用于评估边缘的冷冻切片。无论如何，在接受 KCOT 治疗后，必须定期对患者进行多年随访。与大多数牙源性病变一样，手术的需要应由附近病变引起的破坏决定，而不是仅仅根据组织学诊断。

（四）基底细胞痣综合征（Gorlin 综合征，Gorlin–Goltz 综合征，痣样基底细胞癌综合征）

基底细胞痣综合征是一种多名称的复杂综合征，并且命名法通常取决于该综合征的哪些部位，例如肋骨分叉和 KCOT。在 Gorlin 的描述中，至少 37 个异常与这种综合征有关。读者可以参考原始资料。

KCOT 通常是儿童时期首次出现的诊断，这通常有助于确诊。在那些存在没有先前家族史的新突变的情况下尤其如此。高达 40% 的病例可能是新的突变，尽管基因检测正在推进，并且在这种常染色体显性疾病中可能会出现大的表达变异[259]。有一个患者的第一个囊肿发生在 70 岁。因此，即使在中年患者中也不应排除综合征；家族史及表型可能有助于所有年龄组的诊断。

（五）治疗

治疗这些患者的关键是至少对任何患有综合

征 KCOT 的患者进行表型评估。评估可以像筛查患者任何异常的临床证据一样简单。在综合征患者中[261]，"复发"应该被认为是新发生的而不是真正的复发。在大的病变中需要开窗减压，并且如果可能的话，通常应该保存牙齿而不是拔牙。毫无疑问，需要移除一些牙齿以便进入，但是尖牙、门牙和第一磨牙应该非常有利于保留。每个案例都是高度可变的。作为该综合征支持小组的医疗顾问，作者邀请所有提供者联系 www.bccns.org 以获取信息[262, 263]。

十、牙源性钙化囊性瘤（牙源性钙化囊肿、Gorlin 囊肿）

牙源性钙化性囊性瘤（calcifying cystic odontogenic tumor, CCOT）是一种不常见的牙源性病变。与 KCOT 一样，关于是否将该实体分类为囊肿或肿瘤存在争议。在本章中，将考虑具有影细胞的主要囊性病变，并且稍后将考虑更坚固的牙本质影细胞肿瘤。所谓的 Gorlin 囊肿由 Gorlin 及其同事在 1962 年描述的[264, 265]，并且由于其不寻常的临床和组织病理学特征而被考虑作为囊肿和肿瘤。CCOT 既发生在骨内，也发生在牙龈软组织，而 CCOT 通常与牙本质或牙齿发生的活跃产物有关。

囊性病变与实体病变的分离是合适的。固有 / 肿瘤形式将在牙源性影细胞肿瘤下的牙源性肿瘤切片中进行简要考虑[267]。与牙源性影细胞肿瘤相比，CCOT 的发生可能接近 40∶1。囊肿的亚分类更多是组织学行为，而不是一种预后或治疗重要性。读者可以阅读 Hong 及其同事[268]和 Praetorius 及其同事[269]的文章，以便进行亚分类。

CCOT 的起源可能是早期的牙板。垂体区域的颅咽管瘤常常模仿 CCOT，这可能是最好的支持。CCOT 发生在很大的年龄范围内，尽管发生的平均年龄是 40 岁，最高发病率是在 20—30 岁。年轻人的病变通常与牙本质有关。好发于上颌前磨牙区，但是可以涉及任何区域。当考虑所有类型时，女性和男性之间的分布基本相同，尽管上颌骨可能有轻微的上颌骨优势[267]。外周 CCOT 将集中在附着的牙龈上。

（一）影像学特点

射线照相外观高度可变。与 KCOT 一样，病变可以是单房或多房，尽管单房病变更常见。这是一种牙源性病变典型地被认为是混合性射线透射性病变，尽管大多数病变在没有相关牙瘤的情况下是纯粹射线透射性的。如果在没有牙瘤的 CCOT 中发生矿化，则放射不透性通常位于外围。这种外观被比作"雪堆"。

（二）病理变化

影细胞是 CCOT 中看到的经典细胞，但影细胞不是 CCOT 的特征。事实上，影细胞可能与其他病变如牙瘤、成釉细胞纤维牙瘤和成釉细胞瘤一样。有了这个说法，应该特别注意有影细胞的病变，以确保病变实际上不是 CCOT 或具有 CCOT 和第二肿瘤的组合 / 混合牙源性肿瘤。更重要的是具有细胞核深染的牙源性上皮细胞和至少有些栅栏状的基底层（图 17-22）。囊壁相当薄，通常小于 10 层。然而，厚度将沿着腔壁变化，并且通常会存在丛状连接，这在更复杂的囊肿中产生多种外观。

（三）治疗

CCOT 的治疗是单房病变的简单摘除。与任何多房性病变一样，骨性刮除术的摘除术是治疗

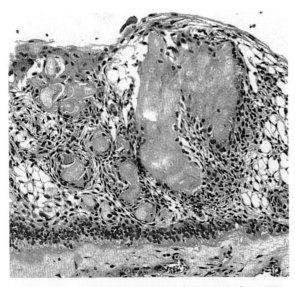

▲ 图 17-22　钙化性囊性牙源性肿瘤的显微照片显示影细胞、牙源性上皮和类星状网状区域

中央病变的充分疗法，但外周病变需要简单切除[272]。预计不会复发，但放射学随访是明智的。

十一、牙源性影细胞肿瘤（上皮性牙源性影细胞肿瘤，牙源性影细胞肿瘤）

结合本简要部分，请参考牙源性肿瘤切片中的钙化性囊性牙源性肿瘤（CCOT）。牙本质性影细胞肿瘤是一种不常见的颌骨病变，由复杂的，至少局灶性的肿瘤样肿块组成，尽管通常也存在囊性区域。与其他牙源性肿瘤和囊肿一样，病变可发生在任何牙齿部位。大多数报道表明，病变最常发生在下颌骨后部。大多数病变位于骨内；然而，病变可被识别为在牙龈内外周发生。关于这些肿瘤的广泛数据很少，但假设该病变具有与 CCOT 相似的年龄分布。恶性和侵袭性等术语已附加到此诊断中。作者的观点是，只有在注意到恶性肿瘤的细胞形态学特征时才应该使用恶性附属物。"侵袭性"病变通过固有的破坏性行为或复发来识别。中央骨性病变通常表现为颊侧骨皮质的坚固、可扩展的肿块。病变是无症状的，除非二次发炎。牙龈病变表现为坚固、光滑、无梗、软组织扩张，累及附着的牙龈或无牙槽嵴。这些周围肿块可出现在颊或舌侧[24, 267, 268, 273-284]。

当遇到其中一种病变时，应该阅读关于影细胞肿瘤的国际合作研究的总结[267]。应该咨询精通各种形式肿瘤的病理学家，以便进行适当的分类。

十二、牙源性钙化上皮瘤（Pindborg 肿瘤）

牙源性钙化上皮瘤是一种不寻常的牙源性肿瘤，其特征在于具有淀粉样蛋白和矿化灶的染色质过多的多形性细胞。钙化性上皮性牙源性肿瘤在下颌骨中比上颌骨更常发生，比例约为 2 : 1，并且位于下颌体部，通常位于前磨牙区域。与其他牙源性肿瘤一样，它们可能与未萌牙齿的牙冠相关，也可能与之无关，但在 20 岁出现的通常与一颗未萌牙齿相关。这种肿瘤很罕见，但在男性中更常见。钙化上皮性牙源性肿瘤最常发生在 30—50 岁[104]。这种肿瘤在外周很少见于牙龈肿

块或牙槽嵴肿块[285, 286]。

（一）影像学特点

肿瘤通常受到很好的限制，多房性外观比单房病变更常见。虽然矿化的证据通常在组织病理学上存在，但矿化有时在放射学上不明显。然而，这是颌骨典型的混合性射线透射 – 不透射线病变之一。矿化量变化很大，一些病变的射线不透性证据很少（图 17–23）。外周病变可以产生下面骨骼的深吸效果（cupping effect）。在这些情况下，深吸效应被认为是压力再吸收的次要因素。

（二）病理变化

钙化性上皮性牙源性肿瘤的特征在于分散在非特异性纤维基质中的岛状和片状上皮细胞。在许多情况下，多边形上皮细胞表现为显著的多形性和核深染。上皮细胞的边界被很好地限定，并且突出的细胞内桥是特征性的。细胞质通常具有明显的嗜酸性，但肿瘤可能显示出明显的透明细胞成分[287, 288]。也可能存在均质嗜酸性淀粉样蛋白的病灶。

（三）治疗

保守性手术切除是骨外变异的治疗选择。小的单房和多房性病变通常用简单的摘除术和刮除术治疗，并且非常大或固有的破坏性病变需要完全但保守的手术切除。已有复发病例的报道，并且除了那些基本上已经破坏了所涉及的颌完整性的肿瘤之外，在任何肿瘤中都没有表明部分切除。

具有明显细胞变化的肿瘤可能比标准肿瘤更具临床侵袭性，具有细胞病理学恶性特征的肿瘤应单独考虑。

十三、牙源性黏液瘤

牙源性黏液瘤是一种相对不常见的良性肿瘤，显然是由牙齿形成单位的间充质部分（称为牙乳头/牙囊）引起的。牙源性黏液瘤最常见于后牙区域，以及上颌和下颌。下颌骨比上颌骨更常见，并且大多数肿瘤在 20—30 岁被发现。没有发现性别倾向。与其他牙源性肿瘤一样，临床表现通常包括牙槽的平滑、骨质、硬扩张。牙源性黏液瘤的主要过程是通过髓腔浸润，术中黏液瘤被视为凝胶状物质（图 17–24）。判断凝胶状物质在术中结束的位置，特别是影像学上，可能非常困难。在某些情况下，牙源性黏液瘤确实穿透皮质。据报道，它们也形成在下颌骨体外，在这种情况下，它们将呈现为牙龈光滑表面的扩大[104,290-294]。

（一）影像学特点

与许多其他牙源性肿瘤一样，牙源性黏液瘤可表现为单房或多房性透射影。大多数病变显示皮质可变的射线透性。当皮质骨被浸润时，骨膜反应可能导致明显的骨生成。骨内部也可见残留或活性骨[295]，并且可呈现出某种混合的不透性/透性射线的表现，锥形束 CT 可能有帮助[296]。当残留的骨骼有机化时，外观被描述为类似于蜂窝状或网弦[297]。

（二）病理变化

牙源性黏液瘤的特征表现为相对无细胞的黏液样组织。偶尔可能会注意到牙源性上皮条索，但不是在所有肿瘤中都看得到这些区域。肿瘤可能由于黏液瘤特征而在某种程度上是胶原/纤维

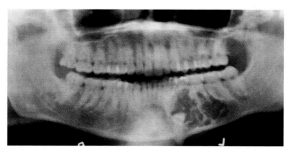

▲ 图 17–23　大型钙化性上皮性牙源性肿瘤的 X 线片，其取代前磨牙并具有混合的影像学表现

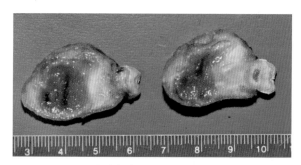

▲ 图 17–24　大体标本显示牙源性黏液瘤的凝胶性质

性的，这应该是组织病理学主要表现。

（三）治疗和预后

由于肿瘤是疏松的、凝胶状的，外科摘除术很难判断。然而，这是另一种肿瘤，据报道，这种肿瘤在复发时没有从外科医师那里"逃脱"。治疗的目标应该集中在通过影像边界去除髓质骨。建议切除多少髓质骨有差异[294, 298]，但 0.5～1.0cm 的髓质移除似乎是明智的。还建议去除穿透区域的皮质骨。复发率可能因病例而异，并且通常与初始诊断时病变的大小直接相关。大的和临床上具有侵袭性的肿瘤可能需要进行上下颌骨部分切除。在这种情况下，手术不是来自诊断，而是来自手中病变的性质。如成釉细胞瘤治疗中所述，术中影像也是合适的，并且在重建之前对边缘组织进行病理学确认也是必需的。在手术切除边缘处也很容易地看到凝胶状物质（图 17-25）。

十四、牙源性腺瘤样瘤

牙源性腺瘤样瘤是一种相对罕见的牙源性肿瘤，与成釉细胞瘤具有模糊的组织学相似性。不幸的是，组织学相似性导致以往的命名法，例如腺瘤样细胞瘤或成釉细胞腺瘤样肿瘤。模糊的微观相似性是这种肿瘤与更具侵袭性的肿瘤的唯一相似点。临床上牙源性腺瘤样瘤是迄今为止最无害的牙源性肿瘤，至少如果牙瘤被认为是错构瘤。

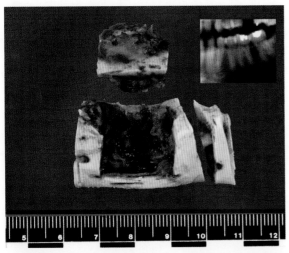

▲ 图 17-25　虽然最初看起来很小，凝胶状材料在术中切除边缘，这需要连续移除额外的骨；在这些固定的样本上看不到凝胶状物质

看起来肿瘤来自成釉器上皮，但可能来自牙板上皮。虽然实际比例因报道而略有不同，但牙源性腺瘤样瘤通常被称为"三分之二"肿瘤。那是因为 2/3 发生在女性身上；2/3 在上颌骨；2/3 与受影响的牙齿相关，特别是门齿；青少年中有 2/3 的人被发现。这种肿瘤在 30 岁以上的患者中是罕见的，偶尔它们会在牙龈周围出现。在探索对侧牙齿萌发后很久，而尖牙没有萌发的原因时，最常见的发现是在影像学上[104, 299-302]。

（一）影像学特点

牙源性腺瘤样瘤通常表现为单房透射影，具有锋利的外切边界，其具有良好的硬化皮质。它通常与阻生牙相关，并且肿瘤可能与小囊混合。由于与小囊混合的射线照相特征，这些肿瘤有时可能与含牙囊肿混淆。尽管纯粹的射线透性病变是最常见的，但这是颌骨的另一个典型的射线可透/不透射线病变。

（二）病理变化

肿瘤主要由纺锤形上皮细胞组成，其在少量纤维基质中形成轮生肿块或玫瑰花样结构。由立方形或柱状上皮细胞排列的腺管样结构是典型的组织病理学特征。如果存在，淀粉样蛋白的病灶通常见于玫瑰花结/腺瘤样区域。也可以看到其他矿化物质，但这些物质通常组织不良，可能类似于牙本质、牙釉质，或在牙釉质生产中失败的尝试[303-305]。囊性空间也很常见。有些可能是真正的腔表面，尽管最大的表面腔可能与牙冠相邻。

（三）治疗

这些病变比较局限，因此很容易被摘除。虽然已经报道了大的病变，但是从未预料到侵袭性表现，并且复发不是问题[299]。病变可以被摘除，并且牙齿可以留在原位进行最终的萌发或正畸治疗。

十五、牙瘤

牙瘤是最常见的牙源性肿瘤。它们被许多人认为是错构瘤而不是真正的肿瘤。牙瘤细分为两个亚型，混合性牙瘤和组合性牙瘤。完全发育后，混合性牙瘤几乎完全由牙釉质、牙釉质基质、牙本质和牙骨质以随意的方式排列；组合性牙瘤也包括牙釉质、牙釉质基质、牙本质和牙骨质。与混合性牙瘤不同，组合性牙瘤的矿化元素是有组织的，整体外观暗示多个小的、畸形牙，但易于识别的牙齿。这些牙齿状元素很容易在肉眼看到的表格中看到。可以在外周看到一些上皮细胞，这些上皮细胞代表了硬组织的形成时缩余釉上皮。也可以在外周看到牙源性剩余区。就像未萌出的牙齿一样，这些上皮衬里和剩余区可能会导致形成含牙囊肿。同样地，任何牙源性囊肿或肿瘤也可能与牙瘤有关。混合性和组合性牙瘤以相同的频率发生，并且一些病变显示两种亚型的特征。根据大小和位置，它们可能会使相邻牙齿变形或延迟萌发[104, 306, 307]。

（一）影像学特点

混合性和组合性牙瘤均显示出良好划分的射线透性，具有均匀的皮质边界，描绘了周围骨骼的病变。这被描述为明确定义的不透性中心射线，由一条细的透射线包围细线周围是一条细致不透射线。这正是牙齿萌出的描述。在中央，将存在与辐射不透性相关的不同亮度值。这种变化是由于牙釉质比牙本质和牙骨质更不透射线，而牙釉质在放射学上是无法区分的。组合性牙瘤是一袋牙齿，混合性牙瘤是一个无组织的聚集体。

（二）病理变化

混合性牙瘤，当成熟时，几乎完全由牙本质、牙骨质和牙釉质基质的聚集体组成。脱矿后，成熟牙釉质的区域会丢失并显示为空白区域。在混合性牙瘤中，仅保留少量减少的釉上皮。在外周，滤泡组织和牙源性剩余区是常见的。在常规显微切片所需的脱矿质过程期间，样品的牙釉质部分将被还原成收缩和破碎的、均质的嗜碱性成分。不到1%的牙釉质是有机的，这是在脱矿质程序后观察到的全部。

（三）治疗

通过简单的摘除术治疗混合性和组合性牙瘤，

避免对邻近结构和牙齿的损伤。如果"不再"这个词能用于健康科学，那么牙瘤就不会再复发。

十六、牙源性鳞状细胞瘤

只会简要提及牙源性鳞状细胞瘤。据报道，这种情况少于100例，极为罕见。病变通常较小，通常表现为"倒置"牙周骨质流失。也就是说，在牙周病中，三角形基部朝向釉质牙骨质界；在牙源性鳞状细胞瘤中，基部朝向牙齿尖端。还描述了牙龈肿瘤[308, 309]，并且已经报道了家族性和多灶性病例[309a, 309b]。可能涉及牙齿承载区域的任何部分，并且病例的缺乏不允许进行大量的人口统计分析。这种肿瘤的重要性在于显微镜下看到的鳞状上皮岛可能会被误解。鳞状岛在细胞病理学上是完全良性的，但它们在结缔组织深处的存在可能被误解为侵袭；侵袭性表现可能导致误诊为棘皮瘤型成釉细胞瘤或更严重的鳞状细胞癌。众所周知，肿瘤很容易用摘除术和简单的保守性刮除术治疗[309-312]，牙源性鳞状细胞瘤样增生偶尔与炎性牙源性囊肿相关。这些增殖是无关紧要的，不需要额外的治疗或诊断声明[313-315]。

十七、牙成釉细胞瘤

这种病变仍然存在争议，并且可能有几种病变已在此名称下描述。其中一种病变，被称为牙成釉细胞瘤很可能是由牙瘤的上皮成分引起的成釉细胞瘤。其他报道描述了侵袭性大肿瘤，这种肿瘤很难从组织学上与"侵袭性"的成釉细胞纤维牙瘤相区别[316-318]。还有一份关于成釉细胞瘤产生牙本质的报道，这可能是另一个子集[319]。LaBriola及其同事[320]还回顾了与此诊断相关的困难并报道了一例。其他报道也已发表[321, 322]，但通常这些肿瘤将通过其破坏性和（或）复发表现来定义。由于组织学标准上的困难，应始终与精通头颈部和口腔病理学的病理学家协商进行诊断[323]。

推 荐 阅 读

Ackermann GL, Altini M, Shear M: The unicystic ameloblastoma: a clinicopathological study of 57 cases. *J Oral Pathol* 17: 541-

546, 1988.

Baden E: Odontogenic tumors. *Pathol Annu* 6: 475–568, 1971.

Brannon RB: The odontogenic keratocyst: a clinicopathologic study of 312 cases. part ii. histologic features. *Oral Surg Oral Med Oral Pathol* 43 (2): 233–255, 1977.

Daley TD, Wysocki GP, Pringle GA: Relative incidence of odontogenic tumors and oral and jaw cysts in a Canadian population. *Oral Surg Oral Med Oral Pathol* 77: 276–280, 1994.

Ellis GL: Odontogenic ghost cell tumor. *Semin Diagn Pathol* 16 (4): 288–292, 1999.

Eversole LR, Sabes WR, Rovin S: Aggressive growth and neoplastic potential of odontogenic cysts. With special reference to central epidermoid and mucoepidermoid carcinomas. *Cancer* 35: 270–282, 1975.

Finkelstein MW: Overview of general embryology and head and neck development. In Bishara SE, editor: *Textbook of orthodontics* , Philadelphia, 2001, WB Saunders, pp 2–24.

Franklin CD, Pindborg JJ: The calcifying epithelial odontogenic tumor. A review and analysis of 113 cases. *Oral Surg Oral Med Oral Pathol* 42 (6): 753–765, 1976.

Gorlin RJ: Nevoid basal cell carcinoma (Gorlin) syndrome. *Genet Med* 6 (6): 530–539, 2004.

Lau SL, Samman N: Recurrence related to treatment modalities of unicystic ameloblastoma: a systematic review. *Int J Oral Maxillofac Surg* 35 (8): 681–690, 2006.

Nakamura N, Higuchi Y, Mitsuyasu T, et al: Comparison of long–term results between different approaches to ameloblastoma. *Oral Surg Oral Med Oral Pathol Oral Radiol Endod* 93 (1): 13–20, 2002.

Neville BW, Damm DD, Allen CM, et al: *Odontogenic cysts and tumors: oral and maxillofacial pathology* , ed 2, Philadelphia, 2002, WB Saunders Company, pp 589–642.

Philipsen HP, Reichart PA: Unicystic ameloblastoma: a review of 193 cases from the literature. *Oral Oncol* 34 (5): 317–325, 1998.

Philipsen HP, Reichart PA, Nikai H, et al: Peripheral ameloblastoma: biological profile based on 160 cases from the literature. *Oral Oncol* 37 (1): 17–27, 2001.

Philipsen HP, Reichart PA, Praetorius F: Mixed odontogenic tumours and odontomas. Considerations on interrelationship. Review of the literature and presentation of 134 new cases of odontomas. *Oral Oncol* 33 (2): 86–99, 1997.

Philipsen HP, Reichart PA, Slootweg PJ, et al: Odontogenic tumours. In Barnes L, Eveson JW, Reichart PA, Sidransky D, editors: *Pathology and genetics: head and neck tumours (World Health Organization Classification of Tumours)* , Lyon, 2005, IARC Press, pp 283–328.

Philipsen HP, Reichart PA, Zhang KH, et al: Adenomatoid odontogenic tumor: biologic profile based on 499 cases. *J Oral Pathol Med* 20: 149–158, 1991.

Shafer WG, Hine MK, Levy BM: *Cysts and tumors of odontogenic origin. A textbook of oral pathology* , ed 4, Philadelphia, 1983, WB Saunders, pp 318–339.

Shear M, Altini M: Odontogenic and non–odontogenic cysts of the jaws. *J Dent Assoc S Afr* 38 (9): 555–560, 1983.

Slootweg PJ: An analysis of the interrelationship of the mixed odontogenic tumors—ameloblastic fibroma, ameloblastic fibroodontoma, and the odontomas. *Oral Surg Oral Med Oral Pathol* 51: 266–276, 1981.

Stoelinga PJ: Long–term follow–up on keratocysts treated according to a defined protocol. *Int J Oral Maxillofac Surg* 30 (1): 14–25, 2001.

Ten Cate AR: Development of the tooth and its supporting tissues. In Ten Cate AR, editor: *Oral histology* , ed 3, St. Louis, 1989, Mosby, pp 57–79.

Vickers RA, Gorlin RJ: Ameloblastoma: delineation of early histopathologic features of neoplasia. *Cancer* 26 (3): 699–710, 1970.

Voorsmit RA: *The incredible keratocyst* [thesis/dissertation], 1984, University of Nijmegen, pp 315–323.

Wright JM: The odontogenic keratocyst: orthokeratinized variant. *Oral Surg Oral Med Oral Pathol* 51 (6): 609–618, 1981.

第18章

颞下颌关节紊乱
Temporomandibular Joint Disorders

Bruce E. Rotter　著

周　超　刘旭良　译

1. 颞下颌关节紊乱是描述关节肌肉疾病和肌筋膜疼痛功能障碍的术语。
2. 颞下颌关节紊乱的一般主诉包括面部疼痛、耳痛和头痛。
3. 颞下颌关节（the temporomandibular joint, TMJ）是一种活动自如的关节，每个关节都不能独立运动。
4. TMJ 是一种联动关节，能够平移和旋转运动。
5. TMJ 脱位发生在髁突越过关节结节不能自行回位。
6. TMJ 的原发性囊内病变是关节盘移位，伴或不伴有复位和退行性疾病。
7. 关节盘移位通常由微创伤的频繁发作引起，例如咬紧牙或磨牙。
8. 可复性关节盘前移位常在张嘴时听到咔嗒声或弹响声；不可复性关节盘前移位通常像锁住了一样，无法活动。
9. 退行性关节病是发生 TMJ 的最常见的异常原因。
10. TMJ 手术的绝对适应证包括治疗肿瘤、生长异常和关节强直。
11. TMJ 手术的相对适应证是治疗非手术治疗难以治愈的疼痛和功能障碍，其中病理学通过影像确认。
12. 肌筋膜疼痛功能障碍综合征是一种肌肉疾病，被认为是由于功能失调导致的压力和肌肉过度活跃引起的。

　　术语颞下颌关节紊乱（temporomandibular disorders, TMD）通常用于描述多种疾病，包括关节内疾病或颞下颌关节（TMJ），肌肉疾病或肌筋膜疼痛功能障碍（myofascial pain dysfunction, MPD）综合征等异常。此外，还有一些本不属于 TMD 的范畴，但直接或间接影响 TMJ 结构的其他疾病。这些疾病包括先天性和发育性畸形、创伤，以及肿瘤疾病。

　　一般来说，TMD 主要症状为面部疼痛、耳痛和头痛。因此，对于耳鼻咽喉科医师而言，熟悉这些不同病症的诊断和治疗是很重要的。在 TMD 治疗中遇到的许多困难涉及由于体征和症状的相似性而未能区分 TMD 与头部和面部疼痛。本章的重点是 TMD 的诊断，随后讨论了各种病症的病因学知识，以形成理性治疗方法的基础。

一、解剖学

　　TMJ 的解剖学和功能在几个方面是独特的。TMJ 是一种活动自如的关节。由于下颌骨两端铰接，每个关节不能独立运动。这在临床上很重要，因为一个关节的功能障碍可能对对侧关节的功能产生不利影响并产生双侧症状。

每个单独的关节由下颌骨的髁突组成，其位于颞骨鳞部的关节窝内。关节窝的前壁由关节隆突形成，关节窝与髁突相对。表面衬有纤维结缔组织并被纤维囊包裹。

介于 TMJ 的关节表面之间的是关节盘，其独特的结构在其上表面是凸的并且在其下表面上是凹的，下表面与髁突接触。关节盘将关节分成上下两腔，并有助于这种牙龈关节的双重作用。关节下腔或下部关节空间允许在髁和关节盘之间进行纯粹的前后旋转运动。关节上腔允许髁突在关节盘和关节窝之间的平移运动。除了协助关节内的运动外，关节盘还起到补偿关节面之间任何不协调的作用，并且还起到关节内的减震器的作用 [1]。

髁突运动的程度由关节囊、关节盘和关节韧带的限制作用决定。TMJ 的主要韧带是外侧、蝶下颌韧带和茎突下颌韧带。关节的咬合关系也受到牙齿的存在的影响。当口张开时，关节的运动程度和方向受前面讨论的结构的影响；然而，当牙齿接触时，这种咬合关系决定了髁突相对于关节其余部分的最终位置。这个因素在表现出咬合不协调或功能失调的个体中变得越来越重要。

二、疾病和综合征

TMJ 容易受到影响身体其他关节的相同影响，如先天性畸形和发育异常，创伤性损伤，脱位，关节盘内部紊乱，关节强直，各种关节炎病症，以及很少发生肿瘤性疾病（表 18-1）。尽管许多这些病症以与其他关节相同的方式进行治疗，但先前描述的 TMJ 的解剖学和功能差异通常需要一些治疗变化。

表 18-1　颞下颌关节疾病的鉴别诊断

紊乱	疼痛	限制	诊断特征
发育不全	否	是	先天性；通常是单侧的；下颌骨偏向患侧；未患侧长而平；严重错𬌗；耳部常有异常；X 线片显示髁突缺损
髁突发育不全	否	否	先天性或后天性；患侧下颌体短，下颌支短，面部丰满，下颌偏斜；下颌骨体细长，未患侧面部平坦；错𬌗；X 线表现为髁突畸形和前角切口
髁突增生	否	否	面部不对称，下颌向健侧偏位；错𬌗；前突畸形；下颌下缘常在患侧弯出；X 线片显示髁突对称增大
肿瘤	可能	是	下颌骨可能偏向受影响的一侧；根据肿瘤的类型，X 线片显示髁突增大、形状规则或骨质破坏；情况是单侧的
感染性关节炎	是	否	感染征象；可能是系统性疾病的一部分；X 线片可能早期呈阴性，但以后可显示骨质破坏；可能存在波动；抽吸时可获得脓液；情况通常是单侧的
类风湿关节炎	是	是	炎症征象；其他关节（如手、手腕、脚、肘部、脚踝）的表现；实验室检查阳性；儿童下颌生长迟缓；成人前牙开放性咬合；X 线片显示骨质破坏；通常为双侧
创伤性关节炎	是	是	外伤史；影像学阴性，除了可能的关节间隙扩大；局部压痛；情况通常是单侧的
退行性关节炎	是	是	单侧关节压痛；常有皱纹；颞下颌关节可能是唯一受累的关节；X 线片可能为阴性或显示髁突扁平、唇裂、刺痛或侵蚀
强直	否	是	通常是单侧的，但可以是双侧的；可能存在创伤史；年轻的患者可能会出现下颌骨生长迟缓；放射线照片显示正常关节结构丧失
关节盘内部紊乱	是	是	疼痛功能性加重；35mm 以下的开放或开放受限紊乱不会发出咔嗒声；正位关节造影或磁共振成像可见；可能存在创伤史；通常为单侧

引自 Laskin DM, Block S: Diagnosis and treatment of myofascial pain–dysfunction (MPD) syndrome. *J Prosthet Dent* 1986;56:75.

（一）先天性畸形和发育异常

由于髁突在下颌骨生长中发挥重要作用，先天性畸形和发育异常如髁突发育不全，发育不全或过度增生可产生严重面部畸形。重要的是尽早诊断和治疗这些病症以限制下颌骨畸形的程度，以及代偿面部畸形。然而，关于颌面畸形的检查、诊断、术前准备和手术治疗的最新概念超出了本章讨论的范围。鼓励读者探索许多关于正颌外科手术的好的出版物 [2-10]。

（二）外伤

髁突骨折，更具体地说，髁突颈是在下颌骨损伤后最常见的骨折部位之一。髁突和髁下骨折通常会产生耳前疼痛和压痛，张口受限或咬合关系紊乱。尝试张开嘴时，单侧骨折会使张口时下颌患侧偏斜。由于下颌骨升支失去支撑结构，双侧骨折经常产生咬合时前牙开颌。

髁突和髁下骨折的治疗因多种因素而异。具有最小功能障碍的非移位骨折可以用流食。闭塞或功能的适度变化可能需要短期颌间固定。当显露部分明显移位或干扰颌功能时，相关侧不存在闭塞牙，或者髁突骨折双侧骨折并严重移位，应进行开放复位 [11]。开放复位的其他考虑因素是无法进行下颌骨固定，以及下颌、上颌骨或中面部同时存在骨折。

（三）错位

当过度移动的下颌骨固定在没有牙齿或仅有最后牙齿接触的开放位置时发生脱位。当髁突转移到关节隆起前并且锁定在该位置时，发生急性脱位。通过在下颌骨上施加向下和向后的压力同时对后下颌施加向下的压力来手法复位。通过使用局部麻醉，静脉镇静或全身麻醉来补充这种操作。复位后，患者应限制下颌开放 2～4 周。同时应该使用非甾体抗炎药（NSAID）来控制疼痛和炎症。

慢性脱位可以通过注射硬化剂进入 TMJ 囊和外侧韧带以产生拉伸组织的瘢痕形成 [12]，或囊膜切除术，侧翼翼肌切开术，颞肌切开术或髁突切除术 [13]。关于适当手术的选择基于脱位的病因、严重程度和持续性。

（四）肿瘤

起源于 TMJ 的原发性肿瘤极为罕见。影响 TMJ 的良性肿瘤有软骨瘤、骨软骨瘤和骨瘤。恶性肿瘤更罕见，包括纤维肉瘤、软骨肉瘤和多发性骨髓瘤。已经报道了邻近组织的肿瘤的直接延伸和来自远处肿瘤的转移。

TMJ 的肿瘤引起关节疼痛，开放受限和咬合不正。放射检查可以显示射线可透、不透射线或混合病变。活检是确定明确诊断所必需的，手术是良性和恶性肿瘤的首选治疗方法。大多数涉及 TMJ 的恶性肿瘤不具有放射敏感性，因此通常不考虑放疗。

三、囊内病症

TMJ 的囊内病症包括张口时可复位性关节盘前移位、不可复性关节盘前移位及颞下颌关节退行性性变。

关节盘前移位通常由创伤引起。这可能是单一的、大的创伤性事件，或者更可能是长时间发生的微创伤的频繁发作。大多数微创伤事件都是不正常的习惯，如牙齿咬合或磨牙，也称为夜磨牙症 [14]。

（一）可复性关节盘前移位

可复性关节盘前移位的特征通常是在开口时关节会发出咔嗒声或弹出声（图 18-1）。归位或闭口时不会始终存在。可复性关节盘前移位来就医的患者通常表现出正常的下颌运动范围。疼痛可能与下颌运动有关，也可能与下颌运动无关。多项研究表明无症状的前移位伴复位是常见的，并且常常持续数年而没有进展的迹象 [14-16]。一般认为，这些无症状的非进展性病例代表关节的生理调节。他们不需要治疗 [17]。当疼痛存在时，存在任何功能限制的一般决定因素。这些疼痛关节的治疗包括软饮食，张口的自限性，非甾体抗炎药，颌垫疗法和物理疗法。采用这些保守治疗模式的患者可能是其他有创性手术的候选者，例如关节穿刺术，关节镜检查或开放性关节手术。

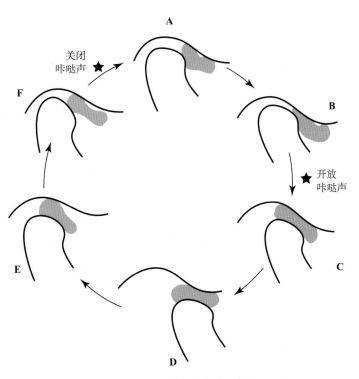

▲ 图 18-1 关节盘前移位复位

A. 下颌闭合，髁状突位于窝内，关节盘向前移位；B. 髁突开始移动；C. 张开嘴；当关节盘返回到相对于髁的正常位置时，会发出咔哒声或弹出声；D. 髁突完全移动；关节盘处于正常位置；E 和 F. 在下颌闭合期间，关节盘再次向前移位，有时伴有第二声音（往复咔嗒声）（改自 McCarty W: Diagnosis and treatment of internal derangements of the articular disc and mandibular condyle. In Solberg WK, Clark GT, eds: *Temporomandibular joint problems: biologic diagnosis and treatment.* Chicago, 1980, Quintessence.)

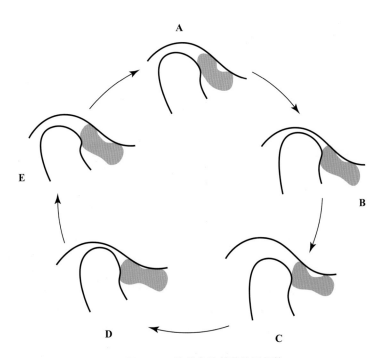

▲ 图 18-2 关节盘的前移位无复位

A. 下颌闭合，髁突位于窝内，关节盘向前移位；B. 髁突开始移动；C. 试图张开嘴；移位的关节盘充当屏障并阻止髁的完全平移；D 和 E. 下颌关闭；髁突回到窝内（改自 McCarty W: Diagnosis and treatment of internal derangements of the articular disc and mandibular condyle. In Solberg WK, Clark GT, eds: *Temporomandibular joint problems: biologic diagnosis and treatment.* Chicago, 1980, Quintessence.）

（二）不可复性关节盘前移位

不可复性关节盘前移位的特征为锁颌（图 18-2）。在非复位关节中，髁上口部开口的向前平移迫使关节盘向前，使其成为进一步打开的物理障碍。最大张口度通常只有 25～30mm，下颌偏向受影响的关节。下颌骨的侧向移动运动通常限于对侧，但不限于同侧。疼痛是一种常见症状，特别是在被动开口时（超过最大的内切口开口）。

通过手动操纵下颌骨同时复位关节盘，通常可以成功地治疗没有复位的急性移位关节盘。对于慢性患者，手动复位不太可能令人满意。这通常是由于关节盘形态的失调。表现出慢性非复位关节盘的患者应首先采用颌垫治疗，以减轻咀嚼和副功能力产生的后路关节盘组织的压力。当疼痛是这种疾病的重要表现时，可采取更具侵略性或开放性的手术。

（三）退行性关节病

退行性关节病或退行性关节炎是影响 TMJ 的最常见的异常病症。原发性退行性关节炎见于老年人，与正常衰老有关。症状通常是轻微的，除患者宣教和保守的家庭护理措施外，很少需要治疗。继发性退行性关节炎通常由大创伤或微创伤引发。在大的创伤的情况下，初步发现可能与关节积血的发现一致，并且最初的特征在于 TMJ 疼痛、压痛和下颌运动受限。X 线片可能是阴性的，或者可能显示由关节内水肿或出血引起的关节间隙扩大。同时，牙齿可能在患侧出现后后牙开颌。由微创伤引起的退行性关节炎更常见，并且通常是未解决的，未减少的，向前移位的关节盘的产物。它会产生更严重的疼痛和压痛，咔嗒或痉挛，以及下颌运动受限的症状。X 线片常显示扁平、跛行、骨赘形成或髁的关节表面的侵蚀。

退行性关节病的治疗包括给予非甾体抗炎药，软饮食，限制下颌运动，以及使用稳定颌垫以帮助减少慢性紧绷或磨牙症的影响。当非手术治疗无法缓解症状，并且当在 X 线检查时髁突的关节面上的骨变化明显时，可以施行外科手术。这应该仅去除产生光滑关节表面所需的最小量的骨。如果可能应该避免髁剥刮或髁突切除术所发生的

不必要的整个皮质板的移除，可能导致在某些情况下持续的再吸收改变。

传染性关节炎在 TMJ 中很少见。它可能与全身性疾病或局部感染的延伸有关。临床上，全身性疾病体征和局部炎症体征和限制开口运动是典型的。影像学检查结果最初为阴性，但可能会出现大面积的骨破坏。在疾病过程中，治疗包括抗生素、适当的水合作用、疼痛的控制和颌骨运动的限制。化脓性感染可能需要引流或后遗症切除术。

类风湿关节炎偶尔可发生在 TMJ。一般产生双侧疼痛、压痛、肿胀、颌骨活动受限。在早期，这种疾病可能没有明显的影像学改变。显然，但是随着疾病的发展，髁突的关节表面被破坏，并且关节间隙消失。结果，前牙开颌可能会导致关节强直。

颞下颌关节类风湿关节炎的治疗与其他关节类似。急性期使用抗炎药，并进行轻微的颌骨运动锻炼来防止过度的滑脱[18]。急性症状消退时的运动状态。在严重的病例中，类固醇、抗风湿病药、免疫抑制药、白细胞介素 –1 受体拮抗药、T 细胞灭活药和 B 细胞抑制药等药物也是我们控制疼痛和炎症的常用药。如果发展为关节强直，则行手术治疗。

（四）关节强直

最常见的 TMJ 强直原因是类风湿关节炎和创伤性损伤，尽管强直也可能是先天畸形、感染或肿瘤所致。区分真正的囊内关节强直，以及假关节强直非常重要，因为囊内关节强直导致异常的髁突与关节窝关系，而假性关节强直往往是由关节外原因导致，如喙突扩大，颧弓凹陷性骨折，手术或放疗留下瘢痕。在关节囊内强直中，X 线片通常显示髁突畸形，或者狭窄或接头不规则性。

在关节强直的手术治疗中，通过髁颈在支柱上的最高可能点处进行切口，以保持最大的皮瓣高度并最小化下颌骨的术后移位。将插入材料置于新产生的间隙中以防止骨端融合。患者必须在术后进行长期、积极的物理治疗，以维持新形成的关节的功能[19]。

四、颞下颌关节手术

与许多疾病一样，TMJ 手术也存在绝对和相对适应证。绝对适应证包括治疗肿瘤、生长异常和关节强直。TMJ 手术的相对适应证往往是非特异性的，缺乏客观标准。专家普遍认为，TMJ 手术适用于治疗非手术治疗难以治愈的疼痛和功能障碍，其中影像学证据在病理学上得到了证实。

Dolwick[20] 制订了标准，以指导外科医师确定 TMJ 手术的必要性和合理性。

1. 关节功能障碍和疼痛越局限，手术预后越好。局部、持续的 TMJ 疼痛随着功能的恶化或时间的进展而恶化，这是外科手术干预的指征。患有肌肉源性（肌筋膜疼痛功能障碍或 MPD）或其他非关节囊来源的疼痛的患者不是手术候选者。

2. 当 TMJ 疼痛或功能障碍对非手术治疗难以治疗时，需要进行手术，包括患者教育，抗炎药物治疗，物理治疗，咬合治疗和咨询；此外，deBont 及其同事[21] 提出，只有在合理的非手术努力失败并且生活质量明显受损后，才应考虑对囊内疾病进行手术矫正。应该注意的是，TMJ 疾病的手术矫正很少孤立地进行，而是得到了术前和术后治疗的支持。

3. 影像学证据应支持临床发现。影像不应单独用于诊断，也不应用作外科手术干预的主要决定因素。

（一）关节穿刺术

关节穿刺术是 TMJ 外科手术中最简单和创伤最小的[20]。它通常在静脉镇静和局部麻醉下实施。关节穿刺术由外科医师进行：① TMJ 显露和灌洗；②将抗炎药物放入关节上腔，尽管注射药物进入关节的益处尚未得到证实；③在麻醉下检查关节的运动范围。

通过将两个 18 号针插入关节上腔来完成该过程；第一针用作注射口，第二针用作流出口。通过该系统注射乳酸林格液进行关节上腔的灌洗，而当与伴随的下颌操作结合时，阻塞流出端口通过关节上空间的扩张来溶解粘连。

术后护理包括几天的非常规饮食、适当的功能锻炼和必要时的镇痛药。多项回顾性研究表明，关节穿刺术在减少 TMJ 疼痛和改善下颌运动范围方面的成功率为 70%～90%[22-27]。关节穿刺术与任何明显的术后并发症无关。大多数患者注意到 TMJ 区域暂时肿胀和疼痛并且表现出轻微的后开口咬合，但这通常在 24h 内消退。

（二）关节镜检查

关节镜检查，就像关节穿刺术一样，是一种微创的手术方法。与关节穿刺术不同的是，它通常是在全麻下的外科手术中完成的。操作要求将小型手术内镜放置在关节上腔。第二个通路端口被插入到内镜的前面，内镜主要充当流出端口，但它可以用于通往关节上腔的通道。关节镜检查显示关节穿刺术的主要优点是能够显示关节上腔的解剖和病理。虽然可以使用手术显微镜进行更复杂的手术，但大多数外科医师将关节镜的使用局限于关节上腔、松解术和关节腔的显示。

术后护理类似于关节穿刺术。多项回顾性研究表明，关节镜下松解术和灌洗成功率接近 80%～90%[28-33]。事实上，在 5 年和 10 年的随访中，Murakami 和同事[34, 35] 表明松解术和灌洗法在各个阶段的开放性关节手术中同样成功。由于关节穿刺术的结果与关节镜检查的结果相当，而且由于这是一种较小的创伤性手术，因此建议从一开始就尝试进行关节穿刺术[20]。

（三）关节切开术

关节切开或开放性关节手术包括一系列外科手术，包括清创术，关节盘重新定位或折叠，关节盘切除术，关节成形术和关节置换术。开放手术的适应证包括表现出内部紊乱或骨关节炎的关节，其对功能产生广泛的机械干扰或者创伤较小的手术无效。

关节切开术后的后遗症通常在手术部位肿胀，中度不适，开口受限和咬合变化。这些后遗症是短暂的，通常在手术后 2 周内消退。患者经常注意到耳前麻木可能持续 6～8 周。关节切开术最重要的术后并发症是面神经损伤，仅在约 5%的手术病例中发生，最常见的是影响神经的颞支。在大多数情况下，这种损伤具有自限性，并且已经报道了只有不到 1% 的病例中产生永久性缺陷[20]。

文献报道了开放性关节手术后的成功率不尽相同，许多报道显示减少疼痛和恢复关节功能的成功率为 80%～95%[36-47]。但应注意，重复手术表明成功率迅速下降。

五、肌筋膜疼痛功能障碍综合征

肌筋膜疼痛功能障碍综合征是一种肌肉疾病，被认为是多因素引起的[43]。人们普遍认为，由于压力和焦虑导致的中枢性肌肉紧张与牙齿紧咬或磨牙等功能性习惯相结合导致肌肉异常功能和多动。这导致肌肉疲劳和痉挛，最终产生疼痛和功能障碍；疼痛刺激肌肉纤维反应，导致进一步的肌肉功能障碍和痉挛；因此，可以理解这种疾病的循环性质。类似症状也可能偶尔由肌肉过度伸展或过度收缩或创伤引起（图 18-3）。

MPD 综合征最常影响 20—40 岁年龄组的女性，男性受影响较小，比例约为 1∶4，儿童很少受到影响。MPD 综合征的特征是弥漫性，局部难以定位的疼痛，范围从耳前到整个咀嚼肌肉的疼痛。这种疼痛通常被描述为钝痛、辐射性疼痛，这种疼痛在早晨可能更严重。患者经常抱怨在活动期间疼痛和张口受限。该病通常仅涉及面部的一侧，并且在检查时，通常可以在一个或多个咀嚼肌或其肌腱附着物中引起压痛[44]。头痛是其常见伴随症状。Ciancaglini 和 Radaelli 报道[45]TMD 症状患者的头痛显著增加（27.4% vs. 15.2%）。然而，与 MPD 综合征功能相关的唯一类型的头痛是紧张型头痛，其他类型只是凑巧。MPD 患者也有许多其他症状，例如听力下降、耳鸣、舌灼痛和神经性疼痛，情况也是如此。如果不治疗，MPD 最终会导致颞下颌关节和咀嚼肌的解剖变化，甚至可能导致牙列的改变。

MPD 综合征的主要体征和症状类似于囊内病症和各种非关节病症产生的症状和症状（表 18-2 和表 18-3）。应该进行仔细的历史记录和彻底的临床评估，以鉴别诊断。影像学检查能够提供帮助描绘下颌和 TMJ 的结构，特别是口内牙片和全景片。如果 TMJ 的筛查视图显示某些异常，则可以采用断层扫描视图或计算机断层扫描进一步评估骨异常。磁共振成像在软组织结构的评估中是有价值的，特别是当怀疑 TMJ 的内部紊乱时。此外，某些实验室检查可能对某些患者有帮助。这些测试包括怀疑感染的全血计数；血清钙磷和碱性磷酸酶测量可能的骨病；血清尿酸测定痛风；血清肌氨酸酐和肌酸磷酸激酶水平作为肌肉疾病

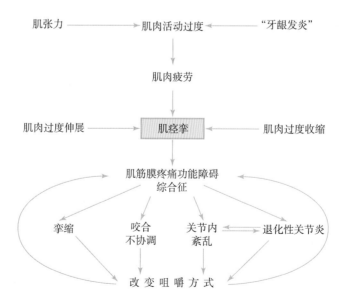

▲ 图 18-3 肌筋膜疼痛功能障碍综合征的病因

引自 Laskin DM: Etiology of the pain-dysfunction syndrome. *J Am Dent Assoc* 1969;79:147.

表 18-2 模拟肌筋膜疼痛功能障碍综合征疼痛的非关节疾病鉴别诊断

紊乱	限制	肌肉压痛	诊断特征
牙髓炎	否	否	轻度至重度疼痛或搏动，间歇或持续，热变化加重，口腔麻醉消除，阳性影像学表现
冠周炎	是	可能	持续轻度至重度疼痛，吞咽困难，可能发热，局部炎症，口腔麻醉缓解
中耳炎	否	否	中重度耳痛，持续疼痛，发热，通常有上呼吸道感染史，口腔麻醉不能缓解
腮腺炎	是	否	持续疼痛，进食时更严重；压力感；无唾液流；耳垂升高；导管化脓
鼻窦炎	否	否	持续的疼痛或悸动，当头部位置改变时更糟；鼻分泌物；经常是口腔麻醉不能缓解的磨牙疼痛
三叉神经痛	否	否	短时间尖锐刺痛，触发区，神经通路疼痛，老年群体发病多，常通过口腔麻醉缓解
非典型（血管性）神经痛	否	否	长时间弥漫性搏动或灼痛，常伴有自主神经症状，口腔麻醉不能缓解
颞动脉炎	否	否	持续性，耳前搏动性疼痛；动脉突出和柔软；低热；可能的视觉问题；沉降率升高
Trotter 综合征（鼻咽癌）	是	否	耳、面、下颌疼痛，耳聋，鼻塞，颈淋巴结肿大
鹰嘴综合征（茎突延长）	否	否	耳、喉或下颌后轻度至剧烈刺痛，由吞咽、转头、颈动脉压迫引起，通常在扁桃体切除术后，茎突长度超过 2.5cm

引自 Laskin DM, Block S: Diagnosis and treatment of myofascial pain–dysfunction (MPD) syndrome. *J Prosthet Dent* 1986;56:75.

表 18-3 下颌运动受限的非关节疾病鉴别诊断

紊乱	疼痛	肌肉压痛	诊断特征
牙源性感染	是	是	发热，肿胀，阳性影像学表现，牙齿对叩击敏感；口腔麻醉可减轻疼痛和改善运动
非牙源性感染	是	是	发热，肿胀，牙 X 线片阴性；口腔麻醉不能减轻疼痛或改善下颌运动
肌炎	是	是	突然发作，与疼痛有关的运动，肌肉压痛，通常不发热
骨化性肌炎	否	否	可触及的结节，在 X 线片上表现为不透光区；累及非咀嚼肌
肿瘤	可能	可能	可触及的肿块，局部结节可能增大；可能感觉异常；X 线片可能显示骨受累
硬皮病	否	否	坚硬，萎缩的皮肤，面具状相，感觉异常，关节炎性关节痛，牙周膜变宽
癔症	否	否	心理创伤后突然发作，无物理表现，全身麻醉时下颌容易张开
破伤风	是	否	近期伤口，颈部僵硬，吞咽困难，面部肌肉痉挛，头痛
锥体外系反应	否	否	患者正在服用抗精神病药物或吩噻嗪类镇静药；肌肉过紧张运动、舔唇和自发咀嚼运动明显
颧弓凹陷	可能	否	有外伤史；面部凹陷；影像学检查呈阳性
冠状突骨软骨瘤	否	否	逐渐限制，下颌可能偏离未受影响的一侧；下颌运动可能发出咔哒声；影像学检查结果为阳性

引自 Laskin DM, Block S: Diagnosis and treatment of myofascial pain-dysfunction (MPD) syndrome. *J Prosthet Dent* 1986;56:75.

的指标；鉴别类风湿关节炎的红细胞沉降率，类风湿因子、乳胶固定和抗核抗体检测。在怀疑患有 MPD 综合征的患者中，可以通过肌电图评估肌肉功能。许多临床医师建议进行心理评估，主要是为了帮助确定患者的依从性并预测预期的治疗结果。

治疗

Laskin 和 Block [46] 已经描述了 MPD 综合征的治疗方案，并将其分为四个适当的治疗阶段（图 18-4）。对于今天的 MPD 综合征患者，他们的治疗方案仍然适当且及时，因此我们在此对其做出概述。

一旦做出明确的诊断，即可开始第 1 阶段治疗，包括为患者提供一些问题的解释。因为患者通常难以接受他们病情的心理生理学解释，所以应该讨论解决引起疼痛和功能障碍的肌肉疲劳和痉挛的问题，直到症状出现改善，以及患者获得了信心才考虑压力和心理因素。将症状与其特定起源的咀嚼肌相关联，有助于患者了解疼痛的类型和位置的原因。例如，来自颞肌的头痛，来自咬肌的下颌疼痛、吞咽时的不适，以及来自内侧翼肌的耳朵的闷热，来自翼外肌的眼后的耳痛和疼痛。

除了最初的解释之外，还建议患者进行家庭治疗。咨询包括建议关于避免咬牙和磨牙；食用

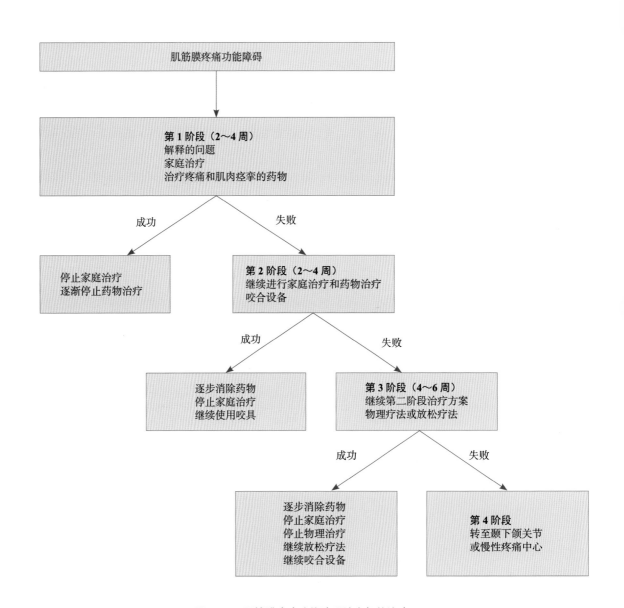

▲ 图 18-4 肌筋膜疼痛功能障碍综合征的治疗

软和不需要咀嚼的食物；对咀嚼肌使用湿热理疗及按摩；限制下颌运动。因为患者有肌肉痉挛和疼痛，所以使用肌肉松弛药和非甾体抗炎药。通常使用地西泮和布洛芬。

在第1阶段治疗的2～4周内，约50%的患者症状会消退。对于症状持续的患者，开始进行第2阶段治疗。继续进行家庭治疗和药物治疗，此时，可以为患者制作一个咬合器具。尽管已经使用了许多类型，Hawley型上颌颌垫可能是最有效的，因为它可以防止后牙接触，从而也可以防止大多数形式的功能异常活动。通常在夜晚佩戴，但如果需要，可以在白天佩戴5～6h。不应该连续佩戴，因为一些患者的后牙可能会出现问题。

第2阶段治疗后，另有20%～25%的患者将在2～4周内无症状。首先停止药物治疗，然后停止戴牙套。如果夜间未佩戴时易出现症状，可无限期继续使用。

对使用颌垫没有反应的患者进入第3阶段治疗4～6周。在这个阶段，物理治疗（例如超声、电流刺激）或放松疗法（例如肌电生物反馈、条件性松弛）被添加到该方案中。没有证据表明某种治疗形式更具优势；如果一个不成功，可以尝试另一种方法。第3阶段治疗通常可以帮助另外10%～15%的患者恢复。

如果所有的方法都失败了，并且诊断正确，那么应该推荐患者进行心理咨询。这包括帮助患者认识生活中可能存在的压力，并教导他们如何应对这种情况。如果诊断有疑问，应首先转诊患者，进行适当的口腔和神经系统咨询和评估。另一种选择是将患有顽固性MPD综合征的患者转诊到TMJ中心或疼痛诊所，因为这些患者通常需要多学科方法治疗。

六、总结

TMD患者的成功治疗取决于建立准确的诊断。临床医师必须区分肌肉紊乱（MPD），真正的囊内TMJ紊乱，这些紊乱通常不包括在TMD的"包含"之下，而是直接或间接地影响TMJ的结构。只有这样才能根据对病情的原因的理解来制定适当的治疗方法。特别重要的是要了解并非所有TMD患者都是手术候选者。MPD综合征患者如不能从手术干预中获益，则不应考虑进行手术。即使在那些外科手术干预是可接受的替代方案的患者中，许多常见的病症，如关节炎和内部关节盘紊乱，对非手术或微创治疗反应良好。在考虑更激进的外科治疗前，应尝试此类治疗。

推荐阅读

Ciancaglini R, Radaelli G: The relationship between headache and symptoms of temporomandibular disorders in the general population. *J Dent* 29: 93, 2001.

Dolwick MF: Temporomandibular joint surgery for internal derangement. *Dent Clin North Am* 51: 195, 2007.

Fricton J: Myogenous temporomandibular disorders: diagnostic and management considerations. *Dent Clin North Am* 51: 61, 2007.

Graff-Radford SB: Temporomandibular disorders and other causes of facial pain. *Curr Pain Headache Rep* 11: 75, 2007.

Laskin DM, Block S: Diagnosis and treatment of myofascial paindysfunction (MPD) syndrome. *J Prosthet Dent* 56: 75, 1986.

Molinari F, Manicone PF, Raffaelli L, et al: Temporomandibular joint soft tissue pathology, I. Disc abnormalities. *Semin Ultrasound CT MR* 28: 192, 2007.

Okeson JP: Joint intracapsular disorders: diagnostic and nonsurgical management considerations. *Dent Clin North Am* 51: 85, 2007.

Proffit WR, Turvey TA: Dentofacial asymmetry. In Proffit WR, White RP, Sarver DM, editors: *Contemporary treatment of dentofacial deformity* , St Louis, 2003, Mosby.

Scapino RP: The posterior attachment: its structure, function, and appearance in TMJ imaging studies, Part 1. *J Craniomandib Disord* 5: 83, 1991.

Scapino RP: The posterior attachment: its structure, function, and appearance in TMJ imaging studies, Part 2. *J Craniomandib Disord* 5: 155, 1991.

Tucker MR, Ochs MW: Management of temporomandibular disorders. In Peterson LJ, Ellis E, Hupp JR, et al, editors: *Oral and maxillofacial surgery* , St Louis, 2003, Mosby.

第 19 章

口腔良性肿瘤和肿瘤样病变

Benign Tumors and Tumorlike Lesions of the Oral Cavity

Timothy S. Lian 著

田家军 译

要点

1. 治疗口腔良性肿瘤通常最好的办法是彻底手术切除；一般来说，很少复发，术后恶变也比较罕见。
2. 对于肿瘤样病变的治疗包括保守治疗或手术切除，取决于特定的临床个体。
3. 60% 美国人经常发生口腔溃疡，对于持续 2 周以上的口腔溃疡应进行活检。
4. 坏死性唾液腺化生是小唾液腺的良性炎症病变，具有类似于恶性肿瘤的外观，必须要进行组织活检，以明确诊断。

许多的口腔或口咽疾病临床表现为肿瘤或者肿瘤样外观，本章中主要介绍一些常见的、并且被耳鼻咽喉头颈外科医师熟知的症状。为方便起见，在鉴别诊断时，这些非恶性肿瘤性疾病被分为先天性、炎性 / 创伤性和肿瘤相关性疾病。

一、先天性疾病

（一）畸形

腭隆凸和下颌隆凸代表着发育异常，通常在 10 余岁开始出现、并且终身持续缓慢生长[1]。隆凸是腭和下颌骨的黏膜下的骨性生长物，3%～56% 的成年人出现，女性中尤其常见[2, 3]。腭隆凸通常只出现在硬腭的中线上，而下颌隆凸则发现在下颌骨体部的舌面，特别是前磨牙区域[1, 4]。隆凸常表现为有蒂或者分叶状，基底较广、平滑的骨性肿块（图 19-1）。它们由致密板

层骨组成，包含相对较小的骨髓腔，不涉及更深的下颌骨或腭的松质骨。患有隆凸的患者通常是无症状的，除非隆凸牵扯到义齿的放置或患者咀

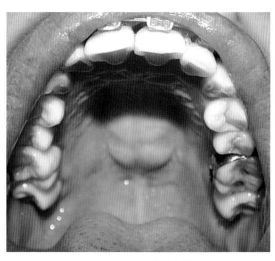

▲ 图 19-1 腭突隆凸

嚼时反复受到损伤。有临床症状的患者，可以使用骨凿或骨钻从其基底层将其切除。偶尔出现复发；而恶变未见报道。

（二）舌异位甲状腺

大约90%的异位甲状腺出现在舌体的背侧[5]。舌甲状腺反映出甲状腺组织在发育过程中下降不够。舌背甲状腺通常位于正中线的舌盲孔周围区域。由于舌甲状腺通常无明显临床症状，因此舌异位甲状腺发生的真正概率尚未明确。尽管如此，有关新生儿甲状腺功能减退的研究显示，1/100 000～1/18 000的新生儿出现舌异位甲状腺[6, 7]。尽管舌异位甲状腺无明显临床症状，但是其通常与甲状腺功能减退有关，有研究显示，70%的舌异位甲状腺都伴有甲状腺功能减退[8]。其他的临床表现主要为肿瘤引起的呼吸道梗阻和吞咽困难。患者常常主诉吞咽困难或者咽喉部肿物，较少的患者表现为声音嘶哑或者出血。症状通常在青春期或者妊娠期等机体高代谢时期生长速度较快[9]；舌异位甲状腺很少恶变[10]。对于甲状腺功能减退者，需要甲状腺素替代治疗，这样也可以缩小舌甲状腺组织的体积、进而减轻梗阻症状。对于有症状的甲状腺功能正常者，常常需要手术切除。关于舌异位甲状腺的手术径路包括：经颈部入路的咽侧切开、经舌骨入路的咽切开和经口 CO_2 激光切除等[11]。临床医师必须要准备术后外源性甲状腺激素替代治疗，因为70%的患者其舌异位甲状腺是其唯一的有功能的甲状腺组织。

（三）发育性囊肿

口腔和口咽部的先天性囊肿相对比较少见，主要包括皮样囊肿、表皮样囊肿和鼻腭管囊肿等。皮样囊肿是囊性肿块，由胚胎融合线中的上皮残留形成[12]。组织学上，皮样囊肿内衬不同角化程度的鳞状上皮；它们含有表皮附属物包括毛囊、汗腺和结缔组织。大约有7%的皮样囊肿出现在头颈部，其中有6.5%～23%发生在口腔底部[13]。肠内多发囊肿被认为是含有某些胃肠道黏膜成分[14]。这些囊肿内衬复层鳞状和柱状上皮，在消化道随处可见，包括舌和口底。在口腔中，多发囊肿在出生时即已出现，表现为舌和口底无

症状的肿胀（图19-2）。由于口腔中皮样囊肿和多发囊肿的体积逐渐扩大，随之出现吞咽困难、发音和呼吸困难等功能问题。

皮样囊肿和多发囊肿的治疗需要完全切除囊肿及囊肿内所有的上皮成分。

鼻腭管囊肿侧方和正中的上颌骨发育过程中的鼻腔上皮陷入形成。在成人阶段鼻腭管囊肿通常由于囊肿的体积增大而出现[15]。患者通常表现为鼻唇区域的隆起，并且导致单侧的鼻翼隆起。常见唇龈沟的光滑的、黏膜隆起性肿物，上颌骨前方的重塑也比较常见（图19-3）。鼻腭管囊肿的治疗主要采用唇下方入路彻底切除。手术中需要修复损伤的鼻腔黏膜，以防止术后鼻腔口腔瘘形成。

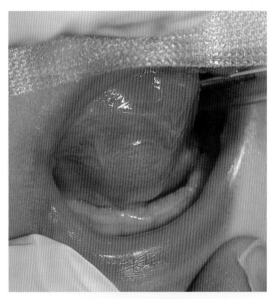

▲ 图 19-2　舌囊肿

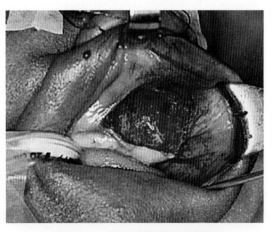

▲ 图 19-3　唇下入路显示鼻腭管囊肿

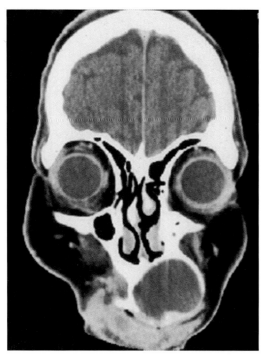

▲ 图 19-4 鼻腭管囊肿导致上颌骨重构

二、炎性 / 创伤性疾病

（一）纤维瘤

炎症性纤维瘤是口腔和口咽一种常见的肿瘤样新生物，其表现为一种对慢性炎症和创伤炎症的、纤维化反应。这种实体瘤不易与真正的纤维瘤相混淆，口腔和口咽纤维瘤较少见。炎性纤维瘤在成人中的发病率约为 1.2%，其中 66% 发生在女性[16]。

尽管这种疾病可能发生在任何年龄，但通常在 40 岁以后才表现出来。纤维瘤通常是孤立的，其直径很少超过 1.5cm。其特征性的表现为无临床症状的、广基的或带蒂的实性肿物，通常生长在颊部黏膜，很少见于唇部及舌（图 19-5）。组织学上，纤维瘤包含致密的纤维成分，血管较少。治疗主要采用保守型的切除，很少复发，除非疾病相关的创伤性因素持续存在。

（二）黏膜溃疡

良性的黏膜溃疡可以具有类似恶性病变的临床表现，许多局部或全身性疾病可以导致良性黏膜溃疡的发生，如口腔炎、克罗恩病、白塞病、贫血和免疫缺陷性疾病等。口腔或口咽溃疡的常见原因为反复的口腔炎症，表现为炎性口腔溃疡的口腔炎症在 20%～60% 美国人中发病[16]，口腔炎症的发生与细胞介导机制有关，精确的免疫病理学机制尚不清楚。压力、局部创伤和（或）变态反应在口腔溃疡的发生中发挥重要作用。其特征为疼痛性的溃疡，被周围红斑所环绕，红斑中间为一些坏死凝结物（图 19-6），免疫缺陷并不产生周围红斑。许多的口腔溃疡一般 10d 内自愈，若溃疡持续 10～14d 则需要进行组织活检。

（三）化脓性肉芽肿

由于急慢性创伤或炎症，口腔和口咽的化脓性肉芽肿可发生在黏膜的任何位置[17]，变异事件与特殊情况有关，如妊娠或近期拔牙，分别导致妊娠期牙龈瘤或肉芽肿性牙龈瘤。大多数的化脓

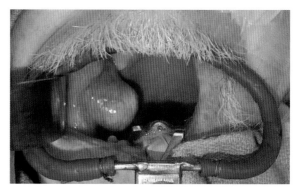

▲ 图 19-5 颊黏膜纤维瘤

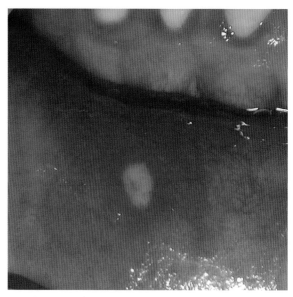

▲ 图 19-6 溃疡表现为特征性红斑晕、围绕着一个由纤维蛋白样坏死碎片化组成的溃疡床

性肉芽肿发生在牙龈，其他部位包括颊部、唇及舌（图 19-7）。其典型临床表现为隆起型或者带蒂的病变，一般直径 < 2.5cm，较小的创伤也可能导致其出血。组织学上，化脓性肉芽肿富含炎症水肿组织中融合的血管和纤维基质。病变的持续时间不确定，除非妊娠导致的化脓性肉芽肿。治疗上主要采用切除并且去除潜在的创伤和感染因素。

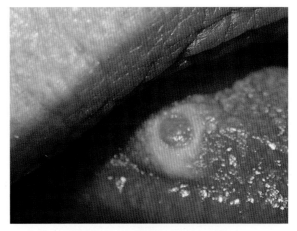

▲ 图 19-7　舌侧缘的化脓性肉芽肿

（四）坏死性唾液腺化生

坏死性唾液腺化生是一种自愈性疾病，溃疡型、炎性表现，其病因不明。据推测其可能的诱因为局部的创伤导致血管退化[18]。其主要发病于小唾液腺，77% 的患者涉及味蕾。大多数的患者表现为疼痛性的溃疡和周围肿胀，并且可进一步导致恶变，例如鳞状细胞癌黏液表皮样癌等。病变直径常规小于 2cm。组织病理学分析是确诊的重要方法，光镜下可见分叶状的坏死及分泌导管的鳞状上皮化生。假上皮瘤增生肥大常见于上皮表面，这可能会导致病理学家由于取样误差而报告为鳞状细胞癌。一旦最终确诊，由于其具有自愈性，临床上主要需要支持治疗，通常在 3～6 周内自愈。尽管如此，由于坏死性唾液腺化生是一种恶性肿瘤相关性疾病，密切随访是必要的。

（五）淀粉样变性

淀粉样变是一种代谢紊乱性疾病，其主要是细胞外纤维蛋白在组织中的异常沉积形成。在淀粉样变组织中可以发现 23 中不同的蛋白，每一种蛋白均可以某种特定的临床表现，例如透析相关性淀粉样变（β2- 微小球蛋白），浆细胞紊乱（免疫球蛋白轻链），家族性淀粉样变（血液中三种甲状腺激素结合蛋白之一）。头颈部淀粉样变的常见表现为巨舌（图 19-8）。淀粉样物沉积可以导致舌活动受限、并且进一步导致讲话及吞咽困难。确诊需要活检病理，主要表现为致密的绿色荧光，也被称为刚果红染色后的极性苹果绿双折射。淀粉样变的治疗包括处理导致淀粉样变的潜在原因及局部切除增生肥大的组织。淀粉样变复发可以通过进一步的保守性切除治疗。

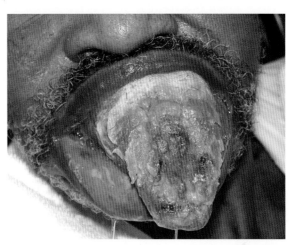

▲ 图 19-8　舌淀粉样变。注意舌背显露处有明显的结痂和干燥

三、良性肿瘤

（一）乳头状瘤

口腔和口咽可见多种鳞状上皮源性肿物，其中最常见的是鳞状细胞乳头状瘤[19]。大约 4/1000 的成年美国人口腔或口咽中可见到乳头状瘤。鳞状细胞乳头状瘤主要与人乳头瘤病毒 -6/11 亚型有关[19]。与头颈部其他位置（如喉）相比，口咽部乳头状瘤主要表现在成年人，很少复发，通常呈单发，并且很少会增殖[20]。乳头状瘤发展成为癌前性的增殖性疣状白斑是很少见的。发生部位通常包括舌、颊黏膜和唇（图 19-9）。鳞状细胞乳头状瘤通常为单发、无症状、质软、带蒂的肿物，其表面被覆指状的小突起。组织学上，包含

核心的纤维血管和相对较窄的基底。治疗上包括手术切除、CO_2激光切除等，口腔口咽的乳头状瘤很少复发。

（二）颗粒细胞肿瘤

颗粒细胞肿瘤通常认为是起源于神经细胞，大部分在 30 多岁时才被确诊。尽管可以全身发病，但是超过一半的病例发生在口腔。超过 1/3 的颗粒细胞肿瘤发生在舌的背侧。其他部位包括软腭、悬雍垂和唇黏膜[16]。超过 15% 的患者合并其他病变。颗粒细胞肿瘤典型表现为实性的、无痛的、相对固定的、无蒂的结节样病损，直径通常小于 1.5cm（图 19-10）。组织学上，颗粒细胞肿瘤表现为大的多边形、卵圆形或者极性细胞，伴有大量的颗粒细胞嗜酸性胞质。细胞分布呈条带状和假上皮瘤样增生，延伸至上皮下。颗粒细胞肿瘤的恶变率约占总数的 1%。手术切除是治疗的主要方式，尽管显微镜下切缘阳性，复发率低于 10%。先天性牙龈肿瘤是颗粒细胞肿瘤的新生类型，其在出生时就很明显，并且主要牵扯到上腭牙龈（图 19-11）。典型的病灶直径＜ 2cm，但是可能会影响到进食。与成人相比，此肿瘤的治疗主要为手术切除，通常可以做床边手术，很少复发。

（三）神经纤维瘤

神经纤维瘤是外周神经最常见的肿瘤类型，口腔和口咽的神经纤维瘤主要发生在青少年和成年人。这种肿瘤多起源于施万细胞和神经外周的成纤维细胞。多发性神经纤维瘤可能与 von Recklinghausen 病有关，并且这种疾病 70% 发生在口腔，主要发生于舌。口腔单个的神经纤维瘤通常位于舌、颊部和唇黏膜[16]，表现为质软、无痛、生长缓慢的肿物。理想的治疗办法是手术切除，复发率较低。单发的神经纤维瘤很少恶变；但是约有 15% 的 von Recklinghausen 病发展为恶性。

（四）脂肪瘤

口腔和口咽部脂肪瘤相对少见，通常在 30 多岁发病，表现为质软、生长缓慢、黏膜覆盖、光

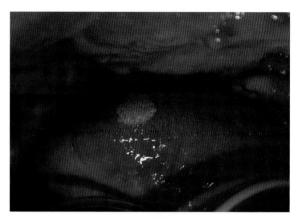

▲ 图 19-9 舌乳头状瘤

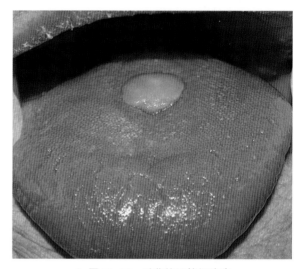

▲ 图 19-10 舌背的颗粒细胞瘤

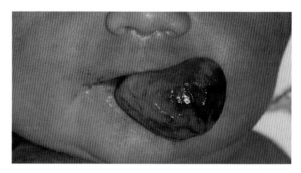

▲ 图 19-11 累及上颌牙龈的先天性牙龈肿瘤

滑、无痛的肿物。脂肪瘤通常发生于颊部、舌或者口底。组织学上，脂肪瘤包括成熟的、致密的脂肪细胞，尽管肌肉组织可以渗透性生长，与周围组织分界清楚。手术切除是治疗脂肪瘤的主要方法。

（五）血管瘤

头颈部血管瘤相对常见，口腔血管瘤约占所有血管瘤的 14%[16]。尽管出生后就表现为生长较快，但是临床发现较晚。血管瘤与多种疾病相关，如 von Hippel–Lindau 综合征和 Sturge–Weber–Dimitri 综合征等。口唇是口腔血管瘤最常见的发病部位[16]，黏膜血管瘤表现为柔软的、无痛性肿块，呈红色或者蓝色。血管瘤直径常常小于 2cm，但是少数血管瘤也可以体积很大并且延及口腔和口咽的大部分，包括舌体。尽管血管瘤经过多年后，可能自发性退化，但也可能是不完全的，或者可能发生纤维化[21]。血管瘤局限于口腔或口咽部，主要治疗方式是手术切除，复发和持续存在比较少见。瘤体内硬化剂注射、干扰素治疗、局部或系统类固醇类激素治疗和放疗，均作为主要或辅助治疗被报道过，但效果差异比较大[21, 22]。

（六）成釉细胞瘤

口腔内牙源性起源疾病可以表现为肿瘤或肿瘤样病变，成釉细胞瘤是一种常见的牙源性肿瘤，起源于残存原始牙齿培基的牙槽骨。患者通常在 30 多岁时发现上颌骨或下颌骨的无痛性肿物（图 19-12A）。85% 的病例出现在下颌骨，通常位于磨牙或下颌支区域[23]。X 线平扫可见单房或多房的低密度影，皮质骨膨胀性生长（图 19-12B）。组织学上，成釉细胞瘤表现为实性的、滤泡样或血管丛样浸润性生长的肿瘤，表现为囊性改变。治疗上主要是整块切除，至少要保留 1cm 的正常组织安全切缘。整体复发率 22%，并且接近一半的复发出现在 5 年内[24]。尽管恶变比较少见，但也是可以发生的，因此推荐长期随访。

（七）多形性腺瘤

小唾液腺是口腔和口咽黏膜下的非封闭性黏液腺腺体，少于 10% 的唾液腺肿瘤起源于小唾液腺。大约 40% 的起源于小唾液腺的肿瘤是良性的[25]，多形性腺瘤是最常见的小唾液腺良性肿瘤[26]。其他的良性肿瘤包括微管腺瘤、乳头状囊腺瘤、嗜酸细胞瘤和肌上皮瘤。多形性腺瘤主要发生在硬腭（图 19-13）。其他部位包括唇、颊黏膜、牙槽边缘、口底和舌。口腔的多形性腺瘤表现为黏膜光滑、生长缓慢。

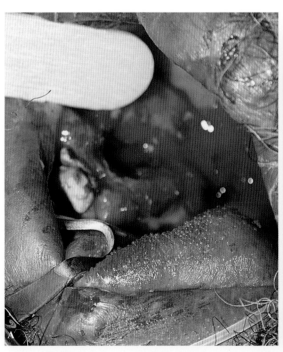
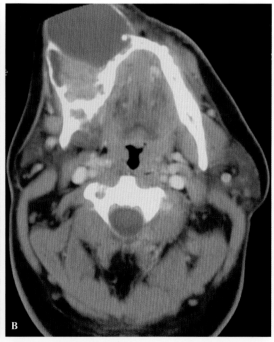

▲ 图 19-12 A. 下颌磨牙和下颌骨升支的成釉细胞瘤；B. 成釉细胞瘤导致的下颌骨炎症和重塑

Cummings 耳鼻咽喉头颈外科学（原书第6版）

口腔多形性腺瘤的治疗主要为手术完整切除，不同于咽旁间隙的多形性腺瘤，口腔的多形性腺瘤手术主要为经口入路。由于多形性腺瘤是有被膜的，所以完整切除后很少复发。手术切除包括钝性切除和锐性切除，并且 CO_2 激光切除也是有效的。由于其主要位于口腔，所以在体积变大之前就能经口发现，手术后的缺损通常可以通过局部组织重建来修复。

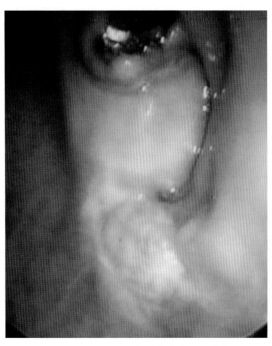

▲ 图 19-13　硬腭小唾液腺多形性腺瘤

推荐阅读

Bouquot JE, Nikai H: Lesions of the oral cavity. In Gnepp DR, editor: *Diagnostic surgical pathology of the head and neck*, Philadelphia, 2001, WB Saunders.

Brannon RB, Fowler CB, Hartman KS: Necrotizing sialometaplasia: a clinicopathologic study of sixty-nine cases and review of the literature. *Oral Surg Oral Med Oral Pathol* 72: 317, 1991.

Carlson ER, Marx RE: The ameloblastoma: primary, curative surgical management. *J Oral Maxillofac Surg* 64 (3): 484-494, 2006.

Kerner MM, Wang MB, Angier G, et al: Amyloidosis of the head and neck. A clinicopathologic study of the UCLA experience, 1955-1991. *Arch Otolaryngol Head Neck Surg* 121 (7): 778-782, 1995.

Winslow CP, Weisberger EC: Lingual thyroid and neoplastic change: a review of the literature and description of a case. *Otolaryngol Head Neck Surg* 117: S100, 1997.

口腔恶性肿瘤
Malignant Neoplasms of the Oral Cavity

Richard O. Wein　Randal S. Weber　著

田家军　译

第 20 章

要点

1. 口腔癌的早发现明显可以提高预后。
2. 吸烟和频繁地饮酒会协同地增加口腔癌的发生率。
3. 对于大多数的口腔癌，局部淋巴结转移的风险超过 20%，因此需要进行选择性颈部淋巴结清扫。
4. 口腔癌切除术后缺损修复、功能重建依赖于足够的移动性和足够的组织量，通常需要游离组织重建技术。
5. 对于晚期口腔癌（Ⅲ 或 Ⅳ 期），联合手术切除原发灶、颈部淋巴结清扫和术后放疗（或化疗）是治疗的主要选择。

口腔的恶性肿瘤主要为口腔的鳞状细胞癌，口腔不同于上消化道其他部位，常规检查就能发现肿瘤的早期病变。尽管如此，由于其表现为类似于口腔溃疡等其他良性病变的外观，延误肿瘤诊断也时常发生。

与头颈部其他部位肿瘤相比，口腔恶性肿瘤的初次治疗代表治疗选择。对于治疗措施的评估，外科医师必须尝试最大限度的肿瘤局部控制，并且评估手术对发音和吞咽功能的影响。选择适当的重建技术有助于伤口愈合，同时最大限度地提高病人的口腔恢复能力，这些都需要有丰富的技术和知识储备。

一、病因学

1965—2010 年，美国吸烟民众的流行率从 42% 降至 19%[1]。烟酒摄入是口腔鳞状细胞癌最常见的危险因素。另外，这两种因素的作用是协同的，酒精可以作为烟草的致癌作用的启动子。

与不吸烟者相比，吸烟导致男性发生头颈鳞状细胞癌发生的概率增加 1.9 倍，女性升高 3 倍。发病风险随着吸烟年数和每日吸烟数目的增加而提高。与不饮酒者相比，每日饮酒 1~2 次者，酒精单因素导致男性发病率升高 1.7 倍。与不吸烟者相比，对于同时既吸烟（2 包 / 天）又饮酒（4 酒精单位 / 天）的人群，发生肿瘤的风险增加 35 倍[2]。大约 9% 的美国成年男性都面临着烟酒摄入过度。

1997—2004 年，美国国家健康管理中心（U.S National Health Interview Survey）针对一项关于 216 917 例成年吸烟或中途戒烟大于 25 岁的成年人的研究中，Jha 与其同事指出[4]，25—79 岁的吸烟者中，由于各种原因导致死亡的比例是不吸烟者的 3 倍。导致死亡率增加的主要原因：肿瘤、心血管疾病、呼吸系统疾病，以及其他与吸烟有关的原因。与不吸烟者相比，吸烟者的生命缩短 10 年左右。尽管如此，若患者在 40 岁之前戒烟，死亡的风险比继续吸烟者降低 90%。尽管吸烟率在下降，慢性阻塞性肺疾病导致男性或女性吸烟者死亡的比率继续增加，这可能与改变烟草设计后吸烟习惯发生调整有关，如深吸气导致更深的烟草吸入。对于长期吸烟的头颈肿瘤患者发生慢性阻塞性肺疾病的概率较高，这需要与其他相关专业合作者相互合作，中途戒烟这一因素不能忽略[5]。手术前开始戒烟的时间长短，术后并发症的风险没有明显差异。较长的停药时间被认为在实际减少术后并发症方面更有效，但最佳停药时间尚未确定。

Freedman 和其同事[7]回顾分析一样本数超过450 000 例年龄在 50—71 岁的患者的资料，分析头颈部癌的发生率与每个人吸烟状态的关系（持续吸烟、既往吸烟和非吸烟者）。与非吸烟者相比，持续吸烟和既往吸烟者发生头颈部癌的风险增加，与性别无关。与女性相比，男性头颈部癌的发生率明显升高。尽管如此，与吸烟相关的危险比在女性中明显更高。这项结果与女性吸烟者癌症发生率升高相关。有趣的是，作者同时指出，女性非吸烟者患癌率是男性非吸烟者的 1/5。

自 1985 年，Montero 及同事[8]研究一项25 年的关于斯隆凯特琳纪念医院的口腔癌患者的5 年生存率的课题。烟酒的摄入量明显下降，吸烟从 55% 下降至 30%，饮酒从 80% 下降至 67%。舌是最常见的发病部位（49%），发病部位无明显变化。此研究的主要人群为 60 岁以上的男性。

吸烟者常常发生喉部、下咽部和口底肿瘤（图 20-1）。每日早起吸第一支烟的时间（TTFC），被认为是一种尼古丁依赖性表型，是头颈部癌的一个重要指标。对于 TTFC 为 1～30min 的患者，发生头颈部癌的概率较高。这种早的 TTFC 也与戒烟失败和戒烟后复吸有关。早的 TTFC 表现为与咽部肿瘤明显相关，并且增加口底和上腭发生肿瘤的风险[9]。吸烟的头颈癌患者，发生区域转移和结外侵犯的风险增加[10]。在吸烟者肿瘤中也常常发生 TP53 基因突变和遗传改变，例如 3p、4p 和 11q13 的杂合子丢失，以及染色体微卫星（重复碱基序列）总数的丢失等。吸烟和习惯性饮酒与 CDKN2B 基因的甲基化有关[12]。既往吸烟者

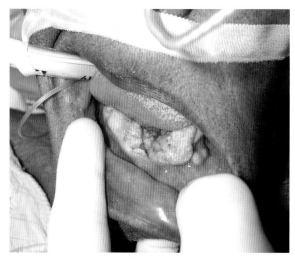

▲ 图 20-1　口底鳞状细胞癌浸润至下颌骨前部

（停止吸烟 10 年以上者），被证明其基因谱更与非吸烟者相一致[11]。

一项超过针对 Roswell Park Cancer Institute 1648 例患者超过 31 年的研究表明，对于无烟酒嗜好的头颈部癌患者，大部分是年龄更大和女性，常常发生口腔癌，并且常常发生另一原发癌[13]。

最近对 1975—2008 年 71 466 例口腔和咽部癌的监测、流行病学和最终结果的数据库回顾表明，不明原因的年轻人口腔舌癌发病率明显增加；常常女性多于男性，为 25—44 岁的 HPV 阴性的非吸烟患者。同时，口腔和口咽癌的总体发病率下降，并且被认为是与烟酒摄入的减少有关[14]。

尽管多项研究的结果并不一致，世界卫生组织肿瘤研究中心得出结论：有足够的证据表明无烟性烟草可以导致口腔癌和胰腺癌。无烟的烟草中发现致癌物 N- 亚硝基去甲烟碱（N-nitrosonornicotine）和 4- 甲基亚硝胺 -1-（3-吡啶）-1 丁酮［4-methylnitrosamino-1-(3-pyridyl) 1-butanone］，并且被认为是导致动物模型中口腔癌发生的重要原因[15]。无烟性烟草导致口腔肿瘤的发生率是不吸烟者四倍[16]。Henley 和其同事[17]发现某些患者从吸烟转变为咀嚼烟草者，比单纯停止吸烟者，具有更高的口腔和咽部癌症死亡率。

槟榔（包括其制品）是第四大滥用物质，世界上超过 10% 的人群咀嚼槟榔。其他的各种东西，例如烟草，也被增加进入咀嚼产品。奇怪的是，烟草的增加并没有明显地增加原有槟榔已经

发现的致癌物。口腔黏膜下纤维化（OSF）是长期使用槟榔导致的慢性炎症反应，通常表现为口腔颊黏膜的烧灼样疼痛，检查时张口受限。习惯性摄入会产生剂量—反应关系，据报道恶变的转化率高于 5%[18]。

某些人尝试着练习颠倒吸烟，吸烟时把点燃部分放入口中，这些人比不吸烟者发生硬腭癌的风险提高 47 倍[19]。

环境中紫外线照射与唇癌的发生相关，据推测，下唇的日光照射与鳞状细胞癌的发病有关，主要发生于下唇唇红处（图 20-2）。烟斗吸烟与唇癌的发生有关。机械刺激、热损伤和化学显露等被怀疑是烟斗吸烟患者发生唇癌的主要原因[20]。

范科尼贫血（Fanconi anemia）是一种罕见的隐性遗传病，新生儿发病率约为 1/130 000。大多数表现为骨髓功能障碍，常常需要干细胞移植，可能发生急性骨髓性白血病。Birkeland 和同事[21]一项关于 12 例患者的回顾研究中，头颈部癌平均在 35.5 岁时被确诊。大多数的患者（8/12）确诊为口腔癌。范科尼贫血患者放疗并发症的概率较高，包括严重的黏膜炎、吞咽困难、各种类型的血细胞减少等。在这项研究中，4 例患者死于放疗过程中。总体上讲，平均无病生存期和总体生存分别为 15.7 个月和 33.7 个月。

牙齿修复包括许多化学物质，这些化学物质已经被研究为具有导致口腔癌发生的潜在相关性。Weber 和同事[22] 前瞻性地将新的和既往诊断为口腔癌的患者（这些患者曾有金属牙齿修复材料）与对照患者进行对比。将金属小片贴在患者后背皮肤上 3d，并在第 3 天和第 5 天进行观察。在口腔癌患者组，34% 的患者表现为对至少一种金属测试过敏。与对照组相比，口腔癌组对测试物的反应性是对照组的 1.57 倍，对于汞的反应性是对照组的 3 倍。因此，作者认为对于有口腔癌病史的有金属牙齿修复的患者进行补片试验，对于测试阳性患者需考虑去除修复体。

其他与口腔癌的发生潜在相关的实体包括 Plummer-Vinson 综合征（胃酸缺乏症、缺铁性贫血、口腔和咽部食管黏膜萎缩等）、梅毒慢性感染、长期免疫抑制和 HIV 感染等。一项 200 例 HIV 阳性患者的研究中，8% 患者被确诊有口腔癌。这些患者典型表现为年轻（平均 31.7 岁）、肿瘤的分化差、临床分期为 Ⅲ、Ⅳ 期等[23]。在积极进行抗逆转录病毒的治疗年代（1996—2006年），AIDS 患者发生在口腔 / 口咽、舌、肛门、肝脏、喉、肺 / 气管、阴茎部位的癌症，以及霍奇金淋巴瘤的标准化发病率明显增加（评估相对于普通人群的风险）[24]。

分子生物学

肿瘤的发生表现为许多控制细胞生长的信号机制的缺失。分子生物学的发展，允许我们认识许多这种转变相关因素的变异。当代的肿瘤分子生物学分析让我们可以进行恶性转化和肿瘤进展的分析。

HPV 是一种亲上皮细胞的病毒，在口腔鳞状细胞癌中发现多种类型。2009—2010 年的研究资料，在美国 HPV 感染的总体发生率 6.9%，年龄为 14—69 岁。口腔 HPV16 感染约为 1.0%。口腔 HPV 发病率在男性中明显升高，与性伴侣的数目有关，同时与每日吸烟的数目有关[25]。HPV 致癌蛋白 E6 和 E7 具有结合和降解肿瘤抑制基因产物 TP53 和 RB1 的能力。这种结合可以修复细胞循环捕获修复 DNA 损害，导致基因突变的累积，进一步导致恶变的发生。舌癌中 HPV 感染

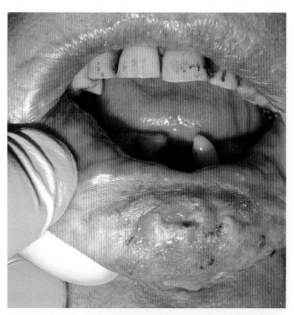

▲ 图 20-2　下唇溃疡性鳞状细胞癌向牙龈颊沟延伸

率< 2%。HPV 在癌变过程中的作用及对预后的影响，在口腔和口咽中是远远不同的[26]。对于非口咽肿瘤，对于头颈部其他部位 HPV 阳性的肿瘤来说，目前尚缺乏明确的数据表明生存优势或者诊断的提高[27]。

口腔鳞状细胞癌体内或体外实验中，去乙酰化酶 –3（Sirtuin-3）过度表达。体外实验中，其表达下调可以抑制肿瘤细胞生长和促进凋亡，同时促进肿瘤放疗和顺铂敏感性。去乙酰化酶 –3 是在促进口腔鳞状细胞癌细胞增殖和生存方面具有新的作用，可能作用一种新的治疗靶点[28]。

重构因子 –1（RSF-1），细胞重构复合体的一种亚型，在口腔鳞状细胞癌中表达升高，并且与血管淋巴管侵袭、肿瘤复发和总体生存率相关。RSF-1 敲除可以降低细胞增殖，促进凋亡；RSF-1 过表达与口腔肿瘤的侵袭性有关，与肿瘤的放化疗抵抗有关[29]。

MTBP 是 MDM2 结合蛋白，可以改变 p53/MDM2 平衡，并且它与 Ki-67 表达有关。其可能同时具有致癌性和肿瘤抑制性双重特性。Vlatkovic 和同事[30] 制备和验证 MTBP 的抗体，并且利用其评估 198 例头颈部 SCC 患者的样本。他们的研究结果显示，结合 p53 阳性的生物学标志物和低 MDM2 表达，显著地与总体生存率下降有关。对于这种表型的患者，作者同时发现MTBP 的缺失，与总体生存率下降显著相关。

微小 RNA-137 在细胞循环中发挥重要作用，它可以控制 G_1/S 期检查点。Langevin 和同事[31] 发现 16.4%（11/67）的头颈部 SCC 患者标本中存在异常的微小 RNA-137 启动子甲基化(口腔 4 例，口咽 5 例，喉 2 例)。这项发现在日常水果和蔬菜摄入量少的患者中更频繁，并且与较低的总体生存率明显相关。

Wen 和同事[32] 证实，与正常上皮相比，口腔鳞状细胞癌中分泌性白血病蛋白酶抑制 RNA 水平减少。分泌性蛋白抑制因子是一种血纤维蛋白溶酶原活性抑制因子和巨噬细胞基质降解金属蛋白酶，它被认为是在口腔癌局部肿瘤浸润和转移方面具有保护作用。

透明质酸 /CD44– 介导信号被认为在促进肿瘤进展和化疗抵抗方面发挥作用。白血病相关Rho 鸟嘌呤核苷酸交换因子与 CD44 和 EGFR 相关联，与 Ras、RhoA 和肌醇磷酸 3 激酶（PI3k）途径产生细胞内交叉，进一步导致细胞生长、迁移和肿瘤存活。透明质酸 /CD44– 介导通路同时也可以调节基质金属蛋白酶（MMP）的分泌[33]。

在一项全外显子测序的研究中，Agrawal 和同事[34] 发现多种肿瘤中存在 6 个基因突变，包括 TP53、CDKN2A、PIK3CA、HRAS、FBXW7 和NOTCH1，并且与头颈部 SCC 的发生有关。此研究中表明 NOTCH1 可以作为肿瘤抑制因子在头颈部 SCC 中发挥重要的作用。

突变型 TP53 的过表达，与多个部位的肿瘤发生有关。TP53 的点突变存在于 45% 的头颈癌。Brennan 和同事[35] 研究表明，评估原发灶切缘的p53 染色，以进一步指导下一步的治疗。Koch 和同事[11] 指出，TP53 突变是超过 50% 吸烟的头颈部 SCC 患者恶变的重要事件。

Akt 受体与口腔癌前病变的组织学进展有关。Massarelli 和他的同事[36] 证实磷酸化的 Akt 高表达时与复发和更短的 DFS 相关，而不依赖于患者的整体分期。

人细胞间黏附分子 5（ICAM-5, telecephalin）的表达与头颈部癌的周围神经浸润有关。正常的口腔黏膜标本均未检测到 ICAM-5 表达，而配对的原发性鳞状细胞癌标本中有 64% 表达。使用PI3K 抑制药后，ICAM-5 表达降低，支持 ICAM-5在 PI3K/Akt 通路信号通路中可能的相互作用。

二、流行病学

口腔恶性肿瘤（不包括唇）占所有头颈部癌症的 14%[38]。在对 1985—1996 年国家癌症数据库的回顾分析中，诊断为口腔癌的患者平均年龄为 64 岁，男性居多（60%）。鳞状细胞癌占大多数病变（86.3%），依次为腺癌（5.9%）、疣状癌（2.0%）、淋巴瘤（1.5%）和卡波西肉瘤（1.5%）。在诊断时，55% 的患者处于病变早期（阶段 I 和 II）。35 岁以下的患者比老年患者更有可能表现为口腔舌鳞状细胞癌（76.1% vs. 33%），35 岁以下患者不太可能发生口底鳞状细胞癌（10.5% vs.

35.9%）。值得注意的是，国家癌症数据库的发现并没有显示出那些诊断出癌症的年轻患者的整体预后较差。事实上，年轻患者的 5 年生存率（63.7%）高于年龄大者、阶段匹配的患者（36—65 岁的患者占 51%，＞ 65 岁患者占 47.6%）。黑人和低收入患者更容易出现晚期病变，男性、黑人和 65 岁以上患者的 5 年生存率更低。腺癌多见于女性，通常诊断为硬腭癌[39]。经年龄、种族、性别、吸烟、饮酒、主要发病部位、社会经济地位、治疗、癌症分期等因素调整后，与有私人保险的患者相比，未参保的患者和接受医疗补助或医疗伤残保险（＜ 65 岁）的患者在被诊断为鳞状细胞癌后死亡的风险增加。与有私人保险的患者相比，医疗补助和无保险的患者在诊断时出现晚期肿瘤和至少出现一个阳性淋巴结的可能性更大[40]。

Schantz 和 Yu[41] 的一项研究指出，1973—1984 年，40 岁以下的舌癌患者的发病率增加了 60%，此后一直稳定下来。在同一时间内，所有其他口腔部位肿瘤发病率保持不变或下降[42]。这种上升趋势主要与 1938—1948 年出生的患者有关，这些患者的 5 年最终生存率高于老年人。

三、口腔解剖

由于口腔解剖对发音和吞咽有重要的作用，口腔恶性肿瘤的治疗对患者的生活质量有很大的影响。了解唾液腺、上颌、下颌骨、舌头和牙列之间复杂的解剖关系对获得满意的肿瘤学结果和功能保留至关重要。口腔从唇后方的唇红边缘向上延伸至硬腭和软腭交界处，后下方延伸至轮廓乳头（终线），后外侧延伸至扁桃体前弓。分为七个特殊亚区：①唇；②齿槽嵴；③舌；④磨牙后三角肌；⑤口底；⑥颊黏膜；⑦硬腭（图 20-3）。

口腔恶性肿瘤的局部、区域和远处转移取决于神经血管解剖学、淋巴通路和头颈部筋膜间隙。后者是肿瘤直接扩散的障碍，可影响局部和区域淋巴扩散的模式。此外，周围神经和血管淋巴浸润可以作为头颈部恶性肿瘤扩散的通道。如果发生这些现象，这些组织学表现对患者的预后和长期生存都有较大的影响[43, 44]。既往因口腔恶性肿瘤而接受手术或放疗的患者可能表现出局部浸润

和局部扩散的非典型模式。在考虑诊断和治疗方案之前，有必要对与口腔有关的血管和淋巴管解剖进行简要讨论。

（一）动静脉血管解剖

口腔的动脉供应主要来自于颈外动脉的分支血管。舌动脉为舌和舌根提供大部分的血管供应。颈部动脉的识别需要显露下颌下区域。动脉位于舌骨舌肌深面，需要分开肌肉才能最大限度地显露。舌下神经和舌下静脉位于舌骨舌肌浅面和下颌舌骨肌深面（图 20-4）。如果需要微血管重建或选择性结扎，了解这种关系有助于动脉定位。在解剖过程中，静脉与神经的位置接近，颈清扫时容易发生损伤；如果要避免舌下神经损伤，在尝试止血时必须注意。

硬腭血供来源于腭大动脉和上牙槽动脉。从位于第二上颌磨牙内侧的腭大孔的腭大动脉下行分支后，动脉在硬腭软组织内向前走行（图 20-5）。静脉引流到翼丛，然后到颈内静脉系统。上牙槽动脉前、中、后动脉在上颌内部过渡后形成末梢分支翼腭窝处的蝶腭动脉。这些动脉为上颌牙龈、牙槽嵴和牙列提供血液供应。

面动脉横过下颌骨外侧约 1cm，在上行支前，朝向口腔联合处，在那里它形成了唇动脉。这些

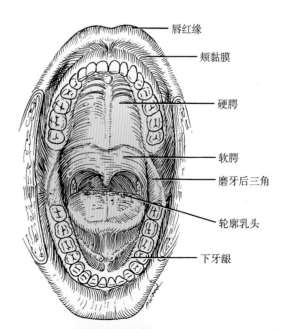

▲ 图 20-3　口腔概况显示硬腭－软腭交界处的后边界和磨牙后三角区相对于下牙槽嵴的位置

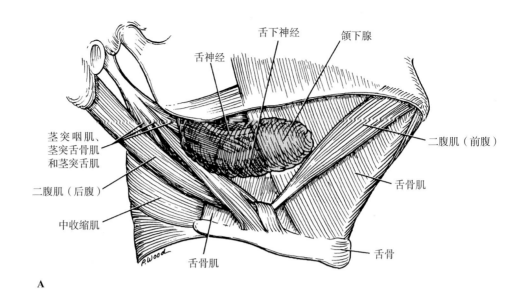

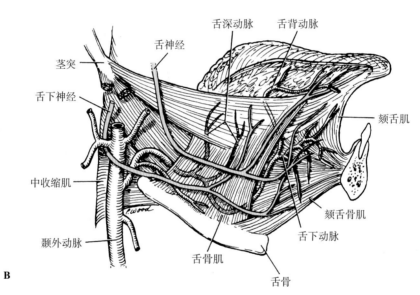

▲ 图 20-4 A. 颌下区的肌肉组织及其与腺体的关系。B. 颌下区的神经血管解剖，舌下神经深入下颌舌骨肌，并向舌骨舌肌上方延伸；舌动脉深入舌骨舌肌，向上分为舌深动脉、舌背动脉和舌下动脉

配对的血管在唇裂过程中很明显，在中线处交叉吻合形成血管环。

下颌骨和下颌牙列的主要血管供应来源于下牙槽动脉。随着年龄的增长，下颌骨骨膜的血供越来越重要。下牙槽动脉、静脉和神经沿着下颌骨分支的内侧进入下颌孔。在进入孔前，神经和动脉都发出分支，这些分支向前延伸供给下颌舌骨肌。

口底后部和磨牙后三角有动脉供应和静脉引流与扁桃体前区相似。咽升动脉和腭血管有助于血管形成，这在手术中可能会遇到。

（二）口腔解剖亚区

1. 唇

唇代表从唇红边界外部皮肤到内部黏膜的过渡。口轮匝肌的下部肌肉由面部神经支配，形成一个环状，使嘴具有括约肌的功能。上唇的感觉是由眶下的神经［第Ⅶ对脑神经（CN Ⅶ）］，而下唇感觉是来自于颏神经（CN Ⅷ）。上下唇的淋巴管引流主要至颌下淋巴结，但下唇中线病变可能会出现颏下的淋巴转移。此外，上唇淋巴可引流至耳前、腋下和面周淋巴结（图 20-6）。

2. 牙龈

每根牙槽嵴的外侧是组织向颊黏膜过渡所形成的龈颊沟。在牙龈下部，内侧边缘以过渡到口底为标志；在上颌牙槽骨，过渡到水平方向的硬腭。下牙龈的后缘是下颌骨升支的部分，而它的上份是翼腭弓的上缘。黏膜与骨底层的密切关系导致该区域恶性肿瘤的早期皮质侵袭。

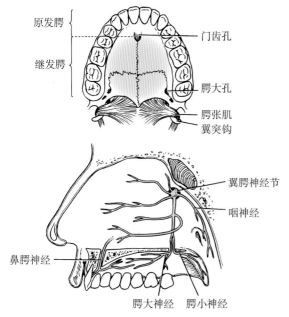

▲ 图 20-5　硬腭解剖；当怀疑是鳞状细胞癌或小唾液腺恶性肿瘤周围神经侵犯时，腭神经的通道是很重要的

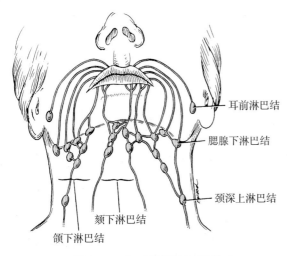

▲ 图 20-6　上下唇的淋巴引流模式

3. 舌

舌的口腔部分是指终末线以前的部分。舌由四个舌内肌和四个舌外肌组成，在中线由舌隔中部向两侧延伸。舌外肌起源于舌外，包括颏舌肌、舌骨舌肌、茎突舌肌和腭舌肌。其中，颏舌肌主要是降低和伸出舌头，是舌的主要组成部分。舌固有的成对肌肉（上、下垂直、横向和纵向）位于颏舌肌浅面，主要功能是改变舌的整体形状。这些肌肉可以带动舌头以三种不同的方向运动，而肌肉之间缺乏明显的界限，这可能导致肿瘤生长的扩散没有规律。除了腭舌肌由迷走神经的咽部分支支配外，舌的所有肌肉组织都由舌下神经支配。舌前 2/3 的感觉功能是由舌神经提供的。它起源于翼肌外侧，螺旋状从外侧到内侧围绕着下颌下管，并分成几个分支位于舌下黏膜。舌头味觉的特殊感觉神经是由鼓索神经（CN Ⅶ）提供的，并与舌神经一起到达舌头的前部。相反，舌根部的所有感觉和运动都是由舌咽神经完成的。

舌部淋巴引流因舌内区域而异。舌尖优先引流至颏下淋巴结，而舌侧部主要引流至 Ⅰ 和 Ⅱ 区（图 20-7）。然而，值得注意的是，舌侧病变在没有 Ⅰ/Ⅱ 区扩散的情况下，可以直接转移到 Ⅲ/Ⅳ 区的淋巴结。舌根引流入颈上淋巴管。前段淋巴管之间缺乏吻合，导致口腔舌侧病变倾向于单侧向引流，而口底淋巴管则更容易发生交叉和双侧颈淋巴扩散。

4. 磨牙后三角

这个区域表现为由覆盖在下颌骨升支上的黏膜向喙突延伸形成的。它与颊黏膜外侧和扁桃体前弓内侧相连。上缘为上颌粗隆，前缘为下颌第二磨牙后缘。考虑到黏膜与下颌骨的密切程度，同样的情况也类似于牙槽病变的解剖部位。下唇感觉异常可能是下颌孔有浸润性病变的导致神经受侵的指示。这个区域的感觉由腭小神经和舌咽神经的分支支配。它主要表现是第 Ⅸ 对脑神经病变可以导致牵扯性耳痛。这个区域的淋巴引流至上颈部 – 颈内静脉上群淋巴结（图 20-8）。

5. 口底

口底为黏膜表面，口舌外侧和前部与牙龈交界。后缘为扁桃体前弓，舌系带将该区域分为两

第三篇 口 腔

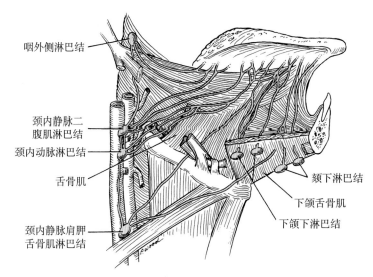

咽外侧淋巴结

颈内静脉二
腹肌淋巴结

颈内动脉淋巴结

舌骨肌

颏下淋巴结

下颌舌骨肌

下颌下淋巴结

颈内静脉肩胛
舌骨肌淋巴结

▲ 图 20-7　口腔舌、舌根和口底的淋巴引流模式

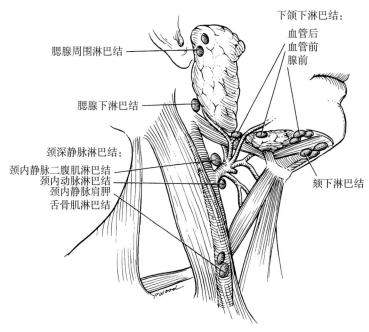

下颌下淋巴结：
血管后
血管前
腺前

腮腺周围淋巴结

腮腺下淋巴结

颈深静脉淋巴结：
颈内静脉二腹肌淋巴结
颈内动脉淋巴结
颈内静脉肩胛
舌骨肌淋巴结

颏下淋巴结

▲ 图 20-8　上颈部淋巴引流

个椭圆形空间。舌骨舌肌和下颌舌骨肌为此间隙
提供结构支撑。口腔底部的意义来自于该区域所
覆盖的解剖结构；舌下或舌神经功能障碍可能是
这部分病变的主诉，舌下腺也容易直接侵犯。舌
神经的一个分支支配口底的感觉。该间隙前侧的
淋巴引流可能交叉到对侧下颏 - 下颌下淋巴结，
而后半部倾向于流向同侧上颈部淋巴结。

6. 颊黏膜

口腔颊面是从唇的后侧面向内侧至牙槽嵴、

向后至下颌骨翼突中缝。腮腺导管在它从腮腺出
来穿过颊肌之后，开口位于第二上颌磨牙相对处。
感觉由三叉神经分支（CN Ⅶ和 CN Ⅷ）提供。该
区域的淋巴管引流到颏下和下颌下淋巴结。

7. 硬腭

硬腭前缘和侧缘是上颌牙槽嵴，后缘是软腭。
通过硬腭的侵袭导致肿瘤扩展到鼻腔或上颌窦。
有创性病变常需要进行上颌骨基底部切除术，需
要进行假体闭孔或皮瓣重建以恢复口腔功能，避

免鼻音。鼻腭神经（CN Ⅶ）支配该区域感觉。大部分的淋巴从这个位置引流到颈上淋巴或咽后外侧淋巴结。

四、病理

某些组织病理学提示对治疗有重要意义。肿瘤浸润深度，特别是舌癌，已被证明与区域转移扩散的发生率和生存率有直接关系。分化的程度和存在的血管或周围神经侵犯具有重要的预后意义，并可能预示着术后需要放疗。标准的苏木精和伊红染色可以忽视周围神经浸润和血管浸润。Kurtz 和同事[45]发现，当使用 S-100（用于神经浸润）和 CD31（用于血管浸润）免疫组织化学染色时，这些病理性结果更容易被发现。

（一）癌前病变

白斑是一种白色的、以黏膜为基础的角质斑块，无法从下层组织中清除。它是一个临床术语，没有组织学的定义。白斑病变在组织学检查上可表现为角化异常、角化过度和棘皮病。矛盾的是，与吸烟者相比，非吸烟者患白斑病变的恶性转化风险更高。如果白斑病灶与异型增生相关（在所有病灶中占 1%～3%），则进展为恶性的风险增加 7 倍。Banoczy[46]对 670 例白斑病变患者随访 3 年，发现 31% 病灶消失，30% 好转，25% 无变化，7.5% 局部性扩散。只有 6% 的病变最终发展为鳞状细胞癌。

红斑症是一种红色的黏膜斑块，没有任何明显的机械原因，在去除可能的病因后仍然存在。恶性进展的相关风险明显大于白斑病变。Shafer 和 Waldron[47]切除了 58 例红斑病灶，发现 91% 的患者有浸润性异型增生、原位癌或重度异型增生的证据。

CCND1 基因位于 11q13 位点，编码蛋白周期蛋白 D1，对细胞周期的 G_1 期调控发挥至关重要作用。在 Ye[48]的一项研究中，单核苷酸多态性分析表明，CCND1 P241P 多态性表达为一种变体纯合子基因型时，会增加口腔癌前病变的风险。在研究中，有常见的纯合子细胞周期依赖性激酶 6（CDK6）基因型和带有 p27 5′ 非翻译区基因

型的变异等位基因的曾吸烟者，口腔癌前病变的比例最高（75%）。这可能是 CDK6/CDK4 和 *CCND1* 结合调控 *RB1* 抑癌基因的活性导致的。

口腔黏膜下纤维化（OSF）常见于咀嚼槟榔者，并与口腔卫生不良、晚期牙周炎有关，有发展成为口腔癌潜在可能。咀嚼槟榔后，颊部黏膜增厚，整个面颊纤维化，引起张口困难。黏膜下纤维化患者颊黏膜肿瘤的切除是一项具有挑战性的工作，而伤口破裂可能会使重建工作复杂化。Chaturvedi[49]对 371 名来自印度的口腔癌患者进行了研究，其中 112 人有过与习惯性槟榔咀嚼有关的 OSF 史。最常见的口腔癌发病部位是颊黏膜，超过 50%，其次是舌的口腔部位。与非 OSF 相关性口腔癌患者相比，OSF 相关的口腔癌患者通常较年轻（平均年龄 45.11 岁），组织学分化较好，局部转移率较低，淋巴结外扩散较少。作者认为 OSF 相关的口腔癌应该被认为是一个独特的临床病理类型，有别于其他病因的口腔癌。

扁平苔藓，尤其是糜烂亚型，也与口腔癌的发生有关。扁平苔藓的病因尚不清楚。病灶可见 T 细胞浸润，但扁平苔藓的发生与免疫功能紊乱无关。常常发生在 40 多岁的女性。病灶呈白色纹状；萎缩病灶呈红色且光滑，而糜烂病灶边缘凹陷，并被一层絮状渗出物覆盖。

异型增生是指黏膜上皮细胞的异常成熟和分化，表现为细胞核质比增加、极性丧失、有丝分裂增加和细胞间黏附减少。异型增生分为轻度、中度或重度。

疣状增生是一种组织学特征，与疣状癌相似，但不同于恶性形式，它不侵犯固有层。

坏死性唾液腺化生，虽然在临床上表现为类似肿瘤样改变，但却是良性的。典型特征是硬腭和软腭交界处腭孔区的蝶形溃疡区。这个临床病灶的病因是小唾液腺腺泡坏死，通常继发于局部压力损伤。这可能会出现在义齿不合适或过度使用义齿的情况下。

（二）鳞状细胞癌和鳞状细胞癌的变异

在口腔中可能遇到鳞状细胞癌的几种变异存在。梭形细胞变异的鳞状细胞癌，也称为肉瘤样

鳞状细胞癌，通常发生于口腔、口咽部或喉部。鳞状细胞与梭状细胞交织在一起，呈异质性外观。通过对角蛋白标志物进行免疫组化染色，更有利于肉瘤样鳞状细胞癌的诊断。其局部复发风险高；然而，总体生存率与传统的鳞状细胞癌相似。研究数据表明，这种类型的鳞状细胞癌可能适合于手术治疗，而不是化疗[50]。

基底细胞癌传统上被认为是一种高度变异，具有局部和远处转移的倾向；然而，当临床分期相匹配时，口腔基底细胞癌的 5 年无疾病生存率（DFS）与低分化和中等分化的口腔癌相似[51]。

疣状癌，组织学上表现为非增殖性和非角质化细胞的厚区。主要发生在颊黏膜（50%）。它被认为是鳞状细胞癌的低级变种，外观是外生性的，具有局部浸润的能力，但区域传播风险较低。传统上，这种病变被认为是放疗抵抗的，手术切除是最佳的治疗选择。

（三）其他病理类型

在口腔病变的鉴别诊断中需要考虑的其他病理类型，包括化脓性肉芽肿、假上皮瘤样增生、淋巴瘤、小唾液腺肿瘤和肉瘤。

最常见的小唾液腺恶性肿瘤为腺样囊性癌、黏液表皮样癌（低、高等级）、多形性低级别腺癌和腺癌。所有这些可能表现为在硬腭和软腭的交界处的无痛性、缓慢增长的黏膜下肿物。腺样囊性癌可表现为周围神经浸润，可延伸至腭大神经至翼腭神经节，并可上升至颅底。

口腔肉瘤通常发生在下颌骨或硬腭，包括骨肉瘤（图 20-9）、软骨肉瘤、恶性纤维组织细胞瘤、横纹肌肉瘤和脂肪肉瘤。Patel 和他的同事[52]证实，头颈部骨肉瘤 5 年的局部控制率为 78% 和总体生存率为 70%。患者在上颌和下颌骨出现骨肉瘤的频率大致相同，分别为 45% 和 41%。所有患者均行手术治疗，68% 患者行新辅助化疗。手术切缘阳性被发现是影响疾病特异性生存率的唯一显著阴性预测因子。

尤因肉瘤以儿童为典型，面部骨骼有1%～2% 的发生率。下颌骨最常见的诊断部位是下颌支。治疗通常包括广泛的外科切除和化疗。

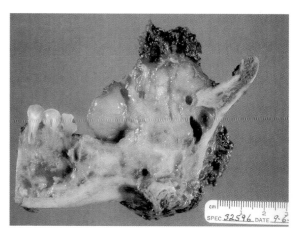

▲ 图 20-9 右半下颌骨骨肉瘤标本

如果可能的话，避免放疗，以尽量减少对随后面部生长发育的影响[53]。

卡波西肉瘤是最常见的 HIV 相关恶性肿瘤。其中 63% 都发生在头颈部。卡波西肉瘤可表现为黏膜或皮肤病变，外观为结节状或黄斑状，多见于硬腭。尽管被认为是一种无法治愈的疾病，但仍有许多治疗方法可以缓解疾病。局部治疗包括放疗、瘤体内注射化学药物治疗、冷冻治疗、阿里维 A 酸凝胶、激光治疗和手术切除。全身化疗用于晚期疾病。

增生性神经营养性黑色素瘤是一种下唇非色素沉着病灶，表现为溃疡并有较高的周围神经侵犯发生风险。黏膜黑色素瘤通常表现为口腔色素沉着病变，可能与先前存在的黑色素沉着变病有关。对口腔的色素病灶应考虑进行活检以排除这种疾病[54]。

五、诊断评估

（一）筛查

超越常规口腔检查技术，各种辅助检查手段如脱落细胞学、组织再生系统、窄带荧光技术等发展有助于早期诊断口腔的癌前病变或恶性病变。然而，值得注意的是，目前还没有进行严格的临床试验来评估这些新筛查技术的有效性，也没有一种特殊的技术比常规口腔检查更能显示出在检测口腔病变方面的优越敏感性[55]。

为了更早地诊断口腔癌和癌前病变，筛查已成为许多研究工作的一个主题。Ziober 和他的同

事 [56] 从患者配对的正常对照组和口腔鳞癌中分析基因芯片数据，并在 RNA 和蛋白水平上进行验证，以创建一个组织特异性基因表达谱。他们发现了 92 个在正常黏膜和口腔癌之间差异表达的基因，并建立了一个 25 基因的预测因子，来帮助早期口腔癌的筛查。当对口腔癌和对照标本进行检测时，平均准确率达到 87% 以上。

Nagata 和他的同事 [57] 证实，口腔鳞癌患者中有 8 个基因的 DNA 甲基化水平明显升高。当 E-钙黏蛋白，具有表皮生长因子样和卵泡抑制素样因子 2 结构域的跨膜蛋白，视黄酸受体 β 和 O-6 甲基鸟嘌呤 DNA 甲基转移酶都表达阳性时，口腔癌诊断敏感性为 100%，特异性为 87.5%。这种通过漱口水筛选甲基化基因组合的技术被认为有希望用于口腔癌的早期筛查。

通过门诊生物标志物实验室检测，未来的口腔癌筛查可能成为可能。St. John 和他的同事 [58] 描述了唾液白细胞介素 -8 和血清白细胞介素 -6 检测在口腔癌和口咽癌患者中的应用，其结果令人满意。

（二）病史和体格检查

详细的病史和体格检查对头颈部癌症患者的综合评估至关重要。在评估患者口腔病变时，应调查已有安装的义齿的舒适度变化，以及是否有耳痛、张口受限、骨性疼痛、出血、牙齿疼痛、体重减轻、吞咽困难、吞咽痛、发音障碍和面部麻木等症状。

患者应该被询问关于特定的药物、过敏，医学诊断和以前的手术干预。在制订针对患者共患病的治疗计划时，这些信息是至关重要的。此外，还应获得患者烟酒使用史的详细资料。

头颈部的体格检查应能准确预测肿瘤的分期，并在治疗前评估患者的功能能力；它还应该包括对同步上呼吸消化道癌症的仔细询问。医生应评估指标病灶的大小和肿瘤直接扩散所涉及的潜在解剖（图 20-10）。应触诊病灶以评估骨膜下的固定性，这提示可能下颌或上颌受累。应考虑确定中线延伸、区域淋巴扩散和是否有重建的需要等。还应评估特定的供区是否适合进行游离和（或）

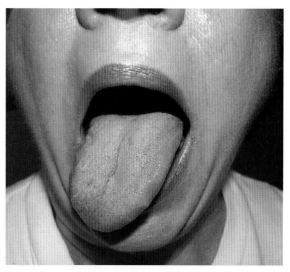

▲ 图 20-10　在术前评估中发现舌偏右，伴有萎缩，提示第Ⅻ对脑神经受累于口底癌，伴有右下颌下淋巴结肿大

带蒂皮瓣重建。

在初步评估时，如果以前没有获得组织病理学，就应该对原发肿瘤的周围进行穿刺活检和（或）对疑似区域转移进行细针穿刺活检（FNA，可能是超声引导下的操作）。如果患者在就诊前在一个偏离原发灶的地方进行了活检，则应在获得标本后，外科医师与病理学家一起审查组织诊断。

对于已经做过影像学检查的患者，认真阅读影像检查，以明确原发性疾病的程度和局部淋巴结病变情况。应评估成像质量、检查时间，以及进一步影像检查的必要性。在开始治疗前，患者的病例资料应在多学科的肿瘤会议上提出讨论，由外科医师、放射肿瘤学家、医学肿瘤学家和重建外科医师代表，讨论可用的治疗方案。

（三）术前评估

通过 CT 或 MRI 检查来评估肿瘤原发灶的范围和颈部淋巴结的情况。CT 常被用来显示皮质骨侵蚀和淋巴结转移，而 MRI 更倾向于显示软组织被肿瘤侵袭和是否扩展到骨髓质。对于怀疑下颌骨侵犯的患者，术前可获得全颌影像，并可协助牙科评估。使用基于牙科 CT 的软件程序进行牙本质扫描成像，可以帮助评估下颌骨侵犯的可能性，并且灵敏度 95%[59]。Goerres 和同事 [60] 指出，传统增强 CT 和正电子发射断层扫描 CT（PET-CT）成分对下颌骨皮质侵犯的评价最好，灵敏度为 100%，准确率为 97%。影像学的检查范围通常是由医生的偏好和呈现病灶的复杂性所决定的。没有临床淋巴结病变的 T_1 病灶患者，可能不需要广泛的影像学检查来辅助手术决策。

周围神经浸润导致区域复发的风险增加三倍。在 Lee 和他的同事[43] 的一篇综述中，最常见的脑神经的发病率顺序是上颌（Ⅶ）、舌下、下颌（Ⅷ）和面神经。回顾性分析 21% 的病例中，影像学证据不能确定组织学检查确诊的神经侵犯。在 MRI-T_1 加权像，骨髓信号丢失去神经性萎缩和神经增强，在 CT 上随着神经孔的扩大，脂肪平面减少，都提示有神经侵犯。

新的成像方式，如 PET、PET-CT 和单光子发射计算机断层扫描已被用于对头颈部癌症患者进行分期，但它们在术前评估中的作用并不一致，并在继续发展。对远处转移的评估可以使用这些方式之一或通过胸部 CT 对比。对怀疑远处转移的可能需要 CT 引导下的活检来证实。远处转移的患者通常不被认为是有效的治疗对象，可能通过探索姑息治疗方案，同时保持最高的生活质量。

（四）术前干预

预测患者营养需求，可能避免术后放疗期间需要延长住院时间或中断治疗。围术期营养不良易导致伤口并发症；因此，对于那些术前经口营养不足或预期术后延长一段时间的患者，应考虑术前行胃管置入术。对于那些需要术后放疗的患者，黏膜炎可能会导致恢复正常的经口进食延迟数周到数月。

此外，对于牙齿不良的患者和那些可能需要放疗的患者来说，牙齿评估是必不可少的。对于那些将要接受上颌骨切除术并需要手术填塞封闭的患者，需要进行修复评估。

对于术后有严重语言障碍和吞咽障碍的患者，咨询语言病理学家可以帮助长期康复。

六、分期

口腔恶性肿瘤的分期由美国癌症联合委员会[61]（American Joint Committee on Cancer）定义的，分为原发肿瘤、区域淋巴结转移和远处转移（TNM）分期格式（表 20-1）。

表 20-1 美国癌症联合委员会（AJCC）分期

原发性肿瘤	
Tx	无法评估原发肿瘤
T_0	没有原发性肿瘤的证据
Tis	原位癌
T_1	肿瘤最大直径 < 2cm
T_2	肿瘤最大直径 > 2cm 且 < 4cm
T_3	肿瘤最大直径 > 4cm
T_4（唇）	原发性肿瘤侵犯皮质骨、下牙槽神经、口底或面部皮肤（如鼻子、下巴）
T_{4a}（口腔）	肿瘤侵犯邻近结构（如皮质骨、舌深部肌肉、上颌窦）或面部皮肤
T_{4b}（口腔）	肿瘤侵犯咀嚼间隙、翼板、颅底或包绕颈内动脉

区域淋巴结病	
Nx	无法评估区域淋巴结
N_0	无区域转移迹象
N_1	单侧淋巴结转移，最大直径 < 3cm
N_{2a}	单侧淋巴结转移，最大直径 > 3cm 且 < 6cm
N_{2b}	同侧多个淋巴结转移，所有淋巴结直径均 < 6cm
N_{2c}	双侧或对侧淋巴结转移，所有淋巴结直径均 < 6cm
N_3	淋巴结转移，最大直径 > 6cm

远处转移	
Mx	无法评估远处转移
M_0	无远处转移
M_1	远处转移

TNM 分期			
0 期	Tis	N_0	M_0
I 期	T_1	N_0	M_0
II 期	T_2	N_0	M_0
III 期	T_3	N_0	M_0
	T_{1-3}	N_1	M_0

（续表）

TNM 分期			
Ⅳa 期	T$_{4a}$	N$_0$	M$_0$
	T$_{4a}$	N$_1$	M$_0$
	T$_{1\sim4a}$	N$_2$	M$_0$
Ⅳb 期	任何 T	N$_3$	M$_0$
	T$_{4b}$	任何 N	M$_0$
Ⅳc 期	任何 T	任何 N	M$_1$

引自 American Joint Committee on Cancer: *American Joint Committee on Cancer Staging Manual*, ed 7, New York, 2010, Springer.

　　组织病理学证实有预后意义。除了宿主因素如炎症、增生性反应、浸润模式和血管浸润外，肿瘤的分化程度和有丝分裂数目等特征也被作为预测预后的临床分期的辅助手段。然而，分期仍然基于临床检查和诊断影像学。

七、预后

　　一些关于原发性肿瘤病理预后的研究已经发表，并进行了简要回顾。当评估外周浸润边缘与周围软组织的关系时，与呈现为"浸润"生长模式的肿瘤患者相比，边缘表现为"受压"的肿瘤患者预后更好[62]。此外，关于口腔鳞癌的侵袭深度及其与区域转移风险和 5 年生存率的关系的研究，对于侵袭深度 < 2mm 的病灶，13% 的患者表现为区域转移，95% 的患者存活 5 年。侵犯深度 2～9mm 的病灶，46% 为区域转移，5 年生存率下降至 85%。当浸润深度 > 9mm 时，淋巴结转移风险增加到 65%，5 年生存率下降到 65%[63]。

　　钙黏蛋白的表达缺失（E-cadherin 和 P-cadherin），与口腔鳞癌的侵袭潜能及区域疾病复发相关。特别是 P- 钙黏蛋白表达被认为是独立的预后标志物[64]。Marcus 和同事[65] 证实单核细胞趋化蛋白 1 在口腔癌中上调，由此导致的巨噬细胞含量增加与区域转移、结外扩散和晚期疾病有统计学意义。组织因子抑制药金属蛋白酶 1 和胶原 2 型及 α-1 型，也被证明在表达增加口腔及口咽癌转移[66]。

　　Laimer 和同事[67] 发现，与未表达的患者相比，接受辅助化疗的患者口腔癌标本中，STAT$_1$

的高激活（> 35%）与淋巴结阴性和更好的预后相关。Xie 和同事[68] 指出 X 染色体和 11 染色体数值畸变越高的患者的疾病特异性存活率越低。平足蛋白（Podoplanin）是一种重要的糖蛋白，在口腔舌癌中优先表达。高水平的 podoplanin 已被证明是预示着淋巴结转移和缩短疾病特异性生存率[69]。另外，早期口腔癌的瘤体内淋巴管生成与局部复发相关[70]。

　　在对 102 例伴有下颌骨侵犯的口腔癌患者的研究中，没有发现皮质侵犯与总体疾病特异性生存（DSS）之间的联系。然而，相反，骨髓浸润是总体生存率和疾病特异性生存率的独立预测因子。骨髓浸润也与远处转移复发有关。

　　Liao 和同事[72] 对 889 名接受手术治疗的口腔癌患者进行了回顾性分析，发现 5 年的远处转移率为 9.6%。淋巴结数量（5 个或以上）和包膜外侵犯的存在是远处转移的独立危险因素。在经历局部或区域复发的患者中，病理证实的低分化肿瘤、包膜外侵犯和颈部复发被发现是远处转移发展的独立危险因素。在经历局部性复发的患者中，21.4% 的患者随后发生远处转移。所有患者最常见的远处转移部位均为肺，其次为骨、皮、肝、纵隔和腋窝。

　　表 20-2 显示了 1998—1999 年美国癌症联合委员会报告的诊断为阶段性口腔鳞状细胞癌的患者 5 年观察生存率（所有部位）。

第二原发性肿瘤

　　与吸烟有关的头颈部癌症患者有发展成第二原发性肿瘤的危险。同时或在最初的原发肿瘤后 6 个月内发现的另一个原发肿瘤被定义为同时性双原发。在发现目标肿瘤 6 个多月后出现第二原发病灶称为异时性双原发。第二原发病灶的发病率和部位因原发病灶位置的不同而异。

　　原发性头颈部恶性肿瘤的同时性和异时性双原发的总发病率约为 14%。在这些恶性肿瘤中，80% 是异时性的，50% 的病例出现在原发性癌最初治疗的 2 年内。对于口腔和口咽恶性肿瘤患者，第二恶性部位最常见的是颈段食管。在此类患者人群中新出现的吞咽困难或吞咽疼痛的症状，应

表 20-2 1998—1999 年各期口腔癌的观察生存率

各分期的观察存活率（%）	诊断后观察年数				
	1	2	3	4	5
Ⅰ	92.4	81.3	73.6	66.4	59.2
Ⅱ	85.8	69.8	60.2	52.8	46.9
Ⅲ	74.9	56.4	47.8	41.1	36.3
Ⅳ	63.6	43.7	35.8	30.7	26.5

改编自 American Joint Committee on Cancer: *American Joint Committee on Cancer Staging Manual*, ed 7, New York, 2010, Springer.

行钡餐透视或食管镜检查以进一步诊断。

八、治疗注意事项

准确评估口腔癌的肿瘤分期是制订合适的治疗方法所必需的。患者的一般生理和心理状况也应加以考虑。必须回答的关键问题是，患者是否适合进行广泛的手术？患者的健康状况是最佳的吗？患者是否了解治疗方案和可能的后遗症？

如果患者的呼吸道显露在手术视野中，围术期使用抗生素可减少手术干预引起的感染性并发症。预防性抗生素在手术前和术后 24h 最有效。在术后患者中延长抗生素的使用并不能降低感染并发症或咽瘘形成的风险。不恰当地使用抗生素会增加假膜性结肠炎的风险，并增加耐药菌的出现。选择一种预防性抗生素用于干净的头部和颈部手术，除了覆盖厌氧菌之外，还应该抗革兰阳性菌能力。

对于口腔癌的整体外科治疗，可作多种一般性论述。在本章中，作者详细讨论每个口腔子部位的治疗。对于早期的口腔病变（T_1/T_2），经口切除往往就可以实现肿瘤完整切除和足够的切缘控制。直接拉拢缝合、二期修复，或移植中厚皮片可用于小缺陷的重建。更大和位置更靠后的病变可能需要一种以穿通或下颌骨切开术为基础的技术，以帮助切除和重建显露。当肿瘤接近下颌骨时，需要考虑切缘与节段性下颌骨切除术。采用经口激光显微外科技术对早期和晚期 T 分期经口切除的口腔癌实现了较高水平的局部控制。这项

技术结合了经肿瘤激光切口来评估深部边缘[73,74]。在一项关于 95 例口腔癌患者（75% T_1/T_2，25% T_3/T_4）经口腔激光显微手术治疗，边缘阴性 95%，3 年局部控制率 80%[73]。晚期 T 分期病变的重建方法包括微血管游离组织或带蒂皮瓣重建。传统上，T_{4b} 期病变被认为是不可手术的。Liao 和同事[75] 在 T_{4a} 和 T_{4b} 病变中发现了相同的结果，在没有颈动脉包裹和颅底侵犯的情况下，通过术后放疗或放化疗对原发部位和区域淋巴管进行积极的手术治疗。95% 的患者需要进行自由组织重建。局部控制、非疾病和总体生存数量相似。

在考虑修复较大的软组织缺损时，外科医师必须考虑对言语、吞咽和气道的影响。患者可能需要在围术期进行短暂的气管切开和留置胃管，直到出现充分的愈合。晚期病灶综合切除的美容意义也需要与个体患者的期望进行权衡；然而，在保持生活质量的同时，治疗的目标仍应是肿瘤学的途径以获得长期生存的最佳机会。

使用密歇根大学的头颈部特殊生活质量问卷，诊断为晚期肿瘤的患者，那些经历依赖胃管进食的患者，以及有手术并发症和（或）治疗后复发的患者，生活质量分数被证明是较低的[76]。

下文讨论的口腔癌治疗指南与国家综合护理网络头颈部癌症临床实践指南提供的治疗指南平行。对于口腔癌的评估和治疗，国家综合护理网络指南提供了一个基于算法的流程图，旨在帮助在不同的表现阶段选择合适的治疗，以及提供随访建议[77]。

九、原发灶的外科治疗

口腔肿瘤大多数情况下的治疗标准还是首选手术，使早期肿瘤得到良好控制和可接受的功能保留。晚期口腔恶性肿瘤需要综合治疗，患者通常先进行手术切除，然后进行辅助放疗，合并同时进行或者不进行化疗[78]。口腔原发灶的手术入路取决于肿瘤的大小和位置，以及与肿瘤表现相关的解剖区域。原发性病灶比较局限（T_1 和小 T_2）的切除通常可以通过经口入路。在晚期口腔舌部病变，特别是那些有位置比较靠后的，舌松解术很少需要以下颌骨劈开术为基础，以提供足

够的空间来切除肿瘤的后缘并进行重建。下颌骨劈开术时需要考虑的一个问题是，大多数晚期肿瘤患者需要术后放疗，而对下颌骨劈开术部位的放疗可能使患者易发生放射性坏死或不愈合。口腔前部和口腔底部的晚期肿瘤，特别是那些涉及颏舌肌和下颌舌骨肌的肿瘤，如果没有下颌受累，可以通过"可视的或掀翻术"术式完成手术。这种方法可以提供极好的手术视野，可以广泛切除深部浸润性原发病灶，同时避免患者下颌骨劈开术和可能的术后不愈合。关于在不同的口腔部位不同类型手术方式的描述如下文所述。

（一）唇

该部位大多数的肿瘤病变位于下唇（88%～95%）、上唇（2%～7%）或口角（1%；图 20–11）。对于下唇，鳞状细胞癌占大多数，而基底细胞癌不成比例地出现在上唇。除了基底细胞癌和鳞状细胞癌外，嘴唇病变的鉴别诊断还包括角化棘皮瘤、小唾液腺肿瘤、恶性黑色素瘤，以及间充质来源的肿瘤，如恶性纤维组织细胞瘤、平滑肌肉瘤、脂肪肉瘤、血管肉瘤和横纹肌肉瘤。

典型的唇鳞状细胞癌患者发生在 50—70 岁的男性。危险因素包括长时间显露在阳光下，肤色白皙，免疫抑制和烟草使用。

唇癌的临床表现通常包括红肿或皮肤表面的溃疡性病变，很少发生于黏膜表面。大多数患者都能够比较早期的就诊，通常没有颈部转移。结节状或硬化的病灶可浸润至较深的组织，仔细的触诊对于确定病灶的实际大小是很重要的。小的唾液腺肿瘤表现为下唇内表面的黏膜下结节。病变附近区域出现感觉异常或感觉异常表明可能涉及颏神经[79]。

下唇鳞癌发生颈部转移是一个罕见的结果，只有 10% 的情况下发生。由于淋巴管的连通模式，下唇病变可能发生双侧转移。口角和上唇病变导致局部转移的风险增加。唇肿瘤的不良预后特征包括周围神经侵犯、骨受累、上唇或口角处发生的癌症、区域淋巴转移和发病年龄小于 40 岁[80]。对于晚期病变来说，既要获得足够的美容效果和功能结果，又要避免小口畸形是一个非

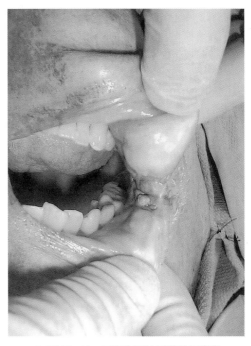

▲ 图 20–11 口角位置的唇鳞状细胞癌

常大的挑战。

对于唇癌患者，术者在计划切除和重建时应考虑几个因素（图 20-12）。典型的嘴唇长度是 6～8cm，重建算法是基于嘴唇切除的比例。可能的情况下，在重建期间重新规划唇红的边界、保存口角是获得可接受的外观和功能结果的重要原则。

小的原发性病变通过外科手术或放疗，可以获得同样的成功率和可接受的美容效果。然而，手术切除与组织病理确诊切缘阴性是首选的方式。肿瘤切除后唇部缺损的修复需要创新的技术以保障口腔功能、维持活动功能和可接受的美观外表。对于小的病变，即 1/3 的唇长度的缺陷，简单的切除和一期愈合是可能的。当病灶需要切除多达 1/3～2/3 的嘴唇长度时，可选择包括唇瓣移植（Abbe-Estlander 术式；图 20-13）。对于需要切除超过 2/3 嘴唇的肿瘤，可选择吉勒扇瓣（Gills fan flap）、双侧推进皮瓣（bilateral advancement flap）、卡拉潘迪奇皮瓣（Karapandzic flap）或掌长肌腱游离前臂皮瓣。Karapandzic 皮瓣（图 20-14）是一种感觉神经肌肉皮瓣，包括剩余的口轮匝肌。该皮瓣的血液供应由唇动脉的相应分支提供。小口畸形是唇部重建的潜在并发症[81]。对于大的缺

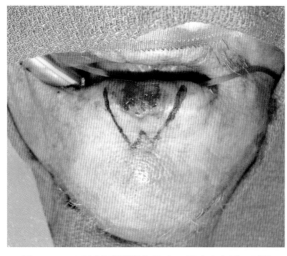

▲ 图 20-12 下唇中份鳞状细胞癌，呈溃疡表型，延伸至唇红边界；计划进行一期闭合的楔形切除术

陷，Webster 或 Bernard 手术使用侧鼻唇瓣联同颊部共同移植修复已经被文献报道。此外，对于侵袭性和晚期病变，应在手术切除时评估神经侵犯情况。如果有广泛的神经侵犯，可能需要将颏神经钻孔取出或下颌半切除术。

有转移性扩散危险的首站淋巴结是在下颌下和颏下区域。诊断评估可能的淋巴结转移，主要是在或不在超声或 CT 引导的 FNA。在颈部转移的临床证据存在的情况下，治疗性的颈部淋巴结清扫是必需的。当需要进行双侧颈部清扫时，两侧面动脉的不必要的牺牲可能对用于复杂嘴唇重建的面部结构的血管分布有影响。口唇癌通常不提倡选择性颈部清扫术（END），因为隐性转移的

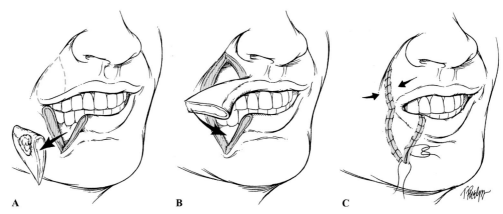

▲ 图 20-13 **Abbe-Estlander** 瓣用于左下唇切除术，延伸至口腔联合处

A. 侧低位癌楔形切除术；b. 维持口角的转移上唇组织瓣，与 Abbe-Estlander 瓣重建一致；C. 最终的皮瓣插入，箭头标记了推进和张力的位置（改编自 Silver CE, RubinJS: *Atlas of head and neck surgery*, ed 2,New York, 1999, Churchill Livingstone.）

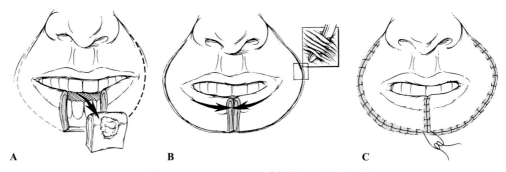

▲ 图 20-14 **Karapandzic** 皮瓣修复下唇中份缺损

A. 下唇癌的矩形全厚度切除术；B. 环周推进的转移皮瓣，神经血管蒂（插入）是双边保存的；C. 最后拉拢缝合重建（改编自 Silver CE, Rubin JS: *Atlas of head and neck surgery*, ed 2, New York,1999, Churchill Livingstone.）

发生率很低。

Ⅰ期和Ⅱ期病变的 5 年生存率为 90%。对于颈部转移的患者，生存率下降了 50%。与下唇肿瘤的患者相比，口角癌和上唇癌患者总体预后较差。术后放疗可应用于邻近或阳性切缘、淋巴结转移或神经侵犯的患者[80]。

（二）牙槽嵴

牙槽嵴鳞癌发生于下颌和上颌牙槽嵴，约占所有口腔癌症的 10%。下牙槽嵴癌比上牙槽嵴癌多见。

对 155 例下牙槽嵴癌患者的回顾性分析显示，平均年龄为 66.7 岁。在这一组中，63% 的肿瘤位于下颌体上方，25% 的肿瘤发生在联合部位；超过一半的病灶是在缺齿患者中诊断出来的。大多数患者（67%）有早期（T_1/T_2）病变[82]。

鉴于黏膜与牙槽底层骨骼非常接近，骨侵蚀和（或）侵袭的表现是比较常见的。在邻近的牙槽内扩展的肿瘤导致骨侵犯的可能性更高。在这种情况下，术前影像学评价可以显著帮助治疗规划。Close 和同事[83]注意到 CT 扫描在预测下颌骨侵犯方面比骨扫描和全景扫描更加敏感和特异。高达 50% 的患者有骨膜和骨侵犯。下颌骨侵犯时，下牙槽神经可继发累及周围神经。选择边缘切除与节段性下颌骨切除术的治疗，取决于肿瘤是否侵入骨膜、皮质或髓骨（图 20-15）。当肿瘤

邻近骨膜但不侵犯骨膜时，可以通过一期闭合或中厚皮肤移植重建的下颌保留术。当骨膜被侵入时，下颌骨槽型切除术是必要的。边缘切除可以在两个平面进行。经典的边缘切除术或冠状边缘下颌骨切除术切除了所涉及的下颌骨的上部，而舌矢状边缘下颌骨切除术切除了与肿瘤接触的下颌骨皮质（图 20-16）。对于围绕完整牙列的病灶，需要拔除牙齿和行牙槽切除术以获得足够的切缘。当肿瘤沿着牙槽向下延伸到髓质骨时，常常需要下颌骨节段切除术。对于合并下颌节段缺损，用带血管蒂的游离组织移植骨皮瓣重建仍然是标准治疗。对于外侧下颌骨缺损，可选择的方法更多，包括初次闭合、带蒂和（或）带血管蒂的游离皮瓣软组织重建或带血管蒂的骨自由组织移植。

当广泛的上颌牙槽嵴癌发生时，应预期有可能扩展到鼻腔和鼻窦。

口腔恶性肿瘤淋巴结阴性（N_0）的患者，当隐性转移扩散到区域淋巴管的风险超过 20% 时，应颈淋巴结清扫。上牙槽嵴肿瘤倾向于转移到颈内静脉二腹肌淋巴结，而下牙槽嵴肿瘤则转移到下颌下淋巴。患者临床证据的淋巴结病（N_+），颈部解剖区域治疗通常需要一个改良根治性颈清扫（Ⅰ～Ⅴ区）。Eicher 和同事[82]指出，下牙槽嵴癌症患者接受了颈部清扫后，20.9% 的患者Ⅳ和Ⅴ区存在转移。择区性颈部淋巴结清扫（END）的

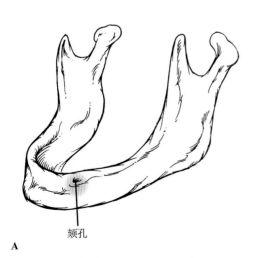
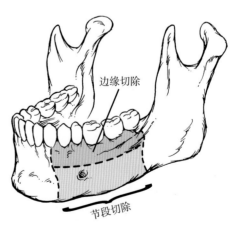

颏孔

边缘切除

节段切除

A　　　　　　　　　　　　　　　　　**B**

▲ 图 20-15　**A.** 无牙下颌骨萎缩的外观；这说明了为什么边缘下颌骨切除术在没有医源性骨折的情况下难以进行；**B.** 比较下颌骨边缘切除术和节段切除术的例子

改编自 Silver CE, Rubin JS: *Atlas of head and neck surgery*, ed 2, New York, 1999, Churchill Livingstone.

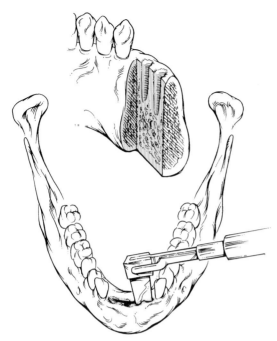

▲ 图 20-16 前正中联合处舌缘矢状切口下颌骨切除术

改编自 Donald PJ: *Head and neck cancer: management of the difficult case*, Philadelphia, 1984, WB Saunders.

患者表现为 Ⅰ 区（53.3%）、Ⅱ 区（40%）和 Ⅲ 区（6.7%）的隐匿性转移。晚期（T_3/T_4）病变和骨下颌浸润与区域转移的发生有关。因此，对于所有 T_3/T_4 期患者和 T_1/T_2 下颌联合部位病变或中至低分化的肿瘤，都应进行选择性颈清扫术，都提倡 Ⅰ-Ⅲ 区水平的清扫范围。牙槽嵴癌转移的总体风险为 25%[82, 84]。在临床上为 N_0 颈部的患者中，15% 的手术标本中发现了隐性转移。行颈清扫的隐匿性淋巴结肿大患者的 2 年和 5 年生存率，优于最终发展为转移性淋巴结肿大后进行治疗性颈部切除的患者[82]。

对于没有转移性扩散的患者，5 年生存率为 65%（T_3/T_4）～85%（T_1/T_2）。病灶＞3cm 且手术切缘呈阳性时，局部控制率降低。影响预后的因素包括晚期 T 期（T_3/T_4）、切缘状态、下颌浸润和区域转移。局部控制和生存均不受下颌骨切除程度、牙齿邻近原发灶，神经浸润，或肿瘤的组织学级别的影响[84]。T_4 肿瘤、切缘阳性、周围神经浸润和区域转移患者均主张术后放疗[82,84]。

（三）舌

舌是一个覆盖着非角质化鳞状上皮的肌肉结构。舌口腔部分的后界是轮廓乳头，而腹侧与口底相邻。亚区包括舌侧缘、舌尖、舌腹和舌背。舌癌发生在上皮细胞，侵入更深的肌肉组织。最常见的表现是疼痛性溃疡或外生肿块（图 20-17）。

舌癌通常出现在有吸烟和饮酒史的 60—70 岁的男性。大多数为鳞状细胞癌，约 75% 发生于舌后外侧。第二常见的部位（20% 的病变）是舌的前外侧腹侧表面。

舌背侧也可以发生肿瘤；然而，这只占舌癌的一小部分病变（3%～5%）。舌背病变的鉴别诊断范围广泛，应包括淀粉样变性、正中菱形舌炎、颗粒细胞成肌细胞瘤和糜烂性扁平苔藓。由于舌背癌的罕见性，延误诊断并不罕见[85]。黏膜下舌肿瘤的鉴别诊断包括间叶组织来源的病变，包括平滑肌瘤、平滑肌肉瘤、横纹肌肉瘤和神经纤维瘤。

舌癌局部浸润可根据原发灶的不同，而引起进展途径不同。舌前外侧部的肿瘤可向中段经中缝中段扩散至对侧、舌底后方、舌骨上肌及舌肌根部。横向扩展涉及部分口底是很常见的。舌神经和舌下神经可能直接被肿瘤侵袭，其累及可导致临床上舌背表面感觉丧失，舌突出、肌束化、萎缩。此外，患者可能会伴有牵扯性疼痛。越过口底外侧肿瘤的扩展包括直接侵犯下颌骨，需要综合手术切除（图 20-18 至图 20-20）。

在诊断时，大多数舌癌（75%）分期为 T_2 或更小分期。对于局限的、小的（T_1/T_2）原发肿

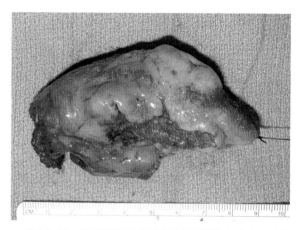

▲ 图 20-17 半月形切开术标本显示沿侧边有溃疡，肿瘤向口腔底部浸润

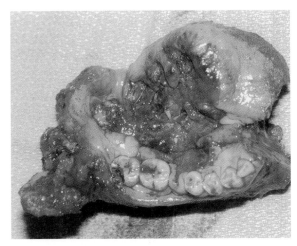

▲ 图 20-18 溃疡性舌癌的复合切除标本，侧向伸入口腔底和下颌骨；切除的后段包括磨牙后三角区和扁桃体前弓

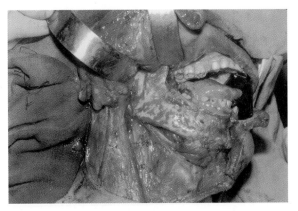

▲ 图 20-19 T_4 舌鳞状细胞癌侵犯下颌骨外侧的复合切除方法

瘤的术式是经口广泛的局部切除，手术重建之前必须送冰冻切片以明确切缘状态。紧邻下颌骨或侵入深部肌肉组织的晚期病变最好是通过牵拉或下颌骨劈开术，以充分显露视野。当必须行阶段性切除术时，通过下颌骨劈开入路进入口腔，提供了广泛的手术视野以显露原发肿瘤深切缘。

局部舌切除术可以切除外侧舌的很大一部分，术后仍具有有效的功能。然而，对侵入舌体部分的较大肿瘤的治疗可能导致严重的功能障碍。通过切除 1/4~1/3 的口腔舌体，可选择二期手术治疗修复。如果切除了有限的口底部分，则应考虑用中厚皮片或皮肤移植进行重建，以防止舌体变形。切除了大约一半的舌体，如果采取二次修复，会导致舌体减小和瘢痕挛缩。舌与上腭、唇和牙齿的接触减少，可能导致发音障碍；食物和液体的后推进力也可能受到影响。使用柔软、柔韧的筋膜游离皮瓣，如前臂桡侧皮瓣或股前外侧皮瓣，可提供足够的体积和保留舌的灵活性。腭增大术假体允许剩余的舌组织和上腭之间的接触，并可能改善语音和吞咽功能。对于部分舌切开术患者，如果需要进行口底明显切除，则需要进行游离皮瓣重建以保持舌头的灵活性。

在纪念斯隆凯特琳癌症中心，Ganly 和她的

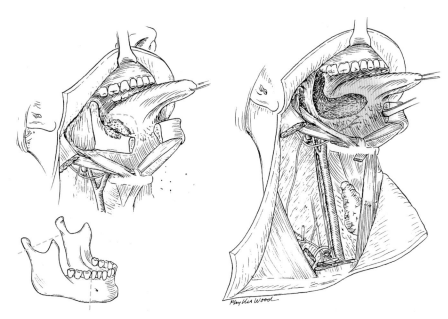

▲ 图 20-20 下颌半侧切除术治疗口腔后部口底舌侧缘肿瘤伴改良根治性颈清扫（1 型）；重建方案包括软组织重建或骨游离组织移植

同事[86]回顾了216名早期舌癌接受手术治疗的患者。对无复发生存率有负向影响的因素为手术切缘阳性和浸润深度＞2mm。与病理为 N_0 患者相比，隐匿性区域转移患者（28%）死于疾病的风险增加了一倍［5年疾病特异生存率（DSS），48.5% vs. 85.5%］。

隐匿性转移患者100%浸润深度超过2mm，92%肿瘤浸润深度超过4mm。同样值得注意的是，93%的隐匿性转移患者为中分化或低分化的肿瘤。在浅表（＜2mm）高分化肿瘤患者中未发现性隐匿性转移。肿瘤治疗后的局部复发率为11%，区域扩散为18%，远处转移为2%。颈部淋巴结阳性患者接受了放疗（基于颈部淋巴结清扫），尽管放疗确实降低了随后颈部复发的概率，但其DSS改善程度没有提高到与 N_0 患者相当的水平。淋巴结阳性患者的结外侵犯的概率为42%。

舌癌切除术后切缘呈阳性的患者，其切缘可分为原发肿瘤累及切缘或肿瘤卫星灶累及切缘。肿瘤卫星灶、肿瘤独立岛和介入的非肿瘤正常组织，与肿瘤累及切缘相比，不增加局部复发的风险。然而，肿瘤的局部淋巴结复发的风险在肿瘤卫星灶受累边缘的患者明显更大[87]。在疾病初期，40%的口腔癌患者有颈淋巴结转移的证据。对于临床颈部 N_0 的 T_1 和 T_2 肿瘤患者，20%～30%的颈清扫标本病理阳性。Byers和他的同事[88]指出，15.8%的舌侧缘癌患者表现出淋巴结的跳跃转移，绕过Ⅰ和Ⅱ区转移，表现为Ⅲ或Ⅳ区转移性疾病。他们的结论是，选择性舌骨上颈淋巴结清扫（SOHND）对于舌癌患者的区域淋巴结控制是不够的，他们主张在这种情况下进行颈部Ⅰ-Ⅳ区的清扫。当病灶接近中线时，双侧区域转移的可能性很高；因此需要双侧淋巴结清扫术。

在年轻的头颈癌患者中，舌是最常见的原发部位，约1/1000的头颈部鳞癌存在于20岁或更年轻的患者中。在一项关于儿童年龄的小系列回顾性分析，发现年轻患者的5年总体生存率与分期匹配的成年人相似。另外，两组5年DSS和无复发生存率相当[89]。Ⅰ期或Ⅱ期肿瘤的5年生存率为75%，Ⅲ期或Ⅳ期肿瘤的5年生存率低于40%[90]。

（四）磨牙后三角

大多数磨牙后三角癌患者处于疾病晚期。在疾病有临床症状时，多达50%的患者有区域转移性疾病。下颌骨受累是常见的，因为这些肿瘤与下颌骨升支之间仅仅只有薄薄的软组织层相隔离。张口困难提示翼内肌受累。当肿瘤在这个部位进展时，通常会延伸到咽峡、扁桃体窝和舌根。除鳞癌外，该区域病变的鉴别诊断包括小唾液腺肿瘤、骨肉瘤和软组织肉瘤。

由于黏膜靠近下颌骨体部，早期磨牙后三角病变可能需要切除部分下颌骨。治疗方案包括L形冠状边缘下颌骨切除术、节段下颌骨切除术和下颌骨半切除术。L形下颌切除术，下颌体的上部，向上的分支延伸部分，将被切除（图20-21和图20-22）。下颌骨节段切除术可治疗更广泛的骨破坏病变。

Huang和他的同事[91]证实，T_1 病变的5年DFS为76%，而 T_4 病变的DFS为54%。N_0 病患者5年生存率为69%，N_1 期生存率为56%，N_2 期生存率为26%。单纯放疗患者的复发率为44%，手术切除后辅助放疗患者的复发率为23%。在接受放疗的患者中报道的并发症包括放射性骨

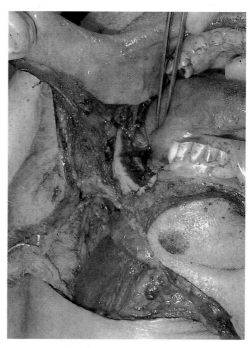

▲ 图 20-21 牙槽嵴后三角鳞癌的 L 形下颌骨边缘切除术后表现

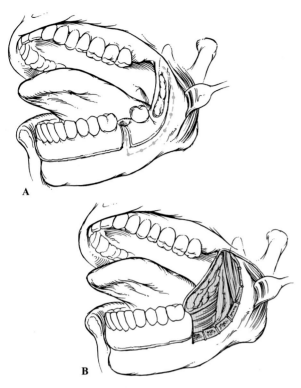

▲ 图 20-22　L 形下颌骨边缘切除术治疗磨牙后三角区肿瘤；大部分皮质骨保留在下颌骨后角支，因此缺损只需要软组织重建

A. 下颌骨边缘切除术的计划入路，局部切口宽，无骨侵犯；
B. 肿瘤切除后重建前外观为翼内肌和舌深肌（引自 Silver CE, RubinJS: *Atlas of head and neck surgery*, ed 2, New York, 1999, Churchill Livingstone.）

坏死（ORN）、软组织坏死和严重张口困难。

（五）口底

口底癌多发生在 60 岁的男性人群。在这些患者中，大约有 35% 的人在最初诊断时即为晚期（T_3/T_4）病变[63]。口腔底部的肌肉组织在肿瘤的扩散过程中起着重要的作用。口腔的底部是由像弹弓一样的颏舌肌、下颌舌骨肌和舌骨舌肌组成，它们是疾病传播的屏障。侵犯这些肌肉会导致舌不灵活和发音障碍。此外，口底前缘的肿瘤可能向后延伸至舌腹或舌根，引起舌固定。

深度侵犯舌固有的肌肉组织引起舌固定，在进行口底切除术时要求同时进行部分舌切除术。口腔前缘病灶可直接侵犯舌下腺或下颌下腺管，需与原发病灶一并切除。肿瘤通过舌下间隙直接延伸至颌下间隙，表明需要连同原发肿瘤和颈部病变一并切除。

在术前治疗计划中，下颌骨舌侧前伸或外伸是最重要的。包括 CT、MRI 和全颌造影等方法全面检查下颌骨，同时与通过双手触诊下颌骨仔细的临床评估相结合，以确定肿瘤与下颌骨的黏附性。病变与下颌骨内皮质未发生固定，说明下颌骨保存技术是可行的。

不涉及下颌骨的早期病变的治疗选择是经口切除。对于没有下颌受累的更广泛的口前和口外侧肿瘤，拖出技术可以避免进行下颌骨劈开术。除了一些口底后部的肿瘤外，几乎不需要进行侧方下颌骨劈开术。切除较大的口底部肿瘤通常需要立即重建。重建的目标是获得一个封闭的口底，以避免唾液腺瘘管形成和保持舌的活动性。对于广泛的黏膜和软组织缺损，前臂桡侧游离皮瓣提供了最好的重建材料。其他的重建选择包括鼻唇瓣、颈阔肌皮瓣和胸大肌皮瓣。颈阔肌皮瓣可用于小的外侧缺损，而胸大肌肌皮瓣可用于较大的软组织缺损，特别是下颌骨外侧部分切除后。

对于有舌侧骨膜累及但没有骨浸润的病灶，可能需要进行冠状部分下颌骨切除术（图 20-23）。对于伴有下颌骨破坏巨大病变，行下颌骨节段切除术是必要的（图 20-24）。

大约 50% 的口底癌患者有颈淋巴结癌转移。下颌下淋巴结（Ⅰb 区）是最常见的累及部位，口底前缘的病灶常发生双侧转移。

口底癌患者的 5 年生存率为 Ⅰ 期 90%，Ⅱ 期 80%，Ⅲ 期 65%，Ⅳ 期 30%[63,92]。

（六）颊黏膜

口腔颊黏膜癌占所有口腔恶性肿瘤的 5%～10%（图 20-25），男性优势为 4∶1；典型的患者处于 60 多岁。无烟性烟草的使用和颊黏膜癌之间的联系已经被注意到，在美国东南部这些肿瘤的发病率逐渐增加。在印度，槟榔的使用与高发病率的颊黏癌有关。

疣状癌通常发生在口腔黏膜上，被认为是一种低级恶性肿瘤。不良的口腔卫生、烟草使用和病毒感染都被认为是潜在的病因。尽管被认为等级较低，浸润性癌的病灶和去分化的区域可能在单个标本中被发现。手术切除是首选的治疗方法。

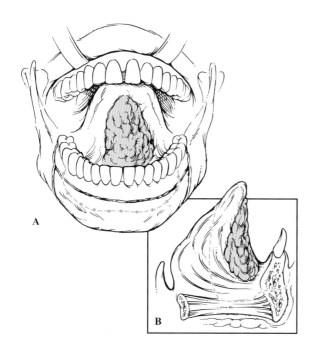

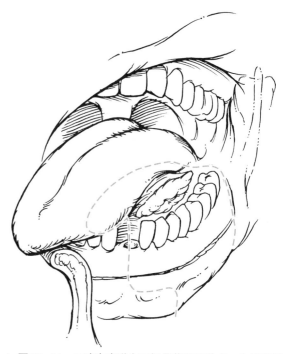

▲ 图 20-23 边缘下颌骨切除术与舌瓣入路修复口底前部癌；在截骨处拔除牙齿

A. 下颌骨边缘切除术的前面观，局部广泛切除口底癌；B. 矢状面显示骨和软组织切面位于颏舌骨肌和下颌舌骨肌表面（引自 Silver CE, Rubin JS: *Atlas of head and neck surgery*,ed 2, New York, 1999, Churchill Livingstone.）

▲ 图 20-24 口腔底癌联合下颌骨节段切除术；为了获得更宽的手术切缘，标本切除口腔外侧舌的重要部分

引自 Silver CE, Rubin JS: *Atlas of head and neck surgery*, ed 2, New York, 1999, Churchill Livingstone.

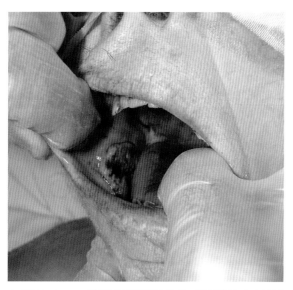

▲ 图 20-25 口腔疼痛及牙龈炎患者口腔黏膜溃疡病灶活检显示为鳞状细胞癌

局部淋巴结的选择性治疗在局部转移可能性低的情况下是不必要的。颊黏膜上皮性病变的鉴别诊断应包括鳞状乳头状瘤和假上皮性增生。小的唾液腺肿瘤也可表现为黏膜下肿物。

颊黏膜鳞状细胞癌最常发生于毗邻第三下颌磨牙位置。晚期疾病患者可能会由于肿瘤直接侵入咀嚼肌而出现张口困难，而腮腺导管受累可能会产生阻塞性唾液腺炎。前颊癌转移至下颌下淋巴结，后颊癌转移至上群颈内静脉二腹肌淋巴结。

小的病变可以经口切除。中期原发性肿瘤可经口或经唇裂开切口切除。除浅表病变外，颊肌应一并切除，以提供足够的深切缘。对于原发灶较小的，虽然同期封闭或二期手术修复都是可以接受的，较大的缺损应采用筋膜皮瓣修复，以避免皮肤移植术后常见的瘢痕挛缩和张口困难。口腔内局部侵犯可能需要切除下颌或上颌的牙槽嵴。对于侵袭性鳞癌和小唾液腺肿瘤，切除时应将颊肌一并切除。深入面颊可能需要彻底贯通切除（图 20-26 至图 20-28）。理想的重建最好是做成一个折叠筋膜自由皮瓣，以提供口腔内部和外部的封闭。颊部癌首选手术治疗，晚期病灶则建议联合治疗。与大多数口腔病变一样，肿瘤厚度与预后直接相关。在 $T_1/T_2 N_0$ 肿瘤中，原发部位侵犯

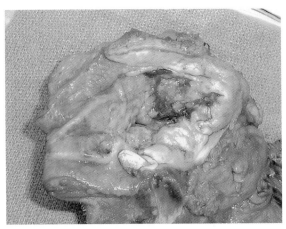

▲ 图 20-26　广泛颊部癌的内侧，需要部分上颌骨切除术和半侧下颌骨切除术；溃疡病灶向前延伸至口角，向后延伸至磨牙后三角区

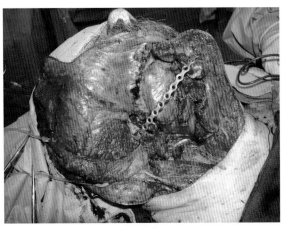

▲ 图 20-27　唇裂入路延伸至颈部解剖切口，用于 T_4 颊癌的半下颌骨切除术

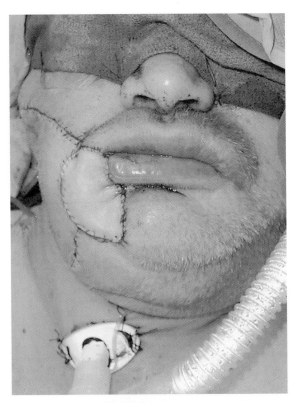

▲ 图 20-28　应用颈面前移皮瓣和胸大肌皮瓣修复颊癌缺损；胸大肌皮瓣的一部分沿着口腔，一部分切除皮肤向外过渡，一部分在口角向外延伸至前进皮瓣

深度＞ 5.17mm 与同侧区域淋巴扩散风险相关[93]。

Diaz 和他的同事[94]回顾了 119 名之前未经治疗但在 M. D. 安德森癌症中心接受治疗的颊黏膜癌患者，原发性肿瘤分期中，T_1（21%）、T_2（38%）、T_3（23%）、T_4（15%）。大多数患者（72%）在报告时为 N_0，大多数患者仅接受手术治疗（71%）。无患者单独放疗，术后放疗（50～60Gy）用于淋巴结结外播散或切缘阳性患者。大部分患者行经口切除，只有 27% 的患者需要唇裂开切口和颊瓣切除。颈部淋巴结阳性患者行 MRND 术式，N_0 患者行 SOHND 术式。全部患者的 5 年生存率为 63%，5 年生存率从 N_0 患者的 70% 下降到转移性淋巴结病患者 49%。在这一系列患者中，45% 的患者复发（23% 局部复发，11% 区域复发，9% 局部复发和区域复发），挽救治疗成功率仅为 22%。腮腺导管受累和颊肌浸润对局部复发无影响。

既往研究显示 I 期患者 5 年生存率为 75%～78%，II 期为 65%～66%，III 期为 30%～62%，IV 期为 20%～50%[93,94]。

（七）硬腭

上腭恶性肿瘤最常见的类型是鳞状细胞癌（图 20-29）。其次是小唾液腺肿瘤，包括腺样囊性癌、黏液表皮样癌、腺癌和多形性低级别腺癌[95]。黏膜黑色素瘤最常见于硬腭和上颌牙龈，表现为无溃疡的色素斑。典型的患者年龄为 40—50 岁，由于肿瘤的区域侵袭性和远处转移的倾向，预后较差。上腭也是卡波西肉瘤口腔中最常见的发病部位。

义齿的慢性刺激也可能导致非典型增生。上腭出现的炎症病变可能与恶性肿瘤相似，可通过活检进行鉴别。坏死性唾液腺化生在上腭表现为

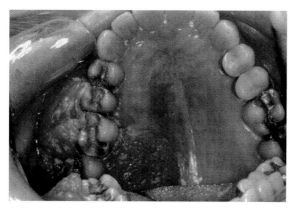

▲ 图 20-29 大的溃疡性硬腭癌延伸至上牙槽嵴；这种肿瘤的边缘控制需要上颌骨切除术，逆行沿腭大神经扩散可能导致颅底浸润

蝶形溃疡，类似恶性肿瘤。有症状时是需要治疗的，活检可以证实其性质是良性的。腭部隆起是一种中线腭和上颌骨的外生或骨外生，不需要手术治疗，除非患者有症状。

典型的硬腭癌患者是有吸烟史的老年人。在实行反向吸烟的国家，硬腭癌的发病率很高。

小唾液腺肿瘤典型表现为黏膜下结节。溃疡是不常见的，病变往往出现在硬腭和软腭的交界处。直接浸润到骨，可能导致病变延伸到鼻底或上颌窦。神经扩散沿着腭大神经蔓延可能导致扩散到圆孔或第V对脑神经的神经节。

硬腭鳞癌可以手术治疗，小的病变可以通过经口广泛的局部切除来治疗。切除可以在硬腭的骨部水平进行，并有预期的再上皮化。由于腭骨的骨膜可作为扩散的屏障，切除并保留腭骨对于小的病灶是足够的。骨膜受累时需要切除一部分骨性硬腭，对于较大的病灶和涉及上颌窦的病灶需要上颌骨部分或次全切除术（图 20-30）。对于沿腭大神经侵犯的恶性肿瘤，该神经的活检对于识别嗜神经扩散很重要。小到中型缺损的重建可以选择局部推进皮瓣或颊脂垫瓣。腭术后口鼻瘘需要假体来促进语音和吞咽康复。对于切除后导致腭部缺损的病灶，假体修复可以给患者提供良好的功能效果。在这种情况下，颌面修复医师可以在术前制作一个夹板、以便在切除时使用。中厚度的皮肤移植物用于覆盖截骨术中骨的边缘，并替换鼻窦内黏膜切除部分的位置。然后用油纱

包裹腔体，用拉力螺钉将假体固定在上颌骨上，为下位修复提供支撑（图 20-31 至图 20-33）。约1周后取出临时假体，取出填塞物；戴上临时假体直到能够佩戴一种能够适合此缺陷的永久性假体。辅助放疗可用于晚期肿瘤、周围神经浸润和阳性切缘。

硬腭癌首选放疗已经被广泛研究，据报道，T_1 和 T_2 肿瘤的 5 年局部控制率为 80%，然而 T_3 和 T_4 病变的控制率下降到 24%。然而，外科手术是硬腭癌的首选治疗方法。在本研究中，鳞癌的 5 年生存率为 48%，小唾液腺癌的 5 年生存率为 63%[96]。

文献报道的隐性转移的发生率各不相同。研

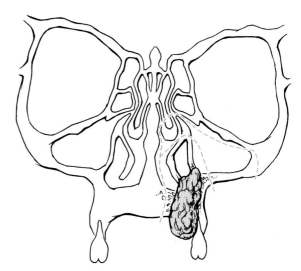

▲ 图 20-30 上颌骨切除术的骨切开治疗硬腭恶性肿瘤
引自 Silver CE, Rubin JS: *Atlas of head and neck surgery*,ed 2, New York, 1999, Churchill Livingstone.

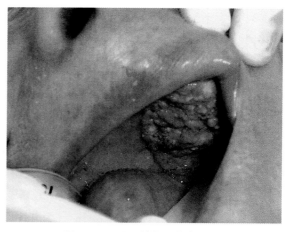

▲ 图 20-31 硬腭鳞状细胞癌切除术前

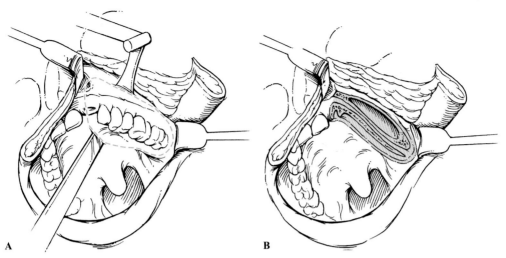

▲ 图 20-32　硬腭肿瘤切除的方法；Weber-Ferguson 切口与唇裂显示前上方显露；切除的下侧鼻腔和上颌窦，显露口腔
A. 上颌侧牙槽和上颌腭侧切除术的计划切口；B. 重建前的断层后缺损显示与上颌窦上下相通（引自 Silver CE, Rubin JS: *Atlas of head and neck surgery*, ed 2, New York, 1999,Churchill Livingstone.）

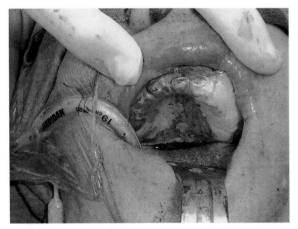

▲ 图 20-33　上颌骨切除术后关闭术腔；中厚度皮瓣覆盖截骨边缘，恢复上颌窦腔，并由闭口器支撑的石油纱布固定到位

究对 725 例上腭及上颌骨癌患者进行回顾性分析，T_1 期、T_2 期、T_3 期、T_4 期区域淋巴结转移率分别为 4.1%、14.9%、10.3% 和 24.7%。组内存活率随 T 分期和 N 分期状态的增加而降低[97]。Montes 及其同事[98] 对 146 例口腔上颌癌患者进行了回顾性分析，所有患者的区域转移率均为 31.4%。在 T_3 或 T_4 期肿瘤患者中，超过 50% 发现有区域转移性扩散。临床表现为颈部 N_0 的患者中（随后治疗或观察），14.4% 继续发展为区域转移。它们的区域挽救手术率只有 52.9%。作者主张对 $T_2 \sim T_4$ 上颌癌患者进行选择性肩胛舌骨肌上淋巴结清扫。

（八）下颌骨的外科治疗

应用于口腔恶性肿瘤的下颌骨手术方式已经随着时间的推移而演变。最初，认为口腔鳞癌通过邻近的淋巴管侵入下颌骨；然而，直接入侵现在被认为是最常见的途径。Marchetta 和他的同事[99] 在 1971 年发表的一篇论文中指出，肿瘤首先侵入骨膜并累及下颌骨。当骨膜没有直接肿瘤侵袭时，下颌保留手术是可行的。

下颌骨保留术，包括垂直和水平边缘下颌骨切除术（图 20-34）和下颌骨方块切除术，随着在这个区域内出现器官保护理念而广受欢迎（图 20-35 和图 20-36）。此外，下颌骨方块切除术提供了避免唇裂开切口的优势，并允许充分显露自由组织重建。在下颌骨大面积破坏的患者中禁止下颌骨方块切除术，但可在下颌骨舌侧面切除术后继续进行。

在晚期原发肿瘤伴有广泛的口咽浸润，下颌骨劈开术通常用于肿瘤切除和重建。最好将截骨术放置在中线或靠近中线的位置（同时保护神经）。靠近中线的下颌骨劈开术具有保存同侧颏舌骨肌和颏舌肌的优势，然而，中线截骨术需要切断这些肌肉。有时，需要牺牲下颌切牙或尖牙进行截骨手术。与技术无关的轻度至中度错殆畸形的形成已被证明是一种常见的结果[100]。在下颌骨劈开术中，皮质骨失去了良好的柱形外观。这可以通

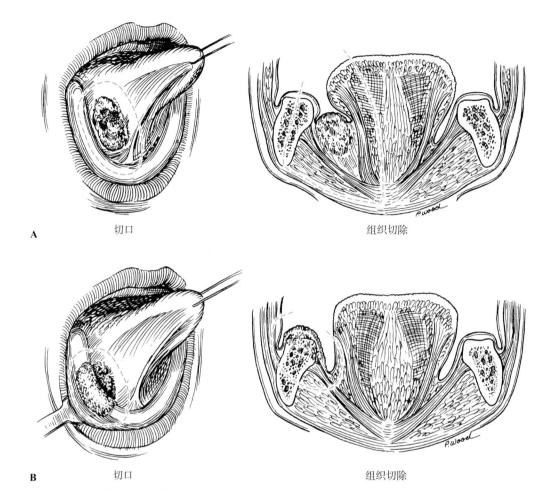

A　切口　　　　　　　　　　组织切除

B　切口　　　　　　　　　　组织切除

▲ 图 20-34　**A.** 口底肿瘤经舌矢状缘下颌骨切除术切除；**B.** 采用下颌骨边缘冠状缘切除术切除牙槽嵴肿瘤

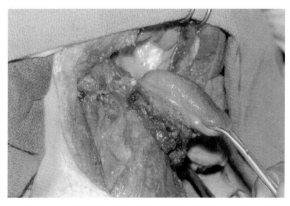

▲ 图 20-35　通过拖出技术治疗侵犯舌广泛的口腔底部癌

过部分锯穿舌侧骨皮质和使用骨刀将骨后部青枝骨折骨成形术后而减轻。当下颌骨在手术结束时被重新对合时，在实施截骨前放置钛板，可以保留患者的正常咬合。在牙列完整的患者下颌骨下端放置牙板钻孔，可避免医源性牙根损伤。如果采用拉力螺钉技术，必须小心谨慎，以避免过度

矫治，固定下颌骨切开端和造成错𬌗。由于截骨部位可能愈合不良，或者截骨时可能导致下牙槽动脉和神经中断，应避免在下颌骨体或升支水平进行侧方下颌骨劈开术。

下颌骨切开术的并发症包括骨质显露、唇部挛缩、舌系带缩短、蜂窝织炎 / 脓肿、颞下颌关节功能障碍、骨折不愈合和 ORN 等。当下颌骨切开术是在边缘下颌骨切除术的背景下进行时，由于下颌骨中断导致的骨折不愈合和感染的风险，一些外科医师放弃结合这两种技术 [101]。Eisen 和同事 [102] 检查了需要术后放疗的患者中线下颌骨切开术的发病率。他们发现，在下颌切开术的患者中，11% 的患者有并发症发生。

评估下颌骨节段切除术的必要性是一个艰难的治疗决策（表 20-3）。虽然下颌骨浸润明显需要下颌骨节段切除术，但临床外科医师需要根据临床检查或影像学提示的骨膜粘连和细微皮质浸

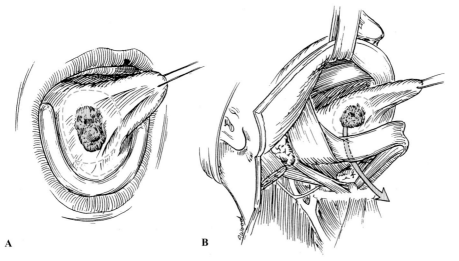

▲ 图 20-36 A. 口底肿瘤；B.显示的拉拔方式，将围裙皮瓣向上提起后，分离下颌舌骨肌和二腹肌前腹，将肿瘤转移至颈部位置进行切除，而不需要对病变进行下颌骨切除术

润的情况，决定是否继续进行边缘下颌骨切除术与节段性下颌骨切除术。当影像学检查发现骨侵蚀未延伸至下颌管以下时，一些作者主张在牙槽嵴癌采用边缘切除的方式[103]。

表 20-3 下颌骨外科治疗指征

表现	需要干预
黏膜病变伴下颌骨自由活动	广泛局部切除并切除邻近骨膜
黏膜损伤伴下颌骨、舌侧孤立粘连	舌矢状缘下颌骨切除术
黏膜损伤伴下颌骨、牙龈面孤立粘连	"边缘"冠状边缘下颌骨切除术
大体皮质侵犯，下牙槽神经受累	下颌骨节段切除术

下颌骨前部节段性切除术，包括前下颌骨正中和旁正中区域，要求用带血管蒂的骨和软组织重建下颌骨。下颌后节段缺损，特别是无牙齿患者或伴有限制游离组织骨重建可能性的并发症的患者，仅用软组织重建可充分修复。虽然在不进行骨重建的情况下切除下颌骨外侧的患者下颌骨呈 J 形外旋，但患者的言语和吞咽功能总体良好；如果在手术过程中进行气管切开手术，患者术后也可以进行拔管。值得注意的是下颌支凹陷导致

的不对称的外观。没有下颌骨的另一面可能会出现下颌移位，但如果使用大块软组织皮瓣（如胸大肌）重建下颌后端，下颌移位就会减少。或者，可以用下颌骨重建钛板跨越外侧下颌骨切除术缺损，以保持下颌骨的连续性，保持咬合，并避免下颌移位和外旋。这种类型的重建应与使用带蒂肌皮瓣（如胸大肌瓣）的口腔内软组织重建相结合。

（九）颈部的手术处理

头颈部原发肿瘤转移到颈部淋巴结的模式已经被很好地描述。转移的位置和发生率因原发部位而异。口腔和唇内原发肿瘤通常转移到 Ⅰ、Ⅱ和Ⅲ区淋巴结（图 20-37）。

免疫应答受损可能与口腔癌的局部转移扩散风险有关。与同一患者体内未累及的淋巴结相比，阳性淋巴结显示未成熟树突状细胞密度更高，激活的细胞毒性 T 细胞密度更低[104]。Myo 和同事[105]报道了在 Ⅰ 期和Ⅱ期口腔癌患者的细针穿刺样本中，周期蛋白 D1 基因数值异常表达。周期蛋白 D1 基因的簇型扩增与颈部没有选择性治疗后的局部复发相关。

对 N₀ 患者进行颈部解剖的必要性已经进行了大量的调查。Civantos 和同事[106]报道了他们在 108 例口腔和皮肤恶性肿瘤患者中应用前哨淋巴结活检（sentinel lymph node biopsy, SLNB）的经

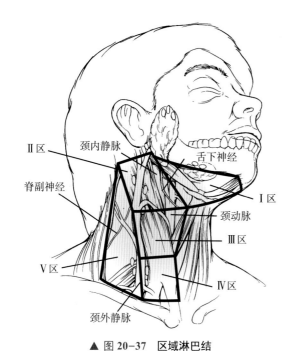

▲ 图 20-37 区域淋巴结

改编自 Silver CE, Rubin JS: *Atlas of head and neck surgery,* ed 2, New York, 1999, Churchill Livingstone.

验。43 名被诊断为口腔癌的患者在通过一个较小的切口进行 SNLB 手术后同时进行了颈部淋巴结清扫。SLNB 对口腔癌的阴性预测值为 92%，但是仍有 16% 的病例从 N_0 转变成 N_1。对于整个组，13.6% 的病例前哨淋巴结位置在预期淋巴引流区域之外。使用该技术的并发症很少，并且注意到当淋巴结发生肉眼肿瘤时，则出现淋巴管重新定向的问题。使用类似的检测技术，Thompson 和他的同事[107] 报道，使用 SLNB 预测口腔癌的总体敏感性为 94%，阴性预测值为 96%。在以往治疗的口腔癌患者中，SLNB 也有较高的阴性预测价值（91%）[108]。虽然结果看起来很有希望，但大多数报道的系列反映只是少数患者的经历。

对于临床和影像学表现均为 N_0 期的口腔恶性肿瘤患者，有超过 20% 的隐匿性转移风险，应考虑选择性区域淋巴结清扫的治疗。治疗方法包括选择性颈部照射和颈部清扫[109]。颈部淋巴结清扫术的改良，已经从根治性颈清扫术（radical neck dissection, RND）发展到改良根治性颈清扫术（modified radical neck dissection, MRND），再到选择性颈清扫术（selective neck dissection, SND），以确定术后辅助放疗需要与否。对于临床上颈部

淋巴结阳性的，传统上选择的手术治疗是 MRND 或 RND，然而一些作者提倡 SND 用于治疗有限的 N_1 疾病。Kuntz 和 Weymuller[110] 检查了接受 RND、MRND 和 SND 的患者的生活质量数据。6 个月的肩关节活动障碍在 SND 患者中最少，12 个月的 SND 和 MRND 患者的肩关节活动障碍发生率相似。此外，MRND 和 SND 患者的疼痛问题比 RND 患者要少。

口腔癌症患者进行区域淋巴清扫最常见的 SND 是肩胛舌骨肌上颈清扫术（supraomohyoid neck dissection, SOHND），其中包括淋巴结 Ⅰ、Ⅱ 和 Ⅲ 区清扫。由于报道有 10% 的传播到 Ⅱb 区，因此在口腔癌病例中提倡行 Ⅱb 区淋巴结清扫；然而，一些作者不同意在选择性颈部清扫（elective neck dissection, END）中必须包含 Ⅱb 区[112]。

Ⅰ 区淋巴结转移直接累及颌下腺是罕见的；然而，在口腔癌行包括颌下腺在内的 Ⅰb 区清扫是标准的 SOHND。Naidu 和同事[113] 建议在对早期颈部 N_0 的口腔癌患者进行选择性颈部清扫时考虑保存颌下腺的概念。尽管目前正在对这一概念进行前瞻性研究，到目前为止，还没有进行评估结果的研究。

多变量模型采用包括肿瘤厚度、周围神经浸润、分化程度、T 分期和浸润性肿瘤切缘，被证实可能与舌癌隐匿性扩散有关，一直倡导作为判断患者选择 END 的一个更精确的方法[114]。Byers 和同事[88] 指出，单侧的口腔舌鳞状细胞癌患者，颈部同侧 N_0 跳跃式转移率 15.8%（直接转移至 Ⅲ 或 Ⅳ 区而没有 Ⅰ 或 Ⅱ 区转移）。因此，对于颈部淋巴结 N_0 口腔癌的患者，他们主张采用 Ⅰ～Ⅳ 区颈部清扫而不是标准 SOHND。在某些病例中涉及 Ⅴ 区淋巴结，并伴有较高水平的淋巴结受累。中线病变出现双侧颈淋巴结扩散的发生率较高，在这些情况下均提示双侧颈部的清扫。在考虑传播途径时，必须关注广泛的硬腭病变。考虑到软腭肿瘤的咽后扩散倾向，硬腭病变向后侧扩散的，术后应考虑进行放疗，以解决该区域是 SND 清扫范围无法满足的问题。对于所有部位，颈部转移的存在都是与生存具有负相关关系，因此有必要对头颈部癌症患者必须进行积极的术前研究

和术后的密切随访。Ebrahimi 和他的同事[115] 对 225 例行 END 的晚期口腔癌患者进行了回顾性分析。END 淋巴结阳性率为 34.2%。为了确定手术治疗 N₀ 颈的最低可接受范围，检查了颈清扫中淋巴结的数量，其数量与生存率相关。与颈清扫标本中有 18 个或更多淋巴结的患者相比，少于 18 个的患者的 5 年 OS 较差（分别为 51% 和 74%）。在无病生存和疾病特异性生存方面也发现了类似的结果。

手术治疗还是放疗取决于对原发性肿瘤选择的治疗方式。如果原发性肿瘤是通过外科手术治疗的，颈部通常是通过外科手术治疗的。如果原发肿瘤用放疗，颈部也用同样的方法治疗。对于晚期颈淋巴结病变（N₂/N₃）或伴有结外扩散的，仅对颈部进行手术治疗是不够的，术后需要辅助放疗。

对转移性疾病行手术减瘤不会提高生存率，也不提倡。综合颈清扫或放疗后颈部复发，挽救性手术与生存率低有关[114]。

（十）放疗

1. 外部射线照射的作用

在 Ⅲ/Ⅳ 期头颈癌单纯手术切除后，局部或区域复发是常见的。手术切除后，不良病理特征需要辅助放疗。高风险的病理特征包括肿瘤包膜外侵犯和手术切缘阳性。其他不良病理特征包括 T₃/T₄ 肿瘤、神经侵犯、淋巴血管间隙侵犯、颈部低位淋巴结阳性（Ⅳ区）、多个颈部淋巴结阳性（N₂b/N₂c）[44]。在对 348 篇关于口腔癌手术切缘的文献进行系统回顾后，4mm 或更小的切缘被认为是较近的[116]。

常规剂量为 1.8～2Gy/f，每天 1 次，每周 5d。术后放疗和放化疗放射线量并不是标准化的，应根据复发风险和临床上头颈部亚型及淋巴结区域隐匿性累及的情况进行设计。有证据表明，高危患者术后放疗和放化疗的剂量至少为 63Gy，低危患者至少为 57Gy[44]。

口腔放疗最常见的并发症是口干症。一个不太常见但更严重的并发症是放射性骨坏死（osteoradionecrosis，ORN）。易导致 ORN 发生的因素包括口腔卫生状况差、骨性结构的软组织覆盖不充分、下颌隆突和黏膜损伤。在这些需要放疗的患者中，由经验丰富的牙科医师进行积极的牙科治疗是必不可少的。为使患者做好放疗准备，有必要对患者进行牙齿拔除、磨除隆突、细致地缝合封闭黏膜等预处理是必需的。对于牙齿健全的患者，长期的氟化物治疗可以预防龋病的进展和放疗后的 ORN。

2. 恢复时间

Rosenthal 和同事[117] 检查了治疗恢复时间，定义为从手术到放疗结束的时间，因为这与头颈部局部晚期鳞癌患者的预后有关。他们的研究结果支持这样一种观点，即总治疗恢复时间少于 100d 与提高局部和区域控制及生存有关。这些结果强调了制订一个外科治疗计划的重要性，该计划将并发症的风险降至最低，从而避免延迟放疗，并将治疗中断的必要性降至最低。

3. 近距离放疗

近距离放疗引流导管在口腔恶性肿瘤的治疗中作用有限。近距离放射疗法已被应用于经病理证实的口腔癌和口腔癌手术边缘较近的患者，需要术中放置，可能不需要气管切开术（图 20-38）。放置后，在医院设置的防护房间内装载导管。与标准的外科治疗要求相比，近距离放疗确实需要延长住院时间。由于在治疗后纤维化的产生，除了治疗后的 ORN 的风险外，还限制了对疾病复发的监测，因此不提倡将近距离放疗作为主要治疗手段。

4. 复发肿瘤的再放疗

对于第二原发肿瘤患者或复发性头颈癌患者，采用同步放化疗的再放疗方案（调强放疗中位剂量为 60Gy）已被报道为一种治疗选择。然而，这种选择并不是没有明显的治疗相关的发病率。Sher 和他的同事[118] 报道，在达纳法伯癌症研究所（Dana-Farber Cancer Institute）的没有持续性病变患者的迟发性死亡率为 11%，死亡病因包括出血、误吸和感染等。

（十一）化疗

术后放化疗具有更好的区域控制和更好的

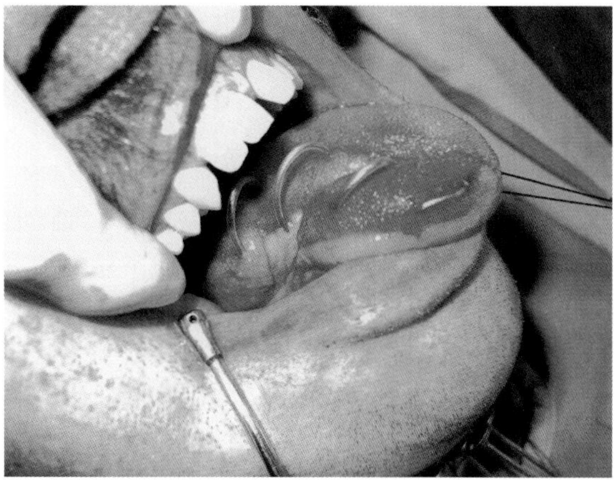

▲ 图 20-38　前臂桡侧游离皮瓣重建术后口腔舌癌切缘较窄，近距离放疗导管治疗舌癌的放置

无进展生存，并且一些研究表明，与高风险患者的术后放疗相比，术后放化疗可以改善 OS。对随机数据的综合分析表明，术后同步放化疗对涉及手术切缘阳性和结外肿瘤扩散的患者均有 OS 获益。术后放疗与同步每 21 天 100 mg/m² 顺铂化疗，是目前头颈肿瘤辅助化疗的标准治疗形式[44]。

在一项随机对照试验中，Tsan 和同事[119] 对高危口腔癌，对比了顺铂给药（每 3 周给药 100mg/m² vs. 每周给药 40mg/m²）和同时辅助放疗。每周使用 3 次大剂量顺铂时，患者的依从性更强，急性毒性较小。

已提倡诱导化疗以减少切除的范围；然而，缺乏支持这种方法的临床试验。诱导（新辅助）化疗目前不被认为是标准治疗，并且可能会延迟治疗过程。Robbins 和同事[120] 报道了在不同 N 分期的 T₂ 和 T₃ 口腔癌中应用一种新辅助 RADPLAT 方案（动脉内注射顺铂，静脉注射硫代硫酸钠，同时放疗 50Gy）。在治疗 8 周后进行的肿瘤手术切除。在 80% 的原发部位和 79% 的区域淋巴结中均有完全缓解，5 年 DSS 率为 64%，区域控制率为 74%。对于口腔、口咽部、下咽或喉部的晚期鳞癌，新辅助化疗随后加放疗或同步放化疗的作用已经被在 2 个随机Ⅲ期临床试验中报道。欧洲癌症研究和治疗组织 24971/TAX323 研究多西他赛＋顺铂＋氟尿嘧啶（TPF）与顺铂、氟尿嘧啶（PF）相比较，对初次治疗的、不可切除的鳞癌患者进行诱导

化疗和放疗[121]，TPF 方案组比 PF 方案组，在无进展生存和总体生存方面表现出显著的改善。Posner 和同事[122] 也进行的一项类似研究（TAX 324），比较了 TPF 或顺铂诱导与氟尿嘧啶和每周 1 次卡铂同步放化疗的效果。研究人群为初次治疗的患者，包括无法切除的疾病或考虑保留器官治疗的晚期疾病患者。结果与 TAX 323 研究结果相似，接受 TPF 治疗的患者在无进展生存和 OS 方面有明显改善。

在 Wu 和他的同事[123] 进行的一项研究中，他们检验了一种治疗口腔疣状癌的替代方案，即使用动脉内甲氨蝶呤通过颈外动脉持续输注 7.5d（平均治疗周期），然后连续注射 10 周。在 15 名接受治疗的患者中，完全缓解出现在平均 2.5 个月的时间内，在 45 个月的中位随访中没有发现复发。

（十二）其他治疗

1. 光动力学治疗

光动力学治疗在面积广泛的癌前病变和浅表口腔癌的治疗中具有潜在的作用。这种方法已经被用于胃肠道、膀胱和肺癌的姑息治疗。光卟啉，一种理论上可以定位于肿瘤组织的光激活染料，在 620nm 波长光照射下被激活并产生氧化自由基。通过破坏血管系统致使肿瘤坏死。理想情况下，光动力学治疗应优先影响肿瘤组织；然而，光动力学治疗后标本的组织学检查表明，由此导致的组织损伤并不是绝对的局限于肿瘤，因为与肿瘤相邻的组织也有坏死的迹象[124]。光动力学治疗的优势包括了多种治疗方法的潜力，具有良好的功能性和美容效果。光动力学治疗的一个缺点是皮肤光敏性延长，可能持续 6 周。新一代的光敏剂可能对肿瘤组织更有特异性，可能导致不太长期的光敏性。

2. 化学预防

化学预防的概念已在临床研究中得到研究。治疗的目标是逆转口腔癌前病变和防止第二原发性肿瘤的出现。已经使用了几种药物，包括过氧化物酶增殖激活受体、异维 A 酸和环加氧酶 2 抑制药[125]。由于某些药物的不良反应，特别是类维生素 A 药物的不良反应，以及缺乏经过证实的疗

效，因此尚未在临床上普遍应用。在动物模型中，使用生物膜在构建异种黏膜黏附物来进行局部注射维 A 酸，已经被证实是安全的，并且有可能降低与常规药物使用相关的毒性。

在动物模型中，冻干的黑树莓可以减少二甲基苯并蒽诱发的仓鼠颊袋内肿瘤的数量，并可能被证明在化学预防中发挥作用[127]。然而，随机对照试验，研究补充维生素 E 和 β 胡萝卜素潜在的保护作用，未能证明对男性吸烟者口腔癌的预防作用[128]。

在一项病例对照研究中显示，经常服用阿司匹林可以降低患头颈部癌症的风险。这种影响在女性和少量或中度酒精和烟草产品的使用者中更为明显，作用降低。大量吸烟和饮酒患者中更为明显，定期服用阿司匹林没有表现出化学保护作用[129]。

十、重建

为了肿瘤切除后的成功重建，必须考虑几个重要的原则。这包括最大限度地保证剩余舌的活动，重建足够的体积，获得足够的植入组织以进行重建，保证口腔封闭，以及重建适当的沟或槽结构，以有利于假体康复。

选择的重建方法取决于缺损的性质和患者的共患病。在小的病灶切除后，可选择一期封闭切口，中等厚度的皮肤或真皮移植，并允许二期伤口愈合。根据缺陷的大小和位置，不同的推进和旋转皮瓣作为重建选择。使用颊脂垫瓣、颞肌筋膜瓣或胸大肌皮瓣为软组织重建提供不同的选择。下颌骨的重建是一个更大的挑战。下颌骨前部缺损要求骨重建（图 20-39）。由游离组织移植扩展重建支架，为复杂缺陷患者提供了一种一次性恢复形态和功能的方法。在经验丰富的治疗中心，游离组织移植的可靠性大于 95%[130]。

骨形态发生蛋白（BMP）已被用于其诱导成骨特性，以协助在选定部位进行牙体重建。利用重组人 BMP-2（rhBMP-2）处理的口腔鳞癌细胞系进行的研究表明，在动物模型中，肿瘤生长速率增加、具有低分化形态和低存活率。因此，Kokorina 和同事[131]建议谨慎使用 rhBMP-2 来重建口腔癌患者的骨缺损。

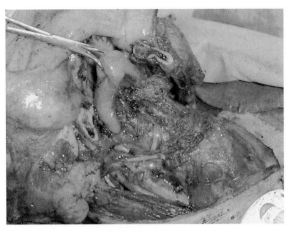

▲ 图 20-39　T_4 口腔鳞状细胞癌切除术后的手术术野；外固定用于维持下颌骨的空间关系，并允许复合切除后覆盖（肿瘤通过下颌骨延伸，切除前不能覆盖）；注意舌腹侧软组织缺损的程度；需要进行无骨皮组织瓣重建

游离皮瓣重建的适应证

胸大肌带蒂皮瓣和微血管软组织重建可重建肿瘤切除导致的黏膜和软组织缺损。对于全厚的颊部缺损和广泛的舌切除术缺损，胸大肌皮瓣可以部分深层剥离或自身旋转，以提供口腔组件和面部外部下 1/3 表面的重建。然而，对这些复杂缺陷的最佳治疗通常需要微血管游离组织瓣重建。前臂桡侧游离皮瓣可以根据口腔缺损的形状进行重建，而不会造成体积过大的负担；提供神经吻合选项，从而提供感觉重建；并且与有限的供区组织量有关。当需要较多的软组织时，股前外侧[132]、股直肌和肩胛旁皮瓣可提供更大的皮肤和肌肉组织瓣，以增加体积。

游离皮瓣重建的引入促进了 T_4 口腔癌更积极的手术方法的治疗，这导致了在改善口腔功能康复的同时，手术切缘阳性的可能性降低。肿瘤预后的改善还伴随着术后气管切开依赖性和咽瘘发生率的降低[133]。

如本章前面所讨论的，下颌骨的重建取决于缺损的位置。在回顾他们的经验时，Urken 和同事[130]报道了 210 例需要下颌重建的病例。下颌骨节段切除术是治疗口腔良恶性肿瘤和治疗Ⅲ期 ORN 的必要手段。研究人员比较了四组患者，包括牙槽嵴重建的患者、未重建的患者（外侧缺损）、正常戴义齿的患者和正常牙列患者。研究表明，言语和吞咽功能是由软组织重建决定的。在骨重建患者中，骨整合植入物的咬合力最好。此外，重建患者的口腔功能也得到改善。

腓骨游离皮瓣重建的适应证包括全下颌重建、放射性骨坏死（ORN）重建、萎缩下颌骨重建、小儿下颌骨重建、髁下复合体二期重建(图20–40)[130]。

晚期复杂原发病变患者常出现重建难题。对于需要较多软组织重建的缺损，建议采用软组织皮瓣联合骨皮瓣进行双游离组织移植。肩胛骨复合皮瓣具有骨复合皮瓣的优点[134]。此外，下肢肌肉骨骼异常的存在可能会影响游离组织的转移。采用两个微血管游离皮瓣，即腓骨游离皮瓣结合前臂桡侧游离皮瓣，也已被认为是符合特殊缺陷需求的重建。当需要外表面皮肤重建时，颈面部推进皮瓣是一个理想的选择，可以考虑与单独的口腔内重建技术相结合。

口腔复合切除术的选择取决于患者的肿瘤位置和功能状态。一个健康的年轻患者的下颌骨前部缺损与一个牙列不齐的老年患者的下颌骨外侧缺损是不同的。尽管技术上可行，但并不是每个患者都需要游离皮瓣重建，来达到术后足够的言语和有效的吞咽的目标。了解患者的期望和可获得的重建结果，同时得到口腔牙修复医生、语言和吞咽治疗师的支持，可以创造一个成功康复的氛围。

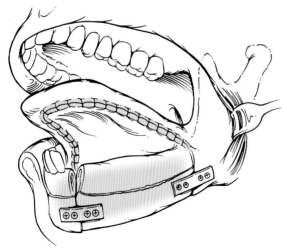

▲ 图 20–40　游离腓骨瓣重建下颌节段性缺损及口腔、舌部软组织缺损；颈部可见血管吻合

改编自 Silver CE, Rubin JS: *Atlas of head and neck surgery*, ed 2, New York 1999, Churchill Livingstone.

十一、长期的管理和康复

（一）言语和吞咽

为了达到最佳的功能效果，言语和吞咽治疗师在治疗前对患者进行评估是非常重要的。术前咨询将对患者治疗前的功能状态进行评估，并对治疗后可能的功能结果进行咨询。受过教育的患者对吞咽困难、进食途径、口干症和黏膜炎有更现实的预期。成功的发音和吞咽结果需要高度的耐心和合作。

一般来说，手术切除的范围越小，患者对言语和吞咽的功能影响就越小。需要广泛手术切除磨牙后三角的患者，或需要在舌根深处进行手术的患者，吞咽受到的影响最大。口底切除术对咀嚼有不良影响[135]。单独放疗或联合手术不良反应，包括口腔干燥，淋巴水肿和纤维化导致瘢痕挛缩。术后，语言和吞咽治疗师将评估患者进行正常口腔摄入的能力。预防这些患者的吸入性肺炎至关重要。采用纤维喉镜（采用光纤内镜评估吞咽方案）或改良的钡剂透视检测对吞咽功能进行术后的早期评估，可指导吞咽康复方向。

（二）疼痛管理

患者在口腔恶性肿瘤的治疗中，特别是那些进行了广泛的外科手术和重建的患者，需要全面的疼痛管理计划。术后初期的疼痛处理是通过患者控制镇痛来完成的。随着患者好转到出院时，从静脉镇痛到口服的转变非常重要。视觉模拟疼痛量表将帮助医生和患者调整所需的镇痛量。必须在提供足够的疼痛控制和过度镇静之间取得平衡，而过度镇静会延迟行走和康复。物理治疗对从广泛的外科手术和重建手术中恢复的患者来说是非常重要的。最后，对于疼痛管理困难的患者，通过疼痛管理服务咨询有助于调整镇痛方案。

（三）姑息治疗

对于无法切除的疾病或不能治愈的复发患者，应考虑姑息治疗方案。当疼痛和肿瘤生长对生活质量产生不利影响时，姑息性化疗和放疗可以缓解症状。应个性化地决定放置气管造口和胃造瘘，并且在不必要地延长生命的情况下提供显著的舒适性。临终关怀咨询对于帮助患者和家庭做出临终决定非常重要。

（四）随访

口腔恶性肿瘤随访分手术和放疗两个阶段进行。在初始阶段，当患者从手术或放疗中恢复时，可能需要每周随访以评估营养状况和监测康复目标。第二阶段是癌症监测。表 20-4 显示了美国头颈学会癌症监测指南。

表 20-4　美国头颈会学（AHNS）癌症监测指南

治疗后年数	间　隔
第 1 年	1～3 个月
第 2 年	2～4 个月
第 3 年	3～6 个月
第 4 和第 5 年	4～6 个月
第 5 年之后	每 12 个月

引自 Deschler DG, Hayden RE: The optimum method for reconstruction of complex lateral oromandibular-cutaneous defects. *Head Neck* 2000; 22: 674–679.

除了监测局部及区域复发外，每年一次的胸片、肝功能检查和全面的头颈部检查对于发现异时性病变也很重要。对颈部放疗后的患者来说，每年两次的促甲状腺激素测定是必要的，对有牙齿疾病的患者也要经常进行牙科检查。

对于疾病复发的患者，长期生存是有限的。Argiris 和他的同事[137] 报道了东部合作肿瘤小组尝试 1393 和 1395 的临床试验，399 例患者在局部或区域复发及转移性疾病的背景下接受姑息性化疗。1 年后 OS 为 32%，第二年 49 名患者（12%）存活。只有 6 例患者在诊断复发后存活至 5 年。

（五）并发症

范围较大的头颈部手术后出现并发症是常见的。术后即刻，患者肺栓塞、胃溃疡、出血、震颤谵妄和吸入性肺炎的风险最大。对这些不良事件的指示性症状保持警惕，可以尽早发现并挽救生命。

放疗后的晚期并发症是 ORN。早期治疗可以防止骨质流失，包括高压氧治疗、抗生素和死骨去除术。当下颌骨缺失发生时，微血管重建成功地挽救了剩余的健康组织，同时重建了坏死丢失的组织。

当下颌骨保留不充分时，迟发性病理性骨折可能发生在下颌边缘切除术后。骨重建后，可能发生骨折不愈合。

（六）复发和挽救手术

尽管有适当的治疗，在口腔癌患者的长期随访中会发现局部和区域复发。

在对 414 例口腔癌患者的回顾性研究中，那些临床表现为晚期的患者和吸烟者有明显的复发风险。本研究人群复发率为 35.5%[138]。Kernohan 和他的同事[139] 回顾性地研究了 77 例进行挽救性手术的复发口腔癌患者资料。在这个系列中，86% 的复发［局部和（或）区域性］在治疗完成后的第 24 个月内出现。对于局部复发的患者，在初始治疗后 6 个月内复发预后更差。对于区域复发者，如果淋巴结在初始治疗 6 个月后复发，预后更差。接受挽救性手术治疗的患者的总体 5 年 DSS 为 50%。

Liao 和她的同事[140] 对 272 例复发性口腔癌患者进行了研究，并将早期局部复发患者（原发性治疗后 10 个月内）与晚期复发患者进行了比较。较晚的局部复发患者的 5 年 DSS 和 OS 明显高于早期局部复发患者。侵袭深度＜ 10mm 的早期复发患者在 5 年 DSS 和 OS 方面明显优于肿瘤浸润较深的患者。晚期复发合并颈部复发的患者与晚期复发的 N₀ 患者相比，5 年 DSS 和 OS 明显较差。

在 157 名口腔癌患者的系列研究中，Sklenicka 和同事[141] 指出，确诊时的临床分期、淋巴结状态和组织学分化显著影响了生存率。本组中 5 年总体生存率 48%，复发率 15%。在这个复发性疾病患者系列中，与放疗和化疗相比，只有手术挽救能增加总体生存率。

EGFR 阴性肿瘤（64.3%）的口腔癌局部复发患者，与 EGFR 阳性的患者（27.2%）相比，3 年肿瘤特异性生存率显著提高。这种结果被认为是一种可以用于指导选择挽救性手术、靶向治疗或姑息治疗的方法，但还需要进一步的研究。

十二、总结

口腔是头颈部的一个独特部位，因为该部位的可观察性很好，可以很容易地鉴别出癌前病变和早期病变。口腔恶性肿瘤首选治疗方式是外科手术。由于肿瘤切除对语言和吞咽功能有很大的影响，肿瘤切除和重建需要在术前进行仔细的计划。对于晚期病灶，采用手术加术后放射联合治疗，仍是最佳治疗方案。多学科团队的管理为患者提供控制癌症的最佳机会，同时也可获得最佳功能的结局。

推 荐 阅 读

Argiris A, Li Y, Forastiere A: Prognostic factors and long–term survivorship in patients with recurrent or metastatic carcinoma of the head and neck. *Cancer* 101: 2222–2229, 2004.

Brockenbrough JM, Petruzzelli GJ, Lomasney L: DentaScan as an accurate method of predicting mandibular invasion in patients with squamous cell carcinoma of the oral cavity. *Arch Otolaryngol Head Neck Surg* 129: 113–117, 2003.

Diaz EM, Holsinger FC, Zuniga ER, et al: Squamous cell carcinoma of the buccal mucosa: one institution's experience with 119 previously untreated patients. *Head Neck* 25: 267–273, 2003.

Freedman ND, Abnet CC, Leitzman MF, et al: Prospective investigation of the cigarette smoking–head and neck cancer association by sex. *Cancer* 110: 1593–1601, 2007.

Funk GF, Karnell LH, Robinson RA: Presentation, treatment and outcome of oral cavity cancer: a National Cancer Data Base report. *Head Neck* 24: 165–180, 2002.

Goerres GW, Schmid DT, Schuknecht B, et al: Bone invasion in patients with oral cavity cancer: comparison of conventional CT with PET/CT and SPECT/CT. *Radiology* 237: 281–287, 2005.

Hart RD, Nasser JG, Trites JR, et al: Sentinel node biopsy in N0 squamous cell carcinoma of the oral cavity and oropharynx. *Arch Otolaryngol Head Neck Surg* 131: 34–38, 2005.

Huang CJ, Chao KS, Tsai J, et al: Cancer of retromolar trigone: longterm radiation therapy outcome. *Head Neck* 23: 758–763, 2001.

Kurtz KA, Hoffman HT, Zimmerman MB, et al: Perineural and vascular invasion in oral cavity squamous carcinoma: increased incidence on re–review of slides and by using immunohistochemical enhancement. *Arch Pathol Lab Med* 129: 354–359, 2005.

Liao CT, Wang HM, Chang JT, et al: Analysis of risk factors for distant metastases in squamous cell carcinoma of the oral cavity. *Cancer* 110: 1501–1508, 2007.

Marcus B, Arenberg D, Lee J, et al: Prognostic factors in oral cavity and oropharyngeal carcinoma. *Cancer* 101: 2779–2787, 2004.

Massarelli E, Liu DD, Lee JJ, et al: Akt activation correlates with adverse outcomes in tongue cancer. *Cancer* 104: 2430–2436, 2005.

Muñoz–Guerra MF, Marazuela EG, Fernández–Contreras ME, et al: P–cadherin expression reduced in squamous cell carcinoma of the oral cavity: an indicator of poor prognosis. *Cancer* 103: 960–969, 2005.

Nicoletti G, Soutar DS, Jackson MS, et al: Chewing and swallowing after surgical treatment for oral cancer: functional evaluation in 196 selected cases. *Plast Reconstr Surg* 114: 329–338, 2004.

Rosenthal DI, Liu L, Lee JH, et al: Importance of the treatment package time in surgery and postoperative radiation therapy for squamous carcinoma of the head and neck. *Head Neck* 24: 115–126, 2002.

Weber F, Xu Y, Zhang L, et al: Microenvironmental genomic alterations and clinicopathological behavior in head and neck squamous cell carcinoma. *JAMA* 297: 187–195, 2007.

下颌骨重建
Reconstruction of the Mandible

Brian Nussenbaum 著

田家军 译

第 21 章

要点

1. 手术技术的进步和改进的硬件选择对于如今用于下颌骨重建的成功方法的发展至关重要。

2. 大多数下颌骨缺损是由肿瘤切除引起的，其中大多数是恶性的。相关软组织重建的有效性，特别是涉及口腔舌的重建，通常是功能恢复的主要决定因素。

3. 边缘下颌骨切除术包括切除下颌骨边缘但保留下颌弓。这些缺损应以曲线方式制作，并应留下至少 1cm 的下颌高度。

4. 节段性下颌骨切除术涉及切除全层骨骼，从而产生不连续缺损。如果不进行重建会导致严重的功能障碍和美容问题。

5. 前节段缺损应采用游离骨组织移植联合锁定重建板重建。侧方缺损通常采用骨性或软组织瓣联合锁定重建板重建。骨游离皮瓣是最好的长期、稳定、成功的重建方法。

6. 对于外侧下颌骨切除术缺损，使用软组织瓣而不是骨瓣的主要原因在于对皮瓣挤压与骨折；挤压发生在 1 年内，骨折发生在手术后 2 年内。

7. 需要节段性下颌骨切除术治疗恶性肿瘤的患者可能预后不良，这有时会影响重建的首选方法。

8. 腓骨游离皮瓣重建口腔下颌骨缺损的效果是持久的，通常至少持续 10 年。这种带血管蒂的骨移植物即使在术后放疗时也不会发生明显的吸收。

患者治疗的主要进步通常是通过治疗模式转变发生的（图 21-1）。对于下颌骨和上颌骨的重建，随着可靠的游离组织瓣选择的发展及硬件设备的进步，发生了主要治疗模式转变。在这些进展之前，使用非血管化骨移植物、血管化带蒂骨移植物和异体骨移植材料的技术在初期重建中的作用，尤其是在由肿瘤消融手术导致的典型缺损中，并不是可靠的[1, 2]。手术技术的进步和硬件选择的改进对于主要治疗模式的转变至关重要，大约在 1990 年对下颌骨的重建有了转变和大约 2000 年对上颌骨的重建发生了转变。虽然目前的方法在一期下颌骨和上颌骨重建中已被证明

成功可靠，但这些术式仍然非常复杂和具有挑战性，并且它们仍然需要供体部位。另外，由于骨移植物的尺寸和形状相对于缺损构造的差异，使用来自远处位置的骨骼难以精确地恢复许多缺损的复杂三维（3D）结构。生物技术的进步，特别是在组织工程领域，可能会对下颌和上颌骨重建产生影响，并将在可预见的未来引起另一种模式转变[3]。

一、解剖学、生理学和病理生理学

下颌骨是最强壮的面部骨骼[4]。它是一个 U 形骨，有一个水平部分，称为下颌体，带有牙齿

和两个垂直部分或枝骨的牙槽突，双侧通过颞下颌关节（TMJ）与颅骨连接（图21-2）。下颌骨通过韧带和肌肉与其他面部骨骼相连，并与上颌骨结合咬合牙齿。

下颌体在外侧和内侧表面具有致密的皮质结构，具有包含神经、血管和淋巴管的小的海绵状核心。下缘包含厚重的骨骼，在整个生命过程中变化很小；上部称为牙槽突，它包含支撑牙齿的牙槽。牙槽突的变化伴随成人的一生，特别是在拔牙后，这导致该骨段的继发萎缩（图21-3）。

颏孔位于第二前磨牙水平牙槽突的下边缘和上缘之间的中间位置。下牙槽神经和相关血管的神经分支通过这个孔。在无牙齿的下颌骨中，颏孔移向牙槽突萎缩的骨骼上缘（图21-3）。

下颌支是下颌骨的两个垂直部分，由宽而薄

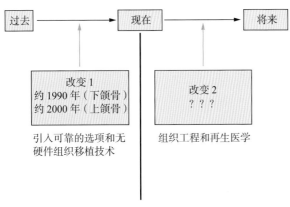

▲ 图 21-1 下颌骨重建的研究进展

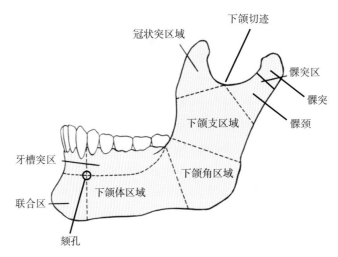

▲ 图 21-2 下颌骨的解剖

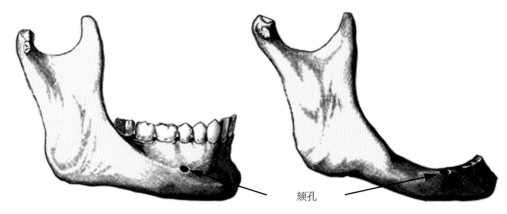

▲ 图 21-3 有牙颌和无牙颌的解剖学比较

的致密骨板组成。每个下颌支与下颌体连接形成下颌角。每个下颌支在前面与喙突相衔接，在后面与髁突衔接。喙突和髁突通过称为下颌切迹的凹脊连接。髁突由髁突头和髁颈组成，髁突的上表面与颞下颌关节连接。

下颌管穿过下颌骨，开始于每个下颌支的内表面的下颌孔，并朝骨联合延伸，在颏孔的侧面开口。下颌神经穿过该管道，通过颏支为牙齿和下唇与颏下的软组织提供感觉，颏支通过颏孔离开下颌骨。

下颌骨的运动主要依靠两组肌肉。张口 – 牵开肌组是两组中较弱的，由颏舌骨肌和二腹肌组成。这些肌肉插入下颌骨正中联合的内下方，并施加向下的后向力。下颌上提肌组由咬肌、翼内肌和颞肌组成。咬肌沿着下颌角的下边缘的外侧插入。翼内肌从以下颌角插入内表面，从而产生咬肌 – 翼状肌悬吊带。咬肌和翼内肌始终同时起作用并保持彼此平衡，但附着在下颌角处的翼内肌作用更大。虽然在下颌骨完整的情况下，翼内肌比咬肌弱，但在下颌骨节段性缺损中，翼内肌作用通常比咬肌强，这是所见的典型位移模式。而其他肌肉，包括翼外肌和下颌舌骨肌，对下颌骨运动影响较小。翼外肌主要插入髁突颈的前内侧，主要在内侧和前侧拉动髁突颈。下颌舌骨肌对完整下颌骨的运动影响很小，因为它的大部分束插入肌肉的中线中缝而不是下颌骨[4]。

1962 年 John Conley[5] 描述了肿瘤切除后"残留的口腔"的概念。当时骨骼或软组织重建的选择受到限制，但是，切除手术对功能和美容的严重影响已被清楚地认识到。口腔结构的功能包括咀嚼、吞咽、发音、咬合、味道、口腔卫生和气道保护[6]。有效重建缺损的口腔软组织成分对于功能恢复至关重要，尤其是保持舌的活动性、位置和形状，这可能是功能康复的最关键因素[6]。

下颌骨切除术分为边缘和节段性两种类型（图 21-4）。对于边缘下颌骨切除术，切除骨边缘，同时仍保持下颌弓的连续性。在进行这种类型的下颌骨切除术时，使用曲线切除构形并保持最小 1cm 高度的下颌骨以避免医源性骨折是至关重要的[7, 8]。边缘下颌骨切除术中的骨缺损不需要

任何特殊的重建，除了软组织覆盖，通常使用软组织瓣或皮肤移植[9]。这种情况下的重建计划是由软组织缺损的特征引导的，并且主要受软组织损坏程度及组织先前是否接受过放疗的影响。

节段性下颌骨切除术包括切除全厚度骨；因此它会产生不连续性缺陷（图 21-4）。很明显美容和功能性障碍与这一节段性缺陷有关。对于涉及下颌骨前部的缺损，在两个颏孔之间，侧向节段独立地起作用，并且位移模式受到剩余附着的肌肉的影响（图 21-5）[10, 11]。翼内肌超过咬肌并向上、向后和向内拉动节段。这个动作使牙齿错位并严重影响咀嚼。完全失去面部下方正中 1/3 的进而导致上颌的显著突出，即所谓的 Andy Gump 外观。舌体失去前支撑，因此后移位错位，口腔沟槽结构消失。由于舌骨上肌组织的脱离，吞咽失去了喉部的向上运动。由于颏神经切除，下唇麻木。所有这些变化都会导致患者的美容和功能失调。对于涉及下颌骨侧方的缺损，在颏孔后面，剩余的骨骼通过剩余的咀嚼肌肉（主要是翼内肌和翼外肌）偏向缺损（图 21-6）[10, 11]。这会导致牙齿排列不齐，影响咀嚼。这种畸形在张口或咀嚼时会更明显。

大多数下颌骨节段性骨缺损是由良性或恶性肿瘤性疾病的肿瘤切除手术引起的，并且这些患者大多数患有口腔癌。因此，大多数患者的口腔软组织的相关缺损也会发生并导致口腔下颌骨缺损。一个重要的考虑因素是患者是否有放疗史或

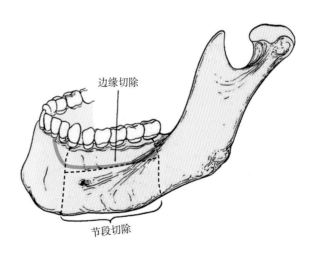

▲ 图 21-4　下颌骨边缘切除和节段切除的不同术式

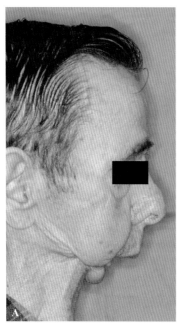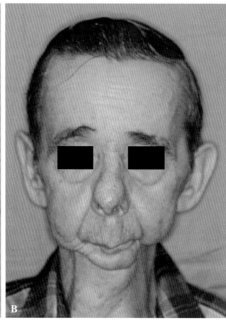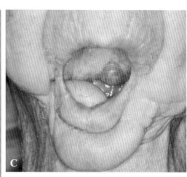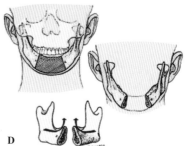

▲ 图 21-5　未重建的下颌骨前部缺损

A 至 C. 典型的"Andy Gump"畸形；D. 下颌骨其余部分移位

是否需要术后放疗。较少的患者由创伤、骨质疏松症、双膦酸盐诱导的骨坏死或骨髓炎引起的节段性缺陷。

二、缺陷的分类

骨和软组织损坏程度共同决定了重建方法，并且识别这一事实的分类系统是非常有用的。之前已经描述了用于节段性下颌骨切除术缺陷的各种分类方案，其也可用于记录缺损成分，这有助于规划重建（图 21-7）。Boyd 及其同事 [12] 描述了一种基于三个大写字母和三个小写字母的分类。H 型缺陷是直到中线的任何长度的横向缺陷，包括髁突。L 型缺陷是排除髁突的横向缺陷，C 型缺陷由包含四个切牙和两个尖牙的中央节段组成。三个小写字母描述了相关的软组织成分：o（无皮肤或黏膜成分）、s（皮肤）、m（黏膜）和 sm（皮肤加黏膜）。这种分类系统认识到髁状突和颏突缺失造成的重建和功能问题，这与在游离组织转移时代之前描述的巴甫洛夫 [12] 的分类系统类似。随着髁突的丧失，关节面的重建是一个难题。中央节段的缺失带来需要修复口腔功能、修复牙龈沟前段和修复嘴唇高度等一系列问题。

Urken 及其同事 [13] 已经描述了另一种分类方案，其类似地基于由不同肌肉群的分离和整形修复的困难引起的功能考虑。这种重建方案同样是以解剖结构为基础，包括髁突（C）、下颌支（R）、下颌体（B）、全部骨联合（S）、半侧骨联合（SH）和上腭（P）。Urken 及其同事描述的分类系统还包括软组织和神经缺损的详细描述。

Boyd 或 Urken 描述的分类系统都不包括缺损的绝对长度。在使用游离组织转移之前，当使用无血管蒂骨移植时，移植物的大小对康复和骨愈合的机会更重要。使用骨游离皮瓣，可以较少依赖于桥接缺损所需的移植物长度。

三、下颌重建的目标

需要施行下颌骨切除术的肿瘤切除的主要目标是治愈，但功能和美容康复对于患者的生理和心理健康至关重要。对于节段性下颌骨切除术的理想重建应达到以下目标：①恢复口腔能力；②保持与剩余牙齿的咬合关系；③允许牙齿修复；④恢复骨骼连续性；⑤恢复面部下 1/3 的对称性和轮廓 [14]。此外，应立即完全闭合伤口，以最大限度地早期功能恢复，避免皮肤瘘，避免感染，创造一个安全的伤口，可以在 6 周后接受术后放疗，并促进早期出院。为了实现这些目标，重建

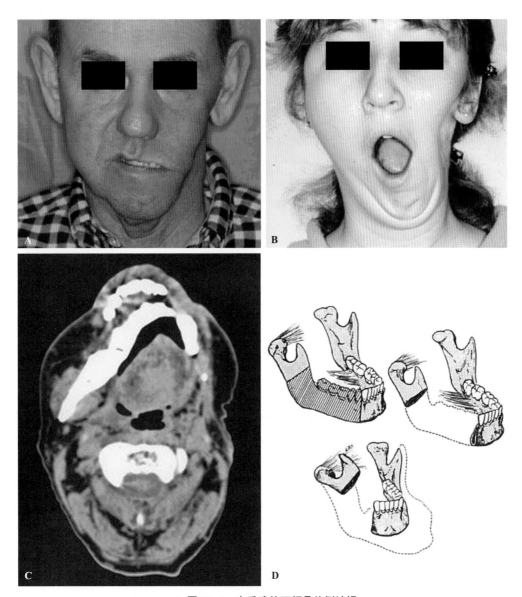

▲ 图 21-6 未重建的下颌骨外侧缺损

A. 典型的面部下 1/3 对称缺失，畸形闭塞；B. 口腔开口缺损加重；C. 图 A 中患者计算机断层扫描显示上下颌错位；D. 下颌骨其余部分移位

手术的基本原则要求应为每个患者选择实现所需结果的最简单方法。

四、背景和历史

在外科技术的发展进步和硬件改进之前，重建技术的选择有限并且结果令人失望。当时骨替换的可用选择包括无血管的自体骨移植物，同种异体骨移植物和血管化的带蒂骨移植物[11]。血管化的带蒂骨移植物的失败率高达 50%[1]。使用依赖于新血管形成的无血管骨移植物，但是当口腔黏膜被侵犯或围术期放疗时，这些骨移植物易感染，挤压或再吸收。硬件选项包括异质材料，如托盘、假肢和克氏针。这些装置设计用于防止剩余的下颌骨段移位，以支撑周围的软组织，并使伤口挛缩最小化[15]。不幸的是，由于松动、迁移、显露和断裂，这些装置被证明具有令人失望的结果。

许多研究（包括 Lawson[1]、Adamo[2] 和 Komisar及其同事[16] 发表的研究）一直表明使用现有方法和技术进行下颌骨重建效果不佳。因为经常存在

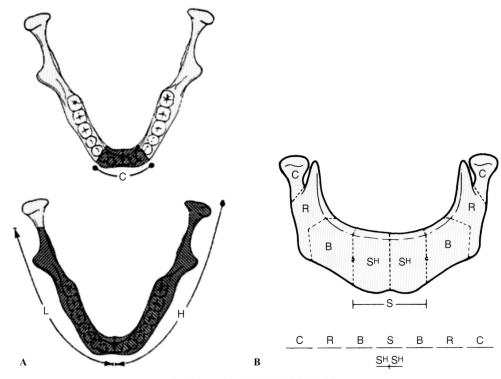

▲ 图 21-7 下颌骨缺损的分类系统

A. 引自 Boyd JB, Gullane PJ, Rotstein LE, et al:Classifcation of mandibular defects.*Plast Reconstr Surg* 1993;92:1266-1275; B. 引自 Urken ML, Weinberg H,Vickery C et al: Oromandibular reconstruction using microvascular composite free flaps: report of 71 cases and a new classification scheme for bony, soft tissue and neurologic defects. *Arch Otolaryngol Head Neck Surg* 1991;117:733-744.

着并发症，下颌骨重建通常分多个阶段进行。这些并发症的管理使每位患者平均住院次数增加了 3 次[16]。这些并发症有时会延迟术后放疗，从而影响治愈癌症的能力。初次重建会取得最好的结果，但并发症发生率最高，而二次重建的并发症较少，但结果不理想[1, 2, 16, 17]。在二次重建中，来自先前放疗的软组织挛缩和纤维化将使剩余的骨段固定在错位的方向，并且剩余的咀嚼肌的纤维化加剧了这个问题。

即使是成功的重建，很少有患者具有显著的功能获益，尽管大多数患者表现出美容改善[15-17]。功能限制是由于下颌骨错位，由纤维化引起的张口困难、软组织损坏，以及无法进入能够支撑假体的骨段。Gullane[15] 报道，侧方骨缺损患者的功能预后更多地依赖于软组织缺损而不是骨重建。此时，进行重建的决定需要与整体不良结果如增加并发症、增加发病率与术后放疗可能延迟等进行权衡。尽管结果不是最理想的，但在这一阶段仍了解到了很多的重要成功因

素，这是下颌骨重建的基本原则：①稳定固定下颌骨节段可以最大限度地减少扭曲并维持咬合关系；②尽可能多地进行一期重建；③软组织重建对于功能恢复和最小化硬性假体并发症是重要的；④良好的伤口床血管分布是重要的。这些早期的努力也是朝着如今常用的可靠的一期初级重建技术的发展迈出的重要一步。

随着使用游离组织转移的外科手术技术的进步，以及使用替代克氏针和金属托盘的下颌骨重建板的改进硬件选项的引入，目前的重建选择范式发生转变。能够成功转移自体血管化复合组织移植的能力是允许这种模式转变的最重要的创新。尽管骨固定方法的改进也很重要，但这仍然是次要的，骨/软组织愈合的可靠性和充分性是由游离皮瓣实现的。

Panje 及其同事[18] 于 1976 年在肿瘤切除手术后进行了大型软组织口腔缺损的成功重建。4 名患者使用游离腹股沟皮瓣进行重建，尽管术前或术后放疗和口腔细菌污染，这些组织转移仍

然成功。使用带骨皮瓣是游离皮瓣概念的自然延伸，用于修复复合性下颌骨缺损。进行了开创性的实验和解剖学研究，用以证明使用基于单个血管蒂的骨和软组织复合皮瓣重建这些缺损的可行性[19-22]。随后，描述了使用髂骨成功重建了巨大的口下颌骨缺损[23, 25]。随后描述了最初用于复杂肢体重建的血管化腓骨的移植，用于下颌骨重建[26, 27]。在大多数医疗中心，腓骨皮瓣是目前用于口下颌重建的最常见的游离组织转移。

用于下颌骨的固位最初由钴铬钼合金（Vitallium）构成，但由于其可塑性差，随后将其改为不锈钢，然后出于更好的组织相容性而变为钛[15]。在一项对 1974—1986 年接受治疗的 60 名患者的研究中，Klotch 和 Prein[28] 描述了重建板桥接缺损并保持其余下颌骨段稳定的有效性。这些板可以快速放置，具有良好的组织耐受性，结构刚性，并且可以容易地成形为缺损的轮廓。这些板块的硬件问题仍然很常见，直到开发出使用带蒂和远端皮瓣的更可靠的软组织重建方法[15, 28-30]。最初将血管化软组织重建与重建板相结合，显著改善了重建钢板的短期效果，但由于板材挤压、板断裂与螺钉松动等问题持续存在，它仍然不能提供长期稳定性[31]。如果不进行骨缺损重建，硬件仍然会因金属疲劳、咀嚼时的杠杆力（特别是对有牙齿的患者）和体积损失而失效[32]。使用这种技术，前下颌骨切除术缺损仍然存在特别高的挤压率，并且这些患者不被认为是这种方法的良好候选者[29, 33]。随着骨板游离皮瓣与金属板结合的后续开发和应用，进一步提高了前下颌骨缺损的一期主要重建的可靠性（短期和长期）和结果[34]。

五、当前的方法

目前可用于节段性下颌骨切除术缺损重建的三种选择：①单独的重建板；②与无骨组织转移组合的重建板；③与软组织瓣组合的重建板。治疗方案可能非常复杂，受患者年龄、功能状况和并发症的影响，例如肿瘤特征、患者的预后、牙齿状况、解剖结构和偏好，如外科医师的舒适程度和缺损部件的特征。由于硬件并

发症的高风险，单独使用重建板应被视为临时短期方法。这种技术仅适用于侧位缺损小、相关软组织缺损最小、医学并发症较高、癌症预后差的患者。

由于使用其他方法的硬件挤出率高，以及不进行重建的缺损的显著相关发病率，重建钢板联合游离骨组织移植是修复前部缺损的首选方法[29, 33]。对于侧方缺损，这种方法有几个优点：①恢复下颌骨的骨连续性；②它有利于牙齿修复；③它具有最一致的长期结果和重建的稳定性，最小化硬件并发症。这种方法的缺点包括：①供体部位的病态；②技术上难以插入的复杂组织以准确地重建切除的骨的 3D 形状；③相关的软组织缺损不适合使用骨瓣可用的软组织重建的可能性，然后需要两个皮瓣。图 21-8 显示了典型的获取经腓骨和外侧边缘肩胛骨骨质游离皮瓣，图 21-9 显示了肩胛骨皮瓣插入前下颌骨切除术缺损。表 21-1 总结并比较了每个常用骨供体部位的主要特征，用于下颌骨重建[35-49]。关于使用哪种皮瓣的决策是复杂的，取决于缺损特征、患者特征和偏好，以及牙齿修复计划。

对口下颌骨缺损进行骨质游离皮瓣重建可分为计划、切取和插入三个步骤。计划的考虑因素包括预期的骨缺损（高度、长度和位置）和预期的软组织缺损（涉及的表面积、体积和亚单位）。如果单个皮瓣不能同时提供重建缺损所需的软组织和骨骼，则必须考虑两个皮瓣而不是使用皮瓣 – 钢板方法。这种替代方法仅使用重建骨来维持下颌骨的连续性，并使用软组织瓣来重建缺损的软组织成分。手术计划还涉及患者以用于获取皮瓣的定位。肩胛骨皮瓣需要患者保持至少 30° 的侧卧位，而其他选项可以在患者仰卧位时收获，这有利于双组手术同时进行。规划皮瓣获取的边缘也是一个重要的考虑因素。对于腓骨皮瓣，建议进行术前血管成像，因为足部血管供血存在解剖学变化和排除可能影响皮瓣使用的动脉粥样硬化疾病。使用常规血管造影术，测试结果有助于确定多达 25% 的患者使用哪一侧[50]。在腓骨瓣切取前进行术前评估的其他方法包括磁共振血管造影，计算机断层扫描血管造影

表 21-1 下颌骨缺损的不同游离组织移植方法

	腓 骨	髂 嵴	肩胛外侧缘	肩胛骨尖	桡 骨
获取的容易程度	++	+/-	-	+	+
骨骼特征	20～25cm 长 双皮质的 厚实的 短（1.5cm）	10～15cm 高 / 厚	10～12cm 长 短 / 薄	9cm 长 角度缺陷的理想形状	最长 10cm 非常薄 血液供应薄弱
软组织特征	薄而柔软的大表面积皮瓣瓣部 与骨骼相关的方向改变的一些困难 可靠性通常很好	薄板肌 较厚的皮肤相对固定在骨头上	较厚的皮瓣瓣部独立于骨头 独立的皮瓣瓣部 与背阔肌皮瓣联合应用时可能出现"大皮瓣"	通常是肌肉收获后能再沉积（背阔肌、大圆肌或前锯肌） 与背阔肌皮瓣联合应用时可能出现"大皮瓣"	大表面积薄而韧的皮瓣瓣部固定到骨的方向
供区发病率	有利	不适（疝气、慢性疼痛）	变异（肩功能）	肩胛骨外侧缘皮瓣（肩功能）整体较低且可能优于肩胛骨外侧缘皮瓣（肩功能）	有利（板可用于预防桡骨骨折）
牙齿修复	+	++	+/-	+/-	-

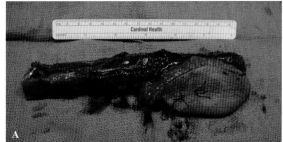

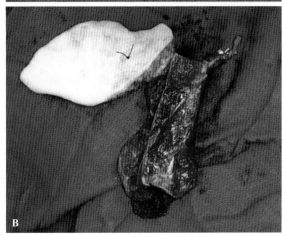

▲ 图 21-8 常用于带血管蒂皮瓣修复下颌骨缺损
A. 腓骨；B. 肩胛外侧缘

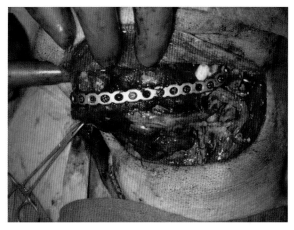

▲ 图 21-9 外侧缘肩胛骨游离皮瓣植入下颌骨前切除术缺损

需要术前血管成像或测试来确定哪一侧最适合皮瓣获取。

尽管已经描述了微型板的替代使用，但插入期间使用的硬件通常是锁定重建板[54]。切除前，应将钢板预先弯曲至原有的下颌骨轮廓。同时，应钻固定螺钉孔，以确保在下颌骨切除术后再次应用钢板，骨碎片保持解剖对齐。通常，重建部分放置在下颌骨的下边缘以避免损伤牙根，保持最佳的美容面部轮廓，并减少口内重建板外露的

和彩色血流多普勒成像[51-53]。前臂桡侧皮瓣的术前评估包括 Allen 试验[46]。肩胛骨和髂嵴皮瓣不

机会[32]。对于腓骨瓣，这可能使骨整合植入物的修复成为问题，因为与有牙的下颌骨相比，腓骨高度较低[55]。在这些情况下，应考虑将重建板置于下颌骨下缘 1cm 处，使用双腓骨瓣结构，或者选择具有更高骨高度的替代供体部位，例如髂骨皮瓣。

在移植物插入期间，骨骼必须符合重建板的轮廓，同时外科医师需要知道骨插入如何影响软组织和血管蒂的走行。移植物的这一部分是复杂的并且对组织转移的成功至关重要。对于腓骨瓣，进行闭合楔形骨切除术以提供适当的骨形状，而开放式骨切除术可用于其他骨瓣选择。

重建板与软组织瓣相结合通常只是侧向缺损的一种选择，因为当使用这种方法治疗前部缺损时，金属移植物并发症的发生率很高。使用这种方法作为骨质游离皮瓣的替代方案为重建侧面缺损提供了几个优点：①简单快速的应用；②为剩余下颌骨段提供刚性固定；③降低骨供体部位发病率；④足够的美容修复；⑤为软组织缺损的最佳重建提供更广泛的皮瓣选择，这可以对功能恢复产生更显著的影响。该患者群体的另一个考虑因素是多个机构一致报道的总体生存率不良，这

将有利于重建技术最大限度地恢复功能并最大限度地降低手术风险[16, 56-59]。该方法的缺点是其没有被广泛地选择的主要原因。这些缺点包括亚急性和长期金属移植物并发症（挤压和骨折），以及牙齿修复的困难。使用锁定板时螺钉松动不是问题，因为固定的稳定性不依赖于螺钉-骨界面。

金属板外露的例子见图 21-10A。重建板脱出通常在口外发生，平均显露时间约为 10 个月[57, 60]。金属板显露的病理生理学与金属板特征和缺损的大小有关。不锈钢板和钛板之间的脱出率没有显著差异，但使用薄型板将脱出率从 29% 降低到 7%[59-61]。骨和软组织缺损的体积也被证明可以预测显露[31, 32]。在没有替换缺损内骨头的情况下，由于置换量不足在板内侧的伤口愈合过程中，伤口挛缩会导致钢板缓慢但稳定地压在皮肤上，从而导致脱出。使用基于体积的方法对板内侧的软组织缺损进行"过度重建"以避免该区域出现死区，已被证明可将显露率从 38% 降低至 8%（图 21-11）[57]。

钢板断裂的例子见图 21-10B，钢板断裂的平均时间为 21 个月[57]。钢板断裂的发生主要是由于金属疲劳，咀嚼时所受的力量使之更加突出，特别是在牙科患者中。虽然重建板可以在任何患者身上发生断裂，但有牙齿的患者风险特别高，高达 26%[30,57]。因此，需要重建侧下颌骨缺损的有牙齿的患者应考虑采用游离皮瓣，而不是软组织皮瓣，特别是当相关的软组织缺损不复杂时。此外，使用钢板结合软组织皮瓣进行重建的有牙

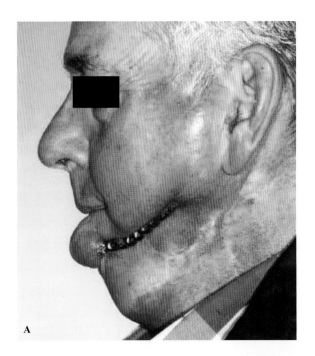

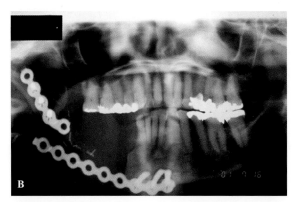

▲ 图 21-10 金属板并发症
A. 挤压；B. 骨折

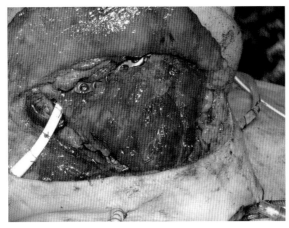

▲ 图 21-11 利用股前外侧游离皮瓣和锁定重建板重建下颌骨外侧缺损

齿患者，如果在癌症中存活下来，钢板有可能发生随后的断裂，这些患者应考虑进行有计划的二次骨重建，以避免这种并发症发生[62]。

六、结局

Cordeiro 及其同事[63] 报道了连续 10 年使用骨瓣重建 150 例口下颌骨的短期结局。其中 90% 患者用的是腓骨皮瓣，于术后至少 6 个月进行测试，患者在吞咽、言语和美容的评价效果都很好。45% 的人可以正常进食，45% 的人接受软食。只有 9% 的人有过言语表述不清，14% 的人认为美容效果不佳。对于正在进行口下颌骨重建的患者，使用骨质游离皮瓣治疗的需要节段性下颌骨切除术的晚期双膦酸盐相关性骨坏死的患者也有良好的短期结果[64,65]。因为担心在切除边缘复发或疾病过程进展导致的骨不愈合，这些患者以前被认为不适合进行游离皮瓣重建。尽管 36%～46% 的患者出现术后感染并发症，但经验证明了骨质游离皮瓣重建的可行性和有效性。

Hidalgo 和 Pusic[66] 随后报道了 20 例接受下颌骨重建且随访至少 10 年的患者的长期预后。这是一个由 82 名患者组成的亚群，这些患者在 1987—1990 年接受了骨游离皮瓣修复口腔下颌骨缺损；只有 32 名患者存活，其中 20 名患者同意参加调查。患者的平均骨缺损长度为 13cm，75% 与术前（n=2）或术后（n=13）的放射线照射有关。对 55% 的患者来说美容效果是极好的，对 20%

的患者是好的。70% 的患者能够耐受正常饮食，其余患者则采用软质饮食。85% 的患者言语能被轻易识别理解，并且没有报道转移骨的骨折或骨质疏松症。该研究表明，良好的功能和美容效果能够随着时间的推移保持稳定。

通过客观测试和患者问卷评估了下颌骨重建的价值。Urken 及其同事[67] 研究了一组患者的多功能和美容结果评估，将接受了游离髂骨瓣与种植牙的患者与同样缺陷没有骨重建的患者进行了比较。同时将患者与正常义齿佩戴者和正常牙齿患者进行比较。总体而言，骨游离皮瓣重建患者具有更好的进食能力、咀嚼能力和美容效果。Wilson 及其同事[68] 通过问卷调查比较下颌切除患者是否进行了下颌骨重建。下颌骨重建与更好的外观、更好的进食能力和更好的整体生活质量相关。

长期随访显示，即使存在术后放疗，腓骨皮瓣转移的骨骼也能维持骨量和长度[66,69]。骨高度下降 4%～7%。骨高度的保留不受重建部位、患者年龄、随访时间、辅助放射或骨整合植入物的影响。

七、近期发展

对于骨质游离皮瓣重建，建立重建板的适当轮廓对于获得正确的 TMJ 位置、重建正常咬合，以及为下颌骨提供美学上合适的形状是至关重要的[55]。理想情况下，在为下颌骨切除术进行切割之前，该板的轮廓应与自然的下颌骨形状相符。当肿瘤延伸通过下颌骨的颊唇皮质或者如果试图显露下颌骨外皮质可能会侵犯肿瘤边缘时，还不能使用该技术进行重建。另外，对于需要二次下颌骨重建的患者来说，当预先存在咬合问题时，精确地重建钢板的塑形是一个挑战。先前克服这些挑战的技术包括将患者的上颌下颌临时固定，以便在肿瘤切除之前或之后对准下颌骨碎片，然后用手工勾画出该板的最佳形状以确保 TMJ 的串联运动和咬合正确定位。

对于这些具有挑战性的情况，现在商业上可获得的技术包括使用患者解剖结构的立体光刻建模来进行手术计划和提供重建板的精确轮廓[70]。

这些模型可以由丙烯酸、纤维素或石膏制成，并使用基于计算机断层扫描的计算机辅助工艺构建，并且精确到 1mm 以内。计算机辅助设计过程可用于操纵三维图像和正常解剖结构镜像以创建"完美"下颌骨，可以制作成模型，然后在手术期间使重建板成型为模型。如何有效使用的示例见图 21-12。将这种方法应用于这些所选择的病例的优点包括为重建板进行轮廓修整提供精确模板，通过在术前弯曲重建板来节省操作时间，允许手术模拟，改进治疗计划，以及辅助术前咨询。缺点是需要额外的时间来制造模型，通常不到 1 周，并且成本高达 3000 美元。D'Urso 及其同事 [71] 前瞻性地研究了 45 名患有颅面部各部位疾病的患者

的医学模型。使用模型可将手术时间缩短 18%，可以改进计划并提高测量精度。此外，有助于患者的知情同意。Hanasono 及其同事 [72] 使用计算机辅助设计和快速原型建模研究了 38 例接受腓骨游离皮瓣下颌骨重建的患者。与缺陷匹配的对照组相比，使用该技术提高了重建的速度和准确性。

八、未来的方法

尽管目前的方法可有效地用于重建下颌骨缺损，但这些方法仍然存在显著的局限性。这些局限性包括重大的供体部位病态、获取皮瓣的手术时间增加、切取皮瓣可能引起的并发症、组织插入困难，以及无法自动复制骨切除骨的 3D 形状

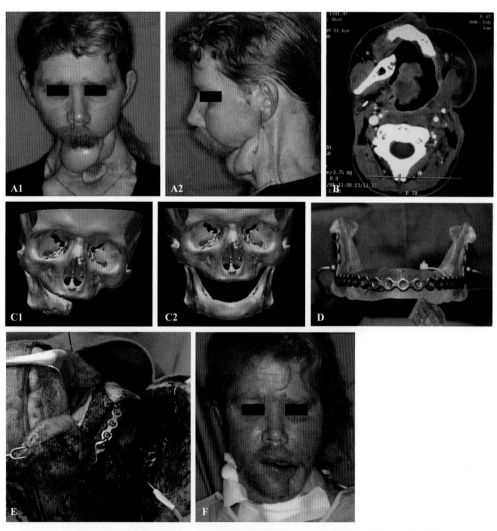

▲ 图 21-12　A1, A2. 患者在口腔癌治疗 5 年后，使用医学模型辅助 Andy Gump 畸形进行精确重建的例子；B. 1mm 层厚的 CT 颈部扫描；C1, C2. 利用计算机辅助设计对患者现有解剖结构进行三维表征，然后根据现有解剖结构的镜像做出完善的下颌骨；D. 计算机辅助制造制作了立体石印模型；E、F. 用于在皮瓣重建时对重建板进行轮廓绘制

的自体骨移植物。出于这个原因，组织工程的进步开始应用于下颌骨重建。

组织工程可以定义为通过使用生物介质和基质再生或修复新组织。这种再生通过重现组织形成和生长期间发生的关键事件而发生，包括细胞迁移、增殖和凋亡、分化、诱导和抑制相互作用，以及组织模式和形态发生。大多数组织工程方法需要信号分子、细胞和支架来复制这种发育序列的事件[3]。

下颌骨重建的大多数组织工程策略都集中在骨形态发生蛋白（BMP）上，这些蛋白作为脱矿骨基质的骨诱导成分由 Urist[73] 于 1965 年发现。随后在 20 世纪 80 年代分离、克隆和纯化了这些蛋白[67, 74]。BMP 是转化生长因子 -β 生长和分化蛋白家族中的一个大的亚组[75]。人类基因组编码 20 种已知的 BMP，BMP 2、4、6、7 和 9 显示出骨诱导活性。人重组 BMP 2 和 BMP 7 现在可商购获得，并且 BMP 2 在 2007 年 3 月被美国食品药品管理局批准用于特定的口腔应用（窦底增强和局部牙槽嵴增强用于拔除套管缺损）。

广泛的临床前数据支持使用小鼠、大鼠、兔、犬、猪，以及非人灵长类动物等动物模型中治疗下颌骨和颅骨缺损使用骨诱导性 BMP 疗法。最近，有一些病例报告和小型病例系列使用 BMP 来重建人类的节段性下颌骨切除术缺陷[76-79]。图 21-13 给出了一个例子。最近的病例描述了在由良性肿瘤切除或由创伤引起的缺陷中使用 BMP。尽管已经向美国食品药品管理局的制造商和用户设施设备经验数据库报告了在口腔中使用 BMP 2 相关的不良事件的分析，包括局部反应（主要是肿胀）、移植失败、手术部位感染和愈合问题，但是在口腔中使用 BMP 2 相关的不良事件谱并未被广泛报道[80]。在这些报道的病例中，30% 的受影响患者需要额外的手术来解决不良事件，53% 的不良事件与超说明的使用有关，最常见的是下颌骨重建。由于这些生长因子对癌细胞的风险未知，因此在肿瘤消融手术引起的伤口中目前禁止使用 BMP。新出现的数据表明，这些担忧对于口腔鳞状细胞癌是有效的[81,82]。此外，局部复发已显示与头颈部鳞状细胞癌的 BMP 2 高基

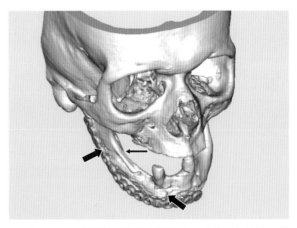

▲ 图 21-13　利用骨形态发生蛋白质 2 重建下颌骨的三维计算机断层扫描

包括下颌骨体部（大箭之间）侧方缺损是由骨折不愈合后的后遗症清创引起的；小箭指向骨头重塑成新 neoalveolus 区域；术后 9 个月进行的 99mTc 骨扫描显示再生骨有适当的代谢摄取

线表达水平相关[83]。同样，在口下颌骨重建的实际应用，目前不建议在先前放疗的伤口或接受术后放射的伤口中使用 BMP 2[84,85]。在撰写本文时，BMP 仅用于精心挑选患者的临床试验中的下颌骨重建，因为该技术的最终成功率和安全性尚不清楚。

推 荐 阅 读

Baker SR, Sullivan MJ: Osteocutaneous free scapular flap for one-stage mandibular reconstruction. *Arch Otolaryngol Head Neck Surg* 114: 267–277, 1988.

Blackwell KE, Lacombe V: The bridge lateral mandibular reconstruction plate revisited. *Arch Otolaryngol Head Neck Surg* 125: 988–993, 1999.

Chepeha DB, Teknos TN, Fung K, et al: Lateral oromandibular defect: when is it appropriate to use a bridging reconstruction plate combined with a soft tissue revascularized flap? *Head Neck* 30: 709–717, 2008.

Conley JJ: The crippled oral cavity. *Plast Reconstr Surg Transplant Bull* 30: 469–478, 1962.

Deleyiannis FW, Dunkelbarger J, Lee, E, et al: Reconstruction of the marginal mandibulectomy defect: an update. *Am J Otolaryngol Head Neck Surg* 28: 363–366, 2007.

Gullane P: Primary mandibular reconstruction: analysis of 64 cases and evaluation of interface radiation dosimetry on bridging plates. *Laryngoscope* 101: 1–24, 1991.

Hanasono MM, Militsakh ON, Richmon JD, et al: Mandibulectomy and free flap reconstruction for bisphosphonate-related osteonecrosis of the jaws. *JAMA Otolaryngol Head Neck Surg* 139: 1135–1142, 2013.

Hidalgo DA: Fibula free flap: a new method of mandible reconstruction. *Plast Reconstr Surg* 84: 71–79, 1989.

Hidalgo DA, Pusic AL: Free flap mandibular reconstruction: a 10–year follow up study. *Plast Reconstr Surg* 110: 438–449, 2002.

Melugin MB, Oyen OJ, Indresano AT: The effect of rim mandibulectomy configuration and residual segment size on postoperative fracture risk: an in vitro study. *J Oral Maxillofac Surg* 59: 409–413, 2001.

Moscoso JF, Keller J, Genden E, et al: Vascularized bone flaps in oromandibular reconstruction. A comparative anatomic study of bone stock from various donor sites to assess suitability for endosseous dental implants. *Arch Otolaryngol Head Neck Surg* 120: 36–43, 1994.

Moscoso JF, Urken ML: The iliac crest composite flap for oromandibular reconstruction. *Otolaryngol Clin North Am* 27: 1097–1117, 1994.

Ostrup LT, Fredrickson JM: Distant transfer of a free, living bone graft by microvascular anastomosis. *Plast Reconstr Surg* 54: 274–285, 1974.

Panje WR: Free compound groin flap reconstruction of anterior mandibular defect. *Arch Otolaryngol* 107: 17–22, 1981.

Taylor GI: Reconstruction of the mandible with free composite iliac bone grafts. *Ann Plast Surg* 9: 361–376, 1982.

Urken ML, Buchbinder D, Costantino PD, et al: Oromandibular reconstruction using microvascular composite flaps. *Arch Otolaryngol Head Neck Surg* 124: 46–55, 1998.

Urken ML, Buchbinder D, Weinberg H, et al: Functional evaluation following microvascular oromandibular reconstruction of the oral cancer patient: a comparative study of reconstructed and non reconstructed patients. *Laryngoscope* 101: 935–950, 1991.

Wei FC, Celik N, Yang WG, et al: Complications after reconstruction by plate and soft–tissue free flap in composite mandibular defects and secondary salvage reconstruction with osteocutaneous flap. *Plast Reconstr Surg* 112: 37–42, 2003.

Werle AH, Tsue TT, Toby B, et al: Osteocutaneous radial forearm free flap: its use without significant donor site morbidity. *Otolaryngol Head Neck Surg* 123: 711–717, 2000.

Yoo J, Dowthwaite SA, Fung K, et al: A new angle to mandibular reconstruction: the scapular tip free flap. *Head Neck* 35: 980–986, 2013.

Zenga J, Nussenbaum B: Adjunctive use of medical modeling for head and neck reconstruction. *Curr Opin Otolaryngol Head Neck Surg* 21: 335–343, 2013.

第22章

头颈部缺损的修复重建

Prosthetic Management of Head and Neck Defects

Jeffery C. Markt　Thomas J. Salinas　著

田家军　译

要
点

1. 在放疗前完善牙齿及牙周评估，评估放疗区域牙齿预后情况。在放疗前拔除预后不良的牙齿，首选术中同期拔牙。

2. 放疗超过 5000cGy 的区域，进行有创性牙槽骨外科操作后发生放射性骨坏死的风险很大。

3. 当放疗超过 5000cGy 辐射的区域必须进行有创性牙槽外科操作时，可以使用 Marx 高压氧方案来降低放射性骨坏死的发生风险。

4. 累及大唾液腺的放疗引起的口腔干燥导致患者发生龋齿的概率非常高，牙齿局部涂氟和仔细保持口腔卫生对预防患者放疗引起口腔干燥所致的龋齿至关重要。

5. 颌面修复科医师可为肿瘤放疗科医师提供许多装置，以协助放疗。这些装置包括组织防护、定位装置、等效放疗装置及近距离放疗装置。

6. 颌面修复科医师可以通过了解患者放疗剂量分布，运用 X 线片及 CT 来评估放疗后进行有创性牙槽外科操作的安全性。

7. 颌面修复科医师在制作腭托、言语辅助器和赝复体来缓解腭咽功能缺失或腭咽闭合不全方面具有独特的优势。

8. 颌面修复科医师常规为下颌骨部分切除术后颌骨不连续或行血管化游离皮瓣修复重建患者制作下颌骨假体。

9. 骨内钛种植体通常对于先天性或后天性口内外牙颌畸形和颌面部缺损的患者，通常需要骨内钛种植体进行修复重建。骨内钛种植体通常置于具有微血管的骨组织和上、下颌骨中。

10. 颌面修复科医师与言语矫正师紧密合作，以减轻关节功能障碍和吞咽困难。

11. 眼眶、眼、鼻和耳廓假体是颌面修复科医师最常提供的口外假体。

12. 制作面部假体需要制作印模，雕刻蜡或黏土，制作模具，铸造有色弹性体（如硅树脂），以及调整表面肤色。

颌面修复学是隶属于口腔修复学，涵盖针对先天性颌面部缺损患者的假体康复，获得性颌面部缺损患者的假体修复，以及对基本上任何颌面部病变患者进行治疗的学科。颌面修复科医师可隶属于医院也可独立职业，常与颅颌面和唇腭裂团队，以及头颈部肿瘤学团队合作。颌面修复科医师对患者诊疗通常始于耳鼻喉科或口腔颌面外科在诊断时的转诊，因为颌面修复科医师在患者诊疗过程中早期的贡献可以促进患者病情恢复或治疗疾病所需的假体管理。这对于受先天性缺损或外伤相关缺损影响的患者，以及手术、单纯放疗或手术联合放化疗的肿瘤患者来说都是如此。

由于头颈部肿瘤的治疗已演变成多学科协同治疗，颌面修复科医师参与到肿瘤患者的治疗中来意义重大。

假体护理可能解决与常规牙齿健康和恢复咬合相关的常见问题，以及诸如发音障碍、吞咽困难和面部美容等各种问题。因此，无论肿瘤的原发位置在哪里，颌面修复科医师在术前介入可以帮助完成几乎所有头颈肿瘤患者的重建阶段工作。此外，颌面修复科医师对已经或将要接受放疗患者的诊疗贡献可以帮助预防放射性骨坏死，并且可以减轻或预防放疗早期或末期患者因放疗作用导致的黏膜或牙齿方面的疾病。当需要在放疗后进行手术时，颌面修复科医生在评估剂量分布以协助安全的口腔外科护理中也至关重要。

本章从在不同的三级护理环境中的两名工作人员的角度，回顾了与多学科头颈部肿瘤团队相关的颌面部修复专家的一些职责，并对其进行了研究。虽然这一章主要涉及肿瘤学人群，但与口内外假体修复术部分对那些创伤引起的缺损或先天性缺损的患者也是有帮助的。

一、颌面修复学和肿瘤放疗患者

考虑到头颈肿瘤的治疗包括单纯放疗或与手术、化疗相结合，颌面修复科医师在疾病的诊断阶段即介入的意义重大。因为，在放疗后的上下颌牙槽骨发生放射性骨坏死的风险增加，在放疗前进行牙齿和牙周组织的全面评估具有重要意义。此外，因为大部分涉及头颈部的放疗会引起口腔干燥，放疗后需加强家庭口腔护理及随访，颌面修复科医师的早期介入可以帮助预防会导致牙齿功能丧失或者放射性骨髓炎的牙齿疾患。

由于许多头颈部恶性肿瘤都可通过手术切除治疗，然后术后辅以放疗，颌面修复科的诊疗工作应该在术前进行，这样就可以在耳鼻咽喉科医师手术前完成任何必要的口腔外科手术。放疗一般在术后6周后，这样使黏膜和牙槽骨在放疗前获得足够长的愈合时间。术后，患者的牙槽评估完成后，有时会快速到达他们治疗的关键时刻，因此为控制肿瘤，应迅速开始放疗，而与口腔手术伤口相关的修复延迟可能是不可接受的。同样地，颌面部修复科医师也必须考虑在治疗计划中出现类似的延迟，当治疗计划要求根治性放疗或在没有进行手术切除的情况下同步放化疗。

二、放疗前的牙齿评估和口腔操作

在放疗准备期的牙槽外科评估必须包括对牙齿、牙周组织的详尽评估，以对那些预期接受剂量超过5000cGy的放疗区域内牙齿的患者进行预后操作。

对于符合在框22-1中列出的标准的牙齿来说[1-13]，其预后很差，推荐拔除该牙齿。尽管该评估是为了预防放射性骨坏死，但同时也要考虑到修复的可能性。因为这一评估需要考虑原发性肿瘤大小和位置，以及区域淋巴结的情况，通过参与多学科的头颈部肿瘤会诊收集的诊断信息，以补充在颌面修复过程中的诊疗方案，在该区域影像学检查具有一定局限性，也不可能通过内镜检查来实现。

除了评估牙槽状况，颌面修复评估包括口腔全景片，口内外触诊，头颈部软硬组织影像，以及口内牙片，来确定接下来放疗过程中能保持牙齿的健康状态，口内牙片一般包括常规咬合翼片和根尖片，咬合片有时会对确定原发性肿瘤的骨侵犯深度有意义，包括肿瘤累及的牙龈、颊或腭黏膜或口底组织。

对于牙周组织，若牙齿的牙周袋 ≥ 5mm，一般认为此牙预后很差，应在放疗前拔除。同样，牙齿的牙周黏膜退缩或者可见根分叉，该牙预后

框 22-1 临床表现导致可疑或不良的终身预后

- ≥ 5mm 的牙周袋
- 第 Ⅰ、Ⅱ 或 Ⅲ 类根分叉病变
- 活跃的根管或根尖周疾病
- 活动乳牙
- 不可复位的牙齿
- 无功能或无对颌牙齿
- 受压

同样很差，也应考虑拔除。尽管先前成功牙髓治疗并不是评判患牙拔除的必要条件，但根管治疗的不可预测性可以刺激牙髓或根尖疼痛，在放疗之前的通常有限时间内，应该引起足够的警惕，即强烈建议拔除根管治疗过的牙齿。尽管牙龈退行性变导致龈沟变深（龈沟变深本身不是拔牙指征之一），但必须考虑到由于牙龈萎缩导致牙根表面显露在干燥口腔环境中，导致牙骨质比矿化更佳的牙釉质病变更容易发展为不可修复的龋损。

对于活动的乳牙及任何不能修复的牙齿，放疗前应该拔除。放疗区域内无对颌的后牙，若没有重建咬合的计划，应该考虑拔除，因为随后的放疗反应可导致广泛的牙龈溃疡，使患者难以清理牙菌斑和食物残渣，进而难以保持口腔洁净。这些都会导致难以修复或者无法修复的局部牙周炎或牙根龋坏。尽管提前拔除即将进行放疗区域的牙齿意义重大，但是应该考虑到外科手术部位的恢复时间。对第三磨牙尤其如此，会增加发生急性牙槽骨炎的风险。在决定是否应在放疗前拔除受累牙齿时，应考虑受累牙齿是否有可能足以显露在口腔环境中。如果一颗骨质阻生齿萌出可能性不大，那么它发生放射性骨坏死的风险相对较低，可保留该牙，除非一些与牙齿相关的病理学改变了保守的治疗方法。相反，如果一颗牙齿的解剖位置有潜在的口内显露的可能性，应在放疗前拔除。

许多新确诊的头颈肿瘤患者会出现或即将出现无牙或缺牙状态，也需要评估上下颌骨的外生骨疣和结节，以便去除这些骨疣和结节，为肿瘤治疗后进行可摘或固位修复假体的植入做准备。手术切除骨疣和外生结节，以及减少与未来的假体修复相关的结节，这与在放疗前拔牙目的

一致。减少这些解剖结构可以改善假体的承载区域，并能降低假体引起的黏膜炎所导致的放射性骨坏死的发生风险。虽然在放疗前完成这类手术对于那些位于放射野内的组织结构至关重要，但切除骨性突起所需的扩张性黏龈瓣需要考虑切除这类突起，即使它们毗邻主放射野，不会受到超过 5000cGy 的预期辐射剂量。

使用可拆卸修复假体的患者在放疗时和放疗后即刻减少假体的使用，以减少在假体下黏膜炎的发生风险，特别是当假体出现问题及当放疗野直接包围口腔的时候。即使是与黏膜溃疡相关的小假体，也可能导致牙槽骨显露，并导致颌骨骨髓炎。当预期发生口腔黏膜炎时，应迅速优先进行恢复性牙科治疗，考虑到患者在 1000 ~ 2000cGy 的辐射后舒适度降低，将使恢复牙科治疗变得非常困难或无法进行。常规的牙齿预防也应在头颈部放疗前进行，因为牙菌斑和结石的多少直接关乎口腔放疗区域牙龈黏膜炎的严重程度，并可降低与口腔干燥有关的龋齿发生率。此外，对于正在进行正畸治疗患者，可考虑中断正畸治疗的中断，因为移除弓丝、带和托槽可以减少黏膜创伤。

为患者保留全部或部分自然牙齿的头颈部放疗会诱发口腔干燥，需要制订一个每日和终身的局部氟化凝胶使用方案，以配合开始放疗 [1-7, 9, 12, 14-18]。对于保留牙列被放疗野包围或不包围的患者来说，推荐此方案。在放疗之前进行取模，但在准备放疗的任何口腔外科手术之后，都应用于制造热塑性氟乙烯凝胶载体（图 22-1），可以在其局部应用氟化物凝胶。在常规刷牙和使用牙线后，应要求患者每天多次将 1.1% 中性氟化钠或 0.4% 氟化亚锡凝胶放入含氟凝胶载体的牙齿部位 5 ~ 10min，然后再将其应用于牙列。局部使用氟化物凝胶后，应吐出多余的凝胶。患者在 30min 内不要冲洗、进食或饮水。

放射肿瘤学家的修复支持

颌面修复科医师可为放射肿瘤学团队提供支持，帮助他们摆放患者体位 [19-22]、组织定位或防护 [3, 6, 19, 23, 24]、制作近距离放疗装置 [3, 25]，或者制

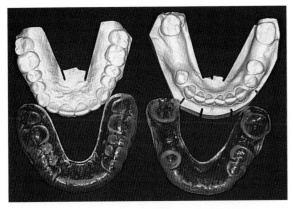

▲ 图 22-1 热塑性氟乙烯凝胶载体及其制备模型

作能够模拟正常组织的装置 [3, 19, 24]。尽管这些为放疗做准备装置在口腔外科手术之后制作，但必须在放疗模拟之前制作完成，因为它们必须在模拟时定位。

如果不使用由或多或少被认为是组织等效的材料（就其对光子或电子穿透的相对阻力而言）制成内置放疗源，头颈部皮肤结构的起伏使辐射均匀传递变得十分困难。因此，放疗医师在评估与治疗头颈部恶性皮肤病变相关的物理特性时，可能会要求颌面修复团队协助面部印模制取和内置放疗源制作。用石膏牙进行面部铸模有助于放疗团队在用牙科基板蜡或聚甲基丙烯酸甲酯（PMMA）构建内置放疗源模型之前，对拟定的治疗范围和适当放疗源厚度进行描述。内置放疗源尤其适用于为鼻腔或眼眶恶性肿瘤提供更均匀的放疗剂量分布（图 22-2）。

尽管 Aquaplast 面罩（Patterson Medical、Boling-brook、IL）通常用于在头颈部放疗过程中固定患者 [19]，但当尝试精确定位与口腔解剖相关的外部光子或电子束时，口内定位装置可提供稳定的上下颌关系。当需要保护颌骨的全部或部分免受辐射时，对侧颌骨要包括在一个外部光束场。通过使用 PMMA 装置将下颌骨定位在规定的开放位置，以防止偏离与上颌骨的空间关系，放疗团队可以通过复制的患者日常定位（从模拟到放疗完成）来实现屏蔽。当下颌骨结构不受鼻腔或上颌骨辐射影响时或上颌结构不受涉及口底、舌体或其他下颌骨周围部位的磁场影响时，此方案非常有用。除了稳定上下颌关系外，在这些设备中加

入不透射线材料，如正畸钢丝、滚珠轴承或牙胶，还可以为放疗团队在模拟时确定拟纳入辐射场中的结构提供支持（图 22-3D）。

此外，口内 PMMA 装置可以制作成含有 Lipowitz 合金 [19,21,26]。与放疗小组使用的金属相同，用于制作悬挂在患者和线性加速器准直器之间框架上的入口和防护罩，形成传统的三维适形放疗场，当电子束治疗时，Lipowitz 合金——铅、铋、锡和镉的低融合组合，可以适当地保护口内解剖结构。这些设备通常用于保护和定位上下颌骨的双重目的，因为它们的咬合间结构也稳定了上下颌的关系。这些含合金的口腔内器械通常是为唇部（图 22-4）和同侧腮腺（图 22-5）制作的。当这些设备的构造方式使软组织从电子束源物理位移时，从而实现保护目的。当使用腮腺保护装置时，在治疗过程中指导患者将舌前伸。这样做的同时，阻塞咬合器迫使大部分舌体偏向对侧，这样可减少辐射。当用光子和电子联合治疗腮腺恶性肿瘤时，放疗医师有时会发现使用两种器具很有帮助，一种是 Lipowitz 合金，另一种是缺乏金属的。在光子传输过程中使用不含合金的器械，可以使上下颌位置和软组织位移保持一致，而不会产生电子后向散射，这可能与携带大量金属的器械有关。

放疗医师对组织等效性的渴望并不局限于表面推注的应用，因为术后组织空隙会导致辐射的不均匀分布，导致组织外周的次优剂量或过量给上颌窦手术缺陷（如上颌切除术）。然而，不幸的是，蜡和 PMMA 的刚性并使得不能可靠地使用这些材料作为腔内组织模仿材料，因为软组织通常与这些缺损有骨接触。因此，为了改善放疗剂量分布，用组织等效材料填充腔内空隙通常需要柔韧材料，以帮助日常放置和移出，而不会对周围组织造成过度伤害。然而，结合一个不灵活的口内定制装置，用一种充满腔内空隙的柔软材料来稳定上下颌关系，可以克服上颌骨切除术缺损的复杂性所带来的局限性。这种结合可以通过构建一个口内定位装置来实现，该装置包含一个低于最大切口缺损的 PMMA 支架。该装置能够支撑一个气球，该气球可以在放疗模拟之前和每个部分之前用不透射线的液体和水的组织等效混合物充气（图 22-6）。

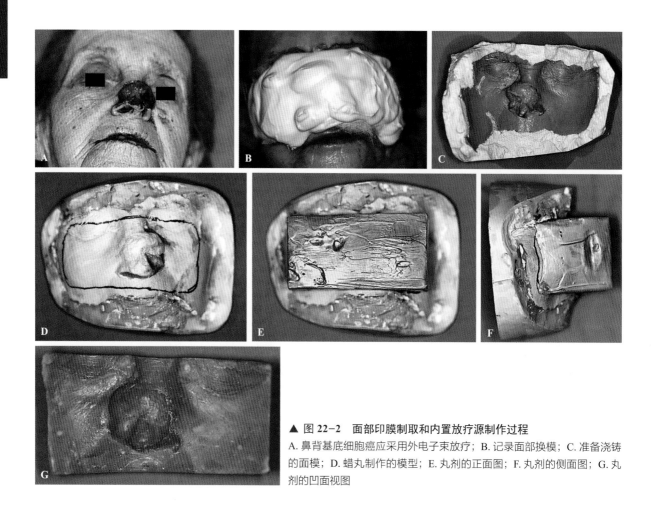

▲ 图 22-2　面部印膜制取和内置放疗源制作过程
A. 鼻背基底细胞癌应采用外电子束放疗；B. 记录面部换模；C. 准备浇铸的面模；D. 蜡丸制作的模型；E. 丸剂的正面图；F. 丸剂的侧面图；G. 丸剂的凹面视图

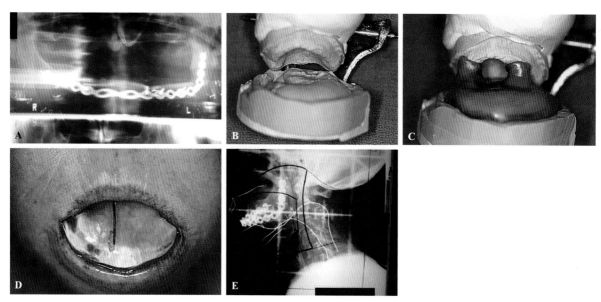

▲ 图 22-3　A. 鳞状细胞癌的下颌骨节段切除、全舌癌切除、口底切除和微血管腓骨游离皮瓣重建术后的全景照片；B. 上颌和下颌结构彼此相关的模型；C. 蜡纹定位装置完工前，蜡质图案覆盖了口腔底部曾经被口腔舌头占据的微血管游离皮瓣组织，双侧支柱接合上颌骨模型，以便在每个辐射治疗期间保持一致的颌间关系；D. 聚甲基丙烯酸甲酯前路定位装置的临床观察，在放射肿瘤学模拟过程中，放置在定位装置矢状面内的一段正畸线可识别微血管游离皮瓣结构的背侧，并确保其包含在拟行放疗的领域内；E. 口内定位装置显露的模拟放射学照片

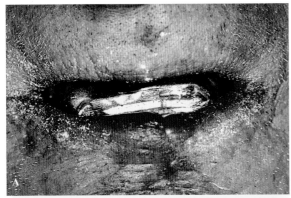

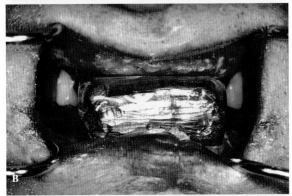

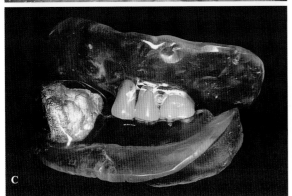

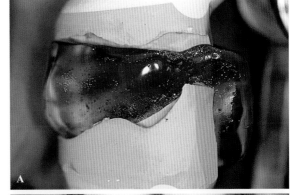

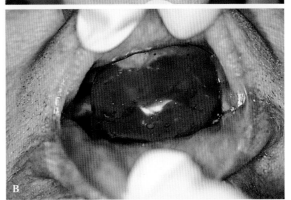

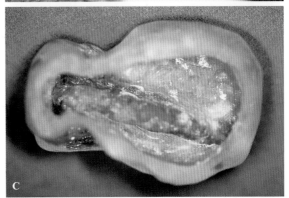

▲ 图22-4　A. 下嘴唇鳞状细胞癌电子束外照射治疗中使用的 Lipowitz 合金屏蔽装置的临床正面图，该装置在分形过程中保持咬合间位置，不仅可以保护正常的解剖结构，而且还可以将正在接受治疗的唇组织向前移位，使其不受后部结构的辐射；B. 临床前视图的屏蔽装置与患者的嘴唇收回；C. 屏蔽装置的口外视图

▲ 图22-5　A. 屏蔽装置，定位于其所构建的铰接式模型上；该设备是为治疗左侧腮腺腺样囊性癌而设计的，并在患者不呕吐的情况下尽可能深入口咽部；侧位图显示，部分聚甲基丙烯酸甲酯的目的是将颊侧组织向同侧移位，以进一步分离需要治疗的组织和不需要治疗的组织。B. 在使用 Lipowitz 合金填充之前，对设备的适合性进行临床验证。C. 在加载合金之前，从内侧将设备掏空

尽管颌面修复医师不太可能协助间质近距离放疗的临床应用，但腔内近距离放疗通常需要放疗与颌面修复团队的共同努力。眼眶和鼻咽是最常见的腔内头颈部近距离放疗部位，用于这些部位的支架通常由围绕插入放射性同位素粒子的PMMA导管构成。根据拟使用的放射性同位素的预期剂量分布，放疗医师或物理学家在根据待治疗

部位的印模生成主铸型后，与颌面修复团队协商确定导管位置。当支架就位后，解剖性软组织缺损（图22-7）或牙槽骨结构会在治疗期间保留支架。

三、放疗期间的牙科诊疗

在放疗期间，每2～3周对患者进行复诊，对牙齿、牙周和黏膜病变的诊断具有一定意义，因

为这些病变可能会在放疗后偶然出现。这样的随访间隔有助于提高牙齿口腔卫生的警惕性和增加局部氟化物凝胶使用频率。对于新确诊肿瘤患者，几乎忘记了在初次颌面修复科评估中讨论的所有内容，这些评估可能与患者在耳鼻咽喉科、放射肿瘤学、诊断放射学、核医学、医学肿瘤学、麻醉、内科、言语病理学、口腔外科中的预约同时

进行。患者最初的肿瘤经验具有压倒性的特点，因此在患者沟通和训练方面存在必要的冗余。

虽然恢复性牙齿护理可以在放疗期间完成，但应避免可能加重黏膜炎的操作。然而，特别是涉及口腔放疗的患者，通常会在 2～3 周后达到黏膜炎严重到不想接受牙科修复手术的程度。不管是否需要牙齿修复护理，可以使用一种容易调制

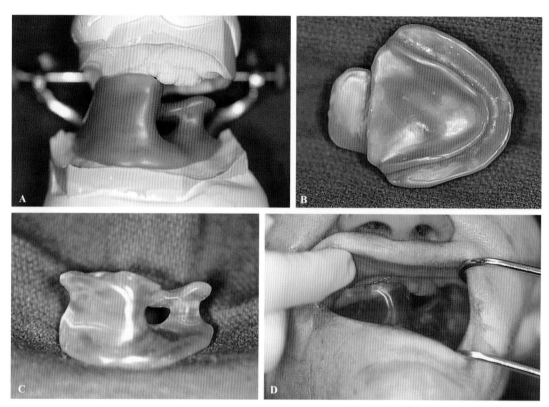

▲ 图 22-6　**A.** 上颌和下颌关节模型的前视图，以及用于产生口腔内装置的蜡状模型，该装置用于重复定位下颌骨和口腔舌头；它还支持在辐射分馏过程中使用的充水的横隔膜，因此隔膜可以堵塞上颌骨切除术的缺损，并作为组织等效材料。**B.** 蜡状模型下视图显示一个轴向架子，在辐射场的下方限制和阻止口腔舌头。**C.** 经修饰的口腔内装置的前视图。**D.** 口腔内定位器的前视图显示位于上颌骨切除缺损下方的隔支持架

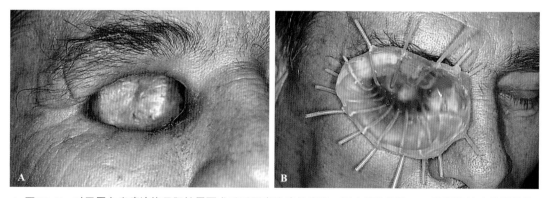

▲ 图 22-7　对于黑色素瘤边缘呈阳性需要术后近距离治疗的患者，眶内摘除部位；**B.** 近距离放疗装置就位，可便于使用导管进行放射性同位素播种和治疗

的漱口液用以缓解黏膜炎。配方如下：1茶匙小苏打和1茶匙盐混合在1夸脱（约1.1L）的水中，使用前加热。或者，使用由四环素、苯海拉明、制霉菌素和氢化可的松制成复合溶液，被称为"神奇漱口液"。每天漱口3次，可以缓解放疗引起的口腔炎和咽炎。

四、放疗后的牙科诊疗

应在放疗完成后每4~8周对患者进行随访，只要患者保持口腔卫生和每日涂布局部氟化物凝胶，就应恢复到标准时间间隔。在头颈部放疗后，患者可被视为常规患者，但他们必须了解，放疗超过5000cGy剂量的区域内不能进行显露骨组织的口腔手术。这种显露可能会促进放射性骨坏死的发展，进而导致病理性骨折或骨组织切除[2, 6, 7, 9, 12, 27-34]。因此，当患者完成放疗时，应要求他们告知颌面修复医师任何未来的口腔治疗方案，包括拔牙、手术植入钛种植体，牙周或牙髓翻瓣手术，以便为外科医师提供剂量学评估。当这些评估表明接受超过5000cGy辐射的区域可能发生骨显露侵犯黏膜时，推荐Marx高压氧为外科手术辅助方案[3, 6, 7, 9, 12, 27, 28, 32]。Marx高压氧方案是在2.4个大气压下进行90min的100%纯氧气呼吸治疗。术前进行20次治疗，术后完成10次治疗，以刺激血管新生，部分或不可逆地抵消由放疗引起的血管减少，而血管减少能增加放射性骨坏死的发生风险[32]。

由于放疗剂量测定高度可变，这取决于原发性肿瘤位置、区域转移、放射肿瘤学原理和现有技术，因此不能期望患者及其牙科医师了解在放疗后进行显露骨组织的口腔手术操作是否安全。因此，颌面修复科医师有责任协助这一决定，无论是修复医师本人接受这一责任，还是与放疗科医师一起。当患者接受传统的三维适形放疗时，拥有影像学治疗及放射肿瘤学治疗记录，有时可以让修复医师在没有医生或物理学家帮助的情况下确定手术造成放射性骨坏死的发生风险。另一方面，当使用最新的三维调强适形放疗（IMRT）时，可能需要更多地依赖放疗医师。

传统三维调强适形放疗后的口腔外科治疗

首先是获取患者影像学资料，以及放疗医师剂量测定和临床评估的完整描述[3,6,19]。尽管影像学资料仅为牙科团队提供了一个由放射肿瘤学家规定的领域的二维感知，但它们在确定牙槽骨的结构是否在治疗领域内的价值可用于外科治疗计划，通常不需要与放疗医师进一步讨论。当平行对置场模拟和影像显示包含牙槽骨的结构时，牙科团队必须理所当然地认为，如果该区域的放疗剂量超过5000cGy，该区域内的有创性手术将使患者发生放射性骨坏死的风险增大。然而，正如头颈部放射肿瘤学中经常发生的情况一样，排除牙槽嵴结构在前、上或下于场界允许在排除区进行手术操作，而不会造成发生放射性骨坏死风险（图22-8），因为根据定义，放射性骨坏死包括放区域中坏死骨[30]。尽管常规三维调强适形放疗场

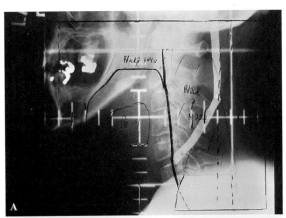

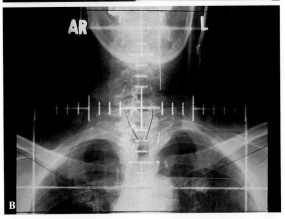

▲ 图22-8 A. 双侧平行对置模拟X线片，用于一位鳞癌患者在全喉切除术后接受放疗；在领域边界前的牙槽骨结构被排除后，就可以在没有辅助高压氧治疗的情况下安全地取出剩余的龋齿；患者的治疗计划包括在不对称下颌骨植入骨内钛，以增强可移动的假体保留。B. 贴位前后模拟X线片描绘了与患者放疗相关的锁骨上区域

边界处的剂量仅约为规定剂量的 50%，尽管放疗医师做出了特殊努力，每天重复确定患者的方向，但患者在任何给定尺寸上的位置可能会变化多达 5mm。考虑到在每日放疗过程中定位错误的可能性，这种情况需谨慎，需假设受影响的边界区域在术后可发生放射性骨坏死。

同样，当单侧治疗场中放疗剂量超过 5000cGy 时，可以认为同侧口腔牙槽骨的外科操作将使患者患放射性骨坏死的风险很大。相反，考虑到传统光子剂量只有约 1/3 会到达对侧牙槽结构，对侧口腔手术引起放射性骨坏死风险相对较低。然而，由于电子束的使用；均匀的、倾斜的或楔形的多个场；或者同位场的使用会使模拟影像及病例叙述进行的剂量推断复杂化，因此，当在口腔外科手术前出现问题时，与放疗医师协商相对合理。与放射性骨坏死积累相关的潜在衰弱值得如此谨慎。

与传统的三维适形射线照相相比，在传统的三维适形射线治疗中，机架的位置是固定且静态，IMRT 可以通过移动准直器传送。准直器在

几个平行的同向场上呈弧形，而准直器内有两排钨叶（图 22-9）集中打开和靠近，策略性地将辐射传递到目标组织，同时保留具有最高辐射负荷的正常结构[22,35-38]。在另一种称为步进和拍摄调强放疗法的技术中，辐射从多个固定的机架位置定向，每个机架位置通过使用多层钨叶（能够从线性加速器的不可调节端口的外围会聚）实现独特和静态的准直，以根据放疗医师的治疗处方设计定制的入口形状（图 22-10）。在这两种情况下，IMRT 模拟都是基于计算机断层扫描（CT）成像和剂量治疗规划软件（如 Corvus 系统）之间的接口。因此，IMRT 模拟和影像检查对预测放疗后手术放射性骨坏死风险作用有限，IMRT 剂量的测定必须使用目前几乎所有牙科团队都无法使用的软件来进行评估。然而，该软件提供了对每一个计算机生成的断层切面的评估，这些切面的分辨率高，以至于可以识别像单个牙根的细小解剖结构，并且可以根据叠加在剂量感兴趣区域的计算机鼠标光标的精确水平估计剂量。由于 Corvus 和其他 IMRT 软件公司提供轴位、矢状位和冠状位断层扫描，通过阅读计算机记录可以实现对剂量测定的全方位三维描述。这可以在不需要评估多个模拟和入口 X 线片的情况下完成，这些 X 线片可能出现几何上混淆、年久失修、绘制不及时、射线质量差或完全丢失等问题。

虽然 IMRT 剂量评估是为了确定建议的牙科干预措施的相对安全性而进行的，但通过牙科团队访问计算机资料很容易实现，当在患者接受治疗的设施中发现颌面修复支持时，如果牙科医师

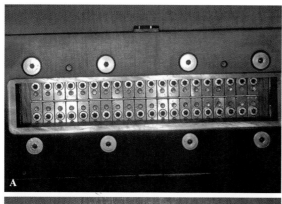

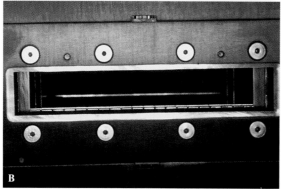

▲ 图 22-9　A. 显示两排钨叶处于闭合位置的多叶光强度调制准直器；B. 钨叶处于打开位置

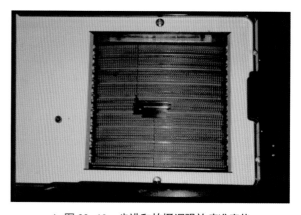

▲ 图 22-10　步进和拍摄调强放疗准直仪

和放射肿瘤学人员不在同一地点，他们之间可能会出现沟通问题。放疗医师并不总是熟悉牙科解剖和术语或口腔外科手术，牙科医师一般不熟悉 IMRT 计算机模拟软件包或 IMRT 的一般表达方式。因此，在遇到第一个头颈部 IMRT 患者之前，亲自与 IMRT 治疗的放疗医师会面，将有益于常规参与有创性口腔手术的牙科医师。反过来说，当牙科医师第一次遇到接受 IMRT 治疗的患者时，他们可以与患者与放疗医师面对面分享口腔外科治疗计划。无论哪种方式，IMRT 机构的最初跨学科会议都可以说明每个团队的需求和关注点，因为未来的患者是共享的，而且经济、旅行和时间限制使得单独召开会议不可行或不可能。一旦牙科和 IMRT 提供者掌握了彼此的方法和关注点的工作知识，通过远程通信就可以互相协助。从远程 IMRT 中心请求剂量测量数据最方便的方法是获取打印的彩色连续 CT，显示叠加在成像解剖结构上的等剂量信息（图 22-11）。这些图像由所有 IMRT 计算机包生成，并以交付的剂量的三维尺寸提供合理的表现形式。牙科团队治疗计划工作的一个常见障碍是，他们收到黑白复印的 CT 等剂量图像，由于 IMRT 计算机包通常依靠颜色来分配剂量值，这些图像基本上难以辨认。

五、颌面修复与放射肿瘤学相互作用综述

颌面修复科团队参与将接受放疗的头颈部肿瘤患者的治疗，最初专注于治疗计划，目的是预防放射性骨坏死，为治疗计划或患者的全面肿瘤治疗所需的任何假体修复做准备。颌面修复医师也参与决策，旨在降低在放疗后必须进行口腔或颌面外科手术的患者的放射性骨坏死的发生风险。因为这些努力通常是多学科的，以至于参与肿瘤患者治疗的任何人做出的决定都可能影响颌面修复团队的治疗选择，所以参加多学科头颈肿瘤讨论意义重大。此外，在一般牙科和口腔卫生团队主持，颌面修复科医师从肿瘤治疗的一开始就致力于预防性健康教育和护理，这应该成为一种终身的随访关系。此外，颌面修复科医师可以协助放疗团队使用口内或口外装置，这些装置重复定位和屏蔽解剖结构，充当组织等效材料，以允许更均匀的外照射束剂量分布，或定位用于腔体内近距离放疗的放射性同位素源。最后，在任何头颈部肿瘤治疗开始时，颌面修复团队成员的参与

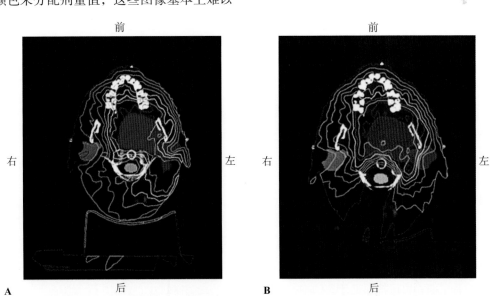

▲ 图 22-11　A. 左扁桃体鳞状细胞癌（SCC）患者调强放疗（IMRT）等剂量线的计算机断层扫描（CT）图；第二原发性鳞状细胞癌在接受调强放疗后发生于右上颌腭黏膜，因此必须施行右下颌骨切除术；右后上颌骨的累积辐射剂量证实了上颌骨切除术后区域放射性骨坏死（ORN）的后续发展；轴位图像显示的是牙槽骨的剂量分布在牙槽嵴和右上颌磨牙尖周之间的水平。B. 患者左侧扁桃体肿瘤床在接受调强放疗时增强；CT 轴位图像描绘了在右侧上颌骨后区增加的剂量；术后右侧后上颌骨区域的集体剂量约为 **7000 cGy**，需要高压氧治疗方案来减轻术后上颌骨的疼痛

都具有意义，因为在治疗之前、中、后获得性解剖缺损的口腔内和口腔外修复通常较为复杂，这与颌面修复科医师的传统角色密切相关。

口腔癌的发病率在美国总人口新诊断癌症中接近 5%[21]。有相当数量的头颈肿瘤患者接受了唇、舌、口咽、下颌骨、上颌、软腭、喉、外耳、眼眶和外鼻肿瘤的治疗。肿瘤疾病发病率最高的是那些具有重大危险因素的患者，如过度饮酒和吸烟、暴露于紫外线和人乳头瘤病毒。为了成功治疗疾病，这些肿瘤采用多学科治疗，包括外科手术、放疗和化疗。接受口腔和咽区肿瘤切除手术治疗的患者可能存在严重的解剖缺损，影响言语、吞咽和咀嚼。

（一）上颌假体充填术

为治疗肿瘤，有些手术需切除上颌骨，可能会造成言语、吞咽和美学等方面问题。传统的上颌切除术包括上颌骨基础结构、内侧或全上颌骨切除术，包括眶下缘。Aramany[39] 根据肿瘤发生频率对用于控制口腔早期疾病的上颌切除术进行了分类。与其他解剖缺损一样，肿瘤监测要求这些区域可显露，以便检查肿瘤是否出现复发。显然，牙齿、骨骼和软组织越多，修复就越容易。然而，无牙和部分牙齿缺失的患者需要进行上颌骨切除术，获得修复体的稳定性的难度较大，在这些情况下，可能需要考虑使用牙种植体。

（二）外科填塞术

为根治肿瘤需切除累及口腔的上颌骨时，同时应考虑保存有利于假体安放的解剖结构。由颌面修复科医师对患者进行术前评估是头颈部治疗团队整体治疗成功的重要组成部分（图 22-12）。术前检查联合口腔全景片有助于决定术中拔除患牙（图 22-13）。这样，如果需要辅助放疗，可为 4～6 周放疗预备时间提供明显优势（图 22-14）。术前评估也有助于在有牙齿的患者中规划通过现有牙槽骨的截骨平面，以保持邻近牙齿的支持[40]。这些牙齿被称为基牙，可能是为保留假体而保留。事实上，剩余的牙越多，对假体的保留就越有利。

上颌骨切除术应以根除疾病为目的。其次应牢记对重要支撑结构的保护，以最大限度地提高

成功修复重建的潜力。第一种尽量保留的结构是硬腭，它是上颌假体的主要稳定结构。第二种是带皮肤的颊部瓣移植。第三种是下鼻甲的切除，如果不切除，常常会阻碍填塞；这在一些累及后牙和口咽侧壁切除中最为明显。最后，如果可能的话，应进行上颌窦重建。同样，皮肤将限制息肉的形成，并将黏液的形成保持在最低水平[41]。移植有皮肤的鼻窦顶部将允许用作假体支撑壁。

术前进行印模可以提供诊断性模型（图 22-15）。这些模型将有助于制造假体，假体通常由 PMMA 树脂制成，在手术时置入。这种假体带有假牙与否均可。这些没有功能性牙科部件的假体的优点是去除伤口的咬合力，以便有效地促进愈合。外科假体在言语、吞咽和心理健康方面具有优势。此外，假体有助于固定手术靠垫，帮助患者适应使用可拆卸假体。由于呼吸上皮可能仍

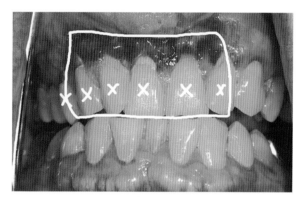

▲ 图 22-12 前上颌骨鳞状细胞癌的术前评估

上颌骨切除术计划包括拔除六颗牙齿，并在颊侧皮瓣和缺损处植皮

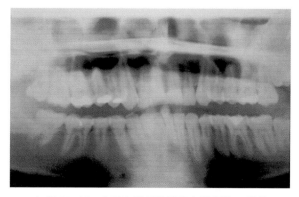

▲ 图 22-13 左后上颌骨黏液表皮样癌的 X 线片

前截骨部位通过左上颌第一前磨牙窝进行；注意左边阻生的第三磨牙

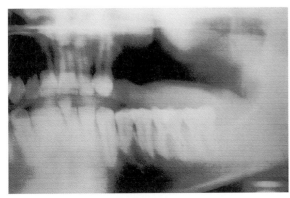

▲ 图 22-14　术后患者全景 X 线片见图 22-13
注意：在放疗前，上颌段切除及下第三磨牙埋伏阻生有足够的愈合时间

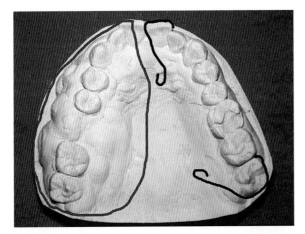

▲ 图 22-15　诊断用石膏，由患者制作，用于上颌骨切开术
蓝色的线表示要切除的区域；黑色金属丝表示用于手术假体的基牙

存在于鼻窦缺损，因此该区域的假体负荷可能存在问题。清除缺陷的能力也成为一个问题，硬化的黏液是放置假体的一个特殊障碍。采用中厚皮片移植皮肤缺损可以创造一个更舒适的表面，黏液分泌更少。与任何皮肤移植一样，手术垫的正压可以帮助提供这种表面。用分散的小切口在移植皮片上做切口可以最大限度地减少血肿形成的可能性，从而提高皮肤移植的成功率。在部分有牙齿的患者中，固定假体可以通过在假体中加入不锈钢弓丝来完成，这些不锈钢弓丝环固定于最末端的牙齿（也称为基牙）（图 22-16）。此外，假体可以用 25 号不锈钢丝连接到离缺损最近的基牙上。在无牙患者中，假体可以通过缝合线、环接合线或几个钛螺钉（2.7mm 和 10mm）固定到剩余硬腭。应注意确保螺钉以一定角度放置，以便于螺丝刀拆卸。在大多数情况下，假体应保持 5～7d。

在这段时间之后，最好由外科医师和修复科医师一起移除包装材料和假体。去除包装材料常会导致出血，用氧化纤维素、明胶泡沫或微纤丝胶原的制剂具有一定帮助。此时，通过添加组织调理材料来转换假体有助于患者习惯于放置和移除（图 22-17）。患者还被指导如何用小苏打和盐的稀释溶液每天清洁缺损两次。最好使用冲洗注射器和分散连接头来完成。在接下来的一个月里，

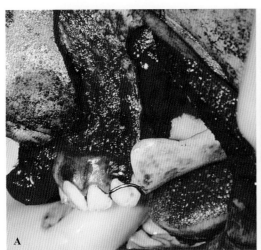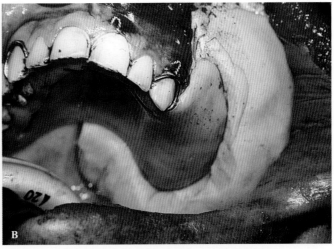

▲ 图 22-16　A. 为了合身尝试外科假体；B. 手术垫加上干燥的纱布、牙齿调节材料和不锈钢丝固定 5～7d
注意缝入侧颊侧皮瓣的中厚度皮片（由 Gary Clayman，DDS，MS. 提供）

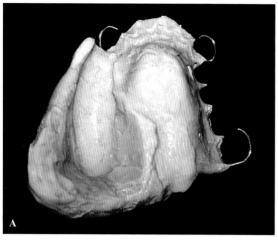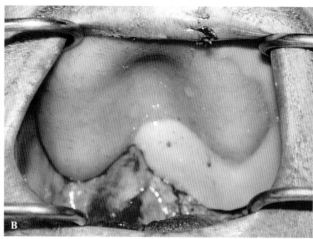

▲ 图 22-17 A. 在取出充填物时，临时闭孔器由手术假体的修改制成；B. 缺牙患者临时闭孔器的照片，患者接受缺损清洁，以及假体放置和取出方面的指导

患者每周都会来更换假体上的材料，因为缺损创面会继续改变形状。

（三）暂时封闭

取出填充物有利于患者放置和取出假体，使缺损得到适当的冲洗和愈合。术后第一个月内，患者应每周就诊一次；在这段时间内，创面发生的变化最大，并可能以假体缺损部分的形状容纳。在这个阶段，假体的原丙烯酸树脂部分仍然可以使用，以提供一个稳定的锚定改变的缺损。可以在其上附着其他软性丙烯酸树脂，如果可能可以在放疗前改为固体丙烯酸树脂假体。如有必要，长时间使用临时闭孔器有助于进一步手术或其他有意义的充填。有时，填料移除后不久的新印模程序将改善临时假体的适应性。在对缺损区域进行照射时，希望具有更能抵抗机会性念珠菌定植影响的固体丙烯酸树脂。

（四）完全封闭

手术和（或）放疗经过长时间的愈合后（6周），可制作最终的假体。对于齿状突患者，这种假体可以由丙烯酸树脂和不锈钢锻造钢丝扣或铸造铬框架制成，该框架支持由 PMMA 制成的球茎延伸（图 22-18）。具体建议 [26]。质量小于 45g 的假体可为实体，但质量较大的假体应为空心 [16,42]。无牙患者使用完全由丙烯酸树脂制成的假体进行治疗时，内部也应为空心。放置在缺损区域的牙齿

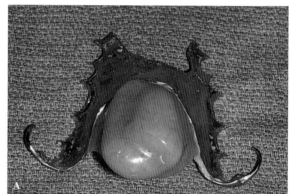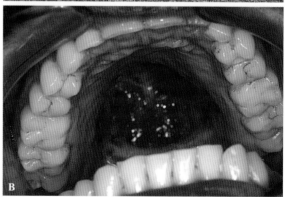

▲ 图 22-18 铬基铸造闭孔器 (A) 治疗多形性腺瘤切除缺损 (B)

可作为美观的替代物，并可防止对颌牙萌出，但其功能价值有限。

许多无牙或部分无牙患者难以维持，在某些情况下，也难以获得支持。在这些情况下，骨整合植入物可以锚定和支持闭孔假体。尽管对植入

放疗骨的患者进行的长期随访研究值得谨慎使用，但植入物仍然具有潜在的优势[43]。因为拔牙后上颌窦可能会受到广泛的干扰，除非将骨移植到鼻窦中，否则在该区域安装植入物可能会有问题。目前可行鼻窦扩大术，这是一种成功的植入术[44]。这种技术可用于非缺损侧，即存在对侧的单侧或后外侧缺损。通常建议用一个应力断条夹住 4~5 个植入物，并为患者提供一个保持力强、稳定的假体，从而提供更好的支撑（图 22-19）。最近，有人建议使用颧骨植入物（延长长度）作为鼻窦扩大术的替代方案[20,45]。颧骨植入物方案要求双侧放置，保留缺损侧眶下缘可提高手术稳定性。这两种技术都需要使用闭孔器制作一个螺纹固定杆连接件（图 22-20）[46]。远程固定点被认为是修复上颌骨缺损的一种稳定假体的方法[46,47]。

当上颌骨的大面积切除由于牙槽嵴的最小体积而无法放置植入物时，同侧颧骨种植体可以帮助建立缺损侧的最大化阻力的基础。这将要求对颧骨区域的可用骨进行成像。这样，假体进入缺陷的旋转将受到限制，部分由植入物支撑，从而使假体稳定（图 22-21）。

（五）下颌骨切除的假体修复

为治疗疾病，有时会切除部分下颌骨，造成连续或不连续性缺损。由于下颌骨是口腔和呼吸功能的组成部分，因此尽可能保持其功能。

若行下颌骨边缘切除术，一般是手术保留约 1cm 的垂直下颌高度以保持下颌骨完整性。剩余的下颌骨可以通过一个中厚皮片移植和局部组织瓣进行修复，或者可通过骨整合的牙科植入物进

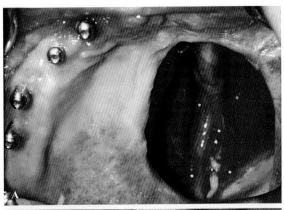
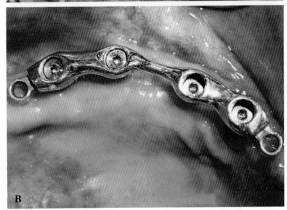

▲ 图 22-19　A. 植入保留的闭孔器，并增加窦腔；B. 非缺损侧的应力断条附件

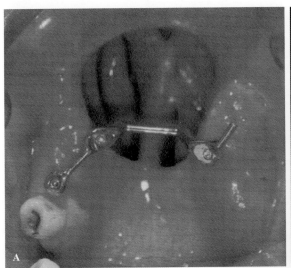
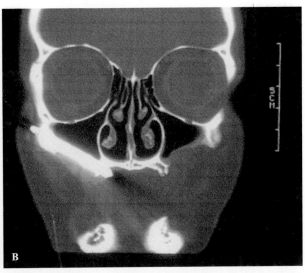

▲ 图 22-20　使用延长长度的种植体 (A) 穿过上颌窦外侧，并与密集的颧骨接合 (B)

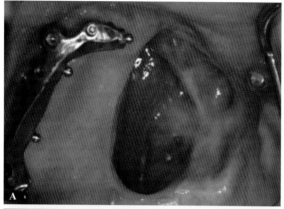

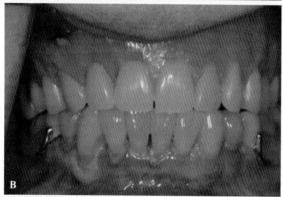

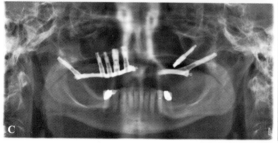

▲ 图 22-21　上颌骨缺损的修复与延长种植体的完整和缺损侧，以支持闭孔假体

A. 棒体附着和缺损支撑种植体的口腔内视图；B. 闭孔假体底座稳定；C. 全景 X 线片显示种植体的最小骨体积

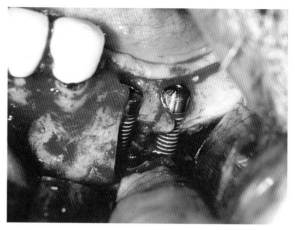

▲ 图 22-22　下颌骨下牙槽神经复位种植

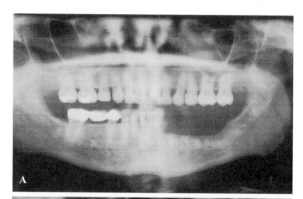

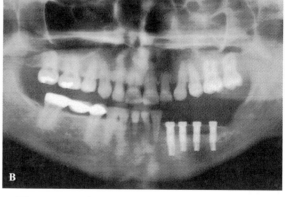

▲ 图 22-23　A. 左侧牙槽嵴鳞癌切除患者；B. 带髂骨嵴的自体骨移植

由 Michael Miloro, DMD, MD. 提供

行重建。在有牙患者中，如果管道位置上方有最小的骨来稳定植入物，保留后下颌的下牙槽神经可能会阻碍植入物的置入。在这些病例中，神经移位（图 22-22）[48] 或单侧骨移植都可提供骨整合修复（图 22-23）。

在无牙颌患者中，可能需要放置传统假体或种植体支持和（或）保留的假体。通常情况下，修复术可以依赖于特定的后咬合悬臂在前下颌骨中选择植入物位置（图 22-24）。最近的证据表明，当植入物放置在原下颌骨时，功能立即恢复 [49,50]。

（六）不连续缺损

对于联合切除造成的不连续的缺损，则可保留缺损区域而不重建下颌骨的连续性。对于无牙颌患者，更推荐此方案，因为有牙患者会有明显的咬合畸形，修复重建更为困难。且因为面部下 1/3 的不对称性，可能会导致明显的面部变形

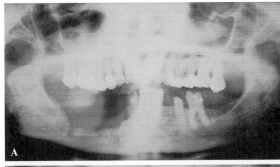

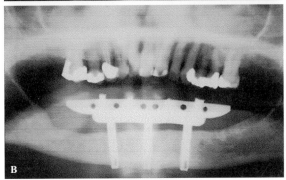

▲ 图 22-24　A. 下颌骨边缘切除术切除鳞癌患者，剩余的抽取牙列不足以支持假体；B. 切除后 2 个月植入假体支持种植体，注意牙槽嵴重塑与术后全口 X 线片比较

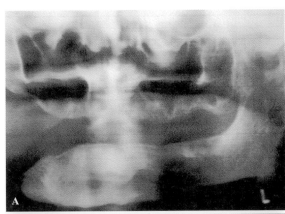

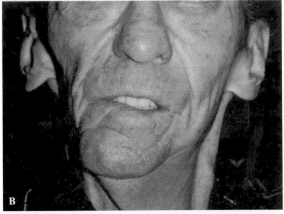

▲ 图 22-25　A. 下颌复合切除不重建；B. 结果导致下颌严重偏差

（图 22-25）。此外，患者通常发生舌体缺损，因为部分舌体可以用来闭合伤口，会导致吞咽问题。另外还需考虑下颌骨近端切除段在切除后的预后转归。如果运用放疗控制肿瘤，修复重建可能会产生额外的后向散射辐射（图 22-26）。

这些患者维持功能的关键在于保留下颌升支，保留咀嚼肌的附着点。切除下颌升支，将翼肌、颞肌和咬肌的对侧拉力不平衡，明显减弱其功能。如果保留更多的下颌升支，并且没有保持在术前位置，它可能会在上颌颊前庭塌陷，妨碍上颌牙齿清洁或上颌假体的制作。此外，下颌升支段可被隔离到口腔内。在这些病例中，更推荐修复重建，而不是将钢板直接与髁突残端相连[51]。如果切除术后下颌骨没有预先保持连续性，则可能需要用自体或异体移植重建。切除的位置可能预示着重建的相对成功。仅通过钢板穿过中线的前部重建可能也不如骨重建手术成功[52]。在下颌前部区域，更需要考虑美容和功能，这可能是由于舌骨上肌群对吞咽和呼吸的影响。目前，在这一区域，将骨移植与下颌体部结合相当困难。后路或侧路切除术似乎不那么软弱无力和有问题，因为线性骨置换常常足以重建该区域。用带蒂软组织重建可能有助于使其余下颌节段偏离受影响一侧。骨肌皮瓣在重建下颌骨不连续性方面具有优势，以避免这种偏差，并保持对康复至关重要的上下颌关系。

在某些情况下，自体骨移植可提供更大体积的骨组织，其细胞能够为骨结合创造更有利的环境[36]。也可使用非血管化或血管化的骨肌皮瓣进

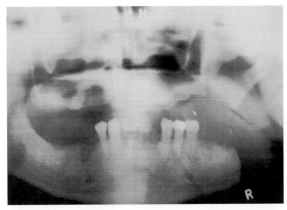

▲ 图 22-26　近端节段不重建导致对上颌后嵴的偏移和移位

行重建。最好在以前的手术区域或将要接受放疗的区域使用带血管的皮瓣，因为提供血液供应可能提供一个可预测的机会，使骨瓣保持存活。血管化髂嵴瓣在下颌缺损和上颌缺损修复中有一定的成功率。Hidalgo[53,54]介绍了血管化腓骨移植术在修复这些复杂下颌骨缺损具有十分大的优势[55]。腓骨是非承重骨，其大小对重建下颌骨的功能和外形十分理想。钛种植体的额外康复阶段已经被证明唯一适用于这些病例。双皮质螺钉的稳定性通常在外科手术中获得良好的效果，长期的成功是有利的（图22-27）。可根据组织缺失量、舌功能、口周瘢痕和相邻/相对咬合的程度选择局部覆盖设计或螺钉固定修复体（图22-28）。通常，种植体高度恢复率大于1∶1。这些植入物的被动夹板对其长期成功至关重要，应密切关注咬合方案的制订。有时，如果皮肤蒂较厚或前庭深度较深，可能需要软组织修复；这可便于观察软组织健康和保持卫生。

六、下颌骨缺损修复的现代理论

许多医生提议的下颌骨切除和带血管的腓骨移植的即时重建可以通过治疗软件进行评估，以便更好地调整种植体和最终修复体的最佳位置的节段（图22-29）。8cm或更大的缺损最好用带血管的骨瓣进行重建。如果需要进行软组织修复重建（即软组织覆盖缺损），可以决定使用植入物，同时或延后重建。植入物在先前照射过的领域中的存活率与植入物主要放置在放疗前的存活率有所不同；因此，虚拟模拟在更完整的下颌骨修复/外科重建方法中应用广泛。

（一）舌切除术

为控制肿瘤，有时需要切除部分舌体。舌体是吞咽、讲话和咀嚼所必需的。位于舌中线附近的恶性肿瘤有双侧颈淋巴结转移的倾向，为控制肿瘤，可能需要广泛切除舌体。由于舌肌大面积切除，伤口闭合成为术后愈合的一个重要问题。血管化的肌皮瓣或筋膜皮瓣是一种可能有效的修复重建的手段。然而，这些皮瓣通常不必要，因其不提供有利于正常吞咽和言语产生的组织。吞咽的生理学经过口、咽和食管三个主要部位。自

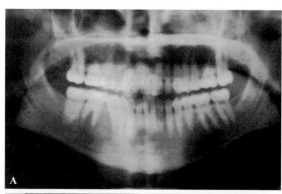

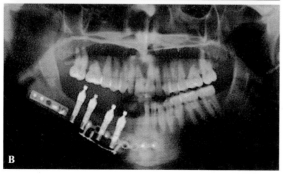

▲ 图 22-27　应用带血管蒂的腓骨瓣和端部骨内种植体切除重建下颌骨骨肉瘤

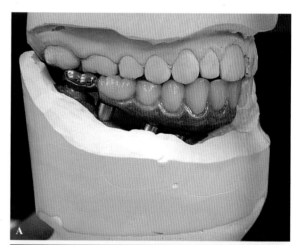

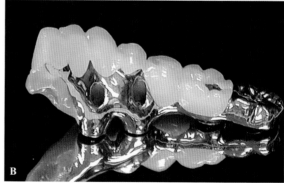

▲ 图 22-28　螺钉保留的金属陶瓷假体用于图22-26的患者

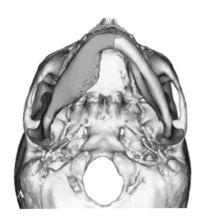
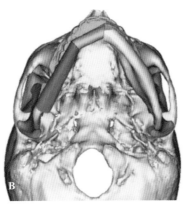
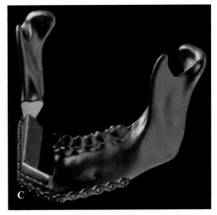

▲ 图 22-29 右下颌骨骨母细胞瘤患者

A. 术前影像学显示下颌骨巨大肿瘤；B. 建议的腓骨斜切线和斜切截骨术来模拟面部和咬合支持；C. 预弯钛板与组合腓骨的三维重建复杂缺损

主性口腔阶段可进一步细分为两个阶段，一个是口腔准备阶段，另一个是咀嚼阶段。

唇部的功能的口腔阶段有效运作是强制性的，因为唇部的密闭会为食团运输创造边界。对于舌尖上稠度更高的食物，咀嚼是一项独立的功能，咀嚼效率也取决于患者的牙齿状况。通过前口腔将食团运送到后口腔所需的时间界定了口腔运输时间。在健康成年人中，口腔转运时间为 1~2s。舌骨或下颌骨肿瘤切除术后，吞咽和言语产生所需的运动范围可能受限。在这些情况下，腭顶的高度可能无法允许舌组织的同位接触将食物或液体团推进咽区，咽反射开始于非自主阶段。因此，人工降低腭平面有助于提供一个与术后舌体运动范围近似的表面。这种假体被称为腭部扩大假体，可用于有齿或无牙患者（图 22-30 和图 22-31）[56,57]。吞咽困难患者中，已证实腭部增强假体可减少口腔运输时间，提高吞咽效率[58]。

发音障碍取决于舌体的切除部位。例如，舌前部或舌尖切除可能舌叶音发音受限，如 [t]、[d]、[n] 或 [s]。在其他情况下，舌根或舌侧缘可切除，可造成 [g]、[ng]、[k] 或 [c] 音的发音受限。在这些情况下，假体可以更好地帮助这些声音的发出。由于吞咽所需的假体形态可能明显不同于发音所需的形状，因此提倡将可互换的表面纳入腭部增大或下颌"舌体"假体。每一个表面都是专门用于发音或吞咽[51,59]。无论假体的类型如何，语言病理学家的参与对患者和颌面修复科医师师都具

有指导意义。

（二）软腭切除术

软腭作为咽淋巴环的组成部分，在肿瘤切除过程中偶有受累。由于其动态性，软腭类似于舌

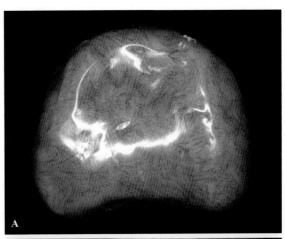
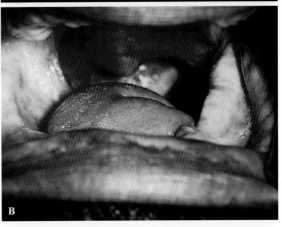

▲ 图 22-30 腭部增强假体 (A) 用于改善该患者的吞咽和说话方式 (B)，该患者接受了舌根鳞癌切除术

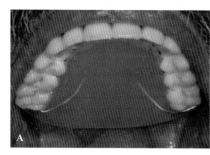
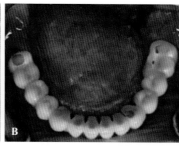
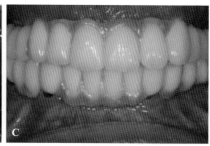

▲ 图 22-31 A. 用于降低腭穹窿以改善说话和吞咽的腭部增强假体；B. 口底以前用胸大肌瓣治疗，活动受限；C. 牙科种植体和陶瓷 / 金属假体的康复治疗

体，是吞咽和发音不可或缺的一部分。腭舌弓是非自主咽阶段的标志，若术中切除腭舌弓，易引起患者误吸。软腭缺损也可导致腭咽闭合不全，会导致食物从鼻腔反流和发音时鼻音明显，用咽部皮瓣替换软腭功能是为保守的软腭缺损保留，这可能是后天的或先天性的。一种语音辅助的假体，可取代软腭的功能，应将咽隐窝封闭在第 1 颈椎或 Passavant 垫的水平上，通常被视为咽上肌肉的集合体（图 22-32）。在这个层面上，假体的延伸应能部分填充咽隐窝，同时为舌咽肌肉组织的动态特性提供空间。一个稳定的修复始于口腔评估。假体的固定可以是牙体承载，也可以是部分或全部组织承载。对于牙载式假体，用磨牙固定变得有利，因为锚定靠近位移力的矢量阻止了功能过早松动。

软腭功能也可能受到脑血管疾病、脱髓鞘疾病或外科手术的影响。此类患者解剖结构可能无法完成腭咽闭合。腭升式假体还可以为患者提供更好的语言生成和更好的吞咽模式，它可以刺激肌肉组织在功能水平上的表现[60-62]。要使腭升式假体有效，必须存在一些咽肌肉运动。鼻内镜可帮助直接识别缺损，能有效评估软腭闭合情况。

先天性和后天性缺损的口腔修复在传统的修复牙科学中有着历史渊源。正是这些文献证明了恢复患者术前的功能水平是必要的。生活质量和临床结果研究证明了这些目标和目标的有效性，这些成果已经随着我们对骨整合、组织生理学和技术的了解而提高。组织工程和其他相关技术的持续发展将不断探索和改善这一复杂的临床治疗领域的成果。

七、面部缺损的修复治疗

用于获取印模、制作雕塑、制作模具和铸造假体材料的技术和材料与用于制作口腔方面假体的技能和资源非常相似或相同，因此经常需要颌

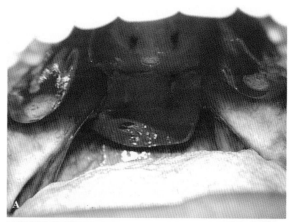
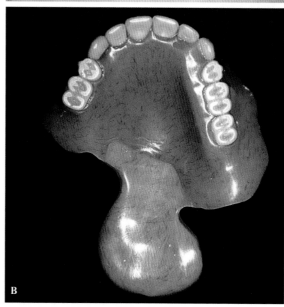

▲ 图 22-32 软腭切除患者在语音辅助下恢复 (A) 或咽闭孔假体 (B)

面修复科医师来制作口腔工具和假体。当解剖性面部缺损未经手术重建时，进行面部假体修复。面部假体服务也可以由整形医师提供，他们没有参加牙科培训课程，但已经完成学徒或在提供艺术和医学插图组合课程的课程中接受正式培训。

眼眶、眼、耳和鼻假体是最常见的假体，但有时在上颌面部修复或整形外科诊所制作躯体假体。口外假体通常由黏合剂、骨内钛植入物来固定，或两者都有。虽然为口内应用设计的植入物可以在口腔外使用，但一些制造商制造的植入物长度不超过 3～4mm。这些较短的植入物可用于颅骨，不会有过度侵犯邻近解剖结构的风险。当植入物被用于面部假体的固定时，可以通过安装在假体凹面内的夹子将其固定。当夹子在面部假体内时，它们通常用一根连接两个或更多位于假体下方骨内的植入物的杆固定。或者，当磁性的基牙被放置在骨整合植入物上时，相应的磁铁被放置在凹面义齿表面之前，磁铁可以用来固定义齿。在计划种植面部假体时，在第一阶段骨整合手术前制作手术支架是很有帮助的。这些支架通常用 PMMA 模拟假体的大小和形状，PMMA 可以很巧妙地被取出内芯，以引导植入物的正确位置放置，最终将负责假体的固定。植入物的合理空间定位对于避免穿过或围绕假体主体出现不必要展示的植入物部件特别重要。这一点尤其适用于需要在反螺旋下方放置植入物组件的植入物耳廓假体，在反螺旋下方最容易隐藏植入物组件。

以下连续的工作通常涉及面部假体的制造，步骤 3 和步骤 4 是眼眶假体所独有的。

步骤 1：临床上使用牙科印模材料制作印模（图 22-33）。

步骤 2：制作铸模，该铸模可以作为造型和模具的前半部分的基础。模具的前半部分称为下模镶件（图 22-34）。

● 铸模通常由石膏制成。

● 如果之前放置过植入物，那么铸模包含类似于植入物解剖位置的植入物组件。

● 对于种植的假体，负责将假体与植入物耦合的连接杆和磁性外壳通常在记录压痕之

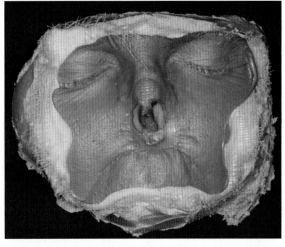

▲ 图 22-33　聚乙烯硅氧烷面部印模在一个接受鼻切除术治疗基底细胞癌的患者鼻腔修复术中的应用

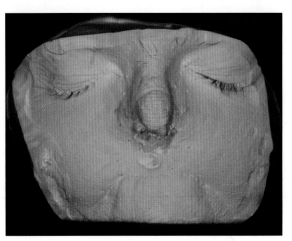

▲ 图 22-34　石膏铸模由图 22-33 所示的印模产生；这个铸模用于模具前半部分的下模镶件

前制造，而此压痕被用于生成下模镶件。

步骤 3：如果正在制作义眼，则义眼的眼部组件必须在脱模上制作的拟定眼眶解剖模型之前制作。

● 眼部假体和眼眶假体的眼部组件通常由定制色素 PMMA 制成，而不是玻璃或陶瓷。

● 义眼制作师是专门制作义眼或义眼的眼部组件的专业人员。

● 商业化的可供眼眶假体使用的备用眼部部件，可作为定制的眼部部件的替代品。

步骤 4：眼部成分的注视是临床上确定的（图 22-35）。

● 在制作眼眶修复雕塑之前，眼眶假体的眼

部组件必须放置在与对侧眼一致的三维位置上的牵引装置上，在牵引力的作用下定位到眼眶假体缺损中。

- 当患者水平向前看时，义眼的注视必须与对侧眼睛的注视一致。

步骤5：临床制作拟定假体的雕塑（图22-36）。

- 雕塑在转移到下模镶件之前，直接在患者的解剖缺损上制作，在下模镶件上它们的边缘被细化。
- 眼眶修复雕塑是在拟用假体的眼部周围制作的，以模仿眼睑解剖。

- 当植入物为了保留而使用时，在植入物组件上制作雕塑，以确保大部分假体掩盖这些植入物组件。

步骤6：对临床生成的雕塑进行细化，并投入资金以生产模具的后半部分，称为上模镶件（图22-37）。

- 模具的上模镶件处理通常是用牙科石膏制作的。
- 耳廓假体通常需要产生一个由三部分组成的模具，中间部分位于耳后部负责形成耳廓内侧部分，位于下模镶件和上模镶件之

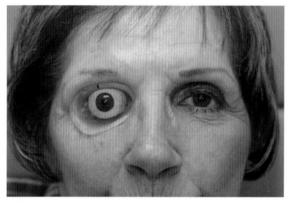

▲ 图 22-35 利用拟定的眼眶假体的眼部组件建立凝视
注意相机反射的图像在自然瞳孔和假瞳孔上的相似性。一种聚甲基丙烯酸甲酯眼眶壳和蜡被用来保存所拟定的眼眶假体的眼部组件，用于建立假体凝视；在完成一个假体雕塑之前，这种凝视被转移到下模镶件上

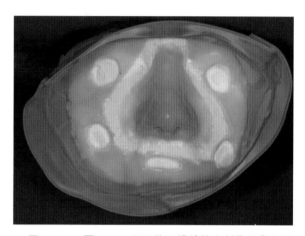

▲ 图 22-37 图 22-36 所示的下模镶件上制作的鼻假体蜡像
这个雕塑是在患者脸上制作的，然后被转移到下模镶件上

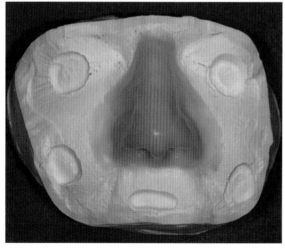

▲ 图 22-36 在图 22-34 所示的下模镶件上制作鼻假体的蜡雕
这个雕塑开始于患者的面部，然后被转移到下模镶件上

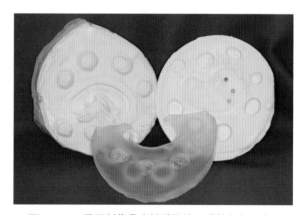

▲ 图 22-38 用于制作骨内钛种植体和磁性保留耳廓假体的拆卸模具（石膏上模镶件、模具的聚甲基丙烯酸甲酯中间体组件、石膏下模镶件）

间（图 22-38 和图 22-39）。

步骤 7：通过热水清除雕塑介质，如果它是一个蜡雕塑，如果它是一个泥塑则用刷子（图 22-40 和图 22-41）。

步骤 8：完成着色假体基硅酮的临床生产和着色硅酮模具铸造（图 22-42）。

步骤 9：硅酮固化后剥离（图 22-43）。这通常是在不破坏模具的情况下完成的，模具可用于后续制造额外的假体。

步骤 10：从剥离的假体上修剪过多的硅酮。

步骤 11：带有外部颜料的假体的临床特征，通过添加透明薄层硅酮密封（图 22-44）。

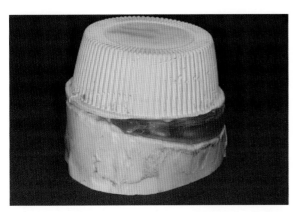

▲ 图 22-39　图 22-38 所示，模具的三个组装组件（石膏上模镶件、模具的聚甲基丙烯酸甲酯中间体组件和石膏下模镶件）

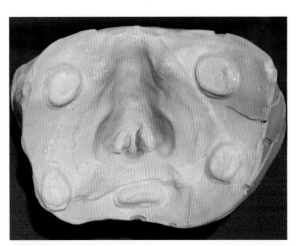

▲ 图 22-41　清除蜡雕介质后的鼻假体上模镶件。此上模镶件对应于图 22-40 中所示的下模镶件

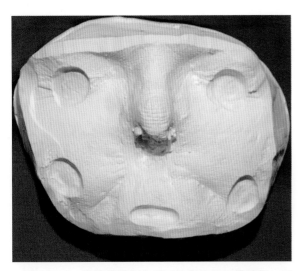

▲ 图 22-40　清除蜡雕刻介质后的鼻假体下模镶件，见图 22-37

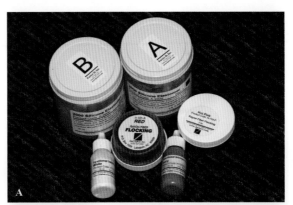

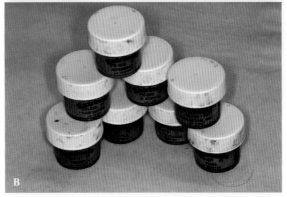

▲ 图 22-42　A. 用于制作底色的材料；B. 用于给假体表面着色的色素

Cummings 耳鼻咽喉头颈外科学（原书第6版）

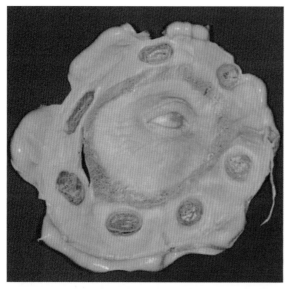

▲ 图 22-43　硅酮假体脱模前剥离其模具上多余的硅酮屑

推荐阅读

Beumer J, Marunick MT, Esposito SJ, editors: *Maxillofacial rehabilitation: prosthodontic and surgical management of cancer-related, acquired, and congenital defects of the head and neck* , Chicago, 2011, Quintessence.

Block MS, Kent JN, editors: *Endosseous implants for maxillofacial reconstruction* , Philadelphia, 1995, WB Saunders.

Branemark PI, de Oliveira MF, editors: *Craniofacial prostheses: anaplastology and osseointegration*, Chicago, 1997, Quintessence.

McKinstry RE, editor: *Cleft palate dentistry* , Arlington, VA, 1998, ABI Professional Publications.

McKinstry RE, editor: *Fundamentals of facial prosthetics* , Arlington, VA, 1995, ABI Professional Publications.

Taylor TD, editor: *Clinical maxillofacial prosthetics* , Chicago, 2000, Quintessence.

Thomas KF: *Prosthetic rehabilitation* , London, 1994, Quintessence.

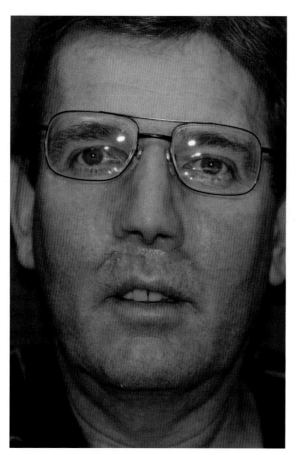

▲ 图 22-44　由下模镶件和上模镶件制作的鼻部假体，见图 22-33、图 22-34、图 22-36 至图 22-41

Cummings
Otolaryngology Head and Neck Surgery (6th Edition)
Cummings
耳鼻咽喉头颈外科学（原书第 6 版）
Volume IV: Head and Neck Surgery and Oncology
第四分册：头颈外科学与肿瘤学

第四篇
咽与食管

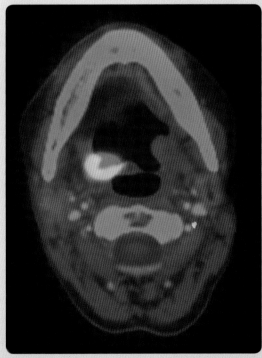

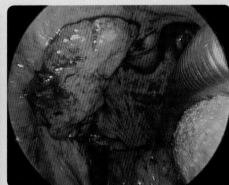

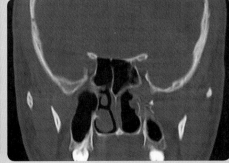

第23章

鼻咽良恶性肿瘤
Benign and Malignant Tumors of the Nasopharynx

Luke Tan　Thomas Loh　著

田家军　译

要点

1. 鼻咽部可出现大量不同类型的肿瘤。
2. 青少年鼻咽血管纤维瘤（JNA）是男性青少年最常见的（鼻咽部）良性肿瘤，肿瘤可延伸至鼻旁窦、颞下窝、颅底及颅内。
3. JNA 的主要治疗手段是外科手术，而且内镜入路的使用频率更高。
4.（鼻咽部肿瘤的）复发率高达 33%。
5. 鼻咽癌（NPC）是鼻咽部最常见的恶性肿瘤。它与种族、EB 病毒感染和饮食习惯有很强的相关性。
6. 超过一半的患者确诊鼻咽癌时发现淋巴结转移。
7. 早期鼻咽癌采用放疗。第三和第四阶段行放化疗。
8. 进行挽救性手术时，根治性颈清扫是预防局部复发的首选治疗方法。在原发部位，手术方式取决于肿瘤的进展程度。内镜切除术主要用于小的、局限性病变。

鼻咽是鼻腔结构末端和咽部开始的胚胎学汇合点。它也被颅底的外胚层和后上颈椎包围。因此，在这个狭小的密闭空间内发生了大量的病理学现象（表 23-1）。由于鼻咽肿瘤生长和扩张的特点，症状通常出现较晚，因此肿瘤在患者就医前可达到非常大的体积；此外，由于鼻咽（NP）区域的诊断不可直视，肿瘤很难被发现。

本章将讨论该区域可能出现的良性和恶性肿瘤种类，并将使读者全面了解鼻咽部肿瘤中最常见的良性和恶性肿瘤，即青少年鼻咽血管纤维瘤（JNA）和鼻咽癌（NPC）。

一、鼻咽肿物的诊断方法

NP 肿瘤的表现是广泛的，范围从耳、鼻、喉部症状到颈部肿物和颅神经麻痹。患者的年龄和性别对 NP 肿物的鉴别诊断很重要。虽然儿童 NP 肿物通常是腺样体肥大引起的，但 JNA 在青少年中应被重点考虑。在成人中，NP 恶性肿瘤应该是 NP 肿物的常见诊断，因为腺样体肥大通常会退化。在美国的某些地区（加利福尼亚，阿拉斯加）和几个亚洲地区（新加坡，中国香港、广州），NP 恶性肿瘤是常见的，通常是 EB 病毒（EBV）感染相关的未分化型癌症。

作为一种诊断方法，在肿物活检前进行影像

表 23-1　2009 年国际癌症联合会鼻咽癌肿瘤 (T)/ 淋巴结 (N)/ 转移 (M) 分期

分　期	说　明
T 分期	
Tx	原发性肿瘤无法评估
T₀	没有肿瘤的迹象
T₁	局限于鼻咽或延伸至口咽和（或）鼻腔
T₂	肿瘤延伸至咽旁间隙
T₃	肿瘤累及鼻窦和（或）颅底
T₄	颅内、颞下/咀嚼肌间隙受累、脑神经受累、眼眶或下咽
N 分期	
N₀	无淋巴结受累
N₁	锁骨上窝上方单侧颈淋巴结 ≤ 6cm，或单侧或双侧咽后淋巴结 ≤ 6cm
N₂	双侧颈淋巴结 ≤ 6cm，锁骨上窝以上
N₃ₐ	淋巴结 > 6cm
N₃ᵦ	锁骨上淋巴结
M 分期	
M₀	无远处转移
M₁	远处转移（包括纵隔淋巴结）
阶段分期	
I	T₁N₀M₀
II	T₁N₁M₀, T₂N₀M₀, T₂N₁M₀
III	T₃N₀M₀, T₃N₁M₀, T₁₋₃N₂M₀
IVa	T₄, 任何 N, M₀
IVb	任何 T, N₃, M₀
IVc	任何 T, 任何 N, M₁

学检查是合理的。计算机断层扫描（CT）和磁共振成像（MRI）都有各自的优点。当怀疑颅内病变延伸时，放射学检查尤为重要。在鼻咽癌流行地区，对疑似恶性肿瘤患者进行门诊经鼻活检是很常见的。然而，当怀疑 JNA 时，应在手术室允许大量出血止血的情况下进行手术。

NP 肿块的组织学决定了治疗方法。对于良性病变，通常需要手术切除。最常见的良性病变是 JNA，本章将详细讨论。

（一）Thornwaldt 囊肿或囊

除了腺样体肥大，Thornwaldt 囊肿，或 Thornwaldt 囊，是鼻咽部最常见的上皮样囊肿。囊肿是鼻腔和咽胚胎学过程（Rathke 囊）分裂的结果。这种病变通常是无症状的，尽管一些患者可能会因偶尔挤压囊肿内容物而引起后鼻孔滴涕而就医。作为鼻内镜检查的一部分，这种肿物的诊断通常是偶然的。由于囊性内容物的存在，可以发现是一个光滑的，通常位于中心位置的肿物，呈黄色。鉴别诊断应包括脑膜膨出或脑膜脑膨出。有时，由于出血或含铁血黄素的原因，病变处颜色较深；在这种情况下，应切除病变或进行活检以排除黑色素瘤。然而，Thornwaldt 囊肿一般不需要切除，如果诊断是明显的，也不需要活检。囊肿的根可以附着在椎体前筋膜的下面，完全切除最好是在全身麻醉下完成。切除后伤口愈合良好，如腺样体切除术。

（二）鳞状细胞乳头状瘤

鳞状细胞乳头状瘤是一种良性上皮性肿瘤，常见于鼻腔、鼻窦。这种肿瘤的上皮变化可能在基底膜处内翻，称为 Schneiderian 瘤或内翻性乳头状瘤。鼻咽病变的表现异常偶然，应通过活检进行诊断。病变的基底应完全切除，并留有正常组织的边缘。动力系统的使用有助于 NP 病变区域的深部处理。关于鼻腔和鼻旁窦内翻乳头状瘤的治疗的更多细节见本册第 25 章和第二分册第 11 章。

（三）颅咽管瘤

颅咽管瘤是一种组织学上良性肿瘤，由 Rathke 囊发展而来。它们通常出现与垂体瘤相似的症状，伴有内分泌和视觉障碍，但偶尔患者会因鼻塞等鼻部症状而就医，因为鼻塞扩展到 NP 区。在儿童中，这些病变的表现与腺样体肥大症状相似[1]。治疗方法是手术切除加或不加放疗，伽马刀已被用作主要治疗方法。

（四）血管纤维瘤

血管纤维瘤通常发生在青少年男性，因此通常被称为青少年鼻咽血管纤维瘤（juvenile nasal angiofibroma, JNA）。占所有头颈部肿瘤的 1%。以这种肿物的独特血管性质和难以评估深层肿瘤肿块进行诊断，大量文献为有关这种疾病提供了依据。

1. 生长模式

肿瘤是局部浸润性的，通常与鼻咽及其周围相关解剖结构有广泛的粘连。JNA 是一种生长缓慢的血管瘤，出现在鼻咽侧壁翼突根部的蝶腭孔区域。肿瘤通过翼腭窝横向扩展到颞下窝，但鼻咽和后鼻孔对肿瘤的生长没有障碍。因此，它可能会扩张到前鼻腔和所有相关的鼻窦。它可以有颅内病变，并延伸到颅中窝和颅前窝。它还可以向两侧延伸到上颌窦，向上延伸到颅底。因为 JNA 通常发生在年轻男性，这促使了有关肿瘤组织中雄激素受体和雌激素受体的研究。据报道，雌激素受体阳性与雌激素受体的关系更为密切，这可能为调控雌激素受体的药物治疗 JNA 提供一个平台[2]。

2. 病理学特征

大体病理学（肉眼观）通常呈无柄、分叶状、橡皮状、深红色至棕褐色的灰色肿物，可能体积较大。黏膜溃疡不常见，肿瘤无包膜，由血管组织和纤维间质混合构成。血管壁缺乏弹性纤维，平滑肌不完整或缺失，说明血管壁易出血[3]。

3. 临床特征

虽然 JNA 通常在 10—25 岁男性患者中被诊断出来，但许多病例报告存在有女性患者及年长患者发病的情况。JNA 患者因单侧鼻塞、鼻出血、带血痰和浆液性中耳炎而引起医学上的注意。较不常见的症状包括鼻腔分泌物、面部肿胀、鼻窦炎和嗅觉缺失。症状的持续时间通常很长，通常是轻微且无害的。有报道发生在鼻咽以外部位的 JNA 病例。上颌窦是常见的部位。通常认为这一区域的肿瘤最常发生在女性[4]。

4. 诊断

经内镜检查，JNA 表现为一个韧性的血管肿物，突出到前鼻腔，接触时可能有过多出血。对比 CT 扫描，显示其为来自鼻咽或鼻侧壁的增强软组织肿物。尽管翼腭窝可能因肿瘤而变宽（图 23-1），一般不存在骨侵蚀。磁共振成像将显示血管瘤样改变，钆增强成像显示肿物内有流动性空洞。磁共振血管造影是血管成像中侵入性最小的一种形式，它可以显示由颈外动脉系统分支产生的供血血管。我们发现磁共振造影对随访评估更有用（图 23-2）。用 ^{99m}Tc 红细胞单光子发射计算机断层扫描技术对 JNA 的诊断是准确的[5]，但仍是以组织学作为最终诊断依据。

5. 分期

1984 年，Chandler 和他的同事[6]在临床和 CT 评估的基础上提出了分期系统（框 23-1）。这

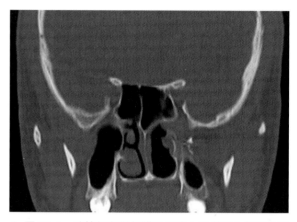

▲ 图 23-1　计算机断层扫描显示青少年鼻咽血管纤维瘤导致的左侧蝶腭孔扩大

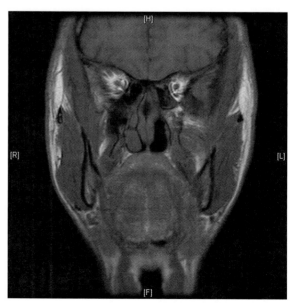

▲ 图 23-2　同一患者的磁共振随访情况见图 23-1。3 年未见复发

框 23-1	良性和恶性鼻咽肿瘤
良性肿瘤	**恶性肿瘤**
• 进展性的	• 上皮的
－ Thornwaldt 囊肿	－ 鼻咽癌
－ 毛息肉	－ 未分化癌
－ 畸胎瘤（起源不同）	－ 鳞状细胞癌
• 外胚层的	• 胚胎性的
－ 乳头状瘤	－ 脊索瘤
－ 腺瘤性息肉	• 淋巴性的
• 中胚层的	－ 淋巴瘤
－ 幼年雀斑	• 中胚层的
－ 纤维黏液瘤性息肉	－ 血管外皮细胞瘤
－ 鼻后孔息肉	－ 恶性纤维组织细胞瘤
－ 骨瘤	－ 横纹肌肉瘤
－ 纤维异常增生	• 恶性唾液腺肿瘤
－ 颅咽管瘤	－ 腺样囊性癌
－ 孤立性纤维瘤	－ 黏液表皮样癌
－ 纤维性纤维瘤病	－ 腺泡细胞癌
－ 神经鞘瘤	－ 腺癌
• 良性唾液腺肿瘤	**转移性肿瘤**
－ 多形性腺瘤	• 腺癌
－ 单形腺瘤	• 乳头状癌

个分期系统逻辑性强，易于理解，并且对诊断报告很有用。由于第 3 期的解剖区域很大，笔者试图对这一阶段进行改进。然而，没有一个系统被广泛地用于比较预后，因为已报道的案例系列通常数量很少。在 Chandler 的 JNA 分期中，肿瘤在 1 期，局限于鼻咽；2 期，肿瘤延伸至鼻腔或蝶骨；3 期，肿瘤涉及上颌窦、筛窦、颞下窝、眶、脸颊和海绵窦；4 期，肿瘤侵入颅内。

6. 治疗

JNA 的主要治疗方法是手术切除。由于该病不常见，因此治疗 JNA 的大多数经验仅限于基于一段时间内收集的医疗机构实践的病例系列。对于通过组织学诊断证实的 JNA 的患者，首先应考虑的是评估手术的适应性。尽管这通常不是年轻男性的问题，但颅内病变可能与较长手术时间和并发症有关。对于颅内肿物，应该有一个包括头颈部外科医师和神经外科医师在内的颅底外科医师团队处理。

传统的手术方法是开放式的，但最近人们更多关注的是使用专门的内镜技术切除血管肿瘤。然而，对于内镜下可能无法完全显露的肿瘤，开放性手术仍然是一种重要的手术方法。对于小病变，经口腔入路可直达鼻咽部。这种方法可能会被内镜入路所取代。更常用的上颌骨内侧切除术可以通过鼻侧切开，或者最好是通过面中部的切口，这样可以很好地进入鼻咽并消除面部瘢痕。

为了从鼻咽外侧延伸至鼻旁窦，Le Fort 1 型截骨术允许进入上颌窦和筛窦，以及翼腭窝。对于涉及颞下窝的病变或涉及大多数鼻窦的大病变，面部易位法提供了一个大的进入路径。面部易位涉及旋转的面颊皮瓣作为一个单一的成骨单元；上颌骨的下部在截骨手术后向外旋转至上颌骨的鼻/眶部分和颧弓。我们还将整个鼻子和脸颊合并为一个横向旋转。这样可以很好地进入颞下窝并在出血时提供止血选择。据 Tyagan 及其同事报道，最近开始使用颞下外侧窝入路[7]。

鼻内镜鼻窦手术技术在过去 20 年中有了显著的进步，允许鼻内入路，因此可以以一种非常有效的方式接近鼻内结构。几位作者发表了他们使用内镜成功地切除此类肿瘤的经验。一些内镜切除术的报道含有合理的随访时间（23 个月内有 13 例患者）和低复发率（8%）[8]。那些在 3 期 JNA 中采用开放式和内镜联合方法的患者也报道了良好的成功率，但只是短期的结果[9]。对于较重的病变，如 3a 期疾病，Hofmann 及其同事[9a]报道了 21 例患者成功的内镜下切除术，取得了长期疗效（52 个月），同时也报道了延长颞下窝和上颌后间隙不是鼻内镜入路的禁忌证。

一些患者在术前用肿瘤栓塞术来减少术中出血。然而，术前栓塞的使用强调了复发的风险[10]。在大瘤体肿瘤中，供血血管来自颈内动脉系统，为防止神经功能缺损，在最终手术前使用了激光辅助的颅外颅内旁路术[11]。

复发率被重新评估。根据随访时间的长短，复发率高达 35%。对于复发性疾病的患者，可选择单独观察、修复手术或放疗。放疗已被用于治疗 JNA，尤其是那些术后复发的肿瘤和那些向颅内侵犯的肿瘤，这些肿瘤的边缘完整切除可能很困难。Cummings 和同事[12]报道了一系列 56 名接受 3000cGy 放疗的患者。然而，对生长中心、白内障形成和放射性骨坏死的影响问题，以及恶性转化的案例都有报道[13]。由于这些各种原因，有时随着年龄的增长或重复手术引起肿瘤的复发。对于不能接受手术的患者、反复切除后仍有肿瘤复发的顽固性病例以及不可预料的复发，可考虑进行放疗，并充分说明可能的长期、晚期效应（例如，放疗引起的恶性肿瘤，颈动脉损伤）。Park和他的同事报道了使用伽马射线治疗复发性眶内JNA的成功案例[14]。

二、脊索瘤

脊索瘤是一种局部侵袭性恶性肿瘤，可发生于蝶骨基底并侵蚀颅底骨，在蝶骨和鼻咽出现。这些肿瘤来自残留的脊索，可表现为脑神经缺损，包括声音嘶哑、吞咽困难或复视。它们也可能发生于无症状的患者，通过头部和颈部的 CT 或MRI 偶然发现。这些肿瘤的最终诊断可以通过经鼻内镜活检来完成，但也经常在手术时进行，这需要一个团队的努力，包括神经外科医师和颅底外科医师。额叶下前正中入路，或最近常见的扩大鼻内入。由于需要在肿瘤的背侧对脑干和椎 – 基底动脉系统进行手术，术后可能会出现脑神经甚至是大范围缺损。对于因解剖结构复杂和神经或血管损伤风险而无法完全切除这些病变的患者，有必要使用术后放疗；在这种情况下，建议采用质子束疗法。

（一）鼻咽腺样囊性癌

鼻咽腺样囊性癌占头颈部腺样囊性癌的 20%。与其他来源于唾液腺的肿瘤一样，腺样囊性癌也起源于该区域的小唾液腺。鼻咽部的病变不常见，但可能是隐匿性的，生长缓慢；病变可从鼻咽部延伸至前颅底，表现为双侧鼻病变，必须与单纯的双侧鼻息肉区别开来。任何一种情况的患者都可能因单纯的鼻阻塞伴低眼压而引起医学上的注意。其他伴随症状通常不会发生，除非有临床表现时可以检测到可触及的颈部转移。如果涉及咽鼓管，分泌性中耳炎可能是表现明显的。鼻咽腺样囊性癌具有嗜神经周扩散的倾向，因此 MRI 在鼻咽腺样囊性癌的预处理评价中具有重要意义。这种病变的主要治疗方法是手术切除。然而，鼻咽部靠近蝶骨，因此颈内动脉和颅内结构，以及沿神经周围扩散的倾向，可能妨碍完全切除。术后放疗是局部控制此类病变的重要手段。

（二）鼻咽癌

鼻咽癌（nasopharyngeal carcinoma, NPC）具有独特的流行病学模式。在某些族群中是常见的，在华南、香港，以及东南亚地区的发病率最高。大多数鼻咽癌患者被诊断为晚期。然而，随着放化疗联合应用，这些患者的生存率有所提高[15, 16]。此外，随着放疗技术的改进，过去困扰患者的不良反应也随之减少[17-19]。鼻咽癌的治疗策略是寻找新的早期检测方法，开发改进有效的治疗技术，重点是从治疗中降低不良事件的发生率。本章介绍鼻咽癌的流行病学、病因、病理学、临床特点、分期、治疗和预后。

1. 流行病学

鼻咽癌发病率的最高记录地区在中国广州，其中年龄调整的发病率报告为 30/100 000[20]，在香港男性为 20.2/100 000，女性为 7.8/100 000[15]。受 NPC 影响的患者是来自中国南部的华人。在中国南方，主要的人口包括广东人和福建人。在香港，绝大多数的人口是广东人。在新加坡，2003—2007 年男性年龄标准化发病率是 10.8/100 000[21]。这个较低的发病率可能部分归因于新加坡的人口统计学，其人口比中国大陆、中国香港和中国台湾更不均匀。新加坡大约有 70% 的人口是华人，剩下的主要族群是马来西亚人和印度人。在新加坡，大多数的鼻咽癌患者是华人（福建人和广东人），新加坡男性的鼻咽癌发病率为 12.5/100 000。直到 2002 年，中国华南、中国香港及南洋地区的发病率是世界上最高的，在 30 年内保持稳定。然而，在过去的 10 年中，已经注意到，在新加坡和中国香港，在多年稳定的情况下，鼻咽癌的发病率显著下降[15]。发病率下降的原因尚不清楚，但一个理论认为这是饮食习惯的改变所致[22, 23]。其他族群的发病率，从中到高，包括因纽特人[24, 25]、波利尼西亚人和地中海人口[26]。NPC 在白人中不常见。在北美，华裔移民的发病率最高[23]，华裔移民的后代发病率较低，但仍高于其他族群。总的来说，发病率低于中国华南地区和东南亚地区。中国移民及其后代每一代的发病率下降是一个众所周知的现象。很可能随着人口迁移，时间的推移，由通婚等因素引起的基因库的变化，尽管不同饮食习惯不能被忽视。流行病学研究表明，鼻咽癌在中国很常见。这将提示遗传关系或共同习惯的可能性，如饮食摄入。

2. 病因学

据称与鼻咽癌发展相关的主要因素是遗传和环境因素及 EB 病毒[27]。过去 30 年来，人们对这些与鼻咽癌相关的因素的认识有所提高。然而，我们仍然无法有序地吸收这些信息，将这些知识转化为预防、早期发现或显著提高生存率的内容。目前参与鼻咽癌研究的学者认为，这种癌症可能是三个主要因素相互作用的结果。

3. 遗传因素与鼻咽癌

(1) 家族聚集性：大量的证据表明遗传因素在鼻咽癌中起着重要作用[28-31]。鼻咽癌家族聚集性并不少见。Ung 和同事[28]报道，一级家庭成员患鼻咽癌的风险可能高达普通人群的 8 倍。来自香港和广州的报道还估计，与普通人群相比，这一风险高达 20 倍。笔者报道称，15.5% 的鼻咽癌患者与鼻咽癌有一级亲属关系[29]。大多数受影响的一级家庭成员通常是兄弟姐妹（70%），而不是父母和孩子（30%）[29]。一个家庭中受影响的两个兄弟姐妹之间的平均持续时间是 5.3 年，而父母和孩子之间的平均持续时间是 25 年[29]。如果患者在 40 岁以下被诊断鼻咽癌，一级亲属患鼻咽癌的风险更高[30]。这种家族群的存在可能确实是由于常见的遗传因素，但也可以说共享的环境因素可能起作用。

(2) 人类白细胞抗原相关性：人类白细胞抗原（HLA）等位基因与鼻咽癌的关系建立于 1975 年[32]。这些是属于 6 号染色体 HLA A、B 和 D 组的一类等位基因。与一般人群相比，HLA A2、BW46、B17、BW58、DR3 和 DR9 在鼻咽癌患者中的患病率更高[32-35]。这些单倍型与鼻咽癌风险增加有关。据报道，在建立这些单倍型方面的进一步改进发现 A2 和 BW46 单倍型患者的风险最高[34, 36]。还发现多个等位基因具有保护作用。有

证据表明，肿瘤易感性基因可能具有隐性遗传，因为具有显性模式的鼻咽癌相关基因与如此广泛的保护作用等位基因变异无关[37]。也已证实，大多数中国鼻咽癌患者具有 HLA-A0207 单倍型，而不是白细胞中发现的 HLA-A0201 单倍型[38]。已经描述了 HLA 基因座附近区域的序列不稳定性，这表明了肿瘤易感性因素的可能性[39]。鼻咽癌患者可能在这些基因座中有等位基因，这些等位基因可能含有导致正常 NP 细胞癌变的基因。一项全基因组关联研究强烈表明，HLA-A 基因存在单核苷酸多态性[40]。其他关联包括 HLA-F 基因和 γ - 氨基丁酸 B 受体 1（GABR1）。这些基因位于染色体 6p.21 上[40]。

(3) 染色体和遗传变化：已经描述的染色体变化包括染色体 3、9 和 11 的缺失[41-44]。这些染色体变化的意义是已知特定因素的功能丧失：例如，染色体 9p21 区域编码已知的细胞周期调节器，如 p15 和 p16[45, 46]。据报道，鼻咽癌患者的 p16 蛋白已失活，其他染色体的变化也有零星报道。这些基因的每一个缺失都与一个隐含的肿瘤抑制基因有关。据报道，新的标志物也表明了其他肿瘤抑制基因可能被抑制的可能性[47]。尽管信息丰富，但很难确定这些变化是否是下游事件，而不是早期变化。目前的数据似乎表明，通过全基因组关联研究，3 号、6 号和 9 号染色体具有一致的共同关联[40, 48-50]。这些关联提高了我们对可能关联的理解，并为诊断和治疗提供了潜在的标记。

4. 环境因素与鼻咽癌

与鼻咽癌相关的最常见的环境因素是饮食，有人认为高防腐剂饮食（如腌鱼、腌蛋和腌蔬菜）与鼻咽癌相关[51-56]。这些关联的起源可追溯到对一组高发病率鼻咽癌患者（即香港"船民"）进行的流行病学研究。这些人在许多年前就起源于中国的一个共同的地区，他们的生活主要集中在船上。饮食必须基于保存的来自海洋的食物（例如，腌鱼）。随后，大型流行病学研究也提出了类似的发现[56]。人们认为，这种风险与早期暴露或断奶期暴露有关[54, 57]，同时也接受亚硝胺是致癌物的事实。其他被认为与环境有关的原因包括化学烟雾和木屑[58]。一些报道认为吸烟

与鼻咽癌有关，尽管鼻咽癌的鳞状细胞癌（SCC）的风险可能更高，而不是地方性未分化癌。然而，很难将某种食物或其他环境因素作为导致肿瘤发生的唯一因素，因为许多混淆因素也经常存在。

5. EB 病毒与鼻咽癌

EB 病毒是一种普遍存在的病毒，世界上绝大多数人都受到过感染。EB 病毒是一种疱疹病毒，有一个 DNA 核心和一个被称为衣壳的包膜。病毒感染发生在儿童早期或青少年时期。儿童早期感染者往往无症状，而青少年则有症状，感染往往导致与传染性单核细胞增多症一致的临床综合征。一旦一个人感染了 EB 病毒，他或她就会产生免疫力。然而，EB 病毒存在于特异性循环 B 细胞内伴随人的余生并通过唾液排出。该途径被认为是造成这种感染传播的原因。

在感染的急性和恢复期，免疫球蛋白 M 和 G（IgM 和 IgG）类病毒颗粒抗原抗体升高。这些抗原要么是早期核心抗原（EA），要么是病毒衣壳抗原（VCA）。因此，在大多数人口中，将提高免疫球蛋白 VCA 和 EA。然而，在鼻咽癌患者中，IgA VCA 和 EA 表达提高了[59] 这些可被用作标志物，因此实验室使用免疫荧光检测这些抗体；这两种抗体的敏感性和特异性很高。

在鼻咽癌细胞上也发现了 EB 病毒抗原，EB 病毒同时表达溶解性和核性抗原，溶解性抗原包括潜伏膜蛋白（LMP）1、2 和 3。核抗原包括 EB 核抗原（EBNA）1～6。在鼻咽癌中，EBNA-1 总是表达的，而 LMP-1 一直显著高水平表达。这两种都是潜伏的蛋白。EBNA-1 被认为是维持肿瘤细胞中病毒外膜致病的主要因素。LMP-1 通过诱导上皮增生和改变角蛋白基因表达来诱导细胞生长[60, 61]。LMP-1 降低了细胞角蛋白表达并抑制鳞状细胞分化。已经证明它能上调表皮生长因子受体。NPC 也在细胞质中表达 EB 编码的核糖核酸（EBER）。这些 EB 病毒抗原和 EBER 不存在于正常的 NP 细胞中。

绝大多数感染 EB 病毒的人不发展为鼻咽癌。此外，在正常的 NP 细胞中没有发现潜伏蛋白 EBNA-1 和 LMP-1 的表达。因此，认为 EB 病毒不是鼻咽癌的始发事件，其在鼻咽癌发展中的作用是鼻咽癌区域遗传易感和环境转化上皮细胞潜在感染的结果。

6. 临床表现

几乎所有的鼻咽癌患者在诊断时都是有症状的。早期患者不到 1%，这可能由于其他原因行影像学检查，或由于健康查体而检测到异常的 EB 病毒血清学而发现的。3/4 的鼻咽癌患者是男性。超过 80% 的人在 30—60 岁被确诊，超过 50% 的人在 30—50 岁被诊断患病。据报道，在新加坡鼻咽癌是 15—34 岁和 35—64 岁年龄段男性的第二大和第三大最常见癌症[21]。在相对年轻的年龄段诊断出的鼻咽癌患者比例对这些患者及其家庭具有显著的影响。据报道 15%～20% 的鼻咽癌患者有一位一级亲属受到了类似的影响[29]。

鼻咽癌最常见的临床表现是颈部可触及肿物（图 23-3）。大约 60% 的患者出现这种症状，并且这些肿物是由于颈部淋巴结转移引起的。常见肿大的淋巴结融合。淋巴结转移通常位于上颈部（图 23-4），相当于 Ⅴ 区上部和 Ⅱ 区。转移的第一站位于咽后淋巴结，这些淋巴结体积大到可以在体格检查中看到，就像咽后壁的结节性肿大。有时，鼻咽癌患者早期可见 Ⅲ 区淋巴结肿大（图 23-5），Ⅳ 区不太常见。颏下淋巴结转移是罕见的，在作者的系列研究中没有发现（未发表的数据）。一些患者因腮腺淋巴结转移而引起腮腺肿胀，应引起医学上的注意，尽管这些也不常见。鼻咽癌转移性淋巴结通常固定。如果存在较长时间，淋巴结可能会扩大并出现中心坏死，随后形成脓肿。在中国大陆、中国香港地区，以及新加坡这样的流行地区，双侧淋巴结体积增大的中国成年男性患鼻咽癌或淋巴瘤。尽管只有 60% 的鼻咽癌患者最初因淋巴结转移而出现颈部肿物，但至少 80% 的 NPC 将被归类为淋巴结阳性（N_1、N_2 或 N_3）。这是因为即使在没有可触及淋巴结的鼻咽癌患者中，影像学显示至少还有 20% 的淋巴结转移。

第二个最常见的症状或体征是唾液或痰液带血（41.3%）。患者通常主诉唾液中持续带有血液而没有其他症状。鼻出血在鼻咽癌中并不常见，因为肿瘤位于鼻后间隙。肿瘤中的血液向下流，

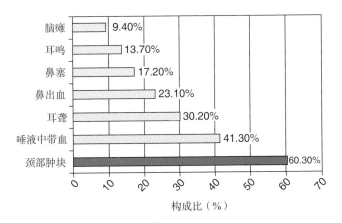

◀图 23-3 鼻咽癌的临床表现

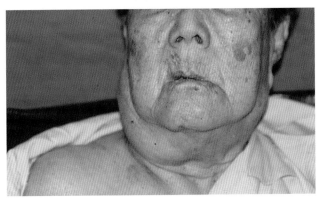

◀图 23-4 双侧颈部Ⅱ～Ⅴ区巨大的淋巴结

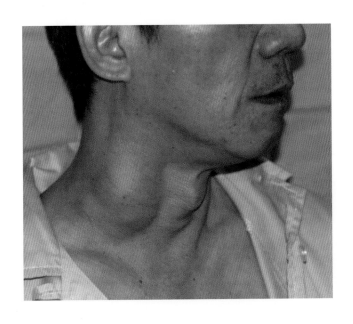

◀图 23-5 鼻咽癌右颈Ⅲ区淋巴结

从而与唾液或痰混合。只有 23.1% 的患者主诉有鼻出血。鼻出血不是典型的 NPC 表现。耳聋更常见（30.2%），因为有分泌性中耳炎，这是继发于咽鼓管功能障碍。因此，听力损失是传导性的，鼓室声阻抗检查显示为 B 型曲线。其他主诉包括鼻塞和单侧耳鸣。持续性头痛也常见于颅内或斜坡受侵的患者，约 10% 的患者出现脑神经麻痹。受影响最常见的神经按频率降序排列是第Ⅴ、第Ⅵ、第Ⅸ、第Ⅹ和第Ⅻ对脑神经。在地方病流行区，孤立的第Ⅵ对脑神经麻痹是检查鼻咽和头颅基底部成像可能的鼻咽癌的迹象。其中一些在诊断时出现脑神经麻痹的患者在接受放疗后可能会出现缓解。最可能的原因是肿瘤在颅神经附近引起周围水肿，导致复视等缺陷。此外，有些综合征与鼻咽癌有关。皮肌炎患者罹患这种癌症的风险约为10%，应定期进行筛查。

鼻咽癌患者的鼻咽检查通常显示可能占据整个咽隐窝的外生肿物（图23-6）。可能出现溃疡，通常会出现接触性出血。然而，大约10%的鼻咽癌患者病变是黏膜下的。在这些病例中，鼻咽黏膜表面外观正常。有时，只发现轻微不规则的黏膜，可能由小面积的黏膜堆积或红斑变化组成。对黏膜下鼻咽癌的一项研究表明可能有更具侵袭性[62]，并且随着淋巴结转移的进展和远处转移的可能性增加而引起医学界的关注。

在流行地区，一个被发现有颈部肿物的中国人需要接受鼻咽癌的检查，而一个有颈部肿物、带血痰和单侧耳聋的中国人必须被高度怀疑有鼻咽癌，除非另有证明。

7. 鼻咽癌的诊断

鼻咽癌诊断的金标准是NP活检的组织学确认。在局部麻醉下用硬内镜经鼻进行的。因此，肿瘤活检是在直接可视化的情况下进行的。在极少数情况下，怀疑患有鼻咽癌的患者将在全身麻醉下进行活检。这种情况的一个例子是，转移结节的细针抽吸细胞学证实了未分化的癌，但NP活检仍为阴性。这些患者在全身麻醉下进行深部NP活检，包括Rosenmüller窝和鼻咽顶。如果

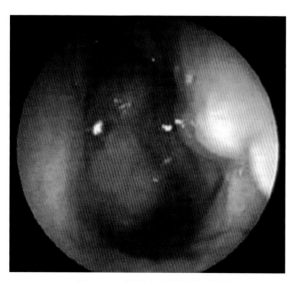

▲ 图23-6 鼻咽癌占据整个后鼻孔

先前高度怀疑患有鼻咽癌的患者的活检结果为阴性，并且在开始治疗前必须进行诊断，那么也可以在全身麻醉下进行鼻咽部活检。使用免疫组织化学标志物，如细胞角蛋白、上皮细胞标志物和EBER，将有助于区分鼻咽癌与NP区的其他恶性肿瘤，如淋巴瘤和局部浸润性鼻腔未分化癌。

8. 鼻咽癌的组织学分类

NPC的分类经历了几次变化[63-65]。世界卫生组织目前的分类见框23-2。鼻咽癌分为角化癌（Ⅰ型）和非角化癌（Ⅱ型）。角化癌本质上是鳞状细胞癌。非角化癌为一个独立的实体，因为它的组织结构与角化癌不同，包括缺乏角化珠，以及有大细胞核和大量淋巴细胞混合物的结合细胞片。Ⅱ型鼻咽癌进一步细分为非角化分化癌（ⅡA型）和非角化未分化癌（ⅡB型）。绝大多数鼻咽癌患者至少90%在地方病区域有一种组织学模式，称为非角化未分化癌（ⅡB型）[64]。鳞状细胞癌在流行地区很少见。非角化癌分为分化型和未分化型，在许多方面两种组织学模式对治疗没有不同的结果或反应，甚至可以在同一肿瘤的不同部位发现。非角化性癌是流行区最常见的鼻咽癌类型。因此，这一新分类基本上与前两个版本相似[65]，只是添加了非常罕见的基底样鳞状细胞癌。

9. 鼻咽癌分期

2009年国际癌症联合会肿瘤/淋巴结/转移（TNM）分期系统见表23-1。该分级系统基于临床和放射检查。一般来说，2/3的鼻咽癌患者在诊断时处于Ⅲ期或Ⅳ期。只有大约10%的鼻咽癌患者处于Ⅰ期。

（1）计算机断层扫描和磁共振成像（CT和MRI）：多年来，CT扫描是评价原发性肿瘤和区域性疾病的重要手段。鼻咽软组织显示良好，CT在描绘斜坡和颅底侵蚀方面特别有用[66]。尽管CT多年来一直是鼻咽癌影像学分期的基石，但

框23-2 WHO鼻咽癌分类
· 非角化癌（分化或未分化）
· 角化性鳞状细胞癌
· 基底鳞状细胞癌

MRI 在许多医学中心的应用越来越多。这是因为 MRI 在检测软组织变化和颅内受累方面更优越。MRI 显示与 CT 扫描未显示的疾病一致的特征并不少见[67]。当使用 MRI 评估肿瘤程度时必须对海绵窦、脑膜、裂口孔、圆孔和卵圆孔进行评估。NP 肿瘤可能与口咽相邻。应在术后评估斜坡和蝶骨受侵情况；从侧面看，延伸至翼腭窝并延伸至颞下窝并不罕见。这些通常伴随着通过圆孔或卵圆孔的微小侵入。咽后淋巴结转移很常见，这些被归类为 N_1 期。锁骨上淋巴结，尤其是体积大或多个的淋巴结，可能意味着累及纵隔和（或）腋窝。

(2) 其他分期检查：其他分期检查包括胸部 X 线片、肝脏超声和骨扫描。或者，肺和肝的 CT 扫描成像，其主要目的是定位远处转移。其中，骨扫描的检出率最高，这与骨骼是鼻咽癌最常见的远处转移一致。最近正电子发射断层扫描（PET）已成为一种常用的成像工具，用于评估不确定的 CT 或 MRI 异常，这些异常可能代表局部、区域或远处的转移。然而，PET-CT 不如 MRI 提供的清晰定位一样来评估细微变化，如脑膜受累或颅底孔侵犯。文献中对于使用 PET-CT 作为新诊断的鼻咽癌患者评估原发肿瘤和区域转移的唯一分期工具的有效性和成本尚不清楚。PET-MRI 是目前潜在的鼻咽癌分期的影像学研究。

(3) 其他研究：听力图和鼓室图是用来获得基线水平的听力情况。这一点很重要，因为患者受到的放疗后可能会使听力恶化。

事实上，随着化疗和放疗联合使用的增加，某些化疗药物，如顺铂，可能会导致特殊的感音神经性听力损失。

EB 病毒血清学效价包括 IgA VCA 和 IgA EA；前者是高度敏感的，后者是特异的。本试验的主要用途是帮助诊断新的鼻咽癌患者。尤其是阴性的免疫球蛋白 A 可能表明患者没有鼻咽癌。必须强调的是，鼻咽癌的诊断是基于鼻咽活检的组织学证据，因此这些滴度不能代替诊断。

可用聚合酶链反应技术测定 EB 病毒 DNA 拷贝数。已发现 EB 病毒 DNA 拷贝与疾病的阶段相关，可用作复发的指标，最有可能通过治疗前和治疗后水平来测量治疗反应和复发。关于聚合酶链反应作为筛选工具的作用的证据并不那么令人信服。

10. 鼻咽癌的治疗

(1) 预处理计划：一个新诊断的鼻咽癌患者的治疗最好由一个多学科团队讨论决定，该团队包括头颈外科医师、放射肿瘤学家、医学肿瘤学家、病理学家和放射学家。其中包括听力学检查和牙齿去除。此外，如果化疗是治疗的一部分，则进行血液学和生化研究，包括肌酐清除率等。

牙齿清洁包括确保口腔卫生，因为口腔不可避免地会处于放疗野。任何龋齿、不健康的牙齿要被拔掉，以防止在放疗后期形成骨髓炎。然而，没有证据表明，头颈部放疗患者预防性拔除牙齿可减少放射性骨髓炎[68-69]。

(2) 放疗：鼻咽癌采用放疗。一般而言，Ⅰ期和Ⅱ期鼻咽癌患者只接受放疗，而Ⅲ期和Ⅳ期患者则同时接受化疗和放疗。此外，有证据表明，诊断为局部晚期鼻咽癌的Ⅳ期患者辅助顺铂，随后进行放化疗（CRT）可更好地控制[70]。传统治疗过程中，放疗采用直线加速器，剂量在鼻咽部和颈部达到 60～70Gy。每天高达 2Gy，分成 35～40 个部分。主要不良反应包括黏膜炎和口干，黏膜炎可能需要在放疗结束之后 3 个月愈合。尽管年轻患者随着时间的推移表现出更好的改善，但口干症会影响每一个患者，并且可能是永久性的。其他不良反应包括鼻窦炎、结痂和鼻出血。分泌性中耳炎可发展。但感音神经性听力损失可归因于放疗，并且有证据证明，这种听力损失可能是由于其他原因造成的，例如肿瘤细胞的浸润[71]。张口受限在颅底受累的患者中尤为严重，可能需要几年的时间才能改善。晚期不良反应包括脑神经麻痹，这可能导致难以区分牙关紧闭和复发性疾病。放疗后最常见的神经损伤是舌下神经而不是耳蜗前庭神经。在过去的 5～10 年中，已有数据证实了使用调强放疗（IMRT）治疗鼻咽癌患者的疗效。达到了与传统放疗相似的控制率[72]。IMRT 也导致了更好的治疗结果，特别是在干燥性口疮和皮肤烧伤方面。

(3) 化疗：Al-Sarraf 及其同事[73]报道了同时

使用化疗和放疗有效治疗局部和局部晚期鼻咽癌患者[74]。证据有力支持在晚期鼻咽癌中同时使用化疗和放疗。同步化疗方案包括顺铂和氟尿嘧啶。作者发现这可以很好地进行局部和区域控制，但同时增加急性和晚期毒性。与顺铂相关的两种重要毒性反应是特异性感音神经性听力损失和周围神经病变。为了避免这些毒性，其他药物如紫杉醇、氟尿嘧啶和羟基脲是可以考虑的替代品[75]。在采用 CRT 方案时，化疗已延长到 Ⅱ 期（咽旁）。这是因为咽旁受侵的患者可由于翼状静脉丛和椎前丛之间的交通而有较高的远处转移风险。然而，没有随机数据可提供令人信服的证据证明在无病生存率和疾病特异性生存率方面，同期 CRT 明显优于放疗。

11. 外科治疗

手术治疗用于复发性局部和区域性疾病。虽然复发性局部疾病可以通过近距离放疗，但局部复发肿瘤一般被认为需要外科切除。

三个禁忌因素包括颈内动脉受累、颅底糜烂和颅内受累。

手术方法是开放式或内镜式。开放式入路可采用经鼻、经面部或面部中部脱套或经腭入路的一种或多种方法。局部复发性疾病一般需要进行颈部清扫处理，通常采用根治性颈部清扫或改良性颈部淋巴结清扫的形式。通常情况下，副神经、胸锁乳突肌和颈内静脉不保存。如果考虑近距离放疗，则采集胸大肌皮瓣以减少皮肤坏死的可能性并保护颈动脉。尽管风险较大，也可考虑使用第二疗程的放疗局部复发。

12. 鼻咽癌的外科治疗

目前，鼻咽癌外科治疗的指征是局部和区域复发。

(1) 局部复发：5%～10% 的鼻咽癌患者会出现局部复发。高达 50% 的患者可以通过手术进行挽救；其余 50% 的患者通常过于晚期，无法进行手术干预，由于颅内转移、颈动脉包绕或者远处转移，鼻咽癌局部复发或残留的外科治疗是鼻咽切除术。在可手术挽救的患者中，复发性鼻咽癌的 T（rT）分期通常为 rT_1 ～ rT_3[76]。复发性鼻咽癌手术治疗的成功与 T 分期密切相关[77]。rT_1 患

者的治疗效果最好。rT_3 复发的患者被认为是不可挽救的。一些外科医师认为斜坡受侵情况下肿瘤的完全切除是不可能的。随着时间的推移和经验的积累，据报道，即使颈动脉包绕和颅底受累，复发性肿瘤的切除也可能带来有限的益处[78]。然而，这些局部晚期复发的总生存率和无病生存率仍然很低。因此，仔细和频繁的随访，以及对鼻咽可疑部位的活检是早期发现复发或残留肿瘤的关键因素。

局部复发可通过另一疗程的放疗或手术治疗。第二次放疗会带来并发症的风险，如横断性脊髓炎，导致四肢无力和麻木。第二个疗程的辐射会增加颞叶坏死、严重张口受限、严重感音神经性听力损失、后鼻孔狭窄、腭部功能障碍和后组颅神经麻痹的风险。使用 IMRT 可降低这些影响。对于复发率高的患者，如颅底糜烂或颅内延伸，或颈动脉周围有肿瘤组织时，通常进行放疗。

所有局部复发的患者最好用 MRI 进行评估。胸腔、肝脏和骨骼也需要评估可能的转移。因为侵及深度可以评估，PET-CT 是一个在复发疾病分期方面有用的工具。

当局部复发时，头颈外科医师必须决定手术方法。肿瘤切除方法和途径通常反映了外科医师的偏好和专业知识以及肿瘤复发的程度。许多已被报道手术方法，证明难以进入鼻咽。从鼻前庭到鼻咽的前后距离约为 10cm，开放式入路意味着外科医师必须通过一个狭窄而深的窗口进行手术。此外，颈内动脉位于咽鼓管垫后外侧。这些因素以及可能的颅内受侵，以及与先前放疗或放化疗野中手术相关的问题，是鼻咽切除术的主要问题。

(2) 内镜和机器人手术入路：这种方法对于小的复发是可用的[79]。最好仅限于那些位于鼻咽后壁中央的患者（图 23-7）。延伸至翼腭窝、软腭及以上的复发可能对内镜鼻咽切除术来说太大，尽管经验丰富的内镜颅底外科医师可能不一定认为这是绝对禁忌证。这种方法的成功在于能够很好地选择患者。除了合适的器械外，能够很好地显示和控制手术入路的关键在于后鼻中隔的切除。根据复发部位和大小，上颌骨内侧壁可能需要切除。同样重要的是要充分切除鼻咽顶部并钻取犁

骨。切除深度至少应包括椎前肌。一旦切除完成，组织就可以用于快速冰冻切片，切除的鼻咽部的伤口用消毒纱布填塞，并保留至少1周。在一小部分复发性 NPC 中，肿瘤仅限于鼻咽一侧，可使用基于对侧蝶腭血管蒂的鼻侧皮瓣；这使得切除床愈合更快，结痂减少。有机器人经口或经鼻途径辅助鼻咽切除术的报道[80]。优点是提高了放大的可视性，以及通过内镜方法切除受空间和可操作性限制的区域的能力。

（3）鼻侧切开术和内侧上颌切除术：这种方法可用于比内镜稍大的肿瘤。它可用于局限于鼻咽部复发或残留肿瘤或翼腭窝受侵的肿瘤，也可结合经口入路切除口咽受侵的肿瘤，甚至可以扩展到侵入眶周的肿瘤。鼻侧切开术后，在保留眶下神经的同时，尽可能将上颌骨内侧壁从外侧移出。鼻泪管造口，中鼻甲下半部切除也有助于手术入路。观察整个鼻咽的关键是切除后鼻中隔（图23-8）。手术通道足够，但不如上颌骨翻转入路视野宽，不需要硬腭裂开。伤口几乎总是能很好地愈合，而且在美容上，这通常不是患者的问题。张口受限不常见，且不发生腭瘘。然而，术后这些患者经常主诉头痛，需要一个月的时间来恢复；问题是需要长时间的鼻腔清理来清除痂皮。此外，显露的骨可能导致局部骨放射性坏死。

（4）上颌骨翻转入路：上颌骨翻转入路是一种简洁的手术，Wei 和同事[81] 在 1991 年对其进行了报道。它为切除 NP 肿瘤提供了广泛的途径。手术包括 Weber-Ferguson 切口。上颌骨切除术使得上颌骨可以横向旋转；因为它没有从骨的前壁剥离，皮肤和皮下组织继续向上颌骨提供血液（图 23-9）。移除上颌内侧壁是一种可以很好地切除浸润翼腭间隙肿瘤的方法。如果肿瘤横向延伸，颈内动脉可以得到控制。一般来说，需要腭骨裂开，这可能导致腭裂，尽管最新的修改已被报道可以避免腭裂。切除区域可置入带血管的自由皮瓣修补，以加速愈合并保护显露的颈内动脉。Chan 和 Wei[82] 报道了他们使用这种方法进行鼻咽切除术的丰富经验，这种方法可以说是最常用的鼻咽癌复发切除方法。

（5）其他外科方法：也有文献报道了横向颞下

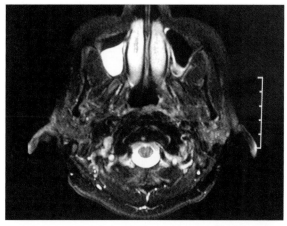

▲ 图 23-7　磁共振成像显示鼻咽癌左侧有小的复发

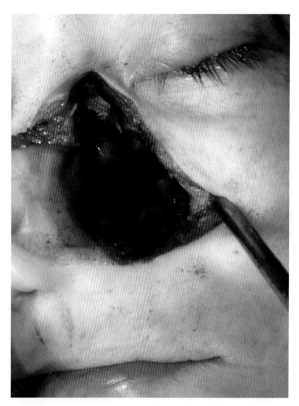

▲ 图 23-8　鼻侧切开术，切除上颌骨内侧和后鼻中隔，显露整个鼻咽

窝和 I 型 Le Fort 下拉入路。对于复发性鼻咽癌，这些方法不是常用的鼻咽切除术方法，对于熟悉和认为该外科手术方法比较舒适的外科医师也使用这些方法。

（6）区域性复发的外科治疗：约 10% 的患者出现区域性复发或残留。这些患者通常也有局部或远处转移。与区域性复发相关的因素尚不清楚；很难检测，因为放疗后很难在纤维化的颈部通过触诊发现病灶。事实上，触诊到颈部明显肿物并不少见，但细针抽吸细胞学检查结果为阴性[83]。颈部的 CT 扫描或 MRI 检查是有必要的。一旦发现区域性复发，应进行转移性检查，在为患者制定治疗计划之前，应清除主要部位病变。

区域性复发和残余的治疗是通过颈部淋巴结清扫（图 23-10）。证据清楚地表明应该进行根治性颈部清扫[84]。这是因为区域性疾病通常沿着颈内静脉上部和副神经的淋巴结链分布。此外，与头颈鳞状细胞癌相似的淋巴结不同，转移性淋巴结倾向于包膜外侵犯。因此，颈内静脉、副神经和胸锁乳突肌应该被切除。事实上，进行涉及皮肤切除的扩大根治性颈部淋巴结清扫并不少见。清除 Ⅰ～Ⅴ区淋巴结。改良根治性颈切除术是在双侧淋巴结复发的患者中进行的，其中对侧颈部进行了根治性颈清扫术。尽管据说咽后淋巴结是鼻咽癌的第一站，但这些淋巴结不需要切除，因为放疗通常会包括咽后淋巴结。复发性鼻咽癌根治性颈部清扫的主要问题是出血和伤口感染，因为有些患者会接受放疗，有些患者会接受化疗。如果伤口破裂，颈动脉显露，颈动脉爆裂的风险更高；这可以通过使用带蒂的皮瓣，如胸大肌或背阔肌皮瓣来预防（图 23-10）。治疗效果良好，根治性颈清扫术后总生存率达 50% 以上[85]，常实现区域控制，远处常有进一步复发。

13. 预后

鼻咽癌预后不良的因素是Ⅳ期疾病。特别是，N_3 病变与较差的生存率和较高的远处转移率有关。同期 CRT 的Ⅲ期或Ⅳ期患者 5 年总生存率约为 70%[86]，单纯放疗的 Ⅰ 期和 Ⅱ 期鼻咽癌患者 5 年总生存率为 80% 以上。对Ⅲ期和Ⅳ期患者使用 CRT 可改善局部和区域控制，但远处转移仍是导致鼻咽癌患者死亡的主要失败因素[87]。

推 荐 阅 读

Al-Sarraf M, LeBlanc M, Giri PG, et al: Chemoradiotherapy versus radiotherapy in patients with advanced nasopharyngeal cancer: phase III randomised Intergroup study 0099. *J Clin Oncol* 16 (Apr): 1310-1317, 1998.

Chan SH, Day NE, Kunaratnam N, et al: HLA and nasopharyngeal

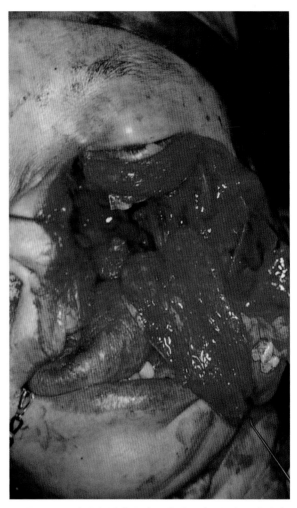

▲ 图 23-9 左上颌外旋入路；皮肤、皮下组织、左上颌骨和硬腭成块旋转，显露鼻咽

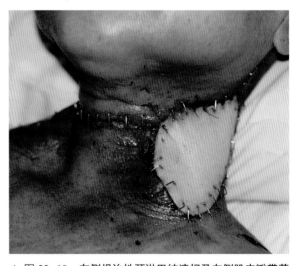

▲ 图 23-10 左侧根治性颈淋巴结清扫及左侧肌皮瓣带蒂胸大肌瓣覆盖皮肤缺损，保护颈动脉

carcinoma in Chinese—a further study. *Int J Cancer* 32: 171–176, 1983.

Chan AT, Leung SF, Ngan RK, et al: Overall survival after concurrent cisplatin–radiotherapy compared with radiotherapy alone in locoregionally advanced nasopharyngeal carcinoma. *J Natl Cancer Inst* 97: 536–539, 2005.

Chan AT, Ma BB, Lo YM, et al: Phase II study of neoadjuvant carboplatin and paclitaxel followed by radiotherapy and concurrent cisplatin in patients with locoregionally advanced nasopharyngeal carcinoma: therapeutic monitoring with plasma Epstein–Barr virus DNA. *J Clin Oncol* 22: 3053–3060, 2004.

Chandler JR, Goulding R, Moskowitz L, et al: Nasopharyngeal angiofi – bromas: staging and management. *Ann Otol Rhinol Laryngol* 93 (4 Pt 1): 322–329, 1984.

Chong VF, Fan YF: Skull base erosion in nasopharyngeal carcinoma: detection by CT and MRI. *Clin Radiol* 51: 625–631, 1996.

Fam FM, Tsai WL, Chen HC, et al: Intensity modulated or conformal radiotherapy improves the quality of life of patients with nasopharyngeal carcinoma: comparisons of four radiotherapy techniques. *Cancer* 109: 313–321, 2007.

Ho JHC: An epidemiologic and clinical study of nasopharyngeal carcinoma. *Int J Radiat Oncol Biol Phys* 4: 181–198, 1978.

Lanier A, Bender T, Talbot M, et al: Nasopharyngeal carcinoma in Alaskan Eskimo Indians, and Aleuts: a review of cases and study of Epstein–Barr virus, HLA and environmental risk factors. *Cancer* 46: 2100–2106, 1980.

Lee AW, Foo W, Mang O, et al: Changing epidemiology of nasopharyngeal carcinoma in Hong Kong over a 20–year period (1980–1999): an encouraging reduction in both incidence and mortality. *Int J Cancer* 103: 680–685, 2003.

Leung TW, Tung SY, Sze WK, et al: Treatment results of 1070 patients with nasopharyngeal carcinoma: an analysis of survival and failure patterns. *Head Neck* 27: 555–565, 2005.

Loh KS, Goh BC, Hsieh WS, et al: Familial nasopharyngeal carcinoma in a cohort of 200 patients. *Arch Otolaryngol Head Neck Surg* 132: 82–85, 2006.

Luo J, Chia KS, Chia SE, et al: Secular trends of nasopharyngeal carcinoma in Singapore, Hong Kong and Los Angeles Chinese populations, 1973–1997. *Eur J Epidemiol* 22: 513–521, 2007.

Makek MS, Andrews JC, Fisch U: Malignant transformation of a nasopharyngeal angiofi broma. *Laryngoscope* 99: 1088–1092, 1989.

McCombe A, Lund VJ, Howard DJ: Recurrence in juvenile angiofi – broma. *Rhinology* 28: 97–102, 1990.

O'Meara WP, Lee N: Advances in nasopharyngeal carcinoma. *Curr Opin Oncol* 17: 225–230, 2005.

Sciarretta V, Pasquini E, Farneti G, et al: Endsocopic sinus surgery for the treatment of vascular tumours. *Am J Rhinol* 20: 426–431, 2006.

Shanmugaratnam K: Nasopharyngeal carcinoma: epidemiology, histopathology and aetiology. *Ann Acad Med (Singapore)* 9: 289–295, 1980.

Sun LM, Epplein M, Li CI, et al: Trends in the incidence rates of nasopharyngeal carcinoma in Chinese Americans living in Los Angeles County and the San Francisco metropolitan area, 1992–2002. *Am J Epidemiol* 162: 1174–1178, 2005.

Tyagi I, Syal R, Goyal A: Recurrent and residual juvenile angiofi–bromas. *J Laryngol Otol* 121: 460–467, 2007.

Ung A, Chen CJ, Levine PH, et al: Familial and sporadic cases of nasopharyngeal carcinoma in Taiwan. *Anticancer Res* 19: 661–665, 1999.

Wei WI, Lam KH, Sham JS: New approach to the nasopharynx: the maxillary swing approach. *Head Neck* 13: 200–207, 1991.

Wenig BM: *Atlas of Head and Neck Pathology* , Philadelphia, 1993, WB Saunders.

Wong SCA, Soo RA, Lu JJ, et al: Paclitaxel, 5–fluorouracil and hydroxyurea concurrent with radiation in locally advanced nasopharyngeal carcinoma. *Ann Oncol* 17: 1152–1157, 2006.

Yu MC, Huang TB, Henderson BE: Diet and nasopharyngeal carcinoma: a case–control study in Guangzhou, China. *Int J Cancer* 43: 1077–1082, 1989.

第24章

口咽部恶性肿瘤
Malignant Neoplasms of the Oropharynx

Parul Sinha　Uli Harréus　著

田家军　译

要点

1. 口咽部是上消化道恶性肿瘤越来越常见的发病部位，其中 90% 以上在组织病理学上是鳞状细胞癌。

2. 人乳头瘤病毒相关口咽鳞状细胞癌的持续流行标志着目前的头颈部流行病学现状。与化学致癌物相关肿瘤相比，这些肿瘤具有独特的分子生物学特征，表现为 P16 肿瘤抑制蛋白的过度表达和良好的临床预后。

3. 诊断性评估包括详细的病史采集、体格检查、影像学检查、内镜检查和活检 / 细胞学检查。P16 免疫组织化学用于预后评估。

4. 口咽癌的治疗取决于分期、肿瘤位置、预计治疗后功能，以及患者在完全知情同意后的选择。

5. 经口入路，主要是经口的激光显微外科治疗，已成为口咽癌外科治疗的重要手段，具有良好的功能保护和预后。

6. 早期病灶可以通过手术治疗伴或不伴有术后放疗。

7. 晚期病灶可通过手术治疗，伴或不伴重建手术、术后放疗、术后放化疗。

8. 大多数口咽癌可经口入路手术。然而，对于有经口入路困难的肿瘤，可能需要侧方或经舌骨咽侧切开术。

9. 至于头颈部的其他恶性肿瘤，全程的随访能够早期发现疾病的复发并通过及时干预来有效地控制疾病。

10. 除了局部控制和存活外，生活质量和功能恢复也是判断治疗成功的关键因素。

口咽部是上消化道恶性肿瘤越来越常见的部位。最近，来自国际癌症研究机构的 GLOBOCAN 报告（2008）估计，全世界每年有 136 000 多例口咽癌新病例，按年龄计算的发病率为 2.0/10 万[1]。根据美国癌症协会的估计，在 2013 年美国新病例数预计为 13 930 例，预计发病率将超过 5/10 万[2, 3]。预估口咽癌的准确发病率是很困难的，因为这些肿瘤通常与口腔和（或）下咽部原发肿瘤合并起来进行分类。组织病理学检查发现，口咽部的大多数恶性肿瘤是鳞状细胞癌（SCC，90%）。疾病主要发生于男性，烟草和（或）酒精的摄入是国际上公认的疾病发生主要危险因素[4]。然而，在西方和欧洲（主要是斯堪的纳维亚半岛）人群中流行病学特征正在发生变化，与人乳头瘤病毒（HPV）有关的病因学有明显增长的趋势。目前 HPV 相关性口咽鳞状细胞癌

（OPSCC）的发病率逐渐增加，预计到 2030 年，这种癌症将占美国所有头颈癌的 47%[3]。

口咽恶性肿瘤患者的生存与预后依赖于早期发现、初期疾病分期和治疗方式。近年来 OPSCC 的治疗选择已经有了很大的进展，对疾病的病因也有了了解。因此，需要对现有治疗方案进行更深入的了解，并且在最新研究基础上制订新的治疗策略。

一、口咽部解剖

口咽部的结构复杂，可分为软腭、扁桃体、舌根部和口咽后壁，不同部位具有不同的特征。口咽部的边界上为软腭，下为舌骨和会厌谷，腹侧为以轮廓乳头为界的舌根。口咽侧面和背面分别包括扁桃体窝、咽侧壁和咽后壁。在下文中，根据它们的具体特征分别描述各解剖部位（图 24-1 和图 24-2）。

（一）软腭

软腭把口腔不完全分成鼻咽和口腔。它由腭咽弓和悬雍垂组成，在外侧包含腭帆提肌、腭帆张肌、悬雍垂肌、腭咽肌和咽缩肌。在软腭组织内存有小唾液腺，由面动脉的腭升支供血。副神经的神经纤维通过迷走神经咽支支配软腭运动，但腭帆张肌除外，腭帆张肌由下颌神经支配。软腭的感觉是由舌咽神经和腭小神经支配。

（二）扁桃体窝

扁桃体区包含的淋巴组织是腭扁桃体，位于咽侧壁。腭扁桃体位于前后咽弓之间的窝内，前后咽弓分别由腭舌肌和腭咽肌组成。由咽升动脉、面动脉分支、舌动脉后支和上颌内动脉腭支供血。由上颌神经的腭小支和舌咽神经分支支配。

（三）舌根部

舌根部从轮廓乳头延伸至会厌谷，向外侧延

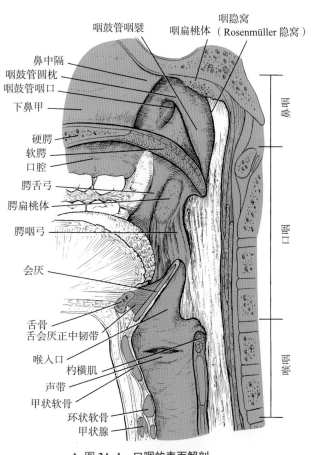

▲ 图 24-1 口咽的表面解剖

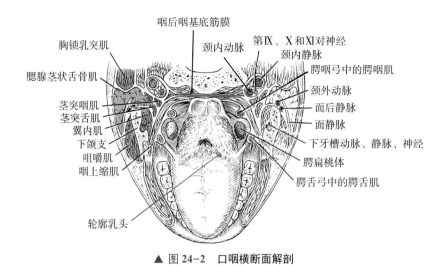

▲ 图 24-2 口咽横断面解剖

伸至腭舌弓。舌根部有丰富的淋巴管，舌扁桃体是 Waldeyer 环的一部分，由舌动脉供血，主要是舌背支，由舌下神经支配舌肌。舌咽神经支配感觉和味觉，除了最下部受迷走神经喉内支支配。

（四）咽后壁

咽后壁从软腭区至会厌，在扁桃体窝和会厌谷外侧面的侧缘。该壁由咽上缩肌和被咽黏膜覆盖的颊咽与咽颅底筋膜组成（图 24-3）。

（五）淋巴管

口咽部的淋巴管形态复杂，恶性肿瘤的淋巴扩散取决于原发恶性肿瘤的大小和位置。了解这个区域的淋巴管对于口咽部病变的手术治疗

和（或）放疗的结果非常重要。前期的研究已经确定了头颈部淋巴结转移的途径[5-7]。临床上颈部分为 Ⅰ～Ⅵ区，Ⅰ、Ⅱ、Ⅴ区还分出 A 和 B（图 24-4）[8]。

口咽癌易被引流到 Ⅱ、Ⅲ 和 Ⅳ区，并可能进一步扩散到广泛的其他区域[9]。然而，主要的引流是分别往颈内静脉二腹肌上群淋巴结（Ⅱ区）、咽后及咽旁间隙。其他转移性扩散可能涉及中颈部（Ⅲ区）和下颈部淋巴结（Ⅳ区）。所谓跳跃性转移到其他淋巴结区域是极为罕见的。在对 1119 个根治性颈部淋巴结清扫标本的回顾性研究中，Shah[10] 描述了口咽肿瘤转移至淋巴结 Ⅱ～Ⅳ区的特征。当 Ⅱ～Ⅳ区为阴性时，未发现 Ⅴ区阳性的

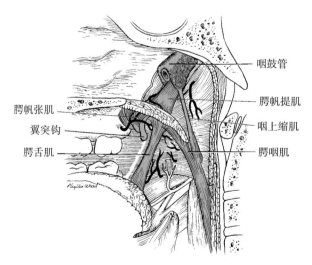

▲ 图 24-3 口咽肌肉、神经和血管的深层解剖

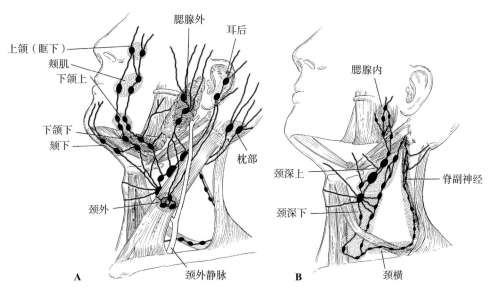

▲ 图 24-4 颈部淋巴结链，可能与口咽肿瘤的颈部转移扩散有关
A. 颈面部浅淋巴结；B. 颈深淋巴结和腮腺内淋巴结

病例。

原发性恶性肿瘤的位置与中线的关系，是指导颈部治疗的重要考虑因素。舌根、软腭和咽后壁的肿瘤发生双侧淋巴结转移的概率很大。对 352 例行双侧颈清扫的 OPSCC 患者进行回顾性分析，T_2 期或更大的扁桃体区病变，以及软腭、舌根和咽壁的任何阶段病变均显示出较高的双侧颈淋巴结转移率[11]。为了达到更好的治疗效果，减少并发症，制订治疗计划时要考虑这一点（图 24-5 和图 24-6）。表 24-1 描述了根据原发肿瘤位置和 T 分期的不同阶段的颈部淋巴结转移的发生率，但是这些数据更适用于传统的化学致癌物相关的 OPSCC。在 HPV 相关的原发性肿瘤中，具有 N_0 颈部的表现是罕见的，甚至在 T 分期为早期的口咽癌中也常见 N 分期晚期。

二、病理学

鳞状细胞癌是口咽部肿瘤最常见的恶性肿瘤，占所有恶性口咽肿瘤的 90% 以上。其他恶性肿瘤包括淋巴瘤、淋巴上皮癌、小唾液腺肿瘤、恶性黑色素瘤（MM）及其他罕见的恶性肿瘤。世界卫生组织（WHO）对肿瘤的分类列举了目前已知的口咽恶性肿瘤（框 24-1）[12]。

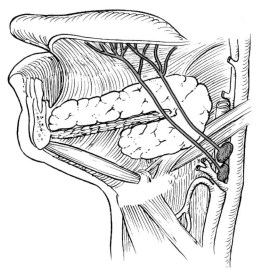

▲ 图 24-5 舌根部的淋巴管，以颈内静脉二腹肌淋巴结为 I 区

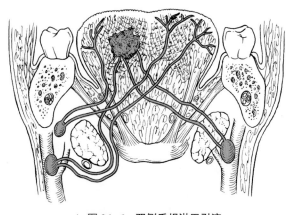

▲ 图 24-6 双侧舌根淋巴引流

表 24-1 临床检查确定颈淋巴结转移的发生率

部位及肿瘤分期	淋巴结分期		
	N_0	N_1	N_2
口咽壁			
T_1	75	0	25
T_2	70	10	20
T_3	33	23	45
T_4	24	24	52
软腭			
T_1	92	0	8
T_2	64	12	25
T_3	35	26	39
T_4	33	11	56
扁桃体窝			
T_1	30	41	30
T_2	33	14	54
T_3	30	18	52
T_4	11	13	77
舌根			
T_1	30	15	55
T_2	29	15	57
T_3	26	23	52
T_4	16	9	76

引自 Lindberg R: Distribution of cervical lymph node metastases from squamous cell carcinoma of the upper respiratory and digestive tracts. *Cancer* 1972; 29: 1446.

框 24-1 世界卫生组织（WHO）恶性口咽肿瘤分类

上皮性肿瘤
- 鳞状细胞癌
  - 疣状癌
  - 基底鳞状细胞癌
  - 乳头状鳞状细胞癌
  - 梭形细胞癌
  - 棘突松解性鳞状细胞癌
  - 腺鳞状细胞癌
  - 楔状癌
- 淋巴上皮癌

唾液腺肿瘤
- 腺泡细胞癌
- 黏液表皮样癌
- 腺样囊性癌
- 多形性低分化腺癌
- 基底细胞腺癌
- 上皮性肌上皮癌
- 透明细胞癌
- 囊腺癌
- 黏液腺癌
- 嗜酸细胞癌
- 唾液腺导管癌
- 肌上皮癌
- 多形性腺瘤癌变

软组织肿瘤
- 卡波西肉瘤

血液系统淋巴瘤
- 弥漫性大 B 细胞淋巴瘤
- 套细胞淋巴瘤
- 滤泡性淋巴瘤
- 结外边缘区 B 细胞 MALT 型淋巴瘤
- 伯基特淋巴瘤
- T 细胞淋巴瘤
- 髓外浆细胞瘤
- 朗格汉斯细胞组织细胞增生症
- 髓外髓样肉瘤
- 滤泡树突状细胞肉瘤 / 肿瘤
- 黏膜恶性黑色素瘤
- 继发性肿瘤

MALT. 黏膜相关淋巴组织

（一）上皮的癌前病变

一般而言，口咽癌前病变临床上表现为白斑（黏膜白斑）或红斑（黏膜红斑）。一些病变表现为白斑和红斑的混合体。大多数白色病变与增生有关，没有异型增生的细胞。然而，黏膜红斑病或混合性病变常表现为异型增生。白斑很少发生恶性转变，甚至可以在消除潜在病因后消退，而红斑常可导致恶性肿瘤。

增生表示棘层（棘层肥厚）或基底层中的细胞计数增加。细胞无异型性，组织结构规则。存在结构改变和细胞不典型性增生的情况下，组织学上被分类为异型增生，其特点是具有广泛的显微特性，并且将异型增生分为轻度、中度和重度是有挑战性的。轻度不典型增生被描述为轻度的细胞非典型性，其结构变化局限于上皮层下 1/3。中度不典型增生显示在上皮层向上至中 1/3 和细胞学非典型性的架构变化。重度不典型增生为超过 2/3 以上上皮层和非典型细胞的结构改变。同样，发育不良变异没有进行明确的分类，并且根据细胞不典型性的程度，可能需要考虑对发育不良的分类进行升级。

原位癌（CIS）被称为有恶性转化而无侵袭性，难以从形态学上进行区分。WHO 专家建议，当发现全层结构异常和细胞学的重度非典型性增生时，可诊断为 CIS[13]。

（二）鳞状细胞癌

鳞状细胞癌（SCC）是一种侵袭性上皮肿瘤，其细胞分化程度不同，有早期和广泛淋巴结转移的倾向，主要发生在 50—60 岁的饮酒和吸烟的成年人[14]。临床表现各不相同，可表现为外生的、扁平的、溃疡的、疣状的或乳头状的肿瘤（图 24-7）。与肿瘤的外观无关，病理组织学侵袭的模式也多种多样。重度异型增生和 CIS 是与侵袭性 SCC 相关的常见因素，但主要见于有吸烟和饮酒史的患者；这些在与 HPV 相关肿瘤中很罕见。浸润性癌的细胞结构消失，可以包括空间上淋巴血管的侵袭、嗜神经性，以及肌肉或软骨等其他组织成分的浸润性，均表现出肿瘤的侵袭行为。SCC 可从角化（KSCC）到非角化（NKSCC），分化程度高到低。

病理学家对 HPV 相关的 OPSCC 显示出不同于传统的角化 SCC 的组织形态学的共识正在增多。HPV 相关性肿瘤经常缺乏角化和成熟鳞状分化。华盛顿大学提出一种新的 OPSCC 系统性组织学分型，主要将肿瘤分为三类：1 型为 KSCC；2 型为混合型，如中间或混合类型，兼具有 KSCC 和 NKSCC 的特征；3 型为 NKSCC，见图 24-8[15]。1 型与吸烟或饮酒密切相关，而 3 型常见于 HPV 相关性肿瘤。2 型主要见于与 HPV 相关的肿瘤患者中同时也与显露于化学致癌物有关。与发生在其他头颈部位相比，在 OPSCC 中表现出基底细胞特征可能具有更好的预后。

大多数侵袭性 SCC 容易由经验丰富的病理学家识别出。然而，临床分期早期肿瘤可能会使侵袭性疾病的诊断复杂化。炎症会对深层上皮和固有层的详细分析增加困难。然而，做出正确的诊断依赖于细胞学的非典型性和有丝分裂特征的存在。

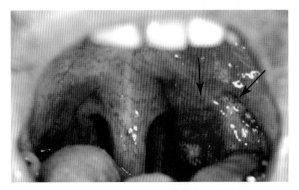

▲ 图 24-7 左扁桃体鳞状细胞癌（箭所指）

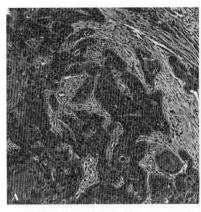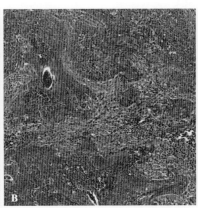

▲ 图 24-8 口咽癌的组织学特征（HE 染色，97×）

A.1 型是角化鳞状细胞癌（SCC），肿瘤细胞巢不规则分布于反应性（结缔组织增生的）基质中，胞质丰富，嗜酸性；B. 2 型为非角化 SCC（NKSCC），成熟（混杂），具有角化 SCC 和 NKSCC 的特征；C. 3 型为 NKSCC，肿瘤细胞巢圆形，细胞核圆形至卵圆形，染色质致密，NKSCC 是 p16 阳性 / 人乳头瘤病毒相关性口咽 SCC 的典型形态（引自 James S Lewis Jr, MD, Pathology and Immunology, Washington University School of Medicine, St. Louis, MO.）

美国癌症联合委员会已建议采用 WHO 现行的分级对口咽癌进行组织病理学分型[16]。这个评分系统是基于 Broders 系统，包括三个等级，见表 24-2。然而，它的应用主要局限于非 HPV 相关的 OPSCC，因为大多数肿瘤分化差并且具有非角化形态。

表 24-2　世界卫生组织口腔鳞状细胞癌分级系统

等　级	描　述
1 级，分化良好	组织学和细胞学特征与口腔黏膜鳞状上皮内衬十分相似，基底细胞和鳞状上皮细胞比例不同，并有细胞间桥；角化是一个突出的特征；极少见有丝分裂象，不典型有丝分裂或多核上皮细胞极为罕见；细胞核和细胞的多态性是最小的
2 级，中分化	一种介于高分化和低分化之间的肿瘤；与分化良好的鳞状细胞癌相比，这些肿瘤角化程度较低，细胞核和细胞多形性较强；有丝分裂象明显，部分形态异常；细胞间桥不太明显
3 级，分化较差	组织学和细胞学仅与正常口腔黏膜层状鳞状上皮有轻微相似；角化很少发生，细胞间桥极为罕见；有丝分裂活动频繁，不典型有丝分裂易发；细胞和细胞核多形性明显，多核细胞可能是常见的

引自 Pindborg JJ, Reichert PA, Smith CJ, et al, eds: *Histological typing of cancer and precancer of the oral mucosa*, ed 2, Berlin, 1997, SpringerVerlag, p 11.

（三）淋巴上皮癌

淋巴上皮癌被定义为低分化 SCC 或未分化癌，伴有明显的反应性淋巴浆细胞浸润。淋巴上皮癌十分罕见，在所有口腔和口咽恶性肿瘤中的诊断率为 0.8%~2%[17]。口腔和口咽部淋巴上皮癌 90% 以上位于扁桃体和舌根部，淋巴上皮癌也可发生于颊黏膜和腭部。

组织病理学模式为侵袭性的，包括具有明显的核仁、细胞边界不清楚、表面通常完整。肿瘤部位常伴有丰富的淋巴浆细胞浸润。这种肿瘤对放疗敏感，可以实现高比率的局部控制[18]。

（四）唾液腺肿瘤

在恶性唾液腺肿瘤中，口腔和口咽中发现率为 9%~23%[19-21]。在口腔和口咽中发生的唾液腺肿瘤近一半是恶性的[19]。然而，小唾液腺肿瘤大多出现在口腔中。最常见于口咽的部位是软腭、扁桃体窝和舌根。口咽部的唾液腺肿瘤是罕见的，仅占所有小唾液腺肿瘤的 1.1%~3.3%[19, 20, 22]。所有可能在口咽中出现的恶性唾液腺肿瘤被列在框 24-1 中。其中腺样囊性癌和黏液表皮样癌最常见。

腺样囊性癌是一种比较常见的小唾液腺恶性肿瘤。大量研究表明，42.5% 的腺样囊性癌起源于小唾液腺，20.5% 的小唾液腺腺样囊性癌位于口腔或口咽部，通常表现为生长缓慢的肿块，有时伴有口腔溃疡[23]。如有疼痛的症状，提示有神经侵犯，疾病为进展期。组织病理学类型为圆柱状或筛状，但有些可显示为管状的区域或呈实性，筛状类型比实性类型肿瘤的预后更佳，手术切除是首选的治疗方法[24]。腺样囊性癌以血源性扩散为主，常转移到肺和骨，罕见累及淋巴结，淋巴结清扫只适用于可触及明显淋巴结的患者[25]。在这些中等放疗敏感性的肿瘤，推荐使用中子束放疗[26]。肿瘤的大小 > 4cm，骨侵犯，以及晚期和局部复发对预后有不良影响[27, 28]。

黏液表皮样癌是最常见的唾液腺恶性肿瘤，占所有小唾液腺肿瘤的 9.5%~23%[20, 29, 30]。这些病变有一半发生在腭部，通常无症状，而舌根部和其他口咽部位则很少见。它们通常分化良好，像是蓝色的肿块，有的表现为肉芽状或乳头状[31]。组织病理学表现为混合的表皮上皮细胞和黏膜细胞来源的产黏液细胞。治疗上常包括手术广泛切除，颈清扫对疑似或临床明显转移的患者似乎是有好处的。Olsen 和同事[32] 在 Mayo 诊所报道了 32 例口咽黏液表皮样癌。根据至少 10 年的随访，与切缘较近的单纯切除相比，广泛局部切除（必要时包括骨切除）后复发率明显降低。在所有的患者中，24% 的患者表现为淋巴结阳性。在文章中，接受了术前放疗或术后放疗的患者在控制局部病情或存活方面无益，但是由于数量太少而不能得出最终结论，并且放疗可能对病理分化差的患者有益。

（五）软组织肿瘤

卡波西肉瘤（KS）是一种局部侵袭性生长的肿瘤，可生长在皮肤，同时也可生长在黏膜，显示为多个斑块和结节（图 24-9）。KS 也能影响淋巴结和内脏器官，很少出现转移，与中间型血管瘤分为一组，与人类疱疹病毒 8 型（HHV-8）感染有关[33]。

在地中海和东欧的老年男性 KS 患者中，以惰性亚型为主，是非洲赤道地区的地方病，也可在器官移植后或在人类免疫缺陷病毒（HIV）感染病例中出现免疫抑制的患者中出现[34]。KS 最常见的头颈部发生部位是上腭（硬腭和软腭）和口咽[35]。

口咽部被认为是病毒的主要集聚处，这可能是因为唾液中含有 HHV-8 有关。KS 临床表现为红蓝色或褐色的结节或斑块，可伴有溃疡。艾滋病相关的 KS 表现是最具侵袭性的。KS 有三个病理组织学分期：早期病变斑块期、斑块期和结节期。每阶段被认为是病程中的一部分，每个阶段相互融合。早期病变不典型，可表现为血管增生、胶原纤维化、透明小体、内皮细胞套袖样和具有一些不典型的细胞，以及生长过程中炎性细胞的浸润。

根据疾病的流行病学，患者可以接受手术、放疗和化疗。接受抗逆转录病毒治疗的 HIV 感染患者 KS 发病率和病程都有所改善[33]。

（六）血液淋巴系统肿瘤

因为口咽部淋巴组织的复杂性和广泛性，恶性淋巴肿瘤常在这个区域发生。非霍奇金淋巴瘤常见于腭扁桃体、腭、舌根，以及其他口咽部位。尽管一些淋巴瘤患者的病因可能为免疫缺陷，但大多数患者的病因不明。临床症状包括咽喉胀满感、吞咽困难、打鼾和疼痛。全身症状很少。该病为外生性肿块、黏膜下肿胀，有时伴有溃疡（图 24-10）[36]。

绝大多数口咽部非霍奇金淋巴瘤是 B 细胞淋巴瘤，以弥漫性大 B 细胞淋巴瘤为主。病理学上取决于组织学类型是基质致密的淋巴瘤细胞浸润。治疗上以放疗为主，根据不同的病理类型和阶段伴或不伴化疗。研究表明，与单独放疗相比，放疗辅助化疗有优势[37, 38]。据报道，5 年局部无进展生存率由 50% 提高到 80% 以上[38-42]。

孤立性髓外浆细胞瘤是一种罕见的血液学恶性肿瘤，其中 80% 发生在上呼吸道黏膜

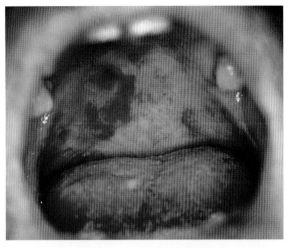

▲ 图 24-9 上腭卡波西肉瘤

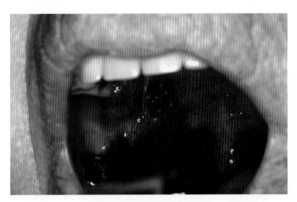

▲ 图 24-10 上腭非霍奇金淋巴瘤伴黏膜下肿胀及溃疡

（图 24-11）[43]。治疗上以放疗为首选，即使能达到切缘阴性，手术治疗也是不充分的治疗。放疗后局部控制率为 80%～100%，化疗无明显作用[43]。

（七）恶性黏膜黑色素瘤

虽然恶性黑色素瘤（MM）常以皮肤病变为主，但也可能是起源于黏膜中的黑色素细胞，尽管只有 1.3% 的黑色素瘤是黏膜黑色素瘤（图 24-12）[44]。其中 55.4% 发生在头颈部，表现为上皮 - 结缔组织交界性的恶性黑色素细胞，分别迁移至上皮组织和结缔组织。头颈部黏膜 MM 多出现于口腔（50%），发生于口咽部罕见[44, 45]。

头颈部黏膜 MM 尚无明确的致病因素。在临床上，病变可以呈现为黑色、灰色或红色，它们很少是无色素的。通常由广泛的、多发的、有色素的病灶伴或不伴结节组成。溃疡和骨浸润是常见的，诊断前多可出现口腔出血、吞咽困难和疼痛感。黏

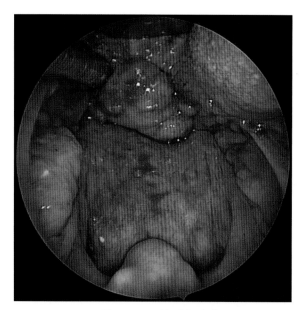

▲ 图 24-11　舌根浆细胞瘤

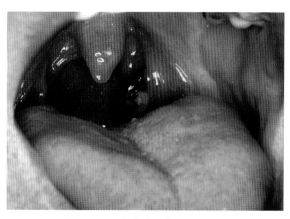

▲ 图 24-12　左扁桃体窝恶性黑色素瘤

膜 MM 诊断时多为晚期，多数肿瘤具有侵袭性，仅 20% 为原位病变[45]。积极手术切除仍然是首选的治疗方法，并且有许多辅助治疗方式，包括不同的放化疗方案已被应用。尽管手术可以局部控制肿瘤，但咽部黑色素瘤的 5 年生存率仅为 13%[44, 46, 47]。通过早期诊断，黑色素瘤患者有可能被治愈，并且医生对可疑病变要尽早安排活检。

三、鳞状细胞癌

（一）病因学

口咽鳞癌的传统危险因素和协同危险因素是烟草和酒精。据报道，与低摄入组相比，高摄入组的相对危险从 70 上升至 100[48]。病例对照研究显示，在同烟草和酒精接触时，口腔和口咽癌具

有超增殖效应[49]。嚼烟草是一种常见的习惯，特别是在印度、东南亚、中东、中国内地和中国台湾地区的部分地区。烟草经常与槟榔一起食用，槟榔在 2003 年被国际癌症研究机构列为人类致癌物[50]。在这些地方，无烟烟草是口咽癌的主要危险因素。在印度，大约 50% 的男性和 90% 的女性口咽癌是由咀嚼烟草引起的[51]。

目前 OPSCC 的发病正在缓慢发展，其原因是 HPV 感染，这是 SCC 的另一个公认的危险因素。在 50% 的扁桃体和 OPSCC 中发现了高危亚型 HPV-16（最常见的）、18、31 和 33，研究表明高达 40% 的口咽癌可能和 HPV 感染有关。根据最近的报道，与 HPV 有关的口咽原发的发病率正在上升，有些病例报道中甚至占 70%[52]。患病人群通常是白人，最年轻的不到 10 岁，不吸烟、不饮酒的患者预后明显好。流行病学研究表明，具有多个性伴侣和口腔性行为与 HPV 感染相关 OPSCC 关系密切[53]。表 24-3 概述了传统和 HPV 相关的 OPSCC 的区别。

除了外源性危险因素外，也已经确定了许多内源性危险因素，并且与 OPSCC 有关的发病机制和其他部位的头颈癌一样[54]。DNA 修复、突变敏感性的差异及表皮生长因子受体（EGFR）等基因的改变已显示出其对头颈癌的影响，已经影响了现代的治疗和预防策略。

（二）分子生物学

在与烟草和其他化学致癌物的使用相关的 SCC 中，报道了 p16[INK4]（也称为 CDKN2A）肿瘤抑制基因的失活是头颈部癌变的分子进展模型中变化最早的。这些肿瘤与许多分子变化有关，尤其是野生型 TP53 的缺失和 3p、9p 和 11p 染色体的缺失[55]。相比之下，HPV 相关的 SCC 被认为分子复杂度更小[56]。HPV 癌蛋白 E6 和 E7 被认为在癌变过程中起关键作用[57]。E6 结合并降解抑癌基因 TP53[58]。它也激活端粒酶和延长感染的上皮细胞的寿命，使病毒继续繁殖。HPV 的癌蛋白 E7 结合并降解 Rb，Rb 是视网膜母细胞瘤抑癌基因的产物[59]。它也引起染色体的破坏，导致基因组的不稳定性和非整倍体。p16 蛋白的表达

表 24-3　传统口咽鳞状细胞癌与 HPV 相关性口咽鳞状细胞癌的人口统计学、临床表现和预后

项　目	传统口咽鳞状细胞癌	HPV 相关性口咽鳞状细胞癌
人口统计学	≥ 60 岁，男：女 =3：2	40—60 岁，男：女 =3：1
风险因素	烟草、酒精	烟酒成瘾性小或无 不洁性行为史
分子生物学	p16 失活	p16 过度表达
病理	角化性鳞状细胞癌，高至中等至低分化	非角化性鳞状细胞癌，低分化
临床表现	体积较小的结节	小的 / 未知的原发性结节，有大的、囊性的或多个结节
预后	不明确，5 年生存率 40%～60%	良好，5 年生存率 80%～90%
预后因素	T、N 和 AJCC 分期、切缘、ECS、吸烟	T 分期、切缘、三个或更多转移淋巴结
局部复发	较高的	罕见的
远处转移	约 20%	5%～6%（手术 + 辅助治疗），7%～12%（非手术治疗）

AJCC. 美国癌症联合委员会；ECS. 包膜外侵犯；HPV. 人乳头瘤病毒；N. 淋巴结分期；T. 肿瘤分期

受到 Rb 的负调控。因此，E7 癌蛋白引起的 Rb 失活导致 p16 的过表达[60]。这种途径被认为是改善 HPV 相关 OPSCC 疗效的基础。最近对基因组测序的研究发现，HPV 相关的头颈部鳞癌的突变率是非 HPV 相关的头颈部鳞癌的一半，进一步为这些肿瘤之间的病理生物学差异提供了分子学证据[55]。

（三）临床表现及传播方式

口咽鳞状细胞癌患者就诊时常常处于晚期。心理和社会因素例如恐惧和否认，以及迟发性和非特异性的症状，有可能使得 OPSCC 的诊断推迟。最初的一些症状是吞咽困难、疼痛、喉部异物感、口腔出血、牵涉性耳痛（通过第Ⅸ和第Ⅹ对脑神经的传入）或表现为颈部包块。口咽部癌在临床表现和转移模式上可能有所不同，这需要考虑不同的诊断和治疗。临床检查或影像学检查中，这些肿瘤也可表现为原发性不明、孤立性淋巴结肿大且无明显的上气道病变。

软腭癌总是发生在腹侧。在大多数情况下，它们很容易被检测到，并且可以在病房内活检。该部位的病变可延伸至扁桃体、磨牙后三角或鼻咽部。主要转移到Ⅱ区淋巴结，是否转移到其他区域取决于临床阶段。虽然中线区和旁正中区病变有双侧淋巴结扩散的趋势，但是在单侧肿瘤中并不常见。由于缺乏明显的解剖学界限，口咽原发灶倾向邻近扩散，多累及口腔中的邻近的咽喉、鼻咽或口腔区域。最常见的部位是扁桃体窝，常累及腭扁桃体和扁桃体前弓。这种病变常表现为咽部异物感，伴有吞咽困难、耳痛，或晚期由于下颌骨、骨膜或翼状肌的浸润而导致下颌活动受限。

向侧面转移到咽旁间隙可出现脑神经麻痹，涉及第Ⅸ、Ⅹ、Ⅺ或Ⅻ对脑神经或交感神经链。体格检查可显示为外生性或溃疡性病变。向下累及到舌根和向上侵犯到软腭是很常见的，根据 Perez 和同事的研究，分别在 55% 和 60% 的患者中出现[61]。淋巴主要引流到Ⅱ区淋巴结，也可引流到咽后和咽旁淋巴结，以及Ⅲ和Ⅳ区淋巴结；该区的转移取决于肿瘤的分期[62-64]。转移到Ⅰ和Ⅴ区淋巴结较罕见。Lindberg[65] 描述了 76% 的扁桃体癌发生淋巴结转移，而扁桃体弓癌有 45% 发生淋巴结转移，Ⅱ区的淋巴结转移最常见。11% 的扁桃体癌患者和 5% 的原发于扁桃体弓的恶性肿瘤患者有对侧淋巴结转移；然而，在本研究中，没有报道病变位置与中线的关系，这是口咽单侧肿瘤出现对侧颈部转移的最常见原因。T_1 和 T_2 肿瘤对侧淋巴结扩散的可能性小于 5%。

舌根癌尤其难以检测，往往在晚期才有明显的临床表现。舌根缺少游离神经末梢是导致临床症状出现较晚的原因。此外，由于舌扁桃体突出或病变在黏膜下，在体格检查时评估舌根部可能更加困难。肿瘤向口咽腔较大区域侵袭并延伸至会厌谷、会厌和声门上区可表现为吞咽和呼吸困难的梗阻表现。与腭扁桃体一样，隐匿性转移主要发生在 Ⅱ 区，是常见的临床表现，并且常常是这种疾病的主要特征。与主要来自扁桃体的颈部转移一样，这些颈部肿块中一些可能被误诊为鳃裂囊肿，或活检诊断为腮裂源性肿瘤。为了鉴别诊断，必须进行仔细的显微内镜检查（图 24-13）和疑似病变的活检[66]。舌根部肿瘤具有较高的双侧颈部转移率，可高达 20%，主要原因是它靠近中线，并且具有丰富的淋巴管引流。在 70% 以上的病例中可检测到同侧淋巴结受累[67]。

口咽壁肿瘤的延迟诊断也很常见。症状可以是疼痛、吞咽困难和出血。向后侵犯椎前筋膜、颈深部结构，以及向侧方侵犯血管都限制了治疗的选择，并对预后产生负面影响。淋巴转移见于约 25% 的 T_1 癌和 75% 以上的 T_4 癌。大多数咽壁肿瘤靠近或越过中线，常伴有双侧淋巴结转移。即使是没有触及明显肿大的淋巴结、原发灶很小的病变，也要考虑到显微镜下可能发现的咽后和咽旁淋巴结转移。

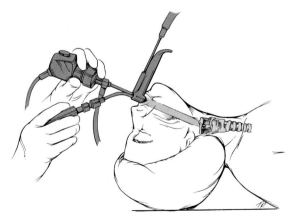

▲ 图 24-13　显微内镜
©2008 Johns HopkinsUniversity 版权所有，仅用于医学途径

四、诊断评价

（一）病史

头颈部癌症患者需要进行彻底的检查，这是综合评估中的一部分。口咽癌患者最初出现的症状是吞咽困难和（或）咽痛、口腔出血、耳痛、言语改变或颈部肿块。除了已知的酒精和烟草等危险因素外，还应评估工作场所和环境中的外源性致癌物暴露；饮食和社会习惯也值得评估。了解患者头颈部肿瘤个体可能的危险因素并尽可能消除，以减少疾病复发的概率[68]。另外，戒烟的患者可以获得更好的预后。其他因素如社会方面、家庭支持和一般健康状况对治疗和结果有很大影响，因此也应该进行评估。

（二）体格检查

体格检查是肿瘤的诊断、选择进一步诊断和初步制定治疗计划的关键之一。在怀疑口咽癌时，应仔细检查患者，重点放在舌（形态和运动）、扁桃体窝、磨牙后三角、软腭（形态和运动）、舌根、会厌谷和咽侧壁。检查应包括视诊和触诊（尤其是舌根和扁桃体窝），感觉测验，以及硬性或软性内镜。检查可发现局部肿瘤生长和神经浸润。内镜和检查结果的记录，对于资料保存、未来比较和学术研究等，都是有用的工具。

所有癌症患者应进行完整的头颈部检查以排除同时存在的其他癌症。双手的颈部触诊是必要的，以评估淋巴结状况和可能发生的淋巴转移。

（三）影像学检查

对于大多数头颈部恶性肿瘤，影像学检查是诊断和临床分期的重要并且推荐的工具。口咽部恶性肿瘤，尤其是与重要软组织、血管和骨骼的解剖关系密切的，更需要影像学检查来精确评估并制订治疗计划。

除了临床研究，目前大多数口咽部恶性肿瘤都使用计算机断层扫描（CT）或磁共振成像（MRI）进行评估。有时，选择哪种成像技术仅仅取决于其是否可实施，不同的技术各有利弊。晚期口咽恶性肿瘤可能涉及骨骼，如上颌骨、下颌骨、颈椎和颅底，CT 扫描可能有助于了解骨浸润，尽管现代 MRI 技术也能精确地显示骨膜浸润情况，并帮助判断是否有骨侵袭。MRI 在深部浸润性恶性肿瘤尤其有用，尽管当病变较浅时可能导致假阴性结果。虽然 MRI 是评价口咽和颈部最推荐的影像学方法，但是 CT 也是常用的影像学技术[69]。

正电子发射断层扫描（PET）与 CT 一起有助同时性第二原发肿瘤和远处转移的检测[70]。与 MRI 和强化 CT 相比，由于解剖学清晰度降低，对已知原发灶的 T 分期诊断作用较小。其可靠性可能受限于先前的手术或放疗（RT）[71-73]。最近的研究表明 PET-CT 在完成 RT 后至少 3 个月后更加精确。PET-CT 在直径＞8mm 的病变中的阴性结果高度可靠，但阳性结果必须参考体格检查和横断面影像学检查结果。因为非特异性炎症和检查期间患者肌肉运动可能会导致假阳性结果[74]。

颈部的灰阶及多普勒超声（USG）已被证明是评估颈部淋巴结病变的有价值的方法（图 24-14）。与 CT 和 PET-CT 相比，USG 在颈部淋巴结显像中更为敏感和特异[75]。HPV 相关口咽部 SCC 常伴有明显的淋巴结内囊性病变。使用 USG 进行颈部的评估具有其优点：它是一种相对便宜的检查，可以实时成像，并且它可以频繁操作而没有辐射。细针穿刺（FNA）可以在超声引导下进行（图 24-14），以便进行组织学诊断。然而，把 USG 作为唯一的诊断方式有局限性，使用超声无法接近咽后淋巴结和深层结构，需要通过 CT/MRI 对原发灶进行评估。

除了对局部肿瘤转移的评价外，影像学还用来筛选远处的器官转移，如肺、肝、骨和脑。根据原发性恶性肿瘤和伴随的远处转移情况，胸片和腹部超声可提供足够的分期诊断。在许多情况下，也推荐肺部的 CT 和腹部的 CT 和（或）MRI。近年来，PET-CT 在远处转移的检测中越来越占据重要的地位[14]。

（四）内镜、活检和冰冻切片

为了进一步诊断口咽部病变，必须进行活检和病理组织学检查。在局部麻醉下，可以在病房对可见的口咽肿瘤，如扁桃体和软腭上的肿瘤进行活检。在出现淋巴结增大的患者中，FNA 可以提供更快的诊断，更少的不适。长久以来，这样的经验是足够的，将 FNA 作为诊断工具是很可靠的。FNA 也有助于对无明显原发病灶的患者进行组织学诊断。使用颈动脉超声（USB）检查发现 FNA 的最佳诊断结果[76]。

大多数口底、扁桃体下部或口咽后壁病变在病房环境中不能充分显露出，可能需要全身麻醉以获得足够大小的标本用来活检。偶尔，小的口咽恶性肿瘤可能难以通过体格检查及影像来检测出，这些需要进一步的诊断（例如在显微镜辅助或没有显微镜辅助的情况下使用内镜，参见图 24-13）。显微镜评估是发现未知的原发病变的敏感检查，常能在舌根或扁桃体窝检测到（参见本章"原发不明转移癌"）。全身麻醉下的广视野内镜检查不仅是发现病变、确定病变范围和活检病变的重要工具，而且是排除头颈部癌症患者出

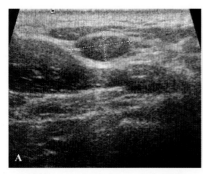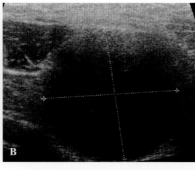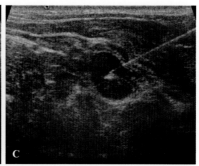

▲ 图 24-14　灰阶及多普勒超声对颈淋巴结病变的诊断价值

A. 无转移淋巴结，卵圆形，门部回声（13mm×5mm）；B. 转移淋巴结呈球形，门部回声消失（28mm×27mm），低回声特征提示囊性病变，常见于人乳头瘤病毒相关性口咽肿瘤；C. 超声引导下细针吸取囊内容物后取芯（引自 Bruce Haughey, MBChB, Washington University School of Medicine, St. Louis, MO.）

现继发恶性肿瘤的重要手段。广视野内视镜包括支气管和食管的内镜检查。

冰冻切片在确认可疑的恶性肿瘤和无瘤切缘方面的用途在过去已被严格评估[77]。冰冻切片的可靠性取决于病理学家的经验和技术，需要紧密的学科间交流。冰冻切片的准确性接近于最终诊断（90%）[78]。考虑到假阳性结果的可能，根据检查者的专业知识，冷冻切片一般不能作为治疗的

基础。最后的治疗决策应基于准确的病理组织学。

（五）人乳头瘤病毒或 p16 的检测

HPV 或其替代标志物 p16 过表达的检测提供了有价值的预后信息。HPV 检测技术主要有原位杂交（ISH）、聚合酶链反应（PCR）、p16 免疫组织化学（IHC）等。其中，p16 IHC 由于对转录活性 HPV 存在的高灵敏度，以及测试的简便性和低成本而得到广泛应用[79]。

表 24-4　口咽部肿瘤 / 淋巴结 / 转移分期系统

原发肿瘤（T）	
T_x	原发肿瘤无法评估
T_0	无原发肿瘤证据
T_{is}	原位癌
T_1	肿瘤最大直径 ≤ 2cm
T_2	2cm ＜ 肿瘤最大直径 ≤ 4cm
T_3	肿瘤最大直径 ＞ 4cm
T_{4a}	中度进展性局部疾病；肿瘤侵犯喉、舌深部或外部肌肉、翼内肌、硬腭或下颌骨（会厌舌面黏膜延伸不构成喉部侵犯）
T_{4b}	非常严重的局部疾病；肿瘤侵犯翼外肌、翼板、鼻咽外侧或颅底，或包绕颈动脉
区域淋巴结（N）	
N_x	区域淋巴结无法评估
N_0	无区域淋巴结转移
N_1	同侧单个淋巴结转移，最大直径 ≤ 3cm
N_2	同侧单个淋巴结转移，3cm ＜ 最大直径 ≤ 6cm；同侧多个淋巴结转移，最大直径均 ≤ 6cm；双侧或对侧淋巴结转移，最大直径均 ≤ 6cm
N_{2a}	同侧单个淋巴结转移，3cm ＜ 最大直径 ≤ 6cm
N_{2b}	同侧多个淋巴结转移，最大直径均 ≤ 6cm
N_{2c}	双侧或对侧淋巴结转移，最大直径均 ≤ 6cm
N_3	转移的淋巴结最大直径 ＞ 6cm
远处转移（M）	
M_x	远处转移无法评估
M_0	无远处转移
M_1	有远处转移

引自 American Joint Committee on Cancer: *Cancer staging manual*, ed 7, New York, 2009, Springer–Verlag.

表 24-5　**Stage Grouping for Oropharyngeal Cancers**

Stage	Group		
0	T_{is}	N_0	M_0
I	T_1	N_0	M_0
II	T_2	N_0	M_0
III	T_3	N_0	M_0
	T_1	N_1	M_0
	T_2	N_1	M_0
	T_3	N_1	M_0
IVa	T_{4a}	N_0	M_0
	T_{4a}	N_1	M_0
	T_1	N_2	M_0
	T_2	N_2	M_0
	T_3	N_2	M_0
	T_{4a}	N_2	M_0
IVb	T_{4b}	Any N	M_0
	Any T	N_3	M_0
IVC	Any T	Any N	M_1

From American Joint Committee on Cancer: *Cancer staging manual,* ed 7, New York, 2009, Springer–Verlag.

（六）分期

国际抗癌联盟和美国癌症联合委员会发布的癌症分期手册（第七版）定义了目前口咽癌的分期系统。两大组织的分期系统都完全匹配[80, 81]。表 24-4 和表 24-5 概述了目前的口咽分期系统。

临床分期很大程度上取决于检查者的技能、影像系统及其质量，以及外科医师在术前内镜检查和术中探查期间评估的准确性[82]，特别是在经口治疗时评估的准确性。

口咽癌一般很容易直接检查或内镜下观察和触诊，这与影像学检查相结合，能够进行彻底的评估。误诊原因主要是检查者未准确评价黏膜下浸润程度。MRI 和 CT 对浅表小病灶或大块病灶的评估没有帮助[66]，这些病灶可能被错误判断为不能用微创方法切除。因此，这些因素可能会高估或低估肿瘤大小，并且会严重影响治疗计划。

这些错误可以通过麻醉下的术前内镜检查来基本消除，该检查提供了肿瘤的部位、大小、范围和可切除性的最准确信息及最佳手术入路。

五、治疗管理和结果

OPSCC 成功治疗的主要标准是局部控制。治疗方式的选择取决于原发灶的位置及处理原发灶和区域淋巴结的能力。图 24-15 为 OPSCC 治疗提供了一种信息算法。随着局部控制的改善，远处转移在口咽癌的治疗中是一个日益严重的问题，特别是在 HPV 相关疾病中。手术治疗，有或无辅助治疗，或放疗，有或无化疗，是常用的治疗途径。对于早期肿瘤，手术或单独使用 RT 可用于初步治疗。对于晚期口咽癌，手术加放疗（有或无化疗）或放化疗是可行的选择。截至目前，没有一项随机试验确定了哪种方法更优。1998 年，Robertson 及其同事只报道了一项研究[83,84]，比较了手术加辅助放疗和单独放疗。然而，由于单独放疗组死亡人数过多，试验提前终止。多学科肿瘤委员会参与优化疾病控制、治疗后功能和生活质量（QOL）的治疗计划。肿瘤分期和程度、合并症、临床医师经验和患者选择是主要考虑因素。

随着现代游离组织移植技术的使用，即使在大面积缺损的手术后，患者的生活质量和语言吞咽功能也得到了显著改善[85]。患者应该始终参与选择治疗的过程，并且必须充分了解所有可用的治疗选择。应明确告知患者手术干预或化疗毒性导致的并发症和长期影响。

（一）软腭

悬雍垂（图 24-16）和软腭（图 24-17）的早期疾病显示单独手术或放疗用于局部控制的结果良好。权衡放疗可能带来的长期不良反应和功能重建手术的良好效果，常规或经口手术治疗可能是首选。一些研究已经证明使用放疗结合近距离放疗（铱 ^{192}Ir 植入物）没有任何显著疗效。

晚期疾病通常采用手术和辅助放疗，有时还需辅助化疗。单独放疗并不能有令人信服的结果[86]。然而，Calais 及其同事[87]表明，与单独放疗相比，联合化疗的放疗作为 III 和 IV 期肿瘤的替

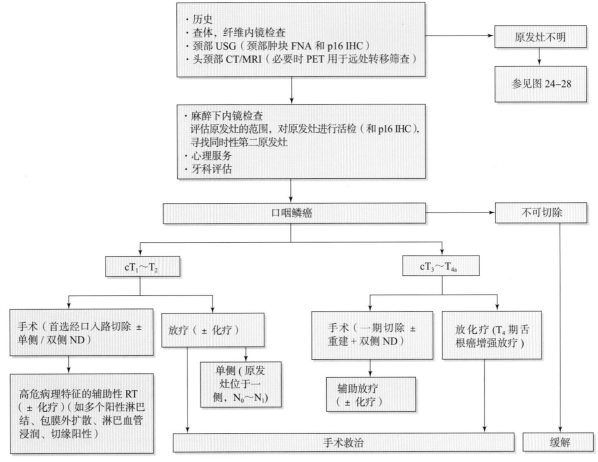

▲ 图 24-15　口咽部鳞状细胞癌的治疗方法

cT. 临床肿瘤分期；FNA. 细针穿刺；IHC. 免疫组织化学；MRI. 磁共振成像；ND. 颈部淋巴结清扫；PET. 正电子发射断层扫描；USG. 超声

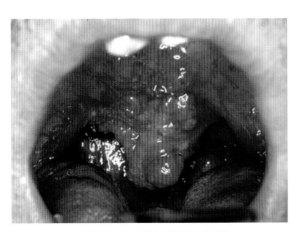

▲ 图 24-16　悬雍垂鳞状细胞癌

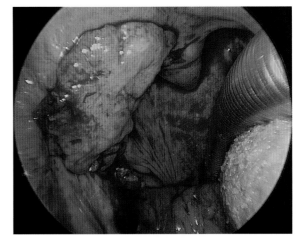

▲ 图 24-17　软腭鳞状细胞癌向下漫延

代治疗方式具有更好的疗效。经口激光显微外科（TLM）和重建也可以获得良好的肿瘤学和功能的结果。

进行颈部清扫是由软腭癌在早期即具有转移倾向决定的。Har-El 及其同事[88]认为，48% 以上的软腭癌患者有颈部病变的临床证据，甚至在没有触诊或放射学证据的患者中，超过 40% 的患者最终有淋巴结转移。因此，有阳性淋巴结的患者需要接受颈部清扫，必要时还需辅助放疗，即使其颈部临床阴性的患者也应接受选择性颈部清扫或放疗。一些研究者对临床淋巴结阳性的患者进行了颈淋巴结清扫辅助术后放疗[84]。其中，一些研究发现在颈清扫辅助术后放疗的并发症发生率更高，这表明手术是首选的治疗方式[89]。病变位置越靠近中线，双侧淋巴扩散的可能性越大，越需要进行双侧颈清扫[90]。

（二）扁桃体窝

扁桃体区的早期病变可通过手术或放疗来治疗。这两种方式都提供了良好的结果和功能恢复。在大多数情况下，现代外科技术和器械允许良好的经口入路而不影响局部控制。对于广泛的病变和骨浸润的病理，很少需要行下颌骨切开术。此外，激光显微外科技术增加了手术的精度并减少了并发症[91, 92]。局部控制率高达 90%，手术后更高[93-95]。与手术相比，外照射在局部控制或总体生存率方面并无差异。然而，与手术相比，必须考虑高剂量初次治疗的并发症及其对患者生活质量的影响。

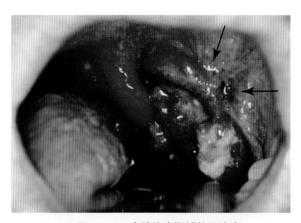

▲ 图 24-18 扁桃体晚期鳞状细胞癌

晚期病变（图 24-18）通常用手术或术后放疗伴或不伴化疗来治疗。一项研究是针对Ⅲ期和Ⅳ期癌症采用单模式治疗（手术对比放疗），虽然放疗组中Ⅳ期患者较多，但手术治疗的 5 年生存率显著提高[96]。Foote 和同事[97]评估了伴或不伴辅助放疗的情况下手术治疗的晚期病例。术后放疗后，Ⅲ期患者的总生存率为 100%，Ⅳ期患者的总生存率为 78%，而仅接受手术治疗的患者分别为 56% 和 43%。另一项来自纪念斯隆 - 凯特琳癌症中心的研究显示，手术辅助术后放疗的患者局部控制率良好（T_3，94%；T_4，75%），并且有 64% 的无病生存率。在手术切缘阳性或切缘较近时，给予 60Gy 或更高的放疗剂量，随访的局部控制率为 93%[98]。

在 1969—1983 年对扁桃体癌患者进行回顾性分析，Spiro 和 Spiro[99]评估了手术和放疗联合治疗的作用。当Ⅲ和Ⅳ期患者单独接受手术或放疗时，同联合治疗的患者相比，其生存率没有显著差异。然而，作者指出治疗不是随机的，在特定临床阶段表现较差的患者可能被选择进行联合治疗。Parsons 和同事[100]回顾了几项研究，这些研究比较了扁桃体癌伴或不伴放疗的手术治疗与伴或不伴颈清扫的放疗。尽管 5 年生存率和局部控制情况与对照结果相同，但手术组有更高的并发症发生率，尽管数据表明几乎所有致命的并发症都是在手术前给予放疗时造成的。初次放疗后扁桃体区的挽救性手术伴随着高死亡率和低 5 年生存率。Gehanno 及其同事[101]的一项调查显示，120 名患者 5 年生存率为 24%，死亡率高达 8%。两项研究支持了短程放疗挽救这一区域的办法，5 年生存率为 64%，2 年生存率为 42%[102, 103]。

一般情况下，当隐匿性转移的概率大于 20% 时颈部转移临床阴性也需要接受治疗[104]。在扁桃体癌患者中，即使小病变和临床颈部阴性，也常进行同侧选择性颈清扫。对临床颈部阴性患者实施更有选择性的颈清扫手术（例如保留Ⅱb 区）显著降低了并发症的发生率，并改善了患者预后。根据高危病理特征，如多发转移淋巴结和包膜外扩散，建议对颈部进行术后辅助治疗。根据原发灶的大小和位置，并根据同侧淋巴结分期，应考虑双侧颈清扫或对侧颈的选择性放疗。这种策略适用于 T_3、T_4 病变或延伸到软腭且 N 分期为 N_{2b} 或以上的较小病变。然而，对于位置远离中线的单侧 T_1 或 T_2 病灶和同侧 N_0/N_1 的患者，可以采用同侧颈清扫或放疗。

（三）舌根

与口咽其他部位一样，早期病变可以通过手术和（或）RT 治疗，并且研究结果表明两种方式之间的局部控制率和生存率没有显著差异。同样，功能性康复也是治疗选择过程中需要考虑的重要因素。现代外科应用如 TLM 显著改善了外科治疗并降低了并发症发生率[105]。使用经口激光技术，已证明了具有良好的功能性康复的高效肿瘤学结果。Grant 和同事治疗原发性舌根癌 59 例，其中 11 例为 I 期或 II 期病变，局部控制率高达 88%，无复发生存率为 84%，术后功能良好。Steiner 和同事们回顾了 48 例案例，其中 94% 例为 III 期或 IV 期。Kaplan Meier 5 年局部控制率为 85%，无复发生率是 73%。T_1 和 T_2 病变无局部复发，而 T_3 和 T_4 肿瘤则有 20% 的局部复发率[106]。早期病变的良好预后和经口机器人手术（TORS）的新手术技术也被报道[107]。

RT 通常是 EBRT 和近距离 ^{192}Ir 植入物放疗相结合进行的[67]。首选不带近距离放疗植入物的放疗（伴或不伴颈部淋巴结清扫），局部控制率各不相同，T_1 病灶的局部控制率为 78%～96%，T_2 病灶的局部控制率为 47%～88%[108-111]。其他患者使用 EBRT 结合近距离放疗植入物，并报道 T_1 和 T_2 病变的局部控制率分别为 71%～100%[112-114]。Houssett 和同事[101] 比较了手术加辅助性 RT、EBRT 加 ^{192}Ir 种植体和 EBRT 单独治疗 T_1 期和 T_2 期舌根癌的疗效。他们发现手术加辅助放疗和 EBRT 加植入物有相似的结果，但单独 EBRT 组显示出不可接受的失败率——是其他两组的 2 倍。

晚期舌根疾病可以采用两种治疗方式，其中一个是手术辅助放疗伴或不伴化疗。在过去的 20 年中，口咽重建的进展可以保证获得良好的功能和改善生活质量，甚至是在舌根和周围组织的巨大缺损的患者中[115]。Harrison 和 Zelefsky 及同事[113, 116] 对接受手术和术后放疗的 51 例舌癌患者进行了 7 年随访，其中大部分是 T_3 和 T_4 癌。T_3 和 T_4 病变患者的局部控制率分别为 94% 和 75%，7 年无病生存率为 64%，远处转移率为 30%。在持续性或复发性疾病的情况下，对手术和放疗方式进行了评估。Pradhan 及其同事[117] 从 1980 年开始的一项研究中报道了大多数病例在进行积极挽救性手术治疗后的不令人满意的结果。然而，基于正在进行的研究，这个调查包含许多必须考虑的负面预后因素。Grant 和同事[118] 在 2006 年使用 TLM 获得了令人鼓舞的结果。他们调查了有复发和残留的患者，其中 75% 有局部控制，2 年后总生存率为 54%。有些组在用 RT 做或不做手术后用 ^{192}Ir 进行后负荷技术。一组显示 59% 的局部控制率，报道存活率为 48%[119]，其他显示舌根癌患者局部控制率 61%[120]。然而，舌根部残留或复发仍是一个急需解决的治疗问题。

与扁桃体癌相似，根据原发肿瘤的部位和分期，舌根病变应采取择区性、选择性、改良根治性或根治性颈清扫术。舌根鳞状细胞癌的 II～IV 区应始终予以处理，必要时颈部解剖扩大至 Ib 区或 V 区。在放化疗治疗中，根据临床（T 和 N）阶段，将颈部纳入治疗中。在 N_2 到 N_3 疾病中，一些作者根据残余隐匿性疾病的风险讨论手术后的颈清扫计划[121]，但是目前大多数文献不支持这种方法，除非有临床或影像学病变残余的证据[122, 123]。Cupino 和同事[124] 赞成 IV 期口咽癌患者在根治性放化疗前应进行颈部淋巴结清扫。在 25 名患者中，局部及区域控制率为 88%，3 年后总生存率为 92%。无论采用何种方式，双侧隐匿性或明显淋巴结转移的高发病率通常需要双侧颈部治疗，特别是在 T_3 和 T_4 病变或接近中线的病变中。

（四）口咽后壁

早期口咽壁病变可通过手术和（或）RT 治疗。经口常规或激光手术伴或不伴放疗是低发病率的有效治疗选择。安德森癌症中心对口咽部小病灶采用根治性放疗，生存率为 71%（T_1）和 73%（T_2）[125]。大多数晚期口咽壁病变均行原发灶、双侧颈清扫术，术后放疗伴或不伴化疗。利用现代重建方式，往往能达到可接受的功能重建。Spiro 及其同事[126]对咽后壁癌的回顾性分析显示，根据肿瘤分期，有或无 RT 的手术治疗后 5 年生存率为 15%～44%。然而，在某些情况下，不确定是否完全切除时，需给予根治性放化疗治疗。有些人可能使用根治性放疗加颈清扫术。对于咽后壁病变，因接近脊髓，放疗的规划和应用是很有挑战性的[67]。

在口咽部亚群中，咽后淋巴结（RPLN）的受累最常见于口咽后壁肿瘤，其次是软腭、扁桃体窝和舌根。由于邻近的关键血管结构的存在，这些部位很难接近。然而，完成 RPLN 清扫的显露可以通过经口或经下颌入路完成。在缺乏放射学证据的情况下，RPLN 受累的可能性非常低，但只要有 RPLN 受累，均应该行 RPLN 清扫或对该区域行放疗。与其他口咽癌一样，在临床上明显的颈部转移病例中，双侧颈部均应处理。在临床上颈部阴性且对侧淋巴扩散倾向高的情况下，应考虑选择性放疗或颈清扫。

六、手术入路

手术方式的选择取决于切除的病灶的位置和大小。而大多数口咽病变可以通过适当的手术方式进行横切口，一些较大的病灶或肿瘤位于声门上和下咽区附近，可能需要更大的显露区域，使用横向或经舌骨咽侧切开术。选择下颌骨切开外旋是必要的。然而，手术方法的选择也取决于外科医师的经验和喜好。根据所选择的手术入路决定颈部清扫皮肤切口，特别是涉及咽切开术时。

（一）经口入路

自从 Huet 在 1951 年首次描述经口扁桃体肿瘤切除术以来[127]，微创经口入路进入口咽已经取得了进一步的进展（另见第 25 章）。大多数口咽肿瘤现在可以经口切除，这取决于足够的入路和外科医师的专业性。必要的显露需要完美地使用缩回装置，如 Stierlen（图 24-19）、McIver、Kastenbauer（图 24-20），或 Dingman 开口器显露舌根病变（图 24-21），会厌谷和会厌舌面需要喉镜来使其闭合或扩张，如 Kleinsasser 或 Steiner，有各种尺寸。由于二氧化碳激光在减少出血、组织创伤、术后疼痛和水肿方面具有优势，因此它比电切除法更受欢迎。TLM 方法结合了 CO_2 激光的精确切割特性和显微镜操作的照明和放大率。TLM 是一种有很多文献记载的技术，它在口咽癌所有部位和分期的治疗中的有效性已经在几个方案中被证实[128-130]。TORS 是另一种新兴的技术，它利用类似的机器人辅助手术（如 da Vinci 手术系统）来切除口咽肿瘤，它目前仅由美国食品药品管理局批准用于 T_1 和 T_2 病变[131]。许多经口腭和扁桃体窝的切除也可以使用简单的装置，如射频消融或电烙工具。相比于开放入路，对于符合治疗标准的病例，经口入路都显著降低了并发症发生率。通过完全清除所有已知的显微疾病，它们提供了高水平疾病控制、提高存活率和功能保存的潜力。TLM 治疗的 OPSCC 组 T_3、T_4 肿瘤比例高达 73%[128]，与 TORS 组的 23% 相比有显著性差异[132]。在未来先进的仪器技术中，TORS 可能提高局部晚期肿瘤的适用性。

1. 经口激光显微外科

经口激光显微外科（TLM）利用经口多块切除或"零碎"切除的原理来获得阴性切缘[133]。然而，较小的肿瘤可以用类似于非 TLM 手术的沿周围正常黏膜的整块切除。熟悉"内外"解剖结构、TLM 器械和手术技巧是应用此法切除口咽肿瘤的关键。冰冻切片用于分析确认阴性组织学切缘，标本的精准定位和与病理学家的积极沟通是实现肿瘤清除的首要条件。

通过确定内镜通路的"8T"来充分评估术前，即：①牙齿；②牙裂；③下颌横径；④硬腭骨隆突；⑤舌（体积大）；⑥斜坡（寰枢椎延长）；⑦治疗（放疗前）；⑧肿瘤[134]。经口入路显露不佳是咽切开术的一个适应证，必须对于经下颌入路确定有限的适应证。对于入路不充分或肿瘤向下生长的患者，通过口 – 咽联合切口，可以避免下颌骨劈开。这种方法也适用于需要皮瓣重建的大型口咽缺损患者。将皮瓣经口腔置入，血管蒂经咽部切开通道，伸展至颈部完成微血管吻合。在存在咽后淋巴结受累的影像学证据的情况下，经

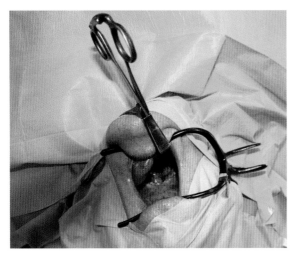

▲ 图 24-19　使用 Stierlen 口腔牵开器显露的左侧软腭和扁桃体的复发癌
肿瘤切除是通过这个通道进行的，就像植入前臂桡侧皮瓣进行重建一样

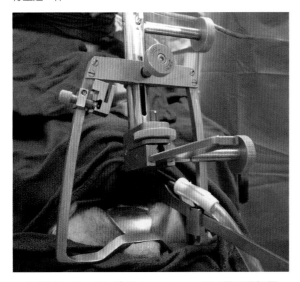

▲ 图 24-20　经口使用 Kastenbauer 开口器显露视野

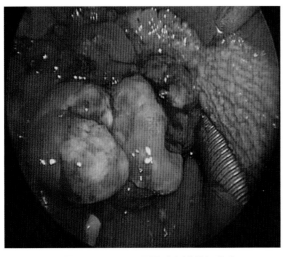

▲ 图 24-21　经口显露舌底鳞状细胞癌

口入路也可用于切除原发于扁桃体窝和口咽侧壁的肿瘤后，清扫咽后淋巴结。在咽缩肌和颊咽筋膜上行切口，以便从周围组织和椎前筋膜进入来清扫咽后淋巴结。

手术方式　在用激光防护插管行气管内管插管并固定于适当位置后，应用口腔保护器保护患者的上牙。根据需要使用适当的缩回装置或喉镜实现肿瘤的最佳可视化，并且在开始 TLM 之前确保所有激光使用的安全预防措施。切除术是通过一个中空的、有镜面内衬的手持设备传送的 CO_2 激光束来完成的。在没有手持系统的情况下，连接到手术显微镜的微操作器可用于将激光束聚焦在切除部位。除非病变很小或很浅，并且适合于整体切除，否则将肿瘤切开以评估浸润深度，然后根据需要进一步进行周边 / 辐射状切口切除。在肿瘤切开之前，可使用激光或使用更快的单极电灼来对大型的外生性肿瘤进行减瘤手术。在 TLM 治疗期间，显微镜提供照明、放大和手术视野的三维视图，这有助于区分健康组织和肿瘤组织，也便于识别黏膜下病变。在显微镜下对肿瘤切除过程中的触诊证实了这种黏膜下病变，以及肿瘤的移动性和固定性。通过冷冻切片确定切除术的完成。

软腭和扁桃体窝肿瘤具有良好的 TLM 切除术通路。虽然小的、局限性的外生性肿瘤可整块切除，但体积较大的肿瘤或具有深部浸润的病灶最好采用分块切除术。对于扁桃体癌，根据肿瘤的深度，可能需要切除咽缩肌，或者深入到咽旁脂肪，或者到更深的翼内侧。

面动脉是扁桃体窝区咽侧壁的重要血管成分。它接近扁桃体的下极形成一个环，并向下于下颌骨下方延伸。面动脉位于茎突的外侧，作为标志，常可以触诊到，在 TLM 治疗时起警示作用。

扁桃体切除或口咽外侧壁的深层肿瘤可接近颈内动脉，颈内动脉在扁桃体窝的后外侧。精确的术前影像学检查评估对于确定颈内动脉可能存在的异常走行是必要的。如果在初次切除之前先行颈部清扫，可以在颈动脉和咽壁之间放入纱布，以帮助在 TLM 期间识别和防止颈内动脉的意外损伤。

在扁桃体肿瘤的 TLM 切除术中，由于口咽侧壁解剖结构的限制，不能获得超过 2.4mm 深的切缘，但这并不是说会降低局部控制率[135]。根据涉及的部位，软腭和扁桃体上的肿瘤切除可能需要向前延伸到后磨牙三角去，选择由鼻咽部向下进入舌扁桃体区和舌根。

舌根肿瘤易于向黏膜下扩散至邻近区域并进入深部的肌肉组织。TLM 切除术在识别和追踪肿瘤扩散来实现完整切除肿瘤并最大限度保留舌组织方面，具有明显的优势。对于肿瘤在舌根的下部和（或）向前部延伸而导致显露不佳的患者，TLM 可与咽切开术相结合。在 TLM 切除术中，遇到舌动脉或其分支，如舌背动脉，并不罕见。当显露或分开时，这些动脉应彻底结扎。舌下神经位于舌动脉外侧，如果受累，可能需要切除。外科医师应该对这些解剖关系有充分的了解，以避免对这些神经血管结构造成任何意外伤害。至少要保存一条舌动脉和舌下神经，并且要对剩余舌功能产生最小化的影响。

使用竹片状的回缩装置充分显示口咽后壁肿瘤。在进行 TLM 切除之前，应仔细评估肿瘤是否向上侵犯至鼻咽，是否向深处侵犯椎前筋膜以及更深处的组织。该部位的肿瘤可能向外侧接近颈内动脉，因此应仔细操作。在咽外侧壁肿瘤中，必须考虑喉上神经的走行，如果可能的话，应该保留喉上神经，以便在手术后提供最好的吞咽功能。

2. 经口腔机器人手术

在经口机器人手术（TORS）中建立的机器人包括四个主要部件：①监视器和控制器的控制台；②在患者身侧的手术车有 3 个机器人臂，分别为用于内镜照相的中心臂，以及 2 个手术用的外科器械臂；③用内视镜（0° 和 30°）提供视野的手术车；④用于组织解剖的内腕器械（Covidien）。外科手术需要一名助手坐在手术台来抽吸止血。

手术推车上的机械臂可以通过匙形撑开器（如 Feyh-Kastenbauer、Crowe-Davis 或 Dingman 装置）进入。口咽癌的 TROS 绝对禁忌证为经口入路困难、肿瘤显露不完全伴匙状回缩、舌根深部肌肉受肿瘤侵犯、咽缩肌外侧深部组织的侵犯、椎前筋膜侵犯、喉部受累等。在大多数口咽癌患者的

报道中，肿瘤是使用电刀被整体切除。由此导致的较严重的热损伤和烧灼引起的组织坏死引起了激光在 TORS 中的应用研究[136]。研制一种可与机械臂车接口柔性 CO_2 激光光纤和铥、钇铝石榴石（Tm:YAG）激光辅助 TORS，是一项新的进展，它可以在减少组织损伤的情况下提供更好的切割效果[137, 138]。然而，与 TLM 相对 TORS 仍然是高成本的，花费的时间更长。此外，机器人手臂拥挤的工作空间和匙状回缩限制了 TORS T 分期早期的位于口咽上部的肿瘤，如软腭、扁桃体窝和舌根上部的应用。目前，在口咽癌手术中，似乎没有任何迹象表明 TLM 方法不能更有效地处理口咽癌。

（二）经舌骨咽侧切开术

一些下部病变可能不能通过口腔进入，或者患者的颈部活动性可能不允许弯曲来提供足够的视野。在这种情况下，可以进行侧方或经舌骨的咽侧切开术。这些方法可以结合起来，并且变化取决于要切除的肿瘤的位置和大小。常规的咽侧入路可以保留颅侧舌下神经和下方的喉上神经（图 24-22）。必须注意进入咽部的部位，以免切进肿瘤组织。在这些病例中，可以建议做初步的内镜检查。

经舌骨咽切开术是通过将舌骨从声门上肌群

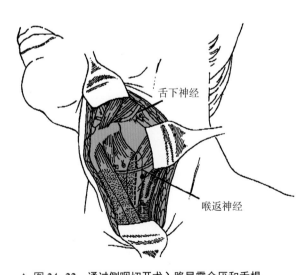

舌下神经

喉返神经

▲ 图 24-22　通过侧咽切开术入路显露会厌和舌根
引自 Carrau RS: Lateral pharyngotomy. InMyers EN, ed: *Operative otolaryngology: head and neck surgery*, Philadelphia, 1997, WB Saunders, p 242.

耳鼻咽喉头颈外科学（原书第6版）

解离出并由内侧进入会厌谷（图 24-23）。并且，在进入咽部之前必须考虑肿瘤位置。然后看清病变范围，并在与肿瘤有足够距离的情况下进行彻底切除。肌肉结构的分离，如茎突舌骨肌或二腹肌，可以进一步改善手术术野的入路。使用这些方法，除了颈部清扫，不需要额外的皮肤切口，并且在大多数情况下适当的显露可以避免唇裂开和下颌骨裂开。尽管如此，咽切开术仍有可引起咽瘘，必须进行咽部封闭，使用可吸收缝线彻底翻转黏膜缝合。

（三）下颌骨切开外旋

下颌骨切开外旋通常用于病变广泛者，这也常需要进行重建手术。皮肤切口常在嘴唇中线，然后沿着锯齿形线向下到颏部，围绕颏部，并在颏下继续向颈部延伸（图 24-24）。

软组织、牙龈及骨膜被切开，而骨膜只在下颌骨裂开处显露。必须仔细处理组织，并考虑口腔前庭的关闭。必须准备一个适应下颌骨的轮廓钢板，并且在下颌劈开之前钻好大小适当的孔。在定位钢板之前，必须考虑牙根的位置。使用电锯在中线进行截骨术，下颌骨的颅侧部分在截骨时要注意保护切牙的根部。截骨术也可以呈楼梯形。接下来，对口底软组织进行分割，并且必须在

下颌骨的侧方留出足够的组织，以便在组织转瓣重建修复的帮助下关闭缝合，或直接进行闭合（图 24-25）。这种方法可以最大限度地保留口咽，虽然它是最具侵袭性的。

然而，它可能对于广泛的肿瘤是必要的，并允许充分显露的切除和重建。经口底入路而无需下颌骨切开的方法也有报道，但这种入路的适应证有限，且对于这些病例，经口入路也可以完全胜任[139]。

（四）术后护理及随访

术后应密切监测生命体征、保证液体和营养的摄取，以及注意伤口护理。皮瓣重建的患者需要及时检查皮瓣存活情况。预防性抗生素和止痛药物需要使用，但抗生素应限于 24h 治疗，除非因活动性感染需要延长使用时间。在经口和开放性手术中，保持良好的口腔卫生，定期吸痰和使用消毒漱口水来防止食物或唾液在口咽伤口缺损处积累是极其重要的。术后立即插入鼻饲管进行鼻饲，但在中小型经口切除术中可以避免插胃管。至少在手术后的前几周内，尤其是晚期舌根肿瘤或接受辅助放射（化

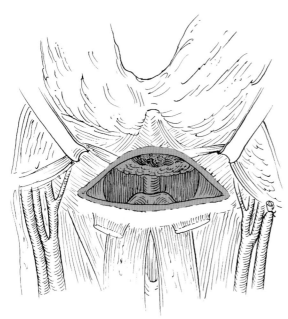

▲ 图 24-23　舌骨上的肌肉组织从舌骨中释放出来，进入会厌谷

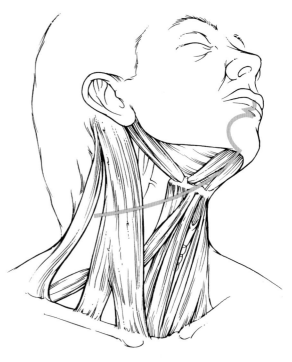

▲ 图 24-24　下颌骨旋转的皮肤切口

Cummings

学）治疗的患者，通常需要通过胃造口进食。尽早开始改善吞咽和言语的康复措施。大多数经口手术的患者，除了那些手术的 T_4 舌根肿瘤患者，口腔饮食的恢复都很快[140]。经口入路的气管切开率很低，但对于开放式手术的患者来说，经常需要气管切开。

与其他头颈部肿瘤一样，全程的随访能够早期发现可能的复发并及时进行干预，从而有可能进一步控制疾病。然而，在不同的个人和机构操作中，确切的后续随访方案是不同的。随访计划应一直包括治疗医师对每个患者依从性的判断。口咽癌的失败模式正在向更高的局部区域控制率和远处转移率转变。HPV 相关 p16 阳性的口咽癌中也观察到这种模式，其中远处转移可能在治疗的较长时间后发生[141]。

七、并发症

与手术有关的并发症可分为术中和术后并发症。可能的术中并发症包括血管和神经的损伤（例如，第Ⅶ、Ⅸ、Ⅹ、Ⅺ和Ⅻ对脑神经）；术后并发症包括瘘管、牙关紧闭、误吸、肌肉功能障碍（如肩关节活动度）、出血、疼痛、吞咽困难、发音障碍、重建皮瓣的坏死、下颌骨切开术后骨不愈合/畸形愈合。采用微创手术治疗原发性恶性肿瘤，并利用现有的游离组织移植技术进行重建，与开放手术相比，发生的并发症大大减少。

经口手术特有的并发症包括由于喉镜或牵开器的压力对牙齿和舌头、舌咽或舌下神经的损伤，这导致短暂的味觉和言语障碍。咽壁黏膜和舌头的损伤也可能发生。气道燃烧和烧伤损伤是 TLM 方法的潜在风险，但是在手术开始之前，对患者和手术室人员严格执行激光安全预防措施可以防止这些危险。这些包括用防激光气管插管或使用带有防激光罩的非激光管，将吸氧浓度维持在30% 以下，并使用湿垫完全覆盖患者的眼睛、面部和颈部。经口手术后可能发生术后出血，术中仔细的止血是预防出血的关键。假性动脉瘤的形成也是一个风险：血管是完整的，但血管壁显露于激光束的热损伤。因此，当舌动脉或面动脉或其主要分支在 TLM 切除术中显露或分离时，强烈建议在颈清扫完成后，在颈部选择性地从颈外动脉分支起始处附近结扎。在 TLM 切除口咽后壁肿瘤后，患者有患椎体骨髓炎的危险，特别是之前接受辅助放疗的患者（图 24-26）。

RT 的并发症可以是急性或慢性的，并且受是否接受过手术和（或）化疗、分割剂量、分割方法和应用总剂量等的影响。常见的急性不良反应包括黏膜炎、吞咽困难、口干症、味觉丧失、疼痛、皮肤感染、脱发、皮脂腺功能丧失，以及龋齿等牙齿损害。其他晚期并发症可能包括骨放射性坏死、放疗后伤口愈合不良，以及由放疗导致血管病而引起的缺血性卒中[142]。

现代应用，如调强放疗和改进的技术，可以减少放疗后的并发症，尽管患者经常受到持久的吞咽困难、口干、味觉改变或复发性黏膜炎的影响，特别是在超过 60Gy 的剂量。

八、预后因素

肿瘤/淋巴结/转移（TNM）状态、一般表现和性别是已知影响口咽癌患者预后的因素[143]。随着最近 HPV 在这些肿瘤中的流行率激增，p16 阳性已成为口咽癌最关键的预后指标之一，而不是主要的治疗方式[129, 134, 144-146]。虽然 HPV DNA 的存在与 p16 的状态有密切相关性，但是少数 p16 阳性患者可能通过 ISH 或聚合酶链反应等其

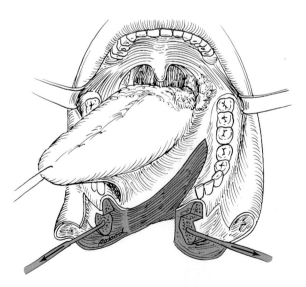

▲ 图 24-25 下颌骨前部切除术可显露口咽；沿下颌骨内侧切开以显露后部，箭表示组织收缩的方向

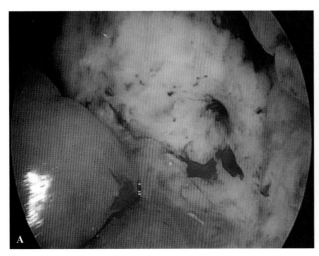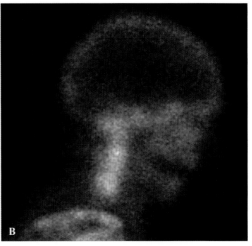

▲ 图 24-26 经口激光显微外科手术治疗 T_4N_0 软腭和咽后壁癌，伴椎体骨坏死后并发咽部溃疡
A. 内镜图像；B. 骨显像（引自 Bruce Haughey, MBChB, Washington University School of Medicine, St. Louis, MO.）

他方法检测为 HPV 阴性。然而，尚未发现 p16 阳性 /HPV 阴性的 OPSCC 的结果与 p16 阳性 /HPV 阳性肿瘤有显著差异，因此，仅 p16 免疫组化的状态被认为是可靠的风险分层因素[147]。

在对接受化疗的Ⅲ期和Ⅳ期 OPSCC 患者进行回顾性分析中，由 Ang 和同事[147a]进行的一项实验中，比较加速与标准分割 RT，p16 阳性复发或死亡的风险降低 58% ［危险比（HR），0.42；95% 可信区间（CI），0.27~0.66］，HPV ISH 阳性降低 59%（HR=0.41，95%CI 0.29~0.57）。Haughey 及其同事在 TLM 治疗晚期口咽癌的一项大型多中心研究中，p16 阳性与 p16 阴性患者相比，复发或死亡的风险降低了 83%（HR=0.17，95%CI 0.088~0.34），而 HPV ISH 阳性患者的风险降低了 64%（HR=0.36，95%CI 0.20~0.68）[129]。与没有辅助治疗的患者相比，本研究中接受辅助放疗的患者，其复发或死亡风险降低了 62%（HR=0.38，95%CI 0.20~0.73）。然而，在辅助放疗的基础上增加化疗没有进一步降低风险。在绝大部分或完全由 p16 阳性的进展期口咽癌患者并且接受手术治疗为主的研究中发现，T 分期高和切缘阳性是重要的影响预后因素[148]，而淋巴结转移和高危特征，如包膜外扩散的影响已经削弱[148-151]。

咽后淋巴结转移可能对预后有意义，特别是在咽后壁或其他口咽亚型的晚期肿瘤中应在治疗时加以处理[152]。在临床 T_1/T_2、N_0/N_2 口咽癌中，

术前 CT 和（或）PET-CT 显示 RPLN 侵犯与病理侵犯密切相关。这些信息可以帮助决定对有相近肿瘤分期的肿瘤患者进行 RPLN 治疗[153]。

Aebersold 和同事[154]发现肿瘤内微血管的分布影响局部控制和最终的生存率；微血管高密度是造成不良预后的决定因素。在增殖细胞核抗原和血管内皮生长因子受体阳性的情况下，口咽癌患者的预后与治疗方式无关。高 Ki-67 标记指数与手术 + 辅助放疗更短的时间间隔有关[154-156]。一些研究分析了贫血对放疗患者预后的负面影响[143, 157]。此外，在头颈癌淋巴结转移中测量到的缺氧降低了放疗和化疗的反应率[158-160]。对于许多其他的分子标志物，如 EGFR 和 DNA 修复酶，目前正在研究之中。不管这些被测试的标志物是什么，最重要的预测因素之一似乎是在治疗前后是否暴露于烟草和酒精等外源性危险因素中。患者的依从性也与治疗结果有关。为了探讨术后放疗的延迟对患者预后的影响，已经进行了不同的回顾性分析。尽管对于术后延迟放疗是否会严重损害预后仍不清楚，但有些证据支持手术与放疗之间的时间间隔不超过 6~8 周[161, 162]。然而，这些预后因素对于评估合理的治疗方式是重要的，并且在现有临床研究中判断结果时必须加以考虑。

九、原发不明转移癌

在头颈部原发病不明的患者中，口咽部是

最常见的隐匿原发病部位[163-165]。经过一系列综合的诊断研究后，超过 50% 的患者可以确定原发病灶[164, 165]。Meta分析评价 PET-CT 在头颈部原发不明转移癌中的有效性，报道的检出率为 24%～37%。这些与扁桃体的高假阳性率相关，为 15%～39%[163, 166]。直到最近，全内镜检查，联合同侧扁桃体切除和直接活检已成为诊断评估的主要手段，现在新的外科手术的展开，报道的检出率更高。

Karni 及其同事[167] 在麻醉下应用 TLM 技术对原发不明癌进行检查，识别率为 94%，而传统全内镜下活检的识别率为 25%。这项技术包括在手术显微镜的高倍镜下仔细检查 TLM 活检组织中是否有细微的黏膜异常的部位，如苍白、血管过多、轻微突出或用钝器触诊时的坚硬感（图 24-27 和图 24-28）。如果同侧扁桃体切除后的冰冻切片未发现这些微小的病变，还需要切除舌扁桃体。舌根部和腭扁桃体是隐匿性原发灶最常见的部位，这也许是本方法可提高检出率的原因。在使用 TLM 或 TORS 的方法的报道中获得了类似的结果[168, 169]。

在 HPV 流行和经口入路手术出现之后，头颈部原发不明癌患者中原发灶的检出率得到了提高[170, 171]。采用较新的经口途径检测原发灶可能会显著改善转移性鳞癌和未知原发灶患者的预后。这种方法在当前 HPV 相关的、p16 阳性的口咽癌中尤其重要。最近在圣路易斯华盛顿大学的一项分析表明，在 65 例 p16 阳性转移淋巴结患者中，使用 TLM 可检测出原发灶的比例为 89%[172]。笔者建议对原发不明的患者 FNA 组织中进行 p16 状态的检测，颈部原发不明转移鳞癌患者的转移淋巴结的 ISH 或 p16 免疫组化结果为阳性，往往提示其原发灶位于口咽[173]。另外，在鼻咽、口腔、喉、鼻腔等其他头颈部部位的肿瘤中也有 p16 阳性的报道，但是这种情况非常罕见，其预后意义尚未阐明[174, 175]。因此，如果 p16 IHC 是阳性的，并且包括仔细的鼻咽镜的硬性内镜检查未发现原发灶，原发病变很可能位于扁桃体或舌根部。在这种情况下应用新的经口途径，包括腭扁桃体切除术和舌扁桃体摘除术，不仅可以诊断，而且可以治疗最常见的潜在部位，从而避免广泛咽部放疗的风险。

在吸烟或饮酒史极少的中年男性中，突然出现颈部肿块是 HPV 相关 OPSCC 的共同特征。在没有任何头颈部原发的临床或影像学证据，以及囊性颈部肿块的影像学表现的情况下，HPV 阳性的 OPSCC 常常被误诊为鳃裂囊肿，尤其是当 FNA 仅显示鳞状上皮且不诊断 SCC 时。在这种情况下，医生应高度怀疑 HPV 相关 SCC，并应仔细评估口咽，在吸出囊内容物后进行重复细胞学检查，最好在超声引导下进行（图 24-14C）。如果不能确认 SCC，则应进行切除活检，如果存在 SCC 的病理证据，则应检查 p16 状态。然后，患者可以进行如前所述的原发灶检查。

十、生活的功能和质量

功能和生活质量（QQL）是除了局部控制和生存之外治疗成功的重要指标。口咽的解剖学和生

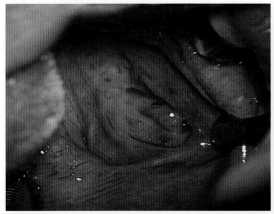
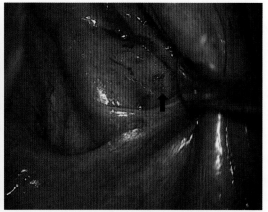

▲ 图 24-27　在经口激光右扁桃体显微外科手术的显微镜下，发现一不明原发病灶异常血管改变

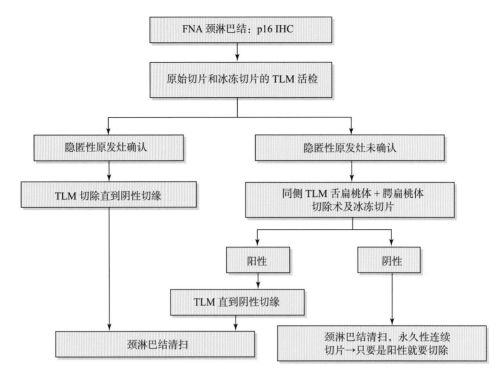

▲ 图 24-28　采用经口激光显微外科（TLM）入路对原发不明癌的检测和管理策略

FNA. 细针穿刺；IHC. 免疫组织化学

理学具有吞咽、说话和通气三大功能。因此，口咽癌术后进行康复治疗以优化这些功能变得至关重要。患有中度到大型手术缺陷（主要是舌根）的患者可能需要通过鼻胃管或胃造口管进食以保持营养支持。不同程度的构音障碍也可能发生，这取决于解剖结构。吞咽和语言训练对语言病理学家恢复这些功能有很大的帮助，特别是在患者进行了较大舌根切除时。语言病理学家的治疗对于发展为腭咽功能不全（VPI）的患者也很重要。然而，适当的重建技术将 VPI 的风险降到最低，而上腭切除并发 VPI 的患者可能受益于上腭部假体的使用，直到出现二次康复愈合为止。经口手术气管切开率低，大部分切除范围广的患者需要气管切开。治愈后，大多数患者有一个稳定的气道，并成功地拔管。

尽管有多种仪器可用于 QOL 和功能评估，且无法建立现有研究的可比性，但是治疗模式和强度被认为是影响口咽癌患者功能和 QOL 的重要因素。在 HPV 相关肿瘤患者中也观察到了从治疗前到治疗后 QOL 的显著降低，这表明治疗强度可能对 QOL 有不利影响[176]。因此，这个问题的重要性已大大增加，包括客观的标准是必要的，以比较不同治疗方式对患者生活质量的影响。在认识到这一

问题的同时，世界卫生组织于 2007 年支持的《国际功能、残疾和健康分类》发起了一次关于头颈癌的国际共识会议，并为这一患者群体制订了一套核心方案。在以后的研究中，这个核心方案将使得头颈部癌症患者的标准化 QOL 评估成为可能[177, 178]。

十一、特殊治疗考虑和未来方向

在缺乏 I 级证据的情况下，口咽癌的最佳治疗方案的选择仍然存在争议。对于早期病变和晚期病变，均无法进行随机对照试验，来比较手术与放疗加或不加化疗的优劣。这也适用于颈部的治疗。尽管更多的研究被包括在他们的分析中，科克伦协作组织（Cochrane Collaboration）也认为缺乏足够的证据支持哪一种治疗模式更好[179]。对现有文献的评估必须包括研究的时间框架，因为许多外科和放疗应用及化疗应用过去已经被极大地修改，并且 HPV 在本文中的病因学作用的认识也是如此。

微创经口入路在口咽癌的治疗中已经取得了重大进展。与开放手术和非手术治疗相比，可以提供更个性化的治疗方法，而不损害肿瘤学治疗

结果或功能。从手术标本中收集的信息为辅助治疗提供了风险分层，根据病理结果，有些患者就不必再接受放疗和（或）化疗。美国国家癌症研究所已经对经口手术在HPV引发的口咽癌和与HPV无关的口咽癌中的应用进行调查[180]。

治疗强度已成为另一个对固有的治疗有良好预后起重要意义的项目，即HPV相关的OPSCC。在非手术治疗的患者中，单用放疗的疾病控制率相当[181]。非手术治疗方式的强度降低试验（包括辅助治疗和根治性治疗），目前正在进行中，目的是在不影响生存和疾病控制的情况下减少治疗相关的毒性和功能丧失。这些试验中有时是去除了会导致某些风险的化疗药物，或用靶向药物如西妥昔单抗代替铂类治疗，或减少总辐射剂量（ClinicalTrials.gov，NCT01687413，NCT01302834，NCT01898494）。

尽管生存质量是在治疗决策中最重要的因素之一，但是在科克伦（Cochrane）的文献中却很少提及[179]。一些选择性的研究提供了QOL评估，但是比例这些研究的分级系统差异很大，并且结果没有可比性。未来的调查应该包括由于治疗引起的不良事件和发病率。考虑到头颈部不同部位解剖的复杂性，建议根据口咽部肿瘤的确切位置分开治疗并研究。最后，治疗方案也可能受到社会经济因素的影响，因此诸如住院时间长短和成本之类的因素在理想情况下应该被纳入未来的研究中。

推 荐 阅 读

Barnes L, Eveson JW, Reichart P, et al, editors: *WHO classification of tumours, pathology and genetics head and neck tumours,* Lyon, France, 2005, WHO Blue Books.

Browman GP, Wong G, Hodson I, et al: Influence of cigarette smoking on the efficacy of radiation therapy in head and neck cancer. *N Engl J Med* 328: 159–163, 1993.

Bryne M, Koppang HS, Lilleng R, et al: Malignancy grading of the deep invasive margins of oral squamous cell carcinomas has high prognostic value. *J Pathol* 166: 375–381, 1992.

Cupino A, Axelrod R, Anne PR, et al: Neck dissection. *Otolaryngol Head Neck Surg* 137: 416–421, 2007.

Ferlito A, Rinaldo A, Silver CE, et al: Effective and therapeutic selective neck dissection. *Oral Oncol* 42: 14–25, 2006.

Grant DG, Salassa JR, Hinni ML, et al: Carcinoma of the tongue base treated by transoral laser microsurgery, part one: untreated tumors, a prospective analysis of oncologic and functional outcomes. *Laryngoscope* 116: 2150–2155, 2006.

Greene FL, Page DL, Fleming ID, et al, editors: *AJCC cancer staging manual,* ed 6, New York, 2002, Springer Verlag.

Harrison LB, Sessions RB, Hong WK, editors: *Head and neck cancer,* ed 2, Philadelphia, 2004, Lippincott, Williams & Wilkins.

Haughey BH, Sinha P: Prognostic factors and survival unique to surgically treated p16–positive oropharyngeal cancer. *Laryngoscope* 122 Suppl (September): S13–S33, 2012.

International Classification of Functioning, Disability and Health (ICF): *Core set on head and neck cancer* . WHO. http://www.who.int/classifications/icf/en/ ; 2007.

Marshak G, Popovtzer A: Is there any significant reduction of patients' outcome following delay in commencing postoperative radiotherapy? *Curr Opin Otolaryngol Head Neck Surg* 14: 82–84, 2006.

Oliver RJ, Clarkson JE, Conway DI, et al: Interventions for the treatment of oral and oropharyngeal cancers: surgical treatment. *Cochrane Database Syst Rev* 4: CD006205, 2007.

O'Sullivan B, Shah J: New TNM staging criteria for head and neck tumors. *Semin Surg Oncol* 21: 30–42, 2003.

Pellitteri PK, Ferlito A, Rinaldo A, et al: Planned neck dissection following chemoradiotherapy for advanced head and neck cancer: is it necessary for all? *Head Neck* 28: 166–175, 2006.

Pindborg JJ, Reichert PA, Smith CJ, et al, editors: *Histological typing of cancer and precancer of the oral mucosa,* ed 2, Berlin, 1997, Springer Verlag.

Quon A, Fischbein NJ, McDougall IR, et al: Clinical role of 18F–FDG PET/CT in the management of squamous cell carcinoma of the head and neck and thyroid carcinoma. *J Nucl Med* 48 (Suppl 1): 58S–67S, 2007.

Rosertson AG, Soutar DS, Paul J, et al: Early closure of a randomized trial: surgery and postoperative radiotherapy versus radiotherapy in the management of intra–oral tumours. *Clin Oncol (R Coll Radiol)* 10: 155–160, 1998.

Scottish Intercollegiate Guidelines Network (SIGN): Diagnosis and management of head and neck cancer. Available at http://www.sign.ac.uk/.

Sobin LH, Wittekind C, editors: *TNM classifi cation of malignant tumours,* ed 6, New York, 2002, Wiley–Liss.

Steiner W, Ambrosch P, editors: *Endoscopic laser surgery of the upper aerodigestive tract,* New York–Stuttgart, 2000, Thieme.

Steiner W, Fierek O, Ambrosch P, et al: Transoral laser microsurgery for squamous cell carcinoma of the base of the tongue. *Arch Otolaryngol Head Neck Surg* 129: 36–43, 2003.

Wei WI, Ferlito A, Rinaldo A, et al: Management of the N0 neck—reference or preference. *Oral Oncol* 42: 115–122, 2006.

Werner JA, Dunne AA, Myers JN: Functional anatomy of the lymphatic drainage system of the upper aerodigestive tract and its role in metastasis of squamous cell carcinoma. *Head Neck* 25: 322–332, 2003.

Wippold FJ, 2nd: Head and neck imaging: the role of CT and MRI. *J Magn Reson Imaging* 25: 453–465, 2007.

第25章

经口入路治疗口咽恶性肿瘤
Transoral Approaches to Malignant Neoplasms of the Oropharynx

Kathryn M. Van Abel　Eric J. Moore　著

田家军　译

要点

1. 口咽主要解剖结构为腭扁桃体、舌根、软腭和咽后壁。

2. 经口激光显微外科手术使用喉镜、手术显微镜和二氧化碳激光器，通过分块切除口咽远端和舌根肿瘤，具有良好的肿瘤学和功能学结果。

3. 经口腔机器人手术为外科医师提供了更好的术野，内镜下进行开放式手术，540°关节机械臂，减少振动，提高口咽远端和舌根肿瘤的切除能力。

4. 经口手术的局限性可分为生理、解剖和肿瘤等方面。

5. 理想的经口手术适应人群具有低体重指数、无严重心肺合并症，可张大口，上颌门牙小或缺失，低 Mallampati 评分，活动性的外生肿瘤，可接受一期手术切除。

6. 在头颈外科手术中发生的外科火灾意外中，25% 发生在口咽手术中，因为很容易形成经典的"火灾三联体"，它们是电烙术或激光提供能量（点火源）、高浓度氧气和一氧化二氮（氧化剂）、气管内导管或其他材料，如海绵、吸管、口咽组织、炭和缝合材料（燃料）。

7. 口咽肿瘤经口入路手术的三种方式为直接经口切除、经口激光显微手术和经口机器人手术。

8. 适合经口的外科手术包括对不明原发肿瘤的探查、扁桃体切除术、口咽侧壁切除术、舌根切除术、腭切除术和口咽后壁切除术。

9. 经口入路口咽手术的同时进行颈部淋巴结清扫，只需要一次住院/麻醉、提供重要的分期信息、咽瘘发生的风险低，以及不会导致辅助治疗延迟；它也为外科医生提供了在经口肿瘤切除过程中识别和保护大血管的能力，并控制血管术后出血的风险。

10. 经口肿瘤切除后最常用的伤口闭合方法是二期修复。

11. 服用类固醇药物的患者和有头颈部放疗史、外伤史或口颈部贯通伤病史、糖尿病史或营养不良史的患者很可能受益于带血管蒂组织移植的封闭术。

12. 阳性切缘是指边缘有浸润性癌，而不是特定的毫米数。

13. 外科医师和实习生都必须能够掌握开放式手术，并且愿意并能够在肿瘤不能被充分、安全切除时转变到开放式手术。

454

一、解剖

在我们考虑经口入路切除口咽肿瘤之前，了解这个解剖位置的构成是很重要的（表 25-1）。口咽位于口腔的后面，与鼻咽、下咽和喉相邻线。舌扁桃体和腭扁桃体的主要淋巴组织构成了咽淋巴环的大部分。它的上缘是硬腭，下缘是会厌谷和舌骨。从侧面看，它被扁桃体、扁桃体窝和扁桃体柱弓所包围。口咽的前部为轮廓乳头和腭舌肌。后部由咽后壁组成。重要的是，口咽分为四个不同的亚区，包括扁桃体、舌根、软腭和咽后壁，每个亚区都有独特的解剖标志、相关的神经血管系统和淋巴引流路径（表 25-2）[1, 2]。

（一）腭扁桃体

腭扁桃体位于口咽内侧，由扁桃体前后弓界定，扁桃体前后弓分别由黏膜覆盖的腭舌肌和腭咽肌组成[3]。舌扁桃体沟标志着腭扁桃体的下端，软腭和扁桃体弓的汇合处为它的上端。腭扁桃体由淋巴组织组成，中间由复层鳞状上皮覆盖，侧面被致密的筋膜包围[3]。上皮表面有多个裂口或隐窝，这些裂口或隐窝向淋巴滤泡延伸到扁桃体[3]。腭扁桃体窝的侧面或深层表面包括咽缩肌。肌肉层与颊咽筋膜分隔，颊咽筋膜是扁

桃体和咽旁间隙之间的最后一个边界。茎突咽肌和茎突舌肌，以及茎突舌骨韧带，位于腭扁桃体的下方深处，位于咽的上咽缩肌和中咽缩肌之间。

扁桃体的动脉供应由颈外动脉系统提供（图 25-1 和图 25-2）。咽升动脉和腭降动脉的扁桃体分支供应扁桃体上部。然而，主要的动脉供应是面动脉的扁桃体分支，它穿过咽缩肌进入扁桃体的下外侧[3]。面动脉可以在环绕下颌骨的外侧边界之前，在扁桃体窝外侧的咽缩肌附近延伸[3]。此外，舌背动脉和腭上动脉也供应扁桃体下极。

邻近扁桃体的是颈内动脉，位于咽侧壁的后外侧，通过咽上缩肌和颊咽筋膜与咽隔开。在大多数患者中，直行进入颅底，在颈部没有分支。它的确切位置因年龄而异，1 岁儿童距扁桃体窝约 1.4cm，成人距扁桃体窝约 2.5cm [4,5]。然而，10%～40% 的人会有变异，其中 5%～6% 是严重的，包括弯曲、扭结和盘绕，这可能使颈内动脉在扁桃体和咽部手术中处于更高的风险。因此术前影像学检查对于评估颈内动脉、肿瘤和计划手术部位之间的关系是必要的。

扁桃体窝周围交织丛和咽静脉丛流入颈内静脉（IJV）提供静脉回流。此外，舌静脉和面部静

表 25-1　口咽及其分支的解剖边界

	前	后	上	下	侧
口咽	轮廓乳头 扁桃体前弓	咽上缩肌、咽中缩肌	鼻咽 硬腭	喉 下咽 舌骨 会厌谷	咽上缩肌
扁桃体	扁桃体前弓	扁桃体后弓	扁桃体弓和软腭交汇处	舌扁桃体沟	扁桃体被膜 咽上缩肌
舌根	轮廓乳头	—	—	舌骨 会厌谷 舌内深层肌肉	舌扁桃体沟
软腭	硬腭	腭咽肌 悬雍垂	鼻咽	扁桃体弓交汇处	咽上缩肌
咽后壁	—	咽上缩肌、咽中缩肌 椎前筋膜	鼻咽 软腭	舌骨 会厌谷	扁桃体后弓 梨状窦外侧

表 25-2 口咽小窝的上皮、神经血管和淋巴引流

	上皮细胞	动脉供应	静脉引流	神经支配	淋巴引流
扁桃体	复层鳞状上皮	咽升动脉扁桃体支 腭降动脉分支 面动脉扁桃体支 舌背动脉 腭升动脉	扁桃体静脉丛 咽静脉丛	感觉 腭小支（Ⅴ） 舌咽神经扁桃体支（Ⅸ）	Ⅱ、Ⅲ、Ⅳ区 可能至Ⅴ区 咽后淋巴结
舌根	复层鳞状上皮	舌动脉及其分支（舌骨上动脉，舌背动脉，舌下动脉和舌深动脉）	舌静脉 下颌后静脉 颈内静脉	传入： 舌咽神经舌支（Ⅸ） 传出： 舌下神经（Ⅻ）	Ⅱ、Ⅲ、Ⅳ区 常至双侧Ⅴ区 Ⅴ区罕见
软腭	复层鳞状上皮	腭小动脉 咽升动脉 舌背动脉扁桃体支 腭升动脉	腭静脉丛 咽静脉丛 翼静脉丛 腭静脉 颈内静脉	传入： 腭小神经（V₂、Ⅶ、脊神经纤维） 运动： 下颌神经（V₃） 迷走神经（Ⅹ）	颈静脉链中 1/3 咽后淋巴结 向前通过硬腭到Ⅰ区
咽后壁	复层鳞状上皮	咽升动脉 扁桃体动脉	咽静脉丛	传入： 舌咽神经（Ⅸ） 迷走神经（Ⅹ） 交感纤维 传出： 迷走神经（Ⅹ）	Ⅱ、Ⅲ区 咽后淋巴结

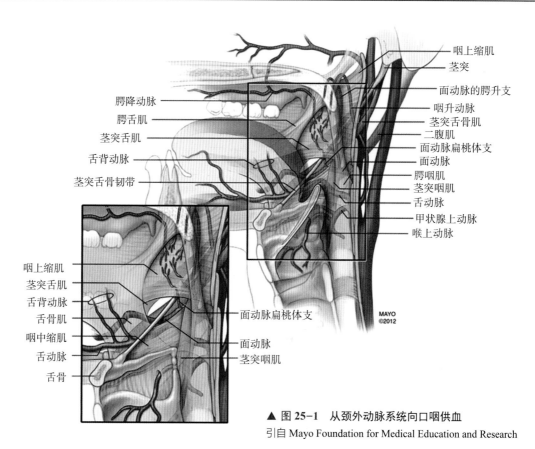

▲ 图 25-1 从颈外动脉系统向口咽供血
引自 Mayo Foundation for Medical Education and Research

脉向颈静脉系统提供静脉回流。三叉神经和舌咽神经分别通过腭小支和扁桃体支提供传入神经支配。舌咽神经从颈静脉孔下行，在颈内静脉和颈内动脉之间通过，然后在颈内动脉前方下行。然后，当它在支配舌的途中经过咽上缩肌、咽中缩肌时，会绕着咽肌弯曲，当在扁桃体下极附近操作时应注意（图 25-3）[3]。

腭扁桃体的生发中心没有淋巴管，但是，扁桃体被包括隔膜、滤泡间和上皮下淋巴管网络穿透[7]。这些淋巴管引流到颈内静脉上群淋巴结，汇入颈静脉淋巴链[2]。转移扩散到Ⅱ区、Ⅲ区和Ⅳ区是常见的[8]，扩散到Ⅴ区也是可能的[2]。咽后淋巴结也有从扁桃体鳞状细胞癌扩散的风险，特别是当肿瘤向上侵犯软腭时[3]。咽后淋巴结位于咽后壁和椎前筋膜之间的脂肪垫中，分为内侧和外侧组[9, 10]，该淋巴结组随着年龄的增长而萎缩，与侧颈淋巴结不一致[11]。在一项旨在检查口咽鳞状细胞癌患者转移到这些淋巴结的比率的研究中发现，

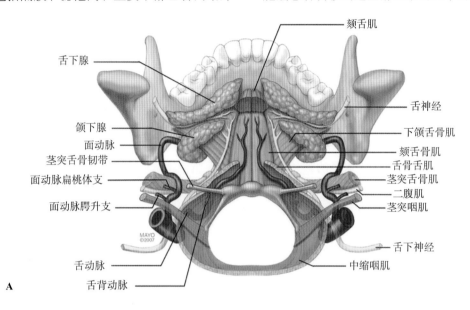

A

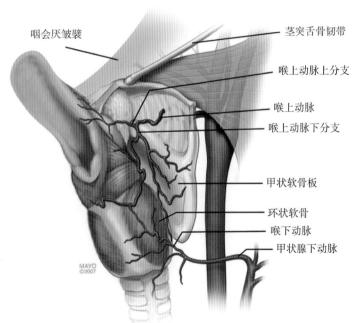

B

▲ 图 25-2 **A.** 面部和舌动脉的解剖及其与舌下神经和口咽部肌肉组织的关系；**B.** 喉上动脉的解剖及其与口咽下动脉的关系
引自 Mayo Foundation for Medical Education and Research

平均每个患者发现 1.4 个咽后淋巴结[12]。OPSCC 转移至 Rouvière 淋巴结的风险最高，多达 14.5% 的扁桃体 OPSCC 患者存在病理确诊的淋巴结转移[12]。

（二）舌根

舌根（BOT）的边界包括前面的轮廓乳头、侧面的舌扁桃体沟和下面的会厌谷或舌骨。咽会厌皱襞和舌会厌皱襞位于该区域。舌扁桃体的淋巴组织在舌扁桃体沟与腭扁桃体连续，其表面与腭扁桃体类似，也覆盖有复层鳞状上皮。同样，上皮细胞的小孔通过裂缝与淋巴滤泡相通。舌扁桃体组织的深处是舌内肌，位于三个切面上：①上纵肌；②舌横机和舌垂直肌；③下纵肌[3]。舌外肌位于舌内肌的深处，包括颏舌肌、舌骨舌肌、茎突舌肌和腭舌肌。

动脉供应主要来自颈外动脉系统的舌动脉（图 25-1 至图 25-3）。它从舌骨水平的颈外动脉（ECA）分支，穿过舌骨肌之前，从咽缩肌中部侧向延伸。此时，它深入舌骨肌肉，沿着舌骨的上表面运行。舌动脉的分支包括舌骨上分支、舌背动脉、舌下动脉和舌深动脉。舌深动脉通过颏舌肌和下固有肌肉组织之间[3]。静脉流出直接或通过舌静脉或下颌后静脉流入颈内静脉。舌咽

神经的舌分支为舌根提供感觉和内脏传入神经支配。运动传出神经支配由舌下神经提供，在舌根手术中风险最高，因为舌下神经越过舌骨肌，沿着舌骨上缘深入二腹肌和下颌舌骨肌（图 25-2）[3]。

与腭扁桃体相似，舌扁桃体生发中心内未发现淋巴管[7]。舌根部的淋巴引流是通过致密的隔膜、滤泡间和网状下淋巴管，与舌静脉伴行，穿过咽壁，流入颈淋巴结上群[7]。舌根的两侧之间有淋巴管交通，淋巴引流也会流向对侧[2, 7]。根据 Lindberg[2] 的研究，舌根肿瘤最常累及 Ⅱ～Ⅳ 区淋巴结，转移至双侧 Ⅱ 区较为常见，Ⅴ 区少见。

（三）软腭

软腭前部为硬腭，后部为腭咽肌和悬雍垂，外侧为咽缩肌。软腭内有咽括约肌，将鼻咽和口咽分开[1]。软腭的肌肉组成包括咽缩肌、腭咽肌、腭舌肌、腭帆提肌、腭帆张肌和悬雍垂肌[1]。软腭内还有少量小唾液腺和味蕾[11]。

该区域的动脉供应来自腭降动脉的分支，腭降动脉分支为腭大动脉和腭小动脉（图 25-1 和图 25-3）[1]。腭小动脉为软腭提供主要的血供，与颈外动脉小分支相吻合，颈外动脉分支包括来自咽升动脉的分支和由舌背动脉发出小的扁桃体

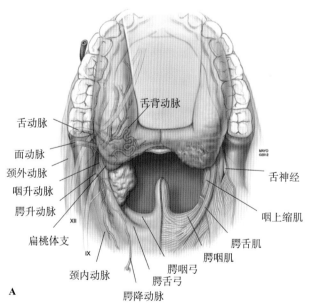

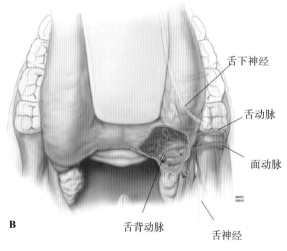

▲ 图 25-3 A. 口咽部的动脉供血、神经支配和下层肌肉组织，通过口咽透视可见；B. 舌根肿瘤切除后的解剖，图示的血管夹放置在舌背动脉上

引自 Mayo Foundation for Medical Education and Research

分支[11]。此外，腭升动脉为面动脉的一个分支，在咽缩肌的上缘向内弯曲，沿着腭帆提肌进入软腭[13]。小静脉丛汇入咽丛和翼丛，最终回流到颈静脉系统。腭外静脉向前至扁桃体窝，穿过咽下缩肌，将软腭的血流汇入下一级静脉（如面静脉、舌静脉或咽静脉）[11]。

软腭的感觉和内脏传入神经来自蝶腭神经节的分支。小腭神经从蝶腭神经节分出，穿过硬腭后缘的小腭孔，感觉纤维穿过蝶腭神经节。神经纤维来自面神经（Ⅶ）的岩浅大神经；下颌神经（V₂），提供大部分感觉神经支配；以及后颅或上脊神经[11]。腭帆张肌的运动传出神经来自下颌神经经耳神经节的分支（V₃）。腭肌组织的其余部分接受迷走神经第X对脑神经咽丛的传出运动神经支配[11]。

软腭的淋巴回流有三个不同的系统，分别为向内到颈静脉链的中1/3，向外侧至咽后淋巴结，向前至硬腭并随后汇入颏下和颌下淋巴结群[1]。悬雍垂的淋巴主要汇入颈静脉链上群，而软腭上表面和后表面的血管则通过咽淋巴管侧向引流，最终汇入咽后淋巴结[11]。Lindberg[2]发现，软腭鳞状细胞癌的双侧转移发生率很高，可能与其中线解剖位置有关，其中颈静脉淋巴结最常见。

（四）咽后壁

咽后壁（PPW）由舌骨的上表面、软腭、扁桃体后弓和梨状窝为边界[1]。黏膜表面为复层扁平上皮，覆盖咽缩肌表面。在这些肌肉的下面是咽颅底和颊咽筋膜。在这一水平的颊咽筋膜深处是"危险间隙"，这是一个潜在的间隙，感染或病变快速扩散到后纵隔。这个空间的后界是椎前筋膜，外侧界是脊椎横突。咽后壁肿瘤被认为是中线肿瘤，向外侵犯不常见，但常常侵犯咽后区和椎前筋膜[14]。

PPW的动脉供应主要来自咽升动脉（图25-1）。进入颈静脉孔之前，它沿着咽壁转向后内侧[11]。PPW的部分血供来自上扁桃体动脉。咽静脉丛沿着咽腔的后部提供静脉引流；这个静脉网络与上方翼丛和下方的甲状腺静脉、舌静脉、面部静脉或颈内静脉直接连通。咽部感觉由舌咽神经提供，

运动传出和感觉神经由迷走神经提供[11]。当舌咽神经从颈静脉孔发出穿过茎突咽肌时，它发出一个或多个咽分支。迷走神经咽支离开颅底，沿着咽侧面在颈内动脉和颈外动脉之间延伸。因此，来自每个神经的咽分支沿着咽壁的侧面连接，形成咽丛，并且它们由来自颈上神经节的交感神经连接[11]。

PPW的淋巴引流始于咽黏膜内密集的毛细血管网。如上所述，主要流入咽后淋巴结，然后流入颈静脉链上群和二腹肌下淋巴结（颈部Ⅱ区和Ⅲ区）引流[2,7]。Ballantyne[15]报道，高达44%的PPW鳞状细胞癌患者具有阳性的咽后淋巴结。咽后壁癌也可以直接转移至Ⅱ区和Ⅲ区淋巴结[7]。

二、历史观点

外科肿瘤手术的基本目的是切除病灶本身，同时尽量减少对解剖结构和功能的影响。口咽手术时，这一点尤其重要，口咽在言语、吞咽和呼吸功能中起着至关重要的作用。扁桃体、腭和咽后壁的小肿瘤可以通过口或经口入路，而较深处的肿瘤难以探及。由于这个原因，大多数肿瘤外科手术切除术都是采用开放式手术技术进行的，例如舌骨上（经舌骨）咽切开术、唇裂开下颌骨劈开术（下颌骨外旋）或使用面部切口的牵引技术，然后辅助放疗。这些方法提供了无与伦比的手术途径；尽管如此，当与术后放疗结合时，它们会导致患者严重的并发症。

虽然本章没有讨论具体病理学，但要了解经口咽手术的进展，了解经口切除鳞状细胞癌的历史是很重要的，这是本研究创新的主要驱动力。有数据表明首选放化疗在不牺牲肿瘤预后的前提下最大限度地减少了功能性并发症的发生，肿瘤治疗趋势在20世纪末从手术切除转向了非手术治疗[16,17]。然而，采用放化疗并不是没有显著的并发症和功能性后遗症，这促使医生继续追求一种能够降低整体治疗并发症的微创技术，特别是通过放弃开放性手术方法而采用经口入路方式。

在法国，Pierre-Charles Huet[18]于1951年开始主张经口切除扁桃体癌，并取得了成功。Laccourreye和Holsinger及其同事对这种方法的

进一步研究表明[19, 20]，191 名患者中，经口手术方式与开放性手术效果无明显差异。然而，对于延伸至或源自舌根的肿瘤、口咽部远端肿瘤，经口入路仍然受到限制。类似的困难也出现在喉部肿瘤上，1972 年，Jako 和 Strong[21] 第一次报道了成功使用二氧化碳激光手术切除喉癌的案例。

2003 年，德国哥廷根的 Wolfgang Steiner 引入经口激光显微外科（TLM）技术。Steiner 和同事[22] 的研究纳入了 48 例之前未经治疗的患者，这些患者在 1986—1997 年接受了经口切除手术。Steiner 用喉镜显露肿瘤，用手术显微镜观察手术区域。这样，外科医师能够一只手牵拉肿瘤，另一只手操作连接在显微镜上的激光显微操作器进行切割和消融。虽然这项技术提供了更好的可视化和探及口咽远端能力，但手术是通过管状喉镜进行的，这在切除体积较大肿瘤时提供的视野相对有限。此外，用 CO_2 激光切割仅限于与激光直线轴相切的切口，这进一步限制了外科医师围绕巨大肿瘤进行成角度切割的能力[23]。这与 Halsted 在 20 世纪初制订的肿瘤外科手术的基本原则：切除一定范围周围正常组织，或整体切除的原则相违背。为了使用 TLM 实现完整的手术切除，Steiner 提倡分块切除和窄切缘。Pearson 和 Salassa[24] 解释说，从理论上讲，用刀片切割肿瘤可以显露出可存活的肿瘤，这些肿瘤可以携带在刀片上到邻近的位置，从而导致肿瘤的播种，但是使用激光束作为切割工具消除了物理载体。尽管这与肿瘤切除的标准有显著差异，Steiner 和他的同事[22] 报道 $T_1 \sim T_2$ 肿瘤无复发局部控制率为 85%，$T_3 \sim T_4$ 肿瘤有 20% 的复发率，这表明窄切缘不会影响肿瘤学结果。重要的是，这些数据也显示了良好的解剖功能结果，92% 的患者恢复正常饮食，没有患者需要长时间气管切开。

据 Steiner 和 Ambrosch[25] 研究表明，这种技术有几个吸引人的原因。它对原发性肿瘤提供了极好的局部控制，同时最大限度地减少了过度治疗或错误分期的机会。术后患者的言语功能和吞咽功能得到了最大限度的保留，并且大部分患者不需要行气管切开术。如果肿瘤最终不能经口腔切除，外科医师仍然可以转换为开放手术；如果

复发，所有的选择（包括激光切除）仍然可用。尽管早期取得了成功，进一步的研究重复这些良好的结果以使外界相信，TLM 是治疗舌根和口咽部远端肿瘤的可行选择。从那时起，TLM 作为一个肿瘤学上合理的经口治疗原发性口咽肿瘤的选择获得了广泛的认可[26, 27]。

尽管相对成功，TLM 本身仍受照明、可视化、组织操作和消融困难的限制[23]。此外，CO_2 激光器不适合止血，因此它需要外科医师使用其他止血方式。最后，该术式在技术上具有挑战性，并且需要特殊的训练和丰富的经验[28]。这些限制为进一步研究外科机器人手术提供了价值，外科机器人能够通过微小切口或自然口进入难以触及的区域。来自 Intuitive Surgical 公司（加利福尼亚州桑尼维尔）的达·芬奇手术系统通过双目 0° 和 30° 镜头、540° 关节器械臂、人体工程学操作为外科医师提供出色的可视化效果。然而，由于机器人仪器的尺寸和缺乏合适的牵开器，经口机器人手术的效用在起步阶段是有限的。

2005 年，宾夕法尼亚大学的 Neil Hockstein 和他的同事[29-32] 首次将达·芬奇系统引入耳鼻咽喉科。他的团队让达·芬奇机器人通过口腔途径操作，并使用尸体模型和犬模型评估了 TORS 的安全性和可行性[31, 32]。Walter Reed 医疗中心的 Ian Mcleod 和 Patrick Melder[33] 发表了一份报道，记录了使用达·芬奇系统成功切除会厌囊肿[23]。TORS 通过向外科医师提供利用出色的三维（3D）内镜可视化执行精确的开放式外科手术，克服了 TLM 几个固有的局限性。这些最初的报道激起了人们对达·芬奇应用的极大兴趣，最终美国食品药品管理局批准 TORS 用于经过选择的"咽喉和言语疾病科"肿瘤；然而，该技术并不适用于所有经口腔的手术。尽管口咽部病变非常适合机器人切除，但直视可见肿瘤（如扁桃体或腭肿瘤）的患者可能无法从机器人切除手术中获益[28]。

当选择经口入路时，必须考虑肿瘤切除术的目标，即在保留形态和功能的情况下，完全切除肿瘤且切缘阴性。直接经口切除（DTR）、TLM 切除或机器人手术的选择有待商榷，因为这些技术中都有其独特的优点和缺点，必须结合患者、

肿瘤和外科医师来选择。因此，外科医师必须对经口手术的工具有很好的认知，并且不仅要善于在它们之间转换，还必须了解何时需要转换到开放手术的方法。

三、经口手术适应证

经口手术的适应证可分为生理、解剖学和肿瘤学（表 25-3）。从生理学的角度来看，接受经口手术的患者应具备心血管和呼吸适应能力，以承受全身麻醉和大手术干预。如果患者最近有心肌梗死、充血性心力衰竭、慢性肺病或其他心肺衰弱，外科医师可能需要考虑替代治疗策略。此外，理想情况下，患者应该能够停止药物抗凝血治疗，并且应该具备正常的凝血能力。患者也应该无免疫相关的缺陷，这些缺陷可能会影响伤口愈合：如果最近体重减轻超过患者原始体重的 10%，应该考虑手术前营养补充。癌症是一个使人衰弱的生理过程，如果不优化患者的生理状况，将患者带到手术室会导致更高的围术期发病率。

表 25-3　经口手术适应证：生理、解剖和肿瘤限制

生理学	解剖学	肿瘤学
心肺状态 抗凝 免疫状态 最近的体重减轻 （超过 10% 的体重）	张嘴 舌头大小 Mallampati 分数 下颌弓 上颌切牙 体重指数（BMI）	外生与内生 肿瘤的活动性 与大血管的关系 初次治疗还是挽救手术 切除范围

评估经口手术的解剖学考虑因素包括患者张口的能力，以及术野显露能力。口咽癌患者的咀嚼肌可能受肿瘤侵犯而张口困难，并且它们可能因之前的治疗而疼痛或组织纤维化。与疼痛相关的张口困难，可以在全身麻醉期间被克服，但是与组织纤维化相关的张口困难显著影响口腔开放和手术显露。此外，下颌弓的长度和宽度、舌体的大小和形态，以及门齿的长度和位置之间的复杂关系会显著影响经口腔显露的能力。

这些对于经口显露舌根和下咽肿瘤变得更加重要。一般来说，具有较低体重指数、上颌齿较小或缺失的患者，张口可以视及 PPW 的患者，可

以更容易地经口腔显露舌根肿瘤（图 25-4）。此外，下颌弓的宽度也很重要，因为许多开口器的宽度占成人下颌内平均磨牙宽度的 50% 以上；这可能会使口腔舌体绕开口器侧面侧向移位变得困难。舌头的位移发生在后面和下面，这可能遮挡会厌谷和口咽下部。随着外科医师对经口手术的经验越来越丰富，也提高了对手术经口显露难易程度的判断也越来越准确。

最后，肿瘤特异性因素会影响经口手术应用。理想强况下能经口手术的口咽癌是外生性和具有一定活动性的。TNM 分期系统中反映的肿瘤大小不是最相关的因素，因为大的（5～6cm）外生肿瘤比小的（＜2cm）深的内生肿瘤更容易显露和切除。肿瘤侵及舌体的深层内在肌肉或咽缩肌中，活动性下降，经口显露和切除变得更加困难。外生性肿瘤患者很少有局部或牵涉痛、严重吞咽困难和不适。事实上，患者通常是以转移性的颈部肿块为首诊症状。相反，患有溃疡性肿瘤的患者通常会有耳痛、吞咽痛、张口困难和言语改变。体检时，可以通过查体来评估肿瘤的活动性。

查体时活动性差的口咽肿瘤通常侵及翼内肌、下颌骨、上颌结节、舌骨或咽旁结构。如果通过体检和 CT、MRI 证实口咽肿瘤侵犯上述结构，那么要慎重考虑还能否经口切除肿瘤（图 25-5）。此外，肿瘤范围需要切除 50% 以上的舌根或 75% 以上的软腭（框 25-1）是经口手术的相对禁忌证。这些患者在术后不进行重建时，言语和吞咽功能通常会很差。虽然皮瓣重建可以与肿瘤切除联合进行，改善语言和吞咽功能，但其恢复和康复与接受经口手术并进行二期愈合的患者有很大不同。对患者进行这些评估时，应考虑不同手术。

框 25-1　口咽恶性肿瘤经口切除的禁忌证
颅底侵犯 大血管的侵入或包裹 下颌骨侵犯 原发灶与颈部转移灶 外科医师没有充分把握可以径口完全切除肿瘤

经口手术治疗的绝对禁忌证是侵犯颅底、侵犯或包裹大血管、侵犯下颌骨、原发灶和颈部转

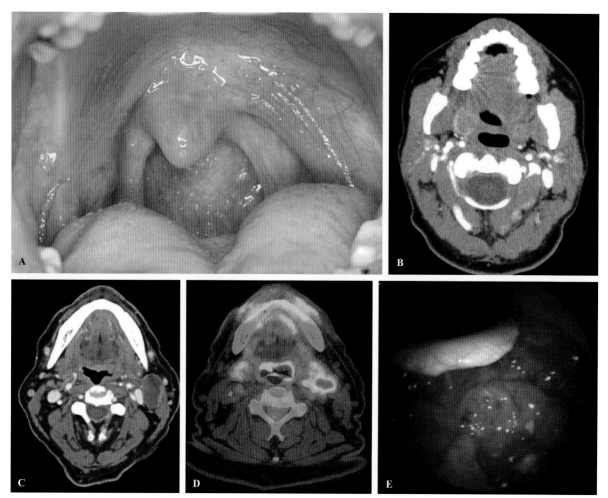

▲ 图 25-4　**A.** 这个原本健康的患者有一个原发的扁桃体肿瘤很容易通过口腔观察到；患者的嘴张得很好，**Mallampati** 分数很低，舌头很小；**B.** 在大血管和肿瘤之间有一个清晰的平面，经口切除肿瘤是可行的；**C.** 这张图片突出显示了一个理想的切除舌底肿瘤，对邻近结构的侵犯最小；**D.** 这张正电子发射断层扫描图像支持肿瘤的有限范围；**E.** 诊所检查发现一个外生的、可移动的肿瘤，很容易经口显露

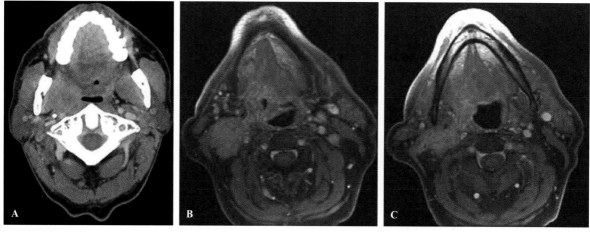

▲ 图 25-5　**A.** 扁桃体肿瘤侵入咬肌间隙并侵犯颈内动脉；**B 和 C.** 舌根部肿瘤，侵犯舌根部深层肌肉，并与颈部转移灶融合

移灶融合，外科医师没有充分把握可以经口完全切除肿瘤[19, 34]。切除肿瘤，然后依靠化疗和放疗"清除"残留病灶违反了肿瘤外科的原则，导致治愈率下降。

放化疗后可以进行挽救性经口手术，但是外科医师在这些情况下也应该小心。由于多种因素，肿瘤治愈率较低。最重要的是，经口手术通常需要对切缘进行细致的评估。神经周围侵犯和不连续癌组织残留对病理区别良性细胞和恶性细胞提出要求。经口手术的技术在修复中也更具挑战性；组织被清除，正常组织和肿瘤边界之间的钝性和微创性的分离（这对成功的经口手术至关重要）可能变得困难或不可能。最后，伤口愈合的能力会因血供减少而受到影响，血供减少会导致出血、感染和溃疡不愈合的发生率更高。

总之，理想的可经口手术的口咽癌为活动性好的外生性肿瘤，并且肿瘤可经口易观察（图 25-6；也参见图 25-4 和图 25-5）。对患者候选资格的仔细关注可能与治疗的任何方面一样重要，在选择候选人和实施经口手术方面，没有任何手术经验可以替代。手术的成功和并发症的减少在很大程度上取决于手术经验和对合适的患者选择。

（一）麻醉

无论使用何种技术，成功切除肿瘤的前提是安全、有效的气管插管和麻醉诱导。对于口咽肿瘤患者来说，这无疑更加困难。美国麻醉师学会

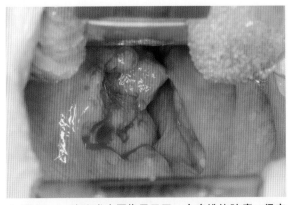

▲ 图 25-6　这张术中图像显示了一个扁桃体肿瘤，很容易显露、可移动和外生性，所有这些都是经口切除的理想选择

困难气道管理团队将"困难气道"定义为受过常规训练的麻醉师在上气道面罩通气困难、气管插管困难或两者都有的情况[35]。困难气道患者可采用的备用方案至关重要。

插管技术的选择必须根据患者的解剖结构、肿瘤特征和计划手术进行个性化处理。与外科和麻醉团队讨论首选气道计划和备用气道计划非常重要[35-37]。考虑的方法包括面罩通气成功后的全身麻醉插管与清醒或镇静插管。气管插管的途径包括经口、经鼻和经颈途径，所有这些都可以在患者清醒、镇静或面罩通气后全身麻醉的情况下进行。使用传统喉镜或新技术如 Glide Scope 视频喉镜（Verathon, Bothell, WA）的直接喉镜检查可经口插管，光导纤维插管可用于经口和经鼻途径。光纤插管的优点在于，它允许在气管插管的过程中直接观察解剖和病理占位，并已成为困难气道患者的首选方法之一[36-38]。

虽然经鼻插管在经口口咽切除术中可能是有利的，但是当它将气管内导管（ETT）移出口腔时，将最终穿过口咽后壁，因此不会完全脱离手术区域。因此，根据肿瘤的体积和位置，经鼻插管可能不会比经口插管具有显著优势。对于因上呼吸道梗阻导致急性气道窘迫的患者，体积巨大、易碎的咽部肿瘤患者，由于计划的手术程序最终需要气管切开术的患者，以及插管困难高危患者，应考虑气管切开术[37]。

在决定插管方法后，同样重要的是考虑使用的 ETT 类型（图 25-7）。要考虑的因素包括导管的位置、压缩或扭转的风险，以及气道着火的风险。直角 ETT（RAE 管）可用于经口和经鼻插管。RAE 管可以帮助引导管的近端远离手术区域。在口腔外科手术中与开口器一起使用的压舌板大多数都具有凹槽，以 RAE 管为例，从而防止管压缩并将其保持在手术区域之外。RAE 管的局限性在于，大多数是透明聚氯乙烯管，它们可能被压缩或扭转，燃烧风险相对较高[39]。为了防止 ETT 扭转造成的气道损害，可以使用铠装或加强管，其包含缠绕成螺旋形的加强丝，该钢丝在管壁内从袖带延伸到连接器[40]。这对于实施过程包括将 ETT 撤出手术区域的经口手术来说，非常重

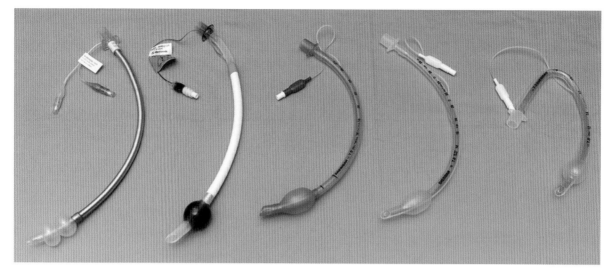

▲ 图 25-7 从左到右，分别为 Mallinckrodt 激光安全管（注意两个远端球囊，一个用于空气，一个用于生理盐水）、激光防护激光安全管（注意远端球囊中的亚甲蓝）、金属丝螺旋管（耐压缩）、标准管、下直角气管内（RAE）管；后三根管是聚氯乙烯基气管插管

要。尽管能抵抗扭转，铠装管也不能抵御这种复杂情况；当扭结确实发生时，如果导管被压缩到不可逆的程度，它可能会导致紧急气道情况[40]。此外，尽管有不锈钢加强件，铠装导管也不是不可燃烧的。

当使用电灼烧或激光放能时，气道起火是口咽外科手术的一种严重且潜在威胁生命的情况。尽管文献中的大量病例报告强调了在各种头颈手术过程中发生手术室起火的风险，但当 Smith 和 Roy[41] 在 2011 年调查美国耳鼻咽喉科 – 头颈外科学会成员时，他们发现 25% 的气道烧伤是在口咽手术过程中报告的。火通常需要点火源、氧化剂和燃料。在口咽外科手术中，电灼烧或激光能量、氧气和一氧化二氮、ETT 或其他材料如海绵、吸管、口咽组织、缝合材料均为潜在风险[42, 43]。

当吸入氧气的比例大于 50% 时，电外科装置的能量超过 15W 会点燃并传播火焰[42]。虽然已经报道了几种不同的激光器发生的火灾，但是二氧化碳激光器是最常见的[41]。在评估气道火灾的体外风险的研究中，Li 和同事[44] 发现，当 ETT 袖带充满水而不是空气吸入氧浓度保持在 40% 以下，激光功率保持在 8W 或更低，激光设置在间歇刺激模式时，聚氯乙烯 ETT 可以有效地避免点燃。基于如上所述的研究，大多数作者建议尽可能保持最低的吸入氧浓度，许多机构建议尽可能

使用 30% 或更低的吸入氧浓度，并尽可能减少套管周围的空气泄漏。最后，口咽部火灾最常见的罪魁祸首是 ETT。因此，外科医师应该仔细考虑所使用的管的类型及风险。

有充分的文献证明，当在氧气或其他超过可燃性氧指数（26.3%）的氧化气体存在下，受到电外科或激光能量的冲击时，聚氯乙烯管容易燃烧[39, 41, 42, 44, 45]。大多数铠装或螺旋形电线的聚氯乙烯管由聚氯乙烯制成；虽然更难点燃，但应该同样对待它们。ETT 的最终选择是耐激光管。1978 年，Vaughan[39] 证实，在 ETT 周围包裹金属带反射或分散激光能量，从而保护管子免受点燃。可用的激光防护包括包裹在铜或铝箔胶带中的聚氯乙烯管，或激光防护保护涂层。此外，还提供 Xomed（Jacksonville，FL）激光防护二号和不锈钢激光弯曲管（Mallinckrodt，St. Louis，MO）等管。尽管与普通聚氯乙烯管相比，这些管中的每一个都提供了改进的防火安全性，但是当管表面随着血液、流体等的存在而改变时，它们的体内安全性可能会显著变化。Sosis 和同事[46] 调查了在将人血涂到其表面之前和之后套管的安全性，发现产品之间存在显著差异，激光防护涂层和 Xomed 激光防护二号提供了卓越的防火安全性。该研究使用 38W 的 CO_2 激光功率，这明显高于临床实践中使用的功率；因此，它可能低估了其他抗激

光管的安全性。

最后，在考虑口咽部环境带来的火灾风险后，重要的是要考虑在使用外科激光时应采取的额外预防措施，以便为患者和人员提供最大的安全性。已经公布了几个激光安全协议，但人员保护的主要考虑以下因素：①张贴标志以表明正在使用激光；②在手术室入口处提供激光安全眼镜；③向所有手术室人员提供激光安全眼镜；④在开始使用激光时提醒工作人员和麻醉人员[47]。此外，针对患者需要考虑以下因素[47]：①用湿毛巾覆盖患者的眼睛、皮肤和头发，并确保这些在整个病例中保持湿润；②在可能的情况下，使用电子束化仪器，以最大限度地减少激光能量向非预期表面的反射；③使用激光安全的 ETT；④不使用时，将激光器保持在皮套中或覆盖湿纱布，并处于待机模式；⑤保持尽可能低的吸入氧浓度，利用抽吸排空系统来减少吸入氧浓度和存在于手术区域的任何烟雾；⑥确保备有带有喷头管和注射器的灭火装置，并准备好在发生火灾时用于灭火。

（二）经口手术设备

在讨论口咽肿瘤经口切除术的可用方式之前，熟悉可用的设备和工具很重要。口咽肿瘤切除手术有三种不同的经口入路的方案包括 DTR、TLM 和 TORS，但在每种入路所用的设备中经常存在重叠。此外，外科医师必须能够适应个体患者和手术问题，这可通过熟知所用设备的优点和缺点来实现。

1. 开口设备

要考虑的第一类设备是口腔支架（图 25-8）。口腔支架用于打开患者的下巴，以提供进入口腔的通道，但是它们对舌部没有任何牵拉；因为其只能提供有限的口咽入口，所以它们必须与其他方案结合使用。最常用的器械是橡胶嘴或咬块。应放置在患者牙齿之间，锥形端面向后，光滑侧面向患者口腔黏膜，为不可调节的开口方式。有成人和儿童两种大小的咬合块可供选择。也有不同款式的可调节的侧口设备。每个可调节的器械都有一个位于上颌和下颌牙齿之间的口内部件和一个用于将嘴张开和固定在所需宽度的口外部件。可用的款式包括 Molt、Doyen、Doyen-Jansen、Denhardh、Jennings 和 Ferguson 口道具。这些金属器械中的每一个都可能损伤齿列，因此需要应用保护牙齿的防护装置或者橡胶、海绵垫覆盖在开口器的口内部分。这些装置通常不用于经口口咽手术，但是在使用更传统的经口牵开器或开口

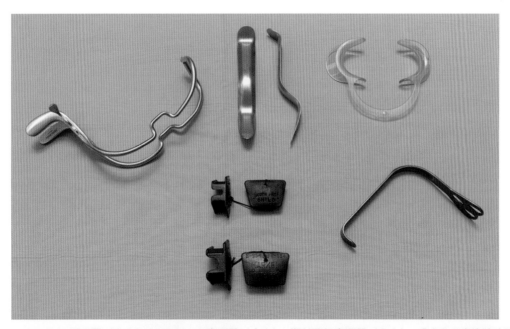

▲ 图 25-8 **Jennings** 开口器（左上）；**Minnesota** 牵开器（中上）；塑料面颊牵开器（右上）；成人和儿童橡胶咬块，显示块的两侧（中下）；还有一个 **sweetheart** 牵开器（右下角）

器不能充分显露特定肿瘤的情况下，则必须熟悉这些方法。

2. 舌体牵开器

如果口腔支撑物或咬合块被用作进入口咽的主要通道，那么考虑如何将舌头从手术区域移开是很重要的。舌针可以用 0 号丝线或类似材料直接穿过口腔远端。穿过舌体两次，以提供对舌体的固定并防止撕裂，并且可以在远端打结形成环，以便由助手进行控制。此外，特定的牵开器，如 Weider 或 Andrews 舌体牵开器，可以用来牵拉和固定整个舌体（图 25-8）。除了张开下颌和牵拉舌体之外，通常重要的是要广泛张开口唇，以获得足够的操作空间和照明（图 25-8）。

3. 张口器 / 牵开器

口咽手术中使用的更传统的张口器或牵开器术也具有使口张大的功能，另外，它们使用整合的压舌板牵拉舌体并露出口咽（图 25-9）。压舌板有几种形状和尺寸，以适应不同的下颌弓结构和舌尺寸。此外，沿着压舌板的舌侧表面具有凹槽，该凹槽旨在覆盖口腔气管内导管，通常是

下 RAE 管时保护其免受压缩并使其远离手术区域。可用的张口器包括 Crowe-Davis、McIvor、Dingman、Kilner-Dott 和 Sterlein。除了压舌板外，Dingman 牵开器（Gyrus ENT）还内置了可调节的颊部牵开器和牵开器口外表面的一体式金属线圈，可用于在手术过程中固定缝线。随着牵引器的出现，Fey-Kastenbauer 牵引器被引入，可用于进入口咽（图 25-10）。可用于该牵开器的压舌板较特殊，因为它们有几种非传统的形状和尺寸，并且可在前 / 后平面中调节，这两者都有助于接近舌根。此外，它们没有牵拉 ETT 的凹槽。事实上，ETT 经常用一个单独的牵开器牵拉到一边。与 Dingman 牵开器相似，该装置具有可调节的面颊牵开器。

4. 喉镜

也可以使用各种喉镜和咽喉镜显露口咽（图 25-11），最常用于 TLM 的包括 Kleinsasser 喉镜（Storz，Germann）和 Steiner 口咽镜。Kleinsasser 喉镜是一种固定喉镜，末梢尖端略微向上翘。它有一个哑光表面以减少激光能量的反射，集成吸

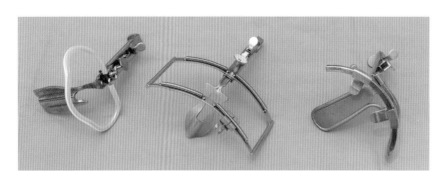

◀ 图 25-9　从左到右：McIvor、Dingman 和 Crowe-Davis 牵开器

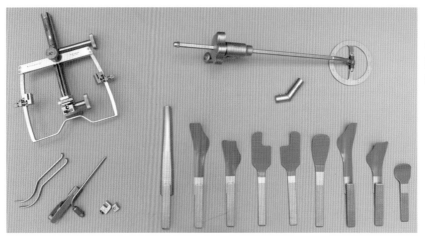

◀ 图 25-10　Feyh-Kastenabauer 牵开器（左上）、吊臂（右上）、脸颊牵开器和夹紧光源（左下）及各种舌片（中下和右下）

引装置以提供排烟，以及照明用的光口[25]。双阀 Steiner 口咽镜有双铰链叶片，防止舌头阻塞通路，以提供更宽敞的接近舌根的途径[25]。它还具有集成抽吸通道和可连接的光源。这些仪器都可以与可调节的侧板一起使用，侧板可以固定在床的任何位置[25]。更传统的喉镜也可以在特定情况下提供充分显露。例如，Nagel 和同事[48] 报道了在原发不明肿瘤的情况下，使用 Lindholm 喉镜或 Bouchayer 喉镜进行舌扁桃体切除术。

（三）外科器械

显微外科手术器械可用于口咽手术（图 25-12）[25]，这些器械包括具有不同形状和角度的钳口抓取工具，锯齿状和无排列，带或不带集成吸入口。此外，显微外科夹具有几种尺寸，对于确保较大血管显露后的止血非常重要；这些适用于

DTR、TLM 和 TORS。最常用的是 Storz 喉钳（Karl Storz）。手持显微外科单极和双极抽吸烧灼装置也可用于控制较小的出血。最后，根据 Steiner 和 Ambrosch 的观点[25]，至少应该有两个不同口径的绝缘抽吸装置，用于抽吸血液和分泌物，并排烟，根据需要提供组织牵拉。

当通过 TORS 操作时，部分器械已经适应机器人手术，以提供抓取和切割的能力。最常见的机器人外科手术器械是 5mm Shertel 抓钳（直视下手术）、5mm 马里兰解剖器和 5mm 单极烧灼器（直视下手术）。此外，5mm 和 8mm 针驱动器（直视下手术）均可使用，通常用于达·芬奇机器人缝合[49]。不常用的机器人仪器包括 8mm Cadiere、永久性抹刀烧灼器、心房牵开器、烧灼钩和 Prograsp（直视下手术）[49]。尽管有一系列可用的机器人手

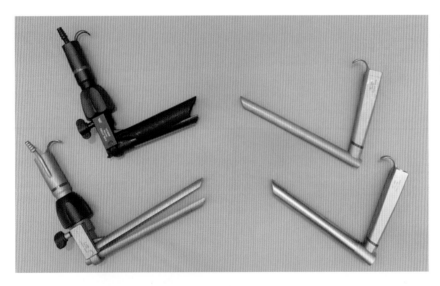

◀ 图 25-11 左侧，**Bivalved Steiner** 口咽镜；右侧，**Kleinsasser fixed** 喉镜

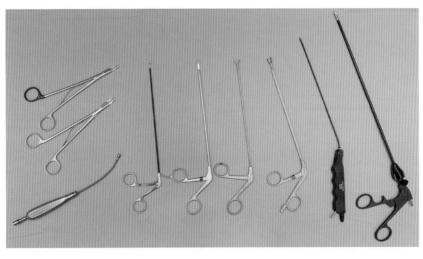

◀ 图 25-12 从左到右，夹钳、吸引装置、抓钳和手持吸入烧灼器

术器械，但在进行 TORS 期间，上述标准仪器也可用，以便助手在需要时夹住或烧灼血管，并提供抽吸、取回样本和提供额外的牵拉功能。

1. 照明和可视化

手术部位的照明和可视化对于口咽手术是至关重要的，并且无论使用何种技术，由于口咽提供的操作空间有限，这都是较为困难的。在直接经口手术过程中，或者在放置牵引器用于 TORS 手术时，外科医师和助手应佩戴外科头灯；在 TLM 期间，手术显微镜提供照明和可视化。显微镜必须易于重新定位，并且必须为外科医师提供舒适的对焦。最常用的是带有改良氙照明的 Carl Zeiss 显微镜（Oberkochen，德国）。二氧化碳激光显微操作器，通常是 Lumenis（Yokneam，以色列），通过安装在操作显微镜上的显微操作器进行控制。此外，刚性手持杆内镜可以使手术区域可视化，但是这些内镜的手术机动性有限，因为它们需要外科医师用一只手来操作。最后，双目内镜可以在 TORS 过程中使用，以提供出色的 3D 可视化。0° 内镜是扁桃体窝入路最常用的内镜，而 30° 内镜用于机器人手术[34]。

2. 切割和消融

经口手术中组织的切割和消融可以通过冷器械、烧灼器、激光和超声刀来完成。这些装置的目标：①切割组织；②尽可能减少对邻近正常组织的损伤；③最大可视化；④极好的止血效果；⑤减少设备对人体组织功能的影响。而诸如尖锐物、剪刀或其他显微外科喉部器械可用于关键结构周围的锐性或钝性解剖，烧灼术和激光更常用。使用钝头或针尖的手持单极烧灼器可用于 DTR，其温度为 150~400℃。作者建议在口咽部手术时，保护嘴唇和口腔等结构。烧灼器也是 TORS 中使用的标准切割和消融器械[34,50-52]。5mm 抹刀尖端烧灼可连接到机械臂上，并可用于切割、电凝、钝切割和牵拉。虽然这在 TORS 中相当成功，但有充分的文献证明电烙术产生的电外科能量传播引起的热损伤和组织坏死比适当使用的 CO_2 激光更严重[52,53]。因此，CO_2 激光是 TLM 手术的理想手术选择，因为红外激光技术的热损伤区较小，切割精确，并且能够将激光能量传递到喉镜的狭窄镜

中[54]。CO_2 激光的波长为 10.6μm。此外，与边缘烧灼法相比，CO_2 激光器产生的烧伤伪影更少，这在窄切缘时非常重要[52]。在 TLM 期间，CO_2 激光器的使用仅限于视线切割和消融，因此需要大量的技能和经验来重新定位肿瘤，以便执行适当的切割。

基于视线限制和缺乏可弯曲的激光光纤，CO_2 激光技术最初无法应用于 TORS。然而，2007 年，索拉利斯推出了由 OmniGuide（马萨诸塞州波士顿）开发的光斑尺寸为 200μm 的空心 CO_2 激光光纤，该技术允许 CO_2 激光能量通过柔性激光工具传输，例如手持式手术设备，该设备可用于口腔解剖并有可能用于口咽的 DTR[53]。开发该技术的研究人员更进一步，将侧通道焊接到其中一个机器人手臂上，然后将内鞘系统（Boston，MA）与机器人臂集成，将 OmniGuide 与达·芬奇手术机器人结合起来[53]，使外科医师能够在连续模式下使用 8 个 10W 的激光装置切除 T_4 声门上肿瘤。他们的结论是，尽管可能需要额外的修复，但 CO_2 激光技术保证了更精确的切割、小血管（0.5mm 或更小）的有效止血、防止肿瘤扩散的有效淋巴密封、减少热损伤和术后水肿[53,55]。有趣的是，一些作者还认为，柔性 CO_2 激光技术可以提供更好的止血效果，这主要是由于流过中空纤维远端的气体产生的效果[55]。2008 年，Desai 和同事[52]通过 TORS 研究了全导 CO_2 激光光纤，用于治疗 6 例口咽癌和 2 例喉部肿瘤。这些作者手动将通常与机头一起使用的柔性激光纤维连接到其中一个机械臂上的烧灼器上，以允许 360° 的操作，并且他们能够成功地进行肿瘤切除和局部翻瓣[52]。

尽管取得了初步成功，但将柔性 CO_2 激光光纤应用于达芬奇系统的困难限制了这一技术在 TORS 中的广泛应用。2012 年，首次报道了 Tm:YAG 激光器在 TORS 中的应用[56]。该激光器通过小玻璃纤维（0.365~0.550mm）传输能量，产生波长为 2013nm 的连续波束[57]。Zeitels 和同事[57]研究显示，Tm:YAG 与 CO_2 激光器相比，Tm:YAG 激光器提供了更好的止血效果，并且在 CO_2 激光器和电烙术之间形成了热损伤区。重要

的是，Tm:YAG 激光光纤（RevoLix，Lisa Laser Products）可以通过专门设计的导入器（直视下手术）引入机器人手术领域。在一项前瞻性配对队列研究中，比较 Tm:YAG 和 TORTS，该技术被证明不仅可行和安全，而且减少了咽切开术后疼痛，这归功于改善的可视化和更精细的组织切割[56]。尽管激光在 TORTS 中的早期成功应用，但该技术仍在开发中。需要提高激光器和机器人之间的兼容性，以便更广泛地使用这种工具。尽管 TLM 已经充分利用了激光切除的好处，但机器人切割和消融的当前标准仍然是单极烧灼术。

口咽手术中另一种成熟的切割工具是超声刀（EthiconEndo-Surgery, Cincinnati, OH）。这项技术利用超声波能量进行切割和凝固，可用作剪刀（刀片臂和夹钳臂）或刀片（弯曲刀片、钩形刀片或组合钩形刀片）。手术刀在 $50\sim150^{\circ}\text{C}$ 温度时，在 $80\,\mu\text{m}$ 的距离内以每秒 55 500 次机械振动进行切割和凝固，并且尖端与组织接触的快速向前和向后运动导致空泡碎裂[58, 59]。尽管造成的热损伤比电烙术小，超声刀能够凝结比 CO_2 激光更大的血管（分别为 5mm 和 $1\sim2$mm）[58]。多项研究评估了谐波技术在常规扁桃体切除术中的应用，发现其具有优越的止血效果和减少术后疼痛的优点[59, 60]。这项技术还用于口腔舌和软腭切除[61]，以及内镜甲状腺切除[62]。尽管文献支持谐波技术在 DTR 和 TORS 方法中的应用可能，但它尚未应用于口咽肿瘤。

最后，扁桃体切除术文献中的几份报道描述了用于扁桃体切除术的额外切割工具。其中包括磷酸氧钛钾激光器（KTP 激光）[63]和使用等离子体或电离钠场的低温等离子体[64]。尽管良性扁桃体切除术有应用的可能，但这些切割和消融工具尚未用于恶性口咽切除术。

3. 外科手术机器人

Hockstein 及其同事于 2005 年首次将达·芬奇机器人引入头颈肿瘤学[29, 30-32, 65, 66]。此后，大量文献证明了 TORS 治疗口咽肿瘤的外科和肿瘤学的安全性和有效性。机器人设备包括医生控制台、患者侧推车或显微操作装置、四个机械臂和高清晰度 3D 成像系统。关于 TORS 程序设置的

详细说明将在程序部分讨论。正如文献中记载的那样，TORS 已成功地应用于经口入路口咽疾病的切除术，但由于达·芬奇系统的总体成本、大型机械臂和仪器，以及外科培训工作人员所需的时间较长，其广泛应用仍然有限[23]。

四、经口手术入路

（一）直接经口切除术

经口 DTR 需要在没有喉镜、显微镜或内镜检查的情况下进入口咽。通过 DTR 可到达的病变部位通常包括扁桃体肿瘤、软腭肿瘤和 PPW 肿瘤。此外，一些侵及舌体、口底或磨牙后三角区的较大肿瘤可能需要 DTR 或与 TLM 或 TORS 联合治疗才能完全切除。

患者仰卧在手术台上，通常用 RAE 聚氯乙烯或 ETT 经口插管。当用咬口腔撑开器显露肿瘤时，ETT 可以放置于肿瘤的对侧。当使用张口器或牵开器时，ETT 应该位于中线，因为牵开器的压舌板可以将 ETT 挡在手术区域之外。术者通常在床头将麻醉器械转 180° ，并按照标准方式为经口手术做好准备。根据手术的范围，完成包括头部在内的无菌准备；眼睛同时应该受到保护。利用前照灯进行可视化照明，可以使用各种仪器进行感兴趣操作、切缘应该按照下文讨论的方式进行切除和分析。

（二）经口激光显微外科

经口激光显微外科手术需经口或经鼻插管，插管时应使用激光操作下安全的 ETT，并进行全身麻醉。患者仰卧在手术台上，保护牙齿。显露肿瘤，仔细触诊肿瘤以确定肿瘤边界，使用 Kleinsasser 或 Steiner 喉镜。Storz 喉镜支架（Karl Storz, Tuttlingen, Germany）固定。手术过程中，可能需要对喉镜的位置进行多次调整，以实现并保持肿瘤和周围正常组织的良好显露，尤其是在机器人上操作时[22]。使用安装有 CO_2 激光器手术显微镜来观察手术区域并识别正常组织和病理组织[26]。配备抽吸烧灼器、双极烧灼器、手术夹、抓握器、组织操纵器和至少两个绝缘抽吸器。然后，用 CO_2 激光对肿瘤进行分割切除[26]。可以快速取出体积较大

的肿瘤，留下一层"肿瘤外膜"通过经肿瘤切口进行处理[26]。这种切除方法甚至可以用于晚期口咽病变，根据 Haughey 等的研究[26]，合理切缘应为1～1.5cm。

（三）机器人手术

经鼻或经口插管后使用金属丝固定[49]激光安全器[34]ETT，可将其粘贴在肿瘤侧的对侧，必要时可在术中撤除[34]，或缝合在鼻唇沟和口腔黏膜[49]。患者仰卧在手术台上[67]。显微操作器单元或侧推车位于患者的左下方，医生控制台放置在离床头 8～10 英尺（1 英尺 ≈0.3m）的位置[32, 67, 68]。手术台可与侧推车成 30°[32]。应保护患者的眼睛，并包裹头部。根据手术顺序（颈部淋巴结扫除之前或之后），TORS 可以作为无菌手术或清洁的经口手术进行。患者的下颌和上颌齿由手术时定制的热塑性塑料薄膜（WFR/Aquaplast, Wyckoff, NJ）保护。如果使用激光，应遵循上面详述的激光预防措施。

开口器显露口咽；外科医师用头灯照明，然后触诊口咽，以确定肿瘤的可触及范围，确保足够的可视化。一旦显露完全，开口器通常使用Storz 喉镜支架悬挂在床上。助手随后帮助对接机械臂。三个臂通常用于 TORS：第一侧臂与抓钳或组织操纵器对接，另一侧臂与切割器械（烧灼器或激光）对接；中臂与零度扁桃体窝或 30° 面向上双目内镜对接。左侧和右侧臂位于距中线内镜约30° 的位置，所有臂都在口腔内（图 25-13）。外

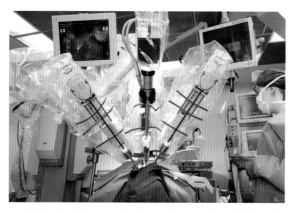

▲ 图 25-13　达·芬奇机器人的术中视图展示了气管导管的位置及中央内镜臂与侧臂之间的关系

科助手应坐于床头，助手应配有抽吸烧灼器、双极烧灼器、手术夹、抓紧器、组织操纵器和至少两个的绝缘抽吸器。成像系统的位置应正对术者、助手和护士能够轻松观察手术区域。同样重要的是，要确保手术室内手术团队之间的交流。在整个过程中，可能需要重新定位手术臂、内镜或牵开器。手术区域有效抽吸排烟有助于保持足够的可视性并防止内镜起雾。

五、经口手术程序

一旦使用上述方法之一显露好口咽，就可以进行口咽肿瘤的经口切除。

（一）原发不明转移癌

头颈部转移鳞状细胞癌通常伴有颈部淋巴结肿大。当不能确定原发灶时，最可能的位置是上呼吸道及口咽[69]。寻找原发性肿瘤的传统方法包括在手术室麻醉下用咽喉镜检查、腭扁桃体切除术和可疑病变活检。这些患者的原发性肿瘤检出率为17%～40%[69, 70]。这些患者的 5 年生存率为 50%，这突出了识别未知原发肿瘤的重要性[69]。此外，原发部位肿瘤的检出可以使术后放疗更加有效。

2011 年，Karni 等[69]提出了一种新的方法，利用经口腔激光显微手术治疗头颈部原发性疾病。使用这种方法，他们建议直接"肉眼"观察结合触诊来评估所有有风险的黏膜；然后借助显微镜及可调节或固定喉镜，仔细观察口咽和下咽组织，以识别细微异常，如轻微苍白、新生血管或螺旋毛细血管扩张微循环、乳头状生长特征、轻微突出或隆起的病变、黏膜表面硬度和脆性[48, 69]。接下来，他们描述了通过在病变黏膜附近行 3～5mm 切口，使用 CO_2 激光进行组织活检；这将显示黏膜下层，可以帮助识别小的表面黏膜损伤或完全的黏膜下层损伤。他们注意到肿瘤的切面通常比邻近组织更苍白、更干燥。组织送检病理科，如果原发性肿瘤被证实，TLM 切除肿瘤至阴性边缘。

如果仔细检查后没有发现肿瘤，Karni 等[69]及 Nagel 等[48]建议进行腭扁桃体切除术和同侧舌扁桃体切除术。腭扁桃体切除术是通过沿着扁桃

体被膜和咽缩肌之间的深层间隙进行的，这可以很容易地用显微镜观察到。Nagel 等[48]认为，在舌扁桃体组织和固有的舌肌组织之间可以形成一个类似的平面。他们建议前切口沿外侧壁舌乳头横向延伸至咽侧壁，这将有利于将扁桃体组织拉回。通过中线矢状位激光切割半舌后切口连接侧切口，从而完成舌扁桃体切除术。此时，如果冰冻病理学未发现肿瘤，Nagel 和其同事[48]建议进行对侧舌扁桃体和腭扁桃体切除术，并行鼻咽的活检。在整个手术过程中，可以使用电凝对出血部位进行止血。如果在任何一点冰冻切片病理为阳性，肿瘤被补充切除至阴性边缘。如果切缘没有发现肿瘤，两位作者都建议颈清扫和边缘的连续切片。

Karni 等[69]利用 TLM 在麻醉下（EUA）检查原发不明病灶，他们能够将原发灶的检出率从 25%（3/12）提高到 94%（17/18）。Nagel 等[48]在 2013 年公布了类似的改进，使用传统 EUA 的识别率为 50%（8/16），相比之下，EUA 和 TLM 的识别率为 86.1%（31/36）。重要的是，这些研究表明，所有患者吞咽功能恢复较理想，术后出血风险与常规腭扁桃体切除术相似。

2011 年，Abuzeid 等[71]发表了第一份使用达·芬奇机器人进行舌扁桃体切除术的病例报道来识别未知的原发肿瘤。他们强调了可视化下的舌扁桃体范围和深度，并取得极好的结果。尽管一些作者认为，使用 TORS 来查找未知原发灶比使用 TLM 更慢、更复杂、更昂贵，但重要的是要认识到每种技术都为外科医师提供了更彻底地评估传统意义上难以进入的口咽区域的能力，这些区域存在隐匿发病的风险。

（二）腭扁桃体切除术

显露口咽后，软腭向上提。最常见的方法是将橡胶或硅橡胶管穿过鼻孔，然后将从鼻咽部穿过口腔，但也可以用口腔腭牵开器。如果使用软管两端可固定在鼻翼上。应小心保护该区域，以防对上唇造成压伤。然后用夹子夹住扁桃体，注意尽可能不要夹住肿瘤。扁桃体被拉向中间，黏膜被拉紧。切口应与扁桃体前弓平行。切口沿黏

膜层进行，远离扁桃体组织，通常从扁桃体的上极开始，向下进行。解剖平面在扁桃体被膜和咽缩肌之间，除了上极和下极外，基本上是无血管的。如果未发现肿瘤，应注意保留扁桃体前后弓，以防止腭咽闭合不全病（VPI）。切割的平面应由肿瘤位置决定，但通常在舌弓上。这种方法可能适用于原位癌较小或寻找未知原发癌，但通常不适用于大多数恶性口咽肿瘤。

（三）口咽外侧壁切除术

为了确保肿瘤完全切除，需充分显露口咽，触诊扁桃体区域。Holsinger 等[20]建议触诊黏膜和黏膜下中缝。显露肿瘤至关重要（图 25-6）。然后在磨牙后三角处的颊黏膜上做一个切口，向下到翼腭部，翼腭部将咽上缩肌与颊肌分开，并跨越翼内肌和下颌骨之间的区域[3, 49, 72]。然后钳夹扁桃体组织并向中线拉动，将上缩肌向内拉动并分离咽缩肌深面[20, 72]。这样，外侧边缘变成上咽缩肌、腭舌肌和腭咽肌（图 25-14），而切除的深面由颊咽筋膜形成[3]。可以看到翼内肌和咽旁脂肪垫[49, 72]。如果可能，该筋膜应保持完整，以保存颈动脉周围咽旁的脂肪层，防止口咽部和颈部之间的贯通[3]。

切除的顺序，取决于肿瘤的位置和范围。Holsinger 等[20]建议对位置低的肿瘤从上往下进行，对位置高的肿瘤从下往上进行治疗。反牵引在整个手术过程中非常重要，以便在筋膜之间进行仔细的分离；然而，尽可能地采用内侧牵引，以在切除平面和颈内动脉之间提供安全区域[20]。颈部淋巴结清扫可以在经口切除术之前或之后进行[20]，如果存在大血管周围受侵，应首先进行同侧颈部清扫，并且应在颈动脉上放置保护，以在经口切除过程中隔离和保护颈动脉[3]。

随着切除继续向中间进行，应识别茎突咽肌和茎突舌肌[3, 49, 72]，如果肿瘤学上安全，应注意保留舌咽神经前内侧组织[3]。舌、面和咽升血管在该区域容易出血，应采用烧灼封闭小血管，单个血管夹夹闭中小血管，2~3 个夹子夹闭面动脉和舌动脉[3, 49, 73]。如果舌动脉出血，手术助手可以在舌骨大角区域向颈部施加外部压力，以减

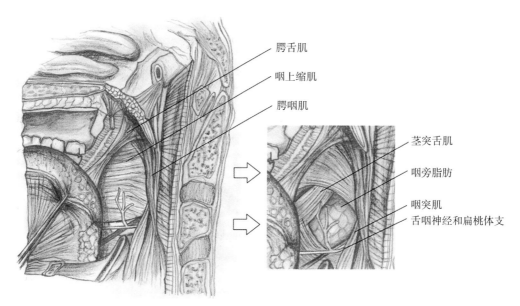

▲ 图 25-14　右侧咽壁黏膜和腭扁桃体切除；插图图像表示切除上收缩肌的下半部，以显示咽旁脂肪
引自 Dr. Alpen Patel and Dr. Michael Hinni from the Mayo Clinic in Scottsdale, AZ.

缓出血并识别、夹住血管[49, 73]。扁桃体前后弓以及同侧软腭的上切口设计由肿瘤侵及的程度决定[49]。通过咽后缩肌到椎前筋膜进行切口，然后从椎前筋膜向内侧切开。

在下方，切口穿过扁桃体前弓，沿着舌弓下沟或会厌谷水平进行。此时，扁桃体和扁桃体深部组织拉向内侧，露出咽下缘和咽下缘内侧。当茎突咽肌和茎突舌肌在咽上缩肌和咽中缩肌之间通过时，应该从下方切开[3, 20, 72]。Weinstein 等[49]主张这样做，首先在横行切开这两块肌肉之前，在这两块肌肉周围钝性分开，从而避免对舌动脉的损伤。此外，他们强调了通过观察邻近脂肪和软组织的脉动来再次确认颈内动脉的位置[49]。茎突舌状韧带也经常在这一区域。最后，通过沿咽后壁切开黏膜和上缩肌来连接上下切口。

肿瘤浸润的程度可以影响这些步骤，并且应该根据具体情况进行考虑，以在切除的肿瘤周围提供安全切缘。Holsinger 等[20]强调，切除范围可以扩大到包括扁桃体弓前方的舌、单侧或双侧软腭和口咽后壁。Moore 等[3]认为下方的切除范围应该至舌淋巴组织中，直到肿瘤被安全切除。

（四）软腭切除术

虽然软腭癌很少见，但通常发现较早，此时最适合经口切除[74]。肿瘤的位置和大小将决定软腭的切除范围。显露口咽，检查和触诊软腭以便确定病变的程度。对于软腭非常早期的癌前病变，可以用小切口进行椭圆形切除[75]。一期关闭可以通过使用侧向松弛切口来完成，如腭裂修复术[75]。

恶性肿瘤应该完整切除并留有安全切缘。标记计划切口后，通过口腔和鼻黏膜切开软腭，包括肌肉。如果需要，也可以切除硬腭的软组织和骨膜[75]。硬腭的骨边缘可以用咬骨钳切除，然后用钻头磨平。重要的是保留通过腭大孔和腭小孔的神经脉管系统。这种组织可以作为切缘。如果是阳性，可能需要进行更广泛的切除。如果未受累，可以结扎、夹住或烧灼腭大血管和腭小血管。

如果肿瘤横向延伸到扁桃体或舌根周围，可以进行改良侧口咽切除术和舌根切除。延伸到上颌骨、颅底或颞下窝的肿瘤需要更广泛的开放手术才能完全切除。

（五）口咽后壁切除术

DTR、TLM 和 TORS 可以经口切除小的口咽后壁肿瘤，尽管 DTR 可能受限于肿瘤下界。口咽显露后，应检查后壁的病变范围，并确保颈动脉没有明显的侵犯，这也可以根据术前影像来确

图中标注：
腭舌肌
咽上缩肌
腭咽肌
茎突舌肌
咽旁脂肪
咽突肌
舌咽神经和扁桃体支

定。应首先切开黏膜和咽缩肌，能够了解肿瘤下界。然后通过黏膜和咽缩肌切开上切口，确定椎前筋膜作为手术深部平面。然后在肿瘤的两侧切开，沿着深部进行解剖并切除肿瘤。

如果缺损较小，切缘可以缝合到椎前筋膜[76]。对于中度缺损，可以在椎前筋膜和黏膜边缘缝合一层厚度不同的皮瓣[76]。值得注意的是，肿瘤的横向外侵或累及下咽可能会使脑神经（Ⅸ～Ⅻ）和交感神经干及椎前肌肉组织受侵，所有这些都可能需要开放的外科手术方法。

（六）舌根切除术

与其他部位肿瘤一样，术前对肿瘤进行仔细的检查以便确认肿瘤范围是非常必要的。还应评估肿瘤的活动性，使用开口器或喉镜充分显露肿瘤。这一步对成功切除肿瘤至关重要；因此，应该严格操作。在插入开口器或喉镜之前，用缝线或海绵使舌体缩回可以帮助外科医师获得更深入的手术视野。如上所述，机器人手术操作的能力的提高，在一定程度上得益于不同的开口器、刀片、喉镜和口咽镜的出现；因此，针对所使用的特定方法，进行不同形状和尺寸的手术路径实验，可能更有助于充分显露。该手术的视野应该包括肿瘤的前界及大部分的下界[34]，并且在术中可能需要多次重新调整，以确保足够的可视性[22]。

为了使肿瘤向后进入手术区域，第一次黏膜切开应该在瘤体前方进行（图 25-15A）。还应考虑下切口位置，以确保在切除过程中，可以识别肿瘤的下界范围[34]。然后可以沿前边缘的健康黏膜游离，以对解剖平面进行反牵拉。内侧和外侧切口的定位由肿瘤的范围来确定（图 25-15B）。然后，从黏膜、淋巴组织和舌肌组织向前到后或从上到下进行剥离，在肿瘤周围留下正常组织[34]。一旦肿瘤完全游离，助手就行冰冻切片分析。

当肿瘤侵犯舌根时，应当注意舌背动脉和舌动脉干。这些血管应该在健侧用 2～3 个夹子夹闭，在肿瘤侧用 1 个夹子夹住[34, 73]。类似于口咽侧切除术的建议，如果在夹住这些动脉之前对其中一个动脉造成损伤，助手应该在舌骨大角处对外颈部施加压力，以减少出血，直到血可以被控制[34]。舌下神经正好位于这些血管的前方和侧面，在舌骨外侧。

（七）颈部清扫

颈部清扫经常用于治疗口咽部恶性肿瘤。清扫的程度因肿瘤病理、位置和疾病程度而异，本文将在其他地方讨论。然而，与口咽肿瘤经口切除术相关的细节将在此回顾。经口切除术需要考虑的问题是时机、血管和口颈部沟通或咽瘘的概率。

颈部清扫可以在经口肿瘤切除时进行，也可以在数周后进行，以便愈合。二期颈部清扫可能为外科医师提供来解决阳性手术切缘的机会；它可以减少气管造口术的需要，咽喉肿胀会减少；避免了口咽和颈部之间的贯通[49, 77]。由于这些原因，Weinstein 等[49]建议原发灶切除和

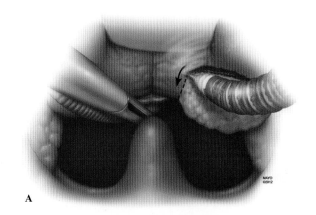

A

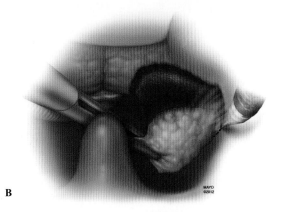

B

▲ 图 25-15　A. 经口切除舌底肿瘤时所做的第一次上切；B. 外侧和内侧切口由肿瘤的大小决定；这突出了允许上边缘落回手术野的实用性，从而显露剥离平面

引自 Mayo Foundation for Medical Education and Research

颈部清扫之间间隔 1～3 周。然而，同时进行颈部清扫的优点在于使患者接受一次麻醉和住院治疗，为分期提供重要信息，并且不会延迟辅助治疗，辅助治疗通常在初次手术干预后的 3～4 周内开始 [34, 77]。

如上所述，如果术前不清楚颈动脉和肿瘤范围之间的关系，特别是扁桃体肿瘤，那么应慎重考虑在经口切除术前进行颈淋巴清扫。这样，外科医师可以较容易识别血管。同时可以在颈动脉和口咽之间放置一个棉垫，以保护大血管在原发性肿瘤切除过程中免受意外损伤 [3]。尽管与口咽手术相关的并发症肯定少于开放式手术，但术后出血可能严重危及生命。出于这个原因，Salassa 等 [73] 对于较大咽部缺损，建议将整个颈外动脉系统结扎起来。对于中度咽部缺损，根据其显露在特定缺损中的相对风险，考虑结扎舌动脉、面部动脉和喉上动脉。无论如何，这两种方法都需要在肿瘤切除时进行颈部淋巴结清扫。

最后，尽管同期进行颈淋巴结清扫术使口咽和颈部之间的贯通风险提高，但临床中咽瘘却很少见 [20, 68, 78]。在对 148 名同期接受 TORS 和颈淋巴结清扫术的患者进行的回顾性研究中，28%（42/148）的患者在术中发生口颈贯通，只有 4%（6/148）的患者报告了由此产生的咽瘘 [77]。为了识别是否口颈贯通，口咽应严格用无菌盐水冲洗。是为了看到咽喉"凸出"到颈部而没有液体泄漏。如果发现泄漏，应在术中修复。对于小于 1cm 的贯通，可进行一期缝合，然后在应用 Tisseel（Baxter Bioscience, Deerfield, IL）修复。应在颈部放置一负压引流，24h 内引流量小于 10ml 时拔除。患者可以在术后第一天开始进食液体。对于大于 1cm 的瘘口，Moore 等 [77] 建议在可行的情况下进行修补，用二腹肌或胸锁乳突肌进行局部肌肉覆盖，然后用 Tisseel 进行颈部修复。放置负压引流管及鼻胃管，并且患者在最初 24～48h 内仅鼻饲进食；然后，如果没有发现渗漏，他们会慢慢地过渡到流食，并最终过渡到常规饮食。

如果出现颈部脓肿或咽皮肤瘘，Moore 等建议立即切开引流，清除坏死或感染组织，局部伤口护理，并每天用碘仿纱布填塞两次 [77]。在某些情况下，可使用压力敷料。在 Moore 和同事的研究中 [77]，所有的患者都应使用抗生素，进行 NPO，并放置一根鼻饲管以使瘘管更快愈合。患者无须返回手术室，也不会需延迟辅助治疗，因此同期行颈清扫是安全有效的；然而，必须做好术中修复任何口颈部贯通的准备，并且必须积极处理术后出现的咽瘘。

六、口咽重建术

虽然口咽缺损重建的讨论超出了本章的范围，但现有重建选择与口咽肿瘤经口治疗相关。重建的选择范围从让切口开放到二期愈合再到使用游离组织瓣取决于瘘管形成、伤口破裂、出血的风险，以及言语、吞咽和发声方面的功能结果。

（一）二期愈合或一期闭合

闭合切口最简单的方法是让切口开放，然后再进行二期修复或一期闭合 [79]。在切口用大量无菌盐水冲洗后，外科医师应该仔细检查止血情况。对于小血管或黏膜渗出，应使用抽吸或双极烧灼控制，而对于较大的血管，应使用夹子控制出血。Weinstein 等 [49] 建议将相关止血材料涂在口咽侧切除术部位的底部，2min 后取出。在咽侧切除术或舌根切除术（不到舌根的 50%）后，如果与颈部没明显的贯通，且软腭的大部分没有被切除，切口可以完全愈合 [34, 49, 79]。如果颈动脉显露，Weinstein 等 [49] 建议在动脉上缝合筋膜层或二期愈合。对于小的舌根切除，可以一期闭合；然而，应注意避免舌体活动受限，这会对言语和吞咽产生负面影响 [79]。小的、边缘的软腭缺损可以用缝线固定在鼻咽壁上，以防止术后腭咽闭合不全（VPI）[79]。瘢痕通常有助于闭合小的腭咽缺损，并有助于防止术后 VPI。小的咽后壁缺损可以先闭合，也可以缝合到椎前筋膜 [76]。

（二）皮瓣、生物敷料或局部黏膜瓣

对于稍大的缺损，应考虑使用皮瓣、生物敷料或局部黏膜瓣修复。中厚皮片或全厚皮片可用于闭合累及硬腭黏膜和骨膜的咽壁缺损 [76] 或软腭缺损 [75]。对于用大面积皮肤移植物修复的腭缺损，重要的是制作一个支撑物，以确保移植物附

着在下面的骨和软组织上[75]。Park 等[72] 将同种异体皮（Bio-Horizons, Birmingham, AL）应用于他们的无并发症的咽侧切除术后缺损；然而，关于如何确保这种修复技术的成功并没有具体讨论。如果磨牙后三角骨显露明显，应将下颌骨打孔，钻入骨髓，然后用皮肤移植物、颊黏膜瓣或局部带蒂瓣闭合[79]。在口咽部使用皮肤移植物或生物敷料时，必须考虑这种重建组织可能脱落并导致气道异物的可能性，因此应根据具体情况进行考虑。

当咽侧切除术导致软腭大部分缺损时，建议用局部黏膜瓣修复。Holsinger 等[20] 建议将旋转和移位咽瓣从椎前筋膜提升到咽弓水平。然后，位移悬雍垂并用 3-0 维科缝线（Ethicon, Somerville, NJ）将上方旋转的咽瓣固定在悬雍垂上，这有效地关闭了同侧的后鼻孔。Weinstein 等[50] 建议在软腭切除后进行类似的咽成形术，即使用 V-20 针、3-0 聚山梨醇酯缝线（United States Surgical, Norwalk，CN）将腭后黏膜缝合到咽后壁。

（三）局部带蒂皮瓣

中小型口咽缺损通常可以使用局部或区域性带蒂皮瓣来修复，Sabri[79] 表示，服用类固醇的患者和有头颈部放疗、骨显露或口颈相通、糖尿病或营养不良病史的患者用带蒂皮瓣修复可能会受益。因此，在手术时如有口颈部相通的患者需要用局部带血管肌肉加强闭合。虽然简单的、上颌颊黏膜组织可以作为带蒂的瓣重建扁桃体、BOT 和腭缺损[80]，在临床上扁桃体或舌根缺损的重建并不常规进行。在这些部位，通过二期手术进行修复，已经被证明能够产生可接受的功能结果。

如果不重建，任何软腭功能的丧失都会导致鼻漏和鼻反流。虽然腭假体是可用的，而且制作相对简单，它们可以充分分离口腔和鼻腔，并可对剩余黏膜表面进行密切的肿瘤学观察，但是由于其对整体生活质量的显著负面影响，导致患者依从性较差[81]。因此，该区域恶性肿瘤切除之后，在软腭重建方面进行了大量研究。Kim 等[82] 在切除软腭和悬雍垂鳞状细胞癌后，成功改进了 2 例患者的双侧软腭黏膜和咽瓣。2004

年，Genden 等[81] 报道了一种使用颏下岛状皮瓣重建侵及颊黏膜的腭部病变的方法。在 2013 年，Massarelli 等[83] 报道了在经口切除悬雍垂 $T_2N_0M_0$ 鳞状细胞癌和软腭游离黏膜缘后，使用折叠隧道式面部动脉肌黏膜（FAMM）岛状皮瓣重建软腭缺损。这些作者还提出了一种基于颊部血管的颊肌黏膜瓣，用于需要颈部淋巴结清扫的肿瘤患者。Bonawitz 等[84] 报道，他们使用达·芬奇机器人成功地将 FAMM 皮瓣植入 5 名因恶性肿瘤接受软腭切除术的患者体内。尽管有 3 名患者出现了需要修复的轻微裂开，但所有患者最终都获得了良好的功能效果。

（四）较大的区域性带蒂皮瓣或游离瓣

最后，经口切除造成的中度至重度口咽缺损，通常需要较大的区域性带蒂皮瓣或游离瓣来实现修复。胸大肌皮瓣是目前最常用的大面积带蒂皮瓣，虽然胸大肌皮瓣功能广泛、可靠、供区发病率低、可一期完成，但其体积和范围往往限制了其在口咽部的应用[79]。尽管如此，它也广泛被用来重建腭部、扁桃体、咽部和 BOT 的缺损[95]，并可能有助于重建那些不能进行游离组织瓣移植的患者[79]。

在重建方面，带血管蒂的游离皮瓣代表最复杂的重建方案，口咽重建最重要的游离皮瓣是前臂桡侧皮瓣，它以桡动脉为基础。这种皮瓣提供了一个薄的、柔软的表面区域，并已成功地用于重建口咽[86]。使用舌、颊牵开器、开口器，可以直接将带蒂皮瓣和游离皮瓣缝入口咽。最有效的方法是通过相通的口颈在皮瓣的下部缝合，这种相通可以是原有的，或为了使皮瓣固定而切除的。以这种方式，可以达到远侧口咽部和 BOT 缺损修复。一旦皮瓣下半部分通过颈部缝合，上半部分就可以经口腔缝合。推荐使用 3-0 维科或类似缝线，黏膜和游离瓣边缘向咽侧方向外翻。尽管这种技术是可行的，但它具有挑战性，并且可能需要大量的时间，尤其是游离皮瓣。

在事实上，有几份报道已经证明了使用达·芬奇机器人、5mm 针驱动器机器人附件和 3-0 维科缝线成功地将前臂桡侧皮瓣插入口咽[87-90]。

使用前臂桡侧游离皮瓣的一期重建可降低大面积缺损患者的咽瘘率，并可改善手术和辅助治疗后的功能结果[89]。使用的其他大面积游离皮瓣有股前外侧游离皮瓣[90]，以及前臂外侧皮瓣、腹直肌皮瓣和背阔肌皮瓣[79]；然而，这些更常用于开放式重建。

（五）切缘分析

切缘阳性是患者死亡的最大单一因素[91]。纵观口腔和口咽癌外科治疗的历史，对于与肿瘤切缘范围仍然存在一些分歧。有的学者主张肿瘤切缘要接近 1~2mm，有的则认为 10mm[92-94]。这些建议被几个实际的问题所混淆，首先，口咽组织在切除后病理科获取标本时收缩高达 50%，所以曾经是 5mm 的边缘最终可能离肿瘤边缘只有2mm。Hinni 等[95]指出，在扁桃体窝，如果不牺牲咽旁间隙的主要血管结构，就无法获得大于 2.4mm 的切缘。然而，这可能不会对一些作者提出的结果产生负面影响。在 Hinni 对 128 例经口腔治疗的扁桃体癌的分析中，平均切缘仅为1.98mm，而 5 年局部控制率为 99%。事实上，在病理学家对边缘的前瞻性研究的回顾中，Batsakis认为除了在切缘发现浸润性癌外，没有文献支持确定切缘是否为阳性[96]。

如果有效的外科治疗依赖于原发灶的完全切除，如文献所示，如果完全切除肿瘤依赖于在由关键结构构成的狭窄范围内的肿瘤完全切除，则经口口咽癌手术的成功依赖于细致和准确的切缘分析。事实上，这可能是口腔手术最关键的部分。成功的经口手术外科医师必须与熟练的冰冻切片病理医师保持良好的沟通，以确保肿瘤完全切除。在手术结束时，外科医师必须确定肿瘤被完全切除，并具有清晰的显微边缘，并且在许多情况下，这不可能通过简单地目测来评估肿瘤边界或取得非常宽的边缘来完成。

肿瘤定位是手术的一个组成部分。许多经口手术外科医师通过对口咽癌的连续切片描述确定肿瘤的最深范围（图 25-16）。通过这种方式，可以与病理学家更清楚地沟通肿瘤的真正边界，并且该切缘的标识片更精确。可以在所有肿瘤边界

评估切缘，当这些边界中的任何一个在显微镜下呈阳性时，外科医师可以自信地切取更多组织（图25-16）。手术以这种方式继续，直到所有的边缘都呈阴性，或者直到没有其他组织可以安全切除。

用这种技术进行的手术揭示了手术冰冻切片切缘分析和最终病理分析之间的相关性＞90%[16]。如果手术团队没有以这种方式与病理团队沟通和合作，肿瘤经口根治术的原则和整个手术就存在问题。

七、术后护理

1. 气道

如果在手术开始时没有进行计划性的气管切开术，则应在拔管前评估气道。如果没有明显的会厌或喉部其他黏膜水肿，患者可以拔管。然而，如果发现会厌水肿，患者可保持插管，并给予类固醇 1~3d，随后拔管[49, 97]，或进行气管切开术。术后避免正压面罩通气以防止胸壁皮下气肿的发生及其相关并发症。患者可以在术后接受一般的护理，除并发症需要更严格的监测，或者患者已经插管。肺部清洁是非常重要的，因为在这段时间，不管有没有气管切开，呼吸机辅助呼吸是很

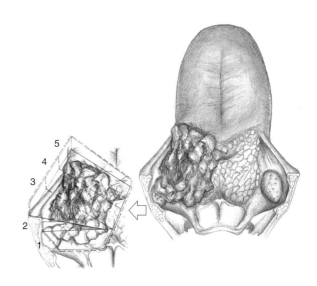

▲ 图 25-16　肿瘤定位技术：1~5 片切片，由外科医师在手术室用 5% 的醋酸溶液进行固定，并在深部边缘涂上油墨

引自 Dr.Alpen Patel and Dr. Michael Hinni from the Mayo Clinic in Scottsdale, AZ.

常见的。除非有明显的误吸风险或出血风险，否则一般在 24～48h 内将塑料的气管插管换成金属的气管插管。如果患者接受了胸大肌或游离组织重建，则需缝合新的气管造口以避免压迫血管蒂。如果没有，可以使用气管切开结扎带。一旦患者能够手动阻塞气管造口管呼吸，就应该开始气管切开闭塞试验（盖住或塞住）。根据临床情况，当气管造口成功封堵或塞住 24～48h，且认为气道其他方面安全时，可对患者进行拔管。这个过程在医院和门诊都要遵循。

2. 引流管管理、抗生素和口腔卫生

应密切监控负压引流、抗生素应用和口腔卫生。引流量应该一直保持 10ml/d 以下[77]。如果不存在泄漏问题，则应在引流量降至 30ml/d 以下后将引流管道移除。

在手术时口颈部相通的所有患者中，抗生素应考虑使用至少 5d。如果怀疑脓肿或咽瘘，抗生素可以根据临床情况重新开始、更换或继续使用。尽管常规预防性抗生素不推荐用于无潜在感染风险的颈淋巴结清扫术[98]，在这些病例中，感染的风险是如此之大，以至于大多数学者推荐至少一个短疗程的围术期抗生素预防。

最后，口腔卫生对这些患者来说是一个重要的考虑因素，因为他们的口腔黏膜经常由于缺乏摄入、吞咽困难，以及不能在术后立即用正常唾液浸泡而变得干燥。口腔卫生已被证明可减少口腔癌术后伤口感染[99]。术后用蘸有盐水、0.12% 氯己定葡萄糖酸盐或 1.5% 碳酸氢钠的海绵刷可用于清洁和湿润口腔黏膜和牙齿。应当指导护士或患者如何防止对手术部位造成意外伤害。如果患者能够漱口和吐痰，可以鼓励他们每天至少用氯己定葡萄糖酸盐或碳酸氢钠溶液漱口和吐痰 4 次，这可以在手术后的前 2 周持续进行。

3. 饮食营养

许多接受口咽手术的患者可能会在手术后立即恢复吞咽。清淡的饮食开始，在可耐受的情况下，逐步食用半流质食品。然而，对于许多患者来说，在手术结束时放置鼻胃管，以便于术后疼痛、吞咽困难或误吸风险时提供额外的肠内营养途径，或者在口咽缺损的组织重建或口颈相通关闭后作为肠内营养的替代途径。如果在第一种情况下放置鼻饲管，患者可以在术后立即开始清淡的饮食，并且可以在耐受的情况下提前进食。当担心吞咽困难或误吸时，可进行床边吞咽评估，以指导康复和管理。

一旦经口获得足够的热量摄入，可以拔除鼻饲管，对大多数患者来说可在出院之前拔除。对于另外一些如在术后 10～14d 禁止经口饮食患者需在术后留置鼻饲管。此时，可以作为门诊患者进行正式的吞咽评估，以检查是否有术区渗漏，吞咽功能是否充分，以及是否有误吸。如果患者能忍受吞咽，则取出鼻饲管。营养不良在口咽部恶性肿瘤患者中很常见[100, 101]。这应该在术后管理中考虑。如果与此有关，应该考虑咨询营养学家，因为营养不良是一个确定的围术期风险因素[102]。最后，口咽癌患者经常伴有长期酗酒史，这可能导致免疫抑制、亚临床心脏功能障碍和手术应激反应增强[102]。这些患者需要在住院期间密切监测和早期戒酒。

4. 疼痛、活动和焦虑

所有的口咽切除术都为痛苦的手术。根据 Kehlet 等[102] 报道，疼痛可增加内分泌代谢反应，改变自主反射，并导致恶心、肠梗阻、肌肉痉挛和功能恢复的延迟；因此，术后疼痛控制势在必行。笔者建议静脉注射止痛药，直到可以使用口服或肠内途径，此时患者可以转为口服止痛药。除非禁忌，对乙酰氨基酚也可以作为基础镇痛药。由于对该患者群体术后出血的考虑，应避免使用抗凝和非甾体抗炎药[73]。有效的术后疼痛控制有助于早期下床活动，改善精神状态，有益于肺部换气和预防胃肠道梗阻，并降低压疮和静脉血栓形成的风险[102]。

应该鼓励患者从术后第一天开始尽可能频繁地走动，并且应该鼓励他们在不睡觉或休息时坐在床边的椅子上。最后，根据笔者的经验，这些手术和它们的术后过程对患者来说是相当焦虑的。通常在术后不久，由于疼痛和吞咽困难，患者很难控制其分泌物；患者经常睡眠不好，他们在新环境中不舒服，并且经常感到疾病和治疗对其带来压力。除了安慰和教育之外，抗焦虑药也被认为是有帮助的。患者应进行持续的脉搏血氧测定，抗焦虑药的剂量需限定，对呼吸和中枢神经系统抑药是剂量依赖性的。

5. 抗凝血药

在口咽缺损需要二次手术修复重建的患者，使用抗凝药物是有争议的，但很重要，因为血栓形成不仅与死亡率恶化相关，而且是癌症患者死亡的第二大原因[103, 104]。2009 年，意大利医学肿瘤协会、国家综合癌症网（NCCN）、美国临床肿瘤学会、法国全国抗癌中心联盟的成员和欧洲肿瘤医学学会发表了一份共识声明[103]。他们强调，虽然目前不推荐门诊患者使用预防措施，但强烈建议所有住院肿瘤患者使用预防性抗凝药。他们还建议考虑手术后长达 4 周的抗凝血治疗，特别是对高危患者，NCCN 将其定义为 60 岁或以上的患者、晚期癌症患者、手术时间为 2h 或更长的患者、有静脉血栓栓塞（VTE）病史的患者，以及卧床休息 3d 以上的患者[103]。

另一方面，Gavriel 等[105]研究了 1018 名接受头颈癌肿瘤手术的患者，尽管他们没有发现接受或未接受化疗的患者的 VTE 率有任何差异，但他们确实注意到手术部位血肿或出血显著增加（P=0.006）。此外，Eppsteiner 等[106]进行了一项 Meta 分析，对来自 16 项随机对照试验的 3886 名受试者进行了研究，以评估机械性压迫与皮下肝素在术后和创伤后患者中的疗效。尽管他们没有区分头颈癌患者或一般癌症患者，但这些作者得出结论，尽管低分子量肝素与单独使用机械性挤压相比降低了 VTE 风险（RR=1.80，95%CI 1.16~2.79），接受机械性压迫治疗的患者术后出血风险显著降低（RR=0.47，95%CI 0.31~0.70）[106]。然而，Salassa 等[73]认为，尽管术后出血很少，但它有潜在的生命危险，因此应在术后 3 周内避免抗凝血治疗。未来的研究需要着眼于这一患者群体中药物抗凝血的风险和收益。然而，所有患者都有可能从机械性压迫受益，只要患者不积极走动，就应强制执行。

八、功能性预后

口咽肿瘤的经口咽入路在不影响预后的情况下，显著降低了与开放手术治疗的并发症发病

率，特别是在鳞状细胞癌文献中。住院时间多从 7~10d 减少到 2~4d[16]。如果进行游离皮瓣重建，护理标准是让患者至少住院 5d，大多数患者在第 5~7 天出院回家。在过去，近 20% 的患者在手术时接受了有计划的气管切开术；现在，经口途径的预期比率低于 20%[16]，长期不能拔管率在 0%~1.5%[16, 20, 97]。当查看 TLM 和 TORS 数据时，耐受正常饮食的患者为 85%~100%（中位数，97%），经皮内镜胃造口术（PEG）1 年依赖性在 0%~19%（中位数，2.7%）[22, 26, 28, 67, 97, 107]。

并发症

1. 术后出血

口咽手术后出血后果严重。大血管通常被夹闭并留在开放的伤口床内，因为它在 3~4 周内愈合，并且接受经口切除术的患者在此愈合期内通常吞咽和气道保护而受损，因此在出血的情况下可能难以维持气道通畅[108]。幸运的是，出血并发症很少，报道的发生率为 3%~8%，与扁桃体切除术后报道的 2%~9% 的发生率相当[73]。Salassa 等[73]回顾了 701 名接受 TLM 手术的患者，确定了 10 例术后出血。其中，他们将 2 人归类为轻度（保守治疗），5 人归类为重度（需要返回手术室），3 人归类极重度（2 人死亡，1 人危及生命）。

小出血通常发生在手术后 9~14d，呈现持续数分钟到数小时的痰中带血。黏膜出血的处理通常是保守的，处理措施从使用冰水或指压、避免抗凝血药、观察到床边电凝止血的使用。大出血通常是先前控制的血管被侵蚀或最初在手术中收缩或痉挛的血管舒张的结果。大出血会很快发展为灾难性出血，因此应该积极治疗。

手术后出血的处理始于初始手术时，任何 2mm 或更大的血管放置 2~3 个血管夹，注意识别痉挛的血管，并在血管缩回到软组织之前用双极或单极烧灼器进行电凝止血。所有直径＞5mm 的血管都需要大血管夹，尽管经口结扎也是一种选择。如上所述，在颈部清扫时，应考虑结扎舌、面和甲状腺上动脉或整个颈外动脉系统，以治疗口咽部大面积缺损。事实上，Salassa 等[73]建议，对于咽部有巨大缺损的患者，即使没有进行颈淋

巴结清扫，也要结扎颈外动脉系统。术后预防也很重要，包括严格控制高血压、小心拔管、要求患者避免剧烈活动，以及避免抗凝血药3周[108]。

口咽出血是危险的，主要是因为气道受损和窒息，而不是休克或失血。因为大多数出血发生在手术后7d内，所以应该对出血发生有一定预防机制。应告知患者将头部置于有利于口腔活动的位置，以防止误吸。他们还应该被告知对咽部缺损的同侧施加压力，以便在不损害气道的情况下减缓出血。Salassa等[73]强调，即使患者失去知觉，头部也应该保持在这个位置，以防止误吸。除了确定是表面性的，并且可以通过观察来控制的出血点，否则所有较多的出血都应回到手术室，此时患者应小心插管，并且外科医师应处理明显出血的部位和任何其他有危险的部位。

对于任何出现出血的患者，应立即通过造口放置气囊套管，并充气以防止额外的误吸。在气道受损或阻塞的情况下，应通过口腔或气管造口对患者进行插管，插管的ETT直径应足以容纳治疗性支气管镜和用于清除凝块的吸痰管。新鲜血凝块很难从气道中吸出，可能需要紧急冷冻盐水灌洗、单肺通气或通过治疗性支气管镜紧急探查[109]。如果气管插管不可能，应考虑紧急转换成环甲膜切开术或气管造口术。

2. 颈部脓肿

尽管进行了仔细的探查，但仍可能发生未被发现的术中口颈部贯通，并可能导致颈部脓肿的延迟形成。这通常表现为颈部出现红肿，随后自发破裂。一旦确认，应立即切开，同时进行培养，并经验性使用广谱抗生素，随后经培养指导抗生素应用。脓肿腔应清创并用过氧化氢清洗，然后用碘仿纱布填塞。这一过程应每天重复两次，每次间隔放置较少的填充物，以允许空腔通过二期愈合。如果发现咽瘘，应放置鼻胃管，并且患者应禁止经口饮食状态（NPO）10~14d，直到吞咽研究显示渗漏已充分闭合，且患者临床症状已有所改善。

3. 牙齿损伤和口腔感觉异常

牙齿损伤和感觉异常通常是由手术中对牙齿或舌头的压力造成的。但是使用热塑夹板，牙齿受伤的风险很小。如果发现牙齿严重松动，应将其拔除以防止误吸。如果发现牙齿有缺口或断裂，应该向牙医转诊。术后感觉异常发展的危险因素是手术时间延长、舌头大和下颌骨狭窄。外科医师应注意这些问题，不手术时（如果待冰冻切片病理学检查时）应放松牵开器或观察仪器。感觉异常可以保守治疗，症状通常会在几天内消失。

4. 腭咽闭合不良和鼻音

腭功能不良在肿瘤上界行咽侧切除术或软腭病变行腭切除术后很常见。尽管努力关闭或重建腭咽，如上所述，鼻咽反流和鼻音是相对常见的并发症[20]。如果切除了少于50%的软腭，可以保守治疗，因为这些症状通常在随后的3~4个月内得到改善，因为瘢痕粘连对侧软腭的横向和后向挛缩最终起到缩小腭咽入口的作用。如果超过50%的软腭被切除并且在手术时没有被修复，则可以向患者提供闭塞器，该闭塞器可以被带到手术中，以便用前面讨论的方法之一进行重建。术后腭咽闭合不全（VPI）的其他风险因素包括在手术或放疗之前接受抢救手术。

5. 延迟愈合

咽部愈合延迟的患者最常见的症状是咽部缺损处疼痛和溃疡。危险因素包括放疗史、营养不良、免疫缺陷或持续性肿瘤。假设口咽组织的血供中断也可能导致愈合延迟。如果溃疡和疼痛持续超过3个月，尽管使用了抗生素并优化了营养和免疫状态，仍应进行活检以排除肿瘤存在，可考虑高压氧治疗。

6. 肺炎

术后较差的肺部功能和吞咽功能会导致误吸和随后的肺炎发展。患者通常会出现低热、白细胞计数上升和黏稠、难闻的气管分泌物。如果可能，应该进行气管分泌物培养。护理包括预防性吸痰，努力提供足够的肺部清洁（pulmonary toilet），以及开始适当的抗生素覆盖，通常包括左氧氟沙星。

九、展望

口咽肿瘤的经口治疗在过去的60年中经历了重大转变。由于外科技术已经适应了在这个复杂的 3D 空间中工作的挑战，以前难以触及的肿瘤现在可以进行切除，对患者来说复发率最小并且有可能减少或消除对辅助治疗的需要 [28, 107]。尽管有这些进步，但仍有更多的工作要做。口咽肿瘤经口治疗的下一个前沿领域可能集中在仪器、切缘分析和术中实时成像。

未来对新型创新机器人平台的研究以及机器人手臂和仪器的小型化，可能对机器人头颈部手术的进展至关重要；然而，全新的方法可能会彻底改变我们对工作的看法。Rivera- Serrano 等 [110] 利用高度灵活的机器人探索口咽，完成了初步的尸体研究。这个机器人是一个具有 102° 自由度的遥控装置，可以在自支撑的非线性系统上操纵路径。它改编自 CardioARM（Medrobotics, Raynham, MA）[110]。该机器人由外科医师控制的柔性关节器械辅助，增加了自由度。尽管这项技术仍在发展中，但它可以避免刚性器械带来的限制。在泌尿学文献中，已经在猪模型中创建和试验了微型体内机器人，以提供照明和视频，并用于进行腹膜内手术，包括猪模型中的胆囊切除术和小肠切除术，以及在犬模型中协助腹腔镜前列腺切除术和肾切除术 [111]

如上所述，手术切除后出现阳性切缘是一个非常差的预后因素；因此，已经花费了大量的时间和精力来改进外科手术切缘的识别和控制。一些未来的成像技术希望解决这个问题，以提高手术效率和患者的预后。Jakobsohn 等 [112] 最近发表了一项体内概念验证研究，其中光热成像用于检测金纳米粒子靶向治疗的头颈部癌细胞，他们希望这将改善体内实时肿瘤切缘分析。类似地，Keereweer 等 [113] 研究了靶向鼠模型中表皮生长因子受体或葡萄糖转运蛋白的肿瘤特异性近红外荧光剂的能力，为实时图像引导手术提供了一种选择，以努力实现肿瘤完全切除。尽管在头颈部肿瘤外科手术的图像引导导航方面已经取得了进展，但这些技术仍然经常基于骨标识，由于下颌骨和软组织的移动性，这些标识在口咽外科手术中往往不可靠 [114]。

为了克服这一限制，King 等 [115] 研究了术中使用可移动的 C 形臂的锥形束 CT 的使用。他们

强调，这项技术可能有利于涉及复杂 3D 解剖结构的手术，这些手术将受益于更新的成像。然而，这项技术也主要基于骨性标志，并提供更有限的软组织分析。最后，导航系统在口咽外科手术中的应用是一个有吸引力的想法，它可能为外科医师提供关于解剖细节和重要脉管系统的定位。2008 年，Desai 等 [116] 发表了第一份使用图像引导系统的报道。在这项研究中，他们在切除 3 例口咽部肿瘤的过程中，将实时图像引导系统（BrainLAB AG, Feldkirchen, Germany）应用于达·芬奇机器人。虽然这项技术提供了一个可靠的方法来评估肿瘤的位置，但他们强调下颌骨不是一个可靠的标识，因为它的位置相对于术前扫描是变化的，口咽和咽旁的软组织将在整个手术过程中根据重新定位而改变。通过使用颅底骨解剖，这些作者认为导航 TORS 可能有助于咽深部病变的切除。

另一种术中成像模式使用基于正电子断层扫描图像融合的 3D 导航系统，使外科医师能够导航和切除术前正电子断层扫描所见的高代谢活动区域 [117]。这项技术在接受头颈消融手术的患者中进行了试验，并能够成功识别 4 名切缘持续阳性的患者。一种将实时外科导航和超声相结合的方法可以为外科医师提供在术中导航 3D 软组织肿瘤边缘的能力 [118]。

十、结论

尽管自 Huet 等于 1951 年首次发表经口入路，口咽肿瘤的外科治疗已经发生了重大变化，但在未来几年里，识别、切除和重建这一复杂区域病变的能力可能会发生更大的变化。然而，仅仅因为有新的工具允许外科医师通过有限进入的方法移除肿瘤，这样的方法并不总是合理的；为了改善功能性结果，不能忘记外科手术的主要目标——肿瘤治疗。因此，对于外科医师来说，从内到外对解剖学的深入了解是非常必要的，以便能够安全有效地经口腔接近肿瘤。无论是通过 DTR、TLM 或 TORS 切除肿瘤，熟悉所有经口设备及每种方法所用的技术，都将使外科医师能够针对具体问题量身定制一种单独的经口方法。最

后，外科医师必须愿意并能够在通过经口途径无法充分切除或不能安全切除肿瘤时过渡到开放式手术。

推 荐 阅 读

Batsakis JG: Surgical excision margins: a pathologist's perspective. *Adv Anat Pathol* 6 (3): 140–148, 1999.

Grant DG, Hinni ML, Salassa JR, et al: Oropharyngeal cancer: a case for single modality treatment with transoral laser microsurgery. *Arch Otolaryngol Head Neck Surg* 135 (12): 1225–1230, 2009.

Haughey BH, Hinni ML, Salassa JR, et al: Transoral laser microsurgery as primary treatment for advanced–stage oropharyngeal cancer: a United States multicenter study. *Head Neck* 33 (12): 1683–1694, 2011.

Hinni ML, Zarka MA, Hoxworth JM: Margin mapping in transoral surgery for head and neck cancer. *Laryngoscope* 123 (5): 1190–1198, 2013.

Holsinger FC, McWhorter AJ, Menard M, et al: Transoral lateral oropharyngectomy for squamous cell carcinoma of the tonsillar region: I. Technique, complications, and functional results. *Arch Otolaryngol Head Neck Surg* 131 (7): 583–591, 2005.

Iseli TA, Iseli CE, Golden JB, et al: Outcomes of intubation in difficult airways due to head and neck pathology. *Ear Nose Throat J* 91 (3): E1–E5, 2012.

Karni RJ, Rich JT, Sinha P, et al: Transoral laser microsurgery: a new approach for unknown primaries of the head and neck. *Laryngoscope* 121 (6): 1194–1201, 2011.

Laccourreye O, Hans S, Menard M, et al: Transoral lateral oropharyngectomy for squamous cell carcinoma of the tonsillar region: II. An analysis of the incidence, related variables, and consequences of local recurrence. *Arch Otolaryngol Head Neck Surg* 131 (7): 583–591, 2005.

Lindberg R: Distribution of cervical lymph node metastases from squamous cell carcinoma of the upper respiratory and digestive tracts. *Cancer* 29 (6): 1446–1449, 1972.

Looser KG, Shah JP, Strong EW: The significance of "positive" margins in surgically resected epidermoid carcinomas. *Head Neck Surg* 1 (2): 107–111, 1978.

Moore EJ, Ebrahimi A, Price DL, et al: Retropharyngeal lymph node dissection in oropharyngeal cancer treated with transoral robotic surgery. *Laryngoscope* 123 (7): 1676–1681, 2013.

Nagel TH, Hinni ML, Hayden RE, et al: Transoral laser microsurgery for the unknown primary: role for lingual tonsillectomy. *Head Neck* 2013. [Epub ahead of print]

Paulsen F, Tillmann B, Christofi des C, et al: Curving and looping of the internal carotid artery in relation to the pharynx: frequency, embryology and clinical implications. *J Anat* 197 (Pt 3): 373–381, 2000.

Sabri A: Oropharyngeal reconstruction: current state of the art. *Curr Opin Otolaryngol Head Neck Surg* 11 (4): 251–254, 2003.

Salassa JR: A functional outcome swallowing scale for staging oropharyngeal dysphagia. *Dig Dis* 17: 230–234, 1999.

Salassa JR, Hinni ML, Grant DG, et al: Postoperative bleeding in transoral laser microsurgery for upper aerodigestive tract tumors. *Otolaryngol Head Neck Surg* 139 (3): 453–459, 2008.

Smith LP, Roy S: Operating room fires in otolaryngology: risk factors and prevention. *Am J Otolaryngol Head Neck Med Surg* 32 (2): 109–114, 2011.

Steiner W, Fierek O, Ambrosch P, et al: Transoral laser microsurgery for squamous cell carcinoma of the base of the tongue. *Arch Otolaryngol Head Neck Surg* 129 (1): 36–43, 2003.

Strong MS, Jako GJ: Laser surgery in the larynx. Early clinical experience with continuous CO_2 laser. *Ann Otol Rhinol Laryngol* 81 (6): 791–798, 1972.

Weinstein GS, O'Malley BW, Snyder W, et al: Transoral robotic surgery: radical tonsillectomy. *Arch Otolaryngol Head Neck Surg* 133 (12): 1220–1226, 2007.

Werner JA, Dunne AA, Myers JN: Functional anatomy of the lymphatic drainage system of the upper aerodigestive tract and its role in metastasis of squamous cell carcinoma. *Head Neck* 25 (4): 322–332, 2003.

第26章

口咽部重建
Reconstruction of the Oropharynx

Matthew H. Rigby   Bruce H. Haughey   S. Mark Taylor   著

田家军   译

要点

1. 口咽的重建是极其复杂的，但是一个有组织的系统的重建途径能够帮助外科医师选择更优的治疗方案。应该选择最简单的重建，以获得好的功能。
2. 每位患者的最佳重建方法取决于口咽病灶的大小与位置，并且结合危险因素例如年龄与共病状态。
3. 游离组织皮瓣移植是口咽广泛缺损的最佳重建方式。桡侧前臂皮瓣或者股前外侧皮瓣是这些病灶的最佳皮瓣选择。
4. 50% 甚至更多的口咽肿瘤患者会出现腭咽关闭不全。在重建过程中应该通过缩窄腭咽来矫正。
5. 在以保护喉功能的前提下行全舌切除术的患者的重建是极具挑战的，因为会出现憋气的风险、吞咽困难、言语不清等问题。这些问题可以通过矫正重建的垂直高度以与软腭相连接来解决，如果可能，也可行感觉神经移植术和喉悬吊。

由于上呼吸消化道结构的复杂性，使口咽的重建成为头颈部手术最具挑战的任务之一。成功的重建需要对正常解剖结构和吞咽与腭咽功能机制有详尽的认知，并结合实施大量不同病例的外科专家意见。这一章主要讨论对于口咽缺损重建的不同选择，以及当确诊需修复重建时外科医师必须经历的决策过程。

在过去的 35 年时间里口咽的重建经历了几个不同的发展时期。这一区域的重建在胸大肌肌皮瓣出现之前是非常困难的，而且伤口感染破溃会使重建的情况更加棘手。在 1979 年，Ariyan[1] 和 Beck 及其同事 [2] 第一次使用了胸大肌肌皮瓣，这一尝试在那时候改变了头颈部的重建手术，并且为我们的重建能力开创了新的领域。随后，伴随着在功能与审美上更为优越的重建可以被实施的信念，移植游离组织很快就被引入。更为重要的是，在这些重建的作用下，口咽癌的预后得到了极大的改善 [3]。

有以下几点因素影响着重建方案的决策制定（图 26-1）。首先，外科医师必须考虑患者的整体健康状况，特别强调可能影响术后伤口愈合的并发症，例如周围性血管疾病、糖尿病、以前的放疗和营养不良。此外，应根据患者的病史确认患者耐受手术的能力。严重的冠状动脉疾病，慢性阻塞性肺疾病，整体及预后功能状态不佳可能会使重建耗时更久更为复杂。作为替代，可以选择一个可靠的更为恰当的重建手术。重建手术医师也应该在术前与患者进行详细的讨论，来决定采取哪种重建方案来最大限度地满足患者的生活与期望。

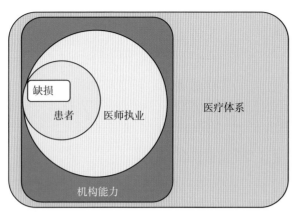

▲ 图 26-1　口咽重建中影响决策的因素

对病灶进行细致的三维分析对于手术切除方案的选择是至关重要的。原发瘤的大小，特别是肿瘤的分期（T）已经被证实会直接与患者预后密切相关 [4, 5]。取下的软组织与软骨病灶应该送病理学检查。软组织重建的目的是填充缺失部分，重建呼吸与消化道。病灶的大小应该用尺子测量出来，或者病灶的模型可以被 Esmarch（Microtek Medical，The Netherlands）塑造出来。所有与病灶有关的口咽部组织都应该送活检。

尽管本章的重点是口咽的重建，但这些病灶并不是孤立存在的。在决定采取何种重建方案之前，必须考虑喉和下颌骨的保护等因素。另外，外科医师与医院也应该在方案决策制订过程中发挥作用。外科医师能够根据以往的经验或者训练水平决定采取哪种重建技术。医院因素包括是否有经验丰富的能够监护头颈部移植皮瓣的患者的重症监护人员，是否有开展手术的显微外科设备，是否有专业的辅助康复人员。

近年来，重建成本也成为一个重要影响因素。管理式医疗影响着大多数美国医疗中心，并且重建的持续消费经常给予医疗管理系统压力。以致于一些机构开始对比移植游离组织与带蒂软组织的费用消耗之间的差距。这些研究已经证实，游离皮瓣组的手术费用更高；然而，整体费用却比带蒂移植组的要低 [6, 7]。然而，最近一项研究表明没有任何证据支持这两组在费用与复发率上有什么不同 [8]。在有全民医疗保健系统的地区，手术时机与等待时间能够决定采取哪种重建方式。在同等条件下，最重要的决定因素还应该是患者术后的生活质量。选择的重建方式必须给予患者重建经口进食，恢复清晰的言语，以及在不需要气管造口术下形成稳定的呼吸。已经有研究表明，晚期口咽癌（T_3/T_4）患者的生活质量和功能状态可以在微血管重建后的 6 个月后恢复，而且绝大部分在 1 年后可以改善 [9]。

一、重建方案的选择

口咽部的病灶可以选择不同的重建方案。对于一个既定的病灶（例如，软腭和舌根），通过可能的技术，从选择最简单的方案开始发展到更为复杂的方案，对于外科医师考虑重构阶梯十分有益（图 26-2）。应该选择保证最高水平功能的最简单的重建方案。

（一）二期愈合、一期闭合和移植

二期愈合是指没有通过组织移植或转移的重建，也是最简单的方式。这不是针对明确大小与复杂程度的大多数口咽病灶的常用方案；我们使用这一方案可作为经口激光切除扁桃体、舌和较小的软腭病灶的选择。这一方案甚至对于咽旁间隙的深切除术也是有效的。对于经口切除术后的口咽重建原则在本章最后做进一步讨论。二期治愈常用于直径＜ 4～5cm 的病灶，不过当口咽的

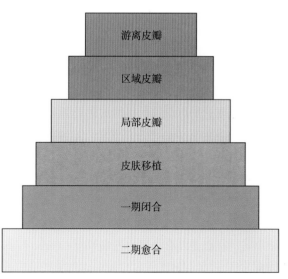

▲ 图 26-2　重构阶梯是一种有组织的思维方法，它通过重构缺损的各种选项进行工作，从最简单的开始，一直到最复杂的为止；定期使用阶梯思维将确保不忽视任何可能的重建方式

病灶延及颈部时是不适合的。这种方案的主要优势是它的简单性和当完全康复时会有一个形成模仿原始组织的粗糙被膜（granulating bed）的趋势。另一个优势在于由于切缘还没一期愈合，因此减轻了肿瘤切除术后监护的压力。这一方案的主要缺点在于表面愈合后会发生挛缩与瘢痕。对于切除咽旁脂肪垫或磨牙后三角的扁桃体这种大一点的切除术可能出现问题，主要是因为腭咽闭合不全会引起软腭前移。二期愈合也可以辅以软腭闭塞缺损所用的假体。

一期愈合有时适用于口咽肿瘤的外科切除术后。它只有在没有解剖上畸形的无张力闭合时才被考虑使用。McConnel 与他的同事[10]进行了一项预期对比试验，比较了口腔与舌根的游离组织移植与带蒂移植。研究得出，60% 或更少的舌根缺损的一期愈合言语与吞咽功能都更胜一筹。尽管研究存在潜在的偏见而且病灶定位都很小，但是他们的研究为重建口咽对说话吞咽的影响的客观研究带来了希望。

皮肤移植可以应用于一期愈合无法适用的咽后壁的小病灶。在移植中支撑敷料可以降低剪切力，气管切开术也常与其一同实施。皮肤移植也可以同二期愈合结合进行。移植也可以应用于重要区域，如舌扁桃体沟，以减少挛缩和增加舌的活动度。

最近一个替代断层皮片的皮肤进行口咽移植的方法是脱细胞真皮，这是一种生物工程生产的没有免疫原性的真皮细胞产品。由此产生的免疫惰性真皮细胞株能够替代皮肤移植。使用真皮细胞与断层皮片进行口内的移植的接受率是相近的，使用真皮细胞有少许潜在的优势。这些真皮细胞株会形成一个允许黏膜上皮细胞通过的支架，而不是皮肤移植保护形成的角质上皮细胞。使用真皮细胞株也可能导致少量的瘢痕挛缩，尽管黏膜化之后很难进行评估，而且至今尚未论证。但一个明显的优点是没有供区的发病风险。Girod 与其同事[11]比较了两种技术在口腔中应用的费用，最终证实了断层皮片移植重建的耗费大概 3.5 倍于真皮细胞株相似的重建。基于过厚的皮片移植失败率较高，这项研究要求覆盖病灶时使用厚度在 0.09～0.013 英寸的皮片。在 14 位患者的系列研究中，Sinha 与其同事[13]使用较厚的脱细胞真皮作为补片，成功地用 100% 的移植物重建了中等大小的穿透性咽部缺损。其中 10 名患者使用了一个基于同侧的胸锁乳突肌旋转皮瓣，以进一步加固移植物并封闭缺损的无效腔。

（二）局部皮瓣

局部皮瓣在口咽部重建没有得到普遍使用。舌皮瓣仅仅在过去被感兴趣，在此不鼓励使用。这种皮瓣是割离舌前部，然后旋转移动到手术缺损处。很明显，使用这种皮瓣会导致残留舌活动受限并且使口腔与口咽功能受损[14, 15]。

与此相比，腭岛皮瓣在口咽部重建中起到了一定的作用[16]。这一皮瓣由较大的腭动脉基础上的硬腭的黏膜骨膜组成（图 26-3）。它是由上颌窦内侧大致 1cm 的硬腭黏膜骨膜游离出的。骨膜剥离器用于剥离皮瓣，皮瓣的基底应该适当缩窄。这一皮瓣为重建提供了薄且几乎不能弯曲的材料。

悬雍垂软腭皮瓣仅用于软腭外侧病灶[17]。悬雍垂跟对侧的软腭必须被完全使用。悬雍垂被剥离其黏膜然后旋转到缺损处（图 26-4）。在对侧扁桃体的前后弓做一个松解切口来增加旋转的弧度。其他的局部皮瓣例如下咽和上咽皮瓣，上缩前旋皮瓣（SCARF）与颊黏膜肌皮瓣也经常作为软腭缺损的局部皮瓣[18, 19]，但这些都必须按照贯通缺损的金标准进行测量，即前臂桡侧折叠皮瓣。

（三）区域皮瓣

在游离组织移植出现之前，绝大多数的口咽部重建都是用的局部皮瓣。因为这种皮瓣可靠且易于选取，依旧是口咽缺损的最佳的选择方案。胸大肌肌皮瓣在头颈部重建的 30 余种方案中担任主要方案（图 26-5）。这一皮瓣基于起源于腋动脉第二段的胸肩峰动脉。它穿过胸小肌内侧并且在胸大肌下走行。胸外侧动脉能够为皮瓣提供血液供应[20]。皮瓣也可用作肌皮或肌筋膜移植物[21]。大部分的皮瓣很难折叠置入复杂的口咽缺损，因此，这一皮瓣并不是大多数肿瘤重建技术的最优选择。

锁骨上皮瓣是可用于口咽重建的基于锁骨

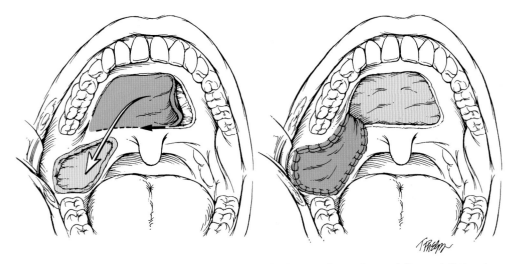

▲ 图 26-3 腭岛状皮瓣由硬腭黏膜骨膜组成，其蒂位于单个较大的腭蒂上；它是重建软腭、扁桃体和磨牙后三角骨有限缺损的理想方法

改编自 Gullane PJ, Arena S. Palatal island flap for reconstruction of oral defects. *Arch Otolaryngol* 1977;103:598.

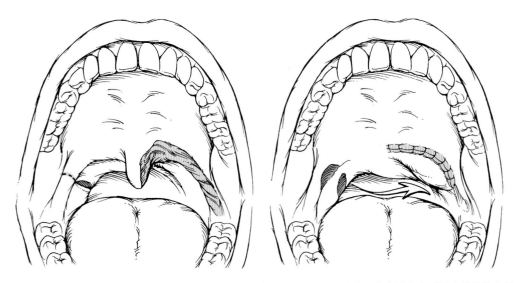

▲ 图 26-4 悬雍垂 - 软腭（Uvulopalatal）瓣；软腭侧缺损可采用此技术重建；该皮瓣由在对侧扁桃体柱上做一个松解切口后转位至缺损处；皮瓣使用时保证大部分的悬雍垂和对侧软腭必须是完整的

改编自 Gillespie MR, Eisele DW. The uvulopalatal flap for reconstruction of the soft palate. *Laryngoscope* 2000;110:613.

上动脉的轻薄、柔软的筋膜皮瓣。Kazanjian 与 Converse[22] 在 1949 年报道了一个随机皮瓣，它包含了肩部的组织，但这一皮瓣和随后的改进是有争议的，因为会导致皮瓣远端功能受到影响。锁骨上动脉皮瓣的推广使用是源于 1997 年，Pallua 与其同事[23] 发表了轴向血液供应，后来有报道称锁骨上皮瓣在头颈部重建中作为一个隧道岛状皮瓣使用[24]。最近的研究表明，在由锁骨、胸锁乳突肌后缘和颈外静脉组成的三角区中，颈横动脉

系统稳定地分支出锁骨上动脉（图 26-6）[25]。这一皮瓣能够达到 12cm 宽、35cm 长，能够最大旋转 180°[26]。供瓣区通常一期愈合。

这一轻薄、柔软的皮瓣对于咽侧壁、软腭及部分舌根缺损来说是很有吸引力的。在进行双颈清扫时，供区切口能够使改良的围裙切口的后下部分与皮瓣的简化隧道相通。几个更大系列专题报道了支持了锁骨上皮瓣在头颈部的临床使用：部分皮瓣失败率为 8%~14%，而完全皮瓣失败率

为 0%~4% [27, 28]。这些系列报道中只有一小比例的皮瓣被用来进行口咽重建，然后，有两个小的系列报道了这种皮瓣的使用尤其是应用于口咽缺损有相似的失败率 [29, 30]。锁骨上皮瓣的潜在优势是能够在 1h 内快速获得，并且有很小的供区发病率 [28, 31, 32]。一个潜在的口咽重建相关禁忌证是当移植物在远端有显著的折叠时，会影响受损皮瓣面的血液供应 [28, 33]。

颈阔肌肌皮瓣最早在 1978 年用于口咽重建 [34]。这一皮瓣并没有获得很多支持，并且一部分人认为这一皮瓣对于头颈重建并未得到充分利用 [35]。颈阔肌肌皮瓣基于面动脉的颏下支。颈清扫时在不影响皮瓣的血液供应时结扎面动脉 [15, 36]。无论进不进行颈清扫，这一皮瓣都能在 20~30min 内获得。这为口咽重建提供了一个皮瓣选择（图 26-7）。Szudek 与 Taylor[37] 使用 Meta 分析回顾这一皮瓣在头颈部缺损中的使用，并报道了 190 例案例；其中，有 20 例用于重建扁桃体或咽壁缺损，37 例用于舌及舌根缺损。这些案例中 25% 存在皮瓣脱落，但需要手术进行矫正的皮

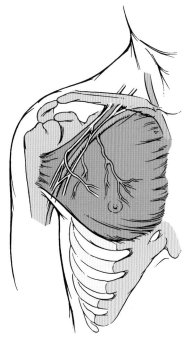

▲ 图 26-5　胸大肌瓣

该皮瓣主要由胸肩峰动脉供血，但胸外侧动脉也参与供血；胸外侧和内侧神经为肌肉提供运动供给；该皮瓣因其可靠性、韧性和通用性被称为头颈部重建的"主力"皮瓣（改编自 Urken ML, Cheney ML, Sullivan MJ, et al. *Atlas of regional and free flaps for head and neck reconstruction*. New York: Raven Press; 1995:16.）

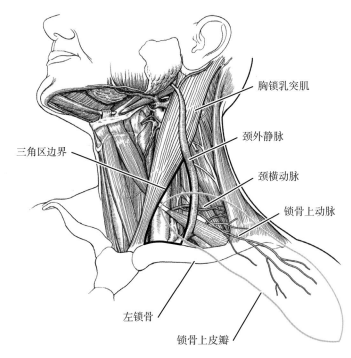

胸锁乳突肌

颈外静脉

颈横动脉

锁骨上动脉

三角区边界

左锁骨

锁骨上皮瓣

▲ 图 26-6　锁骨上皮瓣

在一个三角区中，锁骨上动脉起源于颈横动脉，该三角区由锁骨、颈外静脉和胸锁乳突肌的后缘组成 [改编自 Alves HR, Ishida LC, Ishida LH,et al. A clinical experience of the supraclavicular flap used to reconstruct head and neck defects in late-stage cancer patients. *J Plast Reconstr Aesthet Surg* 2012;65(10):1350-1356.]

瓣相关并发症只有 5%。这一分析并没有证明预先化疗的条件下皮瓣相关并发症会有显著的增加。

颞区提供了两种口咽重建的区域皮瓣。颞肌筋膜瓣为重建提供了薄而血管丰富组织[38]。它的血液供应是颞浅动静脉，如果需要，它既可用于带蒂皮瓣移植，也可用于游离组织瓣移植。颞线上的外表颅顶浅表的骨移植物可以与这一皮瓣一同获取[39]。在开始取皮瓣时，通过多普勒超声对血管蒂进行定位。如果有需要，可以切开一个从上方穿过颞部头皮伸展到或超过顶端的耳前切口（图 26-8）。刚开始分离皮瓣时仅仅是到达毛囊深度。当剥离到动脉前半支时要多加小心，因为这里伴行着面神经的前支。随着分离到颞深筋膜的浅层会变窄，动脉的前支会分离，向颞浅动脉的后支靠近，在这里要注意面神经。随后将皮瓣翻转入口咽，与缺损处对位缝合。这一皮瓣可能需要皮肤移植，但并不是必需的，因为皮瓣表面会重新黏膜化。与此相同，在切除颧弓后，颞肌被置入口咽，而后被置换。尽管在临床上对这一皮瓣使用积累了充足的经验，但这一皮瓣比颞顶皮瓣使用得少，因为它的体积较大，移植过程中旋转的角度受限，穿入口咽缺损的难度更大，临床上它通常用于修复软腭和咽壁缺损[40]。

背阔肌肌皮瓣是另一种可供口咽部修复的手段[41, 42]。它可以带蒂或作游离肌皮瓣，尤其是对于全舌切除术后缺损（图 26-9）；然而，就作者的经验而言，它作为游离组织瓣更可靠。该皮瓣基于胸背动脉，来源于肩胛下血管系统的分支。肩胛下动脉起源于腋动脉的第三段。背阔肌源于胸腰筋膜，第 6 胸椎下缘与髂嵴，并且嵌在肱骨中间面上。一些肌肉的穿支供应着表面的皮肤与大概 2/3 的肌肉。获取皮瓣首先要切开外面的皮岛，然后在上部扩展，随着肌肉的边缘游离到腋窝折痕。这一皮岛位于距离腋窝中点 8～10cm 的肌肉外侧缘。中间的皮岛切口将会塑成，并在皮肤与皮下肌肉之间进行缝合。在定位与游离前锯肌后，将肌肉在远侧及中间分离，将皮瓣的蒂游离到腋窝。最终，保护血管蒂，切下肌肉。如果这一皮瓣用于带蒂移植，在胸大肌上或下打通移植通道。我们曾成功地在肌肉上方建立了隧道，

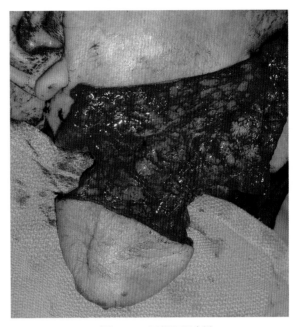

▲ 图 26-7　颈阔肌肌皮瓣

注意颈阔肌前表面皮下脂肪的存在，与真皮下 / 颈阔肌皮瓣的高度一致；这是与标准的颈阔肌下剥离，以释放肌肉和允许转位到缺损

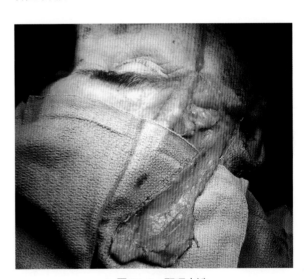

▲ 图 26-8　颞顶皮瓣

该皮瓣为上口咽部缺损的重建提供了薄而带血管蒂的组织；如果需要增加皮瓣的长度，可以将皮瓣延伸到头顶，也可以转移到对侧；如果需要，它也可以用于自由组织移植

并对胸大肌外侧肌进行了部分切开术。

此外，也有个别的时候会使用到斜方肌肌皮瓣。通常，这不是一个很好的选择，因为切取斜方肌会导致明显的肩部功能障碍和慢性疼痛。另一个因素是皮瓣的旋转角度受限并且需要患者侧卧位。与此相比，颈长肌肌皮瓣能够重建咽侧壁

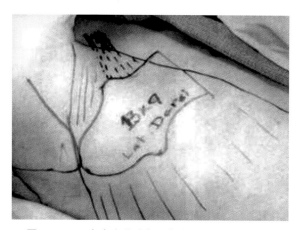

▲ 图 26-9　一个患者的背阔肌解剖图显示，右侧卧位；肌肉的前缘从腋窝中线延伸到髂前上棘，而后缘在肩胛尖上方约 2cm；显示神经血管蒂，通常位于距离腋窝中部 8～10cm 沿着肌肉的前缘；图示的皮岛显示笔者的皮瓣设计用于全舌切除术的缺损，皮岛的方向是横向的下层肌肉（引自 Haughey B.Tongue reconstrucyion:concepts and practice. *Laryngoscope* 1993; 103; 1133）

与咽后壁[43]。已经有 13 例患者通过这一皮瓣进行咽部重建没有术后瘘口的报道。即使有供区并发症，也很小；3 例患者出现了霍纳综合征，至于其与咽壁肿瘤的高位切除相关还是皮瓣相关还存在争议。颈长肌肌皮瓣的经验有限，通过这一皮瓣进行口咽重建需要更多的证据支持。

（四）游离组织移植

游离组织瓣移植的引入是口咽重建的巨大进步。这一技术在大多数三级护理中心都能开展。预先声明一下，重建的进步并未改变口咽肿瘤的预后[3]。生活质量与术后功能的恢复是决策重建方式时首先考虑的。游离皮瓣重建在预期与回顾性研究中，在功能方面表现优越[7, 9]。在接下来的内容中，笔者概述经常使用的供区游离皮瓣并详细叙述它们的使用细节。

1. 筋膜皮瓣

前臂桡侧皮瓣是口咽重建最常用的游离皮瓣（图 26-10）。这一皮瓣最初在中国的文献中被报道，基于桡动脉与伴行的静脉。头静脉常被纳入皮瓣中并作为浅静脉引流系统。前臂外侧皮神经为前臂皮肤提供感觉，从而提高咽部的感觉[44]。在大多数患者甚至没有进行神经吻合就恢复感觉，筋膜皮瓣比肌皮瓣更易出现这一现象[45]。然而，

这种神经再支配是不完全的且不可预测的，在口腔与口咽重建中，我们不能依赖这种自发的感觉恢复[46]。前臂皮瓣的皮岛薄且柔韧，对于各种情况的口咽部重建都很适宜。实际上，正因为它的厚度适中，它可以被用于经口切除术后的巨大缺损的修复，虽然技术上存在困难，但可以根据皮瓣体积的需要进行改良获取前臂的深层或表层筋膜。所有患者都应该进行术前 Allen 测试。这一皮瓣在止血带的控制下改良，皮岛被沿着尺面、远端面、桡面切开。这一皮瓣保留了桡神经的感觉支。当接近蒂部时，可以在筋膜上或筋膜下分离。蒂部定位于肱桡肌内侧头与桡侧腕屈肌之间，然后再分离蒂部。一个松弛的 S 形切口可延长至肘窝，留下了一个脂肪和筋膜混合的宽松蒂部来预防扭转。如果皮瓣不易被观察，评估愈合情况时可将外部皮肤监测器并入皮瓣下部[47]。桡动脉被剥离到它的起始处并在桡侧返动脉远端被分开。如果在交通静脉的近端剥离蒂部，浅、深静脉系统可以通过交通支引流，并且我们常规地将两个系统的引流合并到我们的皮瓣中[48]。供区覆盖一层中厚度皮片，并通过支撑物塑形一周。

股前外侧皮瓣最近在头颈重建中受到推崇，如今普遍用于口咽部的重建。它于 1984 年被 Song 及其同事[49]首先报道，然后在亚洲地区被广泛使用。Wei 及其同事[50]报道了 475 例用于头颈缺损的股前外侧皮瓣案例。存活率接近 95%。他们认为这一皮瓣对于亚洲患者来说很有潜力因

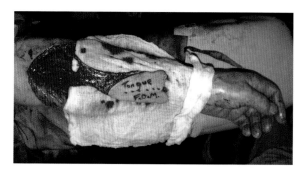

▲ 图 26-10　前臂皮瓣是口咽重建中最常用的游离皮瓣；皮瓣提供了薄的、柔韧的组织，这是理想的选择；我们在蒂部周围切取带软组织套的皮瓣，以防止扭转，并通过保留深静脉系统和浅静脉系统之间的交通分支，定期合并这两个系统

为它跟前臂皮瓣一样细薄，在他们的治疗中心，已经基本上取代了前臂皮瓣。由于西方国家肥胖患者多发，供区体积较大，所以这一皮瓣未能在北美国家广泛使用[51]。然而，大体积的皮瓣可能适合全舌切除术后的重建与其他大体积的缺损。但对于咽外侧壁与软腭的重建，这一皮瓣可能太厚需要进行塑形或折叠。对于需要更薄皮瓣的缺损，皮瓣可以初步薄化，效果是可靠的[33, 52, 53]。

该皮瓣通常由起源于旋股外侧动脉降支发出的穿支血管供应（图26-11）。这一动脉走行于股外侧肌与股直肌之间的肌间隔，为股前外侧的表面皮肤提供肌皮穿支和肌间隔穿支。皮瓣的感觉神经是由股外侧皮神经提供的。这一皮瓣被改良后能够与皮下、筋膜、肌皮或脂肪筋膜皮瓣一样获取。另外，基于多穿支，股前外侧皮瓣可以如同嵌合皮瓣一样获取。这一多变性正适合于口咽部重建情况的复杂多变[53]。这一皮瓣的优势在于之前提到过的多变[54]，潜在的大口径（2～3mm）的长血管蒂（16cm），供区的低发病率，以及可以与肿瘤切除组同时手术获取皮瓣。缺点是血管蒂可能存在变异，导致获取皮瓣时间变长[54]。

股外侧皮瓣是对于口咽重建的另一种有潜力的筋膜皮瓣。它于1983年被Baek[55]首次报道开始用于头颈部重建并有着卓越的结果。Hayden与Deschler[56]报道了具有98%成功率的43例咽部重建的案例，其中11例用于口咽部重建。皮瓣基于股深动脉第三穿支，止于股二头肌的长头与股

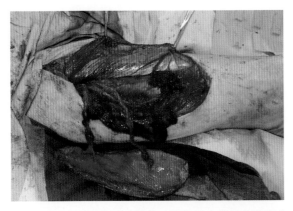

▲ 图26-11 股前外侧皮瓣是口咽重建中常用的游离皮瓣；皮瓣由位于股外侧肌和股直肌之间肌间隔的旋股外侧动脉降支的穿支提供血供

外侧肌间的肌间穿隔。第二或第三穿支偶尔会为皮瓣提供主要的血液供应。股外侧皮神经为股外侧皮肤提供感觉，可能被纳入皮瓣中。皮瓣是典型的椭圆形皮肤，位于大转子与股骨外上髁之间的肌间隔的中点。主要的穿支定位于皮下平面，然后穿过股二头肌到主蒂部。从股骨粗线释放大收肌有助于主蒂部的剥离，在主要穿支起点的远端分开，然后在其直径为2～5cm的地方成对的伴行静脉作为皮瓣的引流静脉。这些静脉在汇入股深静脉前汇集，大小为3～5mm。这一皮瓣的优势在于能够一期闭合供区，并且肿瘤切除区域与供区的相对分离能够保证肿瘤切除同时皮瓣同时获得。但这一皮瓣的劣势是供区动脉普遍存在动脉粥样硬化，而且供区穿支到皮岛也很多变。

外侧臂皮瓣在1982年被Song及其同事[57]首次报道，10年后被Sullivan[58]用于头颈部重建。Civantos和他的合作者[59]报道了28例应用这一皮瓣的头颈部缺损案例，14例是口咽缺损。成功率是100%。他们证实这一皮瓣对于口咽重建很理想，因为它包含了近端前臂的细小皮肤，是重建咽壁的理想材料；来自上肢的厚皮瓣可用于舌根。皮瓣由桡后动脉侧支供血，这一血管是肱深动脉的终末支。它走行于三头肌后方和上肢与肱桡肌前部之间的外侧肌间隔。皮瓣的感觉由手臂的后皮神经提供。皮瓣从非惯用手臂上获取，且不需要止血带。所需的皮岛基于横向肌间隔，其位于外上髁和肱骨上的三角肌的 V 形之间。皮瓣还可以在前臂上方向远侧延伸，以实现额外的蒂部长度；蒂部定位在肌肉之间并且向远侧分开。桡神经沿着蒂部的前方被定位并被保留，分离出手臂的后皮神经。三角肌被分开，桡神经和蒂部跟随着，然后在此时分割蒂部进行皮肤的广泛切开，在大多数情况下供体部位能够一期闭合。这种皮瓣的主要优点是供给血管位于终末端，对于手臂灌注不是必需的。而且，供体部位可以一期闭合并且可以比前臂皮瓣更美观。侧臂皮瓣的缺点是桡神经和供体血管的口径相对小的风险。

2. 内脏组织游离皮瓣

空肠、胃壁、结肠是口咽重建使用的主要游离组织。游离空肠、结肠段的系膜小肠游离部能

够得到一个平片。图 26-12 与图 26-13 显示重建软腭所切割的空肠。

3. 肌皮瓣

背阔肌肌皮瓣是这类皮瓣的首选。先前已在区域皮瓣中描述了皮瓣的解剖结构和获取技术。笔者发现这种皮瓣最适合在全舌切除术后用。笔者团队之一（B.H.H.）报道了一种使用神经支配的背阔肌肌皮瓣修复全舌切除术的技术[60]。皮瓣设计成与下方肌肉的走行成直角（图 26-9），通过将肌肉缝合到翼突、咬肌或上颌骨的残余黏膜上，将肌肉嵌入下颌骨下表面。然后将胸背神经吻合到舌下神经，通常是微血管吻合的同侧。这使得重建的舌头能够向上腭提升，从而增强吞咽功能。

腹直肌游离皮瓣是口咽缺损的另一种可行选择。它也被广泛用于全舌切除术后缺损修复重建[61, 63]，虽然它缺乏运动神经再支配的潜力。皮

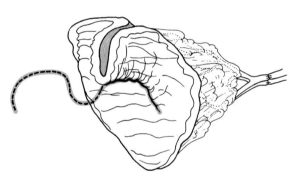

▲ 图 26-12 裂开的空肠瓣折叠形成口咽补片，用于修复后壁、左侧壁和左上腭

引自 Haughey BH. The jejunal free flap in oral cavity and pharyngeal reconstruction. *Otolaryngol Clin North Am* 1994;27:1159-1170.

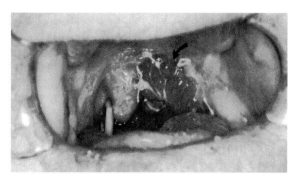

▲ 图 26-13 重建软腭和咽侧壁术后 2d；箭指向空肠组织

引自 Haughey BH. The jejunal free flap in oral cavity and pharyngeal reconstruction. *Otolaryngol Clin North Am* 1994;27:1159-1170.

瓣基于腹壁下深动脉和静脉，肌皮支穿过腹直肌并终止于脐周皮肤。皮岛的设计中心位于脐上方和脐侧，因为该区域的肌皮穿支更为丰富。切开皮岛的上部并通过腹直肌前鞘到下面的肌肉进行剥离。然后在皮岛上方将筋膜垂直分开至肋缘。接下来切开皮岛的外侧和下侧部分，并再次剥离到筋膜水平。在内侧和外侧保留一个小的腹直肌前筋膜套，注意不要破坏皮肤穿支。然后将筋膜垂直分开到耻骨区域。将直肌分开，注意结扎上蒂。然后从后直肌鞘剥离肌肉，最后在弓形线下方进行分离，注意在该水平以下不存在直肌后鞘。沿着肌肉的外侧深部的弓形线下定位血管蒂。在蒂部和上腹直肌之间形成隧道后，分开肌肉的下半部。然后将蒂部从下方分离。用一片 Gore-Tex Mersilene 网重建腹直肌前鞘，而腹部皮肤缺损可一期缝合。皮瓣在头颈部缺损修复中非常可靠。73 例头部和颈部使用皮瓣的回顾性分析显示只有一例皮瓣失败[64]。血管蒂长而且口径极佳，皮瓣可以很容易获取，并且该手术可以与肿瘤切除手术同时进行。该皮瓣的主要缺点是供体部位的并发症，有进行性皮瓣萎缩和腹壁疝的可能性。

4. 骨皮瓣

游离骨皮瓣通常不用于口咽的修复。然而，如前所述，这些缺损通常伴随头部和颈部的其他部位手术。这些皮瓣通常用于广泛的下颌骨缺损，其延伸到下颌骨的中央部分或颏孔之前的部分。笔者对下颌前部缺损的选择是腓骨皮瓣。其他广泛使用的皮瓣是髂嵴和肩胛皮瓣。本章未涉及这些修复。然而，下颌骨侧方缺损通常与口咽缺损一起修复，特别是在磨牙后三角区原发性肿瘤的情况下。利用具有或不具有下颌骨重建模型的软组织瓣有效地重建这些下颌骨缺损。最近在安德森癌症中心进行的一项研究专门针对血管化骨重建后下颌骨缺损与使用游离软组织瓣重建的后下颌骨缺损相比较[65]。他们报道，与软组织重建相比，后下颌骨缺损的血管化骨重建得到更优越的言语功能、饮食和中线对称性。腹直肌游离皮瓣用于 75% 的软组织重建，这种皮瓣可能提供了足够的体积从而获得足够的功能。此外，该小组未能对缺损的口咽部分和患者队列中使用的放疗

方案进行详细分析。笔者倾向于用单个皮瓣重建咽部的所有缺损[66]。然而，其他学者建议使用自由骨瓣进行下颌骨重建，并利用软组织瓣重建缺损的其余部分。

二、特殊部位的缺损

（一）软腭

软腭对于腭咽功能至关重要，因为它可以作为动态肌肉结构，有效地分离口腔和鼻腔。对该区域进行切除手术可能会导致过度通气，伴有明显的空气溢出或吞咽时鼻腔反流。这些问题的解决对于改善软腭重建功能有很大作用。软腭修复的目标是重建功能性肌黏膜，并建立口鼻间的闭合功能[67]。腭部重建有多种选择，包括使用局部皮瓣、区域皮瓣和游离皮瓣。此外，可以考虑更保守的方法，例如使用腭假体。一期愈合和二期愈合很少选择，但可以在肿瘤未侵犯上腭的中缝时进行软腭边缘切除。软腭缺损的皮肤移植几乎没有用，因为它没有充分地重建腭缺损所必需的体积；因此它会导致挛缩和腭功能障碍。

假体填塞是重建腭缺损的传统方法。它可以在大多数学术中心使用，通常由颌面部的口腔修复医师进行。对于大多数硬腭缺损，它仍然是有价值的方法[68, 69]。假体也可以有效地用于封闭硬腭和软腭的联合缺损或软腭完全缺损[70]。然而，孤立的软腭缺损是最难用假体治疗的。软腭缺损的假体在功能上的康复通常较差，因为假体缺乏原生腭的动态能力[71]。此外，假体可能会刺激残余腭，并可能导致患者不适并需要多次调整。Yoshida及其同事[72]比较了软腭切除术后语言障碍的手术和假体重建。所有手术重建均采用游离放射状前臂皮瓣进行。他们的结论是，延伸到软腭后缘的缺损最好通过外科手术重建，因为他们认为这样患者可以更好地恢复语言和功能。在保留软腭后襞的情况下，用闭孔器重建的患者中，有一半的患者在标准语音清晰度评分中恢复良好。

如果决定填补缺损，要准备好软腭的术前影像资料，并且根据计划的切除区域选择初始填塞物。在对边缘的冰冻切片确定切缘阴性后，患者在全麻状态下放置填塞物。填塞物可以固定到现有的牙齿上。无牙齿患者可以使用带有腭延伸部分的义齿来填充缺损。患者可以在手术后立即恢复口腔进食，并且住院时间通常很短。无论随后的临时假体还是最后的永久性假体，必须在伤口恢复时使功能最大化。

当切除少于50%的软腭时，局部皮瓣是重建软腭缺损的极好选择。悬雍垂软腭皮瓣已成功用于后软腭的边缘缺损。对于要使用的皮瓣，悬雍垂和对侧软腭必须完整（图26-4）。Zohar及其同事[67]首先报道了5例患者使用这种皮瓣来修复患侧软腭的小到中度缺损。没有患者出现术后腭咽闭合不全的证据。这些作者得出结论，悬雍垂软腭皮瓣是一种技术上简单，没有明显的供体部位发病率，并且它满足了软腭重建的两个目标。

最近，Gillespie和Eisele[17]报道了18名患者使用了悬雍垂腭瓣用于软腭重建。共有11名患者单独使用皮瓣，其余的4个、2个和1个患者分别游离前臂桡侧皮瓣、胸大肌皮瓣和皮肤移植物组合使用。所有皮瓣均存活，1名患者的皮瓣部分开裂，但经换药恢复得很顺利。在11名单独使用皮瓣进行重建的患者中，9名恢复到具有正常的语音，而2个具有轻微的过度鼻音。所有T_1肿瘤患者（6/6）的言语均正常。其余5名患者有T_2病变。相比之下，所有6名患有T_1肿瘤的患者都没有吞咽困难的证据，而40%（2/5）T_2期肿瘤的患者有吞咽困难需要胃管（G管）营养。作者得出结论，术后言语和吞咽功能取决于最初的肿瘤分期和切除范围，并且对于选定的口咽缺损，单瓣或单独或与其他重建方法相结合，腭瓣是一种有效的软腭重建方法。笔者在实践中成功使用了悬雍垂软腭皮瓣。笔者团队中之一（S. M. T.）将这种皮瓣与颈阔肌肌皮瓣联合用于磨牙后三角区肿瘤，悬雍垂软腭皮瓣用于软腭缺损，而颈阔肌皮瓣用于侧咽和磨牙后三角区重建。

颊肌肌肉黏膜瓣是软腭局部缺损的另一种选择。最初用于腭裂修复和闭合中隔穿孔，在耳鼻咽喉科学文献中忽略了颊肌肌肉黏膜瓣的使用。最初由Bozola及其同事[73]报道了该皮瓣，并且定位了皮瓣的血管分布。可用皮瓣的最大尺寸为7cm长，4cm宽。皮瓣在前后方向上升高。在腮腺导管开口下方 3～5mm 处和口腔联合处后方 1cm 处要注意。切开颊黏膜和颊肌，并分离到颊咽筋膜的水平。定位并保留作为供养血管的颊动脉及颊神经（图 26-14）。将皮瓣转移到缺损中，供体部位一期闭合。最近的一篇文章报道了 8 例用此皮瓣的患者用于重建软腭、磨牙后三角区和口腔缺损[18]。1 例患者的皮瓣在远端 3mm 发生坏死；但是，该患者此前已在该部位进行了手术，并在初次手术后接受了放疗。已经通过二期愈合对伤口进行清创并彻底愈合。8 例患者中有 2 例进行了软腭重建，两者均为 T_1 期肿瘤。这 2 例患者没有吞咽问题；但是，没有报道语音效果。所有患者均在术后 2 周报道皮瓣上有轻微的单点触觉。文献作者得出结论，皮瓣是可靠的并且具有明确的神经血管蒂，其可以较为容易地用于口内重建。笔者对这种皮瓣的经验有限，需要进一步的研究来确定皮瓣在腭重建中的有效性。Licameli 和 Dolan[18] 已经证明了皮瓣的良好解剖学基础，使这一皮瓣有一定的应用前景。然而，这一皮瓣的主要问题是可用于转移的组织数量有限，而且皮瓣很薄。皮瓣的主要优点是有着确定的感觉神经供应，这可能有助于口咽康复。此外，皮瓣可

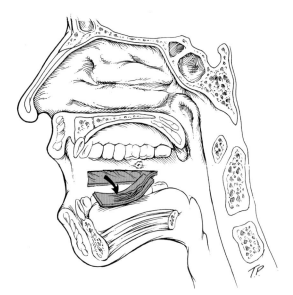

▲ 图 26-14　颊肌黏膜瓣；这展示了皮瓣的设计和剥离；注意皮瓣接近腮腺导管和口角

改编自 Licameli GR, Dolan R. Buccinator musculomucosal flap: applications in intraoral reconstruction. *Arch Otolaryngol Head Neck Surg* 1998;124:72.

以相对容易且快速获取，具有最小的供体部位发病率，并且当进行经口切除术时不需要口外重建。

SCARF 是另一种用于软腭缺损的局部皮瓣。最初由 Strong 及其同事[74] 和 Healy 及其同事[75] 报道了皮瓣设计和使用的基本方法。最近，Zeitels 和 Kim[19] 报道了使用这种皮瓣重建 35%～65% 软腭的缺损。他们指出，使用这种皮瓣可以实现腭咽的周围闭合，从而重新建立其瓣膜括约肌功能。皮瓣用于重建 10 例患有从侧壁后壁至软腭的透壁缺损的患者。2 例颞侧皮瓣与 SCARF 联合转入咽侧壁缺损，SCARF 重建了所有 10 例患者的腭咽功能。由于皮瓣部分裂开，有 2 例患者需要进行二次手术，但随后均恢复良好。所有患者都能够恢复正常的饮食而没有明显的鼻咽反流。3 例患者有轻微过度鼻音，但这些患者对他们的语音质量都很满意。

首先通过切除扁桃体前后弓以尽可能低而不损伤舌头来抬高 SCARF。当向下颌支进行解剖时横向口咽肌肉组织被切断，从而分开腭舌肌、腭咽肌和上睑肌。然后在翼腭窝内侧的软腭残余处进行贯穿切口（图 26-15）。用弯钳或止血钳直接向上睑进行分离，然后在后面使用手指分离，直到颈椎可触及咽后。这些操作有效地调动软腭，然后软腭的切割表面可以过度旋转并缝合到咽后壁上显露的咽上缩肌（图 26-15）。切口的其余部分，包括软腭上的贯通切口，保持开放以二期愈合。如果需要，可以使用带蒂肌瓣来增强咽侧壁。患者在约 7d 内恢复经口饮食。新建咽口最初是狭窄的，但随着侧咽壁通过二期愈合而扩大。此外，新建的咽部是敏感、具有动态能力的。当通过经口技术进行切除并且不存在与颈部的连通时，这种重建方法是可行的。然而，它需要在手术中切断邻近的正常腭和咽。笔者对这种重建方法的经验有限，并且倾向于使用游离筋膜皮瓣来重建软腭、扁桃体和侧咽壁的大缺损。

腭岛黏膜瓣可以在软腭的侧向缺损合并扁桃体和磨牙后三角区缺损中使用。（这种局部皮瓣选择将在稍后的扁桃体和咽壁下进行讨论。）同样，笔者不建议对孤立的软腭缺损进行区域皮瓣重建，这些常常与扁桃体和咽壁等适用于区域皮瓣重建

缺损相结合（也将在扁桃体和咽壁章节中讨论）。

软腭的游离瓣重建已成为笔者所在机构最常用的重建方法。在广泛切除扁桃体癌后，笔者最常遇到这些缺损。虽然可以考虑股前外侧和侧臂游离皮瓣，但是前臂桡侧皮瓣已经成为笔者的选择。本章前面描述了前臂桡侧皮瓣的解剖学和获取技术。从鼻咽切除边缘到腭缘测量腭缺损，然后考虑折叠技术进行测量。皮瓣设计有前臂皮瓣。远端皮瓣的宽度由前面的测量确定，并且皮瓣的其余部分也有用途。首先插入瓣的远端部分，将瓣的远端中点缝合到软腭的下部残余部分（图26-16）。然后通过将皮瓣折叠在其自身上来重建鼻咽表面，然后重建腭的口腔表面。进行咽成形术通常不会在皮瓣和咽后壁之间产生粘连，但是在已经切除超过50%软腭的情况下应考虑这一点。此方法重新建立了的新生咽但缺乏动态能力。

另一种选择是使用 Gehanno 方法结合 Kimata

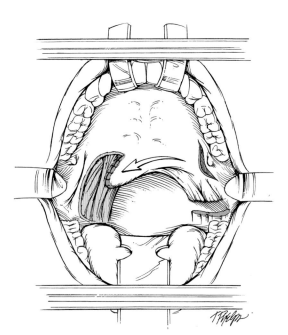

▲ 图 26-15 上缩肌推进旋转皮瓣用于腭部软组织重建，使咽壁缺损得到二次愈合；在对侧扁桃体柱的下方做释放切口，并通过下方的上收缩肌进行；然后在翼内肌的内侧做一个小切口，通过这个切口进一步移动上缩肌；然后上缩肌被推进并缝合到软腭的切面边缘

改编自 Zeitels SM, Kim J. Soft-palate reconstruction with a "SCARF" superior-constrictor advancement-rotation flap. *Laryngoscope* 1998;108:1138.

及其同事[76]建议的游离组织转移。在 Gehanno 方法中，移动咽部侧壁和后壁，这将推进皮瓣从里向外翻转并缝合到剩余软腭的后表面，从而重建移动的新生的咽部[77]。然后使用游离皮瓣修补软腭和咽侧壁的前部。Kimata 和其他人建议使用 Gehanno 方法结合游离皮瓣（他们在 40 个重建中的 26 个中使用腹直肌肌皮瓣）用于延伸到对侧软腭的缺损，因为创口裂开的发病率降低，腭咽闭合功能优越[76]。Seikaly 及其同事[78]也报道了 20 例缺损患者的良好功能结果，其中 25%～50% 的软腭重建使用了前臂桡侧皮瓣和 Gehanno 咽成形术。

Lacombe 和 Blackwell[79]报道了他们的结果，他们采用了类似于笔者所用的前臂桡侧皮瓣折叠技术。然而，当重建超过 1/3 的软腭时，它们通常发生中线粘连。他们通过将一部分前臂皮瓣深层植入并将其缝合到咽后壁上的裸露区域来实现这一目的。本质上将咽部皮瓣建立成较好的外观和功能。他们的研究回顾了 15 名通过游离前臂桡侧皮瓣进行软腭重建的患者，15 名患者中有 13 名恢复了口服饮食，而 2 名患者仍依赖于肠内营养。同样，据报道有 13 名患者在没有修整手术或使用假体的情况下仍具有良好的腭咽功能。一名患者需要用于鼻腔反流的腭提升假体，另一名患者需要一个二级咽瓣以减小腭咽端口的尺寸。与咽壁瓣一样，腭咽口大小的判断需要修正，以避免鼻塞和睡眠呼吸暂停。

其他几个小组报道了他们使用游离前臂桡侧皮瓣进行软腭重建的经验。两个人使用前臂皮瓣和一个基于上部的咽部皮瓣。Brown 及其同事[80]与 Penfold 及其同事[81]分别在 11 名和 3 名患者中使用了这种方法。他们注意到术后吞咽、语言清晰度和腭咽饱满度都有着良好功能。Brown 的小组使用客观的功能测量方法，如视频透视检查、语音清晰度记录和通过问卷调查的功能结果评估。当已经切除了相当大量的咽部时，笔者会谨慎使用咽部皮瓣，因为咽部皮瓣更多的损失可能会进一步影响吞咽。

Yoshida 及其同事[72]报道了 5 例通过游离前臂桡侧皮瓣进行软腭重建的患者，专门解决了腭

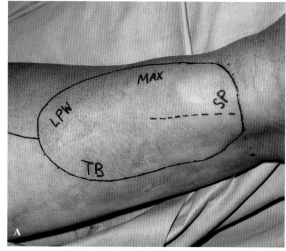

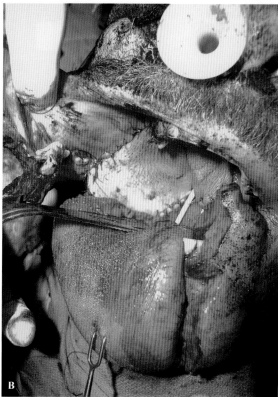

▲ 图 26-16 笔者设计的前臂皮瓣折叠成软腭缺损

A. 注意皮瓣的远侧用于此目的，近侧用于咽部和舌根部分（如果存在）；B. 本例采用皮瓣修复软腭 70% 缺损

重建后的言语功能。用前臂皮瓣重建的 5 例患者中有 3 例的语言清晰度评分大于 70%；另外 2 例患者分别为 40.8% 和 57.8%。2 例患者通过放置特殊假体，语言清晰度评分略有改善，80%（4/5）的患者在内镜和空气动力学上显示有 VPI 证据。McCombe 及其同事[82] 报道了重建缺损的患者腭咽功能，这些缺损涉及 50%～100% 的软腭。所

有患者均采用游离前臂桡侧皮瓣重建，然而结果令人失望，他们建议减少腭咽孔径，以弥补软组织重建中缺乏活动性。Seikaly 及其同事[83] 先前已经证实了这些结果背后的科学依据，他们发现 50% 或更多的软腭切除并用前臂桡侧皮瓣重建的患者具有显著更高的鼻平衡值和腭咽口区域。因此，对于大于 50% 软腭的缺损，Seikaly 等[73] 提出了对前臂皮瓣折叠的修改，其中包括沿前臂皮瓣游离边缘切开，以延伸到侧咽壁和后咽壁上，然后在前臂皮瓣的游离边缘和咽壁上的黏膜下皮瓣上升高皮瓣。这些皮瓣的封闭仅留下一个腭咽口，并显著减少腭咽孔。Sinha 及其同事[84] 的另一份报道阐述了 16 例折叠前臂皮瓣修复软腭缺损情况，发现所有患者都能清楚地讲话，16 名患者中有 14 名能够在 6 周内耐受正常或流质饮食。图 26-17 给出了重建软腭缺损的方法。

（二）扁桃体与咽侧壁

扁桃体和咽侧壁缺损的程度取决于原发肿瘤的切除程度。在以放疗作为主要治疗方式的中心，外科医师重建将面临大面积缺损，原因是手术切除具有盲目性。由于缺损和放疗导致的局部组织的血液供应受损，这些缺损通常需要游离或带蒂的皮瓣重建。相比之下，用初级手术治疗这些肿瘤会面临许多缺陷，这些缺陷可以各种方式重建，这取决于肿瘤位置与阶段。对于位于舌根的肿瘤也会出现同样的问题。

通过使用二氧化碳激光可以很容易地切除早期扁桃体癌，并且切口可留给二期修复[85]。尽管会留下高达 4cm 的缺损，笔者已经将这种技术应用于扁桃体和咽侧壁的 T_1 病变。切除通过上括约肌到咽旁的脂肪垫。如果可能的话，保持脂肪组织不切除是很重要的，因为这有助于保护颈动脉不受口内分泌物的影响。患者可在手术当天开始经口进食。笔者发现这种手术患者耐受性良好，愈合良好，组织的变形很小。对愈合期创口进行仔细检查，通常会发现切除侧软腭有轻微位移，但腭咽闭合不全的情况很少见。这已经在用 SCARF 重建的病例中得到了验证，因为基于局部组织重建软腭，同时允许咽侧壁二次修复。对于

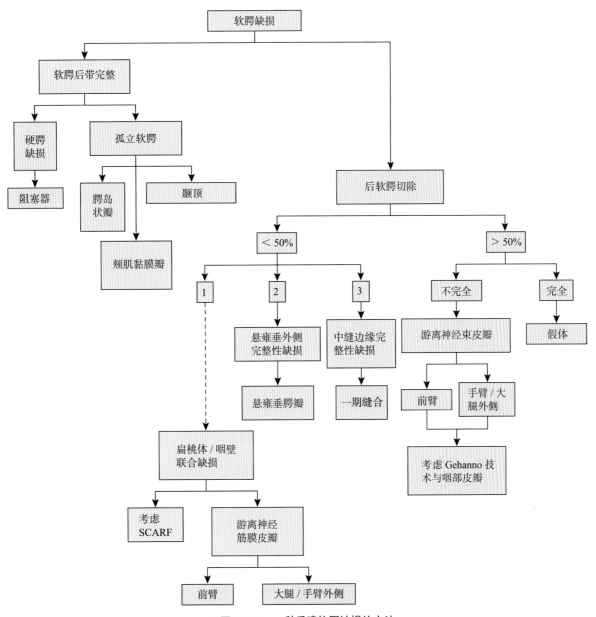

▲ 图 26-17　一种重建软腭缺损的方法

SCARF. 上收缩肌向上旋转皮瓣

咽后壁缺损，也可以二期修复。这通常通过将缺损边缘缝合到椎前筋膜并使缺损在显露的筋膜上再黏膜化来实现。

　　一期愈合是重建扁桃体或咽壁缺损的另一种选择。对于哪些适合一期关闭的缺损，没有具体的指导原则适用。一般原则包括咽部切口闭合不存在张力，并且该区域的正常解剖结构没有变形。如前所述，对于先前已经放疗的患者，必须谨慎使用该手术方式。McConnel 及其同事[86] 在一项前瞻性病例对照研究中研究了一期愈合与口

腔皮瓣重建的功能结果，该研究来源于数据库中在 4 个头颈部癌症机构接受治疗的 284 名患者。根据肿瘤位置和切除范围匹配患者。在术前和术后 3 个月对言语和吞咽功能进行评估，他们报道，一期愈合的患者咽部残留较少，流质饮食的效率更高，并且具有比远端皮瓣重建患者更高的言语清晰度。一期愈合患者的口腔传输时间比远端皮瓣组长。与游离皮瓣组相比，一期愈合患者具有更高效的吞咽液体，更少的咽残留，以及较慢的吞咽延迟时间和糊剂稠度。他们未发现远端肌皮

瓣和游离皮瓣组之间的言语和吞咽功能有任何差异。他们得出结论，一期愈合在功能上与使用皮瓣重建相同或更好。这篇文章特别有争议，因为它违背了我们目前口咽重建的大趋势。关于这项研究已经提出了几个问题，笔者建议审阅 Reece 及其同事[87] 提交给编辑的信。最近由 Zuydam 及其同事[88] 进行的一项研究显示，与使用游离皮瓣重建的患者相比，患者的言语和吞咽情况有所改善。其他一些已发表的研究支持根据扁桃体、咽壁和舌根的特定缺损来一期愈合[14, 89]。这些研究强调了在选定病例中考虑这种方式的重要性，以及客观研究用各种重建手段实现的言语和吞咽结果的必要性。

扁桃体/咽壁缺损的皮肤移植是另一种外科医师可用的不复杂的重建方法。Pauloski 及其同事[89] 在 14 例扁桃体缺损患者中结合不同的舌根和软腭缺损报道了该术式。该研究专门针对影响口腔和口咽癌患者言语的变量，并包括重建方法。对于那些用皮肤移植重建的患者来说结果是有利的，因为它们比皮瓣重建组具有更多有限的缺损。皮肤移植也可用于重建咽后壁的缺损。将皮肤移植物缝合到缺损边缘，并使用敷料来降低移植物上的剪切力。这种技术可以在经口或经颈切除之后使用。当使用皮肤移植物时，建议采用气管切开术进行气道保护。

局部皮瓣重建扁桃体和咽壁缺损是不常见的。据报道，颈长肌肌瓣可用于咽侧壁的缺损。颈长肌起源于脊柱的前结节和横突，从寰椎弓到第 3 胸椎，它们位于椎前筋膜的深处，但位于颈椎韧带的前方。肌肉向下延伸到颈部食管的水平。神经支配来自颈丛（$C_2 \sim C_7$），而血液供应来自椎动脉的肌肉穿支。肌肉厚度为 0.5～1cm。通过解剖肌肉的外侧缘然后直接解剖背部到肌肉来制作皮瓣。肌肉向前旋转进入缺损而不切断它。Collins[43] 报道，可以使用宽度达 4～5cm 的皮瓣，手术时间为 5～10min。她报道了 16 例用这种皮瓣重建的患者；共有 13 例患有咽壁原发性肿瘤，80% 患有 TNM Ⅲ 期或Ⅳ期疾病，50% 患有 T_3 或 T_4 原发性肿瘤。她报道没有发生伤口感染或瘘管形成，尽管两名先前受放疗的患者中有一人出现

短暂的伤口愈合问题。2/3 的患者恢复了经口进食，58% 的患者（7/12）进行了喉功能保留手术。作者得出结论，根据切口愈合的可靠性，以及对肿瘤和功能结果不存在负面影响，颈长肌肌瓣对于咽侧壁缺损很有作用。

腭岛状皮瓣是另一种局部皮瓣选择，适用于扁桃体和咽壁的局部缺损。基于单个较大的腭神经血管蒂的整个硬腭黏膜可用这种转移术式（图 26-2）。皮瓣是小于 5cm 的缺损的理想选择，涉及上扁桃体/咽壁和磨牙后三角区。Gullane 和 Arena[16] 报道了 53 个腭岛皮瓣的失败率为 5%。他们警告在放疗后，腭手术后或结扎颈外动脉或上颌内动脉后使用这种皮瓣必须小心。必须注意在没有张力的情况下插入皮瓣。供体部位保持开放，再黏膜化会迅速发生，发病率很低。

扁桃体和咽壁的区域皮瓣重建仍然是一种常见的重建技术，胸大肌皮瓣毫无疑问是最常用的。当 1979 年 Ariyan[1] 首次报道时，这种皮瓣彻底改变了该领域缺损的修复。它可以用作肌皮瓣、肌筋膜或肌肉的转移，并且可以定制以适应几乎任何头部和颈部的缺损。先前已经概述了皮瓣的解剖结构，胸肩峰动脉的胸肌分支作为皮瓣的主要血液供应。皮瓣很容易获取，一些外科医师更愿意通过从腋窝开始的三角肌切口并沿着肌肉的外侧边缘进行切开。如果要包括皮岛，则首先切开外侧皮肤，然后确认皮岛在远侧肌肉上的正确位置。胸大肌和下面胸小肌之间是无血管的平面。在完成皮肤切口的切开之后，肌肉在胸骨和肱骨附着分别在内外侧分开，然后将其缝到下面的肌肉以防止剪到肌肉穿支。在胸小肌的内侧和前方定位出肋骨，并且皮瓣可以在上方缩窄，或者当接近锁骨时它可以在上完全镂空。这有助于穿过隧道进入颈部。

Baek 及其同事[2] 首先报道了使用胸大肌肌皮瓣进行口咽重建。从那以后，几个小组报道了他们对于这个皮瓣的使用经验。迄今为止最大规模的研究是一个系列 371 名患者，这些患者为头颈部缺损进行了胸大肌肌皮瓣移植。总并发症发生率为 36%，总皮瓣坏死发生率为 2.4%[90]。Koh 最近也报道了这种肌皮瓣在口咽部重建中的应用，

并得出结论，胸大肌肌皮瓣不仅是游离皮瓣的替代品，而且事实上可能是患者更好的选择，因为将胸大肌组与游离皮瓣组相比，他们机构的研究显示胸大肌组的并发症更少[91]。限制皮瓣用于咽壁重建的原因是其过大的体积。出于这个原因，笔者更倾向于使用肌筋膜转移作为转移瓣，因为它可以很容易地覆盖到咽部缺损，并且伴随的筋膜可用于缝合线放置[92]。Righi 及其同事[93]报道，他们的系列肌筋膜皮瓣的并发症发生率为 22%。笔者已将此皮瓣主要用于扁桃体/咽壁缺损，以及被认为不适合进行游离组织移植的患者的单侧口腔及下颌缺损（图 26-18）。

　　颈阔肌肌皮瓣是扁桃体/咽壁重建的另一种可供选择。由于皮瓣的薄度和柔韧性，它成为理想的选项，不需要特殊技能或设备，就可以在 20～30min 内收获，供区几乎不会发病。皮瓣设计在颈部较低的位置，皮岛设计在颈阔肌的中部。首先制作皮岛上切口，并将皮下皮瓣提升至下颌骨水平。接下来，切开皮岛的下部并穿过颈阔肌。然后将颈阔肌下皮瓣提升至下颌骨水平，从而基本上释放肌肉和覆盖的皮岛（图 26-7）。皮瓣主要用于口内重建；然而，大多数使用该皮瓣的患者用于口咽重建。Ruark 及其同事[36]报道的 41 例患有原发性口咽肿瘤的患者中有 13 例采用该技术重建。他们没有具体分析重建的亚定位，皮瓣主要用于扁桃体、侧咽壁和软腭缺损。Jackel[94]最近的一项研究报道了 6 例颈阔肌肌筋膜瓣重建的患者。这些患者采用经口激光显微手术切除扁桃体原发灶，并且均无并发症。

　　胸锁乳突肌肌皮瓣也可用于扁桃体和咽壁重建。皮瓣可以分别用作依赖于枕动脉和颈横动脉的上部或下部皮瓣。甲状腺上动脉供应肌肉的中部。Ariyan[95]报道了使用这个皮瓣进行 31 次重建，其中 6 例用于扁桃体或咽壁，其余用于口腔缺损。在 2/3 的病例中使用了上部皮瓣，并且 14 例患者先前进行了放疗，17 例患者同时进行了改良的颈部淋巴结清扫。该系列的并发症发生率为 52%，31 例中有 13 例皮瓣出现部分皮岛坏死，而 1 例皮岛完全坏死。尽管皮瓣没有丢失，但仍有 2 例患者出现咽瘘，然而无须额外手术即可愈合。颈

部淋巴结清扫或先前放疗的患者并发症发生率无差异。没有发现血液供应的位置（下部与上部）对于结果有明显的影响；然而，关于这种皮瓣的使用还是存在重大问题。首先，在前面和其他研究的基础上，皮岛的可靠性是有问题的。通过保留甲状腺上血管蒂可以增强皮肤血管分布[96]。使用这种皮瓣的另一个主要争议是它与颈部潜在的淋巴结转移密切相关。文献中发表的最大研究涉及这两个问题。Sebastian 及其同事[97]报道了临床 N_0 颈部患者口腔重建的 121 个上部皮瓣。7% 的病例发生皮瓣完全坏死，而 23% 的皮肤表面缺损。该报道中的咽瘘率为 12%，并且发现放疗增加了皮瓣并发症的发生率。颈部病理 N_0 复发率为 6%，而颈部病理阳性复发率为 17%。

　　颞部皮瓣系统也可用于重建扁桃体/咽壁缺损。已经概述了获取颞肌和颞顶筋膜瓣的技术。皮瓣容易获取并且接近缺损使其成为可行的选择。切除下颌骨的冠状突，肌肉无法正常工作时，这可能特别有用。由于其体积大、置入困难和供体部位并发症发病率，笔者倾向于不常使用这种皮瓣治疗口咽部缺损。已经讨论了将这种皮瓣与 SCARF 结合使用以修复两种情况下的咽侧壁缺损[19]。Huttenbrink[98]报道了这种皮瓣专门用于口咽重建的用途，这是英文文献中唯一致力于此的文章。Huttenbrink 使用的转移包括肌肉、筋膜和骨膜。他强调沿皮瓣深处的骨膜下剥离对保护颞

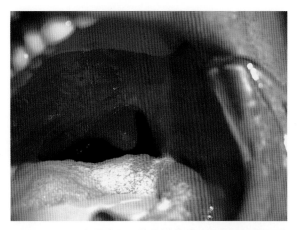

▲ 图 26-18　应用胸大肌筋膜瓣重建下颌骨后缺损的咽侧壁

该患者有明显的共病，并被认为是一个不适合的游离组织瓣转移；尽管如此，他还是实现了拔管，并且能够正常的饮食

深血管蒂的重要性。用颞肌皮瓣重建 11 例口咽部缺损患者：1 个皮瓣发生筋膜层部分坏死，但肌肉愈合顺利；其他 10 个皮瓣没有出现任何问题，也没有发生咽瘘或皮瓣裂开。作者没有特意报道功能结果，只是报道几乎所有患者都可以吞咽并且不受约束地说话。Huttenbrink[99] 随后发表在德国杂志的一篇文章对他的经验进行了扩展，并报道了 26 例使用皮瓣的患者。Smith 及其同事[100] 最近的一项研究报道了 26 例用于口咽和鼻咽重建的颞肌肌皮瓣。他们报道了 2 例轻微皮瓣坏死和 2 例短暂性额部神经功能降低。超过 50% 的患者能够耐受正常饮食，8% 的患者依赖胃管。

颞顶筋膜瓣也可以以类似的方式使用。薄、柔韧性好和血管分布使其成为满足目的的理想选择。皮瓣获取相对简单，本章前面已详细介绍过。供体部位发病罕见，额部神经损伤和脱发是最值得注意的。Cheney 及其同事[38] 很好地概述了这种皮瓣在头颈部重建中的应用。他们报道了可以采用这种皮瓣重建的各种缺损，其中包括咽壁的缺损。皮瓣可以用作带蒂或游离组织转移。咽壁的大多数缺损应该适合于带蒂皮瓣重建，因为供体部位比较接近，可以将较薄的皮瓣通过隧道入缺损处。目前还缺乏使用这种重建方法的功能结果的客观研究。

游离瓣重建现在是扁桃体和咽壁广泛缺损的重建方式金标准。这些缺陷通常与软腭和舌根的缺损一起发生。这两个位点是本节的重点，因为关于咽壁孤立缺损的游离皮瓣重建的公开数据很少。前臂桡侧皮瓣是该区域的"主力"游离皮瓣，由于其薄而柔韧，易于获取，以及最小的供体部位发病率而广受欢迎。前臂皮瓣已成为口腔和咽部重建中最常用的游离皮瓣。与用于此目的的空肠和胃网膜游离皮瓣相比，不同重建模式之间在言语、吞咽或控制唾液方面没有发现差异[101]。然而，研究发现胃网膜游离皮瓣组的并发症发生率更高。文献作者没有提及前臂皮瓣是否在手术时被神经化。对比空肠和胃网膜皮瓣，笔者更喜欢使用前臂皮瓣，因为前臂皮瓣避免开腹手术并且可以恢复神经支配，这可以改善咽部感觉，可能减少误吸。

芬兰最近针对口腔和咽癌的游离皮瓣重建进行了一项研究[102]。在研究中包括的 50 名患者中，有 7 名患有扁桃体和咽壁缺损。所有 7 例患者均采用游离前臂桡侧皮瓣重建，20% 的皮瓣需要重新探查；整体皮瓣成功率为 96%。患有扁桃体原发性肿瘤的患者的 3 年和 5 年生存率分别为 85% 和 57%。这一点强调了功能重建的必要性，因为与下咽和口腔癌相比，该亚位点的预后往往更好。Schwager 及其同事[103] 报道了使用前臂皮瓣重建 62 例咽癌患者。术后平均 14d 实现规律饮食。所有患者在手术时进行气管切开术，90% 在 1 年时进行拔管。Barzan 和 Comoretto[104] 的另一篇欧洲文章报道了 4 例患有孤立性咽后壁缺损的患者。所有患者均采用游离前臂桡侧皮瓣重建，未发现皮瓣问题、咽瘘或供体部位发病；没有报道言语和吞咽功能。

Kimata 及其同事[76] 已经描述了外侧和上侧（软腭）咽壁的综合缺损。本研究中的所有 40 名患者都有侧咽壁的广泛缺损，并伴有软腭的不同缺损。这些作者将缺损分类为：1 型，位于咽侧壁，包括腭咽、腭舌肌和咽上缩肌；2 型，延伸至软腭，包括腭帆张肌和腭帆提肌；3 型，延伸到对侧软腭。对所有患者进行游离皮瓣重建；其中 26 例患者采用腹直肌肌皮瓣，7 例采用股前外侧皮瓣，5 例采用前臂皮瓣。每个患者使用空肠和髂嵴皮瓣。6 例皮瓣发生部分坏死，34 例完全存活。作者描述了重建这些缺陷的四种不同方法，即贴片、跨越、裸露，以及 Gehanno 方法（图 26-19）。40 例患者中有 7 例发生残余软腭与皮瓣之间的伤口裂开。8 例患者中有 4 例采用裸露法治疗，10 例采用跳跃法治疗。在 7 例伤口裂开的患者中，5 例在皮瓣和软腭之间形成广泛的裂隙，导致术后出现过度鼻音。正如所料，1 型缺损患者的整体腭咽功能最佳，10 例患者术后功能均满意；16 例患者有 2 型缺陷，文献作者报道说大多数患者表现出令人满意的功能。其中 5 例患者在轻度吹气时有轻微或严重的鼻腔漏气，7 例患者在进食时有轻微的鼻腔反流。14 例患者有 3 型咽部缺损。其中，5 例患者具有令人满意的功能，没有轻度吹气期间鼻腔漏气。皮瓣裂开的5例患者有严重的腭帆张肌功能不全。其余4例患者最初的腭咽部完整，但随着直肌游离皮瓣萎缩，进行性功能不全逐渐出现。总体而言，3型缺损患者的语言清晰度评分较低，14例患者中有9例具有过度鼻音的证据。文献作者得出结论，皮瓣裂开与语音清晰度差，鼻音过重和鼻腔漏气直接相关。贴片和Gehanno方法治疗切口裂开率较低；因此，他们建议使用Gehanno方法治疗口咽部的广泛缺损和软腭的所有3型缺损。游离侧臂和大腿皮瓣是重建扁桃体和咽侧壁缺损的其他选择。Civantos及其同事[59]报道了28例前臂皮瓣用于头颈部重建的患者。其中，14例患者有大的口咽缺损，4例涉及扁桃体和咽壁。14名患者中有8例恢复了早期经口饮

食，最终都能够经口获取营养。与用胸大肌瓣重建的对照组进行吞咽功能比较，发现前臂组的吞咽能力优于用胸大肌皮瓣重建的组。文献作者得出结论，前臂游离皮瓣是口咽重建的理想选择，因为皮瓣包含来自前臂近端的薄皮和来自上臂的较厚皮肤。他们建议薄的前臂皮肤可用于咽侧壁，而较厚的上臂皮肤可用于重建舌根。此外，皮瓣适合神经化。Hayden和Deschler[56]对使用游离股外侧皮瓣提出了类似的建议。他们报道了58例股外侧皮瓣的使用经验。大多数皮瓣用于咽食管重建，但2个涉及咽壁。笔者过去曾使用股外侧皮瓣作为其二线皮瓣，但现在更倾向于前外侧皮瓣重建或下肢非常瘦的患者的前外侧皮瓣。图26-20回顾了扁桃体和咽壁缺损的修复

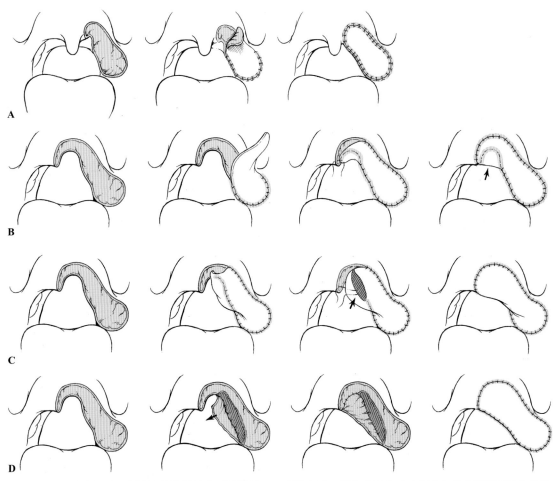

▲ 图 26-19　**A.** 贴片方法，皮瓣被简单地缝合到缺损处；**B.** 跳跃方法，游离皮瓣的下半部分未缝合到咽后壁和软腭，因此直接跳到软腭前面；**C.** 裸露的方法，皮瓣用于重建后咽壁，皮瓣与软腭切端相邻的部分皮瓣深度上皮化并缝合至其余软腭；**D.** Gehanno方法，咽后壁和咽外侧壁向前延伸并缝合到软腭残体的后表面，然后将皮瓣用作缺损前部的补片

改编自 Kimata Y, Uchiyama K, Sakuraba M, et al. Velopharyngeal function after microsurgical reconstruction of lateral and superior oropharyngeal defects. *Laryngoscope* 2002;112:1037-1042.

方法。

（三）舌根

舌根的重建是具有挑战性的，因为它靠近喉部并且由此可能产生误吸的风险。这些缺损可以作为孤立的实体发生，但也可以与舌前部的缺损综合发生，最极端的是保留或不保留喉的全舌切除术后缺损。根据重要性，舌根重建的目标是维持气道，吞咽，以及言语清晰度。舌根对于第一和第二目标至关重要，并且舌前部在发音方面更重要。理想的舌根重建要提供必要的体积，以在喉部入口上方形成支架；这有助于更好地将口腔中的食物推向咽后壁并远离喉部。选择的重建形式应该是提供具有动态能力的柔韧组织，这是言语和吞咽所需的。最后，从感觉和运动的角度恢复瓣的神经支配功能将是理想的，因为这将改善咽部感觉并因此降低误吸的风险，而运动功能将增强舌和喉的抬高并且导致生理性吞咽。当进行部分喉切除术时，因为吸入的风险增加，这些因素是至关重要的[104]。

随着微创技术的日益普及，在选定的中心出现了使用 CO_2 激光进行的内肿瘤切除术。笔者对舌根的 T_1-T_3 癌进行了内镜切除术，留下长达 6cm 的创面需要进行二期修复。随着时间的推移，手术创面会形成颗粒并形成新舌，其与原来的舌根有着非常相似的功能。这种形式的重建在未放疗的患者中是简单且可靠的，尽管它也可以用作补救技术，但其愈合和局部控制不太可预测。患者整体功能通常与切除程度直接相关[89]。

一期愈合是重建舌根缺损的一个极好选择，这种方法得到了 McConnel 及其同事的支持[10, 86]。高达 60% 的舌根部缺损是一期愈合的，这些缺损与游离和带蒂皮瓣重建的类似缺损相匹配。文献

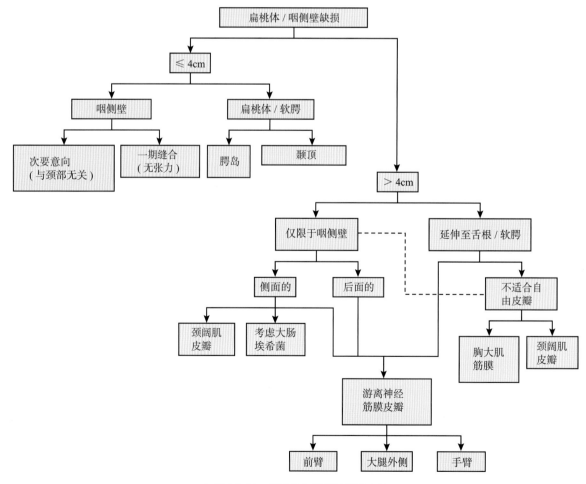

▲ 图 26-20　扁桃体和咽壁的重建方法

作者提到，皮瓣修复患者和一期愈合患者的吞咽效率没有明显改善。相反，一期愈合的患者吞咽效率优于游离皮瓣和带蒂皮瓣组。这篇报道引起争议，因为它代表了传统重建理想的模式转变。目前，涉及远低于60%的缺损，大多数人建议皮瓣重建，并且一组建议在切除超过20%的舌根时需要皮瓣修复[87]。显然，没有明确的指导方针，很多都是基于外科医师的偏好和经验。作为一般规则，当进行下颌骨切开术以进行显露术野时，笔者倾向于使用游离组织转移，同时保留对经口、经舌骨或咽喉切开术的初期愈合方法的考虑。适用于一期愈合的基本原则仍然是，伤口必须没有张力，解剖结构应该少有变形或没有变形。对于舌根缺损达到30%或更低，笔者采用一期愈合，对于更广泛的缺损，支持采用游离皮瓣。

不建议单独使用皮肤移植和局部皮瓣重建舌根缺损。局部皮瓣仅为了完整起见而提及，并且由于所产生的舌变形和束缚而不适合于舌根。类似地，笔者没有单独使用皮肤移植来治疗舌根部缺损，因为皮肤移植物的固定很困难并且缺乏足够重建所需的组织体积。皮肤移植物可以被认为与其他形式的重建相结合，特别是在关键区域，如舌扁桃体沟，如果没有足够的皮瓣可以完全覆盖伤口时，可以采用。

舌根的区域皮瓣重建仍然是一种选择。胸大肌肌皮瓣是用于此目的的经过试验测试的真正的区域皮瓣。在描述这种皮瓣后不久，Conley及其同事[105]报道了他们对神经支配恢复的胸大肌肌皮瓣修复全舌切除术后缺损的经验。在病例中，胸神经与舌下神经的残端吻合。肌电图记录证实已发生神经再支配。虽然肌肉的重新神经支配用来防止皮瓣萎缩，但未观察到协调的收缩和新舌的运动。即使观察到肌肉收缩，这也会导致皮瓣的向下运动，与正常吞咽时所需的向上运动相反。Sultan和Coleman[106]报道了一组11名患者，他们用带蒂的胸大肌肌皮瓣重建。他们提出皮瓣下垂延迟会导致喉部活动减少。这种形式的重建很少有功能性结果。Weber及其同事[107]报道了27名患者的吞咽结果，这些部分或全舌切除的患者均保留喉部。所有患者均采用胸大肌肌皮瓣重

建。在27名患者中，18名（67%）能够恢复口服饮食；然而，随着时间的推移，这个数字减少到12（44%），从而证实了Sultan和Coleman的主观观察。Gehanno及其同事[108]报道了80例晚期舌癌患者接受全舌切除术治疗的案例。带蒂的肌皮瓣移植75例患者（64例胸大肌、8例斜方肌和3例背阔肌）和5例患者采用胃网膜瓣进行重建。26名患者（33%）出现咽瘘，其中一半需要进一步手术。半数患者在初次手术后30d内拔管。在3个月时，41名（51%）患者能够半流质饮食，49名（61%）患者的言语清晰可辨。但研究患者的5年生存率是令人沮丧的12%。

可用于全部和部分舌切除术的缺损的另一个区域性肌皮瓣是背阔肌肌皮瓣。这是笔者对这种缺损的选择。然而，笔者已经放弃了它作为带蒂转移的用途，并且仅使用作用于此目的的游离瓣。Haughey[60]报道了使用这种皮瓣作为带蒂转移舌重建方法的经验。在他最初的4个用于舌重建的背阔肌皮瓣中，有3个通过腋下转移。这3个皮瓣中有两个失败了，都采用胸大肌肌皮瓣进行挽救。我们已经放弃了这种带蒂移植来进行舌重建，因为皮瓣不可靠，而且带蒂的移植可能会限制新生舌的活动。

最近报道的颈阔肌肌皮瓣适用于舌根修复。Koch[30]报道了9例舌根缺损的患者，这些患者用颈阔肌肌皮瓣重建。尽管一些人报道了这种皮瓣存在高并发症率，但9例皮瓣完全存活。1名患者发生了咽瘘，采用保守措施治疗痊愈。9名患者中的8名能够实现经口饮食，另一名无法恢复经口饮食的是在放疗和化疗失败后切除了舌根的T_3期肿瘤患者。没有患者有误吸的证据。在该系列中，大约25%的报告病例（34个中有9个）将皮瓣用于舌根原发肿瘤。对其他已发表的颈阔肌肌皮瓣数据的回顾显示，仅有8例患者使用这种皮瓣进行舌根重建[15, 109, 110]。8例皮瓣中的7例完全存活，1例发生皮瓣的部分坏死。这些患者的功能结果不明显。用于舌根重建的颈阔肌肌皮瓣的总皮瓣存活率为94%（17/18）。这种皮瓣重建的优点是简单且接近缺损处，因此允许无张力的闭合。这种技术的缺点是皮瓣体积量有限而且缺

乏恢复感觉的潜力。

　　游离组织移植已成为重建舌根缺损的主要方法。筋膜皮瓣和肌皮瓣最常应用，目前已经有筋膜皮瓣舌重建中恢复感觉的记录[111]。对 17 例接受前臂皮瓣重建舌切除术后缺损 8 个月的患者进行了研究，所有患者全部都恢复了感觉。与对侧前臂提供的皮瓣相比，游离皮瓣重建具有更优越的感觉并且接近于天然舌部的重建。尽管如此，感官恢复与功能恢复之间没有直接联系[111, 112]。笔者还分享了关于舌和口腔重建的筋膜皮瓣的经验[113]。笔者进行了 43 次重建，其中 13 次以舌根为中心，并且没有延伸到口腔舌或超过口腔底部 2cm。前臂皮瓣通过舌下方与舌骨上方之间的平面置入重建缺损。没有患者在声门上喉切除术后或延迟全喉切除术后出现误吸。在存在邻近的咽壁缺损的情况下，将瓣片从舌根基部的平面折叠 90° 以覆盖咽部分。所有病例均保留一侧舌动脉和舌下神经，并均行喉悬吊，所有患者平均 14.6d 拔管。功能结果吞咽评分用于评估吞咽结果（表 26-1）[114]。舌根组的平均得分为 1.6，优于口腔舌组 2.4，但这没有统计学意义。最后，所有患者的语言清晰度均大于 90%，平均得分为 98%。笔者认为这是因为皮瓣使得残余前舌的活动更好。

　　Urken 及其同事[115] 对重建组织体积尚可且感觉尚存的孤立的舌根缺损的重要性存有争议。他为这种缺损选择的皮瓣也是前臂桡侧皮瓣，因为它可以收获大量额外的血管化皮下脂肪以提供必要的体积，也提供感觉。他描述了皮瓣皮下分成三部分以重建这些缺损。如在血管化肌肉中所见，具有这些延伸的体积不会减少。所有前臂皮瓣均恢复了感觉，大多数患者在 4 个月后发现最早的感觉迹象。感官辨识能力的恢复程度似乎与年龄关系不大。新舌恢复感觉时，表明感觉恢复改善的现象是咳嗽减少或消失，吸气时减少使用防止误吸的技术。然而，没有使用吞咽措施或生活质量工具对恢复有帮助的证据，缺乏对照组进一步混淆了神经再支配的问题。Rieger 及其同事[116] 报道了 32 名患者使用游离前臂桡侧皮瓣重建舌根后的功能结果。大多数患者的语言清晰度高于 90%；在术后评估的 1 年中，只有 5 名需要鼻饲管，1 名

表 26-1　功能结果吞咽量表

分　期	症　状
0	正常功能，无症状
1	功能正常，偶尔或每日出现吞咽困难症状
2	通过大量饮食调整或延长用餐时间（无体重减轻或误吸）表现出的代偿性异常功能
3	因吞咽困难或每日咳嗽、呕吐或进食时吸入，在 6 个月内体重下降 10% 的失代偿异常功能
4	严重失代偿功能异常，因吞咽困难或严重吸入并有支气管肺并发症，6 个月内体重下降 10%；大部分营养为非口服喂养
5	所有营养的非口服喂养

引自 Salassa JR. A functional outcome swallowing scale for staging oropharyngeal dysphagia. *Dig Dis* 1999; 17(4): 230–234.

患者使用胃管作为主要营养来源的手段。这些结果与 Borggreven 及其同事的结果形成鲜明对比，他们发现患有晚期肿瘤（T_3/T_4 与 T_2），以及舌根和软腭重建相结合的患者存在严重的吞咽问题。尽管他们提供了感觉神经支配的详细信息，但未报道吞咽结果和拔管率。Urken 及其同事[117] 扩大了前臂感觉皮瓣的使用范围，并描述了其与髂嵴游离皮瓣联合用于重建明显的舌切除 - 下颌骨切除术后缺损。

　　侧臂游离瓣也可用于舌根缺损。Civantos[59] 报道了 17 名接受过重大口咽切除术的患者，其中 12 名患者的舌根切除超过了一半。其中 13 名患者的前臂皮瓣恢复了神经支配，3 名患者因肿瘤原因进行全喉切除术，所有患者均能吞咽。在剩余的 14 名患者中，12 名患者在术后 6 个月至 1 年内进行评估。8 名患者（57%）能够在 2 个月内经口饮食，11 名患者（92%）能够在 8 个月内经口饮食。所有存活的患者最终都能够实现经口饮食。Salibian 及其同事[118] 报道了 7 名使用了前臂皮侧皮瓣进行部分舌切除术后重建的患者。所有患者均能恢复经口饮食；4 名患者能够恢复正常饮食，而其余 3 名患者能够流质饮食。

　　对于重建手术来说，全部和部分舌切除术缺损是一个特别具有挑战性的问题。自然舌提供的

众多功能造成了重建的复杂性。这些功能因为一系列内在和外在的肌肉组织以及舌头在喉头上方的重要位置而实现。Haughey[60] 报道了设计了背阔肌肌皮瓣进行舌重建。皮瓣设计成皮岛垂直于下方肌肉。皮瓣的尺寸根据测量从下颌骨联合到舌根、会厌或声门上喉部切除的下部范围的距离来获得的。从侧背方进入以使皮瓣在置入时接触上腭，并且如果存在扁桃体缺损则在皮岛上制作侧翼。此外，前部皮肤的三角楔变形、重叠并修复以形成一个升起于新生舌前部的"顶"；皮岛设计应该为这种操作提供足够的组织。这种技术的关键在于皮瓣从下方到上方的插入。如果保留了会厌，则将皮瓣尽可能靠近其基部缝合。然后将瓣片双侧悬挂在颅底上以在下颌骨下形成牵拉。如果切除下颌支，则通过将颈阔肌缝合到咽缩肌、翼内肌，或者如果切除下颌骨升支则缝合到咬肌来进行（图 26-21）。在所有游离皮瓣病例中都进行了胸背神经与舌下神经吻合。观察到皮瓣在术后恢复了优越的运动，可能源于背阔肌的神经支配恢复，并且通过视频口咽造影记录了 2 名患者。该研究包括 15 例，包括 3 例带蒂皮瓣和 1 例神经支配的游离前臂桡侧皮瓣。3 例带蒂皮瓣中的 2 例和 12 例游离皮瓣中的 1 例失败；因此，作者不再推荐使用这种技术进行带蒂皮瓣重建。4 名患者接受了喉切除术或喉部闭合术，其中 1 名患者围术期死亡。在剩余的 10 名患者中，8 名患者以 3.2 周的中位间隔进行拔管，并且 10 名患者恢复了经口饮食。该系列中的 2 名患者仍依赖胃管，其中 1 名患者的皮瓣失败并使用了胸大肌肌皮瓣挽救。3 名死亡患者没有记录吞咽结果，语言清晰度也未正式研究，但由语言病理学家根据 3 名患者的观察结果估计为 85%～90%。

游离股前外侧皮瓣越来越多地用于全部和接近全部的舌切除术后缺损，因为它提供了足够的体积并且还具有恢复感觉神经支配的可能性。Yu[119] 报道了 13 例使用这种皮瓣重建的患者，其中 8 例是恢复了神经支配的。发现再支配的皮瓣具有优异的感觉恢复，这改善了患者的吞咽功能和满意度。Dziegielewski[120] 报道了 12 例非喉切除术的全舌切除缺损重建术患者的功能结果。对于所有患者来说，皮瓣形状都为中央隆起，以与软腭接触，并且进行喉部悬吊。保留喉上神经，并且在可能的情况下，将股前外侧皮瓣在插入物上神经吻合。出院时，12 名患者中有 10 名已经拔管，12 个月时，1 名患者仍然依赖气管切开术。在 1 年时，8 名存活患者的结果显示胃管依赖率为 50%，平均语言清晰度为 60%。

与股前外侧皮瓣相似，Hayden 和 Dechscler[56] 报道了 9 例使用股外侧皮瓣重建的全部或接近全部的舌切除术后缺损的患者。所有皮瓣完全成活，没有患者出现术后瘘；未报道该组患者的功能结果。作者指出这种皮瓣是此目的的理想皮瓣（在选定具有适当脂肪的大腿的情况下），因为皮瓣的远端部分可以被深层剥离并用作下颌骨下的架构，而皮瓣的近端较厚部分被用于重建新舌。

Kimata 及其同事[61] 报道了微血管重建全舌切除术后的功能结果和并发症。该研究纳入了 30 名患者，所有患者均进行了全舌切除术并保留了喉部。腹直肌肌皮瓣是文献作者选择的皮瓣，并用于 23 例患者。使用的其他皮瓣包括背阔肌肌皮瓣、前锯肌肌皮瓣、股前外侧皮瓣和前臂桡侧皮瓣的组合。皮瓣被设计得尽可能宽和厚，同时供体部位的一期愈合。皮瓣以一种从低到高的方

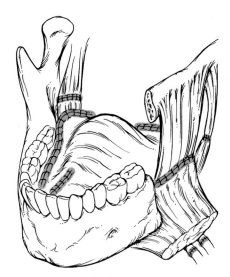

▲ 图 26-21　背阔肌肌皮瓣重建全舌切除缺损；注意，通过把肌肉缝合到翼内侧肌（左）和咬肌（右）并进行神经吻合，将其横向悬吊在下颌骨内面

改编自 Haughey B.Tongue veconstruction: concepts and practice. *Laryngoscope* 1993;103;1136.

式置入，这样具有轻微的前上部牵引力以抬高喉部。对 4 名患者进行了下颌骨喉下悬吊术。发生了 1 例皮瓣失败，5 例皮瓣出现边缘坏死。9 名患者（30%）发生了咽瘘，其中 2 例需要额外手术。在该研究的 30 名患者中，21 名（70%）通过喉保存进行拔管，并且所有患者都能够恢复经口饮食。30 例患者中有 9 例（30%）无法保留喉功能。术前脑功能障碍，会厌切除术和术后咽瘘在喉部保留失败方面具有统计学意义。在评估的 19 名患者中，有 16 名患者的言语是可被理解的。在平均 29 个月的随访结束时，10 名患者无疾病存活。同样，Lyos 及其同事报道了他们对腹直肌瓣进行舌重建的经验。这是对 14 名患者进行的回顾性结果分析，这些患者至少有 75% 进行了舌切除并保留了下颌骨和喉部。8 名患者进行了全舌切除术，而 6 名患者进行了部分舌切除术。12 例（86%）患者术后平均间隔 3.5 个月即可进行拔管。1 名患者需要进行喉部切除术以解决难治性误吸，3 名患者需要胃管治疗严重的吞咽困难。14 名患者中的 11 名（79%）能够经口饮食。在 8 名患者中发现腭增强装置是有益的，这是因为腹直肌的萎缩和随后皮瓣的下移而导致游离皮瓣重建的垂直高度不足。9 名（64%）患者认为其言语功能可接受。

已经报道了在没有进行喉切除术的全舌切除术后运用游离腹直肌肌皮瓣进行钱包样重建的方法[62]。采用这种技术，文献作者通过获取宽度和长度比缺损大 20% 的皮岛来确立一个类似钱袋的新舌。当皮肤岛缝合到缺损处时，多余的皮肤和脂肪折叠成钱包的形状，从而确立成功的舌头重建所需的垂直高度（图 26-22）。文献作者报道该研究中只有 3 名患者；然而，在经口摄入训练的帮助下，所有患者都在 6 周内实现正常吞咽。语音清晰度为 50%～60%。尽管这似乎是一种新技术，但是对于用于舌重建的腹直肌瓣和股前外侧皮瓣已经试图实现这种垂直高度[61, 120]。腹直肌瓣也可以作为下颌下方的吊带插入，以支撑皮瓣的覆盖位置。为了这个目的，Urken[64] 更喜欢在背阔肌上使用直肌瓣，因为肌腱能够承受缝合线。他还提倡在下颌骨上使用钻孔悬吊直肌瓣。直肌萎缩是不可避免的，尽管尚未有记录肌肉有意义的运动，

但是用舌下神经残端重新支配肌肉可能会减少这种情况[115]。图 26-23 给出了一种重建舌根缺损的方法。

三、经口口咽切除术后的重建

经口口咽肿瘤切除术的日益普及正在导致口咽重建的模式转变。通过经口激光显微外科手术（TLM）或经口机器人手术（TORS）进行的切除术已用于早期和局部晚期恶性肿瘤。通常用局部或游离皮瓣重建缺损，重建后二期愈合并报道良好的预后功能结果[121]。

由于几种原因，相对于开放手术后的类似缺损，更有限的重建方法可能更适合于经口切除术后的缺损。经口外科手术避免了在开放手术中进入切除病灶所需的结构。即使在同时颈部清扫的情况下，也不会与颈部有太大关联，从而最小化咽瘘的风险。因为手术仅涉及切除病变与保证切缘，与开放手术方法相比，对剩余组织的血液供应破坏较少，保留对剩余组织血液供应最大化。这也适用于感觉和运动神经，并且在大多数情况下，由于肿瘤侵袭，任何被破坏的神经都随着末端器官被切除。这些因素导致缺损往往局限于具有更好血管形成和神经支配的切除部位。

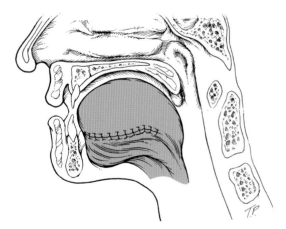

▲ 图 26-22　使用游离直肌皮瓣做成钱包样，进行舌重建；注意舌的高度对着硬腭的位置
改编自 Kiyokawa K, Tai Y, Inoue Y, et al.Functional reconstruction of swallowing and articulation after total glossectomy without laryngectomy: money pouch–like reconstruction method using rectus abdominis myocutaneous flap. *Plast Reconstr Surg* 1999;104: 2016.

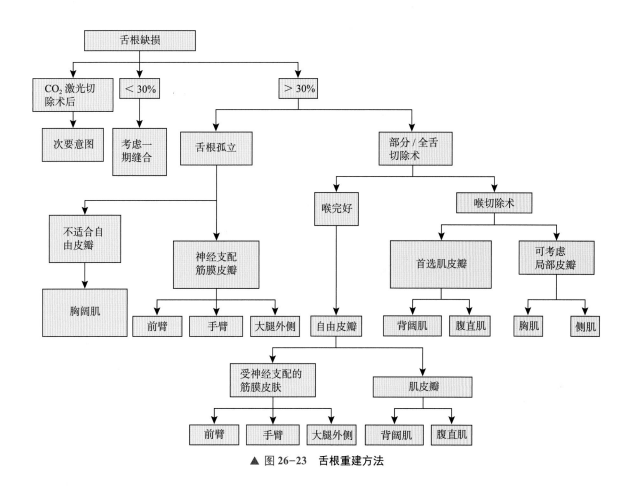

▲ 图 26-23　舌根重建方法

最近一项针对 202 名Ⅲ期和Ⅳ期口咽癌患者的多中心研究表明，87% 的患者经口吞咽正常或轻度吞咽困难，无相关并发症，如体重减轻或误吸 [121]。这些病例大部分都是二期愈合，尽管有些病例经历了更为复杂的重建，其中包括脱细胞真皮覆盖，局部皮瓣或内镜置入游离皮瓣。尽管这些病例并未严格标准化选择重建，但这些更为复杂的重建的潜在适应证包括颈内动脉、下颌骨显露或大的全厚度软腭缺损 [121]。解释这些结果的另一个局限性是缺乏对局部进展期 (T3/T4a) 病变的亚组分析，该病变占总数的 1/3，其功能预后较差的风险更高。

机器人手术的使用可能更有利于进行更复杂的经口重建，并且有几个团队已经发表了小型病例系列研究，其中使用 TORS 置入了游离皮瓣 [122-124]。类似于 TLM，de Almeida 和 Genden[125] 提出了 TORS 之后的几项重建原则。他们对缺陷进行分类，当缺损涉及颈动脉显露、咽颈相通，以及 > 50% 的腭缺损中的一种或多种时，建议考虑局部或游离皮瓣重建。对于其他缺损，他们认为通过二期修复、一期愈合或局部皮瓣愈合就足够了 [125]。

随着口咽肿瘤的经口切除术变得更加普遍，其术后缺损的重建得到重视。其中许多缺损通过二期修复可以非常好地治愈，但是在更大和更复杂的缺损中应该谨慎选择。尽管大多数队列研究的功能结果令人满意，但已发表的经口切除术后重建的证据依赖于对前瞻性收集数据的回顾性分析。目前，这些系列研究不包括重建技术的明确标准化使用，并且还需要功能结果研究来验证当前提出的一些重建算法。

四、结论

口咽部的重建相当复杂，但使用有组织的系统方法选择重建方式有助于外科医师进行决策。在确定适当的重建技术时，除了仔细评估缺陷外，还要考虑患者因素、外科医师水平和医疗机构的能力。目前的实践表明，口咽的广泛缺损最好通过游离组织移植进行重建，前臂桡侧皮瓣和股前外侧皮瓣是这些缺损的理想选择。在涉及 50% 或更多的软腭缺损或全舌切除术后缺损的重建的功能恢复是特别具有挑战性的，这些重建需要特殊考虑以获得满意的结果。

推 荐 阅 读

Alves HR, Ishida LC, Ishida LH, et al: A clinical experience of the supraclavicular flap used to reconstruct head and neck defects in late-stage cancer patients. *J Plast Reconstr Aesthet Surg* 65 (10): 1350–1356, 2012.

Baek SM: Two new cutaneous free flaps: the medial and lateral thigh flaps. *Plast Reconstr Surg* 71: 354–365, 1983.

Brown JS, Zuydam AC, Jones DC, et al: Functional outcome in soft palate reconstruction using a radial forearm free flap in conjunction with a superiorly based pharyngeal flap. *Head Neck* 19: 524–534, 1997.

Colangelo LA, Logemann JA, Pauloski BR, et al: T stage and functional outcome in oral and oropharyngeal cancer patients. *Head Neck* 18: 259–268, 1996.

de Almeida JR, Genden EM: Robotic assisted reconstruction of the oropharynx. *Curr Opin Otolaryngol Head Neck Surg* 20 (4): 237–245, 2012.

Ethier JL, Trites J, Taylor SM: Pectoralis major myofascial flap in head and neck reconstruction: indications and outcomes. *J Otolaryngol Head Neck Surg* 38 (6): 632–641, 2009.

Gillespie MB, Eisele DW: The uvulopalatal flap for reconstruction of the soft palate. *Laryngoscope* 110: 612–615, 2000.

Gullane PJ, Arena S: Extended palatal island mucoperiosteal flap. *Arch Otolaryngol* 111: 330–332, 1985.

Haughey BH: Tongue reconstruction: concepts and practice. *Laryngoscope* 103: 1132–1141, 1993.

Haughey BH, Taylor SM, Fuller D: Fasciocutaneous flap reconstruction of the tongue and floor of mouth: outcomes and techniques. *Arch Otolaryngol Head Neck Surg* 128: 1388–1395, 2002.

Kimata Y, Uchiyama K, Sakuraba M, et al: Velopharyngeal function after microsurgical reconstruction of lateral and superior oropharyngeal defects. *Laryngoscope* 112: 1037–1042, 2002.

Koch WM: The platysma myocutaneous flap: underused alternative for head and neck reconstruction. *Laryngoscope* 112: 1204–1208, 2002.

Lacombe V, Blackwell KE: Radial forearm free flap for soft palate reconstruction. *Arch Facial Plast Surg* 1: 130–132, 1999.

Makitie AA, Beasley NJ, Neligan PC, et al: Head and neck reconstruction with anterolateral thigh flap. *Otolaryngol Head Neck Surg* 129: 547–555, 2003.

Markkanen-Leppanen M, Suominen E, Lehtonen H, et al: Free flap reconstructions in the management of oral and pharyngeal cancer. *Acta Otolaryngol* 121: 425–429, 2001.

McConnel FM, Pauloski BR, Logemann JA, et al: Functional results of primary closure vs flaps in oropharyngeal reconstruction: a prospective study of speech and swallowing. *Arch Otolaryngol Head Neck Surg* 124: 625–630, 1998.

Netscher DT, Meade RA, Goodman CM, et al: Quality of life and disease-specific functional status following microvascular reconstruction for advanced (T_3 and T_4) oropharyngeal cancers. *Plast Reconstr Surg* 105: 1628–1634, 2000.

Rieger JM, Zalmanowitz JG, Li SY, et al: Functional outcomes after surgical reconstruction of the base of tongue using the radial forearm free flap in patients with oropharyngeal carcinoma. *Head Neck* 29: 1024–1032, 2007.

Seikaly H, Rieger J, Wolfaardt J, et al: Functional outcomes after primary oropharyngeal cancer resection and reconstruction with the radial forearm free flap. *Laryngoscope* 113: 897–904, 2003.

Seikaly H, Rieger J, Zalmanowitz J, et al: Functional soft palate reconstruction: a comprehensive surgical approach. *Head Neck* 30 (12): 1615–1623, 2008.

Sinha UK, Young P, Hurvitz K, et al: Functional outcomes following palatal reconstruction with a folded radial forearm free flap. *Ear Nose Throat J* 83: 45–48, 2004.

Taylor SM, Haughey BH: Combined pharyngoesophageal and cervical skin reconstruction using a single radial forearm flap. *Laryngoscope* 112: 1315–1318, 2002.

Urken ML, Moscoso JF, Lawson W, et al: A systematic approach to functional reconstruction of the oral cavity following partial and total glossectomy. *Arch Otolaryngol Head Neck Surg* 120: 589–601, 1994.

Zeitels SM, Kim J: Soft-palate reconstruction with a "SCARF" superiorconstrictor advancement-rotation flap. *Laryngoscope* 108: 1136–1140, 1998.

Zuydam AC, Lowe D, Brown JS, et al: Predictors of speech and swallowing function following primary surgery for oral and oropharyngeal cancer. *Clin Otolaryngol* 30: 428–437, 2005.

第27章

正常和异常吞咽机制
Mechanisms of Normal and Abnormal Swallowing

Jeri A. Logemann 著

刘升阳 译

要点

1. 正常吞咽的生理认知是认识吞咽障碍的基础。
2. 评估口咽吞咽障碍需要仔细和详尽地评估口咽的生理功能，常用的是透视检查或内镜检查。
3. 对口咽吞咽障碍的治疗需要针对不同患者的不同表现来制定。
4. 口咽吞咽障碍的治疗以行为治疗为主，可能涉及体位改变、吞咽训练、感觉刺激、吞咽的自主控制和饮食改变。
5. 所有口咽癌的治疗都可引起不同的吞咽困难。

一、正常吞咽阶段

吞咽是一个复杂的神经肌肉动作，它涉及了口腔、咽部、喉部和食管的结构。研究人员将正常吞咽分为四个阶段：口腔准备期，口腔期，咽期，食管期。在前两个时期，口腔准备期及口腔期是在自主控制下进行的[1-5]。另外两个时期，咽期及食管期不受自主控制，受反射控制[6,7]。吞咽的口腔期是自主控制下进行的，然而咽期吞咽不再被认为是一种反射，而是一种程序化的动作；运动程序随吞咽食物的不同特性（如药丸）自主控制，以及其他尚未确定的因素而变化。

二、吞咽准备的自主阶段

（一）口腔预备阶段

吞咽的口腔准备期是为吞咽准备食物，需要协调以下方面：闭嘴含住嘴里的食物，唇和颊肌肉紧张，咀嚼时下颌关节的运动，咀嚼过程中舌头侧向滚动食物，使食物与牙齿接触，软腭向前凸起，向后封闭口腔，扩大鼻腔气道[4]。主动咀嚼时软腭不在前方，咀嚼时过早溢出，在各个年龄段的人都常见且正常。这种协调动作一部分需要由小脑输入[8]。口腔阶段的吞咽是机械的，因为它涉及将固体食物减小到容易吞咽的黏稠碎末。在口腔准备阶段中涉及的最重要的神经肌肉功能是舌头的侧向滚动运动[9]。如果没有正常的舌头运动，不可能在口腔准备阶段对食物进行操作和咀嚼。在口腔准备阶段结束时，舌头将食物搅拌成球，并将其以黏稠的状态保持在口腔底部或硬腭上（图27-1），为口腔吞咽期做准备[4,7,10-13]。

（二）口腔期

吞咽的口腔期也是机械的、自主的阶段，将食物从口腔的前部移动到咽部，开始了吞咽的咽期。并且，舌头的运动是这一时期最关键的因素，因为舌头的形状、抬起，并沿着硬腭向上和向后挤压食团，直到食物到达咽喉[14-17]。在舌的中线部向后方推进食团过程中，舌的侧缘被密封在牙槽嵴上，以提供阻力，帮助推出食团[15]。颊肌的

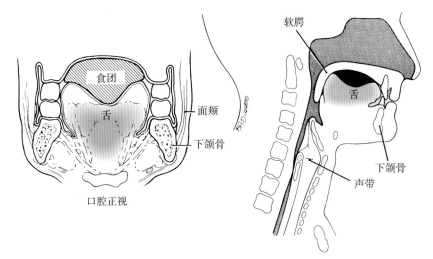

▲ 图 27-1　在开始吞咽之前，口腔阶段的舌头位置的前面观和侧面观

张力也是推动食团向后运动的助力，但程度远小于舌头运动[18]。当下腭骨的头或前缘与舌根相触时，任何年龄的健康人都会出现咽喉部的吞咽（图 27-2）。咽期的吞咽通常由舌咽神经（第Ⅸ对脑神经）支配。在健康人中，咽期不超过 1～1.5s，可随着年龄的增长和所吞食团黏度的增加而稍微延长[5, 17]。

在动物实验和健康人中，已经发现咽期吞咽不仅由舌咽神经支配，同时也由喉入口处的喉上神经支配[20, 25]。正常咽期的吞咽不会出现第二种

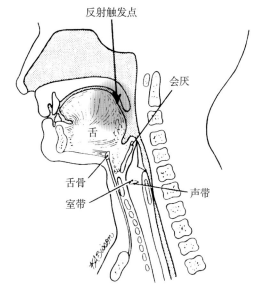

▲ 图 27-2　头部和颈部的侧视画出了触发吞咽反射的触发点

机制，可能使食物进入气道。因此，当对患者进行透视检查时显示咽期吞咽延迟，食物进入气道，或者当食团潴留在梨状窝时，就被称为吞咽障碍，被称为咽期延迟吞咽。

三、吞咽期程序化阶段

（一）咽期

咽期，健康人吞咽更为重要的生理意义是这个时期对气道的保护。通过降低食物与液体的稠度，以及将食物注射到口腔的后部，或仰头通过重力将食物运送到咽部，可以绕过吞咽的口腔准备期和口腔期。但吞咽的咽期是不能绕过的。

咽喉部吞咽的传导位于下位脑干（髓质），是紧邻呼吸中心的网状结构。这两个中心之间有着协调性，在咽期，气道关闭出现几分之一秒呼吸停止。在口腔期通过舌头运动引发皮质输入引起咽喉吞咽[20]。这种由皮质输入的确切神经机制尚不清楚[26]。

（二）咽期的神经肌肉特性

当吞咽反射被触发时，脑干吞咽中枢会出现神经肌肉活动（图 27-3）。咽期触发时会触发以下动作：①腭咽闭合，防止鼻腔倒流；②舌根回缩推动食团通过咽喉；③咽喉收缩清除残余物；④通过抬高和关闭喉腔来保护气道；⑤环咽肌或食管上括约肌（UES）开放，使食团进入食管[1,2,27,33]。

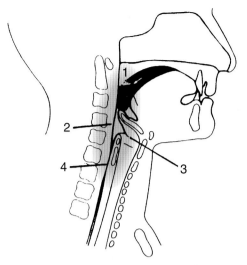

▲ 图 27-3　头颈部的侧视图显示由吞咽反射触发的四个神经肌肉成分：①软腭闭合；②蠕动；③喉部抬高和闭合；④咽缩肌松弛

腭咽的闭合和舌骨、喉抬高是引发咽期吞咽的第一反应，然后随着环咽肌收缩，喉腔关闭。这些神经肌肉功能相互重叠，但并非所有的都贯穿咽期的始终。相反，每块神经肌肉都只负责食团通过时那一部分。当食团已到达咽喉的中下部时，软腭降低。此时，喉腔闭合并抬高，食管上括约肌打开，阻止了食团进入气道，使其进入食管。咽期的持续时间常最长为 1s，并且不会因食物的浓度或患者的年龄、性别变化而显著变化[5, 19]。

（三）气道保护

正如前所述，气道保护涉及两个方面：抬高和闭合。抬高是由带状肌的收缩引起的，当口腔期结束时喉腔缩回，带状肌将喉腔部向上、向前定位在舌根下。喉腔的闭合由三部分构成：会厌和杓会厌皱襞、假室带和气管入口，以及真声带[27, 28, 34-36]。相关文献中讨论了三个部分的重要性[35, 37, 38]。大多数研究人员认为会厌和杓会厌皱襞在保护气道方面作用较小；它们的主要作用是转移气道周围的食物。在食团通过气道的 1s 内，气道入口的关闭是最重要的。

（四）环咽肌（食管上括约肌）开放

环咽肌的功能与咽缩肌的功能相反。在静息期收缩肌放松，食管上括约肌处于强直收缩状态，

防止食团进入食管的同时吸入空气。此外，环咽肌收缩来防止食物从食管回流到咽喉部。在吞咽过程中，当收缩肌收缩时食管上括约肌放松。喉腔的前上运动使食管上括约肌开放食团进入食管。食管上括约肌的开放和气道关闭的持续时间随着食团体积的增加而增加[39]。

（五）咽部压力的产生：舌根收缩和咽喉收缩

当食团到舌根时，舌根像活塞一样迅速向后移动以增加喉腔的压力。舌根在咽后壁水平向内移动，舌根和咽后壁完全接触。对肌电图和透视检查研究已表明喉腔的收缩，使食团向喉腔内的挤压。收缩是顺序发生的，开始于上收缩肌，然后通过内侧收缩至下收缩肌[39, 40]。

喉腔的收缩将咽壁和梨状窝内的食物清除干净。如吞咽后食物残留在梨状窝内，这说明舌根运动减少，舌根运动发生的较晚[41]。

（六）食管期

当食团通过食管上括约肌时，开始了吞咽的食管期。食管期的持续时间比吞咽的其他时期变异性更大。正常食管运输可能在 8～20s 变化。食管的上 1/3 由自主肌和非自主肌混合组成，而下 2/3 完全由非自主肌组成。食管下括约肌（LES）充当胃的瓣膜，因此它必须及时打开使食团从食管进入胃。

总之，咽期负责将食团送入食管和保护气道，是吞咽的最重要环节。图 27-4 显示出了食团通过咽喉部的过程。如果因解剖因素或神经肌肉疾病影响咽期的吞咽，可能会导致倒吸。

四、吞咽异常（咳嗽、呛咳）的体征和症状

（一）误吸（咳嗽、窒息）

误吸是指食物通过真声带进入气道。慢性误吸对成年人的影响目前尚不明确，但长期慢性误吸则可能导致肺炎或肺部改变。在吞咽的透视检查中可以观察到有误吸的患者比无误吸的患者患肺炎的风险高。许多头颈部癌症患者都有慢性误吸的症状，其生存时间都会缩短。误吸可能发生

在咽期之前、期间或之后[4]。咽期之前发生的误吸可能是由两种疾病引起：其一是舌头控制力的减弱；其二是咽期的吞咽延迟或缺失。在吞咽的口腔准备期或口腔期舌头控制力减弱时，待患者咀嚼细碎的食物，细碎的食物可能会落入咽喉部及开放的气道。在口腔准备期和口腔期，气道通常是开放的，咽期气道仅有一部分关闭。咽期的延迟或缺失可出现吞咽前的误吸。在这些患者中，食团被舌头从口腔内推出落入到咽腔，在咽期吞咽被触发之前，食团可能停在会厌谷、梨状窝或气道。食团进入气道时并不一定会引起咳嗽，特别是在神经系统受损的患者和一些感觉输入被破坏的头颈部癌症患者[41, 45]。当气道关闭不能防止咽期食团进入气道时，会出现吞咽时的误吸。吞咽之后的误吸有很多种原因，包括喉腔的抬高减少、舌根缩回减少、咽腔回缩减少、单侧的咽部损伤和环咽肌功能障碍。此时，吞咽后食物残渣

残留在喉腔中。当患者在吞咽后正常吸气时，一些食物残渣会被吸入或掉落入气道。确定误吸的原因对有效治疗病情是至关重要的，因为误吸只是一种症状失调。识别误吸的解剖学或生理学原因用来评估吞咽，消除误吸的原因是治疗的目的。不同的病因治疗原则是不同的。

（二）无效吞咽

无效吞咽是指每餐不能将食团或液体推进胃，它可导致营养不良、脱水和（或）体重减轻。不同的解剖或生理性吞咽障碍将可能导致这些并发症。与误吸一样，治疗上是针对病因治疗。

五、吞咽障碍的筛查

筛查主要包括回顾患者的特征，看其是否存在吞咽障碍和需要更进一步的检查。为了筛查，临床医师可以做一个图表来检查，通过简短地与

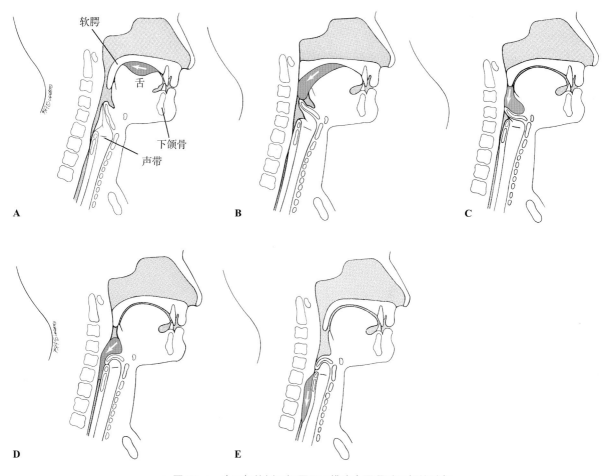

软腭
舌
下颌骨
声带

A　B　C

D　E

▲ 图 27-4　头颈部的侧面视图显示推注食团通过咽部的过程

患者交谈，和（或）观察他或她吃一顿饭。

六、吞咽评估

许多患者吞咽无效或发生误吸没有明显的外部症状，如咳嗽，那些因为手术或神经系统损伤而暂时禁食的患者更需要仔细评估其吞咽情况，如脑外伤或闭合性头部外伤。目前用于吞咽的检查包括透视、测压、超声和内镜检查。

（一）床旁评估

床旁评估是患者筛查后的下一步，包括评估面部、唇部、舌部、咽部、喉部和呼吸控制，患者遵嘱的能力，床旁评估还包括口腔结构的检查。检查结束后将建议患者是否需要仪器评估，如透视或内镜检查。

（二）钡餐透视检查

在吞咽的四个时期，从口腔准备期开始，到食管期结束，因钡餐透视检查可直接观察上消化道。头颈部外科手术患者和神经系统疾病患者不适合使用上消化道钡餐，他们因吞咽问题而引起严重的误吸风险。

在吞咽时，给患者一杯钡剂，多次吞咽来检查食管的解剖和蠕动，因为食管是一个塌陷的管道必须用钡剂填充后才能看到。为了在不受重力影响的情况下准确评估食管的蠕动，患者需仰卧位从上至下观察。

改良的吞钡检查技术（MBS）用于口腔和咽喉处，与检查食管时遇到的问题不同。口腔和咽喉是空腔，当其填充大量的药物时结构和功能的形象化被消除。此外，患有口腔或咽部吞咽障碍的患者在处理大剂量药物时有更大的困难，并且有吸入气管的风险。因此，在评估有口腔和咽部吞咽障碍的患者时，要使用改良吞钡检查技术。患者的吞咽障碍可能只表现在吞咽液体时，若仅使用大块的食物进行试验可能不会表现出吞咽障碍，反之亦然。

进行改良的吞钡检查时，患者需保持直立。在吞咽障碍患者中，必须先检查正常饮食时口腔和咽喉生理功能。如果有需要，可以改变患者的体位，来观察在吞咽食物的流动与姿势的关系。

在改良的吞钡检查中，首先侧面观察患者，透视管聚焦在前唇和 C_7 下方，如下所示（图27-5）。评估咽部和口咽在吞咽和吸气运动时的表现。在前后位观，气管覆盖食管难以评估。

改良吞钡检查主要是确定在吞咽过程中的即时口腔和咽喉的运动；确定吞咽不同黏稠程度食物时的误吸；吞咽速度的评估（与正常情况相比）；评估治疗的效果，如姿势的改变、提高感觉的输入，以及吞咽动作的治疗过程[16, 36, 41, 43-50]。如果患者误吸或吞咽效率极低，在钡餐透视检查中同时进行治疗改善吞咽，使患者可继续经口或者尽快恢复经口进食。测试的目的是恢复口腔摄入，而不是阻止患者进食。

（三）内镜检查

经鼻纤维喉镜检查已经用于评估吞咽过程[50-53]。口腔期是看不到的，在吞咽过程中，图像随着咽部收缩而消失，视野缩小。吞咽后可以看到咽腔中残留的食物，也可以是吞咽后残留的误吸食物。超声检查用于评估吞咽时舌头的解剖和生理学，但是由于骨骼的干扰目前不能用于检查咽喉。因此，现仅局限在吞咽时的口腔期研究。

（四）测压法

测压计通常用来检查食管的蠕动和上、下食管括约肌压力是否正常[3, 54, 55]。患者吞咽时压力传感器的软管第一个定位在食管括约肌中，第二个定位在食管中，第三个定位在食管下括约肌。记录咽部、环咽肌和食管中的压力，用于观察咽部收缩和环咽肌开放之间的时间关系。

（五）超声检查

超声检查用于评估吞咽过程中舌的解剖和生理功能，但由于骨骼的干扰，目前不能用于检查咽喉[12]。因此，超声检查仅限于吞咽时口腔阶段的研究。

七、头颈肿瘤放疗引起吞咽障碍
（一）放疗

除了减少唾液的流动和短期口腔或咽腔水肿

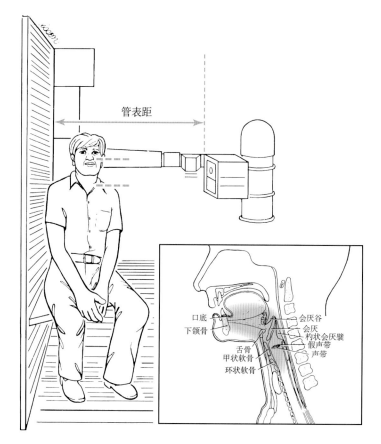

口底
下颌骨

会厌谷
会厌
杓状会厌襞
假声带
声带

舌骨
甲状软骨
环状软骨

▲ 图 27-5 改良钡剂吞咽检查期间患者的位置；在该侧视图中待检查的结构显示在插图中

之外，口腔和咽腔的放疗可能会引起咽部吞咽、喉部抬高和咽部收缩困难，这些症状在治疗结束后立即发生或在几个月后出现 [4, 56]。这可能与放疗后纤维化有关。放疗 6 个月后或整个放疗过程后，吞咽情况表现出不同的症状、持续时间和严重程度。放疗对吞咽的远期影响值得进一步深入研究和重视。

（二）放化疗法

近些年来，高剂量同步放化疗的治疗方案应用增加。这些患者出现了严重的吞咽问题，通常包括咽部吞咽的延迟、喉部抬高的减少、咽部舌根缩回和咽部收缩的减少。扁桃体和舌根部的手术直接影响收缩感觉，这类患者必须使用非口服的营养液治疗。随着时间的延长（3～12 个月），严重程度会逐渐减少，一些患者恢复到口腔摄食。对于这些由于放化疗后引起吞咽障碍的测量和治疗，需要进行更多的研究。

（三）外科治疗

手术治疗对头颈肿瘤患者吞咽的影响取决于手术部位和重建的范围 [4, 57, 58]。一些数据表明，特别是当切除的组织量少时，重建决定了患者术后的吞咽模式。

（四）解剖学的考虑

1. 舌头

舌头在口腔内，是维持正常吞咽最重要器官。舌头负责口腔内的操作和咀嚼，为吞咽准备好食物，并负责吞咽的口腔启动。应尽一切努力使舌头运动范围增大以及协调舌的运动。舌外科手术后，患者处理正常饮食时的能力明显降低 [16]。

2. 口腔后部

当肿瘤侵及口腔后部时，可能影响许多吞咽动作 [59]，包括口腔准备期的舌运动和口腔期的吞咽、咽期下咽和腭咽的闭合。当侵及咽期吞咽触发区域，破坏咽缩肌到舌根部附着处，减少舌根部收缩和咽部收缩。用厚而大的皮瓣重建这个区域会干扰咽腔、舌头，以及其余健康组织的功能 [60]。

3. 咽

咽壁手术本身可能极大地损害咽腔的收缩。如果手术中仅涉及咽腔的一侧，让患者可头转向手术侧，把食物引到正常的一侧，帮助在未手术或损伤较小的一侧进行吞咽 [43]。与在口腔中一样，手术的重建可能干扰非手术侧的功能，因此即使改变头部位置，患者也无法处理比液体更稠的食物，甚至是液体。吞咽更重和更稠的食物比液体需要更大的咽腔运动。

4. 喉

喉部分切除，如半喉切除或声门上喉切除，可能影响吞咽的三个方面：喉部的抬高、喉部的闭合和舌根的回缩。

半喉切除术后，喉腔的闭合是最大的问题 [4]。吞咽取决于再次的重建，以及残喉的形态，许多患者在半喉切除术后通过吞咽训练能在相对短的时间（1个月）内恢复正常的吞咽，这涉及了喉内收运动的锻炼 [61]。

行声门上喉切除的患者通常有许多与吞咽相关的问题，包括喉部的抬高、喉部的闭合和舌根的回缩 [62]。在声门上喉切除术过程中，舌骨部分或全部被切除，打乱了喉部的结构 [63, 64]。当喉腔开放并吸气时，在咽顶残留的残余物可在吞咽后被吸入。这些患者通过舌根的回缩接触前面的杓状软骨来保护气道 [65]。任何对舌根或杓状软骨在内收和前倾中的损伤都会使吞咽后无法保护气道而引起误吸。

八、治疗后并发症

除了由各种治疗方法引起的疾病外，还有相关疾病的并发症。例如，放疗后，下颌骨的放射性坏死可能影响咀嚼。手术后，瘢痕组织或瘘管的形成可能引起额外的瘢痕组织，这会进一步干扰正常的吞咽。

九、总结

许多特定的解剖或生理原因可能造成吞咽障碍及误吸。头颈外科手术患者的误吸需要准确地发现误吸的原因。已知的误吸的原因包括咽腔和舌的延迟触发：喉部的闭合和抬高、舌根的回缩和咽部收缩的减少，治疗方式均不同。首先评估患者的吞咽功能，与正常吞咽进行比较。目前，透视检查、改良的吞钡检查，能很好地评估吞咽和误吸。其他用于评估吞咽的技术，包括床旁评估、测压、超声和内镜，但不能准确评估口咽吞咽的所有方面、误吸的原因和治疗的有效性。研究显示误吸的床旁评估存在高达40%的错误，并且它不能识别发病的根本原因并进行有效的治疗 [50]。吞咽障碍患者的最佳评估是在吞咽的口腔期，行透视检查评估，以便制订适当的治疗方案，患者可以迅速恢复到正常的饮食，并避免慢性误吸、营养不良或脱水等潜在的并发症。

吞咽治疗师应该从头颈癌被诊断出来时就参与到患者的治疗中，以便及时评估和治疗吞咽障碍，并在术后最短的时间内尽可能快地恢复到正常的吞咽功能。

推荐阅读

Ardran J, Kemp F: Closure and opening of the larynx during swallowing. *Br J Radiol* 29: 205, 1956.

Bastian RN: Videoendoscopic evaluation of patients with dysphagia: an adjunct to the modified barium swallow. *Otolaryngol Head Neck Surg* 104: 339, 1991.

Jacob P, Kahrilas P, Logemann J, et al: Upper esophageal sphincter opening and modulation during swallowing. *Gastroenterology* 97: 1469, 1989.

Kahrilas PJ, Lin S, Logemann JA, et al: Deglutitive tongue action: volume accommodation and bolus propulsion. *Gastroenterology* 104: 152, 1993.

Kahrilas PJ, Logemann JA: Volume accommodations during swallowing. *Dysphagia* 8: 259, 1993.

Kahrilas PJ, Logemann JA, Krugler C, et al: Volitional augmentation of upper esophageal sphincter opening during swallowing. *Am J Physiol* 260: G450, 1991.

Kahrilas PJ, Logemann JA, Lin S, et al: Pharyngeal clearance during swallowing: a combined manometric and videofl uoroscopic study. *Gastroenterology* 103: 128, 1992.

Langmore SE, Schatz K, Olsen N: Fiberoptic endoscopic examination of swallowing safety: a new procedure. *Dysphagia* 2: 216, 1988.

Lazarus C, Logemann JA, Gibbons P: Effects of maneuvers on swallowing function in a dysphagic oral cancer patient. *Head Neck* 15: 419, 1993.

Lazarus CL, Logemann JA, Pauloski BR, et al: Swallowing

disorders in head and neck cancer patients treated with radiotherapy and adjuvant chemotherapy. *Laryngoscope* 106: 1157, 1996.

Logemann J: *Evaluation and treatment of swallowing disorders* , ed 2, Austin, TX, 1998, Pro–Ed.

Logemann JA: *A manual for videofl uoroscopic evaluation of swallowing* , ed 2, Austin, TX, 1993, Pro–Ed.

Logemann J, Bytell D: Swallowing disorders in three types of head and neck surgical patients. *Cancer* 44: 1075, 1979.

Logemann JA, Gibbons P, Rademaker AW, et al: Mechanisms of recovery of swallow after supraglottic laryngectomy. *J Speech Hear Res* 37: 965, 1994.

Logemann JA, Kahrilas PJ, Cheng J, et al: Closure mechanisms of the laryngeal vestibule during swallow. *Am J Physiol* 262: G338, 1992.

Logemann J, Kahrilas P, Kobara M, et al: The benefit of head rotation on pharyngo–esophageal dysphagia. *Arch Phys Med Rehabil* 70: 767, 1989.

Logemann JA, Pauloski BR, Rademaker AW, et al: Speech and swallow function after tonsil/base of tongue resection w/primary closure. *J Speech Hear Res* 36: 918, 1993.

Logemann JA, Rademaker AW, Pauloski BR, et al: Effects of postural change on aspiration in head and neck surgical patients. *Otolaryngol Head Neck Surg* 110: 222, 1994.

Martin BJ, Logemann JA, Shaker R, et al: Normal laryngeal valving patterns during three breath–hold maneuvers: a pilot investigation. *Dysphagia* 8: 11, 1993.

Martin–Harris B, Logemann JA, McMahon S, et al: Clinical utility of the modified barium swallow. *Dysphagia* 15: 136, 2000.

Rademaker AW, Logemann JA, Pauloski BR, et al: Recovery of postoperative swallowing in patients undergoing partial laryngectomy. *Head Neck* 15: 325, 1993.

Rasley A, Logemann JA, Kahrilas PJ, et al: Prevention of barium aspiration during videofluoroscopic swallowing studies: value of change in posture. *Am J Roentgenol* 160: 1005, 1993.

Robbins J, Hamilton JW, Lof GL, et al: Oropharyngeal swallowing in normal adults of different ages. *Gastroenterology* 103: 823, 1992.

Veis S, Logemann J: The nature of swallowing disorders in CVA patients. *Arch Phys Med Rehabil* 66: 372, 1985.

咽食管的影像学诊断

Diagnostic Imaging of the Pharynx and Esophagus

Barton F. Branstetter Ⅳ 著

孙立新 于学文 李小芹 田 静 译

第28章

要点

1. 食管造影，也称为吞钡造影，常用来评估咽黏膜，而改良的吞钡造影常用来评估吞咽情况。
2. 正电子发射断层摄影－计算机断层扫描（PET–CT）已成为颅底癌、咽癌和食管癌分期、监测的基本手段。
3. 虽然多数咽食管疾病的诊断方法已经由内镜取代了荧光透视，但是蠕动、瘘和憩室等疾病的评价仍主要依赖放射学。
4. 磁共振成像和 PET–CT 的联合检查是鼻咽癌分期的金标准。
5. 超声内镜和 PET–CT 联合应用是食管癌分期的金标准。
6. 内镜和 PET–CT 是口咽癌和下咽癌分期的金标准。

随着放射学检查方法的不断增加，让临床医师了解放射科医师提供的检查资料显得越来越重要。断层成像质量和实用性的提高，以及内镜技术的进步，都导致了透视检查数量的下降。然而，荧光透视仍然是许多咽和食管疾病最好的评估技术。特别那些患有疼痛、痉挛、多动性呕吐反射或肿瘤性疾病的患者通常不能通过直接检查或内镜进行最佳评估，并且黏膜损伤在断面成像上可能显示欠佳。本章讨论摄影技术和解剖学的基础知识，重点讨论咽部和食管成像方式的适当选择，对某些具体病变的 X 线表现也进行了讨论。

一、技术

（一）常规射线照相

传统的颈部 X 线片（平片）经济实惠、简便，特别适用于患有呼吸窘迫的儿科患者。侧位摄影提供最多的信息，并且通常无须正位摄影即可获得（图 28-1）[1]。如果为了检查不透 X 线的异物，则应拍摄正位片。指示患者在曝光期间说字母 "e"，以便舌头向前，更好地显示口咽 [2]。如果要评估下咽病变，则指示患者通过闭合的嘴唇鼓气以使下咽扩张。儿童应在吸气末进行侧位摄影，以防止椎前软组织冗余，造成假病灶。

胸部 X 线片偶尔能显示晚期食管异常或纵隔气肿，但透视和断层成像仍是胸段食管的最佳检查方法。

计算机摄影和数字摄影已经几乎完全取代了传统的屏－片技术。因为处理迅速且能够显示软组织的细微差异，新技术即使未达最佳曝光标准，其图像对正常组织或病变的显示仍优势明显 [3]。

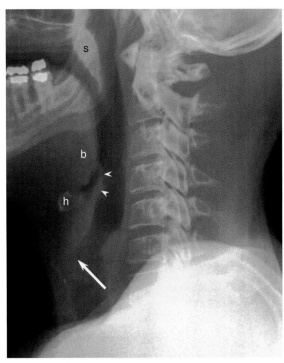

▲ 图 28-1 颈部软组织 X 线侧位片；软腭(s)、舌根(b)、舌骨（h）和会厌（箭）如图所示；喉室呈灰色楔形，难以辨认（箭）

X 线摄影是一项传统技术，它清楚地显示颈部软组织解剖结构 [4]。然而其应用范围较窄，在很多情况下已不适用。

线性和复杂运动断层扫描技术改进了常规 X 线摄影技术。有时小的黏膜病变可以被识别，但是传统的断层摄影几乎已经被计算机断层扫描（CT）所取代。

（二）荧光透视

使用腔内对比剂的动态观察技术在咽食管功能动力学方面的研究价值是非常宝贵的。内镜检查能对黏膜进行直接观察，而放射学检查能提供更多的生理检查信息。每次检查中都应同时使用射线电影照相术（以低帧速率获得的高分辨率图像）和视频捕获技术（以高帧速率获得的低分辨率图像）。射线电影照相术空间分辨率高，能更好地显示黏膜细节，而视频捕获能在较小的辐射剂量下进行动态评估。现代图像存档和通信系统使得影像检查图像可被多次回顾、复习，但是视频捕捉的回顾、复习很少在放射科之外提供。

在传统胶片上，不透 X 线结构比透 X 线结构显得更白。在数字成像的时代，这种传统并没有延续，并且当图像对比度被反转时，某些解剖和病理变化更易被观察。本章中的图像遵循传统惯例。

术语"食管造影"已逐渐取代了容易让人误解的"钡剂吞咽"。注意，食管造影被设计用来评估咽部和食管黏膜，它不同于改良吞钡造影，常可在言语病理学家的配合下评估喉气管的吸气情况。在一些医疗机构，食管造影包括完整的咽部评估，但在某些机构，必须明确要求颈部食管造影、咽部食管造影或咽部造影。注意，鼻咽部不能用透视技术评估，需要横断面成像。

（三）咽食管造影

完整的食管造影有三个时相：充盈相（单对比）、空气对比相（双对比）和黏膜相 [5]。患者经口吞入稀钡剂悬浮液可获得充盈相。咽部成像最好在站立位，多个体位进行快速射线电影照相（每秒 4~6 幅图像）（图 28-2）[6]。在前后位投影时，应使患者的颈部伸展，以防止颌部遮蔽咽部。数字电影图像能显示吞咽动力学的大部分情况。然而，视频捕捉对于评估不明确的充盈缺损仍然非常有用。

食管充盈相应在患者俯卧斜位，并使用吸管吞咽钡混悬液时获得（图 28-3）。这部分检查有两个目的，一是评估食管蠕动，二是最大限度地扩张食管以识别轮廓异常。蠕动用单次吞咽录像评估，最大扩张是通过快速吞咽和 Valsalva 动作实现的。俯卧位可以消除重力因素对蠕动的影响。

食管空气对比相（图 28-3）是在患者直立和稍左前倾的情况下获得的。首先服用产气剂，随后服用稠钡悬浮液。钡涂敷黏膜表面，而产气剂产生的气体使管腔膨胀。这提供了精细的黏膜细节，对于小的、斑块状的黏膜肿瘤和食管炎的不规则性黏膜具有较高的评估价值 [7]。如果患者不能进行胸段食管气钡双重相检查，应以两个垂直平面的钡剂充盈相作为替代。

咽部的空气对比相图像并不是必要的，因为这个区域适合内镜检查。然而，在一些情况下，例如下咽部肿瘤，空气对比相图像是非常有用的。

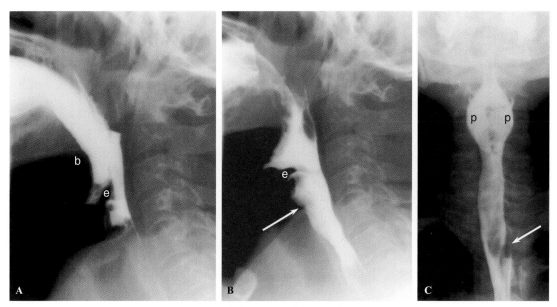

▲ 图 28-2 正常咽部造影

A. 侧位片，早期，会厌（e）是直立的，舌根（b），两者均显示较好；B. 侧位片，延迟期，会厌（e）倒置，注意正常的食管前静脉丛（箭），形似黏膜病变；C. 正位片，延迟期，梨状窝（p）可见，流动的钡剂（箭）可以造成充盈缺损的假象

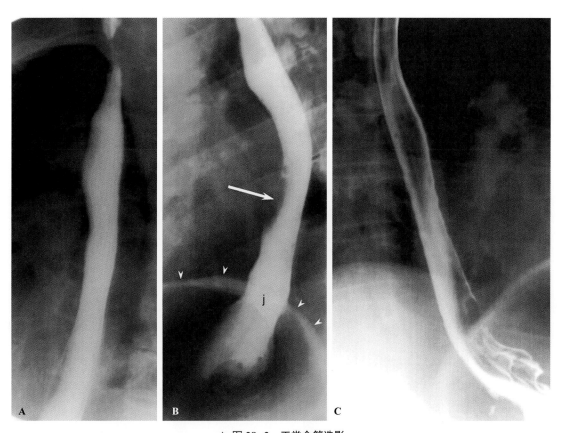

▲ 图 28-3 正常食管造影

A. 俯卧斜位时上胸段食管的充盈相，黏膜光滑规整；B. 俯卧斜位时远段食管的充盈像，对比剂通过胃食管交界处（j）进入充满空气的胃，箭头标记处为膈，气泡（箭）和真正的病变可以鉴别，因为气泡在检查过程中会移动；C. 站立斜位时正常远段食管的空气对比相

在服用稠钡悬液后，使用发声和改进的 Valsalva 动作来扩张咽部（图 28-4）。

食管黏膜相图像（图 28-5）是在服用稠钡悬液，未服产气剂情况下获得的。食管静脉曲张和一些黏膜病变在黏膜相上显示最佳。远端食管和胃食管连接部的检查必须采用此相进行成像。

在食管造影结束时，在食管完全清除所有对比剂后，应进行 Valsalva 和改进的 Valsalva 动作以记录胃食管反流情况。然而，必须要认识到这些动作对于间歇性胃食管反流的诊断是不灵敏的。

（四）改良吞钡造影

改良吞钡造影可用来评估吞咽反射的协调性，最常用于确定气管误吸的原因，并评估气管误吸的严重程度。言语病理学家在适当的放射安全预防措施下，给患者吞服不同稠度的钡混悬液，同时放射科医师对其进行侧位透视观察。并对整个检查过程进行录像[8,9]。

患者吞服的钡混悬液有多种浓度（如稀液体、稠液体、花蜜状、糊状、固体）。各种钡悬浮液旨在模拟不同的食物浓度，并提供更完整的吸入风险评估。如果气管误吸或喉部穿透被确认为处于中间位置，言语病理学家可以指导患者在吞咽期间进行保护性操作。这样的动作包括改变头部位置（转下巴、转颈部）和餐后强迫咳嗽。该检查可辅以前后位正位片，以评估梨状隐窝的对称性。

（五）口服对比剂

钡剂混悬液是最著名的透视对比剂，但有些患者不适合口服钡剂，如咽部或食管穿孔的患者，有钡剂渗入颈部，胸部软组织的危险。外渗钡剂可引起炎症反应或钡剂可能浓缩而不易被吸收[10]。水溶性对比剂，例如用于 CT 静脉（IV）造影的对比剂，可作为替代品。不幸的是，水溶性试剂不如钡悬浮液那么致密，所以它们对小的渗漏不太敏感。如果在使用水溶性对比剂后没有发现渗漏，则应用钡剂重复检查[11]。

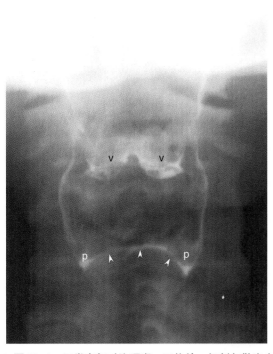

▲ 图 28-4　正常空气对比咽喉，正位片；钡剂勾勒出会厌谷（v）和梨状隐窝（p）的轮廓；梨状隐窝由光滑的弓状后环线（箭头）连接

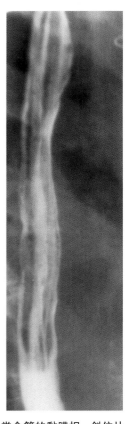

▲ 图 28-5　正常食管的黏膜相，斜位片；稠钡剂覆盖未扩张的胸中段食管，正常的纵向黏膜皱襞易于识别

离子对比剂还有另一个缺点：如果它们被吸入肺部，则可能引起化学性肺炎和肺水肿[12]；如果存在误吸或气管食管瘘的风险时，应使用非离子水溶性试剂。

用于评估喉和咽的油性对比剂仅具有历史意义。

（六）计算机断层扫描

在大多数医疗机构，CT 是评估颈、胸部肿块的首选方式。所有现代的 CT 仪都采用螺旋扫描模式，具有多个探测器通道（MDCT），具有64 或 128 个探测器通道的扫描仪是常见的[13]。MDCT 的高分辨率使任意解剖层面的多平面和三维重建成为可能。快速扫描允许 CT 动态成像，可以评估血管和其他生理特性[14]。

CT 扫描便捷，并且能提供肿块病变的范围和特征等关键信息。对已明确的肿瘤，CT 用于确定周围深部组织受侵袭的程度，肿瘤与诸如声带和动脉等重要结构的关系，以及局部淋巴结受累情况[15]。CT 对骨侵袭情况的评估能力可以和 MRI 媲美[16]，但 MRI 是评价软组织受累范围的首选，特别是在颅底[17]。CT 的缺点是患者的金属假牙和患者体型（尤其是肩部）易造成伪影。

因为肿大的淋巴结有时与周围结构难以区分，所以静脉注射对比剂在颈部检查中非常重要。肾功能不全和对比剂过敏是静脉注射对比剂的相对禁忌。有些医生会避免在需要放射消融的甲状腺肿瘤患者中应用静脉对比剂，因为对比剂会在检查后不确定的时间内阻碍碘的吸收。

离子型对比剂比价格相对高昂的非离子型对比剂更容易发生变态反应；因此，一些医疗机构弃用了离子对比剂。气道病变患者应避免使用离子型对比剂，因为轻度变态反应可导致严重的气道损害。

颈部螺旋 CT 扫描时最大层厚应为 3mm。尤其喉部附近的肿瘤，可能需要更薄的层厚来明确病变范围。使用 75～125ml 的团注对比剂，延迟45～60s[18]。更快的扫描仪需要更长的对比剂延迟，因此在设备升级时需要修改协议。胸部 CT 的厚度为 5～7mm，通常不需要额外静脉注射对比剂。颈部和胸部的 CT 不应该作为连续采集来

进行，因为扫描时两者的手臂位置不同。

（七）磁共振成像

不同于依靠电离辐射产生图像的 CT，MRI 使用强磁场和射频脉冲来探究患者的组织情况。它对于颅底、口腔和喉部肿瘤的评估尤其有用，但由于运动伪影和场强失真无法完全观察纵隔，对于胸部评估则没有那么有用[19]。

多序列成像是磁共振很大的一个优势，可以对病理组织更精确地描述。最常用的序列是 T_1 加权和 T_2 加权序列。注射对比剂后的图像通常是 T_1 加权序列，T_1 加权对解剖关系显示较好，而 T_2 加权图像对病变敏感。许多其他的序列和方案——如反转恢复序列、脂肪抑制、磁化转移和扩散加权——可以更精确地确定组织特征和病理范围。

MRI 的优点包括金属假牙和患者体型引起的伪影较少，可以任意平面（包括斜面）直接成像。MRI 中使用的钆对比剂比 CT 对比剂具有更低的变态反应风险[20]。然而，钆对比剂与肾源性系统性纤维化有关，后者是接受 MRI 增强的肾脏病患者所常发的严重疾病。

MRI 的缺点包括扫描时间过长，有时会导致运动伪影，特别是在虚弱患者或呼吸系统受损的患者中。MRI 磁体的窄洞常引起幽闭恐惧症。许多患者不能靠近 MRI 磁体，因为体内的金属或电子植入物可能会因磁场的快速变化而移位或触发[21]。特别是心脏起搏器 / 除颤器、耳蜗植入物和铁磁性动脉瘤夹均是 MRI 检查的禁忌物[22]。有些金属异物也可以考虑接受 MRI 检查，这主要取决于金属材料的位置[23]。

MRI 可以使用不同的接收线圈，分别适合于不同的身体部位。对于头颈部患者来说，使用表面线圈成像是至关重要的，可以提高空间分辨率和信噪比。低场强开放式 MRI 磁体的空间分辨率和信噪比较低，难以评估颅底或喉部的复杂解剖结构，故不推荐用于头颈部成像。

（八）超声

颈部经皮超声检查在甲状腺癌患者病情评估及介入手术指导中的应用再次广泛起来[24]。虽

Cummings

耳鼻咽喉头颈外科学（原书第6版）

然超声可以用来评估颈部浅表淋巴结，但它可能忽略深层淋巴结，不能完全依靠它来评估颈部组织。经食管超声检查能提供与 CT 互补的信息，对于评估食管病变累及的组织范围是非常有价值的[25]。所有超声检查技术都高度依赖于操作人员，因此有经验的技术人员和经过适当训练的医师对保证诊断质量来说是非常必要的。

（九）正电子发射断层摄影 – 计算机断层扫描

[18F]– 氟脱氧葡萄糖（FDG）正电子发射断层摄影联合 CT（PET–CT）使头颈部癌症患者的治疗发生了革命性的变化[26]。PET 是一种依赖于检测肿瘤中葡萄糖摄取、代谢增加的功能成像技术，以识别未知的原发性肿瘤、确定恶性肿瘤分期、寻找转移性疾病和评估复发[27, 28]。PET 成像的主要局限性是其空间分辨率差，在头颈部尤其明显。组合式 PET–CT 仪利用 CT 的高空间分辨率和 PET 的功能信息产生融合图像，克服了这一困难（图 28-6）。对于头颈部恶性肿瘤的评估，PET–CT 优于单独 PET 和单独 CT[29]。

PET–CT 可用于癌症分期、治疗效果评价及患者治疗后的监测[30]。目前最佳评估和监测计划尚未确定，多认为 PET–CT 应该在治疗结束后至少 8 周后进行，以避免假阳性和假阴性结果[31]。因为 PET–CT 假阴性的发生率低，所以利用 PET–CT 监测特别有价值。

PET–CT 扫描结果的分析是复杂的，依赖于放射科医师对 PET–CT 和头颈部影像的经验。头颈部 FDG 的生理摄取是很普遍的，特别是在肌肉收缩期间（如颈部和甲杓肌），因此可能与肿瘤摄取混淆[32]。另外，无论是手术或者来源于牙齿、腮腺和扁桃体等感染引起的炎症也可能使结果难以解释清楚，并可能导致假阳性解读和不必要的额外评估和活检。

PET–CT 的未来趋势包括组合式 PET–MR 扫描仪、开发新的配体以补充或替换 FDG，以及优化检查的指导方针。

（十）其他核医学检查

尽管 PET–CT 是头颈部最常用的核医学检查，但有时其他核医学检查也是有用的。食管通畅情

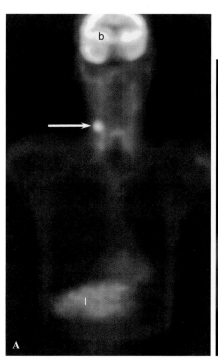
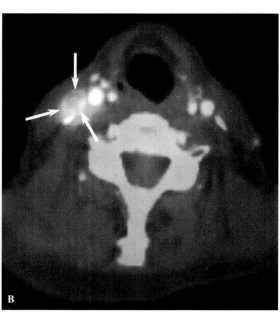

▲ 图 28-6 正电子发射断层摄影（PET）– 计算机断层扫描确定转移的颈淋巴结

A. 冠状位 PET 图像显示在下颈部病灶（箭）的高摄取，但精确的解剖位置是不确定的，大脑（b）和肝脏（l）如图所示；B. 融合的轴向图像显示病灶定位在 III 组淋巴，

况、胃食管反流和胃排空可以用常规核医学技术进行研究[33, 34]。这些研究对于反流的观察比透视更敏感，但是反流的定量程度与症状不具有显著的相关性。放射性核素唾液显像主要应用于儿科人群。

二、放射解剖学

（一）咽

咽腔的放射解剖学最好用空气对比透视图像来观察（图 28-4）。会厌、会厌谷和梨状窝的表面黏膜易于识别。舌扁桃体正常情况下可以不对称，不应与会厌谷的肿块相混淆。会厌在侧位片进行评估最好，可以直接评估其厚度。梨状窝有时可以不对称，但完全的充盈缺损可能是肿瘤。钡汇集在喉后缘和下咽后壁之间，形成环后线（图 29-4），该线的断裂或不规则是肿瘤侵袭的标识。环咽肌位于第 6 颈椎前部，在下咽后壁上可以看到轻微的凹陷，但在正常人中通常看不到。图 28-7 和图 28-8 显示了上消化道的正常断面解剖[35]。

（二）食管

食管起自第 6 颈椎水平。颈部食管位于气管的后方，并略微向左（图 28-7）。可能影响颈部食管的周围结构包括气管、颈椎、甲状腺和甲状旁腺及颈部淋巴结。在 CT 上，闭合时颈段食管的前后径不应超过 16mm，其左右径不应超过 24mm，食管边缘可能更加突出[36]。在侧位充盈相上，环状软骨下食管前壁正常黏膜的不规则常是明显的（图 28-2）；这是由覆盖在腹侧黏膜下静脉丛的松弛的黏膜皱褶引起的，不应该被误认为是肿瘤侵袭或食管蹼[37]。与食管蹼和肿瘤不同，静脉丛在吞咽时形状会发生变化。

胸段食管位于脊柱前部、降主动脉的前内侧（图 28-7）。膈壶腹是食管腔的正常膨大处，见于胃食管交界处的正上方（图 28-9）。食管前外侧有三个正常的压迹：①主动脉弓；②左主支气管；③左心房（图 28-3）。邻近的其他结构包括降主动脉、主动脉弓和大血管、气管隆凸、纵隔淋巴结和脊柱。

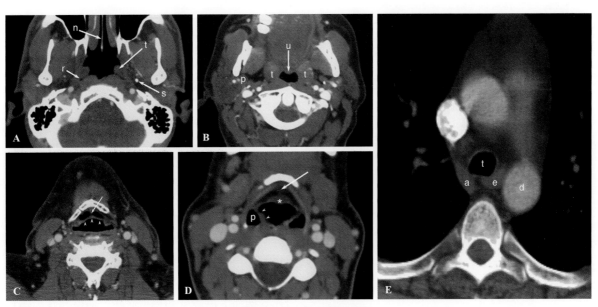

▲ 图 28-7 正常上消化道 CT

A. 鼻咽部，咽鼓管圆枕（t）、咽隐窝（r）、鼻中隔（n）和茎突（s）；B. 口咽部，扁桃体（t）、腮腺深叶（p）和悬雍垂（u）；C. 声门上腔，会厌（箭）和舌骨会厌韧带（箭头）形成会厌谷的边界；D. 喉咽部，不应把会厌柄（星号）误认为侵犯会厌前脂肪（箭）的肿瘤，杓状会厌襞（箭头）形成梨状窝（p）的内侧壁；E. 胸部，食管（e）位于气管（t）的左后方，周围结构包括奇静脉（a）和降主动脉（d）

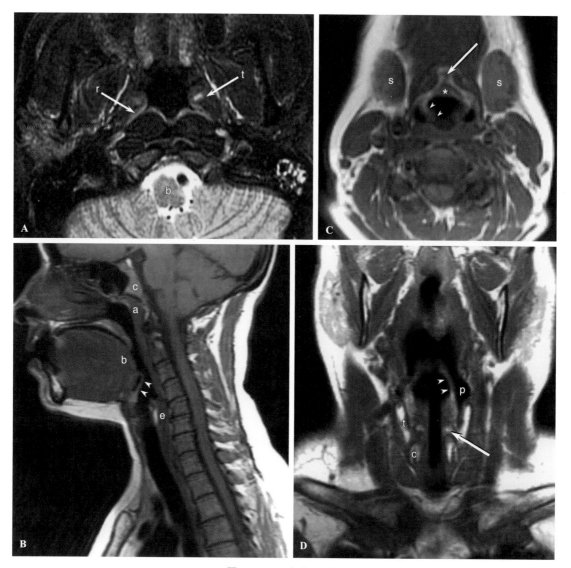

▲ 图 28-8　正常磁共振解剖

A. 通过鼻咽部的 T_2 加权的轴位图像，脑干（b）、咽鼓管圆枕（t）和咽隐窝（r）；B. 颈部和面部的矢状位 T_1 加权图像，腺样体（a）、舌根（b）、斜坡（c）、会厌（箭头）和颈段食管（e）；C. 通过喉咽部的轴向 T_1 加权图像，会厌柄（星号）、会厌前脂肪（箭）、杓状会厌襞（箭头）和颌下腺（s），与图 28-7D 相匹配；D. 颈部 T_1 加权冠状位图像，杓状会厌襞（箭头）形成梨状窝（p）内侧壁，下咽肿瘤对甲状腺（t）和环状软骨（c）的侵袭可在该平面进行评估，杓状软骨（箭）也可见

当食管充满了对比剂时，管壁光滑整齐。当食管塌陷时，纵向的黏膜皱褶沿着食管的长轴出现，偶尔横向的皱褶是正常的。

三、形态异常

（一）咽

改良吞钡造影是评价吞咽功能障碍的最合适的放射学检查[9]。食管的 X 线片能提供关于吞咽的一些信息，而改良吞钡造影通过使用几种不同浓度的钡能提供更详细的评估。伴或不伴感

觉测试的功能性内镜可作为改良吞钡造影的替代检查技术[38]。但改良吞钡造影能提供更多生理环境的信息，因为没有内镜移动带来的干扰。在改良吞钡造影过程中，患者可以使用保护性动作，例如下巴收紧和强迫咳嗽，而这些在内镜检查期间是不可用的。此外，改良吞钡造影更详细地评估了上段咽腔的吞咽情况[39]。内镜检查和改良吞钡造影在大多数医疗机构被认为是互补的检查。

改良吞钡造影可以评估吞咽反射的所有阶

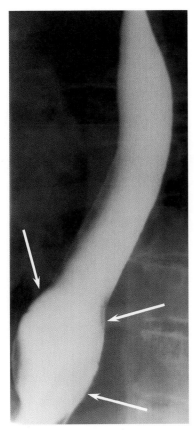

▲ 图28-9　膈壶腹是位于膈上的远端食管的正常膨大

段[2, 8, 40, 41]。舌头使食物在口腔内形成团并将其从口腔输送到口咽。软腭抬高并接近后咽，以防止腭咽反流。整个喉部抬高，接着蠕动波通过咽部。会厌反转将食物团送到梨状窝，保护喉前庭。在下咽底部，环咽肌舒张，允许食物团通过。

腭咽闭合可以被直接观察到。通过观察舌骨，可以清楚地看到喉部的抬高。会厌反转是迅速的，有时需要回顾视频图像才能确认。在喉前庭可以看到短暂的对比剂渗漏。如果发现对比剂迅速清除，被检者也没有咳嗽，这提示没有气管误吸的风险。正常人的会厌谷或梨状窝中可能会积聚少量钡，蠕动波会清除咽部其余部分的对比剂。环咽肌位于 C_6 椎体的平面，通常不能看到。

1. 吞咽异常

误吸可发生在吞咽的任何阶段，根据其与吞咽反射的关系，可分为餐前、餐时和餐后。在口腔阶段（餐前），不受完全控制的口腔食物团使对比剂漫过舌根溢出到会厌谷。在严重的情况下，会厌谷将完全填满，对比剂会从会厌溢出到喉部。

在蠕动期间（餐时），会厌反转失败使对比剂进入喉部。吞咽后（餐后），当患者恢复呼吸时，对比剂的不完全清除会导致误吸。

异常咽运动是由脑干疾病，第Ⅸ和Ⅹ对脑神经，肌神经连接，或咽肌结构等的紊乱引起的。重症肌无力是一种肌神经连接紊乱，会导致吞咽起始延迟、鼻咽反流、咽腔扩大、气管误吸，以及排空不完全。这些症状在连续吞咽后加重，新斯的明治疗后病情好转[42]。影响咽肌的疾病（如皮肌炎、系统性红斑狼疮、肌强直性营养不良、系统性硬化症和眼咽肌病）可导致咽收缩力减弱，排空不完全。

单侧咽部麻痹会导致梨状窝不对称，因为对比剂会在咽缩肌的作用下涌向麻痹侧[43]。这种不对称性不应被误认为是健侧的充盈缺损。对患者仔细进行多次吞咽动态检查可能是必要的，以防止这种诊断错误。

2. 环咽肌功能紊乱

不像其他使咽部缩窄的肌肉，环咽肌收缩是在吞咽间隙，并起到类似食管上括约肌的作用。它通常在吞咽过程中舒张，以允许食物团通过。当肌肉不能完全放松（环咽失弛缓症）时，在 C_6 椎体平面的下咽后壁可以看到光滑的压迹（图28-10）。与大多数咽后肿块不同，环咽肌在矢状面上不超过1cm。环咽失弛缓症最常见的原因是脑血管疾病。其他原因包括假性延髓性麻痹、鼻咽癌、脊髓灰质炎、甲状腺性肌病、颈迷走神经切断术、多发性肌炎、皮肌炎、眼咽综合征、肌萎缩性脊髓侧索硬化症和食管裂孔疝，但许多病例是特发性的。环咽失弛缓症与咽下部憩室的发育有关[44]。吞咽困难通常被认为是双侧发病，单侧发病很少见，透视下评价最佳[45]。

食管上括约肌功能不全称为环咽肌弛缓症，在放射学上表现为吞咽间歇环咽压迹的消失。环咽肌弛缓症特发于强直性肌营养不良症患者，虽然大多数强直性肌营养不良患者都有与之相反的疾病——环咽肌失弛缓症[46]。

在家族性自主神经障碍中出现的环咽肌延迟开放，会导致误吸和反复肺部感染。这种病症不同于环咽肌失弛缓症，其环咽肌在延迟后可以完全松弛。

（二）食管

压力测定是评价食管运动障碍的参考标准[47]。荧光透视检查、核素扫描和测压法的相对敏感性尚有争议[33, 34, 48, 49]。放射学检查方法侵入性小，不易引起患者的不适。荧光透视检查另外还具有发现结构异常的优点。

正常（原发）蠕动波由吞咽引起，并且该波不间断地传到食管下括约肌（LES）。在原发蠕动波期间，对比剂团应保持完整；近端对比剂的渗漏是蠕动减弱的最早迹象。第二蠕动波在食管中部由局部刺激引起，如胃食管反流或食物滞留等。第三收缩是非蠕动性局部收缩，是运动障碍的促成因素。

1. 蠕动减少

贲门失弛缓症是由 Auerbach 神经丛变性引起的神经肌肉疾病[50]。蠕动消失，但 LES 仍保持紧闭状态，因此食管逐渐扩张[51]。严重病例可以在胸片上看到存有潴留食物的扩张食管。在透视下，远端食管呈锥形或喙状（图 28-11）。

在疾病的早期，食管可能仅轻微扩张，伴有占明显优势的第三收缩，称为剧烈贲门失弛症，与食管痉挛类似（图 28-12）[52]。贲门失弛缓症患者罹患食管癌的风险增加，放射学检查可提示[53, 54]。

食管下括约肌的损伤是贲门失弛缓症的常见特征，但不是特有特征。弥漫性食管痉挛、老年性食管或结缔组织疾病的患者也可能有 LES 无法松弛的现象。远端食管癌或贲门癌有时可能与贲门失弛缓症表现相似[55]。美洲锥虫（Chagas）病中，克氏锥虫破坏食管神经节细胞，食管造影表现可能与贲门失弛缓症相同[56]。其他与贲门失弛缓症表现类似的疾病包括中枢和外周神经病变，如卒中、糖尿病、淀粉样变性、反流性食管炎狭窄等[44]。

老年性食管是由于年龄增长而出现的食管蠕动减弱。老年吞咽困难患者常可观察到此现象，但反流性食管炎、老年性食管和吞咽困难之间的关系尚不清楚[57]。老年性食管表现为原发蠕动波

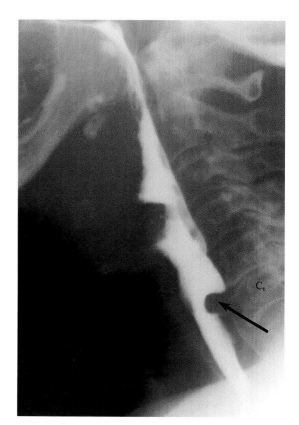

▲ 图 28-10　环咽失弛缓症

从食管造影的侧位片可看到在第 6 颈椎（C_6）水平食管后壁有一个光滑的圆形压迹（箭）

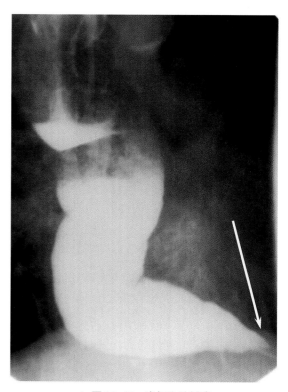

▲ 图 28-11　贲门失弛缓症

下纵隔的斜位图像显示胃食管交界处（箭）扩张的食管呈喙状

消失伴间歇性第三收缩。

　　许多其他疾病也可以导致食管蠕动减弱，如严重的食管炎、糖尿病、酒精中毒、甲状腺功能亢进、抗胆碱能药和外科迷走神经切断术[44]。

2. 结缔组织疾病

　　硬皮病是伴有食管症状的结缔组织病的典型代表。在食管的远端 2/3 处蠕动消失，该部分肌层是平滑肌，而不是横纹肌。这通常导致远端食管轻度扩张。与贲门失弛缓症相反，LES 失去括约能力并允许回流（图 28-13）。硬皮病与食管裂孔疝、念珠菌性食管炎[58]、吸入性肺炎、食管腺癌[59]、反流性食管炎[60]及 Barrett 食管有关[61]。

　　系统性红斑狼疮、类风湿关节炎和多发性肌炎的影像学表现与硬皮病相似。相反，皮肌炎主要影响咽和食管上段的横纹肌[44]。荧光透视和压力测定比内镜在结缔组织疾病的评估中更有用[62]。

3. 食管痉挛

　　弥漫性食管痉挛患者近段 1/3 的食管蠕动是正常的，而远段 2/3 的收缩是不协调且无蠕动波。可能的影像学表现包括螺旋状食管（对比剂螺旋柱，图 28-14），念珠状或羊肉串状（多个因紧密收缩而分离的囊）和弥漫性狭窄。仅当这些影像学检查伴随胸骨下胸痛时才做出弥漫性食管痉挛的诊断。

　　胡桃夹食管，也称为症状性食管痉挛或高压性食管蠕动，其特征是可引起胸痛的高收缩性蠕动波。食管造影通常是正常的，诊断依赖于食管压力测定[63, 64]。

四、憩室

（一）咽下部憩室

　　咽下部憩室是咽部憩室中最常见的。它是咽后壁真正的憩室通过环咽肌上方的 Killian 切口形成的。患者一般表现为口臭和食物反流[65]。咽下部憩室在透视下侧位显示最好（图 28-15）。在吞咽过程中可以观察到对比剂填塞憩室，在吞咽间歇潴留有变化。大憩室可压缩下咽部，透视检查有助于确定憩室的大小和憩室颈的直径。

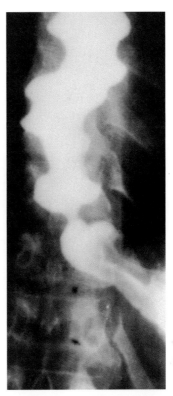

▲ 图 28-12　剧烈贲门失弛缓症

食管钡餐造影显示扩张的食管有多个非蠕动性收缩

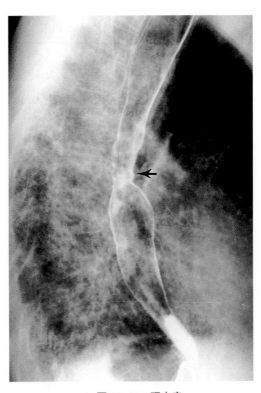

▲ 图 28-13　硬皮病

硬皮病患者伴反流性食管炎导致的中段食管狭窄（箭），注意其肺呈间质性改变

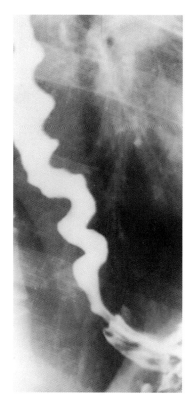

▲ 图 28-14　弥漫性食管痉挛
钡餐食管造影显示伴有胸痛的患者因非蠕动性收缩而导致食管呈螺旋状

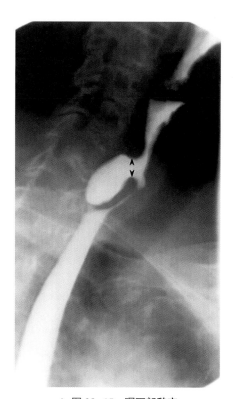

▲ 图 28-15　咽下部憩室
食管造影的斜位图像显示一个从下咽向后延伸充满钡的囊袋，食管移位并受压；憩室的颈部用箭头表示

（二）咽囊

在扁桃体或甲状舌骨膜水平的咽壁有时会突出于其正常轮廓。这种"咽囊"通常是无症状的，但病情严重的患者可能会具有吞咽困难或食物反流等症状。咽囊最好在前后位投影中观察，它们可以瞬时填充（图 28-16）。咽囊应该与真正的咽憩室区别开来，咽憩室表现为持续性的咽黏膜突出（图 28-17）[66]。咽憩室还表现为慢性咽压升高。

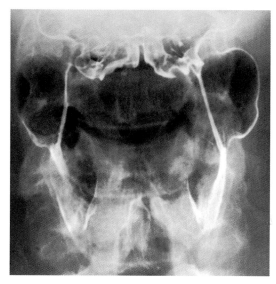

▲ 图 28-16　两侧咽囊
空气对比咽造影的前后位显示当患者做改良 Valsalva 动作时咽侧壁两侧的隆起；这些囊袋不是真的憩室

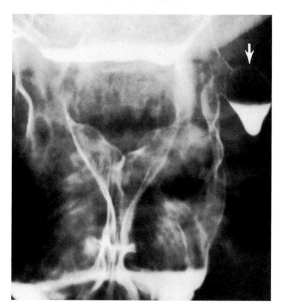

▲ 图 28-17　获得性的一侧咽旁憩室
空气对比咽造影的前后位示咽侧壁持续的局限性外翻（箭）；这种外翻表现为下咽黏膜通过甲状腺舌骨膜的突出

（三）喉囊肿

喉囊肿是喉室腔形成的憩室[67]。喉囊肿分为内、外或混合，取决于它们是否横跨甲状舌骨膜。食管 X 线片通常是正常的，但杓会厌皱襞可能被下面的肿块推移。喉囊肿最好用 CT 或 MRI 来评估，在 CT 或 MRI 上常表现为在喉内或喉周有明确边界的充满空气或液体的肿块（图 28-18）[68]。肿块的密度或信号随着蛋白质含量而变化。

（四）中段食管憩室

食管憩室发生在隆突或者膈上水平。它们是通过内压而不是牵拉形成的[69]。透视下，食管憩室表现为边缘光滑的向外突起囊袋，能够蠕动扩张和收缩（图 28-19）。这些憩室通常见于食管运动障碍的背景下。

五、感染和炎症

食管炎症的放射学征象是黏膜形态的改变。透视下黏膜的最好的评价方式是使用充盈相和空气对比技术[70]。在所有类型的食管炎中，食管褶皱的增厚及正常扩张性的缺失都可见。异常皱褶可能有横向的并且在蠕动时常是固定不变的。各种化学、物理和感染因子都可以导致食管炎，但目前胃食管反流是最常见的。

（一）反流性食管炎

放射性医师经常在食管造影中使用各种各样的刺激方法来引起胃食管反流（GER）。这些方法包括咳嗽、Valsalva 动作、抬腿、头低足高位、上腹部压迫和水虹吸测试（当对比剂进入胃后患者再吞咽水）。尽管有这些动作，但只有一半经内镜证实有反流性食管炎的患者有胃食管反流的影像学证据[71]。内镜检查本身对诊断 GER 是不敏感的，24h 的 pH 监测仍然是最好的诊断技术[72、73]。

GER 最早的影像学表现是轻微的，包括远端食管的收缩性减弱，颗粒状黏膜和微小的表面糜烂。随着疾病的进展，明显的溃疡可能出现线性或圆形的形态（图 28-20）。晚期的 GER 导致深度溃疡（图 28-21），可以治愈但具有不同程度的

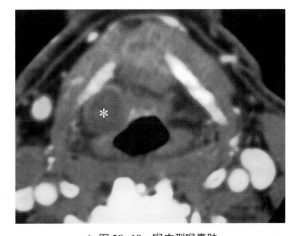

▲ 图 28-18 喉内型喉囊肿

喉部增强 CT 显示声门上区脂肪间隙内充满液体的肿块（星号）；喉囊肿可能充满空气也可能充满液体

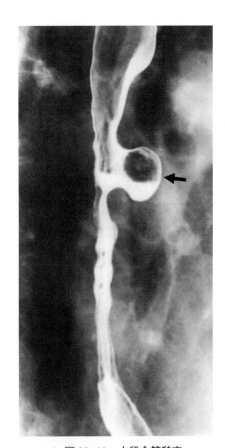

▲ 图 28-19 中段食管憩室

空气对比食管造影显示食管部分塌陷，隆突下水平可见一个边缘光滑、圆形的憩室（箭）

瘢痕，并可能导致狭窄（图 28-22）。虽然大多数 GER 患者有裂孔疝，但这些诊断之间的关系尚不完全清楚[73, 74]。

食管通常是被覆鳞状上皮，胃通常被覆柱状

上皮。严重 GER 患者可能将远端食管的正常鳞状上皮转变为柱状上皮，从而改变鳞柱状交界处的位置，这种情况称为 Barrett 食管（BE）。BE 患者患食管癌的风险显著增加（每年发病率为 0.5%）[75]。

BE 没有特异性影像学特征，但食管中上段的狭窄或溃疡可以提示诊断（图 28-23）。与狭窄相邻的网状黏膜也是具有提示价值的[74]。不过，对于 BE 患者的诊断及监测，内镜加活检检查优于透视检查[75]。

（二）感染性食管炎

感染性食管炎主要见于免疫抑制患者，如患有艾滋病、癌症、糖尿病或器官移植的患者。通常涉及长段食管，并且吞咽痛是最常见的表现。早期食管炎的影像学表现在单对比检查中很容易被忽视，建议使用空气对比技术[76]。

白色念珠菌是引起食管炎的最常见微生物。不仅在免疫功能低下的患者中，而且在食管淤滞（如贲门失弛缓症或狭窄）的情况下也可以看到[77]。早期疾病的影像学表现包括异常运动和纵向黏膜斑。随着疾病的进展，这些斑块融合，并且黏膜呈现"蓬松"的外观（图 28-24）。治疗后黏膜的异常情况消失。

单纯疱疹病毒是引起食管炎的第二种最常见微生物。透视下显示食管中段不连续的溃疡（图 28-25）。狭窄和巨大溃疡的发生率较低[78]。溃疡患者内镜检查比透视检查可清晰地见到黏膜囊泡。巨细胞病毒是疱疹病毒家族的另一成员，可能具有与念珠菌性食管炎、疱疹性咽炎或反流性食管炎相似的影像学表现[76]。

据报道，细菌、真菌、分枝杆菌和人类免疫缺陷病毒均可引起食管炎[79-82]。

（三）腐蚀性食管炎

腐蚀性食管炎是摄入腐蚀性物质导致的。在美国，最常见的腐蚀性物质是碱液（氢氧化钠），其通常用于清洁下水道。腐蚀性食管炎的影像学表现取决于腐蚀性物质。例如，酸会导致凝固性坏死，这会限制它们的渗透，而碱会导致液化坏死并深入渗透[83]。内镜检查已成为评估和治疗腐蚀性损伤的主要方式[84]，但影像学在该病的急性

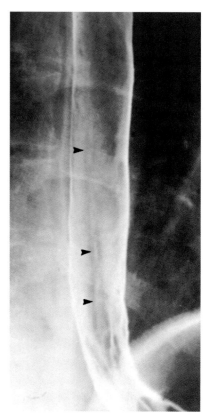

▲ 图 28-20 反流性食管炎

空气对比食管造影显示，反流性食管炎的患者有几个线性溃疡（箭头）

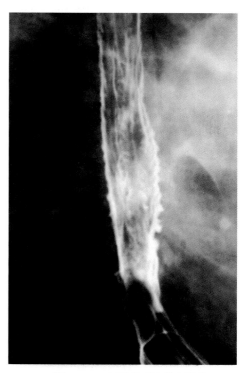

▲ 图 28-21 严重的反流性食管炎

空气对比食管造影显示食管黏膜明显不规则并有多处溃疡

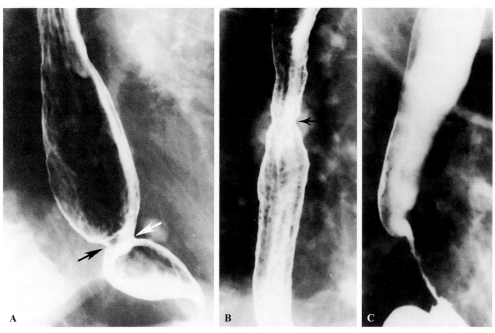

▲ 图 28-22 消化道的狭窄

A. 食管远端（箭）光滑、对称的局灶性狭窄，继发于反流性食管炎；B. 患有严重反流性食管炎的患者中，轻度不规则的食管狭窄（箭），注意食管黏膜的不规则性；C. 严重的反流性食管炎继发的食管远端狭长，边缘不规则的狭窄

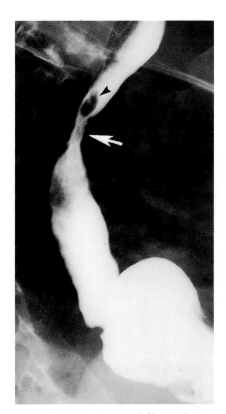

▲ 图 28-23 Barrett 食管伴发狭窄

上消化道检查左后斜位显示慢性胃食管反流的患者中段食管的狭窄（箭），注意药丸（箭头）停留在狭窄处上方

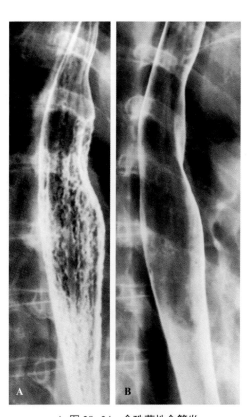

▲ 图 28-24 念珠菌性食管炎

A. 空气对比食管造影显示有粗糙的黏膜，有不规则的，纵向的，多叶状的弯曲缺陷，累及大部分食管；B. 用两性霉素 B 治疗后重复空气对比食管造影显示食管炎的完全消退

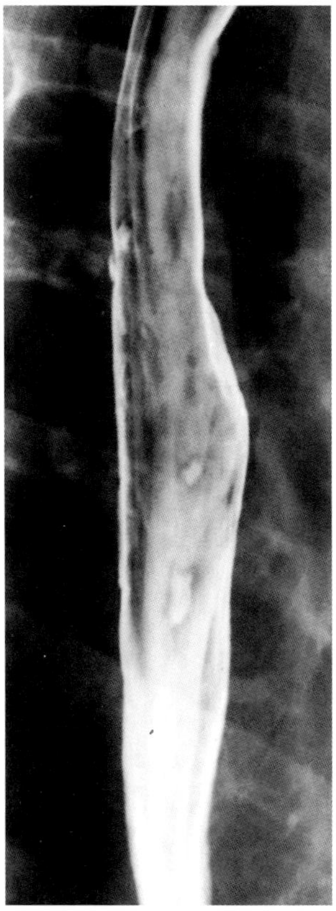

▲ 图 28-25　疱疹性食管炎
空气对比食管造影显示病毒性食管炎的多个离散的黏膜溃疡

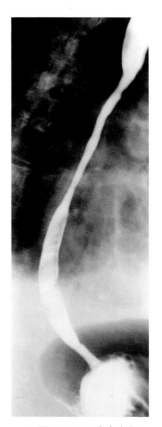

▲ 图 28-26　碱液狭窄
多年前曾摄入碱液患者，食管钡餐显示中段食管长而平滑的狭窄

和慢性阶段都提供了有用的信息[85]。

在急性期，食管黏膜不规则，溃疡，皱褶增厚和蠕动减弱。脱落的黏膜可能会产生充盈缺损，食管壁增厚可能导致管腔的狭窄[86]。摄入碱可能导致食管穿孔，因此在给予钡之前应给予水溶性药物。

食管狭窄在腐蚀后 1～3 个月出现，表现为食管的长段狭窄（图 28-26）。狭窄通常具有平滑的轮廓，但黏膜下纤维性化偶尔会导致结节样或扇贝样的充盈缺损。25% 的碱液摄入患者会发生伴发性胃损伤，因此需要对这些患者进行完整的上消化道检查[86]。

在最初损伤后约 30 年后，腐蚀性狭窄的患者存在患食管癌的风险[87]。先前平滑的狭窄区域出现结节或溃疡表明向恶性转化。

虽然腐蚀性物质摄入最常损伤食管，但也可见咽部狭窄和胃损伤[86, 88]。

（四）肉芽肿性食管炎

结核性食管炎通常由邻近淋巴结的直接延伸引起。只有当食管存在潜在的结构性异常时，吞咽含结核菌的痰液才是致病原因[65]。免疫功能低下的患者更容易出现结核性食管炎[89]。影像学表现不具有特异性，包括狭窄、瘘管和黏膜不规则[90]。

克罗恩病可能影响食管。最早的表现为口疮性溃疡，随着疾病的发展，其大小和数量都会增加。鹅卵石征、瘘管和狭窄是晚期疾病表现[91]。早期克罗恩病可能被误认为是药物诱发的食管炎。

白塞病是一种多系统疾病，可能表现为食管溃疡，组织胞浆菌病是一种肉芽肿性感染，可能导致溃疡或瘘管。

（五）其他食管炎

许多药物通过长时间接触会刺激食管。四环素、多西环素、奎尼丁、氯化钾、硫酸铁、二膦酸盐和维生素 C 等药物是一些有害药物^[44, 92]。大多数患者没有潜在的食管病变，但睡前服药，弯曲食管和无水服用药物都可诱发食管炎。影像学异常包括孤立性溃疡或食管中段的一小组溃疡，有或无局灶性食管痉挛（图 28-27）。这些异常通常在停药后 2 周内消退。主要的鉴别诊断是疱疹性食管炎^[93]。

放射性食管炎表现为放疗 7～10d 后黏膜表面的溃疡。另一个表现为痉挛的颗粒状黏膜。几个月后，形态正常但运动功能障碍是最常见的表现，但也可见平滑的狭窄或长期溃疡^[94]。

长时间鼻胃插管的患者可能会发生严重的消化性食管炎，因为患者的食管下括约肌常处于松弛状态。这些患者的食管狭窄往往很长并逐渐变窄。

大疱性表皮松解症是一种遗传性皮肤病，伴有复发性水疱、破裂和瘢痕。通常只有隐匿性大疱性表皮松解性营养不良患者才会有食管表现^[95]。早期疾病表现为溃疡、功能障碍、痉挛或水肿。小结节状的充盈缺损代表大疱^[96]。广泛的大疱形成导致锯齿状或分叶状黏膜，并且晚期疾病在上胸段食管中表现为瘢痕或狭窄（图 28-28）。影像学技术在大疱性表皮松解症患者的评估中起重要作用，因为食管黏膜容易受到内镜检查的伤害。

类天疱疮是另一种皮肤和黏膜疾病，伴有慢性大疱形成和破裂。早期疾病表现为水肿、痉挛和溃疡^[97]，而大疱很少发现。晚期疾病表现为上胸段食管瘢痕和狭窄。食管受累的早期影像学诊断很重要，因为粘连可以在狭窄形成之前被溶解。

壁内假性憩室病是食管黏液导管的扩张。它与许多类型的食管炎相关，并且白色念珠菌常被检测出阳性，尽管没有明确的原因。影像学表现是显著的，有无数小的膨出线性排列（图 28-29）。食管狭窄通常与假性憩室相关联，并且影像学检查比内镜检查更敏感。

酒精引起的食管炎、移植物抗宿主病和嗜酸性粒细胞性食管炎都有黏膜不规则的非特异性影像学表现。这些疾病的诊断主要依据临床病史。

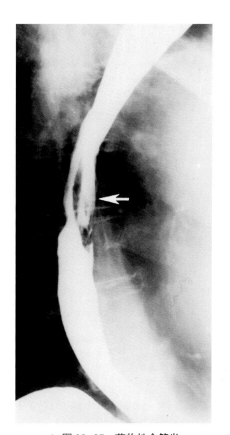

▲ 图 28-27　药物性食管炎

食管钡餐造影左后斜位显示，心绞痛患者因服用钾片引起的巨大溃疡（箭），注意扩大的心脏对食管的后压

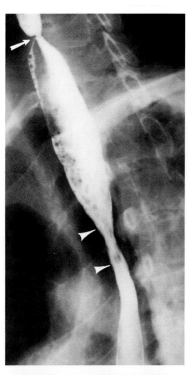

▲ 图 28-28　大疱性表皮松解症

食管造影显示颈部食管网状结构（箭）和中段食管狭窄（箭头）

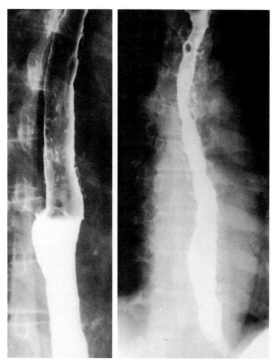

▲ 图 28-29　壁内假性憩室病

两位患者的食管造影显示，食管腔外钡剂的多个不规则的线性充盈，其代表扩张的黏液腺排泄管

（六）声门上炎

声门上炎，以前称为会厌炎，是一种暴发性的上喉部感染，通常感染 3—6 岁的儿童。流感嗜血杆菌是最常见的感染因子，临床表现为流涎、发热和喉咙痛，与病毒性喉气管支气管炎（哮吼）或咽后脓肿相似；颈部侧位 X 线片有助于区分这些疾病 [1, 100]。

在声门上炎的典型平片表现是会厌增厚（拇指征）和杓状会厌皱襞增厚（图 28-30）[101, 102]。当气道受损进展时，下咽部可能会扩张。腐蚀性烧伤、血管神经性水肿等疾病与受辐射的组织具有相同的影像学表现，但它们可以在临床上区分。重要的是要认识到杓状会厌皱襞的受累，因为这可以将声门上脓肿与会厌脓肿，囊肿或血肿区分开来。

尽管 CT 上可以很容易地观察到声门上组织的增厚，并且 CT 可以更完全地评估诸如咽后脓肿等可能的鉴别诊断，声门上炎的患者气道狭窄，CT 检查横卧位可能引起突然的气道阻塞。因此，传统的影像学检查是首选的评估方法。

患有声门上炎的患者气道阻塞可导致临床情况快速恶化。如果临床上怀疑有声门上炎的患者，应该由经验丰富的急诊插管人员陪同患者进入放射科。

（七）脓肿

颈部感染的常见的感染源包括牙齿、唾液腺和腭扁桃体。然而，仅有 50% 的颈部感染发现明确的感染源 [104]。

脓肿是一种可排出受感染液体的囊腔，而蜂窝织炎是一种被感染的水肿组织；蜂窝织炎和脓肿之间的区别对于手术规划至关重要。脓肿的常见 CT 表现为一种液体密度的肿块，增强边缘强化（图 28-31）。这种增强的边缘最初是厚的且不规则的，但是在几天内进展到明确的薄边缘 [104]。蜂窝织炎表现为软组织内低密度区，边缘不清，周围强化少。不幸的是，这些表现缺乏特异性，在横断面成像中，蜂窝织炎很难与脓肿区分开来。外科医师应意识到 CT 诊断颈部脓肿的假阳性率较高。

CT 和 MRI 在明确颈部感染范围方面的价值很大。咽后和扁桃体周脓肿经常延伸到咽旁间隙。患有咽后疾病的患者有可能通过危险区域扩散到纵隔，因此咽喉部感染患者的影像检查部位应包括胸腔。

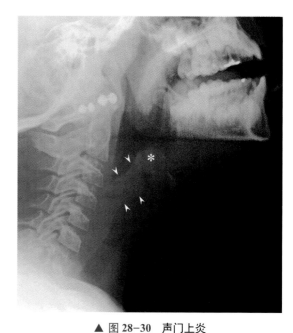

▲ 图 28-30　声门上炎

颈部侧位片显示会厌（星号）和杓状会厌皱襞（箭头）增厚，咽部扩张

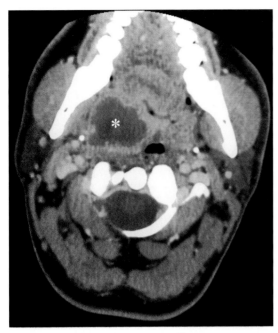

▲ 图 28-31　扁桃体周脓肿

颈部增强 CT 显示扁桃体区低密度肿块（星号），可见厚壁强化，口咽和舌受压移位

六、食管狭窄

（一）咽食管蹼

咽食管蹼是一种薄膜，从黏膜表面前水平延伸，通常在咽食管连接处 2cm 以内（图 28-32）；食管环是异常的。食管蹼被覆有正常的黏膜，并且通常会因吞咽大量钡剂而消失，因此在影像学检查中被发现的概率低于尸检[106]。咽部和颈部食管中的食管蹼通常是先天性和无症状的，但是直径 < 13mm 的固定性狭窄会导致吞咽困难。

咽食管蹼有时会因长期的炎症（大疱性表皮松解症、类天疱疮和反流性食管炎）而发现，但大多数都是偶然发现的。咽食管蹼通常在透视下侧位片上显示较好（图 28-32），在横断面成像中通常观察不到。

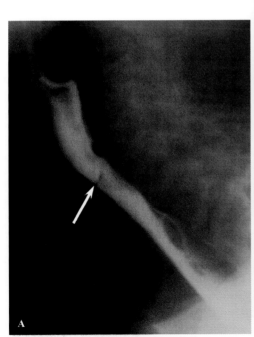

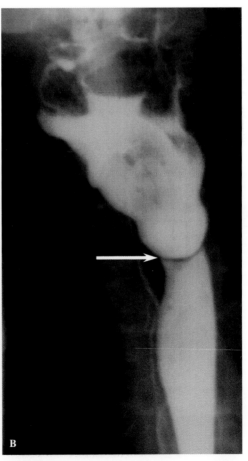

▲ 图 28-32　食管蹼

侧位片（A）和正位片（B）显示了从食管前壁延伸的薄的充盈缺损（箭）

（二）狭窄

炎症性狭窄是许多不同类型食管炎发展的最终结果[107]。手术切除后的医源性狭窄，通常是在吻合部位。辐射治疗也可能导致食管狭窄。

食管狭窄时需要鉴别是癌症还是良性病变导致的结果。一般而言，恶性肿瘤会造成一片孤立的边缘锐利的黏膜不规整区（图 28-33）。恶性狭窄段的食管可能被周围结构粘连固定，病变不对称更倾向恶性病变。然而，缺乏这些征象并不足以排除恶性肿瘤。没有明确的良性病因的狭窄需要做内镜下活检。CT 通常用于排除周围病变。

（三）外部压迫

咽和食管外部压迫的最常见来源是脊柱退行性疾病。椎体前缘骨赘在透视下可产生波浪状压迹（图 28-34）。在严重的情况下，颈椎骨赘可能会引起吞咽困难或可能干扰会厌的倒置并引起误吸[108, 109]。

感染是外部压迫的另一个常见原因。扁桃体周或咽后脓肿可以使口咽和下咽部受压或移位（图 28-31）。虽然颈部侧位片上可显示咽后软组织的肿胀，但 CT 是评估病变范围及鉴别脓肿与蜂窝织炎的首选方式。

前肠重复囊肿是食管压迫的不常见原因。三种类型的重复囊肿是食管囊肿、支气管囊肿、神经源性囊肿。这三种都表现为良性颈部或纵隔肿块。这三种类型是根据位置来区分的。在横断面成像中，前肠重复囊肿通常和水类似（图 28-35），但浓缩的分泌物可以改变 CT 和 MRI 的特征[110]。透视下，前肠重复囊肿可压迫食管或使食管移位。当食管囊肿与真正食管相通时，被称为食管重复，看起来像一个双管食管（图 28-36）。如果前肠囊肿内有固体成分，应该考虑变性[111]。

血管异常可压迫食管，包括左心室增大、主动脉扩张、异常锁骨下动脉、肺动脉吊带和双主动脉弓[112]。良性或恶性肿块也可使食管和咽部移位，甲状腺肿是最常见的例子（图 28-37）。在受伤的情况下，血肿也可使颈部软组织移位。如果在食管 X 线片上注意到食管移位，患者应该进行CT 检查，来明确邻近肿块并评估病变的范围。

在胸膜、肺或纵隔粘连的背景下，食管的牵拉可能被误认为是肿块引起的食管移位。这是一

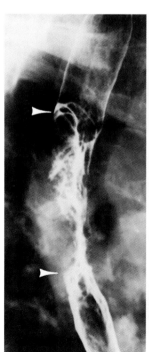
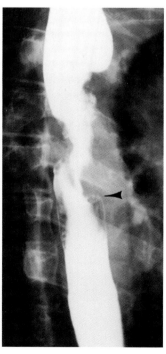

▲ 图 28-33　食管癌
两例鳞状细胞癌的大溃疡肿块引起食管腔的不规则节段性收缩；请注意每例由肿块产生的尖锐的边缘（箭头）

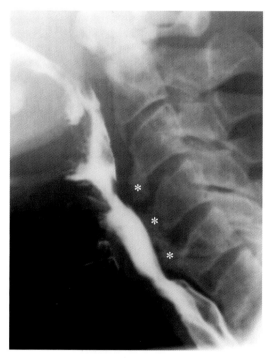

▲ 图 28-34　椎体骨赘
侧位食管图显示大的桥接骨赘（星号），在下咽后壁上产生波浪状图像

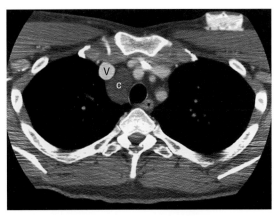

▲ 图 28-35　支气管重复囊肿

上胸部计算机断层扫描显示气管和右头臂静脉（V）之间的囊性肿块（c）；这是支气管重复囊肿的常见位置

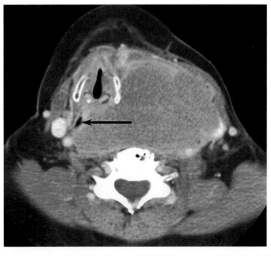

▲ 图 28-37　甲状腺肿；经喉部增强 CT；左侧甲状腺的巨大肿块，压迫喉部和食管（箭）

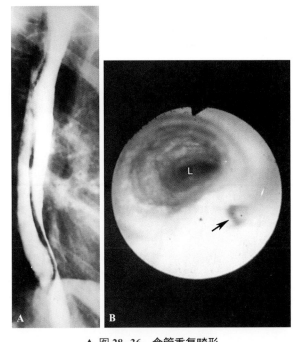

▲ 图 28-36　食管重复畸形

A. 食管钡餐显示与食管腔相通的近乎完整的重复食管；B. 在内镜检查期间拍摄的照片，显示与食管腔（L）连通的重复囊肿（箭）

个重要的鉴别，因为牵拉通常是良性的，只需要胸部 X 线片来确定粘连的存在。另外，移位需要 CT 评估。透视下，受牵拉的食管扩张，而移位的食管变窄[112]。

七、瘘

（一）气管食管瘘

气管食管瘘（TEF）由气管和消化道的不完全分离引起。在 TEF 的四种类型中，3 型：食管闭锁伴随远端瘘是目前最常见的类型。3 型 TEF 的诊断通常依赖临床。如果需要进行荧光透视检查，应该通过导管引入对比剂，以便放射科医师可以控制对比剂的量，并在手术后将其移除[44]。临床上，1 型 TEF：食管闭锁不伴瘘管，难以与 3 型 TEF 区分开来。腹部平片有助于两者的区分，如果胃内有气体，瘘是存在的，则病变为 3 型。

当口腔内的对比剂进入支气管，且腹部无气时诊断为 2 型 TEF：食管闭锁伴近段食管瘘。4 型 TEF 具有两种亚型：H 型 TEF 或无闭锁的瘘，以及近段及远段食管瘘的闭锁。由于瘘管从食管向上延伸至气管，故通过放射学诊断 H 型 TEF 是困难的。俯卧位有助于发现病变。

（二）鳃裂异常

鳃裂异常是胎儿期消化道与外侧颈部皮肤之间交流的残余[113]。最常见的是鳃裂囊肿，但也可能残留窦和瘘管。虽然鳃裂囊肿可用 CT 或 MRI 更好地显示，但是鳃裂窦或瘘最好用透视检查。将对比剂注入瘘管后进行的 CT 检查，可以精确描述瘘管路径[114]。第三或第四鳃裂的典型表现是从梨状窝延伸的细线样对比剂影（图 28-38）。

（三）穿孔

医源性创伤（如插管、内镜检查或扩张）是食管穿孔的最常见原因[69]。其他原因包括钝性

第四篇　咽与食管

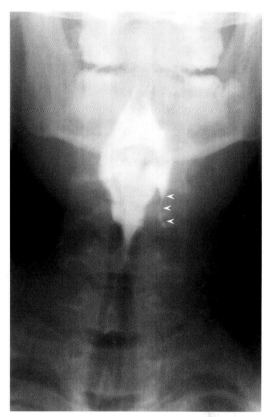

▲ 图 28-38　第四鳃裂；正位食管造影显示从左梨状窝顶端延伸的细线状钡剂影（箭头）；在随后的图像中，对比剂外渗到皮肤表面

或穿透性创伤和异物穿透。及时诊断至关重要，因为筋膜炎和纵隔炎等并发症可能会导致生命危险。

颈部和胸部平片是评估颈部或胸部气肿的恰当的筛查方式（图 28-39）。但食管破裂患者在常规 X 线片上只有 50% 才显示出异常[115]。

初次食管造影应使用水溶性对比剂，以避免钡剂外渗并浓缩。如果没有水溶性对比剂外渗，应该用钡剂进行重复检查，因为钡剂对小的渗漏更敏感[11]。如果已经进行鼻胃管插管，患者可以在卧位情况下进行食管造影检查，在注入对比剂时将胃管缓慢进行回抽。对比剂将延伸到鼻胃管的尖端之上，并且可以在管尖到达穿孔部位之前发现泄漏。这项技术对无法配合的患者是有用的。

CT 还可用于评估无法配合食管造影的食管穿孔患者。对比剂或气体外渗进入软组织是消化道穿孔的指征（图 28-40）[115]。软组织内的气体也

见于喉部或气管损伤，或作为纵隔气肿的延伸。

Mallory-Weiss 综合征是指远端食管黏膜撕裂，通常是由强力呕吐引起的。食管造影对诊断不敏感，内镜检查是首选。虽然 Mallory-Weiss 综合征患者多采取保守治疗，但持续出血需要通过血管造影或导管栓塞治疗来解决[116]。

有穿孔风险的患者也有发生食管血肿的风险。在食管造影中，食管血肿通常表现为明显的黏膜下肿块，可能与良性肿块（如平滑肌瘤）无法区分[112]。

（四）其他瘘

咽食管手术后，可在消化道和皮肤间形成一

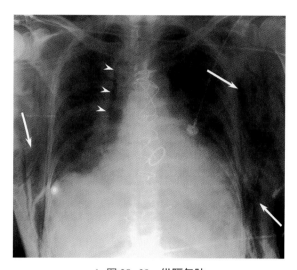

▲ 图 28-39　纵隔气肿
胸部 X 线片显示在皮下组织（箭）中有大量的气体，并勾勒出纵隔结构的边界（箭头）

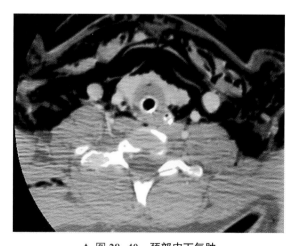

▲ 图 28-40　颈部皮下气肿
经甲状腺增强 CT 扫描显示颈部深筋膜平面内的大量气体，是咽部穿孔的结果

个瘘管，或在颈部深部软组织中形成窦道。这些并发症最好用食管造影进行评估（图 28-41）。食管和气管、心包、主动脉或胸膜之间的瘘管通常是医源性的，但也应该考虑创伤、感染和肿瘤侵蚀等因素。

八、静脉曲张

食管静脉曲张是食管黏膜下层的血管扩张。"上行"静脉曲张位于食管下部，通常是门脉高压的结果；"下行"静脉曲张有尾流，位于食管上部，通常是上腔静脉阻塞的结果。内镜检查是食管静脉曲张筛查和治疗的检查方法[117]。当内镜下治疗失败时，急诊经肝门体分流术是急性静脉曲张破裂出血患者的首选治疗方法[118]。

在食管造影上，最好用黏膜减压术来观察静脉曲张[119]。静脉曲张表现为增厚的纵向皱襞或蛇形充盈缺损（图 28-42）。呼吸、蠕动和 Valsalva 动作可以改变静脉曲张的大小和形状。大多数患者的静脉曲张在卧位时观察最佳，但是部分患者在直立时静脉曲张显示更好。这两种体位应结合使用。抗胆碱能药可用于防止静脉曲张在食管蠕动期间塌陷。静脉曲张可以与肿瘤和外在肿块区分开，因为静脉曲张在检查期间可以发生变化。食管超声可以做出诊断[120]。食管静脉曲张有多种微创和血管内治疗方法可供选择。

九、异物

食物的碎片，如小骨头或未咀嚼的肉块，是进入咽部和食管最常见的异物来源。最初是用颈部正侧位片来评价，一种突出软组织而不突出椎体的技术（图 28-43）。传统的放射学检查对异物的三维结构显示较好。而 CT 能更好地识别接近软组织密度的异物，因此，如果平片是阴性的，但临床问题仍然存在，则应使用 CT 检查[121]。

食管造影可以显示体积较大的异物，但可能无法识别较小的异物，如骨骼。由于异物嵌入有穿孔的风险，因此应使用水溶性对比剂进行初步食管造影。在常规 X 线检查或横断面成像时，应寻找穿孔的次要征象——纵隔气肿、椎体软组织

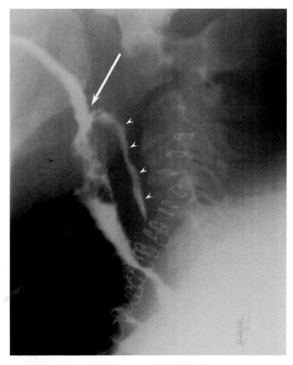

▲ 图 28-41　术后咽部瘘

全喉切除术后两天，侧位食管显示钡从后咽部外渗；起点用箭标记，窦道用箭头标记

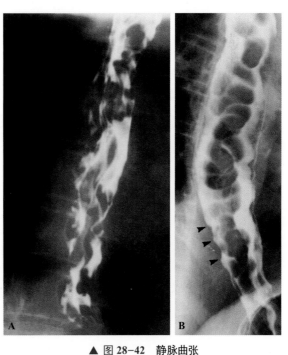

▲ 图 28-42　静脉曲张

A. 食管黏膜舒张图显示有多个血管状的充盈缺损；B. 另一例患者的食管充盈相显示有多个卵圆形充盈缺损，远端食管轮廓（箭头）呈扇形

肿胀及颈部软组织积气。

骨针（小梁状、骨板）最常见于下扁桃体、舌根或腭裂。较大的异物易卡在病理狭窄（图28-44）或解剖狭窄的区域：环咽肌、胸腔入口、主动脉弓或膈肌裂孔。由于许多异物位于喉部以下，因此横断面成像应包括整个颈部和胸部。

喉软骨的骨化可能与不透射线的异物混淆[122]。环状软骨，特别是沿后缘和上尖端的骨化，可以类似吞下的骨。甲状软骨的后叶和下角也会以一种暗示存在异物的方式骨化。扁桃体炎引起的钙化在CT上有明显的外观（图28-45），不应该被误认为是异物[123]。

高达20%的吞入异物需要干预治疗。尽管放射科医师已经使用了球囊和磁铁技术来提取异物，但在大多数医疗机构中，内镜已经成为首选的治疗方法[124]。

十、肿瘤性病变

根据咽食管充盈缺损的X线表现，将病变分为黏膜、黏膜下及外生性病变[69]。黏膜病变不规则，边界突出，边界清晰；黏膜下病变广泛，边界光滑，外生性肿块使食管受压移位；这些病变特征大大缩短了咽食管病变的鉴别诊断过程。黏膜病变通常是肉瘤或癌，而黏膜下病变几乎总是良性的。外在肿块通常不是食管来源。

（一）恶性肿瘤

鳞状细胞癌是咽部及食管常见恶性肿瘤。尽管大多数患者最初都患有晚期疾病，但放射科医师必须特别注意扁桃体、舌根部、鼻咽和梨状窝，以避免忽视早期肿瘤容易受累部位。此外，头颈部肿瘤在放射科医师常见肿瘤中居第二位。

吞咽困难患者使用食管造影排除肿瘤。虽然食管造影为基础检查，但是价格相对比较便宜，可发现吞咽困难的其他病因。内镜检查可以对黏膜的病变程度进行精确评估。CT、MRI或PET-CT是评估肿瘤黏膜下病变程度和肿瘤分期所必需的。

影像学不能准确地将鳞状细胞癌与咽部和食管较不常见的恶性肿瘤区分开来，但有些特征

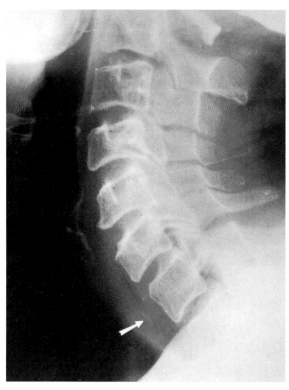

▲ 图 28-43　异物；颈部软组织的侧位 X 线摄影显示在咽食管连接处的鸡骨（箭）

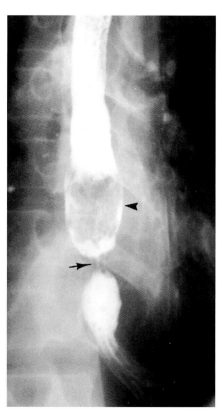

▲ 图 28-44　异物；食管钡餐显示异物（箭头）位于消化道狭窄（箭）上方

可能提示。腺样囊性癌和淋巴瘤易发生神经浸润，这在 MRI 上可能是显而易见的。食管癌主要发生在食管远端，常在 Barrett 食管的基础上形成。食管癌肉瘤和梭形细胞肉瘤多为息肉样改变[125]。

1. 鼻咽

鼻咽癌多为鳞状细胞癌、淋巴瘤和未分化（淋巴上皮）癌。影像检查用来确定疾病的程度，特别是累及颅底（图 28-46）。MRI 是评估颅底侵袭和周围神经受累的首选方法，而 PET-CT 是鉴别淋巴结和远处转移的首选方法[126, 127]。颅内传播的常见途径包括穿过斜坡直接蔓延和通过破裂孔蔓延。在这两种情况下，肿瘤可能蔓延到海绵窦和梅克尔憩室。斜坡、颈静脉孔和舌下神经管应仔细评估，尤其是对有脑神经功能障碍的患者。硬脑膜病变最佳显示是冠状位增强扫描。浸润的脑实质在 T_2WI 和 FLAIR 图像上可以发现水肿。

鼻咽肿瘤的评估必须包括对颈部的评估，因为 90% 的患者在诊断时有淋巴结转移[126]。尤其是咽后淋巴结，临床上可能是隐匿的；PET-CT 是进行这种评估的最敏感的方式。

所有伴随乳突积液的患者都应仔细评估鼻咽部小肿瘤是否阻塞咽鼓管。

2. 口咽

口咽癌最常见于扁桃体、软腭或舌根。它们在临床上可能是隐匿的，患者伴有颈部淋巴结转移，通常在颈部 II 区。轴位在寻找原发病灶时是有用的，但小肿瘤通常与周围腺体和软组织无法区分。PET-CT 在鉴别不对称增生腺体的摄取和肿瘤摄取方面有困难[128]。腭或舌扁桃体切除术，往往是必要的以排除原发在口咽的肿瘤。

CT 或 MRI 可用于评估口咽癌的病变范围。MRI 可能有利于大多数假牙患者，而 CT 检查掩盖病变。病变范围从腭扁桃体到咽旁间隙和翼肌、舌底、口腔底部、间隙和下颌骨及血管，特别是面动脉，可以通过增强 CT 或 MRI 来评估（图 28-47）[129]。

同样，用这些成像方法可以深入到口腔底部和（或）口腔舌根部，尽管很难区分肿瘤边缘和

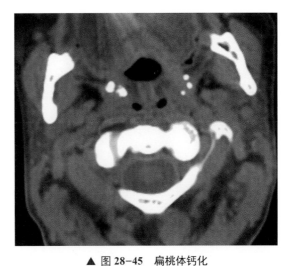

▲ 图 28-45 扁桃体钙化

平扫 CT 扫描显示扁桃体柱的粗大钙化；这些良性钙化是慢性炎症的结果

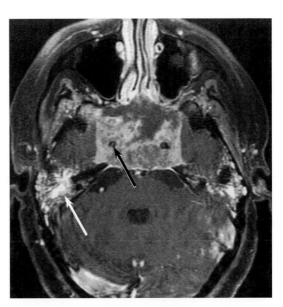

▲ 图 28-46 鼻咽癌

T_1 压脂增强扫描轴位显示一个大的，部分坏死的肿块，侵犯斜坡和周围结构；包绕颈内动脉（黑箭）；乳突炎（白箭）可能是鼻咽癌最早的影像学征象

正常淋巴舌扁桃体组织。

下颌骨侵犯虽然在口咽癌中并不常见，但在晚期病例的术前计划中特别重要。虽然 MRI 对下颌骨侵犯更敏感，但它不如 CT 更特异。CT 技术的最新进展提高了灵敏度，因此 CT 是许多地方的首选方法[16]。牙科 CT，图像曲面重建可能是特别有用的。

没有可靠的影像学征象将人乳头瘤病毒

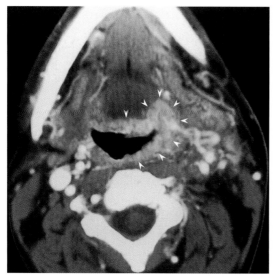

▲ 图 28-47　口咽鳞状细胞癌

增强 CT 扫描显示肿瘤（箭头）黏膜下层扩散从下扁桃体到舌根和后咽部

（HPV）阳性的癌症与 HPV 阴性的癌症区别开来。囊性转移伴薄边强化是潜在的征兆，提示口咽起源，尤其是 HPV 阳性[130]。

3. 下咽

下咽癌可能出现在梨状窝、后咽壁或环后区[131]。由于梨状窝在轴位经常塌陷，而且梨状窝顶部很难在内镜下评估，所以钡剂检查对于梨状窝肿瘤特别有用。检查所见包括充盈缺损、梨状窝壁僵硬、黏膜不规则和环后线的抬高。梨状窝顶部受累通常可以被证明或排除（图 28-48）[131]。在轴位上，通常可以将梨状窝内侧的病灶与喉部病变区分开来。

下咽后壁肿瘤主要沿着黏膜延伸，但向后扩散至椎前组织对预后和治疗有重大影响。术前最好用食管造影来评估椎前组织的侵犯，因为放射科医师可以评估吞咽时喉部相对于脊柱的运动。运动减弱提示侵袭[131]。

环后下咽肿瘤是罕见的，并且它们很难在放射学上诊断。最常见的表现是狭窄或轮廓异常的食管造影。

所有下咽部肿瘤患者通常是进行 PET-CT 横断面成像，以评估肿瘤侵犯周围结构的程度，如喉、声门上区、食管和甲状腺，并评估淋巴结转移（图 28-49）[132]。

4. 食管

传统上透视和 CT 在食管癌的诊断中起着重要的作用，但 PET-CT 和超声内镜现在代表了这种疾病分期的治疗标准[133]。透视或内镜可用于检测病变，超声内镜和 PET-CT 用于分期[134, 135]。MRI 在胸部的用途有限，但有时被用来明确肿瘤的局部扩散。

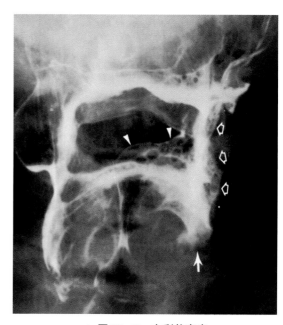

▲ 图 28-48　左梨状窝癌

从空气对比咽造影的正面视图显示一个肿块（箭头），病变来源于左侧梨状窝，导致梨状窝壁（箭）的不规则和截断，以及外侧梨状窝壁（空箭）的正常轮廓的丢失

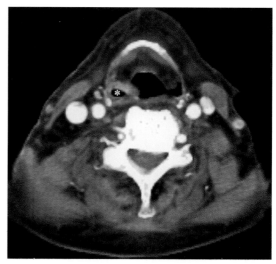

▲ 图 28-49　下咽鳞状细胞癌

肿瘤累及右侧梨状窝壁（星号）

食管癌的 X 线摄影表现多种多样。早期疾病可能只是一个扁平的斑块，而晚期疾病可以表现为环状肿块、大溃疡、不规则节段性狭窄或外生肿块（图 28-33）。肿瘤黏膜下扩散可误认为是静脉曲张（图 28-50）[136]。

食管癌的 CT 表现为食管的局限性增厚。颈段食管闭合时不应超过 16mm×24mm，胸段食管闭合时应为等径[36]。PET-CT 提供了关于肿瘤到主动脉或肺的局部范围、胸腔和上腹部淋巴结转移（图 28-51），以及肝、肺或肾上腺的远处转移的有价值的信息。

5. 淋巴结

CT 和 MRI 对颈部淋巴结转移的检出比查体更敏感[137]。颈部淋巴结的放射学分类反映了美国耳鼻咽喉科学院 - 头颈外科分类系统，用放射标识代替外科标识[138, 139]。舌骨分开 Ⅱ 和 Ⅲ 区，下环状软骨分开 Ⅲ 和 Ⅳ 区，胸锁乳突肌的后缘是 Ⅴ 区的前缘。轴位对于识别咽后淋巴结特别重要（图 28-52），但咽后淋巴结不包括在分类系统中，并且不容易在临床上进行评估。

淋巴结病的放射学诊断是基于淋巴结的大小、形状、增强和均匀性。没有一个特征足以确诊或排除转移性疾病；该诊断基于前面标准的组合。淋巴结直径 > 1cm（> 1.5cm 颈内静脉二腹肌淋巴结）被认为是不正常的。具有中央低密度或液体信号的淋巴结是坏死的，除非中央低密度代表淋巴结的脂肪门。肾形或卵圆形结节通常是正常或增生的，而球形结节更可能是恶性的（图 28-53）。

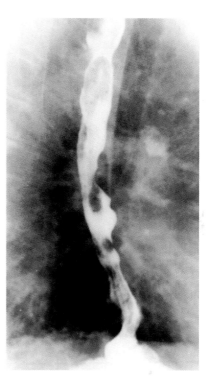

▲ 图 28-50 食管静脉曲张样癌

食管钡餐造影显示食管中多个、光滑、细长的充盈缺损，被误诊为静脉曲张

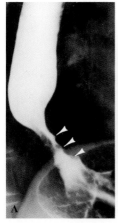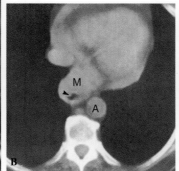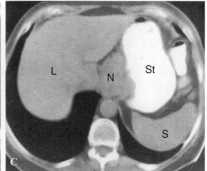

▲ 图 28-51 食管癌的 CT 分期

A. 上消化道造影显示远端食管不规则狭窄（箭头），与食管癌一致，然而，钡造影没有提供关于疾病局部传播的信息；B. CT 扫描显示远端食管肿块（M）与偏心狭窄腔（箭头），主动脉（A）也显示出来；C. CT 扫描显示肝胃韧带区域有大的淋巴结肿块（N），使得肿瘤无法切除治疗。L. 肝脏；St. 胃；S. 脾脏（引自 Mauro MA, Lee JK, Heiken JP, Balfe DM. Radiologic staging of gastrointestinal neoplasms. *Surg Clin North Am* 1984;64:67.）

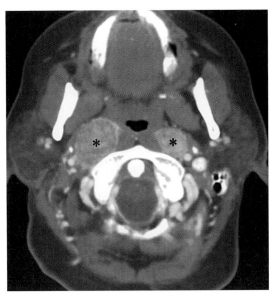

▲ 图 28-52 咽后淋巴结肿大

虽然咽后肿大淋巴结（星号）临床表现可能不明显

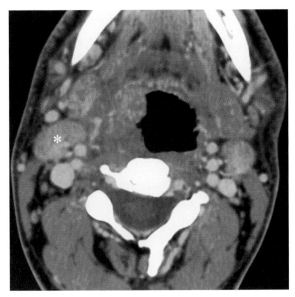

▲ 图 28-53 反应性淋巴结大小不单独表示肿瘤的存在；增强 CT 轴位显示一个 28mm 的颈内静脉二腹肌淋巴结（星号），保留其肾形结构，提示良性病因；患者有扁桃体周围脓肿

不明确的结节边缘和周围脂肪层的消失提示肿瘤的包膜外扩散，尽管放射学对此评估不可靠。

CT 和 MRI 可用于检测恶性淋巴结血管侵犯[140]。直径＞ 4cm 或包绕颈动脉超过 270° 的淋巴结可能累及相邻的颈动脉，包绕动脉＜ 180° 的淋巴结不太可能累及相邻的动脉。当累及颈动脉时，球囊导管阻塞结合脑灌注成像可预测术后的发病率[141]。

在胸部，CT 对食管癌向食管周围淋巴结的播散不敏感，因为未切除的淋巴结通常包含肿瘤。PET-CT 是评估这些淋巴结的更敏感的手段[142, 143]。

MRI 和 CT 对颈部淋巴结转移的检测具有相当的敏感性[144]。先进的 MR 序列，如扩散加权、T_1-rho 和磁化转移可以提供额外的价值，但在大型临床试验中尚未得到证实[145]。PET-CT 在结节性和远处转移性疾病的诊断中优于 CT 或 MRI。

（二）良性肿瘤

良性食管肿瘤表现为黏膜下肿块（图 28-54）；它们通常是无症状的和偶然的。平滑肌瘤是最常见的食管良性肿瘤，但脂肪瘤、神经纤维瘤、血管瘤、纤维瘤和颗粒细胞瘤已有报道。

乳头状瘤表现为无蒂的黏膜肿块，可能延伸到喉部。腺瘤是黏膜肿块，应手术切除，因为其恶性潜能。良性外消化道肿瘤，如神经鞘瘤和血管瘤可能变得足够大，以取代咽或食管。

（三）非肿瘤性黏膜肿块

在咽或食管的任何部位都可见一个潴留性囊肿，其结果是单个阻塞性黏液管的结果。最常见的部位是腺样体、筋膜、舌扁桃体和远端食管。潴留囊肿在透视下表现为黏膜下肿块。在横断面成像上，潴留囊肿通常充满液体，但长期存在的囊肿在 CT 上可能变得致密，在 T_1 加权像上具有高信号（图 28-55）。

Tornwaldt 囊肿是在鼻咽部正中线结构的胚胎残留（图 28-56）。除了位置以外，它与潴留囊肿没有什么区别。纤维血管息肉是有蒂的肿块，突入到颈食管的管腔内。炎性食管息肉实际上是皱褶，由反流性病扩大，延伸到远端食管。

扭曲的颈内动脉可以误诊为咽下黏膜下或外在的肿块。可以通过对比增强 CT 做出明确的诊断（图 28-57）。

食管血肿可表现为黏膜或黏膜下肿块，患者的病史通常具有提示意义。

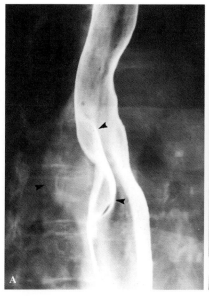

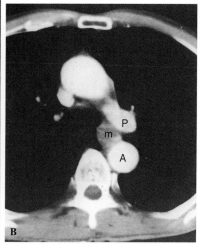

▲ 图 28-54　A. 食管平滑肌瘤空气对比食管图显示食管壁上出现光滑的软组织肿块（箭头）；B. CT 显示降主动脉（A）和左肺动脉（P）之间的圆形软组织低密度肿块（m）

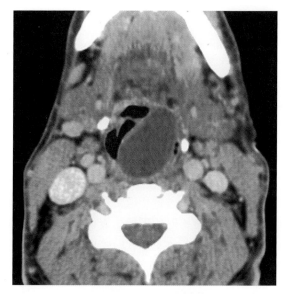

▲ 图 28-55　会厌谷囊肿

增强 CT 显示一个大的囊性肿块，填满左侧会厌谷，使会厌向右移位，并使气道狭窄

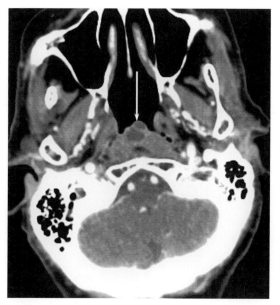

▲ 图 28-56　Tornwaldt 囊肿

增强 CT 扫描显示一个位于上鼻咽水平中线区的复杂囊性肿块（箭）

十一、治疗后外观

（一）全喉切除术后

食管造影中喉咽切除术后的咽部像一种无特征的管道（图 28-58）。沿手术前床上形成一个小的前囊是正常的。位于前囊和新咽之间的组织脊

被称为假会厌，因为它的透视外观（图 28-59）。残留的环咽纤维虽然没有前部附着，但在食管上可形成光滑的后部印迹，外观与环咽失弛缓症相似。

良性狭窄有两种结构之一：远侧手术闭合处的局灶性狭窄或整个新咽部的长而锥形狭窄[146]。

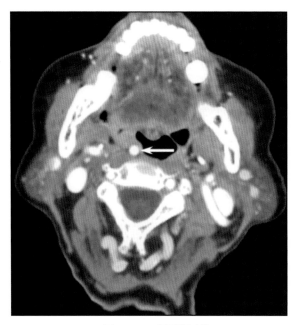

▲ 图 28-57　咽后颈动脉

增强 CT 扫描显示一个扭曲的右颈内动脉（箭），它可以误诊为黏膜下肿块

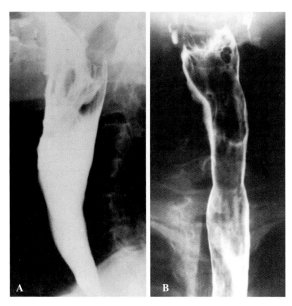

▲ 图 28-58　正常喉后切除咽食管造影
A. 正位像；B. 侧位像；咽喉就像无特征的管道

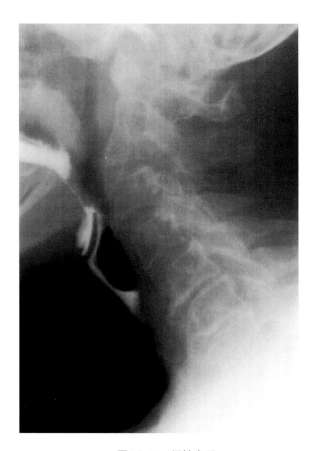

▲ 图 28-59　假性会厌

喉切除术患者的侧位食管造影示类似会厌的组织嵴，这是术后的正常表现

（二）喉咽切除术

经全喉及咽部切除术者，常需黏膜拉拢缝合，游离空肠移植或各种带蒂或游离皮瓣修复。这些重建的咽部具有不同的影像学表现，皮瓣重建和黏膜拉拢缝合术后在 CT 上形成光滑管道的新咽部，周围有少量软组织，空肠移植术后可能有更复杂的影像学表现，尽管空肠移植术已不受青睐，但仍能遇到做过这种手术的患者。

在 CT 上，空肠黏膜迅速强化，可被误认为复发的肿瘤（图 28-61）。移植的空肠在颈部是迂曲的，影像学表现更加复杂[147]。在食管造影中，空肠的皱襞具有特征的影像学表现（图 28-62）。移植的空肠可能会蠕动，但由于空肠蠕动比正常的咽蠕动要慢，这些患者可能会出现吞咽困难。

所有喉咽切除术重建都具有狭窄的特征性部位。短节段狭窄最常涉及近端或远端吻合。长而锥形的狭窄会影响中鼻咽，尤其是接受放疗的患者。

这些狭窄、瘘管和渗漏，最好用食管造影评估。

复发的肿瘤在食管造影中可见为黏膜不规则、喉咽转移的肿块或周边变窄（图 28-60）。非黏膜性复发在食管造影上通常不明显，因此用 CT、MRI 或最好是 PET-CT 轴位成像应该用于监测病变。食管造影术适用于术后吞咽困难延迟的患者。

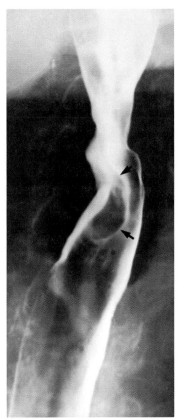

▲ 图 28-60 全喉切除术后肿瘤复发

从食管造影正位像显示 3cm 的肿块，使新咽部的右侧凹陷（箭）

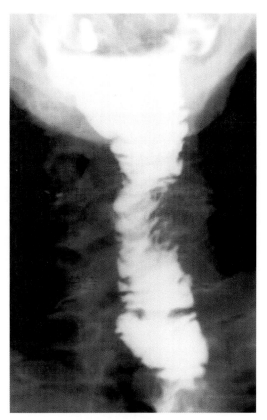

▲ 图 28-62 空肠移植物

食管造影正位像显示鼻咽部正常的空肠褶皱

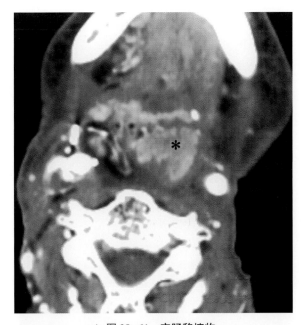

▲ 图 28-61 空肠移植物

增强 CT 显示手术床中的不规则，增强的肿块（星号）；这是移植空肠的正常外观，不应与肿瘤复发相混淆

（三）放疗

通常在接受治疗性颈部照射的患者中存在运动障碍。最常见的功能障碍是会厌倒置障碍[148]，但也可见低血压、气管误吸和环咽松弛障碍。

在轴位上，通过颈部脂肪的绞合、颈阔肌增厚、唾液腺密度增加和喉黏膜持续水肿证实了先前的放疗（图 28-63）。这种黏膜肿胀在咽部较不明显，且不持久。

（四）检测与监测

PET-CT 明显改变了对头颈部复发性肿瘤的评估[149, 150]。传统的 CT 或 MRI 监测依赖于数月内的形态学变化，以区分术后瘢痕与复发或残留肿瘤。PET-CT 可在治疗后 8 周内检测到残留的疾病，并且在化学放疗期间可用于评估对治疗的反应（图 28-64）。PET-CT 术后监测的适当筛查方案尚未完全确定[151]。

PET-CT 还能够检测头部和颈部或身体其他部位的另一原发肿瘤（图 28-65）。这是特别重要的，因为咽部和食管癌患者的同步和不同步肿瘤率很高。

完整的参考文献见 expertconsult.com.

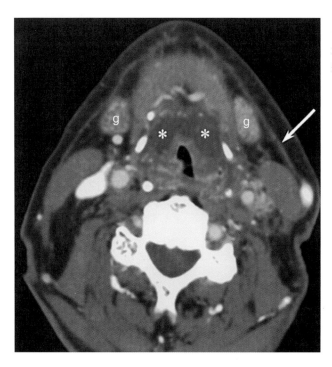

◀ 图 28-63　放疗的效果
增强 CT 扫描显示喉部广泛水肿（星号）；下颌下腺（g）致密，颈阔肌（箭）增厚

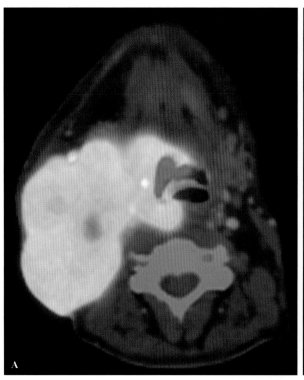

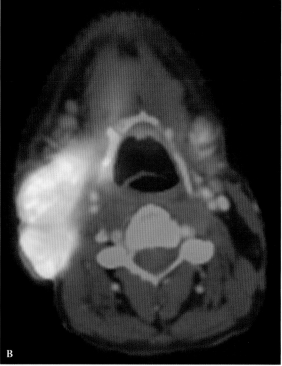

▲ 图 28-64　PET-CT 监测肿瘤疗效
A. 轴位的融合图像显示口咽部巨大肿瘤；B. 经过两个月的治疗肿瘤有所改善

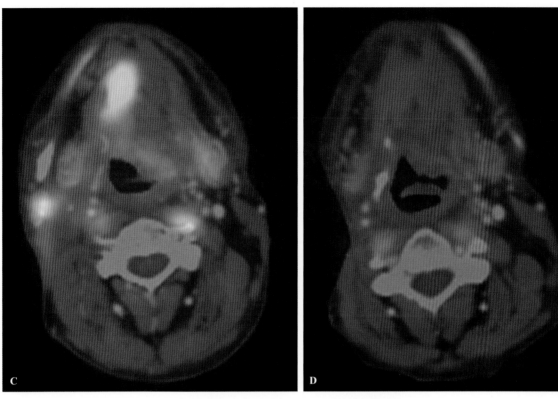

▲ 图 28-64 （续）PET-CT 监测肿瘤疗效

C. 治疗 4 个月后病变进一步改善；D. 3 个月后病变完全消退

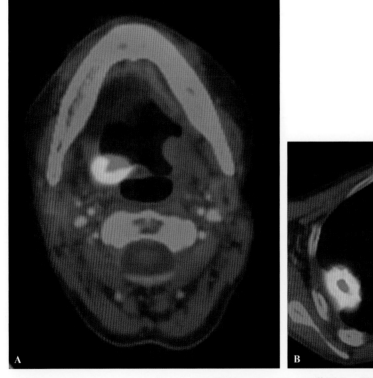

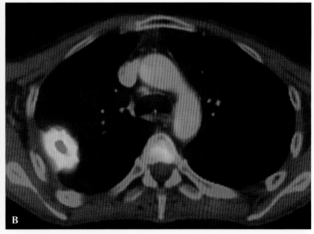

▲ 图 28-65 PET-CT 监测另一原发肿瘤

A. 口腔部轴位 PET-CT 融合图像显示右侧扁桃体和软腭中的复发性鳞状细胞癌；B. 在同一扫描中，显示出未预料到的另一原发性肺癌

推 荐 阅 读

Branstetter BF, 4th, Blodgett TM, Zimmer LA, et al: Head and neck malignancy: is PET/CT more accurate than PET or CT alone? *Radiology* 235 (2): 580–586, 2005.

Cunningham ET, Jones B, Donner MW: Normal anatomy and techniques of examination of the pharynx. In Freeny PC, Stevenson GW, editors: *Margulis and Burhenne's alimentary tract radiology* , ed 5, St Louis, 1994, Mosby–Year Book.

Eisenberg RL: *Gastrointestinal radiology: a pattern approach* , ed 3, Philadelphia, 1996, Lippincott–Raven.

Gustafson–Yoshida N, Maglinte DD, Hamaker RC, et al: Evaluation of swallowing disorders: the modified barium swallow. *Indiana Med* 83: 892, 1990.

Levine MS: Gastroesophageal reflux disease. In Levine MS, Gore RM, editors: *Textbook of gastrointestinal radiology*, ed 2, Philadelphia, 2000, WB Saunders.

Rubesin SE, Yousem DM: Structural abnormalities of the pharynx. In Levine MS, Gore RM, editors: *Textbook of gastrointestinal radiology* , ed 2, Philadelphia, 2000, WB Saunders.

Som PM, Curtin HD, Mancuso AA: Imaging–based nodal classification for evaluation of neck metastatic adenopathy. *AJR Am J Roentgenol* 174: 837, 2000.

Zimmer LA, Branstetter BF, Nayak JV, et al: Current use of 18F–fluorodeoxyglucose positron emission tomography and combined positron emission tomography and computed tomography in squamous cell carcinoma of the head and neck. *Laryngoscope* 115: 2029–2034, 2005.

下咽及颈段食管肿瘤
Neoplasms of the Hypopharynx and Cervical Esophagus

Peter M. Vila　Ravindra Uppaluri　著

吕正华　译

第29章

要点

1. 与原发于头颈部其他部位的鳞癌相比，下咽癌的预后最差。

2. 下咽癌具有易于黏膜下浸润，特别是深部浸润的临床特征。

3. 下咽癌喉功能保留的治疗模式包括非手术的同步放化疗、诱导化疗加放疗，以及喉功能保留性的外科手术，包括经口激光显微手术、经口机器人手术和环状软骨上部分喉部分下咽切除术。

4. 与头颈部其他部位肿瘤相比，联合应用放化疗治疗下咽癌更容易导致下咽颈段食管的狭窄，部分患者需戴胃管进食。

5. 晚期下咽癌手术后多需要Ⅰ期行功能重建，包括显微游离组织瓣（游离肌皮瓣或游离空肠移植）或胃上提咽胃吻合手术。

下咽及颈段食管恶性肿瘤的治疗对头颈外科医师来讲极具挑战。在病理类型上绝大多数为鳞状细胞癌，临床就诊多为晚期。对晚期头颈部癌的治疗，均需要包括头颈外科、放疗科及肿瘤内科医师的多学科合作，给出综合治疗的方案，然而不幸的是，现有的治疗模式对下咽癌及颈段食管癌均预后较差。当采用以手术为主的首要治疗方式时，仔细地评估肿瘤的浸润范围是十分关键的，因为下咽癌通常有十分明显的黏膜下浸润特征，这往往会对原发灶的切除计划有重要影响。同时，手术医生要充分考虑肿瘤切除后的修复重建，包括吞咽功能、言语及呼吸功能等多种因素。当放疗和化疗作为首选的治疗方式时，应特别注重随访患者，因为对于放化疗失败者行挽救性手术治疗的能力是整个治疗方案中不可或缺的一部分。本章对下咽及颈段食管癌进行全面的回顾。

一、下咽及颈段食管的解剖

下咽部上接口咽部，下至颈段食管。颈段食管即为胸廓入口上方的食管部分。下咽的上界大致在舌骨或咽会厌皱襞水平，下界在环咽肌水平呈锥状与食管入口相连。其前方为喉，后方为咽后间隙。下咽分为梨状窝区、环后区及下咽后壁区三部分（图29-1）。

梨状窝左右侧各一个，由前壁、内壁及外侧

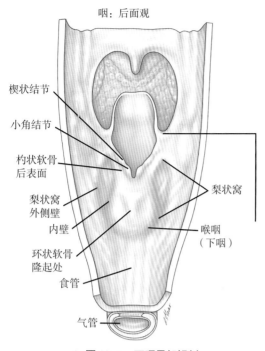

咽：后面观

楔状结节

小角结节

杓状软骨
后表面

梨状窝
外侧壁
内壁

环状软骨
隆起处

食管

气管

梨状窝

喉咽
（下咽）

▲ 图 29-1 下咽局部解剖

壁组成，呈倒置的锥形。锥底在咽会厌皱襞水平，锥尖位于环状软骨下缘。其下半部内与杓会厌皱襞、外与甲状腺腺体邻近。正因为这样紧密的解剖关系，梨状窝肿瘤常常会侵犯喉部[1]。梨状窝也是下咽癌最主要的原发部位。梨状窝内侧壁黏膜为声门旁间隙的后壁，通过杓会厌皱襞及环杓侧肌与喉内相隔。下咽肿瘤通过梨状窝内侧向内扩展可侵犯喉。

环后区为下咽的前壁，自杓状软骨后部向下至食管入口。原发环后区癌常常侵犯环状软骨及环杓后肌。由于环后区位于双侧气管食管沟的内侧，原发于环后区的肿瘤也可侵犯喉返神经、气管旁淋巴结及甲状腺。

下咽后壁区通过潜在的咽后间隙与颈椎及椎旁结构相隔，咽后壁从舌骨水平向下至环咽缩肌上缘。该区域的原发肿瘤易经该间隙侵犯椎前组织。

杓会厌皱襞将梨状窝内侧壁与喉内分隔开来，该区域也被称为"边缘区"。虽然杓会厌皱襞在解剖上属于喉的声门上区结构，但原发于该部位的肿瘤在生物学行为上更具有侵袭性，更类似于下咽癌而不是声门上喉癌[2]。

在横断面解剖上看，下咽部由四层组成：

①内衬的黏膜层，由覆盖在疏松基质表面的复层鳞状上皮组成；②纤维层，由咽部腱膜组成；③肌肉层；④筋膜层，由颊咽筋膜组成。肌肉层由前部的环杓后肌和后部的咽中、咽下缩肌组成。咽下缩肌连接环咽肌的远端，在此连接处上方有一薄弱区，被称为 Killian 三角，下咽后壁癌可沿此处侵犯至下咽腔外。在舌骨下方的甲舌膜外侧也有一个薄弱的区域，下咽肿瘤可沿喉上神经血管束向外侧侵犯。

下咽部的血液供应主要来自甲状腺上动脉，另外舌动脉与咽升动脉的分支也形成侧支网络供应该区域。静脉引流与动脉相伴行。

辅助吞咽功能的咽部的感觉神经支配主要通过舌咽神经（第Ⅸ对脑神经）和迷走神经（第Ⅹ对脑神经），发自脑干的孤核。咽部感觉输入与舌咽神经运动核周围相连，以辅助吞咽的协调功能。喉上神经内支通过梨状窝外侧壁的上部穿过环甲膜注入迷走神经。这些感觉纤维在颈静脉孔内的颈静脉神经节与来自外耳道的 Arnold 神经的感觉纤维形成突触，这也可以说明为什么梨状窝肿瘤的患者常常会感觉到耳痛。

梨状窝的淋巴引流通过甲舌膜首先注入颈内静脉二腹肌处淋巴结，再汇入颈内静脉中淋巴结和副神经链淋巴结（图 29-2）。下咽下部及环后区域的淋巴管也注入气管旁及食管旁淋巴结，再汇入锁骨上窝淋巴结。下咽后壁淋巴引流至咽后淋巴结，再注入颈内静脉中淋巴结链。咽后淋巴结被分为中间组及外侧组，咽后淋巴结的外侧组也被称为"Rouvière 淋巴结"，在近颅底水平。

环咽肌为下咽与颈段食管的过渡区，颈段食管为肌性的管状结构，内层仍为鳞状上皮层，黏膜下层有丰富的淋巴管、肌层及外膜层。肌层由内层的环形肌与外层的纵行肌组成。气管及甲状腺位于颈段食管的前方，甲状腺的腺叶延伸至两侧。食管后间隙是上方的咽后间隙的延续，向下直至纵隔后方。颈段食管的淋巴引流与下咽部几乎一致，包括引流至喉返神经旁、气管旁及颈静脉链淋巴结。唯一的淋巴引流不同可能在于颈段食管有部分引流至上纵隔的淋巴结。血液供应主

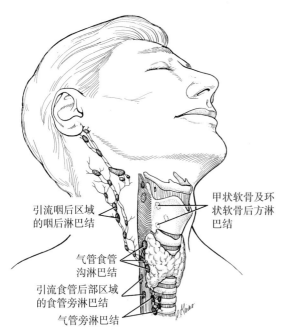

引流咽后区域的咽后淋巴结

甲状软骨及环状软骨后方淋巴结

气管食管沟淋巴结

引流气管后部区域的食管旁淋巴结

气管旁淋巴结

▲ 图 29-2 下咽癌淋巴结主要转移至颈内静脉淋巴结中上群，而转移至咽后淋巴结、气管旁、食管旁及咽旁间隙淋巴结临床也可见

要来自甲状腺下动脉，也包括胸高位的血管。颈段食管的神经支配来自交感神经、副交感神经和第Ⅸ、X和Ⅺ对脑神经。环咽肌的神经支配来自喉返神经和咽丛。

二、流行病学

下咽鳞癌是头颈部鳞癌中预后最差的肿瘤，下咽癌 95% 为鳞癌，还有少数为腺癌和淋巴瘤。下咽癌相对少见，仅占头颈部鳞癌的 3%～5%[3]。30% 的下咽癌患者在确诊后的 1 年内死亡，5 年生存率不到 40%[4]。这可能与下咽癌在就诊时多为晚期有关，77.3% 的下咽癌在诊断时为Ⅲ或Ⅳ期[5]。另外，大多数下咽癌患者为老年人（平均年龄 66 岁），经济状况差（80% 为失业、退休或无生活自理能力者），多有酗酒史[3]。

由于临床发病率低，颈段食管癌的临床资料更为有限。颈段食管的病理类型多为鳞癌，约占 85.7%，腺癌比例略高，约占 9.4%[6]。在临床数据中，颈段食管鳞癌仅占全部食管癌的 5.4%（9/168）[7]。由于发病率极低，有关其发病及最佳治疗的资料也受限。另外，颈段食管肿瘤的资料往往被统计在全部食管癌中，这也影响了发病率的评估。

三、病因学与生物学

饮酒与吸烟、遗传易感性、饮食、社会经济状况等这些引起头颈鳞癌的致病因素同样也与下咽癌发生密切相关[8-10]。在这些因素中，有两点与下咽癌的发生更有特异的相关性：首先是饮酒，饮酒与下咽癌的发生比喉癌更加密切，酒精致下咽癌的特异机制还不明确[11-14]。酒精可能直接发挥致癌作用，也可能是烟草致癌的促进剂，或兼而有之。有两项研究报道显示，在印度咀嚼烟草制品和显露在木材烟雾中与下咽癌的发生相关[15, 16]。

虽然越来越多的证据表明在下咽癌标本中可以检测到人乳头瘤病毒（HPV），但是否为有转录活性的 HPV 还不清楚。如果可以检测到有转录活性的 HPV，这才可能表明病毒可能为致癌因素或致癌中有促进作用，而不单纯是组织分析中可以检测到病毒的表达[17]。在韩国一项研究中发现，64 例下咽癌的标本中用原位杂交的方法可检测到 7 例为 HPV 阳性，7 例均为梨状窝癌。此研究有意义的发现是，与口咽癌中 HPV 阳性表达类似，下咽癌中 HPV 阳性者预后较好。作者还发现，这类肿瘤中有更多的外生性表现[18]。然而，该研究样本量较小，还需要更多病例来验证。另外，P16 的过表达，作为 HPV 相关口咽癌的重要分子标志，在下咽癌中并不适用[19, 20]。

Plummer-Vinson 或 Paterson-Brown-Kelly 综合征与环后癌发生相关，其主要影响女性患者（约 85%）[21]。该综合征表现为吞咽困难，缺铁性贫血和下咽及食管网状改变。有假说认为有可能为慢性刺激导致下咽的网状改变并进展为肿瘤。该综合征还有地理上的偏向，主要位于美国、威尔士和瑞典。病因学上认为主要为营养的缺乏所致。在瑞典，通过改善营养状况及提供更好的产前照顾已使环后癌发生率降低[22]。

近年来，进一步阐明头颈部鳞癌发生的分子遗传机制正越来越受到关注。

四、临床评估

（一）患者症状

下咽及颈段食管肿瘤患者就诊多为晚期。由于下咽部在解剖上缺乏邻近组织结构阻挡，该部位病变生长体积往往较头颈部其他部位（如喉）更大。在早期患者往往无特异性症状。由于该部位淋巴引流丰富，以颈部包块就诊者并不少见，尤其在晚期病例中。Hoffman 及其同事[13]对美国肿瘤医生联合组织的一项患者健康评估的研究中的 2939 例患者症状进行分析发现（表 29-1），对于 I / II 期病例，胃食管反流作为非特异症状，为最常见的临床症状（31%）；其次咽痛（28%）。重要的是，37% 的早期患者是没有症状的。对于 III / IV 病例，最常见症状为颈部包块（92%），其次为呼吸不畅（88%）。22% 的早期患者及 78% 的晚期患者可发生吞咽困难。另外，25% 的早期患者和 75% 的晚期患者可以发生耳痛。

表 29-1　下咽癌临床表现症状

症　状	比例*	临床分期	
		I / II	III / IV
吞咽困难	48.0	21.6	78.4
颈部包块	45.1	7.7	92.3
喉部疼痛	43.0	28.1	71.9
声音嘶哑	35.6	18.7	81.3
耳部疼痛	17.5	25.1	74.9
呼吸急促	11.8	12.1	87.9
咯血	8.1	18.0	82.0
胃食管反流	3.0	30.5	69.5
无症状	1.9	37.3	62.7

*. 数字均为百分比，总和并不是 100% 是因为一个患者可表现为多个症状

引自 Hoffman HT, Karnell LH, Shah JP, et al. Hypopharyngeal cancer patient care evaluation. *Laryngoscope* 1997；107: 1005–1017.

（二）检查体征

患者的一般状况常常表现为营养不良。应对患者头颈部做全面的检查，同时重点关注上消化道的黏膜病变，以评估肿瘤侵犯范围及另一原发癌的可能。Hoffman 及其同事[13]发现，在没有特异症状的 I / II 期患者发生多源发癌的比例是比较高的，同时研究发现颈部包块的比例也很高，颈部淋巴结的分级评估也很关键。在临床中，由于在晚期肿瘤容易发生气道梗阻，纤维喉镜的检查评估应常规应用。声带活动受限或固定常常提示喉部受侵犯。

制订下咽及颈段食管癌患者的诊疗方案，应充分考虑以下因素：通过查体、内镜及影像学检查评估肿瘤侵犯范围及淋巴结受累情况。对累及下咽后壁的肿瘤，应通过检查及影像充分评估椎前筋膜受累的情况，以保证充分的手术切缘。由于下咽癌容易发生远处转移[23]，应完善影像学及实验室的检测，处理患者时对其综合状况也要充分评估。如对于拟行喉功能保留手术的病例，术前应充分评估患者肺功能，此类患者多有术后发生饮食呛咳的风险，应有充分的肺功能储备。

五、影像检查

对于下咽癌的处理，影像的评估作用既包括手术前对肿瘤范围及是否有远处转移的评估也包括手术后的评估。下咽癌容易发生黏膜下的扩展，这可能在临床及影像检查中检测不到[24]。导致手术的失败包括肿瘤黏膜下扩展，甲状腺的侵犯，气管旁及上纵隔淋巴结的转移[25]。影像评估肿瘤的范围及是否复发是十分必要的。由于下咽及颈段食管癌的影像检查在第 28 章中有讲述，此处仅做简要介绍。

虽然钡餐造影是明确该处恶性病变的经典方法，但目前其应用有限[26]。有些医学中心仍用钡餐造影评估食管的第二原发癌。对于内镜无法通过的食管病变，钡餐可以用来显示肿瘤向远端侵犯的范围。钡餐的另外一个应用在于对手术后吞咽过程进行评价，或者确定如狭窄或咽瘘等吻合口并发症的发生。

下咽部术前的评估主要依靠横断面扫描的 CT 或 MRI 检查。在多项研究中，检查横断面成像对下咽和（或）食管癌分期的影响，临床肿瘤分期在高达 90% 的患者中被提升[27]。通过与病理结果

比较确定肿瘤分期的准确性，临床检查为 58%，CT 为 80%，MRI 为 85%[28]。在评估软骨侵袭方面，CT 通常优于 MRI；然而，MRI 上 T_2 增加和 T_1 降低的信号（表明软骨受累）可以达到非常高的敏感度（89%～100%）[29]。但是，MRI 对于软骨侵袭的特异性不如 CT（62% vs. 84%）。特异性的变化主要受骨化程度的变化及肿瘤部位炎症、水肿和（或）纤维化的影响。软骨受侵的特异性表现在甲状软骨最低（57%），杓状软骨最高（95%），环状软骨居中（87%）[28]。

　　双能 CT 是一种使用平均加权和碘覆盖相组合的新的影像检查方法，在检测软骨受侵方面有较高特异性。该技术因为使用具有不同管电压的 CT 成像和碘增强而得名。通过碘增强肿瘤组织但不增强软骨的原理，可提供软骨受侵的更直观的可视成像[30]。图 29-3 显示一例 T_4 病变的左侧梨状窝鳞癌侵犯杓状软骨及甲状软骨板。

　　文献报道，下咽癌发生同时或异时的上消化道第二原发癌的比例为 16%～18%[23]，因此通过影像学检查全面评估整个上消化道是十分必要的[31, 32]。

　　没有数据支持对于治疗后无瘤患者应常规应用 CT 或 MRI 检查。通常，患者有临床症状或内镜有阳性发现才会应用特殊的影像检查。应用 PET-CT 对评估肿瘤局部区域复发或病灶持续存在有辅助作用，有报道称，PET-CT 在评估肿瘤对治疗的反应方面较 MRI 更敏感[33, 34]。虽然 PET 对于复发病症的敏感性（86%）优于 CT 或 MRI（57%），但特异性较低（75% vs. 92%）[34]。随着对新的示踪剂的研究，PET 的特异性有望改进。除常规使用的 [18]F- 氟脱氧葡萄糖 (FDG) 外，新化合物已显示出一定的前景，包括 [11]C- 甲硫氨酸用于化疗后肿瘤反应[35] 和 [18]F- 甲磺酸咪唑 [36] 和 [18]F- 偶氮霉素 - 阿拉伯糖[37] 用于鉴定乏氧肿瘤和预测其对化疗的反应。PET 和 CT（PET-CT）的组合有显著的优势，因为它能够将 FDG 代谢病变与解剖相关联，并且越来越多地用于下咽肿瘤治疗的所有阶段[38]。图 29-4 显示了 PET-CT 在一例晚期左侧梨状窝鳞癌伴颈部淋巴结转移的患者中的应用。融合扫描不仅显示原发灶 FDG 代谢病变，而且左颈部明显受累的淋巴结高亮显示。因此，

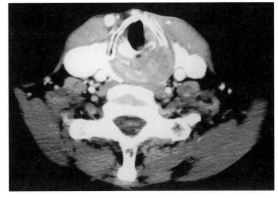

▲ 图 29-3　左侧梨状窝癌的轴位 CT 扫描图像，肿瘤侵犯杓状软骨及甲状软骨板

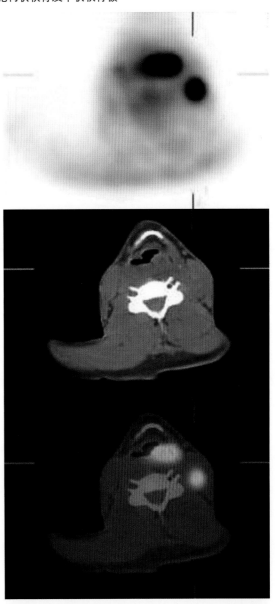

▲ 图 29-4　底部图像显示 PET-CT 成像时左侧梨状窝癌并颈部淋巴结转移，顶部图像为单纯 PET 成像，中间图像为单纯 CT 成像

联合应用 CT，MRI 和 PET 的组合可用于下咽和颈部食管癌的所有治疗阶段。

六、病理

虽然下咽部和颈部食管肿瘤的绝大部分（Hoffman 及其同事[13]研究中的 95%）是鳞状细胞癌，但其他罕见的病理类型及鳞癌的变异也有描述。不常见的病理类型包括淋巴瘤，其可作为原发性肿瘤存在于下咽部，或者可在全身表现后继发性地涉及下咽和颈部食管。其亚型包括血管中心性 T 细胞淋巴瘤、非霍奇金结外淋巴瘤和黏膜相关的淋巴组织淋巴瘤等。对于同时患有 HIV/AIDS 和下咽部包块的患者，应高度怀疑下咽部淋巴瘤的可能。淋巴瘤需要进行进一步的病理分期，并根据亚型，采用放疗和（或）化疗的综合治疗。喉和下咽的神经内分泌肿瘤是小细胞肿瘤的一种亚型，主要采用化疗和放疗的非手术治疗。

腺癌是在下咽部和颈部食管中另一种少见的恶性病理类型。其发生可能起源于下咽部的小唾液腺或颈部食管的异位胃黏膜中。来自异位胃黏膜的腺癌的外生性病变是较罕见的[42]。甲状腺恶性肿瘤可通过直接侵犯继发于下咽部或颈部食管[43]。其他极为罕见的恶性肿瘤包括肉瘤[44]，如脂肪肉瘤[45]、血管肉瘤[46]和滑膜肉瘤[47]等。

在鳞状细胞癌中，有三种组织学亚型值得特别关注。首先是基底样鳞癌[48]，是鳞癌生物形态的变异，具有不同的病理特征。临床上，这些病变主要出现在声门上区、梨状窝和舌根，并具有更具侵袭性的临床特征[49]。其次，下咽部淋巴上皮瘤与原发鼻咽病变相对应，常出现在与 EB 病毒相关的 Waldeyer 淋巴环内，但 EB 病毒与下咽部病变之间的相关性仍存在争议[50-52]。这些肿瘤的治疗类似于鼻咽癌，采用放疗和化疗的非手术治疗。最后，腺鳞癌是另一种罕见的病理类型，其在临床特征上也更具侵袭性[53]。

七、肿瘤部位与扩展模式

了解下咽肿瘤的原发部位及扩展侵犯的模式对于下咽肿瘤的治疗是十分关键的。有关下咽部不同亚区肿瘤发生的报道较多。Kirchner[1]报道耶

鲁大学医院治疗下咽癌的资料，原发自梨状窝的肿瘤 152 例（86%），咽后壁 17 例（10%），环后区 8 例（5%）。在 Carpenter 及其同事[54]的报道中，原发梨状窝癌 117 例（72%），咽后壁癌 37 例（23%），环后区 8 例（5%）。然而，Saleh 及其同事[55]的报道来自埃及的一组资料，最常见的原发部位为环状区（50.1%），其次是梨状窝（26.5%）和咽后壁区（23.4%）。一项欧洲癌症数据[56]调查显示法国的梨状窝癌发病率最高（78%），而瑞典最低（5%）。尽管难以明确解释这种原发肿瘤不同解剖部位的差异性，但一种可能的原因在于，下咽癌临床就诊多为晚期，除少数早期病变外，多数晚期肿瘤的确切原发部位是难以判定的。

关于肿瘤的组织学扩展，Kirchner[1]在手术切除的 51 例梨状窝癌标本上进行大体组织的连续切片观察，并描述了几个有趣的结果。下咽肿瘤可侵及喉部，呈现贯声门癌的特征。肿瘤可侵犯下咽侧壁及下咽后壁，也可侵犯至声门上区及舌根部。在他的标本中，肿瘤向下侵犯颈段食管并不常见。22 例标本中肿瘤侵犯甲状软骨板的后缘，并均有下咽侧壁的侵犯。Kirchner 在这项研究中表明，在拟行喉功能保留的下咽癌手术中，梨状窝尖受侵犯是不宜保留喉的，本组中梨状窝尖受累的病例均有喉体框架的受侵。

在下咽癌的手术治疗早期，人们就注意到下咽癌的一个显著的特征：肿瘤易于黏膜下浸润的方式扩散[22, 57]。这也是在讨论下咽癌预后不良的因素时，经常被引用的特征。Ho 和他的同事[24]通过对 57 例下咽癌标本进行连续切片病理观察，对黏膜下扩展进行了详细分析。将下咽癌黏膜下扩展分为三种类型：Ⅰ型是肉眼检查可见的黏膜下浸润扩展，局部呈黏膜下隆起；Ⅱ型是肿瘤黏膜下扩展，仅在组织学检查中可见；Ⅲ型是肿瘤黏膜下扩展呈"跳跃性"改变，扩展的癌巢与原发肿瘤无相连。57 例标本中只有 1 例呈黏膜下"跳跃性"扩展改变；然而，33 名患者（58%）确实存在某种类型的黏膜下扩展。与 Harrison[25]的研究结果相反，25 例标本观察到肿瘤明显的向下向颈部食管扩展。接受术前放疗的患者发生Ⅱ型黏膜下扩展的数量显著增加。然而有趣的是，在

黏膜下扩张组和无黏膜下扩张组之间，整体 5 年生存率没有差异。此外，肿瘤黏膜下扩展与局部复发率无明显相关。因此，虽然肿瘤黏膜下扩展确实存在于大多数下咽癌患者中，但大多数病变在临床中是可检测评估的，并且至少在该项研究中，存在黏膜下扩展的肿瘤患者并没有发现较差的预后。

在 Ho 及其同事[24] 及 Wei[58] 的连续切片观察研究发现，下咽癌的黏膜下扩展的深度最大发生在向下侵犯，其次是向侧方扩展，向上扩展相对较少。基于这些数据，他们建议在未接受放疗的患者，肿瘤切除的安全切缘下界为 3cm，侧方为 2cm，向上为 1cm。对于先前接受放疗的患者，边缘分别为 4cm、3cm 和 2cm。肿瘤切除的深部切缘均建议大于 1mm[59]。

八、肿瘤分期

肿瘤 / 淋巴结 / 转移（TNM）系统仍然是描述肿瘤形态及范围的标准。美国癌症联合委员会（AJCC）在 2010 年更新了第 7 版的 TNM 分期，相关的下咽和颈部食管分期见表 29-2 和表 29-3[60]。TNM 分期系统的主要优点在于有利于比较治疗结果，有助于与患者的沟通，确定预后和选择治疗方法[61]。然而，该系统也有不一致性，不准确性，观察者的差异，各种分类标准的问题，以及宿主因素的排除等缺陷。来自笔者机构的 Piccirillo 及其同事[62, 63] 研究了宿主因素（包括患者症状严重程度和合并其他疾病）对治疗结果的作用。这些研究者证明，合并其他疾病是头颈癌患者预后的独立预后因素。AJCC 癌症分期手册之前已推荐进行合并疾病评估，但尚未将这些因素纳入分期中[64]。

Chen 和 Hudgins[65] 充分地描述了下咽癌最初分期中的常见缺陷。一个常见的问题是下咽癌通常表现为黏膜下扩散，有研究显示 60% 的下咽肿瘤具有这一特征[24]。因此，Chen 和 Hudgins[65] 推荐在初始影像评估中应用 PET-CT。其他被指出的缺陷包括解剖位置不同肿瘤的扩散的方式也不相同，例如梨状窝内侧壁癌向杓状软骨和环杓关节扩展，梨状窝外侧壁癌向声门旁脂肪和甲状软骨扩展，梨状尖受累的肿瘤向甲杓关节外间隙的扩展，下咽后壁肿瘤向口咽延伸，以及环后癌向颈段食管的扩展。最后，有学者指出，只有手术中才能确定肿瘤是否为 T_{4b}，因为目前只有通过术中解剖分离才可确定是否有椎前筋膜的侵犯。

九、治疗方法

（一）可选用的治疗模式

下咽和食管癌治疗方式的演变与头颈部其他部位肿瘤的治疗方法相似。从 20 世纪早期到 20 世纪 80 年代，标准的治疗模式主要为根治性手术加术后放疗，或者单纯根治性放疗。在 20 世纪 60 年代，随着喉功能保留策略的引入，对于早期病变采用更为保守的治疗模式成为可能。虽然对此类病变没有建立标准的治疗模式，但一些机构开始使用联合放 / 化疗作为主要治疗方式，而一些机构仍继续使用手术加术后放疗或放化疗作为主要治疗方式。由于下咽及颈段食管恶性肿瘤发病率低，目前仍缺乏比较不同治疗方案的前瞻性随机对照性临床研究，因此，也缺乏高水平的证据证明不同治疗模式的孰优孰劣。回顾已发表的文献数据，可以得出的结论是，负责治疗患者的医生的偏好往往决定了治疗模式的选择。

通常，T_1 或选择性的 T_2 病变的治疗包括手术加术后放疗，或者放疗加挽救性颈部手术，切除放疗后残留的颈部淋巴结病变。对于其他分期的病变，根治性手术加术后放疗仍是标准的治疗模式。喉功能保留的治疗方案，如使用诱导化疗加放疗，也是一种合理的替代方案[66]。但该方案实施需要患者理解并非放弃手术治疗，挽救性手术仍是治疗方案中的一部分。此外，治疗的医生有责任密切随访肿瘤治疗后的变化，因为及时的手术抢救是保证该方案与常规治疗有相似的生存率的关键。然而，与传统的根治性手术方法相比，新的手术选择，如经口激光显微手术（TLM）和经口机器人手术（TORS），可使更多的患者行功能保留性手术，同时具有更好的吞咽功能和言语功能。这些方法将在后面的章节中详细讨论。

多个已发表的系列文献提供了各种下咽癌治疗方法的数据。但由于以下多个混淆因素的存在，

表 29-2　肿瘤和淋巴结分期

原发性肿瘤（T）	区域淋巴结（N）
下咽	**下咽**
T_x　原发性肿瘤无法评估	N_x　无法评估区域淋巴结
T_0　没有原发性肿瘤的证据	N_0　无局部淋巴结转移
T_1　肿瘤局限于下咽部的一个小窝，最大直径 ≤ 2cm	N_1　同侧单个淋巴结最大直径 ≤ 3cm 的转移
T_2　肿瘤侵犯下咽或邻近部位不止一处，或在未固定半喉的情况下，其最大直径 > 2cm 且 ≤ 4cm	N_{2a}　同侧单个淋巴结转移最大直径 > 3cm 且 ≤ 6cm
T_3　肿瘤最大直径 > 4cm 或半喉固定	N_{2b}　同侧多个淋巴结转移，最大直径均不大于 6cm
T_{4a}　肿瘤侵犯甲状腺/环状软骨、舌骨、甲状腺、食管或中央室软组织（包括脊前肌和皮下脂肪）	N_{2c}　双侧或对侧淋巴结转移，最大径均不大于 6cm
T_{4b}　肿瘤侵犯椎前筋膜，包绕颈动脉或累及纵隔结构	N_3　淋巴结转移最大直径 > 6cm
颈段食管	**颈段食管**
T_x　原发性肿瘤无法评估	N_x　无法评估区域淋巴结
T_0　没有原发性肿瘤的证据	N_0　无局部淋巴结转移
T_{is}　原位癌	N_1　1~2 个区域淋巴结转移
T_1　肿瘤侵犯固有层、黏膜肌层或黏膜下层	N_2　3~6 个区域淋巴结转移
T_{1a}　肿瘤侵犯固有层或黏膜肌层	N_3　7 个或 7 个以上区域淋巴结转移
T_{1b}　肿瘤侵犯黏膜下层	**远处转移（M）**
T_2　肿瘤侵犯固有肌	M_x　无法评估远处转移
T_3　肿瘤侵犯外膜	M_0　无远处转移
T_4　肿瘤侵犯邻近结构	M_1　远处转移
T_{4a}　可切除肿瘤侵犯胸膜、心包或膈	**等级（G）**
T_{4b}　不可切除的肿瘤侵犯其他邻近结构，如主动脉、椎体、气管等	G_x　等级无法评估，分期接近 G_1
	G_1　差异化
	G_2　中等分化
	G_3　低分化
	G_4　未分化，分期接近 G_3

使得其间的比较变得困难：①研究多为回顾性研究；②多为非随机性研究；③患者群体存在异质性；④治疗过程中应用的技术不断改变与演进；⑤有些报道病例应用过术前的放疗；⑥使用的分期系统不同；⑦作者未对治疗并发症进行介绍；⑧使用不同的统计方法。然而，虽然有些缺陷，但还是可得出一些结论，这些将在下面章节介绍。首先讨论的是大量数据回顾性分析得到的总生存率的结果，而不考虑特定的外科技术或放疗的异质性。然后回顾不同模式的研究，以期全面了解当前对下咽和颈段食管癌的治疗状况。

在 Rocky Mountain 数据库中对 1973—1983 年的 1362 例下咽癌病例进行回顾分析，其中 239 例（17.6%）为 Ⅰ 期和 Ⅱ 期，966 例（70.9%）为 Ⅲ 期和 Ⅳ 期[67]。后者中 231 例（23.9%）在就诊时就有远处转移。肿瘤发病部位主要位于梨状窝。随访满 5 年，有可分析数据的患者共 695 例。治疗方法包括单独放疗，单独手术或手术联合放疗。

所有患者 5 年总生存率为 25%。作者提供了肿瘤分期特异性生存率和治疗模式特异性生存率的进一步数据。令人惊讶的是，对于所有不同分期，单纯手术组和手术加放疗组在 1 年、3 年和 5 年生存率上均优于单独放疗组。单纯放疗组 5 年生存率为 11.5%，而单纯手术组为 39%，手术加放疗组为 31.8%。

显然，这些数据证实了下咽癌预后很差。但是，在分析数据时，必须考虑本回顾性研究的几个混淆因素。首先，针对晚期肿瘤的放疗的结果可能受到病例选择偏倚的影响，因为单纯放疗组中晚期患者数量明显较多。而手术组及手术联合放疗组中的患者多为具有手术指征的患者。其他不受控制或不明确的变量还包括手术的类型，放疗的剂量和死亡的具体原因。

10 年后，Hoffman 及其同事[13] 发表了对美国外科医师学会患者健康评估研究的回顾性分析。该数据分为 1980—1985 年和 1990—1992 年两个

表 29-3 肿瘤分期

分 期	T	N	M	分 级
下 咽				
0	T_{is}	N_0	M_0	
I	T_1	N_0	M_0	
II	T_2	N_0	M_0	
III	T_3	N_0	M_0	
	T_1	N_1	M_0	
	T_2	N_1	M_0	
	T_3	N_1	M_0	
IV$_a$	T_{4a}	N_0	M_0	
	T_{4a}	N_1	M_0	
	T_1	N_2	M_0	
	T_2	N_2	M_0	
	T_3	N_2	M_0	
	T_{4a}	N_2	M_0	
IV$_b$	T_{4b}	任何 N	M_0	
	任何 T	N_3	M_0	
IV$_c$	任何 T	任何 N	M_1	
颈段食管				
0	T_{is}	N_0	M_0	1, X
I a	T_1	N_0	M_0	1, X
I b	T_1	N_0	M_0	2, 3
II a	T_2, T_3	N_0	M_0	1, X
IIIb	T_1, T_2	N_1	M_0	任何
	T_2, T_3	N_0	M_0	2, 3
IIIa	T_1, T_2	N_2	M_0	任何
	T_3	N_1	M_0	任何
	T_{4a}	N_0	M_0	任何
IIIb	T_3	N_2	M_0	任何
IIIc	T_{4a}	N_1, N_2	M_0	任何
	T_{4b}	任何	M_0	任何
	任何	N_3	M_0	任何
IV	任何 T	任何 N	M_1	任何

阶段。在第一阶段报道了 1317 例；第二阶段报道了 1622 例。同样，这些肿瘤多原发自梨状窝（64.4%），晚期（III 和 IV）病例大约 75%。病期的偏移很明显，而最后的病理分期使更多患者确定为 IV 期病变。由于仅在 1980—1985 年的队列中存在 5 年存活率，因此只对该组的结果进行了分析。总体而言，疾病特异性生存期（DSS）1 年为 69.6%，3 年为 39%，5 年为 33.4%。病期特异性生存分析显示，随着病期增加，生存率由 I 期的 63.1% 下降至 IV 期的 22%。在分析治疗方式对生存率的影响时，得出了与 Pingree 及其同事[67] 报道相似的结论。单独手术组的 5 年生存率为 50.4%；手术联合放疗组为 48%，而单独放疗组的生存率为 14.9%。然而，Hoffman 和他的同事[13] 通过匹配肿瘤的 TNM 分期来纠正可能的选择的上偏倚，仍得到相同的结论。最大的差异在 T_3 / $T_4N_0M_0$ 组中，其单独手术组的 5 年生存率为 34.6%，而单独放疗组仅为 3.2%。这表明对于局部晚期肿瘤，行单独放疗不是一种合适的治疗方式。

Wahlberg 及其同事[22] 回顾性分析了过去 30 年（1960—1989 年）瑞典癌症登记处的 2012 例下咽肿瘤患者的临床资料。该数据库包含瑞典确诊肿瘤患者的 95% 以上的资料。数据中不仅包括鳞状细胞癌，还包括腺癌、恶性唾液腺肿瘤和其他罕见肿瘤（占全部肿瘤的 5%～10%）。研究主要统计总生存率，但未提供描述肿瘤分期，实际死亡原因，治疗方式，复发原因，第二原发及颈部病变状态的详细信息。这些患者的治疗是在不同时期的方式不同，一般来说，放疗主要用于早期，而在 1980—1989 年期间，治疗演变为包括手术及术后放疗的联合治疗。女性的癌症发病率平均每年下降 2%，其原因尚不清楚，但可能与 Plummer Vinson 综合征得到很好的治疗有关。2 年和 5 年的总生存率分别为 25% 和 13%。非鳞状细胞癌的总体 5 年存活稍好一点。

最近，Blanchard 及其同事[68] 回顾性分析了 1990—2006 年在法国接受放疗的 249 例梨状窝癌患者的临床资料。研究发现 T_1 和 T_2 病变的局部控制率很高（85%）。与先前的研究一致，N 分期是预测患者死亡率的重要因素，N_0 患者的 5 年无远处转移率为 96%，N_1 组为 79%，N_2 组为 72%，N_3 组为 61%。对 N 分期晚期的患者行放疗前颈部淋巴结清扫并未改善总体生存率，但确实加强了局部控制率。

因此，由这些大型回顾性综述可见，下咽癌相对于头颈部的其他部位肿瘤的预后是最差的。如上所述，这些研究有其缺点；然而，它为医生与患者讨论该病总体疗效提供了参考。目前尚未见仅针对颈部食管癌的报道，这可能与该区域肿瘤的原发数量较少且报告差异较大有关。以下各节将进一步关注不同单位的治疗模式及其各自的结果。

（二）治疗模式

1. 手术方法

Cheever[69] 于 1878 年首次描述了咽侧切开与下颌骨截除相结合的术式。手术切除了巨大的扁桃体肿瘤。然而，患者术后发生局部复发和区域转移。在没有麻醉的情况下，尝试使用 ^{18}F 来控制局部复发，最终证明不成功。下咽癌治疗进展的其他亮点包括 Sebileau 1904 年介绍的关于经甲状软骨侧后方的咽切开术；Trotter 于 1913 年对咽侧切开术做了改进；1962 年由 Andre、Pinel 和 Laccourreye 提出了环状软骨上半喉咽切除术（SCHLP）的概念，以及 Ogura 在 1965 年改进的扩大的声门上半喉切除术[70, 71]。在此时期，术前放疗作为常规治疗应用。表 29-4 中显示了文献中报道的主要外科研究。

随着外科手术设备的更新，经口内镜手术得到应用。其优点在于不用颈部切口，不切断咽部肌肉组织，创伤更小[72]。这两种技术包括由 Steiner 于 1988 年引入的 TLM 和 O'Malley 及其同事引入到耳鼻咽喉头颈外科领域的 TORS[72a]。

目前标准的手术方案包括器官保留的术式和更根治性的手术方式（表 29-5）。喉功能保留的手术方式主要适用于 T_1、T_2 或选择性 T_3 病变，但内镜二氧化碳激光技术除外，该技术也用于 T_4 病变[73]。更根治性的手术方式往往需要一期重建修复上消化道。手术适应证及修复方法的选择将在第 31 章讨论。

关于颈部食管癌结果的数据更加有限，因为在大多数中心缺乏治疗的经验，并且其数据往往与整个食管的病变统计在一起。Laterza 及其同事[74] 报道食管癌的外科手术治疗方面的 20 年经验。167 例患者中，37 例病变局限在颈段食管；其余均向上累及下咽部他人扩展到涉及下咽部或向下部侵犯胸段食管。整体 5 年生存率仅为 16.6%，死亡率为 8.8%。Kelley[75] 报道了 1980—1993 年在 Memorial Sloan-Kettering 癌症中心 67 例颈段食管癌的资料。使用了一套不同的方案来管理这些患者。采用不同的治疗模式，其中，22 名患者接受了根治性的手术治疗，其他患者采用不同组合方式的放疗和化疗。尽管手术治疗组有较好的疗效，但所有组的生存率均较差（整组的平均生存期为 17 个月，累计 5 年生存率为 12%），由于治疗中的异质性和病例数较少，本研究很难比较特定的治疗方法孰优孰劣。然而，Kelley 及其同事[75] 认为手术获得了最好的治疗效果。

(1) 部分咽切除术：该术式适用于肿瘤为 T_1 或 T_2 病变，并仅限于梨状窝后壁或侧壁。禁忌证包括肿瘤累及梨状窝多个壁或侵犯梨状窝尖，或任何方式的喉部受累。主要包括以下四种手术方法：①部分咽切除术，包括侧咽切开术；②侧面经甲状软骨咽切开术；③前面经舌骨咽切开术；④正中位下颌骨及舌切开入路。

第一种技术是标准的侧咽切开术，采用领式切口，可延伸扩展至颈部的淋巴引流区域。如果需要，先行颈部淋巴结清扫。气管切开术是手术的一部分，因为手术后下咽部水肿往往会阻塞气道。然后，解剖分离颈动脉鞘，分离显露甲状软骨板，显露下咽缩肌及甲状腺上方血管神经蒂。切断下咽缩肌附着，显露识别梨状窝黏膜，在距肿瘤安全范围下切口咽腔进入下咽部。然后切除下咽后壁或侧壁的肿瘤。根据肿瘤切除后缺损范围的大小选用不同的修复重建方式。如果剩余足够的黏膜，可两层直接拉拢缝合。否则，需要皮片或皮瓣修复。

若肿瘤向外侵犯了下咽侧壁，往往需要更宽的安全切缘。这就需要采用经甲状软骨板咽侧切开术（图 29-5），通过切除甲状软骨板后部和舌

表 29-4　相关外科研究

文献来源	年份	患者（例）	肿瘤分期 *	生存率（5 年，除非另有说明）	治疗方法
Laccourreye 等 [79]	1993	34	均为 T_2	55.8%	SCHLP + C ± RT
Steiner 等 [73]	2001	129	T_1, 24; T_2, 74; T_3, 17; T_4, 14	I / II 期：71% III / IV 期：47%	CO_2 ± RT
Rudert 和 Hoft [87]	2003	29	T_1/T_2, 27; T_3, 1; T_4, 1	I / II 期：78% III / IV 期：35%	CO_2 ± RT
El-Badawi 等 [104]	1982	328	T_1, 22; T_2, 49; T_3, 156; T_4, 191	Surg: 25% Surg + RT: 40%	Surg 或 Surg/RT
Vandenbrouck 等 [105]	1987	199	T_1, 27; T_2, 6; T_3, 156; T_4, 10	33%	Surg or Surg/RT
Kraus 等 [95]	1997	132	晚期：78%	OS: 30% DDS: 41%	Surg ± RT
Elias [146]	1995	101	II 期, 23; III 期, 30; IV 期, 48	OS: 27% DDS: 37%	RT, Surg 或 Surg/RT
Spector 等 [2]	1995	408	1 侧壁, 2 侧壁, 3 侧壁	1 侧壁 (外): 73% 1 侧壁 (内): 63% 2/3 壁受累：49%	Surg ± RT (术前 / 术后)
Harrison 和 Thompson [147]	1986	101	晚期	58%	PLE/pull-up
Wei 等 [97]	1998	317 总, 69 (1986—1996)	晚期	24.5%	PLE/pull-up
Triboulet [148]	2001	209	晚期	24%	PLE/pull-up
Bova [149]	2005	180	I / II 期, 9% III / IV 期, 91%	DSS 52%, OS 33%	TLP + 游离空肠（前 82 例行诱导化疗）
Holsinger 等 [82]	2006	30	T_1 或 T_2 梨状窝侧壁肿瘤	23.3%	咽侧切除术
Kania [80]	2005	147	I 期, 12; II 期, 39; III 期, 41; IV a 期, 43; IV b 期, 12	T_1/T_2: 91.1%～96.2% T_3/T_4: 62.6% ～ 92.9%	SCHLP + C ± RT
Wang [150]	2006	41	晚期	OS: 31.5%	PLE/pull-up + RT
Martin 等 [83]	2008	172	I / II 期, 15% III / IV a 期, 85%	I / II 期, 73%; III 期, 59%; IV a 期, 49%	TLM ± RT

所有研究均为循证医学 C 级，因为它们是无内对照组的回顾性研究

*. 肿瘤分期由文献来源作者描述确定；不同研究之间的无法比较，因为使用了美国癌症联合委员会的不同标准

CO_2. 二氧化碳激光；DSS. 疾病特异性生存；OS. 总生存率；PLE /pull-up. 全咽喉切除术、胃上拉重建术；RT. 放疗；SCHLP+C. 舌骨上半喉咽切除术联合化疗；Surg. 手术；TLM. 经口激光显微手术；TLP. 全喉咽切除术

表 29-5　手术选择

手术方法	T 分期	重建方法
咽部分切除术	1、2	一期闭合
环状上半喉切除术	1、2、3	一期闭合
喉咽部分切除术	1、2、3	局部或游离皮瓣
内镜下 CO_2 激光切除 / 经口机器人手术	1、2（可能 3、4）	二期愈合
全喉切除术伴部分 / 全咽切除术	3、4	一期闭合与局部或游离皮瓣
全咽鼓管食管切除术	4	胃拉升

骨获得更充分的切缘[76]。在这种变更的术式中，不再采用经梨状窝进入，而是经会厌谷进入咽腔切除肿瘤。颈淋巴结清扫完成后，剥离甲状软骨板上半及内侧软骨膜，显露舌骨，自舌骨小角处切断，自甲状软骨板中后 1/3 交界处垂直切断甲状软骨板后部，经会厌谷进入咽腔显露肿瘤。钝形拉钩经会厌谷置入以更好显露术野，直视下沿甲状软骨切开处纵行向下切开肿瘤内侧，将标本向外侧展开，沿安全切缘将肿瘤上下及外侧切除。切缘送冰冻病理保证切除的安全。拉拢缝合黏膜及软骨膜两层修复缺损。

这两种方法主要的并发症为咽瘘，可伴有伤口裂开和吞咽困难。咽瘘可以通过试图减少或转移唾液污染，细致的伤口换药，以及二次皮瓣缝合关闭来解决。术中进行环咽肌切开术可能是一种减轻吞咽困难的措施，尽管一项随机试验显示在 125 名头颈患肿瘤中该方法并没有作用[77]。虽然本研究发现单纯视频透视检查对吞咽困难没有影响，但是环咽肌切开术是否会降低头颈癌患者的术后吞咽困难仍是一个值得进一步研究的问题。

前方经舌骨的咽切开术（图 29-6）该术式主要适用于原发在下咽后壁的 T_1 或 T_2 的病变。首先要完成气管切开，之后采用领式切口显露舌骨。舌骨可以切除，也可以采用舌骨上或舌骨下入路。显露会厌谷，经会厌谷切开咽腔黏膜，牵拉舌根可显露下咽后壁。切除肿瘤时以椎前筋膜作为深部切缘。各切缘均送快速冰冻，之后取裂层皮片修复缺损。会厌谷黏膜拉拢间断缝合关闭咽腔。该手术入路的主要局限性在于对下咽腔的显露有

限，因此选择合适的适应证是十分关键的。其主要并发症包括咽瘘和吞咽困难。

经正中线下颌骨及舌切开入路，该手术入路很少应用，这里也做简单介绍。该入路主要适用于下咽后壁 T_1 和 T_2 的病变，手术采用下颌骨及舌的正中裂开以显露下咽部肿瘤。手术采用下唇正中切开的切口，切口设计要防止颏部的瘢痕挛缩，切口向下至下颌骨并延伸至舌骨水平。下颌骨正中切口旁钻孔用于术后下颌骨对位重建，然后正中切开下颌骨，沿中线切开舌体，将组织向两侧拉开。显露肿瘤后沿安全范围切除，可采用皮片缝钉于椎前筋膜修复缺损。之后逐层缝合舌体，复位固定下颌骨，细致缝合皮肤切口。

该术式的主要优点在于可以充分显露下咽手术区域，但也要充分平衡该术式的主要并发症，包括下颌骨畸形愈合，颏部瘢痕挛缩及吞咽困难等。再次说明的是，该术式目前已很少应用了。

(2) 部分喉部分下咽切除术：该术式包括了经典的垂直半喉切除及部分下咽切除两部分[70]。保留的部分喉仍可有言语、吞咽和呼吸道保护功能。肿瘤必须要有严格的适应证，包括肿瘤累及梨状窝内侧壁。肿瘤也可位于杓会厌皱襞边缘。肿瘤累及舌根、梨状窝侧壁和会厌谷，可术中扩大一并切除。手术的禁忌证：①肿瘤累及梨状窝；②肿瘤扩展至环后区域；③患侧声带麻痹；④肿瘤侵犯至环咽后区。

手术先行气管切开及颈部淋巴结清扫，适用的病变范围包括肿瘤累及梨状窝内侧壁，侵犯少许会厌、杓状软骨。切除的范围包括梨状

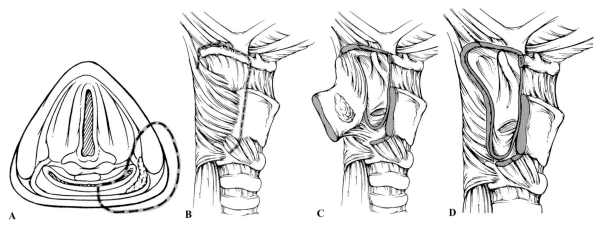

▲ 图 29-5　经咽侧部分下咽切除术

A. 切除的范围包括下咽侧后壁和部分甲状软骨板；B. 虚线显示切除甲状软骨、舌骨和会厌谷；C. 进入咽腔后，标本向一侧掀开，彻底切除肿瘤；D. 显示切除下咽侧后壁肿瘤后的缺损

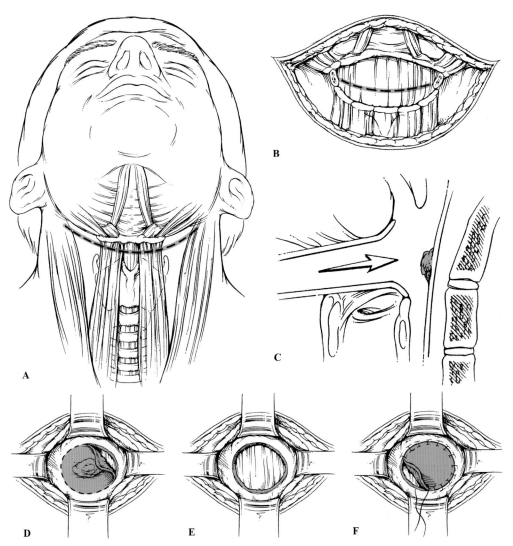

▲ 图 29-6　A. 颈前经舌骨入路，需切断舌骨上下肌群；B. 切除舌骨后，切开会厌谷进入咽腔；C. 向下牵拉下咽，向上牵拉舌根，显露下咽后壁肿瘤；D 和 E. 显示肿瘤切除边缘及切除后缺损；F. 游离皮片钉缝于下咽后壁修复缺损

窝内侧壁的肿瘤，部分会厌组织、同侧杓状软骨，同侧半舌骨，以及同侧甲状软骨板的上 2/3（图 29-7）。横行切断舌骨上肌群，剥离甲状软骨软骨膜瓣，正中切开甲状软骨板至中下 2/3，然后水平向两侧切开至甲状软骨板后缘。游离同侧舌骨，自会厌谷进入咽腔，直视下沿会厌侧缘切开，钳夹并向外牵拉会厌以更好显露肿瘤范围。安全范围下切开会厌，向下近前联合处。以剪刀置入喉室内，沿声带上表面向后剪至声带突上方，外侧沿甲状软骨水平切开处剪开声门上结构。

若肿瘤侵犯可扩大切除患侧杓状软骨。外侧切缘沿会厌谷向下延伸，可一并扩大切除受累的梨状窝及咽侧壁。至杓状软骨下方与内侧切口相汇合。若肿瘤累及声门上结构较多，可行标准的水平半喉切除术，一并切除整个会厌、会厌前间隙和（或）部分舌根组织。

术中送快速冰冻病理检查以确保切缘阴性。若术中切除杓状软骨，则需将声带缝合在环状软骨后部中线处以防止误吸。之后行环咽肌切开术。对于缺损较小者可行局部黏膜拉拢缝合，若缺损

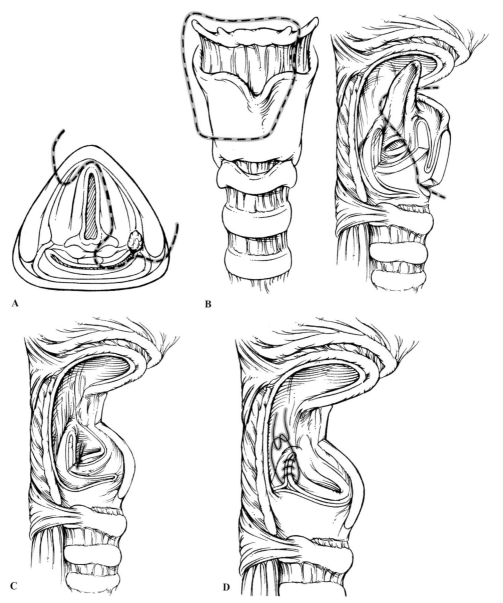

A

B

C

D

▲ 图 29-7 A. 经上方看梨状窝内侧壁肿瘤行部分喉部分下咽切除的范围；B. 显示部分喉部分下咽切除术式中舌骨及甲状软骨切除的范围；C. 显示部分喉部分下咽切除后的组织缺损，会厌可裂开切除一部分或全部切除；D. 切除杓状软骨，同侧声带需缝合在环状软骨中线以防止误吸，喉的黏膜尽可能对位缝合修复

范围较广则需行肌皮瓣或游离的皮瓣修复，以防止术后伤口裂开的并发症，如术后咽瘘及误吸呛咳等。术后要进行细致的护理，直至患者拔除气管套管及恢复经口进食。

（3）环状软骨上半喉及部分下咽切除术（SCHLP）：该术式主要由法国 Laccourreye 及其同事[78-81] 推广应用。该术式较部分喉部分下咽切除术扩大了手术范围，包括沿梨状窝切除患侧整个声门上半喉结构。其手术禁忌证主要包括梨状窝尖部受累、患侧声带固定、环后区受累或下咽后壁受侵犯等。

术前先行颈部淋巴结清扫，同时切除患者甲状腺腺叶并清扫气管食管沟淋巴结。分离带状肌后缘显露甲状软骨板后缘，制作分离肌肉软骨膜瓣至中线。自舌骨小角处切断患侧半舌骨，确定环甲关节位置并进行分离。之后重新行气管切开并更换气管插管。自环甲膜正中处切开，向上垂直沿中线切开甲状软骨板，进入喉腔。切口继续向上延伸，切开会厌及会厌前间隙，将对侧会厌前间隙脂肪一并切除，直至会厌谷。此时将标本向患侧翻转展开，可直视下探查下咽肿瘤的范围。下方沿环状软骨上缘向后切开至环甲关节，上方沿会厌谷向外下切开与内侧杓状软骨处切口相连，可将整个肿瘤标本一并切除。切缘送快速冰冻病理化验，对侧杓后区黏膜向前拉拢缝合覆盖杓状软骨。缝合患侧声带后端，维持其功能性位置。取肌筋膜瓣修复患侧咽侧壁缺损。

该术式的患者术后会有不同程度的误吸，甚至发生术后吸入性肺炎，因此术前对患者肺功能的充分评估是十分必要的。术后可能的并发症还包括咽瘘，但在 Laccourreye 的报道中咽瘘的发生率很低，前期 240 例患者无咽瘘发生[78,79]，后期 135 例患者中仅 2 例（1.5%）发生咽瘘[80,81]。

Holsinger 及其同事[82] 参照 Laccourreye 团队的治疗经验，对部分 T_1 或 T_2 的梨状窝侧壁癌行外侧下咽部分切除术，局部拉拢缝合修复。部分患者行术前化疗，部分患者术后行辅助放疗。3 例患者术后死亡（1 例因手术原因死亡），但所有患者均拔除了气管套管。然而令人意外的是，对于这些早期病变，该组患者 5 年生存率为 23.3%，4 例患者（13%）发生局部复发。

除了咽侧切除术，Laccourreye 及其同事[78] 利用 SCHLP 治疗原发 $T_1 \sim T_3$ 病变的下咽癌，其中也包括 1 例 T_4 病变。在他们的回顾性研究中，240 名患者接受了同侧颈部淋巴结清扫和 SCHLP 手术。尽管作者声称"恢复令人满意的吞咽可能需要长达 1 年的时间"，但 233 例患者中有 204 例恢复了正常吞咽，平均拔除胃管的时间为 17d。该研究中并未对全部 192 例患者的生存数据进行分析。但对 34 例选择性的 T_2 病变的资料进行了详细的分析并于 1993 年发表[79]。术前大多数患者接受了化疗，包括博来霉素（7 例），长春新碱、甲氨蝶呤和博来霉素（14 例），或顺铂和氟尿嘧啶（10 例）。术后 31 例患者接受了辅助放疗。在 34 例患者中 97% 拔除气管套管，91% 的患者在术后 1 个月内恢复吞咽功能（13~26d）。由于顽固性误吸，最终 3 例（1%）患者行全喉切除术。94% 的患者认为发音质量满意。5 年总生存率为 55.8%，仅 1 例患者发生局部复发，2 例患者（其中 1 例发生局部复发）发生颈部复发。与单独放疗或其他喉功能保留的手术方法的结果相比，其结果相似，但似乎并发症的发生率更明显，并发症包括吸入性肺炎。然而，与其他方法比较的相关因素中，该组患者常规行术前化疗，尚不清楚患者的各种并发症是否与术前化疗有关，且化疗方案本身也有差别。该组对 147 名患者的 SCHLP 治疗经验进行了更新报道[80,81]，显示 T_1 病变的 5 年生存率为 96.2%，T_2 为 91.1%，T_3 为 92.9%，T_4 为 62.6%。该报道的生存率及喉功能的保留均优于其他功能保留的术式。

（4）内镜下 CO_2 激光切除手术：在过去的 30 年里，Steiner 及其同事一直在进行 TLM，这是一种内镜下切除上呼吸消化道癌的技术。该术式的主要优点在于以下几点：①不需要气管切开；②保留了舌骨上肌肉而具有更正常的吞咽功能；③通常不需要修复重建；④住院时间短，患者术后第一天即可恢复经口进食。2008 年发表的文章显示在 1986—2003 年 Steiner 及其同事[83a] 采用 TLM 治疗 172 例 $T_1 \sim T_4$ 的下咽癌病变，取得了良好的效果。其他相关研究也报道了该技术的良好结果[73,84,85]。

所有内镜下肿瘤切除都涉及使用支撑喉镜，手术显微镜和二氧化碳激光作为解剖器械。与常规开放手术相反，在内镜手术中，肿瘤常被分块切除，这也有助于直接观察肿瘤侵犯的深度的直接观察和评估软骨的受累情况。在显微镜下，肿瘤的安全切除边界约 1cm。一个典型的梨状窝原发肿瘤切除的顺序通常从肿瘤内侧开始，横向切开杓会厌皱襞，以评估肿瘤向喉部的侵犯范围；然后向后切开，可切除或保留杓状软骨，然后再向前、下后侧和上后侧切开。通过术中送切缘快速冰冻检验[86]。术中可显露或切除部分软骨，并且预防性地给予抗生素以避免软骨膜炎；切除的创面可通过二次治疗来愈合。在 Steiner 的经验报道中，根据肿瘤的大小、位置及转移淋巴结的状态，可同期行颈部淋巴结清扫。除非进行广泛的切除术，术后患者最早在第 1 天即可经口进食。

1981—1996 年，129 例 $T_1 \sim T_4$ 的下咽癌病变行内镜下激光切除手术。其中 68% 为颈部淋巴结转移阳性，75% 为 Ⅲ～Ⅳ 期病变。42% 患者行单独手术治疗，余患者行手术加术后辅助放疗。Ⅰ/Ⅱ 期患者及 Ⅲ～Ⅳ 期患者的总生存率分别为 71% 及 47%。这些数据较之前传统的治疗模式比显示了良好的优势。而该术式最令人印象深刻的优势在于围术期的处理。129 例患者中仅有 5 例术中行气管切开，1 例因术后出血而需行气管切开术。35 例患者手术后第一天即可经口进食，除 2 例患者外余均可最终经口进食，仅 1 例患者术后发生下咽狭窄而需要依赖胃管鼻饲饮食[73]。因此，虽然该术式仍面临诸多挑战，但该方法已显示了不错的肿瘤学效果及明显的微创的优势，如无须气管切开，无须修复重建，声音保留良好及快速恢复经口进食等。对于局部晚期的病例，因充分评估肿瘤向下侵犯的范围，因为肿瘤侵犯颈段食管则明显超出了内镜医师切除的能力范围。

Rudert 和 Hoft[87] 介绍了他们内镜治疗 29 例下咽癌的经验，除 2 例晚期患者（1 例 T_3，1 例 T_4）外，27 例均为 T_1 和 T_2 的病变。这些患者中 9 例为 Ⅰ/Ⅱ 期，20 例为 Ⅲ～Ⅳ 期病变。无患者术中需行气管切开术。在功能方面，5 年的随访时间中幸存患者均无发音或吞咽异常。Ⅰ/Ⅱ 期患者的

5 年生存率为 78%，Ⅲ～Ⅳ 期患者为 35%。并不意外，颈部淋巴结的状态是预后的相关因素。N_0 患者的总生存率为 74%，而 N+ 患者的为 34%。局部区域复发的发生率为 28%。有趣的是，8 例局部复发的患者中有 7 例发生在杓间区水平的下方。远处转移及第二原发癌发生的比例分别为 28% 和 41%。文献作者发现肿瘤局部控制最好的为咽侧壁癌。

最近，Martin 及其同事[83] 报道了 172 例下咽肿瘤经口激光显微手术的临床资料。尽管该组患者与 Steiner 等[73] 报道的资料关系不很明确，但在时间段上两组间显示出一些重叠。本研究中 5 年无复发生存期在 Ⅰ 期和 Ⅱ 期患者中为 73%，Ⅲ 期为 59%，Ⅳa 期为 49%。该生存率与上述其他治疗方式比较具有优势，同时具备经口微创治疗的优点。当然，该技术的临床疗效需要更广泛的评估，但也值得我们更加关注，因为该术式显示了良好的临床治疗效果，而且即便是晚期的癌症，患者对微创治疗也有需求。

(5) 经口机器人手术：机器人手术是一种相对较新的技术，目前已应用于各种外科手术。近 10 年来，在耳鼻咽喉科也得到较广泛的应用。Hockstein 和他的同事[88] 首次证明了该技术的可行性。采用经口机器人手术治疗下咽癌，虽然很少，但已有多个团队进行了报道[89-92]。该技术的优点与 TLM 相似：避免了外部手术切口，保留了咽部的神经支配（咽丛），缩短了经口进食的时间等。TORS 和 TLM 之间的主要区别在于，借助可 360° 旋转的机械手臂的辅助，操作更加灵活，借助可深入口腔的相机及 30° 的镜头，可进一步扩大视野。在切除方式方面与 TLM 不同，TORS 通常进行肿瘤的整块切除，而不是分块切除。另外，多数文献报道，可通过气管切开术提高该经口手术的最大使用范围。

关于 TORS 治疗下咽癌多是 1 例或 2 例的个案报道。迄今为止最多病例的报道来自韩国，Park 及其同事[93] 报道了 23 例 $T_1 \sim T_4$ 病变下咽癌经 TORS 治疗的资料。所有患者均行气管切开术，术后平均 5.3d 均成功拔除气管套管，无患者需要再次气管切开或插管。该组资料中，3 年总

生存率为89%，3年无瘤生存率为84%，这是一个令人鼓舞的统计数据，也需要通过更长的随访时间去进行随机试验研究。而同一组的后续研究显示，在56例患者的回顾性非随机分析中，接受TORS治疗的患者3年总生存率和无瘤生存率与开放性根治手术相比没有差异，这使作者得出结论，TORS是一种可行且安全的手术选择。此外，与开放性根治手术组相比，TORS组可更快恢复口服饮食经口进食（8d vs. 11d），更早拔管（7d vs. 15d），并缩短住院时间（26d vs. 43d）[94]。

(6) 全喉切除及部分或全下咽切除术：对于经评估无法行喉功能保留性手术的T_3病变及T_4病变，可行标准的全喉切除术，同时切除受累的梨状窝及咽侧壁。另外，全喉全下咽切除术作为放化疗失败后的挽救性手术策略应用也逐渐增加。图29-8显示1例放化疗失败的患者（其PET-CT见图29-4）行全喉全下咽切除后的标本。肿瘤切除后若残留黏膜仍很充分，可直接拉拢缝合，否则常需要肌皮瓣或游离皮瓣修复。术后并发症主要为咽瘘，在既往接受放化疗的患者，咽瘘的发生率可达40%[95]。肿瘤有明显向下侵犯者，常需要全下咽的环周切除，其切除方式除全喉切除外也需要应用该术式。切除后需要修复重建自口咽至颈段食管的缺损。

(7) 全喉全下咽全食管切除：该术式主要适用于颈段食管受累的患者，即包括原发的颈段食管肿瘤，也包括下咽肿瘤侵犯颈段食管的病例。该术式也适用于放化疗失败后的挽救性手术。考虑到环后癌可能发生跳跃性转移，Harrison[96]推荐对于环后癌应用该术式。

该术式前先行双侧颈部淋巴结清扫，包括气管旁淋巴结清扫和全甲状腺切除，同期行自体甲状旁腺移植。如上描述行全喉全下咽切除，再行食管内翻剥脱切除手术。修复重建需行胃上提咽胃吻合术（第32章介绍）。该联合手术的术后并发症发生率为20%～60%，围术期死亡率为5%～20%[97]。对于肿瘤局限在颈段食管的病变，有文献报道可行喉功能保留性的食管切除术[98-99]。

2. 放疗

在这里做简要的介绍，本书中还有单独章节讨论化疗、放疗和同步放化疗的诸多细节。单独使用放疗作为下咽癌的治疗模式仅限于早期病变，如T_1和选择性的T_2肿瘤。比较适合的类型包括外生性的病变，肿瘤局限在梨状窝的内侧壁等。颈部同样需要包括在放疗野内，虽然有些颈部转移较大的包块仍需要进行挽救性手术治疗[100]。另外使用的情况包括高龄、一般状况差，或肿瘤晚期拒绝手术或姑息性治疗的患者。与放射相关的并发症包括黏膜炎、狭窄、喉水肿引起的气道阻塞、软骨坏死和吞咽困难等。值得注意的是，目前调强放疗（IMRT）的应用已显著降低了这些不良反应的发生。

除常规的辐射剂量标准分割模式外，已有多种剂量分割模式方案证实可以改善头颈部鳞癌患者的局部控制率[101]。在放疗肿瘤协作组（RTOG）9003大型临床随机试验中，多种分割模式进行了应用[102]。改变分割的模式主要包括两种类型，一种为超分割模式，通过更频繁地递送较小的分割（通常每天2次）而致更高的总剂量，而不会引起更严重的并发症。第二种是加速分割，该模式缩短了总放疗时间但可获得与标准分割相同的总剂量。在Fu和同事的研究中[102]，超分割和加速分割伴调强显示可显著改善局部区域率，但与标准治疗模式相比，总生存率没有差异；在所有加速分割方案中，急性不良反应会有增加。根据试验设计的不同，研究中11%～15%的患者为下咽癌。

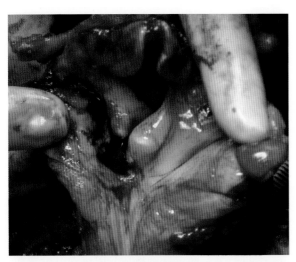

▲ 图29-8　经放化疗失败后的梨状窝癌行全喉下咽切除的标本，可见左侧梨状窝溃疡性病变

因此，将这些放疗技术应用于头颈鳞癌的根治性治疗或作为手术后的辅助治疗都将是一种改进。

虽然在此仅简单讨论了放疗的结果，在第 30 章中将对放疗做进一步的阐述。如前所述，使用单纯放疗作为根治性治疗模式的主要适应证是 T_1 和有选择性的 T_2 病变。但总体而言，早期 T_1 及 T_2 病变占所有下咽癌的比例很低。适合的肿瘤主要为外生性病变，位于梨状窝上部（没有累及梨状窝尖部），通过 CT 示无明显深部浸润者[103]。文献报道，对于此类早期病例，采用根治性放疗加颈部转移淋巴结的挽救手术与传统手术加术后辅助放疗相比，治疗生存率并无差异。

MD 安德森癌症中心（MDACC）在此方面的经验首先由 El-Badawi 及其同事[104] 提出，后来由 Garden 及其同事[100] 进行了后续报道，他们在 1996 年的文章中回顾分析了 1976—1992 年接受根治性放疗的 82 例下咽癌患者的临床资料，其中 T_1 者 19 例，T_2 者 63 例。放疗前 52% 的患者颈部淋巴结诊断为阳性，其中 53% 的患者在根治性放疗后又进行了颈部淋巴结清扫手术。40 例患者接受常规单日剂量分割，42 例患者接受每日分次剂量的超分割放疗。2 年和 5 年的生存率分别为 72% 和 52%，总体而言超分割放疗方案的疗效更好。该组尽可能使用单一治疗模式。因此，对于早期下咽肿瘤，MDACC 的做法是先行根治性放疗，仅对颈部淋巴结有残留的患者行颈部挽救性手术，从而使一部分患者免于手术。其他以放疗作为首选治疗模式的报道还有 Gustave-Roussy[105] 研究所，其报道中选择性 T_1 和 T_2 病变的 5 年生存率为 40%，而在其他 T 分期肿瘤中，选择放疗作为首选治疗模式的 5 年生存率是最差的。

佛罗里达大学 Mendenhall 及其同事[106-108] 在此方面的治疗经验也做了系列发表。与其他将放疗作为首选治疗模式的研究不同，作者按肿瘤总分期而不是肿瘤 T 分期进行数据统计。患者接受常规每日放疗或每日 2 次的超分割放疗。5 年的总体生存率和肿瘤特异性生存率分别为 43% 和 58%。肿瘤分期特异性分析显示，对于 Ⅰ 期和 Ⅱ 期患者肿瘤特异性 5 年生存率为 100%，Ⅲ 期为 62%，Ⅳa 期为 43%，Ⅳb 期为 25%。2 名患者发

生急性并发症，包括严重的黏膜炎和因脱水行住院治疗。1 例患者并发软骨坏死行全喉切除术，6 例患者因误吸、吞咽困难或喉水肿而行气管切开术。在行挽救性全喉切除的 10 例患者中 5 例出现明显的术后并发症，包括致命性颈动脉破裂、咽瘘，以及术后因未明确的并发症而死亡。

这些研究的基本前提是对于早期病变可采用放疗作为主要方式，其生存率与其他研究报道的功能保留性手术相类似。但需要注意的是，适用于单纯根治性放疗的患者只是所有下咽癌患者的一小部分。尽管存在这种局限性，未来的前瞻性随机对照试验，比较单纯根治放射加可能的手术挽救和功能保留性手术加术后辅助放疗，可能会回答两种方式谁更具优越性。而在此之前，治疗方式的选择将根据治疗医生在参考这些回顾性研究的背景下的偏好来决定。

Chen 及其同事[109] 回顾了 2003—2010 年接受挽救性喉咽切除术和股前外侧皮瓣修复重建的 33 例患者的资料。总体而言，大多数病例为晚期：3 例为 Ⅱ 期（9%），2 例为 Ⅲ 期（6%），28 例为 Ⅳ 期（85%）。很大一部分患者术后发生并发症，包括咽瘘 14 例（42%），狭窄 9 例（27%）。最终 20 例患者（61%）能够恢复经口进食，平均手术后 15d 可拔除胃管。5 年总生存率为 52%，5 年无瘤生存率为 54%。

有几个研究小组将放疗作为颈段食管癌的主要治疗方法。Mendenhall 及其同事[110] 报道了 34 例颈段食管癌采用单纯根治性放疗的临床资料，5 年总生存率为 14%。Jones 及其同事[111] 报道了 12 例接受根治性放疗和 14 例接受手术治疗的患者资料。3 年总生存率为 18%。虽然很难从这些少量患者的治疗经验中得出确定的结论，但可以看出，与下咽癌相反，单纯放疗作为主要治疗模式对颈段食管癌的控制是很差的。

3. 化疗

化疗用于治疗晚期不可切除的头颈部鳞癌始于 20 世纪 70 年代，在 80 年代，人们发现顺铂和氟尿嘧啶（5-FU）能够使肿瘤对化疗产生部分或完全反应[112]。而这些资料在 Ensley 及其同事[113] 的有趣的描述中得到强化，即肿瘤的对化疗药物

的反应可预测肿瘤对放疗的敏感性。最终，这也导致了退伍军人事务部关于喉功能保留的里程碑式的研究[114]。目前，除姑息性治疗的病例外，化疗不用做治疗下咽及颈部食管癌的单一治疗方案。对于所有的头颈部鳞癌，有最好的反应是铂类化疗药物，如顺铂和卡铂。此外，还有氟尿嘧啶、甲氨蝶呤、白介素、丝裂霉素 C 和紫杉醇[115]。常用氟尿嘧啶和顺铂的主要并发症包括听力丧失、黏膜炎、骨髓抑制和周围神经病变。

LeFebvre 及其同事[66]发表了第一篇前瞻性随机研究，旨在评估下咽癌的喉部保留。他们的方案为静脉输注顺铂和氟尿嘧啶，在 2～3 个周期后，行内镜检查评估肿瘤反应。肿瘤完全反应者继续接受根治性放疗，而其余患者接受常规手术。研究结果显示，诱导化疗加放疗的 3 年及 5 年生存率与手术治疗为主的治疗模式相当。

4. 同步放化疗

这种组合方式试图将这两种因素对癌细胞的毒性作用结合起来，以达到治疗效果。除了化疗药物直接的毒性作用外，化疗还可提高肿瘤细胞对放疗的敏感性。应用方法包括顺铂、氟尿嘧啶、紫杉烷 / 紫杉醇和羟基脲等与放疗相组合。显然，同步治疗的主要不良反应在于对患者的毒性显著增加。这些毒性作用与单独应用在患者身上相同，但更为严重。如前所述，主要包括中性粒细胞减少症、血小板减少症、黏膜炎、恶心、吞咽障碍、需要鼻饲饮食、肾衰竭、皮肤反应、软骨坏死、气道梗阻和死亡。Lee 及其同事[116]发现，在进行同步放化疗的下咽癌患者中，发生下咽或上段食管狭窄的比例占 19%（41/199），而肿瘤发生于下咽部位是引起该并发症的重要危险因素。

在 Pignon 及其同事[117]报道的 Meta 分析中，同步放化疗显示出治疗的益处。然而，一个重要的混杂因素是不同试验之间的异质性。在多项Ⅲ期试验中试图在局部晚期的头颈鳞癌治疗中应用同步放化疗[115, 118]。通常，下咽和颈部食管癌与头颈部其他部位原发肿瘤混在一起[119, 120]。除同步放化疗方案外，一些研究人员也将诱导化疗扩展应用到局部晚期头颈鳞癌的治疗方案中[121]。这些发现已成为下咽癌行放化疗联合治疗方案的一些关键基础。第 30 章将对下咽和颈部食管癌的放化疗做更详细的介绍。

十、颈部的处理

颈部区域淋巴结转移的控制是下咽及颈段食管癌治疗的重要组成部分。尽管这一点可以推广至所有头颈其他部位的恶性肿瘤，但由于下咽部淋巴引流特别丰富，出现颈部淋巴结转移的比例很高，而使得颈部区域转移的控制更加重要（图 29-2）。至于其他部位，颈部处理的讨论可以分为选择性颈淋巴结清扫（对颈部 N_0 者）和治疗性颈淋巴结清扫（对颈部 N + 者）。对于颈部阳性淋巴结者，目前的治疗方法包括两种，一是先行放疗，如有残留再行挽救性手术，另一种是先行手术，再行术后辅助放疗。对于同侧颈部 N_0 者，有证据表明，需行双侧颈部淋巴结清扫，若原发灶很早期，行单侧颈淋巴结清扫也是可以的。颈部淋巴结清扫的类型在第 48 章讨论。

许多研究证实了下咽癌颈淋巴结转移对预后的意义。Shah 及其同事[122]观察到，颈部淋巴结阳性是下咽癌患者预后不良的指标。在他报道的 104 例 N_0 患者中，61 例接受了根治性颈淋巴清扫术，36 例未行手术。在行颈清扫的患者中 25 例（41%）证实颈部淋巴结为阳性。颈部淋巴结病理为阴性的患者的 5 年生存率显著优于病理淋巴结阳性组（50% vs. 32%）。尚不清楚两组间的肿瘤分期因素是否考虑，淋巴结阴性患者可能多为早期病例，而淋巴结阳性者可能更多为晚期病例。然而，从该研究中可以明显看出，下咽癌颈部淋巴结阳性会对预后产生负面影响。LeFebvre 和同事[123]通过检查 1974—1983 年在 Oscar Lambret 中心接受治疗的大量患者的淋巴结状态证实了这些数据。约有 70% 患者在就诊时即有可触及的颈部淋巴结转移。同样，淋巴结状态（N_0 vs. N+）与预后之间有显著的相关性。

为进一步了解淋巴结转移对预后的意义，Shah[124]回顾了 1081 例患者资料，其中 126 例为下咽原发肿瘤，该组研究发现所有隐匿性转移的阳性淋巴结均位于Ⅱ区和Ⅲ区。有趣的是，在治疗性颈清扫组中，发现所有 5 个颈部解剖区域均有阳性淋巴结。基于这些研究，Shah[124] 推荐对 N_0 患者进行 Ⅱ、Ⅲ 和 Ⅳ 区的选择性颈清扫，并对淋巴结阳性者需行全部的 Ⅰ~Ⅴ 区的颈清扫。Candela 等[125] 在较大的下咽癌患者组中对这些结果进行了比较，并再次得出结论：对 N_0 者，颈部可选择 Ⅱ~Ⅳ 区的择区性颈清扫，而对 N+ 者，应行全颈清扫。

多项研究表明，颈部 N_0 的患者常常会有隐匿性淋巴结转移。然而，在这些研究中，多数并没有进行 T_1/T_2 肿瘤的 N_0 病变与 T_3/T_4 肿瘤中的 N_0 病变相比较。一个主要的原因在于 T_1 和 T_2 的早期下咽癌很少见，临床中多为 T_3 和 T_4 的病变。Byers 及其同事[126] 报道了头颈部不同部位肿瘤行选择性颈淋巴结清扫中发生隐匿性转移的情况。在仅有的 3 例 T_1/T_2N_0 的梨状窝癌中，2 例为颈部隐匿性转移，而在 T_3/T_4N_0 组中有 16/29 例患者（55.2%）存在隐匿性转移。Buckley 和 MacLennan[127] 对 16 例颈部 N_0 的原发下咽癌的颈清扫标本进行前瞻性检查，对所有淋巴结进行仔细采样。这部分肿瘤是行同样检查的大宗病例的一部分。研究发现 9/16（56%）的下咽部颈淋巴结清扫标本存在隐匿性转移灶，有些隐匿性转移的淋巴结仅 3mm。Byers 和 Buckley 研究都表明了下咽癌的高隐匿性转移率。结合 Shah 及其同事的研究结果，均支持对颈部 N_0 的患者需行选择性颈淋巴结清扫（Ⅱ~Ⅳ 区）。

尽管上面讨论中未提到 Ⅵ 区淋巴结，但咽后淋巴结及气管旁 Ⅵ 区淋巴结也是肿瘤淋巴转移的重要组成部分。各种研究建议应在术中将这些区域淋巴结与颈静脉链淋巴结一并清除。Buckley 和 MacLennan[127] 指出，颈部 N_0 的 Ⅵ 区可存在隐匿性转移淋巴结，但未对发生的肿瘤原发部位及分期进行更细致的分析。Harrison[128] 通过对喉咽切除的标本进行了连续切片观察，发现淋巴引流可通过环甲膜汇至气管旁淋巴结。因此，他建议在处理此类下咽肿瘤时同期切除患侧甲状腺及清扫气管旁淋巴结是十分重要的。Weber 及其同事[129] 分析了来自 MDACC 的 141 名喉癌，下咽癌或颈部食管癌患者的资料，均行气管旁淋巴结清扫术。在颈部食管癌患者中有 10/14（71.4%）发生气管

旁淋巴结转移，下咽癌患者中有 3/36（8.3%）气管旁淋巴结转移，且发生气管旁淋巴结阳性患者的生存率明显降低。文献作者也建议在此类患者应常规行气管旁淋巴结清扫术。

在下咽及段部食管癌中通常很少涉及咽后淋巴结，少有报道分析咽后淋巴结的处理。McLaughlin 及其同事[130] 分析了对头颈鳞癌行术前 CT 和 MRI 检查对评估咽后淋巴结的作用。原发咽侧壁及后壁的肿瘤发生咽后转移的比例为 19%。整体而言，咽后淋巴结阳性患者发生颈部区域淋巴结复发的比例更高。Hasegawa 和 Matsuura[131] 发现 8/13（62%）的下咽癌患者有咽后淋巴结转移。Amatsu 及其同事[132] 对 82 例下咽及颈部食管癌患者行咽后淋巴结清扫术，其中 16 例（20%）为咽后淋巴结阳性。因此，这些作者建议对所有下咽及颈段食管癌患者应行双侧咽后淋巴结清扫术。Wu 及其同事[133] 研究发现伴随颈部转移淋巴结数目及大小的增加，双侧淋巴结转移及原发肿瘤位于咽侧后壁等因素，发生咽后淋巴结转移的风险也增大。尽管有这些数据的存在，但标准的淋巴结清扫并不常规包括咽后淋巴结区域。近期报道中，提出在下咽癌中可应用 PET-CT 对咽后淋巴结进行术前评估[134]。

对于下咽癌对侧颈部 N_0 的处理文献报道不多。Marks 及其同事[135] 对一组原发不同的头颈部鳞癌患者的研究发现，发生对侧颈部淋巴结转移的风险与肿瘤的大小无关，13% 的梨状窝癌可发生对侧淋巴结转移。在患者患侧有可触及的肿大淋巴结时，发生对侧隐匿性转移的风险更高。Johnson 及其同事[136] 比较了梨状窝内侧壁癌与外侧壁癌的区域淋巴结转移，发现内侧壁癌发生对侧淋巴结转移的比例更高。文献作者建议对梨状窝内侧壁癌行双颈淋巴结清扫，而对梨状窝外侧壁癌可行单侧淋巴结清扫。Buckley 和 MacLennan[127] 的研究发现，在颈部 N+ 的 3 名患者均存在对侧淋巴结转移，在颈部 N_0 的 15 例患者中，7 例（47%）存在淋巴结隐匿性转移。转移淋巴结均位于 Ⅱ~Ⅳ 区或 Ⅵ 区，无 Ⅰ 区或 Ⅴ 区转移。由于大多数下咽癌就诊均为晚期病例，因此多数均需对对侧颈部淋巴结进行处理。若病理发

现淋巴结有包膜外侵犯或多个淋巴结转移时，术后辅助放疗需包括双侧颈部。

十一、生活质量

尽管生存率是衡量所有头颈肿瘤治疗成功与否的关键指标，但患者对治疗后生活质量（QOL）的认知也是一项重要评价依据。随着化疗、放疗及修复重建技术在肿瘤治疗中的改进，患者对其治疗后生活的认知已经成为 QOL 研究最关注的问题。已有几种经过验证的成熟的测量工具用于评估 QOL（由 Ringash 和 Bezjak[137] 报道）。针对下咽或颈段食管癌患者的生活质量研究少有报道，但对晚期头颈鳞癌患者的 QOL 已有研究，其中亚组包括下咽癌病例[138-140]。这些研究的主要受患者数量的限制。例如，在一项对所有原发部位的头颈肿瘤的 QOL 大宗病例前瞻性评估中，Weymuller 及其同事[141] 仅报道了 14 例治疗前和 4 例治疗后的下咽癌患者。可见从一个医疗机构进行此类研究是很困难的，因病例数少及选择的偏差而无法达到统计学意义[141, 142]。

对器官保留方案治疗的喉癌患者的 QOL 研究得出的结果可能适用于下咽癌患者。Terrell 及其同事[143] 评估了退伍军人喉癌研究组中幸存患者的生活质量。使用 4 种不同的方法评估手术 / 放疗组及化疗 / 放疗组的患者。化疗 / 放疗组在身体疼痛评分和心理健康评估的得分更高，而其他指标两组分数相当。令人惊讶的是，在比较全喉切除患者与保留喉的患者在言语领域的得分并没有显著差异。Weymuller[142] 和 Deleyiannis[144] 及他们同事，对这些数据进行了评估，并指出喉切除术所造成的功能限制并未影响患者的整体生活质量。因此，尽管喉功能保留性治疗方案患者在 QOL 方面的优势可能看起来很直观，但这些数据表明患者整体的 QOL 可能并不受喉切除术的影响。

与选择接受根治性放疗的患者相比，经口激光显微外科手术可改善患者的 QOL。Lee 和他的同事[145] 在台湾对 2005—2009 年接受治疗的 87 名患者进行了横断面研究，其中 17 名患者接受 TLM＋放疗，27 名患者仅接受同步放化疗，43 名患者接受了根治性开放手术＋辅助放疗或放化疗。研究指出，经 TLM 治疗的患者改善了情绪功能、社会功能、经济影响和睡眠障碍（由欧洲癌症研究和治疗组织 QLQC30 和 QLQ H & N35 调查表测量），以及改善了社会饮食和社交活动，并减少咳嗽。

尽管在过去几年中 QOL 的研究的有所增加，这反映了对患者术后护理组成部分的重要性的认识。但针对下咽及颈段食管癌的研究很少出现。在研究患者应用常规治疗模式或功能保留治疗模式的前瞻性研究中加入 QOL 的评估也是十分必要的。

十二、总结

本章对下咽和颈部食管癌处理的各种方式进行了总结。与头颈部其他部位肿瘤相比，下咽及颈段食管癌的生存率是最低的。然而，随着修复重建技术，器官保存方案和新的微创手术技术的进步，患者可以有更多新的选择。最终，需要进行前瞻性多中心试验，以及筛选特异性的分子标志物来确定患者最佳的个性化治疗方案。今后的研究中将继续增加肿瘤分期因素的数据，并将更好地关注患者生活质量和生存率。结合用于治疗头颈部恶性肿瘤的新的分子靶向治疗，最终将改善下咽和颈部食管癌患者的预后。

推 荐 阅 读

Amatsu M, Mohri M, Kinishi M: Significance of retropharyngeal node dissection at radical surgery for carcinoma of the hypopharynx and cervical esophagus. *Laryngoscope* 111: 1099, 2001.

Burmeister BH, Dickie G, Smithers BM, et al: Thirty-four patients with carcinoma of the cervical esophagus treated with chemoradiation therapy. *Arch Otolaryngol Head Neck Surg* 126: 205, 2000.

Clark JR, Gilbert R, Irish J, et al: Morbidity after flap reconstruction of hypopharyngeal defects. *Laryngoscope* 116: 173, 2006.

Clayman GL, Weber RS, Guillamondegui O, et al: Laryngeal preservation for advanced laryngeal and hypopharyngeal cancers. *Arch Otolaryngol Head Neck Surg* 121: 219, 1995.

Deleyiannis FW, Weymuller EA, Jr, Coltrera MD, et al: Quality of life after laryngectomy: are functional disabilities important?

Head Neck 21: 319, 1999.

Disa JJ, Pusic AL, Hidalgo DA, et al: Microvascular reconstruction of the hypopharynx: defect classification, treatment algorithm, and functional outcome based on 165 consecutive cases. *Plast Reconstr Surg* 111: 652, 2003.

Ferlito A, Altavilla G, Rinaldo A, et al: Basaloid squamous cell carcinoma of the larynx and hypopharynx. *Ann Otol Rhinol Laryngol* 106: 1024, 1997.

Forastiere AA, Goepfert H, Maor M, et al: Concurrent chemotherapy and radiotherapy for organ preservation in advanced laryngeal cancer. *N Engl J Med* 349: 2091, 2003.

Garden AS, Morrison WH, Clayman GL, et al: Early squamous cell carcinoma of the hypopharynx: outcomes of treatment with radiation alone to the primary disease. *Head Neck* 18: 317, 1996.

Harrison DF, Thompson AE: Pharyngolaryngoesophagectomy with pharyngogastric anastomosis for cancer of the hypopharynx: review of 101 operations. *Head Neck Surg* 8: 418, 1986.

Ho CM, Lam KH, Wei WI, et al: Squamous cell carcinoma of the hypopharynx: analysis of treatment results. *Head Neck* 15: 405, 1993.

Ho CM, Ng WF, Lam KH, et al: Submucosal tumor extension in hypopharyngeal cancer. *Arch Otolaryngol Head Neck Surg* 123: 959, 1997.

Kania R, Hans S, Garcia D, et al: Supracricoid hemilaryngopharyngectomy in patients with invasive squamous cell carcinoma of the pyriform sinus. Part II: Incidence and consequences of local recurrence. *Ann Otol Rhinol Laryngol* 114: 95, 2005.

Kirchner JA: Pyriform sinus cancer: a clinical and laboratory study. *Ann Otol Rhinol Laryngol* 84: 793, 1975.

Lee WT, Akst LM, Adelstein DJ, et al: Risk factors for hypopharyngeal/ upper esophageal stricture formation after concurrent chemoradiation. *Head Neck* 28: 808, 2006.

Lefebvre JL, Chevalier D, Luboinski B, et al: Larynx preservation in pyriform sinus cancer: preliminary results of a European Organization for Research and Treatment of Cancer phase III trial. EORTC Head and Neck Cancer Cooperative Group. *J Natl Cancer Inst* 88: 890, 1996.

Martin A, Jackel MC, Christiansen H, et al: Organ-preserving transoral laser microsurgery for cancer of the hypopharynx. *Laryngoscope* 118: 398, 2008.

Pignon JP, Bourhis J, Domenge C, et al: Chemotherapy added to locoregional treatment for head and neck squamous cell carcinoma: three meta-analyses of updated individual data. *Lancet* 355: 949, 2000.

Pingree TF, Davis RK, Reichman O, et al: Treatment of hypopharyngeal carcinoma: a 10-year review of 1362 cases. *Laryngoscope* 97: 901, 1987.

Triboulet JP, Mariette C, Chevalier D, et al: Surgical management of carcinoma of the hypopharynx and cervical esophagus: analysis of 209 cases. *Arch Surg* 136: 1164, 2001.

Varvares MA, Cheney ML, Gliklich RE, et al: Use of the radial forearm fasciocutaneous free flap and Montgomery salivary bypass tube for pharyngoesophageal reconstruction. *Head Neck* 22: 463, 2000.

Wang HW, Chu PY, Kuo KT, et al: A reappraisal of surgical management for squamous cell carcinoma in the pharyngoesophageal junction. *J Surg Oncol* 93: 468, 2006.

Wei WI: The dilemma of treating hypopharyngeal carcinoma: more or less: Hayes Martin Lecture. *Arch Otolaryngol Head Neck Surg* 128: 229, 2002.

Weymuller EA, Yueh B, Deleyiannis FW, et al: Quality of life in patients with head and neck cancer: lessons learned from 549 prospectively evaluated patients. *Arch Otolaryngol Head Neck Surg* 126: 329, 2000.

Wycliffe ND, Grover RS, Kim PD, et al: Hypopharyngeal cancer. *Top Magn Reson Imaging* 18: 243, 2007.

下咽及食管鳞癌的放疗和化疗

Radiotherapy and Chemotherapy of Squamous Cell Carcinoma of the Hypopharynx and Esophagus

第 30 章

Antoine Adenis Morbize Julieron 著

吕正华 译

要点

1. 对于 T_3 的下咽癌，两种喉功能保留的治疗策略可以选择：根治性放化疗或诱导化疗（对反应良好的病例）加放疗。
2. 在应用诱导化疗的喉功能保留策略中，应用 TPF（顺铂-紫杉醇-氟尿嘧啶）方案为首选。
3. 对于高危患者（淋巴结包膜外侵犯或切缘阳性），手术后辅助放化疗的标准方案为顺铂。
4. 在局部晚期食管癌治疗中，应用术前放化疗可提高彻底切除率，局部控制率及最终提高生存率。
5. 术前化放疗与术前化疗的间接比较有利于三联方法在改善局部晚期食管癌患者的总生存率方面的作用。

下咽及食管鳞癌的治疗仍是临床医师面临的一个真正的挑战。此类患者临床确诊时多为晚期，一般状况较差，且肿瘤具有局部高侵袭性及易远处转移的特征。治疗的方案既要考虑肿瘤的局部侵犯范围也要考虑患者全身状况，且常常仅可行姑息性治疗。手术结合术后辅助放疗一直以来都是根治性治疗的主要模式。大多数病例的手术方式，尤其在食管癌，牺牲咽喉功能的比例很高。放疗及化疗联合应用的进展在一定程度上改良了治疗策略。目前在全球范围内，下咽及颈段食管癌的肿瘤控制及总生存率无明显改善。因此在某些选择的病例中，可采用器官保留的治疗模式，在不降低生存率的同时而改善患者的生存质量。为使患者得到更好的治疗，一个包括外科医师、肿瘤内科医师、放疗医师、影像学专家和全科医师在内的多学科诊疗模式是必需的。

一、下咽癌

下咽癌与颈段食管鳞状细胞癌具有相同的流行病学特点。饮酒是导致肿瘤发生的最主要的危险因素，尤其在西欧国家。下咽癌的分布存在明显的地理差异，法国的发病率最高（8/10万~15/10万），多为梨状窝癌。而环后癌的分布则不同，女性比例较高，营养和遗传因素的影响也很大（Plummer-Vinson 综合征）。

在上呼吸道原发肿瘤中，下咽癌的预后是最差的。在 Oscar Lambret 中心的两项临床研究可清楚显示下咽癌的特征。第一项研究是对 339 例新发下咽癌患者的前瞻性流行病学分析。该组中男性 329 人（97%），平均年龄为 57 岁。女性 10 人（3%），平均年龄为 55 岁。114 名（35%）患者在临床确诊时为独自生活。仅有 95 名（28%）患者就业，38% 患者退休，20% 患者生活不能自理，13% 失业，1%（所有女性）从未有过任何职业。在这些患者中，330 名（97%）承认有吸烟及饮酒史。在诊断之前，烟草的平均终身消费量为 317kg，吸烟量为 13～998kg。终身消费的酒精含量高达 1654kg 纯乙醇，范围 55～6074kg。这些令人印象深刻的数据解释了为什么超过一半的患者均合并有其他系统疾病。第二项研究是对 652 名新发下咽癌患者临床表现的回顾性研究。同样，97% 的患者是男性，病理均为鳞癌。在这些患者中，346 例患有至少一种并发症（例如 11% 的患者为肝硬化）。Ⅰ 期病例仅为 4%，Ⅱ 期病例占 3%，而 Ⅲ 期和 Ⅳ 期病例分别占 40% 和 53%。78% 的患者通过触诊或 CT 影像检查可发现转移性的颈部淋巴结。

（一）常规治疗模式

手术联合术后辅助放疗及根治性放疗联合挽救性手术，长期以来一直是治疗下咽癌的唯一两种选择。在喉癌中，尚没有对这两种方法进行随机比较。这两种方法的比较对于下咽癌特别不合适。由于大多数下咽癌患者就诊时多为局部晚期且有明显的并发症，对选择手术治疗的患者多为同意手术且肿瘤可切除的病例，而选择放疗的患者中包括那些预计会预后不良的病例。

（二）肿瘤早期病例

对于早期下咽癌可选择下咽部分切除术。该手术可包括声门上或环状软骨上部分喉切除术[1, 2] 或部分下咽侧壁或后壁切除术[3]。这种手术的适应证非常少，因为它需要全面评估患者的全身状态和肿瘤局部扩展的范围。该手术的优点在于肿瘤的局部控制率高，可达 90%。而缺点在于由于

吞咽功能不协调，术后容易发生误吸[4]。特别是在接受术后放疗的患者。而由于下咽癌容易黏膜下扩散及颈部淋巴结转移的特点，术后多需要辅助放疗。文献报道 5 年生存率约为 50%。根治性放疗的应用也有报道[5-7]，多项研究表明在生存率上有相似的效果，而功能结果会稍好一些。但在局部放疗后失败的病例，往往需要挽救性的全喉切除术及部分下咽切除术。

没有直接的规则决定选择部分下咽切除手术还是选择放疗。通常，对位于下咽部"膜性部分"（即甲状舌骨膜后面）的外生性肿瘤建议行放疗，而对于更多的浸润性生长的肿瘤和位于下咽部"软骨部分"（即甲状腺后面）的肿瘤，手术是首选的治疗方法。对于应用放疗者，放疗后行根治性颈淋巴清扫可改善 T_1 和 T_2 肿瘤伴有颈部转移淋巴结的患者的预后[8]。

（三）肿瘤晚期病例

对于晚期可手术切除的下咽癌，往往需要全喉切除加部分下咽切除，同时行根治性颈部淋巴结清扫术。结合术后辅助放疗可提高根治性手术的疗效[9]。手术治疗也有较明显的缺点，即需要切除整个喉体，丧失了发音的功能。然而该术式可治疗约 85% 的肿瘤范围向下不超过锁骨的病变[10-12]。尽管手术治疗有良好的局部控制率，但 5 年生存率仍不超过 35%，主要的死亡原因包括远处转移、并发症及第二原发肿瘤。所有初治的患者均需接受术后辅助放疗，放疗野包括原发肿瘤及双侧颈部区域。比较手术前放疗与手术后放疗的效果，文献显示手术后放疗效果要更好一些[13]。

虽然应用内镜 CO_2 激光切除下咽晚期肿瘤的病例也有报道，但该手术仅适用于很少高度选择的病例和有丰富经验的手术团队[6, 15, 16]。

对于 T_3 和 T_4 的晚期病例采用常规单纯放疗，无论在局部控制还是总生存率方面效果均很差，要远低于手术联合术后放疗的综合治疗。

（四）新的治疗模式

由于化疗对头颈部癌的治疗效果很差，长期以来，化疗主要作为姑息性治疗的方案。20

世纪80年代初，随着铂类化疗方案的引入，开始了头颈癌治疗的新时代。实际上，使用顺铂作为单一药物或联合其他药物的临床研究表明，肿瘤的部分反应率为40%～50%，完全反应率为26%～50%，总体反应率为78%～94%[17, 18]。在20世纪90年代早期，很明显这种方法对大多数患者的生存期没有任何改善。在Gustave Roussy研究所进行的Meta分析（MACH-NC分析）[19]清楚地证明了这一点，该研究纳入了超过10 000名参加随机试验的患者，以比较常规治疗和相同模式的化疗（辅助化疗或诱导化疗或同步化疗）。其结论是辅助化疗及诱导化疗不会显著改善生存率（仅提高1%～4%）。但采用顺铂和氟尿嘧啶的联合化疗方案时，生存率可提高5%。而同步放化疗可显著改善生存率（8%），但该组中放疗的资料混淆了根治性放疗和术后辅助放疗的数据。然而，在这项Meta分析后发表的一些临床试验证实，放化疗作为一线治疗具有改善生存的趋势[20-22]。这项Meta分析于2009年[23]对数据进行了更新，收纳了1994—2000年共17 346名患者进行临床试验数据，证实同步放化疗的生存率更高[风险比（HR），0.88]，但化疗的效果随着年龄的增长而下降。同步放化疗对肿瘤的局部控制更有优势，而诱导化疗对远处转移的控制相对更显著。必须强调的是，这些临床试验均以头颈肿瘤整体为研究对象，并没有针对下咽癌单病种的数据。因此，放化疗仍是重要的治疗手段，但其在治疗中的首要位置和作用仍需要进一步评估。由于诱导化疗可能会对之后放化疗的依从性产生不利影响，因此其在这些脆弱患者连续治疗策略中的作用仍需要探讨，即使这两种方法在作用上似乎是互补的。

此外，在最近的一项Meta分析中，紫杉醇-顺铂-氟尿嘧啶（TPF方案）的诱导化疗方案已经证明要优于顺铂-氟尿嘧啶（PF方案），其在控制肿瘤进展、减少区域转移及远处转移方面均有优势，HR为0.78（$P < 0.001$），0.79（$P = 0.007$）和0.63（$P = 0.009$）[24]。将该诱导化疗方案加入同步放化疗方案中的可能性值得进一步关注和验证。西妥昔单抗可改善肿瘤局部区域控制率并降低死亡率[25]，其作用也需要进一步研究，靶向药物联合应用的优点在于不会增加放疗的不良反应。为了增加下咽癌患者序列治疗的依从性，采用诱导化疗后加放疗与西妥昔单抗联合治疗可能会有更好效果。

放疗的临床研究进展也不断深入，特别是在剂量分割模式及治疗时间方面，这将在本章后面讨论。

（五）化疗在改善全喉切除下咽切除疗效中的作用

为了改善根治性手术及术后辅助放疗的效果，化疗的应用进行了尝试和探索。1990年，欧洲癌症研究和治疗组织（EORTC）头颈组报道了一项随机试验[26]，该试验比较了在手术及放疗前加用1个周期长春新碱和博来霉素及甲氨蝶呤的治疗效果，结果在肿瘤局部控制、远处转移和异时性多原发癌等方面均没有差异。1996年，Gustave Roussy研究所[27]报道了在围术期加用化疗的试验效果，患者在术前接受3个周期的顺铂-氟尿嘧啶化疗，并且在手术和术后放疗期间额外应用2个周期化疗。结果显示，与没有应用化疗的传统治疗相比，没有任何改善。

法国的一项试验[28]评估了诱导化疗的作用，诱导化疗的方案为3个周期的常规顺铂-氟尿嘧啶方案。一组中，无论肿瘤对化疗的反应如何，诱导化疗后均进行全喉切除术、根治性颈淋巴清扫术和术后放疗；另一组中采用相同的诱导化疗方案，之后进行根治性放疗，手术仅作为挽救性方案。该试验的目的在于评估喉功能保留的治疗模式，本章稍后将对此进行讨论；但手术组可进行单独分析，探讨诱导化疗的作用。该组中，5年生存率为37%，这样的生存率与没有化疗因素参与的已发表的手术治疗方案数据没有任何优势。无论肿瘤原发部位如何，诱导化疗均未改善患者的生存率。

试图改善经典的手术联合放疗模式效果的另一种方法是在高风险患者[如手术切缘阳性，淋巴结包膜外侵犯，多个淋巴结受累和（或）周围神经受侵]行术后辅助放疗的同时加用化疗[29-

32]。在下咽癌手术中常规遇到这些高危因素中的一种。有两项随机试验，即放疗肿瘤学组（RTOG）95-01 和 EORTC 22-981 试验均探索了相同的方案，即在常规放疗（60～66Gy）的第1、22 和 43 天应用单药顺铂，剂量为 100mg/m²，但这些研究均没有单独以下咽癌为治疗对象。

RTOG 95-01 试验 [33] 将有两个或多个阳性淋巴结，淋巴结包膜外侵犯或手术切缘阳性的患者随机分组。结果发现整组间比较无显著差异，但在显微镜下切缘阳性和（或）淋巴结包膜外侵犯的患者亚组中，同步应用化疗可降低肿瘤局部区域复发（21.0% vs. 33.1%，P=0.02），提高肿瘤无病生存率（18.4% vs. 12.3%，P=0.05）及总体生存率（27.1% vs. 19.6%，P=0.07）。

EORTC 22-951 试验 [34] 纳入了更多的临床因素（肿瘤 III 期和 IV 期，两个或以上淋巴结阳性，包膜外侵犯，切缘阳性，血管内癌栓，神经周围浸润或 IV 区、V 区淋巴结转移等）。该试验分析显示在肿瘤无进展生存期（肿瘤进展 HR=0.75，P=0.02），总生存期（死亡 HR=0.70，P=0.04）和局部及区域 5 年累计复发率（18% vs. 31%，P=0.007）等方面，联合应用化疗组的效果更好。

基于上述两项试验的结果，对于伴有高危因素（肿瘤切缘阳性和淋巴结包膜外侵犯）的下咽癌患者，术后放疗的同时给予联合单药顺铂同步治疗已成为标准的治疗方案，上述高危因素在下咽肿瘤治疗中是经常遇见的。

（六）放疗

改变分割剂量模式的探索已在晚期头颈鳞癌中进行应用。最大的随机试验是由 RTOG（RTOG 90-03）进行的四臂试验 [35]，该研究比较了常规照射、分裂期加速分割、后程同步加量及超分割照射四种模式。纳入本研究 1073 例患者均为之前未经治疗的晚期头颈鳞癌，其中 13% 为下咽癌。超分割照射和后程同步加量照射显示出明显更好的局部区域控制率，无瘤生存率，肿瘤特异性生存率和总生存率，但同时也具有更高的急性及略迟的晚期毒性。其中针对下咽癌单病种的数据没

有报道。另一项大型 Meta 分析 [36] 汇总了来自随机试验的最新数据，比较常规放疗与非常规照射计划（超分割、加速、低剂量加速）。在 15 项试验中，共有 6515 名患者进入随机对照研究。中位随访时间为 6 年，报道显示超分割照射可使生存率获益（5 年生存率提高 3.4%，最高可提高 8%）。但同样，患者中下咽癌的比例很少。

（七）保留喉功能的放化疗策略

1. 诱导化疗

正如本章前面所讨论的，使用顺铂、氟尿嘧啶，以及最近的紫杉醇诱导化疗提供了令人印象深刻的反应率。在许多病例中已得到证实，对化疗敏感的肿瘤也同样对放疗敏感，并提示诱导化疗可用来预测肿瘤的放疗敏感性 [37]。基于此，一些团队使用诱导化疗作为患者治疗方案的筛选：对化疗反应良好者，采用后续的根治性放疗，而对化疗反应不好的病例，后续行手术治疗。喉部肿瘤是采用该治疗模式应用最多的肿瘤，往往在随机试验中，与传统手术治疗的病例资料进行对比。

许多已发表的系列文章以非随机的方式评估了基于诱导化疗方案的可靠性。但数据中往往混杂了喉、下咽、口咽等不同原发部位的肿瘤，部分患者适合喉功能保留性手术而有些患者适合根治性全喉手术。此外，有关喉解剖器官的保留与喉的功能的保留概念并不清楚。喉功能保留率可能以不同的形式呈现：对全部患者的某一确定随访时间，或患者幸存的时间，或中位随访时间。总而言之，在选择后的患者人群中，1/2～3 的患者可实现喉功能的保留。

只有两项随机试验是针对下咽癌作为研究对象。第一项试验是由 EORTC [38] 进行的，纳入患者均为需行全喉切除术和部分咽切除的下咽癌患者，共 202 例。一组行手术为基础的标准治疗模式，即手术联合术后辅助放疗，而对照组行诱导化疗为基础的治疗模式，即先行 2 或 3 个周期的诱导化疗，之后对原发灶 CR 的患者行根治性放疗，而对反应不良者行传统的手术治疗方案。结果显示，诱导化疗为基础的试验组的中位生存期

（44 个月）优于常规治疗的手术组（25 个月），差异有显著性。这种中位生存期的差异仅可通过化疗后远处转移出现较晚来解释，导致患者 3 年生存率更好，而 5 年生存率并没有改善。在肿瘤局部控制率及第二原发癌方面，两组没有差异。总体来看，在化疗试验组中，至 3 年或 5 年随访时，幸存者中约一半患者可保留喉。

第二项试验[28]比较了 92 例可手术切除的下咽癌（仅适用于全喉切除的病例）患者被随机分组。手术组中先行化疗，随后进行手术及术后辅助放疗。在放疗组中，在化疗后进行根治性放疗，而手术仅用于挽救性治疗。在该试验中，在决定后续治疗方案时未考虑肿瘤的化学敏感性。中位随访时间为 92 个月，结果显示手术组的 5 年生存率（37%）和局部控制率（63%）显著高于放疗组（分别为 19% 和 39%）。比较该试验与 EORTC 试验结果可以看出，在决定后续行放疗而非手术方案之前，必须要考虑肿瘤对化疗的敏感性，否则肿瘤的控制率及生存率均较差。

2000 年，上述的 Meta 分析[19]分别评估了三项基于诱导化疗的喉功能保留的随机试验。手术组的生存率较诱导化疗组仅提高了 6%，而诱导化疗组的优势在于约 56% 的患者可保留喉功能。

诱导化疗再次引发人们的关注，在于新的诱导化疗的方案的出现。顺铂、氟尿嘧啶和多西紫杉醇的三联组合（TPF 方案）在肿瘤的总体生存率及肿瘤无进展生存率方面均优于常规的顺铂-氟尿嘧啶组合（TP 方案）[24, 39, 40]。GORTEC[41]公布了他们针对喉癌和需行全喉切除的下咽癌患者的基于诱导化疗的喉功能保留试验结果。患者被随机分配接受 3 个周期 TP 方案和 3 个周期 TPF 方案中。在两组中，在诱导化疗后肿瘤退缩超过 50% 的良好反应者接受后续的放疗，而其他患者接受根治性手术和术后放疗。TPF 诱导化疗组的喉部保留率更好，但生存率没有明显差异。

为了评估使用 TPF 诱导化疗后，后续对反应良好患者行顺铂单药的同步放疗方案或行放疗联合靶向治疗方案两组间的患者耐受性和顺应性，GORTEC 和 GETTEC 进行了随机 II 期 TREMPLIN 试验[42]。诱导化疗后，116 名患者（原

发下咽癌占 60%）被随机分配到顺铂同步放化疗组（$n=60$）或西妥昔单抗联合放疗组（$n=56$）。结果显示 TPF 诱导化疗进行同步放化疗或放疗加靶向是可行的，但具有明显的不良反应。诱导化疗对细胞毒性的残余作用可能会影响随后的同步放化疗的耐受性。此外，两组间在喉结构保留，喉功能保留和生存方面均没有明显差异。使用诱导化疗的 TPF 方案及后续仅行放疗的喉功能保留策略仍是主要的治疗方案选择。

2. 同步放化疗

正如本章前面所述，同步放化疗显示了良好的治疗效果。其需要面临的主要问题主要包括以下内容：临床实践中有多少患者能够接受这样有不良反应的治疗？哪些最晚期的病变是可以行喉功能保留方案？（临床上分期为 T_4 的病变或伴有坏死的大的转移淋巴结的病例可以接受吗？）什么是最有效的方法评估需要行挽救手术的病变以尽快发现残存的病变？以及抢救手术的术后并发症是什么？如果癌症在最初选择同步放疗的方案，这些问题都至关重要。

就下咽癌而言，必须强调以下几个方面：①下咽癌极少被单独作为研究对象；②在与其他部分肿瘤混在一起的情况下，下咽癌所占比例是很少的；③对于选择下咽癌的纳入标准知之甚少（如详细的肿瘤侵犯范围，呈现的状态）；④没有关于手术挽救可能性的信息。

第一个用于喉功能保留的同步放化疗的随机试验是 RTOG 91-11 试验[43]。但它仅涉及喉癌。初步结果表明，与诱导化疗和单独放疗相比，同步放化疗能够显著提高喉功能保留率。但对生存率没有影响，特别是保留喉的生存率无明显差异。

EORTC 头颈部和放疗组发布了第二个喉功能保留的临床试验，纳入病例为适合行全喉切除术的喉癌及下咽癌病例，比较依次给予诱导化疗及放疗与放化疗的交替治疗（EORTC 24954 试验）[44]。无论是喉癌还是下咽癌，无论是主要终点（保留功能性喉的生存率）还是次要终点（总生存率，肿瘤无进展生存率和喉的保留），两组之间均未发现显著差异。

最后，一项随机试验[45]比较了放疗与放疗联合西妥昔单抗治疗先前未经治疗的头颈部鳞癌。西妥昔单抗组的局部控制率和总生存率均显著提高。在患有喉癌和下咽癌的患者中，西妥昔单抗组的喉保留率也较高[45]。

对于下咽癌的喉功能保留策略，在诱导化疗（对化疗敏感的情况下）后进行同步放化疗或放疗联合靶向治疗在临床似乎很难应用。此外，此种治疗模式对生活质量的长期影响需要进一步评估，特别是考虑到调强放疗技术的发展及其对关键功能结构的保护。

二、局限性食管鳞癌

在大多数国家，局限性食管鳞癌[美国癌症联合委员会（AJCC）定义的Ⅰ期和Ⅱ期肿瘤]的标准治疗模式为单纯手术。由于大多数患者有局部复发和远处转移，全世界许多癌症中心都倾向于采用术前的综合治疗，尽管支持这种做法的证据更多来自最近的文献。对于不适合手术（AJCC Ⅲ期）或拒绝手术的患者，目前的标准治疗方案是放疗联合化疗。

（一）手术后的治疗

共有8项随机试验报道了术后放疗[46-50]或术后化疗的作用[51-53]，这些研究均未观察到接受辅助治疗的患者的生存获益，尽管有日本研究报道应用辅助化疗的无病生存期优于单纯手术[53]。

（二）手术前的治疗

基于现有的五项临床试验，没有明确的证据表明术前放疗可以提高可手术切除的食管鳞癌患者的生存率[54-58]。临床试验的结果已通过对最新1147例患者数据的Meta分析得到证实，降低11%死亡风险并无显著意义[59]。

直到2002年和医学研究委员会OE02研究的报告前[60]，大多数研究已表明术前化疗对总生存率或无复发生存率无改善[61-69]。此外，一些数据还表明术前化疗反而会降低肿瘤的可切除性[61,69]和增加手术相关的死亡率[69]。欧洲OE02研究中大多数为腺癌，显示应用术前化疗有利于改善总生存率及无病生存率。在术前化疗组中，镜下完全切

除的比例更高（60% vs.53%；$P < 0.0001$）。在该试验中，802名患者（鳞癌占31%；腺癌占66%）被随机分配到单独手术组或术前化疗加手术组，化疗方案为两周期的顺铂（第1天，80mg/m^2）和氟尿嘧啶[1000mg/（m^2·d）]，每3周1~4d[60]。在2008年胃肠肿瘤学研讨会上报道的一项来自日本的临床研究中，330例临床Ⅱ期或Ⅲ期（不包括T$_4$）胸段食管鳞癌的患者随机分为两组，一组为先行两个疗程化疗（顺铂、氟尿嘧啶），再进行手术。另一组为先行手术，术后行2个疗程化疗。中位随访时间为22.6个月，该研究并未达到其无病生存率的主要终点。但意外的是，日本研究人员发现术前化疗组较术后化疗组显示出生存的获益（HR=0.64，双侧P=0.014）。[70]这些结果随后通过更长时间得到证实（HR=0.73，P=0.04）[71]。最后，Sjoquist[72]通过对患者数据库Meta分析（9项试验，1084例食管鳞癌患者）发现，术前化疗患者的总生存率与未化疗患者的生存率无差异（HR=0.92，P=0.18）[72]。

14项随机试验比较了放化疗加手术与单纯手术治疗食管鳞癌的临床疗效（表30-1）[58,73-85]。这些试验中有3项有大部分腺癌病例[77,79,82]。大多数研究未能显示新辅助放化疗在改善生存上有任何优势；事实上，多数临床试验的病例数很少，无法在统计学上去比较不同治疗策略之间的差异。最大的一项研究是由法国消化系统癌症基金会（FFCD）和EORTC[75]进行的，共纳入了282名可手术切除的Ⅰ期和Ⅱ期鳞癌患者，分别被随机分配到术前化放疗加手术组与单独手术组。化放疗方案包括顺序应用顺铂（80mg/m^2，0~2d），之后进行分次放疗（3.5Gy/d×5d，休息2周，然后再行3.5Gy/d×5d）。中位随访时间为55个月。放化疗加手术组患者的3年无病生存率较单纯手术组明显提高（40% vs. 28%，P=0.003），镜下彻底切除率也更高（81% vs. 69%，P=0.02）。值得注意的是，该组患者术后死亡率也较高（12% vs. 4%，P=0.02），并在总生存率方面没有优势（中位生存期，19个月）[75]。有三项试验报道了新辅助放化疗可以使生存获益[76,80,81]。Walsh及其同事[76]报道了98例食管鳞癌，显示接

表 30-1 食管鳞状细胞癌手术与术前放化疗的随机试验

参考文献	SCC	可评估患者 *	CT	RT (Gy/f/d)	手术死亡率	中位生存期（个月）	2 年生存率	5 年生存率	P
Nygaard 1992	100%	53 58	CDDP/BLEO	35/20/28	24% 13%	– –	23% 13%	– –	NS
Apinop 1994	100%	35 34	CDDP-FU	40/–/–	14% 15%	10 7	30% 23%	24% 10%	NS
LePrise 1994	100%	41 45	CDDP-FU	20/10/12	9% 7%	10 10	– –	– –	NS
Bosset 1997	100%	143 139	CDDP	37/10/28	13% 4%	19 19	47% 42%	25% 25%	NS
Walsh 2000	100%	46 52	CDDP-FU	40/15/21	19.5% 13.5%	12 8	– –	36% 11%	0.017
Urba 2001	25%	50 50	CDDP-FU-VLB	45/15/21	4% 2%	17.6 16.9	~35% ~40%	~13% ~20%	NS
Lee 2004	100%	51 50	CDDP-FU	45.6/38/28	0.5% 0.5%	28.2 27.3	55% 57%	~48% ~40%	NS
Burmeister 2005	37%	128 128	CDDP-FU	35/15/21	4% 5%	22.5 19.3	– –	– –	NS
Tepper 2006	25%	30 26	CDDP-FU	50.4/28/35	0% 7.5%	54 22	– –	39% 16%	0.02
Mariette 2010	70%	98 97	CDDP-FU	45/25/35	11% 3.5%	31.8 41.2	~62% ~68%	41% 34%	NS

* 第一行数据为放化疗 + 手术，第二行数据为单独手术；BLEO. 博来霉素；CDDP. 顺铂；CT. 化疗；FU. 氟尿嘧啶；NS. 无意义；RT. 放疗；SCC. 鳞状细胞癌；VLB. 长春碱

受放化疗加手术治疗方案的患者中位生存期更高（12 个月 vs. 8 个月，P < 0.02）。这些结果，不得不受到手术死亡率异常高的影响（两组中＞17%）。500 名患者被拟被招入癌症和白血病 B 组 9781 试验[81] 的临床研究，但该试验因在 2.5 年期间内纳入的 56 名患者治疗效果太差而提前终止。在这项不理想的临床研究中，Tepper 及其同事报道了三联治疗组（4.5 年 vs. 1.8 年）疗效在中位生存期的统计上有显著差异[81]。术前放化疗可改善生存的最佳证据来自于术前放化疗治疗食管癌或交界癌（CROSS）临床试验中，该试验病例数较多（n=366）并较有说服力。其中 75% 患者为腺癌，部分肿瘤位于食管胃交界处（24%）[82]。该方案中，术前放化疗应用每周卡铂 [滴定剂量达到曲线下面积 2mg/（ml·min）] 和紫杉醇（50mg/m²）在不增加术后死亡率的情况下，存活率提高了 34%。并且术前治疗组对生存的改善在鳞癌中的治疗效果与其一致的。术前增加的辅助治疗对术后死亡率并无影响（约 6%）。最近的一项包括 965 名食管鳞癌患者和 9 项试验的 Meta 分析显示，先行同步放化疗再行手术治疗组的生存率较单纯手术组增加约 20%[比值比为 0.80；95% 可信区间（CI）为 0.68～0.93；P=0.004]。对于鳞癌患者任何原因导致的死亡风险 HR 为 0.84（P=0.04）。目前尚不清楚最近的 FFCD 9901[85] 试验中对非晚期的局限食管癌的阴性结果是否会对上述 Meta 分析的阳性结果产生影响。最后，如 Sjoquist 等[72] 在其 Meta 分析中所示，间接比较术前化放疗与术前化疗在总生存率方面的影响，三药联用模式更有利（HR=0.88，P=0.07）。

最后，术前放化疗可改善肿瘤可切除率和局部控制率，并最终提高总生存率，这在最近进行的一项大型随机试验中得到验证。因此，对于可切除的食管癌，至少对于局部晚期肿瘤，同步放化疗后联合手术可能是单独手术治疗的合理替代方案。然而，来自 Meta 分析[72] 和 CROSS 试验[82] 的现有证据并不能轻易地选择临床实践中最佳的术前治疗模式。似乎每个随机试验中使用的放射方案在剂量、分割、治疗持续时间、放疗野、剂量测定计划和质量控制方面是不同的。同样，化疗方案中使用的细胞毒性药物，剂量和给定的循环次数也不尽相同。

（三）根治性放化疗

由于在几项不可切除肿瘤治疗的临床研究中发现，应用放化疗伴或不伴有后续手术治疗的方案显示了更好的疗效。该方案也被应用到可切除肿瘤的非手术治疗中。目前有 7 项随机试验比较了根治性放化疗与单独放疗在可手术或不能手术的食管癌中的应用[86-94]。RTOG 85-01 研究是唯一一项真正应用足量化疗（紫杉醇 1000mg/m² 连续输注 4d+ 顺铂 75mg/m²，第 1 天，每 3 周一次，共 4 个疗程）及同步放疗（50Gy，2Gy/d）的临床试验[86]。随访 5 年，联合治疗模式较单纯放疗显示具有显著的生存优势（26% vs. 0%，P<0.001）[88]。这些长期生存数据已在 RTOG 随后的研究中得到证实[95]。事实上，RTOG 85-01 中应用的放化疗方案被认为是食管癌非手术治疗的标准方案。然而，该方法也会显著增加并发症的发生率。与单独放疗相比，接受根治性同步放化疗的患者发生严重中毒事件的比例更高（23% vs. 66%）并有超过 40% 的患者无法完成化疗过程[86, 87]。一项来自东部肿瘤协作组（ECOG）的试验证实了化疗加入放疗时可使生存获益（中位生存期，单纯放疗组 9 个月 vs. 同步放化疗组 14.9 个月；P=0.03）[92]。由于患者在进行 40Gy 放疗（± 化疗）后，根据医生的选择再进行手术或继续放疗 ± 化疗，该临床研究的结果有些难以分析。已有 211 名患者参加了 EORTC 试验，任何不适合手术的患者，包括身体一般状况差、患者拒绝手术并符合其他经典资格标准、包括局限的鳞癌的患者均可纳入研究[94]。化放疗方案包括静脉滴注顺铂（100mg/m²）3d 或 4d，之后行超分割放疗（4Gy/d×5d，休息 2 周，再行 4Gy/d×5d）。在对临床分期进行分层后，研究人员分析发现联合放化疗组在无进展生存期（P=0.048）和总生存期（P=0.028）方面更有优势[94]。基于可获得的随机试验的研究结果，Meta 分析证实同步放化疗组较单纯放疗组可显著降低肿瘤局部复

发率和死亡率（HR=0.73）[96]。同样，联合治疗模式也伴有严重和危及生命的毒性风险[96]。

研究者也提出放疗剂量的强度问题（50.4Gy vs. 64.8Gy；表30-2）[95]，什么是最好的放疗模式（延时 vs. 分段）[97]，也评估了是否有较标准的氟尿嘧啶-顺铂方案更好的化疗方案（表30-2）[98-102]。RTOG 01-22 试验显示，增加同步放化疗的放射剂量（64.8Gy vs.50.4Gy）并不会增加生存率或局部控制率，却会增加了并发症死亡率[95]。然而，值得注意的是，较高辐射剂量方案中的大多数毒性死亡在达到较高剂量之前即发生了。Jacob 等[97]的一项 202 例不能手术的Ⅰ～Ⅲ期食管鳞癌的随机研究显示，与分段模式的放疗方案相比，常规延长放疗模式的 2 年无病生存率显著提高。一项没有正式统计假设的小型随机试验（n=90）将实验性紫杉特尔-顺铂组合与接受同步标准放疗的患者的非标准低剂量氟尿嘧啶-顺铂组合进行了比较[98]，作者发现紫杉特尔组的生存率更好，但因为试验的总体质量较差，上述结论也难以确定。在 RTOG 0113 Ⅱ期临床试验中，共有 84 名患者被随机分配接受氟尿嘧啶+顺铂+紫杉醇诱导化疗组，以及顺铂+紫杉醇诱导化疗组，之后行相同化疗药物的同步放疗。两组均未达到期望的 77.5% 的 1 年生存率。然而，与不含氟尿嘧啶的治疗组相比，含氟尿嘧啶的方案最接近该目标（1 年存活率为 75%），并且具有较少的 4 级不良反应和更少的治疗相关死亡率。Conroy 及其同事[100, 101]研究了新的放化疗方案的作用，即延长标准放疗（50Gy，25 次，5 周）联合氟尿嘧啶+亚叶酸+奥沙利铂的同步放化疗方案（FOLFOX 4 方案）。Ⅱ/Ⅲ期试验的主要终点是评估 FOLFOX 4 联合放疗的可行性和完全的内镜下肿瘤反应率[100]。97 例不能手术的食管癌患者（82% 为鳞癌）随机接受实验治疗或标准治疗，即 RTOG 85-01 方案：氟尿嘧啶+顺铂联合放疗，研究发现使用 FOLFOX 4 进行的根治性放化疗是可行的，因为 75% 的患者均完成了治疗计划，而 RTOG 85-01 试验中 70% 的患者完成了治疗计划。在 47 名患者中，21 名（占 45%，95%CI 30%～60%）应用 FOLFOX 4 者获得镜下完全缓解，而应用氟尿嘧啶+顺铂标准方案的 20 名患者中有 12 例（占 30%，95%CI 17%～46%）获得了完全缓解[100]。在本试验Ⅲ期临床（n=267）中，文献作者发现在 FOLFOX 组中全级感觉神经病变（18% vs. 1%，P < 0.001）发生率更高，但毒性死亡的发生率较低（0.8% vs. 3.8%，P=0.09）[101]。然而，该试验的主要终点是阴性的，因为 FOLFOX 组的 3 年肿瘤无进展生存率为 18.2%（95%CI 10.6%～27.4%），在氟尿嘧啶-顺铂组为 17.4%（95%CI 9.9%～26.8%），两组间总体生存率无差异（P=0.763）[101]。尽管有这些阴性的结果，但作者认为 FOLFOX 的化疗方案也可能是患者的另一种选择，因为它与 RTOG 85-01 方案（氟尿嘧啶+顺铂和放疗）相比，具有效率更高、毒性更小、使用更方便的优点[101]。

在接受同步放化疗的Ⅱ/Ⅲ期食管癌（SCOPE1）的临床试验中，患者被随机分配接受顺铂的同步放化疗加口服卡培他滨（标准组）或相同方案加西妥昔单抗。在Ⅱ期临床部分，共招募了 258 名患者，其中少数（30%）为鳞癌；主要终点是 24 周无治疗失败率。为了能继续进行以生存为主要终点的Ⅲ期临床研究，实验组正期待 75% 或更高的 24 周无治疗失败率。实际上，这一终点未能达到，且在使用西妥昔单抗放化疗组的 24 周时治疗失败比例（66%）比仅放疗组（77%）更少。前者的生存期也更短；因此，在该治疗方案不予推荐[102]。

（四）手术作为局部晚期食管癌局部治疗的必要性

由于放化疗在肿瘤治疗的临床反应、病理反应及长期生存率方面均获得了很好的效果，这使研究人员开始关注在新辅助放化疗后是否还有手术治疗的必要性。FFCD 9102 试验[103]对单独放化疗与放化疗加手术治疗进行了比较研究，针对在第一疗程放化疗后有退缩反应的 $T_3N_{0～1}M_0$ 的胸段食管癌患者。试验中共纳入 455 名患者（89% 为鳞癌），接受放疗（4.5 周内常规放疗 46Gy 或分段放疗 15Gy/d×2d，第 1～5 天和第 22～26 天）联合氟尿嘧啶和顺铂方案的两周期化

表 30-2 食管鳞状细胞癌手术与术前放化疗的随机试验

参考文献	分 期	可评估的患者 (n)	SCC	CT	RT (Gy/f/d)	CT	进展的中位时间 (月)	中位生存率 (月)	2 年生存率	P
Minsky 2002	I~III 期	109 109	83%	CS/FU CS/FU	50.4/28/35 64.8/36/45	Conc + Adj	约13 约13	18.1 13	40% 31%	NS
Ajani 2008	不适合的患者 I~IV 期	41 43	30%	CS/FU/PCL CS/PCL	50.4/28/35 * 50.4/28/35	neoAdj + conc	– –	29 15	约56% 约40%	ND
Zhao 2012	不适合的患者 II~IVa 期	45 45	100%	CS/FU CS/DCT	50.4/28/35 50.4/28/35	Conc + Adj	14 25.3	22.3 43.2	约42% 约60%	ND
Conroy 2012	不适合的患者 I~IVa 期	133 134	85%	CS/FU OX/FU/FA	50/25/35 50/25/35	Conc + Adj	9.4 9.7	17.5 20.2	约32% 约41%	NS
Crosby 2013	选择接受 CRT 的患者 I~III 期	44 53	73%	CS/CAP/CX CS/CAP	50/25/35 50/25/35	neoAdj + conc	15.9 21.6	22.1 25.4	约41% 约56%	0.04

* 氟尿嘧啶 - 顺铂联合同步放疗

Adj. 辅助的; CAP. 卡培他滨; Conc. 同步的; CRT. 放化疗; CS. 顺铂; CT. 化疗; CX. 西妥昔单抗; FA. 亚叶酸; FU. 氟尿嘧啶; ND. 未完成; neoAdj. 新辅助的; NS. 无意义; OX. 奥沙利铂; PCL. 紫杉醇; RT. 放疗; SCC. 鳞状细胞癌

疗。259 名对放化疗反应良好且仍可手术的患者被随机分配到手术组或放化疗组（常规放疗或分段放疗 + 另外三疗程的化疗）。手术组的 2 年局部控制率为 66.4%，而放化疗组为 57%。手术组的 2 年生存率为 34%，而放化疗组为 40%[103]。生活质量分析两组间无差异[104]。放化疗组的住院时间更短，而手术组患者较少需要行食管支架的置入（13% vs. 27%，$P=0.005$）[103]。因此，该研究显示，对于对放化疗有较好反应的局部晚期胸段食管癌，后续行手术治疗或继续行根治性放化疗，其生存率是相似的。在一项德国的临床研究中[105]，177 例局部晚期食管鳞癌患者（T_3/T_4，N_0/N_1，M_0）被随机分组，单纯放化疗组仅行序贯和同步化放疗，而手术组先行序贯和同步放化疗，再行手术。单纯放化疗组接受 3 个周期的氟尿嘧啶、亚叶酸、顺铂和依托泊苷序贯治疗，然后再行一周期顺铂和依托泊苷联合放疗（50～65Gy，每次 2Gy，5～6 周，加上分次外照射或高剂量近距离放疗）。手术组中，患者接受相同的新辅助化疗方案，然后进行 1 个周期的顺铂和依托普拉联合放疗（40Gy，每次 2Gy，4 周），然后进行手术。手术组的局部控制更好（2 年无局部进展生存：64% vs. 41%，$P=0.003$），但序贯和同步放化疗 + 手术组的生存率（治疗意愿分析）与单纯放化疗组是相似的。Cox 回归分析显示，无论两组治疗方式如何，对诱导化疗的反应是影响患者预后的独立因素（$HR=0.30$，$P < 0.0001$）。因此根据上述实验结果，以及大量证据表明，在未经选择的局部晚期食管鳞癌患者中，在放化疗方案中再加入手术的因素，并不能使患者的总体生存获益。然而，当患者经放化疗治疗后有完全临床反应且仍然适合手术时，他们可能成为最初非计划手术方案的候选人，正如最近一项对 222 名患者进行的病例对照研究所示，85% 患者患有 SCC 为鳞癌[106]。该单中心研究显示，手术组的 5 年总生存率优于监测组（58.9% vs. 33.4%，$P=0.0001$）。在调整潜在的混杂因素后显示，在诱导放化疗获得晚期临床反应者再行手术切除可以获得良好的预后（$HR=0.5$；$P < 0.0006$）[106]。

三、食管癌的远处转移

目前没有证据表明应用化疗会影响晚期转移性食管鳞癌的预后。具有抗晚期食管鳞癌活性的化疗药物数量有限，已有报道应用顺铂、氟尿嘧啶、长春地辛、丝裂霉素、伊立替康、奥沙利铂、紫杉醇和长春瑞滨对食管鳞癌有一定作用。不同药物间的组合可获得更好的肿瘤反应率，但产生更高的并发症及不良反应，有时会致 10%～14% 的毒性死亡。在不同的方案中，顺铂 – 长春瑞滨组合似乎在转移性鳞癌患者中符合最佳治疗比[107]。然而，与最好的支持治疗方案相比，化疗是否可使生存方面提供任何获益仍不可知[108]。一项来自 EORTC 胃肠道组的随机试验纳入了 88 例可评估的晚期鳞癌患者，观察应用顺铂（每 3 周 $100mg/m^2$）与顺铂联合氟尿嘧啶（$1000mg/m^2$，静脉输注，第 1～5 天，持续 3 周）两方案的疗效。尽管顺铂 – 氟尿嘧啶组合的反应效率较高（RR，35% vs. 19%；中位生存期，33 周 vs. 28 周），但同样是以显著增加的不良反应为代价的。II 期随机研究结果表明，对于晚期鳞癌患者，不推荐上述任何一种方案作为标准化疗方案[109]。另一项随机研究比较了 156 名患者行顺铂 – 氟尿嘧啶化疗和无化疗药物治疗，再次发现化疗对生存率无改善，且化疗组的不良反应增加，导致 6% 的体弱人群中毒死亡[110]。研究表明将西妥昔单抗加入顺铂 – 氟尿嘧啶方案并不能增加肿瘤的反应率，也不能延长肿瘤无进展生存期[111]。正在进行的试验（NCT01248299）研究对于应用铂类化疗药物 6 周后无肿瘤进展的食管转移性鳞癌患者，继续应用化疗药物或停药哪一个对生存更有益处。

阅读完整的参考文献列表，见 expertconsult.com.

推 荐 阅 读

Ajani JA, Winter K, Komaki R, et al: Phase II randomized trial of two nonoperative regimens of induction chemotherapy followed by chemoradiation in patients with localized carcinoma of the esophagus: RTOG 0113. *J Clin Oncol* 26: 4551–4556, 2008.

Ando N, Kato H, Igaki H, et al: A randomized trial comparing postoperative adjuvant chemotherapy with cisplatin and 5-florouracil versus preoperative chemotherapy for localized advanced squamous cell carcinoma of the thoracic esophagus (JCOG9907). *Ann Surg Oncol* 1: 68–74, 2012.

Blanchard P, Bourhis J, Lacas B, et al: Taxane–cisplatin–fluorouracil as induction chemotherapy in locally advanced head and neck cancers: an individual patient data meta–analysis of the Meta–Analysis Of Chemotherapy In Head And Neck Cancer Group. *J Clin Oncol* 31: 2854–2860, 2013.

Conroy T, Yataghène U, Etienne PL, et al: Phase II randomised trial of chemoradiotherapy with FOLFOX4 or cisplatin plus fluorouracil in oesophageal cancer. *Br J Cancer* 103: 1349–1355, 2010.

Conroy TH, et al: Phase III randomized trial of definitive chemoradiotherapy with FOLFOX or cisplatin and fluorouracil in esophageal cancer: Final results of the PRODIGE 5/ACCORD 17 trial. *Proc Am Soc Clin Oncol* 26: LBA4003, 2012.

Cooper JS, Zhang Q, Pajak TF, et al: Long–term follow–up of the RTOG 9501/intergroup phase III trial: postoperative concurrent radiation therapy and chemotherapy in high–risk squamous cell carcinoma of the head and neck. *Int J Radiat Oncol Biol Phys* 84: 1198–1205, 2012.

Crosby T, Hurt CN, Falk S, et al: Chemoradiotherapy with or without cetuximab in patients with oesophageal cancer (SCOPE1):a multicentre, phase 2/3 randomised trial. *Lancet Oncol* 14: 627–637, 2013.

Lefebvre JL, Pointreau Y, Rolland F, et al: Induction chemotherapy followed by either chemoradiotherapy or bioradiotherapy for larynx preservation: the TREMPLIN randomized phase II study. *J Clin Oncol* 31: 853–859, 2013.

Lefebvre JL, Rolland F, Tesselaar M, et al: Phase III randomized trial on larynx preservation comparing sequential vs alternating chemotherapy and radiotherapy. *J Natl Cancer Inst* 101: 142–152, 2009.

Lorenzen S, Schuster T, Porschen R, et al: Cetuximab plus cisplatin–5– fluorouracil versus cisplatin–5–fluorouracil alone in first–line metastatic squamous cell carcinoma of the esophagus;a randomized phase II study of the Arbeitsgemeinschaft Internistische Onkologie. *Ann Oncol* 20: 1667–1673, 2009.

Lv J, Cao XF, Zhu B, et al: Long–term efficacy of perioperative chemoradiotherapy on esophageal squamous cell carcinoma. *World J Gastroenterol* 16: 1649–1654, 2010.

Mariette C, et al: Surgery alone versus chemoradiotherapy followed by surgery for localized esophageal cancer: analysis of randomized controlled phase III Trial FFCD 9901. *Proc Am Soc Clin Oncol* 28, Abstr 4005, 2010.

Martin A, Jäckel MC, Christiansen H, et al: Organ preserving transoral laser microsurgery for cancer of the hypopharynx. *Laryngoscope* 118: 398–402, 2008.

Nakajima A, Nishiyama K, Morimoto M, et al: Definitive radiotherapy for T_{1-2} hypopharyngeal cancer: a single–institution experience. *Int J Radiat Oncol Biol Phys* 82: 129–135, 2012.

Piessen G, Messager M, Mirabel X, et al: Is there a role for surgery for patients with a complete clinical response after chemoradiation for esophageal cancer? An intention–to–treat case–control study. *Ann Surg* 258: 793–800, 2013.

Pignon JP, le Maître A, Maillard E, et al: Meta–analysis of chemotherapy in head and neck cancer (MACH–NC): an update on 93 randomised trials and 17,346 patients. *Radiother Oncol* 92: 4–14, 2009.

Pointreau Y, Garaud P, Chapet S, et al: Randomized trial of induction chemotherapy with cisplatin and 5–fluorouracil with or without docetaxel for larynx preservation. *J Natl Cancer Inst* 1 (101): 498–506, 2009.

Sjoquist KM, Burmeister BH, Smithers BM, et al: Survival after neoadjuvant chemotherapy or chemoradiotherapy for resectable oesophageal carcinoma: an updated meta–analysis. *Lancet Oncol* 12: 681–692, 2011.

van Hagen P, Hulshof MC, van Lanschot JJ, et al: Preoperative chemoradiotherapy for esophageal or junctional cancer. *N Engl J Med* 366: 2074–2084, 2012.

Yang H, Fu JH, Liu MZ, et al: A multi–centered randomized controlled study of neoadjuvant chemoradiotherapy followed by surgery versus surgery alone for locally advanced squamous cell carcinoma of esophagus: an interim analysis. *Zhonghua Yi Xue Za Zhi* 92: 1028–1032, 2012.

Zhao T, Chen H, Zhang T: Docetaxel and cisplatin concurrent with radiotherapy versus 5–fluorouracil and cisplatin concurrent with radiotherapy in treatment for locally advanced oesophageal squamous cell carcinoma: a randomized clinical study. *Med Oncol* 29: 3017–3023, 2012.

下咽及颈段食管的修复重建

Reconstruction of the Hypopharynx and Esophagus

第31章

Douglas B. Chepeha 著

吕正华 译

要点

1. 为使患者获得最佳的治疗效果，进行下咽食管的修复重建是多学科诊疗的重要组成部分。

2. 在头颈部肿瘤中，下咽部缺损修复的各种外科并发症是最高的。

3. 注重严密监测甲状腺激素水平及患者的营养状态可促进手术后的恢复。

4. 下咽食管段支架的置入有助于下咽分泌物经重建的咽部引流。

5. 术前对组织缺损的细致评估对最适合的修复手段选择是十分重要的。

6. 对于之前有放化疗史的患者，即使是在下咽腔可以缝合关闭的情况下，建议选择血供丰富的组织瓣进行修复，这有助于减少并发症。

7. 一旦发生术后咽瘘及颈部大血管的显露，应尽快使咽瘘得到控制，以防止大出血的发生。

8. 对于需要血管吻合的游离组织瓣移植重建下咽部缺损，要对血管蒂血供情况有细致的监测方案。

9. 对于需要植入气管食管发音钮者，要在气管造口周围伤口愈合后进行，这样可使伤口更易愈合，也不易造成发音钮的移位。

　　喉及下咽的功能保留性手术有很多技术上的改进，同时基于功能保留的化疗和放疗的治疗模式也有很大的进展。现在对于晚期下咽及颈段食管癌的治疗通常涉及多种治疗模式的组合以获得最佳的治疗效果。就目前整体趋势而言，手术正逐渐倾向于作为晚期喉癌下咽癌应用其他方案治疗失败后的一种挽救措施[1-5]。放疗对于伤口愈合的不良反应已被广泛证实[6]。对于有放化疗史的

手术挽救往往会有很高的伤口相关的并发症，总的发生率在37%～100%[7]。例如，对于放化疗后肿瘤无缓解的挽救性手术，其咽瘘的发生率高达50%[8]。因此，对于拟行挽救性手术的患者，在选择修复重建方法前要充分考虑患者之前接受的治疗方案。鉴于手术挽救的高并发症发生率，能减低手术并发症的治疗方式或许是更好的选择[9]。在治疗方式选择上，诱导化疗可以评估肿瘤的反

应率。如果在经过 1~2 个周期化疗后，肿瘤反应（退缩）率超过 50%，则继续进行同步放化疗。如果肿瘤对化疗不敏感，则患者接受手术 + 术后辅助放疗（图 31-1）。这种治疗选择的优点在于筛选敏感治疗方案并能避免挽救性手术可能带来的并发症。尽管有治疗选择的机会，但大多数患者接受了根治性放化疗和下咽及食管的重建，这在很大程度上是由当前的主要同步放化疗的模式所决定的。

一、患者人群介绍

大多数需要下咽及食管部修复重建的多为该部位原发的恶性肿瘤。在密歇根大学，需要重建

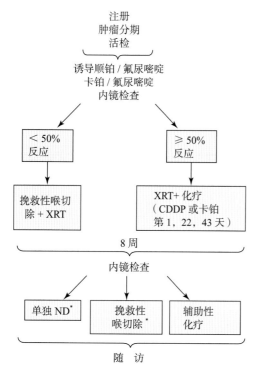

下咽或颈段食管的病例为放化疗失败后的晚期喉、咽部或气管鳞癌患者。对诱导化疗无反应的患者进行原发部位肿瘤的切除。与上呼吸消化道其他部位相比，患者接受手术切除和修复重建患者的术后并发症发生率是最高的[10]。喉部恶性肿瘤的侵袭性较下咽癌要低。下咽癌的高侵袭性与肿瘤易于黏膜下扩展，易发生卫星灶，以及对周围组织的侵犯有关。仔细评估肺部状况也十分重要。肺部的孤立性结节可手术切除，但更广泛的转移性病变会致使患者无法治愈，只能采用姑息的治疗方法。该类患者人群多有吸烟及饮酒病史，常合并有诸如心血管疾病、高血压、慢性阻塞性肺病、周围血管病变和营养缺乏等全身状况。由于肿瘤的进展及患者的全身并发症，使得此类患者的治疗更加困难。尽管恶性肿瘤切除是需要下咽部重建的最常见指征，但其他如喉部或颈椎的骨质疏松症，先前接受放疗或腐蚀性物质引起的狭窄，或颈椎金属植入物的侵蚀等也可能涉及下咽部重建。

二、围术期咨询

护理人员、社会工作者、言语病理学家、牙科医师、戒烟咨询者、营养师和预约安排人员等，都是预处理团队的一部分。由于涉及众多学科知识，各种治疗和康复的经验对患者来讲感到困惑和难以掌握，这也使得临床护理的协调员成为患者护理经验的关键。此类患者由于肿瘤累及上呼吸消化道，同时伴有疼痛及阻塞性症状，常常会伴有显著的营养不良。在治疗前应尽可能改善患者营养状况，为外科手术做准备。应让患者增加高蛋白营养物质的补充或者经鼻饲管辅助进食。在手术前应与患者做充分的交流，同时也确保患者能在体重上有所增加。语言病理学家的术前咨询是患者教育和期望管理的重要组成部分。语言病理学家通常被患者视为在治疗后恢复功能的重要依靠。对该患者群体进行咨询辅导的最大挑战是克服不良的应对技巧[11]，语言病理学家必须获得患者的配合以提高康复效果。语言病理学家常常需要同时对患者进行心理咨询，这也是头颈部肿瘤患者康复教育的特色[12]。语言病理学家必须

▲ 图 31-1 密歇根大学医学中心 9520，单臂，单中心针对Ⅲ～Ⅳ期喉癌Ⅱ期临床试验的治疗模式

5 年生存率高于 UMMC9111 研究中任何模式的结果；9520 中治疗模式选择为对诱导化疗反应良好组行后续的同步放化疗，对反应不好组行手术加术后辅助放疗。试验目标为制订个性化诊疗方案，以避免同步放化疗后挽救手术面临的严重并发症。需要注意的是本组中包括甲状软骨受侵犯的患者。*. 如果喉活检为阳性则行喉切除术；如果原发灶活检阴性而颈部淋巴结阳性，行颈部淋巴结清扫；如果最初淋巴结直径超过 3cm，则行颈部淋巴结清扫。CDDP. 顺铂；ND. 颈部淋巴结清扫；XRT. 外照射放疗

对预期的长期功能结果有准备，确定交流和吞咽的康复策略，并向患者表明会在整个治疗和康复过程中支持患者。提供家庭康复的护理机构正在增加，但为接受喉切除手术患者提供专业护理的能力已经下降。外科医师需要确保患者返回家庭后能接受专业的护理康复支持。因为该患者人群中使用烟草、酒精和非法药物的比例显著高于一般人群，这使康复变得更加困难，一个上瘾的患者不太可能得到有效的康复。同时吸烟与嗜酒及抑郁的发生高度相关。然而，积极的戒烟干预措施，特别是对酗酒和抑郁症的措施干预，已被证明对患者康复及预后有效[13]。

在这里需要强调的是，戒烟有许多不同的方法，酒精是致癌物的促进剂，而尼古丁本身并不是致癌物质。所有这些涉及的问题都应该得到全面解决，患者本人及家庭均会受益。另外，为了帮助患者尽快康复，那些已经完成治疗的患者来做志愿者是非常重要的资源。

三、手术前评估

全面的手术前评估包括细致的内镜检查及影像学检查，以判定肿瘤侵犯的范围及检测是否有局部区域及远处转移。需要注意的是，全面的食管内镜检查是十分必要的，应仔细评估颈段食管受累的程度，注意有无黏膜下扩展及黏膜的跳跃性病变，对于早期的食管病变应仔细筛查，因为这常会需要行全食管切除。对于晚期的下咽及食管病变，虽然在少数选择性的病变可以行保留喉功能的手术，但极少患者能保留喉功能。部分喉切除手术及修复重建的方法将在另一章节中讨论。

下咽部手术的理想切缘仍有争议，有学者建议为确保远端食管无肿瘤残留下咽的远端切缘可达3～6cm[14-17]。虽然在过去全食管切除可作为下咽肿瘤的常规术式推荐，但目前已不再作为标准术式[18]。除对食管进行细致评估外，对颈部皮肤的评估也很重要。如果患者既往接受过放化疗，颈部皮肤的质量往往很差，在修复重建时往往需要同时切除和修复颈部皮肤。另外，术前评估甲状腺的功能也很重要，术前放疗可致甲状腺功能低下，而甲状腺功能低下可导致伤口愈合延迟并增加术后刀口的并发症。

四、修复重建的目标和原则

下咽修复的目标是保护颈部大血管促进刀口愈合，恢复下咽管状进食结构，保护呼吸道和恢复发声功能。下咽修复的原则包括以下几方面：①如果术区曾接受放化疗，则需要在放疗野外区域取血供良好的组织瓣修复关闭咽腔或对已缝合的咽腔进行加固保护；②如果咽腔需要组织瓣卷筒修复，组织瓣的厚度不能超过2cm；③如果吸入性肺炎影响患者的生活质量，则需行气管造瘘与上消化道分隔开；④如果患者需要植入气管食管瘘的发音钮，则需行环咽肌切断术；⑤如果有术后发生狭窄的风险，应在术后定期行食管镜检查；⑥对于咽瘘的修复，应选用未经放疗的健康组织修复重建，同时置入胃肠减压管、鼻饲管或分泌物引流管；⑦若患者无法发音，应参加无喉发音的培训项目。

五、缺损的分级

咽食管缺损的分级主要根据下咽（部分、近全部和全部）、口咽（舌根、咽侧壁、咽后壁、软腭）、食管和皮肤受累的程度。部分咽部缺损是指在全喉切除同时切除部分下咽黏膜，残余下咽黏膜可对位缝合关闭咽腔，或者残余黏膜不少于环周的50%，仅需小的组织瓣修复重建。近全咽部缺损是指下咽仅残余很窄的带状黏膜（＜1cm），需要组织瓣来修复超过环周50%的黏膜缺损。全咽部缺损是指咽部全周的缺损。在本章中笔者不讨论部分喉缺损或者用喉瓣修复重建下咽缺损的情况。另外，也可行内镜下肿瘤切除，残留充分下咽黏膜二期愈合而不需修复重建。对于放化疗后咽部狭窄行胃管修复重建是很困难的，此类患者修复手术失败率很高，这可能与狭窄往往伴有咽丛神经的损伤。对于狭窄段的修复可使口咽分泌物更易咽下而使患者舒适度提高，但多数患者仍不能恢复经口进食或拔除胃管[19]。

缺损范围累及口咽部，尤其是累及软腭部，往往需要另外的修复重建方案，行咽部成形术或额外的组织瓣覆盖腭部和扁桃体缺损[20]。扁桃体的缺损往往可局部拉拢缝合修复。对于联合舌根的缺损可以是部分缺损或全舌根缺损；对于舌根50%的缺损往往不需要组织瓣修复；对舌根局部可拉拢缝合或与口咽侧壁切缘缝合，这样也可获得具备有感觉的功能性舌根重建。对于全舌根缺损，特别是合并既往接受放化疗的近全或全咽部缺损，往往需要组织瓣的修复。虽然有建议对于全喉切除的舌根缺损可不再行组织瓣修复，但患者失去全部舌根也失去了吞咽食团的动力，仅可进流质饮食。如果下咽部切除向下至上纵隔水平，且远端无法在颈部完成吻合，往往需要胃上提修复重建。行胃上提的手术方式时，患者需要行全食管切除，纵隔组织清扫和开腹手术。在所有的修复重建方案中均要评估颈部皮肤是否有肿瘤侵犯及血供情况。同时合并颈部皮肤及咽部的缺损会影响最终修复方案的选择。

六、修复重建方案的确定

下咽及颈段食管的修复重建往往合并很高的并发症及致死率。伤口愈合不良可致颈总动脉及颈内静脉等大血管的显露及继发的致命性大出血。气管食管间伤口裂开可导致吸入性肺炎并合并很高的致死率。咽部的修复重建需兼顾伤口愈合，恢复咽部饮食结构及促进吞咽发音功能。如果患者手术风险较高，或术中发现不适合行重建计划，也可行咽部造瘘、食管造瘘术或气管造瘘的姑息方案，这也是一种安全的分阶段方法（图31-2）。但是除了安全性之外，患者还有回归到治疗前的社会交往和生活圈中的愿望。因此，尽管手术风险和死亡率很高，咽部的修复重建仍很有必要。幸运的是，目前有多种成熟的修复重建方案。这些方法包括局部或区域的颈部皮瓣、胸三角皮瓣、胸大肌皮瓣、背阔肌皮瓣；胃上提或结肠上徙；需血管吻合的游离筋膜瓣和游离胃肠管自体移植等。近期回顾性分析报道，在有放疗史的患者行游离组织瓣修复发生咽瘘的比例正在减少[21]。

在选择修复重建方法时以下因素需充分考虑。

(1) 受区局部组织的状况，包括咽部及皮肤状况，如果局部组织接受放化疗或有放疗后的

组织纤维化，需要选用未经放疗的健康组织瓣修复[22, 23]。

(2) 全部或部分下咽腔一期关闭的可能性。

(3) 食管受侵犯的可能性。

(4) 口咽部受累的可能性。

(5) 颈部受区血管的状况。

(6) 患者是否有全身合并疾病的状况。

(7) 供区组织瓣的厚度。

需要下咽重建的患者很少有肥胖的状况，但如果患者确有肥胖，需要调整供区部位的选择。过厚的皮肤组织瓣很难卷成筒状，如果患者没有合适的供区皮肤可供选择，可以考虑游离空肠等胃肠组织瓣修复。

对于声音的恢复需要一期或二期置入气管食管发音钮（TEP），作者选择在手术后4周行二期TEP置入。该术式可在诊室中应用食管镜借用类似气管切开的技术进行，可改进置入的位置并在伤口愈合后进行。

七、局部及区域皮瓣

1877—1904 年，Czerny[24]、Mikulicz[25] 和Trotter[26] 首次描述了应用局部皮瓣修复咽部缺损的方法。在 20 世纪 40 年代，Wookey[27, 28] 对这些技术进行了改进，分两阶段进行修复下咽颈段食管缺损，采用侧部为蒂的矩形颈部皮瓣。一期时皮瓣置于椎前筋膜上，上下端与咽部及颈段食管缝合修复下咽后壁缺损。该方法使唾液和胃分泌物外流，皮瓣可保护血管和控制感染。二期修复在 2 或 3 个月后进行以恢复咽部及食管的连续性。沿重建的矩形皮肤两侧垂直切开，左右两侧向中间翻转并对位缝合成管状，以皮肤为衬里。使用局部皮瓣的所有这些方法都需要多个步骤且并发症发生率很高。虽然这种方法相对安全，但由于其容易发生咽瘘和狭窄，患者术后言语和吞咽的功能恢复是很困难的。放疗的应用增加了这种重建方法的发生率。该术式的应用有历史性的意义，创建了双层缝合的概念，分别关闭咽腔和颈部皮肤，应用局部皮瓣行咽皮肤吻合修复，其概念根源于此。为提高吻合的成功率，选择未接受放疗的有轴向血液供应的组织瓣是很关键的。

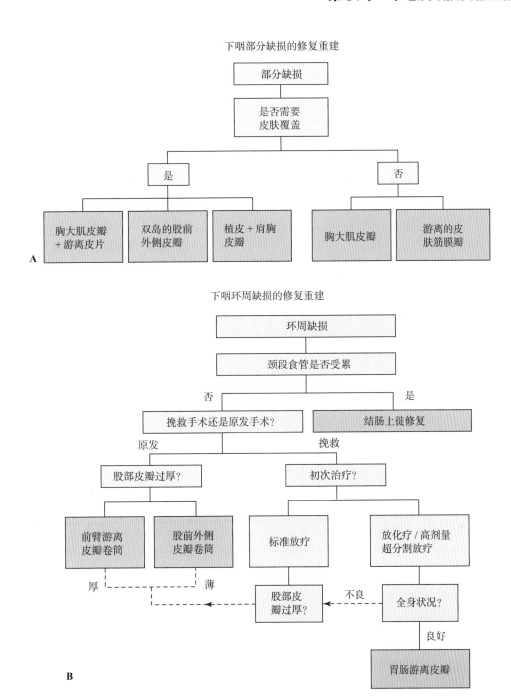

▲ 图 31-2　**A.** 部分下咽缺损修复的思维导图；注意导图中不包括放化疗治疗后的挽救性手术和咽腔可直接缝合关闭者，对此类患者建议在咽腔关闭后的外层以血供良好的新鲜组织瓣覆盖。**B.** 全下咽缺损修复的思维导图

改编自 Clark JR. Gilbert R, Lrish J, et al. Morbidity after reconstruction of hypopharyngeal defects. *Laryngoscope* 2006;116[2]:173-181.

Bakamjian[29] 在 1965 年对肩胸肌皮瓣的描述较先前的方法有了显著的进步。与依赖随机血供的局部皮瓣不同，这种区域性胸部皮瓣基于通过内乳动脉穿支建立更可靠的轴向血液供应。供体组织具有良好的血供，且位于头颈肿瘤接受的放疗野之外。如果限制在肩胸肌沟内侧区域，肩胸皮瓣具有可靠的血供而不需要二期重建。供区皮瓣也不断进展，新方法可通过去除肋软骨连接增加内乳动脉活动度使皮瓣进一步延展。

与 Wookey 的方法一样，肩胸皮瓣也需分期进行，最初应用也为控制咽瘘。采用三角肌瓣修复咽部缺损，咽瘘处缝成管状，颈部皮肤褶在肩胸置入处。一期时将蒂在内侧的皮瓣掀起卷成管状与咽部上下切缘缝合。至少6周后将皮瓣断蒂，关闭下咽腔瘘管并行皮肤移植修复供区。肩胸皮瓣是一种改进，但咽瘘形成、皮瓣坏死和狭窄的比例仍然很高。鉴于这些局限性，这种方法并不常用，只是在其他方法失败或无法选用其他重建方法的患者中偶尔应用。目前，该方法最常用于下咽部修复重建后咽瘘的修补（图31-3）。

另一种可供选择的新的轴形皮瓣显示了良好的前景，皮瓣血供由锁骨下动脉的第二节段的分支提供，其分支模式、灵活性及可靠性正在临床评估中[30,31]。供区皮肤可来自肩部区域或前胸部，这些皮瓣称为锁骨上皮瓣，它们由颈部穿支血管供应，在一些情况下，可由锁骨下动脉的第二节段的较不常见的分支供应。尽管许多出版物已介绍了皮瓣制取和修复的方式，但仍有远端坏死的问题存在，这可能与血管解剖变异有关。该供区皮瓣：①可以从三角肌的尖端取材，有足够长度可覆盖下咽部位和覆盖皮肤缺损处；②似乎有一个大的原发性和继发性血管供区；③可一期拉拢缝合关闭。皮瓣基部沿胸锁乳突肌后缘，由穿支动脉供应。静脉引流为颈外静脉的分支。锁骨上皮瓣可用于修复下咽部位的咽及皮肤缺损，可单层或双侧缝合防止咽瘘发生。

目前，Ⅴ区淋巴结清扫是否会影响皮瓣制取还不清楚。技术的改进可使该皮瓣在颈清扫患者中也可应用。该皮瓣保留了感觉神经，有患者可以在吞咽时感觉到食物经过下咽部的修复皮瓣。在一定程度上该皮瓣可取代游离组织瓣或胸大肌肌皮瓣。

八、肌皮瓣

随着胸大肌肌皮瓣、背阔肌肌皮瓣等区域性肌皮瓣的应用与改进，使手术并发症的发生率显著减低，获得更好的效果，并且使下咽部的修复重建可以一期完成。这些肌皮瓣应用于头颈部组织修复最早出现在20世纪70年代，到20世纪80年代开始逐步成为下咽癌手术修复的主要选择方式。胸大肌肌皮瓣及背阔肌肌皮瓣具有可一期完成的优点，避免了二期手术，刀口愈合时间也大大缩短。但是这些肌皮瓣往往较厚，很难卷成管状，这也使得此类皮瓣更适用于用来修复下咽部分缺损，而不适用于环周或近环周缺损。带蒂肌皮瓣的应用使得下咽部缺损变得相对简单，但在环周或近环周缺损修复中仍有伤口愈合及功能恢复不佳的缺点。

胸大肌肌皮瓣的血供主要来自胸肩峰动脉胸肌支的穿支，其次还有胸壁外侧动脉的分支和内乳动脉的胸骨旁穿支血管。根据下咽部缺损选择胸大肌中下部适宜大小的皮岛，沿间隙分离肌肉及供应血管，将皮瓣经锁骨上皮下隧道转移至颈部。胸部供区皮肤多可直接拉拢缝合，少数缺损巨大者也可考虑游离皮片修复。采用乳房下切口侧方入路可以减少畸形并保护胸三角皮瓣，经侧方入路可识别胸大肌外侧缘，分离制作胸大肌下方的袋状空间，有些类似于乳房假体植入的手术方式，胸肌下钝性分离完成后就可识别肌瓣的供应血管蒂，然后定位血供最佳的皮岛位置。胸大肌肌皮瓣有充分长度的肌蒂，可翻转至下咽部或修复邻近的扁桃体及舌根缺损。手术重要的一点是要同时切断与血管蒂邻近的胸外侧神经和更靠近肱骨的胸内侧神经，这可以避免术后肌肉剧烈收缩引起修复部位的愈合不良。

背阔肌肌皮瓣比胸大肌肌皮瓣更大，更薄，血供也更可靠。但临床应用渐少，主要因为皮瓣位于胸廓侧后方，术中患者需要半侧卧位。手术同样需要分离解剖供应血管蒂，也可行血管吻合的游离皮瓣移植。

在游离翻转背阔肌时，为避免肌蒂的扭转和

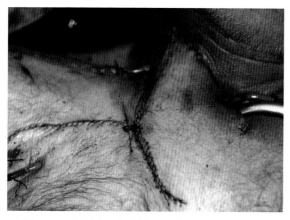

▲ 图31-3 右侧胸三角皮瓣旋转修复同侧颈部，作为全喉切除后咽瘘修复的第二层加固缝合；图中瘘口为气管造瘘口，图示为胸三角皮瓣翻转修复后的情况

牵拉应注意以下几点。

(1) 血管蒂应分离至腋动脉和腋静脉。

(2) 肩胛下动静脉需要结扎切断。

(3) 隧道需深致胸大肌的胸骨头。

(4) 隧道需要通过胸大肌锁骨头的表面。

(5) 血管蒂需要在腋动静脉血管分支处轻柔弯曲。

(6) 血管蒂的分支需要缝扎以避免血管蒂在隧道中出血，因为止血夹可能会撕脱而导致隧道中血管蒂的扭转。

(7) 皮瓣应被放置在用于内脏移植的塑料袋中辅助经过隧道转移至颈部。

(8) 瓣中的背阔肌的相应神经支配也应被切断。

(9) 肱骨头端应被缝在锁骨上以防止置入时血管蒂过度牵拉。

(10) 手术后患者手臂应被抬高至枕头上以防止压迫血管蒂。

肌皮瓣主要用来修复下咽食管的部分缺损。下咽部残留有窄带的黏膜可以避免行肌皮瓣的卷筒修复[32]。对于心肺功能较差不能耐受长时间手术，或联合胸腹部手术的患者，肌皮瓣是主要的修复选择。另外，对于既往接受根治性手术致颈部无适合的受区血管行游离皮瓣吻合者，带蒂的肌皮瓣也是很好的选择。胸大肌肌皮瓣作为挽救性手术的主要修复方式，可以修复软组织缺损、保护颈部大血管或加固之前接受放疗的组织，避免咽瘘的发生[33]。行胸大肌皮瓣修复的患者仍可有很好的言语康复的可能[34]。

为最大限度利用胸大肌肌皮瓣修复近环周或全下咽食管的修复重建，在技术上也进行了诸多改进。由于新的重建方法的应用，这些皮瓣技术改进临床应用很少，但作为经典的修复方法，了解这些可供选择的修复方式也是很重要的。这些改进方法包括制取皮瓣为肌筋膜瓣，从而避免了通常造成卷筒困难的过于肥厚的皮下组织，该方法困难之处在于容易狭窄，据笔者所知，该方法已不再应用了。再有改进方法为将胸大肌肌皮瓣卷筒270°，两侧与在椎前筋膜表面缝钉的游离皮片缝合联合修复[35]。采用胸大肌肌皮瓣卷筒修复

下咽环周缺损，容易造成远端吻合口的狭窄，文献报道狭窄的发生率可达35%。

带蒂肌皮瓣对局限在下咽部的缺损是理想的修复材料。该材料也可用于修复合并颈部皮肤的缺损[36]。采用胸大肌肌皮瓣修复下咽缺损，同时采用游离皮片植于肌肉表面修复颈部缺损的皮肤。胸大肌瓣可以用于放化疗患者下咽吻合口的外层加固，以减少咽瘘的发生。对于缺损范围较广累及口咽及鼻咽部者，胸大肌肌皮瓣往往不够充分。虽然胸大肌肌皮瓣可以用来修复部分下咽的缺损，但对于胸部供区也会引起肩部的并发症，通过供区侧同时行颈部淋巴结清扫，则肩部活动受限症状会更明显[37]。为较少对供区功能影响，带蒂的背阔肌肌皮瓣或游离的股前外侧皮瓣移植也是很好的选择。

九、内脏器官移植

内脏器官的移植主要用于缺损病变累及颈段食管的病例。由于手术涉及开腹手术、纵隔清扫及全食管切除，其并发症及病死率均较高，此类修复方法多在不得不采用时使用。对于病变侵犯胸段食管的病例，采用结肠上徙似乎已超过胃上提手术成为最常用的内脏器官移植修复方式。由于临床应用较少，目前报道的治疗的规范也有限。结肠上徙是一种更可靠的修复方法，在于该术式将胃保留在原有的解剖位置，可以减少胃反流及倾倒综合征发生。由于在解剖结构上胃和结肠都是扩张的，这导致术后很难靠 TEP 发音钮的植入来恢复发音功能。在该组患者中，更多采用电子人工喉可更有效地获得发音功能。

十、胃上提咽胃吻合术

1960 年，Ong 和 Lee[38] 首次描述了胃上提咽胃吻合术进行修复重建。他们使用经胸骨入路在全咽食管切除术后行一期修复重建。目前，所谓的胃上提技术已经不再行胸骨劈开，而是选择食管钝性分离，以减少对胸腹部的干扰，减少手术并发症及死亡率。

采用胃上提咽胃吻合术行下咽食管重建有诸多优点。该术式一期完成，方法可靠，供体远离

颈部放疗野并且血供良好，可一期修复消化道的连续性。该术式可切除全食管，可避免肿瘤黏膜下扩展及食管多原发癌的风险。手术仅有一个吻合口且位于颈部，可减少术后吻合口狭窄，吻合口瘘及继发纵隔感染的风险。在广泛采用微血管吻合游离瓣技术之前，胃上提咽胃吻合技术被认为是下咽部病变修复重建的首选方法，技术相对简单且可靠，大多数患者可获得良好的吞咽功能，可一期愈合且并发症发生率不高。

胃上提手术需要两组医师团队同时进行，腹部组采用上腹部正中切口，游离胃体组织，保留胃右动脉及其胃网状动脉的血液供应。手术中常同时行幽门成形术和迷走神经切断术以促进术后胃排空。整个食管分别经颈部及腹部两端经手钝性分离，术中应注意避免损伤气管膜部，之后经后纵隔食管床将胃上提至颈部，行咽部与胃体的双层吻合。术中常放置十二指肠营养管以保证术后肠道营养，术后10～14d恢复经口进食。

胃上提手术的主要缺点在于手术涉及颈、胸、腹三个术区，创伤较大，术后并发症及围术期死亡率较高。Wei及其同事[17]回顾分析了过去30年其单位317例行胃上提手术的患者资料，总的胃手术期死亡率由31%降至9%，咽瘘发生率从23%降至9%，均呈显著下降趋势。他们对文献的回顾显示，在报道10例或以上较多病例数的临床研究中，总体死亡率为16%。他们报道的总体并发症发生率约为50%，尽管大多数并发症较轻微。最常见的肺部并发症包括胸积液、气胸和肺炎等。出现永久性甲状旁腺功能减退往往很难避免，术后需要钙剂替代治疗。患者既往有胃部手术史、消化性溃疡病、心肺功能较差及肝硬化等是该手术的禁忌证。有时，对于咽部缺损较高，累及口咽或鼻咽部者，上提胃部可能相对较困难。

胃上提手术的其他缺点还包括开腹手术后的短期不适及功能障碍，例如胆汁和（或）食物的反流、腹胀和腹泻等。有的患者会出现胃倾倒综合征或者胃出口梗阻。多数症状会随着时间的推移而逐渐消退。患者术后应少食多餐，尽量直立位进食，有助于减轻胃内食物反流症状。

行全咽食管切除胃上提手术的发音功能恢复

重建已有报道，胃上提手术后发音的质量往往较湿且有咕噜声响。

十一、结肠上徙手术

在1954年，Goligher和Robin[39]详细介绍了用带蒂的结肠段来重建咽喉及颈段食管切除术后缺损的方法。该方法一期完成，修复的材料为光滑的内衬黏膜的结肠肠管。在开腹手术游离结肠的同时，可同步进行头颈部肿瘤的切除。结肠段血供为蒂在下端的肠系膜下动脉，游离结肠段，剩余的结肠行端端吻合。将带蒂结肠段经食管床上徙至颈部，上端与下咽切缘端端吻合，下端与胃底部吻合。经食管床上徙方法与胃上提手术中钝性分离切除食管的方法一样，可避免开胸手术。如果结肠转移到颈部时血供不良，则也可行结肠血管与颈部受区的动脉和静脉行吻合术，虽然这种情况很少见。

结肠上徙手术的优点是结肠段足够长，可容易地延伸到口咽部，从而减少吻合时的张力（图31-4）。与胃上提手术相比，发生吻合口裂开或瘘的比例更低。结肠上徙后，远端与胃底进行端端吻合术，这可将胃保留在原来的解剖位置，从而避免了胃反流和倾倒综合征的问题。相比而言，结肠段对放疗的耐受性较好，该术式也可用于误服碱性溶液烧伤继发的严重咽和食管狭窄的修复重建[40]。如果肿瘤切除后保留了咽和喉部，

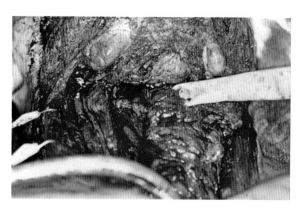

▲ 图31-4 显示全喉全下咽全食管切除后结肠上徙修复情况；图片上部为头侧，下部为胸部；结肠重建下咽部缺损，患者为下咽环后区的平滑肌肉瘤，经放疗、化疗及手术切除；术后患者恢复正常饮食，少食多餐，使用电子喉发音

结肠上徙可在环咽水平进行吻合，从而保留喉。但保留喉的术式发生喉返神经麻痹和误吸的风险很高，但若可以保留喉的功能，那么这些并发症的风险也是值得的。

与其他开腹手术一样，结肠上徙手术也可出现相应的腹部并发症，包括上徙肠管的缺血坏死及咽瘘形成等。目前，结肠上徙比胃上提手术更加可靠和灵活。由于有的患者行胃上提手术后发生反流和胃倾倒症状比较严重，也有学者认为结肠上徙也可作为全咽全食管切除后重要的修复重建选择。然而，该术式的患者在术后言语康复及吞咽方面也有缺陷，结肠的蠕动不会影响吞咽或言语，但由于肠管本身扩张的解剖结构，口服固体食物时往往需要大量的液体冲服才能将食物推注到胃中。移植的结肠段很难经震动产生声音，因此此类患者多采用电子喉行言语康复训练。

十二、需血管吻合的游离组织瓣修复重建

游离组织瓣的修复重建方法大大丰富和提升了下咽部缺损，特别是近环周及环周缺损的修复重建的选择。自体组织移植代表了一种技术方法的改进，具有供体组织未被放射线照射，重建可一期进行，可修复环周缺损，且并发症发生率较低的优点。游离组织瓣修复在头颈部是十分可靠的技术[16]。在游离组织瓣修复广泛应用之前，咽部的部分缺损、近全周缺损及大块组织缺损的修复首选胸大肌肌皮瓣，而全咽缺损的修复多采用胃上提术式。目前，胸大肌肌皮瓣仍是下咽部分缺损修复重建的合理选择，但考虑其带来的肩关节功能障碍的不良反应已使其成为第二选择。而内脏移植的术式（结肠上徙和胃上提）主要用于同时合并胸段食管病变的病例。

游离空肠移植是第一个用于下咽和颈段食管重建的游离组织移植物瓣。其供体部位可靠，且非常适合于环周或近环周缺损，包括皮肤组织缺损。但由于空肠移植后在言语恢复及吞咽功能方面有一定缺陷，且需要开腹手术，目前这种方法有慢慢被游离的皮肤筋膜组织瓣移植所取代的趋势[41, 42]。游离组织瓣移植是目前下咽咽食管缺损

重建的首选方法。但对于缺损累及食管至胸腔入口下方者，并不推荐行纵隔内的游离组织瓣移植，因为远端吻合口瘘可能导致危及生命的感染。

应用游离组织瓣修复重建的另一个复杂性在于在颈部有合适的供区血管，特别是患者曾行颈部喉切除及双侧颈淋巴结清扫的患者。在术前行计算机断层扫描（CT）可用于确定颈内静脉的通畅性也可同期行CT血管造影，以用于指导合适受体动脉的寻找和解剖。特殊情况下，可切除第2和（或）第3肋骨，以显露内乳动脉并将其转至颈部。如果确没有可供吻合的供区血管，也可选择带蒂的结肠上徙修复。如果结肠上徙手术也难施行，则可选择二期修复重建，在咽瘘旷置局部皮肤组织愈合良好后，再行局部区域皮瓣翻转修复。

由于移植的游离组织瓣可能被颈部皮肤遮盖，严密检测移植物的血供情况是很重要的。检测的方法可根据修复方法的不同而进行个性化设计。一部分移植物的组织可旷置在皮肤外，以便于观察[43]。这可以是游离前臂皮瓣或游离股前外侧皮瓣的一小块皮岛，也可以是股前外侧皮瓣侧缘的肌肉或皮肤筋膜组织瓣的一小块脂肪。对于胃肠移植者，也可旷置一段空肠肠管或胃网膜组织。有时可以选择在静脉吻合处放置血氧饱和度监测仪，在手术室内也可选择多普勒检测仪，但在检测皮岛时应注意避免外覆皮肤血供的干扰，移植物可放置在颈中线，远离颈总动脉，以获得真实可靠的数据（图31-5A）。

十三、皮肤筋膜瓣移植

（一）游离前臂皮瓣

来自中国的杨先生最早于1981年介绍了桡侧前臂自体移植皮瓣的技术方法。Harii及其同事[44]于1985年首次描述了用管状前臂游离皮瓣进行咽食管重建。目前该皮瓣广泛以应用于下咽部分缺损，近全缺损和环周缺损的修复重建，也可用于咽瘘及下咽狭窄的修复[45]。通过精心设计，该皮瓣可同时用于下咽部及皮肤的修复。术后进行血供监测及定期复查都是很重要的，对于术后持续咽瘘不愈合或者吻合口狭窄应考虑肿瘤复发的可

能性，需行术后活检及颈胸部强化 CT 进一步明确。游离皮瓣修复缺损的同时，术后可获得较好的言语康复是其一主要优点 [42, 46]。

桡侧前臂游离皮瓣主要是术后咽瘘发生率高（文献报道 42%～59%），特别是用于咽部环周缺损时 [36, 44]。控制术后咽瘘或采用腔内支架例如胃管或唾液引流管可减少损伤及狭窄的可能 [47]。其缺点在于取材的组织瓣较小，没有足够的肌肉组织以帮助咽瘘的愈合。

前臂供区的主要血管区域为 150～250cm²，皮瓣薄而柔韧，非常适合咽部和颈部食管的一期重建。由于血管蒂解剖位置恒定，解剖结构较表浅，蒂也较宽大，因此皮瓣制取相对简单。供体血管主要来自桡动脉及其筋膜丛。静脉引流是通过成对的静脉通道和皮下的浅表静脉系统。在深浅静脉系统间有丰富交通支，使皮瓣血液回流良好。术前确认手部的良好的尺侧循环对于避免术后缺血至关重要。Allen 测试是最常用的测试方法，通过阻塞桡动脉来评估通过手掌弓到拇指的血流量。这是血流皮瓣制取后评估血供的简单可靠的指标。由于解剖分离较表浅，供体部位发生并发症的比例很低。主要包括桡神经感觉分支的损伤，或因包扎过紧或敷料放置不当导致隔室综合征等。此外，手必须与移植皮瓣一起监测以防止继发于肢体缺血的并发症。供体部位缺损需裂层皮片移植修复，一般来讲，手的功能损失仅限于握力的轻微减弱。

该皮瓣的制取允许前臂和头颈部两个手术团队同时操作。在设计修复皮岛时应考虑以下几点。如在游离皮瓣近端可设计一突出的约 2cm×2cm 的三角形皮肤。该三角形突起可与食管断端垂直插入缝合，扩大吻合口直径。这种方法首先由 Hayden 教授介绍，这样可减低远端吻合口狭窄的可能性（图 31-5B）[44, 46]。皮瓣制取时可从供体近端开始（即分离皮岛与浅筋膜段）[48]。将皮岛皮肤卷筒缝合使监测部分外露，可指示埋藏的自体移植的血供。皮瓣在切取时即可在供区术野缝合成管状，这可为皮瓣移植至颈部两个手术团队同时进行缩短时间。75%～88% 的患者术后可恢复良好的经口进食 [44, 49]。

（二）游离股前外侧皮瓣

股前外侧皮瓣已经成为下咽近全缺损、环周缺损或合并皮肤缺损修复的主要方式之一，尤其对于体态较瘦的患者。供体部位位于大腿前外侧，皮瓣多呈椭圆形。该皮瓣优点在于皮瓣组织充分，可一期缝合关闭供区皮肤，皮瓣蒂较长，且与游离前臂皮瓣比较发生咽瘘的概率较低 [36]。缺点在于皮瓣供应血管的解剖变异较多，皮瓣下筋膜脂肪结缔组织较厚，尤其对于北美较肥胖患者 [50]。如果皮瓣皮下脂肪结缔组织厚度超过 2cm，往往在卷筒修复时会很困难，此时可考虑选择前臂皮

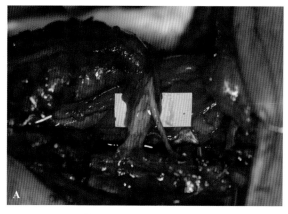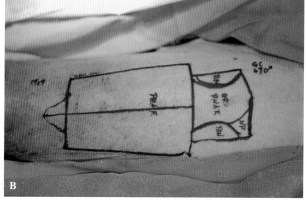

▲ 图 31-5　**A.** 黄色背景卡片显示的是供体皮瓣吻合后的动脉及静脉（患者为平卧位，右侧为头侧，左侧为胸侧），血管蒂位于旁中线位置有利于多普勒监测血流，不再需要外置皮岛观察；**B.** 股前外侧皮瓣的设计图，供区皮瓣较薄，故可延长轴缝合成筒状修复全下咽缺损（右侧为骨盆侧，左侧为足侧），皮岛远端设计的突起用于与食管端缝合时插入吻合，以防止食管吻合口狭窄，皮岛近端设计较宽大的突起用于修复扩大切除的口咽部缺损

瓣。皮瓣可选取股外侧肌的部分或全部进行下咽重建，可以减少咽瘘的发生，同时具有可一期重建颈部皮肤缺损的优点。

供区皮瓣的血管供应来自股外旋动脉的下行分支和伴行的静脉。皮瓣血管蒂可以在股直肌和股外侧肌之间穿过，或者可穿过股外侧肌。血管蒂穿支定位在髂前上棘到髌骨外侧线的中点。最好将皮岛选在此连线的中间 1/3 处。由于血管蒂穿支解剖结构多有变异，皮瓣制取时可先于内侧皮肤切口，定位穿支血管，并且根据穿支血管的位置设计皮岛。重要的是将内侧切口置于近中线位置以确保与穿支血管位置匹配。前面描述的针对前臂皮瓣的制取原则对于所有筋膜皮肤自体移植方法是相似的，也适用于股前外侧皮瓣。可在从髂前上棘到髌骨外侧连线中远 1/3 交界处监测穿支血管，设计皮岛及血管蒂的位置，监测沿闭合线外侧的股外侧肌血供。皮岛面积可致约 300cm²。对于下咽部延伸至口咽扁桃体及舌根的较大缺损，或联合颈部皮肤的复合缺损，游离股前外侧皮瓣都是很好的修复选择。

（三）其他游离皮肤筋膜瓣

在股前外侧皮瓣尚未发表之前，有西方的学者采用股外侧皮瓣来修复下咽部缺损，那时还缺乏股前外侧皮瓣移植重建的经验。相比而言，股外侧皮瓣有许多相似的优点，尤其在下咽环周缺损修复方面。但该皮瓣仅在有丰富重建经验的部分医生会采用，因为该皮瓣蒂较短，制取比较困难，而股前外侧皮瓣的血管蒂比较长，制取也更加直接简便。Hayden 和 Deschler[51] 曾报道了使用股外侧皮瓣进行全下咽食管重建的经验。皮瓣在大腿外侧选择椭圆形皮岛，血液供应来自股深动脉的第三穿支，与之伴行的静脉有两支，在近端汇合并注入股深静脉。

游离股外侧皮瓣移植的优点在于供区并发症较少，皮瓣较薄而柔韧性好。供区皮肤可拉拢缝合，从而避免皮瓣移植减少瘢痕形成。与其他部位的游离皮肤筋膜瓣类似，皮瓣易于卷成筒状进行全下咽缺损的修复，因不用切取肠管，也避免了开腹手术的相应并发症。皮瓣的解剖制取相对

复杂，这也是为何该皮瓣不如股前外侧皮瓣和前臂皮瓣应用那么广泛的原因。该皮瓣对于太过肥胖、大腿部曾有外伤手术史者并不推荐，而大腿部毛发过密也是相对禁忌证。

前臂外侧皮瓣及肩胛部游离皮瓣用于下咽食管修复重建也有报道，但前臂皮瓣可获得组织瓣体积较小，而肩胛皮瓣由于手术中要变换体位导致手术时间较长，都有一些缺点。这些皮瓣获取的皮下组织量较桡侧前臂皮瓣和股前外侧皮瓣较多。另外尺侧前臂皮瓣的应用也有报道[49]，其优缺点与桡侧前臂皮瓣相似，优点主要在于美容方面，瘢痕位于手臂内侧而相对更加隐蔽。

十四、游离肠管移植

游离空肠移植

Seidenberg 及其同事[52] 于 1959 年最早描述了游离空肠移植术，那时血管吻合技术还不是很成熟，但作为技术的改进，游离空肠移植开始备受重视并开始流行。

游离空肠移植术的主要优点在于移植的空肠内衬黏膜、管腔湿滑且为管状，可一期修复下咽食管环周缺损。肠管的管腔大小与食管更加匹配，是天然理想的环周缺损修复材料。肠管与口咽及食管共两个吻合口，其发生吻合口瘘及狭窄的比例较皮瓣卷筒要低。由于血管弓呈扇形可提供足够长度的空肠段以修复咽食管的缺损。肠系膜组织可同时用来重建颈部皮肤缺损（图 31-6A）。空肠也可用做"片状"以修复近环周的缺损，如果肠管需要裂开，需要在供血系膜的对侧将肠管纵行裂开。临床中需要将部分空肠远端裂开以与口咽部吻合口匹配进行吻合也并不少见。另外，移植的空肠段可以耐受根治性的放疗剂量[53]。

游离空肠重建需要两组手术团队，截取的空肠段可以经标准的开腹手术获取，也可以通过腹腔镜获取，一般选择在 Treitz 韧带远端肠系膜上动脉的第二个血管弓，截取肠管可长达 20cm。

肠系膜光线透射方法可更好地辨认最佳的血管弓，也可通过触诊来确定系膜的动静脉。下咽部缺损一般长约 10cm，因此基于相同血管弓供应的多余的肠管可置于颈外便于观察血供

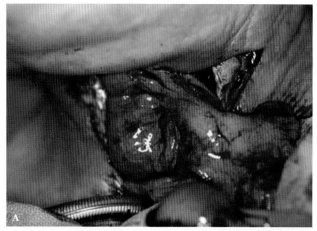

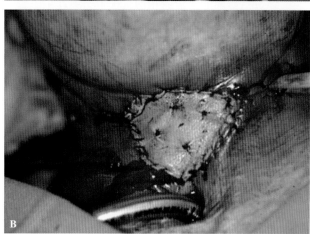

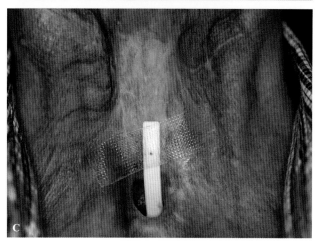

◀ 图 31-6　A. 游离空肠重建全咽部缺损；图片上端为头侧，下端为气管造口，图中可见造口内气管插管；图片右侧为肠系膜，可用来行外部皮肤修复；该患者多年前曾行全喉切除术，术后继发咽部狭窄，曾反复扩张并继发颈前皮肤及咽部组织坏死。B. 同一例患者，肠系膜覆盖在空肠前面，外面以游离皮片修复；左侧可见一小段空肠置于切口外面以监测空肠血供情况。C. 患者一年后复查图像，颈前皮肤愈合良好，患者饮食及发音正常，气管造瘘口处可见置入的气管食管发音钮。目前已随访 9 年，病情稳定

（图 31-6B），多余的肠系膜也可用来重建颈部皮肤（图 31-6C）。移植肠管的近端以缝线标记，以保证沿顺蠕动的方向植入肠管。植入肠管的长度适宜以保证有适度张力，肠管纽结或套叠会影响术后功能的恢复，使术后发音及吞咽困难。切取肠管后需置入空肠营养管。在移植缝合肠管前可先不行血管吻合，但应尽量减少空肠缺血的时间。

咽部及食管与空肠的端端吻合建议行手术双层缝合，有文献报道采用吻合器吻合发生吻合口狭窄的概率较高[32, 54]。置于体外用于观测血供的肠管可于术后一周去除。

用空肠自体移植重建有几个潜在的缺点。首先空肠制取需要开腹手术，所以往往伴有相应的腹部并发症。目前腹腔镜下截取空肠的方法有助

于降低供体部位的并发症[55]。患有腹水和克罗恩病是空肠移植手术的绝对禁忌证。既往曾有腹部手术史、患者曾合并其他系统疾病或高龄而身体虚弱也是该手术的相对禁忌证。

空肠移植手术的主要缺点在于术后言语和吞咽功能较差，这也是其临床应用不是很广泛的关键原因。移植后的空肠在颈部仍会发生蠕动，常导致蠕动与吞咽动作的不协调，而导致术后早期吞咽困难。此外，空肠黏膜的产生的黏液会影响语音清晰度，并可导致使用声音假体置入而进行

言语康复的患者的声音质量较差。

十五、胃及网膜组织自体移植术

Hiebert 和 Cummings[56] 于 1961 年首次成功实施了胃网膜组织移植修复下咽食管手术。移植段的胃组织黏膜光滑、柔软，质地与消化道组织相似，有助于食物顺畅通过。胃体组织与其他修复的皮肤组织瓣相比具有更好的声音震动部分。胃的大网膜很薄，血供良好，可以很好地覆盖颈部大血管。由于胃网膜组织的可塑性，它还可以用

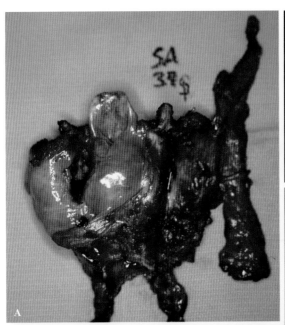
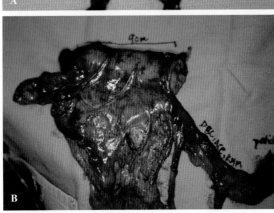
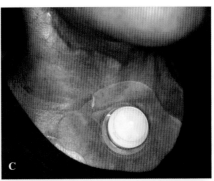
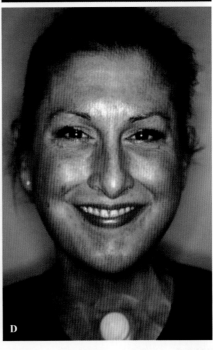

▲ 图 31-7　A. 喉咽切除标本，将咽对分，以帮助观察乳突后和梨状窦部位；喉后表面显示会厌朝上；患者被转诊为复发性梨状窦癌，见于图左侧，先前接受过激光切除、同侧颈清扫、化疗和放疗。B. 抬高后显示胃网膜自体移植；胃管在图的上部，大网膜在图的下部，椎弓根在图的右侧；胃管的大小与两个 30F 的胸管沿着更大的曲率，注意保存胃窦；注意图右侧的皱褶沿着胃管的长度延伸；大网膜的一部分被切除，可以很容易地覆盖伤口的所有解剖区域。C. 术后 3 个月同一患者颈部皮肤闭合；在这种情况下，皮肤主要不是闭合的；在一个 60cm² 的缺损中，大网膜显露在开放性伤口中，伤口上覆盖着碘仿 – 凡士林纱布作为垫子；患者术后有耐甲氧西林葡萄球菌伤口感染，需要静脉注射抗生素；无须植皮或进一步重建。D. 为这个患者准备了一个免提的口罩，这个患者正在用气管食管的语言交流；吃一份软的、固体食物，并且在工作

于不同大小和形状的颈部软组织的修复。网膜还具有缺血或坏死的组织形成粘连的独特能力，从而将它们包裹并与周围组织分离。网膜的丰富血管分布对于组织血供差的外科手术领域的愈合是有益的。这些特性使胃及网膜成为修复易感染区域或复杂的持续性咽瘘的良好选择。由于需要全咽喉切除并且颈部严重纤维化的患者的手术挽救的并发症发生率高，因此该供体部位的使用逐渐增加（图 31-7A）。研究的挑战在于确定开腹手术并发症的缺点是否能够被减少伤口并发症和改善头颈部功能的优点所抵消。

大网膜是附着在胃的大弯侧和横结肠处的双层腹膜结构。移植的胃肠段包括胃体及大弯侧的大网膜。其血供来自右侧和左侧胃网膜动脉，胃网膜右动脉用于血管吻合，因为它通常是主要的供应血管（图 31-7B）。可以用胃肠吻合器制作胃管及封闭残留的胃。根据患者缺损部位的不同，可以将胃组织卷成筒状修复环周的缺损也可呈片状修复部分下咽缺损。网膜用来覆盖颈部大血管并包裹重建，可降低并发症的发生。如果颈部软组织缺损巨大，网膜组织可较容易地填塞缺损并可联合二期植皮修复。这种修复的优势也为放化疗失败后的挽救手术修复提供了良好的选择（图 31-7C）。大网膜非常适合放化疗后颈部有严重纤维化或继发性组织挛缩的患者，它可很好地覆盖咽部并充分重建整个颈前部皮肤。通常手术后一年皮肤可渐变柔软，患者的颈部活动性也可得到改善（图 31-7D）。

采用胃及网膜组织作为移植手术供体的缺点很大程度上源于潜在的腹部并发症。包括可能的胃瘘及其随后导致的腹膜炎或脓肿，胃出口端狭窄梗阻及肠扭转。既往有消化性溃疡或胃出口梗阻病史者不适用该手术。此外，既往腹部手术史或感染为相对禁忌证。而且，长期胃饲饮食有可能使胃网膜自体移植变得困难。

游离胃网膜移植修复重建下咽颈段食管缺损的报道不多，Guedon 及其同事[57] 报道 18 例患者术后获得良好的经口进食，其中卷筒状胃网膜自体移植 8 例，片状胃网膜自体移植 10 例，3 例患者发生咽瘘，均换药保守愈合[58]。患者抱怨的主

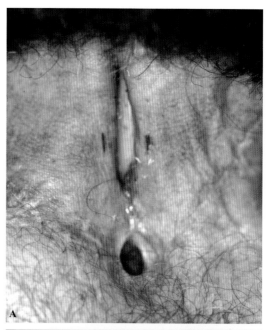

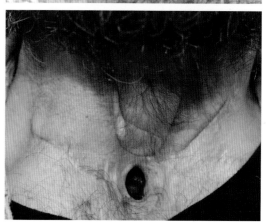

▲ 图 31-8　A. 中线咽切除术；患者的咽部完好无损，头部在图的顶部，气管造口在图的底部；咽部的唾液旁路管可以通过咽瘤看到该患者接受了放疗，但失败了；随后，他接受了喉切除术和双侧颈淋巴结清扫术，但出现了累及颈动脉的瘘管，尝试用胸大肌肌皮瓣，但未能将瘘口与颈动脉分离；患者被转介进行明确的治疗，并在第一阶段建立了一个可控的瘘管。B. 前臂桡侧血管重建移植，形成两层封闭的控制性咽切除术的外层。以咽部切口为蒂，用推进旋转皮瓣重建内层；患者正在用气管食管语言交流，吃正常的饮食、工作

要缺点在于移植物分泌物较多影响发音及吞咽功能恢复。通过服用质子泵抑制药可使症状减轻但不能完全改善。

十六、手术后并发症的处理

一直以来，下咽部重建术后的并发症较上消

化道其他部位更常见也更严重[10]。已有一系列措施使伤口的并发症正逐渐减少，其中唾液引流管在减少咽瘘发生及避免严重咽瘘方面起到较好作用[47]。有文献报道，采用联合使用唾液引流管和游离股前外侧皮瓣修复已使该部位并发症明显减少，有可能鼻饲管及胃肠减压管可以起到和唾液引流管相似的作用，有支撑的引流管越过远端吻合口可起到减压及减少吻合口缝线张力的作用[59]。如果发生咽瘘，应充分评估颈动脉是否有受唾液污染的风险。监测促甲状腺激素及FT$_4$水平以明确是否有医源性的甲状腺功能减退。若颈动脉没有风险，且在咽部重建处有未经放疗的血供丰富的组织，可采用常规局部换药、冲洗、应用抗菌药物及补充甲状腺激素等方法保守处理。如果有颈动脉显露及感染风险，则需要采用未经放疗的新鲜组织瓣如胸大肌肌皮瓣、背阔肌肌皮瓣保护修复。

游离组织瓣也可用来修复咽瘘及保护颈部大血管[60]。如果患者在咽瘘形成时不能进行自体移植修复手术，可将瘘口暂时外置。与其他方法相比，咽瘘口外置是相对有效的、安全的，且对周围组织损伤最小。如果咽部黏膜结构完整，可在颈部中线行造口术（图31-8）。如果没有咽部结构，则可分别行口咽造口和食管造口。与颈椎方向做5cm颈部皮肤横切口来形成咽部造口术。将切口的上方缝合到舌根部，切口的下方缝合到咽后壁；将食管缝合到气管造口的左侧。颈部皮肤覆盖深颈部筋膜和颈动脉鞘。随着唾液被引流，颈动脉是安全的，并且患者将来可以进行二次重建。

在围术期需要监测血钙水平。扩大咽部切除范围，纵隔淋巴结清扫，气管食管旁淋巴结清扫和经空肠造瘘饮食均可增加术后低钙血症的可能性[36]。甲状旁腺周围发生的清扫手术越多，发生甲状旁腺部分或全部缺血的可能性越大。如果甲状旁腺游离，则应将其颗粒化并重新植入肌肉组织内。在植入之前，应送病理冷冻切片确定为甲状旁腺组织。如果甲状旁腺不能产生足够的甲状旁腺激素，通过空肠造瘘饮食会加剧钙的吸收问题。钙显露于胃的酸性环境中有助于吸收。如果肠内营养方案绕过胃，静脉注射钙可能是更好的

途径。无论此类患者何时发现低钙血症的发生，均建议给予口服二羟基维生素D和钙。

咽部吻合口狭窄是另一常见的术后并发症。常表现为进行性加重的吞咽固体食物困难，但也可表现为逐渐加重的发音困难。仔细关注吞咽功能的变化及患者的教育有助于早期干预。行筋膜皮肤组织瓣修复的患者发展狭窄的概率较内脏重建者更高。有报道称在初次手术时置入唾液引流管可显著降低狭窄发生率[47]。在术后6～12周内，应常规行软性食管镜检查以保证无吻合口狭窄。如果存在狭窄，可以在门诊进行球囊扩张治疗。易发生吻合口狭窄是使用筋膜皮肤瓣修复的主要缺点之一，但经过仔细关注，发生远期狭窄的病例并不多。若发生远期的狭窄应考虑并排除癌症复发可能。继发于肿瘤复发的吞咽困难往往与耳痛和吞咽痛有关。如果患者没有疼痛，则吞咽困难继发于肿瘤复发的可能性较小。在这种情况下，吞咽功能检测可有助于区分瘢痕性狭窄与继发于环咽肌痉挛的功能性狭窄。

不希望在门诊扩张的患者可至手术室进行，由于患者往往伸展后仰颈部困难，这会增加手术难度。对于这些患者，建议通过导丝进行扩张。如果担心导丝的远端放置困难，可在导丝上插入诸如胆道镜这样小而灵活的内镜以帮助确定远端置入的位置。继发于环咽痉挛的功能性狭窄的患者可以在第一次出现时进行扩张。与此同时或第二次出现痉挛狭窄时，可以通过内镜下或经皮肤进行肉毒毒素注射来进行治疗。

部分患者需要反复多次扩张。清醒状态下的自行扩张也是一种治疗选择。经过几次教学，多数患者可接受这种治疗选择。清醒扩张时先行咽部利多卡因黏膜麻醉，以减轻咽反射及呕吐反应。患者还应根据体重吞下少量4%利多卡因，用于扩张部位的表面麻醉，这增加了扩张的舒适度。在治疗过程后，患者经过不断摸索联系，可逐渐变得熟练并满足自己的需求。

十七、言语康复

在全喉及咽部切除术后，患者在下颈部行永久性气管造瘘口，并与吞咽的消化道分离。气管

造口要日常护理，以防止造瘘口狭窄、外伤，并需保持湿润，防止气管分泌物痂皮堵塞。目前市场上有各种产品可预防气管造口狭窄，具有保护及增加呼吸道湿度功能，这些设计在有或没有置入气管食管发声假体患者均可应用。

通过置入气管食管发声假体装置改善了喉咽切除术后的言语康复。全喉切除术后言语康复方法包括气管食管发声（假体装置）、人工喉及食管发声。目前气管食管发声的方法已经成为全喉切除术后语音康复的金标准。

置入气管食管发声假体需要通过外科手术制作气管食管间通道，该通道被称为气管食管瘘或气管食管发声钮（TEP）。TEP可以在切除肿瘤时同期或二期进行。如果已经进行了下咽肿瘤切除及全喉切除术，并且预计不会出现伤口愈合问题，可在手术时即放置预留红色橡胶管，然而，该方法可能会出现气管造瘘的困难。因此，作者均在手术后4周在门诊二期在食管镜辅助下行TEP置入。二期置入可使咽部重建部位充分愈合，防止额外手术创伤。在咽部切除术时应进行环咽肌切开术，这将减少影响发声的环咽肌痉挛的可能。如果患者不希望在门诊进行TEP手术，可选择在手术室全麻下进行，但患者往往颈部不能充分后仰伸展，会增加手术难度。一种选择是在患者全身麻醉时将气管内镜插入咽部，将管的尖端置于计划的TEP部位，并将软管内镜插入气管内管中，以便从食管腔直接观察穿刺部位。将来穿刺针插入气管造口远端约1.5cm的气管食管壁，穿刺针可在食管腔内看见，然后传入导丝和预留线。2周后患者在门诊通过导丝扩张，即可沿预留线置入发音假体。穿刺套件的使用方法与门诊使用的相同。

言语康复面临的主要挑战在于每个患者实际情况不同，不能有一种方式解决所有的发音问题。对于患者长期的效果需要有经验的言语病理专家的参与。部分患者可以选择气动人工喉的方式，其在围术期康复阶段即可使用，不断练习可以获得良好的发音效果。另一种发音方法为食管发声，该方法不需要使用装置或植入物，而是通过锻炼将气体滞留在环咽肌远端，通过控制释放空气以产生声音，食管发声的联系需要集中时间且可能需要长达一年的

时间才可获得功能性结果，而在多数情况下，使用气管食管发音钮置入装置，往往在置入当天即可发声。因此，食管发声的方法目前并不常用。

与对吞咽的影响一样，环咽肌痉挛也会影响声音的产生，肉毒毒素可以有助于提高发声的流畅性。在决定注射肉毒菌素之前，患者可以在气管造口周围环咽肌区域局部注射1%利多卡因浸润麻醉，以确定是否可以改善发音效果。这种方法也有助于确定注射肉毒毒素的有效位置。

十八、治疗后言语及吞咽功能结果

关于头颈鳞癌患者行部分或全下咽修复重建后的言语和吞咽功能康复效果的报道存在很大差异。大多数报道将重点放在修复的方法如何减少手术并发症，并重建消化道的完整性。由于存在生存的偏倚，病史的差异，治疗模式的改变，比较两种不同方法的样本量不足，重建方法的多样性，评估的差异，言语康复团队的不同，手术后言语康复手段的不同，特别是患者的动机的不同，造成数据很难参考。关于喉切除术的患者的数据较多，而对于全咽喉切除的患者功能数据较少。影响咽喉切除术后不良预后的危险因素包括术前放疗、术前同步放化疗、咽瘘病史及口咽结构切除等。影响吞咽功能的因素包括咽腔的直径，舌根的推动力，重建咽腔的润滑程度，以及腭咽的闭合功能等。影响言语功能的因素包括咽腔共振不良，环咽肌痉挛和分泌物聚集使发音不清等。理解上述因素要考虑到口咽通过创造一个密封和有推动力的空间，如果舌根体积充足且具有良好的神经支配，咽腔宽敞，且腭部可以很好地密封咽腔，则患者会有良好的吞咽功能。而为使患者有良好的发音功能，则必须有一个振动良好的共鸣腔区段或有正常的咽部黏膜，咽部不能被狭窄或环咽肌痉挛所阻塞，必须有足够小且可以振动的空间节段。大多数患者可以吞咽和说话，但是否有良好的效果取决于前面讨论的因素。关于这些问题的具体结果数据很少。在加利福尼亚大学旧金山分校，对一小组喉切除患者进行了评估，并与接受咽喉切除术的患者进行了比较，后者下咽部采用游离前臂皮瓣修复重建。尽管喉切除患

者的音高范围略大，但两组均未被未经训练的听众认为发音"好"或"优秀"[61]。

十九、总结

下咽和食管重建最常见于先前放疗或同步放化疗失败的患者。如果使用多种治疗方案的选择，首选手术或其他治疗方法可能会减少挽救手术的频率。该患者群体的肿瘤多为临床晚期且合并多种系统疾病，需要术前充分评估和检查。为了获得良好的术后效果，必须采用多学科团队诊疗，包括护理、语言病理学、营养师、戒烟咨询和社会工作者的参与。术前细致的评估对于选择适当的修复重建方案是很重要的，对远端切缘的评估可觉得是否需要行食管切除术。重点是要确定缺损是全下咽环周缺损还是部分咽的缺损，是否需要扩大切除口咽及颈部皮肤等。同样要评估受区游离血管的情况及局部软组织的质量。

下咽和食管修复重建的目标是保护颈部大血管，重建咽腔连续性，保护气道和恢复言语功能。咽部食管缺损类型可以分为部分缺损，近全缺损和全缺损，以及缺损是否包括口咽、食管或颈部皮肤。在确定修复重建方案时，医生必须考虑到下咽修复的高并发症发生率，并制定最大限度确保伤口安全性的计划。

对于接受过同步放化疗的手术挽救患者，采用血供良好的健康组织瓣修复加固下咽腔是很重要的。对部分咽部缺损者可以用带蒂轴形皮瓣修复，如胸大肌或背阔肌肌皮瓣。对于近环周缺损、环周缺损或扩大范围的下咽部缺损多采用游离的组织瓣修复。游离的皮肤筋膜瓣，特别是股前外侧皮瓣，已成为最常用的修复方法，其具有可提供充分的供体皮肤，供区并发症少，血供可靠，可双组同时手术及具有良好的言语和吞咽功能等优点。对于选择皮肤筋膜瓣修复的患者，可考虑应用咽部支撑管，可减少吻合口狭窄的发生。内脏组织移植重建适用于合并食管缺损者。结肠上徙由于具有远端坏死率较低及吞咽效果较好的优点已成为重建的首选。游离胃及网膜移植修复可减少同步放化疗失败患者喉咽切除患者的术后并发症，这种方法可能更安全，但长期言语和吞咽结果需要进一步评估。

如果在重建后出现咽瘘，保护颈部大血管是最重要的问题。控制好咽瘘是保证伤口安全的最佳方法。术后应检测甲状腺刺激素水平，以确保可促进伤口愈合的代谢支持。在伤口愈合早期出现发声困难或吞咽困难多为功能性或瘢痕性狭窄。随访中应关注复发造成的吞咽困难，对于吻合口狭窄可采用多次扩张进行治疗。气管食管发音置入假体和造口假体经历了许多改进，对大多数患者有效。总体而言，通过详细的术前计划的制订，缺损的评估，并发症控制，以及有效的多学科康复团队，可以做到有效的咽食管修复重建。

推 荐 阅 读

Bakamjian VY: A two-stage method for pharyngoesophageal reconstruction with a primary pectoral skin flap. *Plast Reconstruct Surg* 36: 173, 1965.

Chepeha DB, Annich G, Pynnonen MA, et al: Pectoralis major myocutaneous flap vs revascularized free tissue transfer: complications, gastrostomy tube dependence, and hospitalization. *Arch Otolaryngol Head Neck Surg* 130: 181, 2004.

Clark JR, Gilbert R, Irish J, et al: Morbidity after flap reconstruction of hypopharyngeal defects. *Laryngoscope* 116: 173, 2006.

Czerny F: Neue Operationen. *Zentralbl Chir* 4: 433, 1877.

Deschler DG, Doherty ET, Reed CG, et al: Quantitative and qualitative analysis of tracheoesophageal voice after pectoralis major flap reconstruction of the neopharynx. *Otolaryngol Head Neck Surg* 118: 771, 1998.

Duffy SA, Ronis DL, Valenstein M, et al: A tailored smoking, alcohol, and depression intervention for head and neck cancer patients. *Cancer Epidemiol Biomark Prev* 15: 2203, 2006.

Forastiere AA, Goepfert H, Maor M, et al: Concurrent chemotherapy and radiotherapy for organ preservation in advanced laryngeal cancer. *N Engl J Med* 349: 2091–2098, 2003.

Fung K, Teknos TN, Vandenberg CD, et al: Prevention of wound complications following salvage laryngectomy using free vascularized tissue. *Head Neck* 29: 425, 2007.

Genden EM, Kaufman MR, Katz B, et al: Tubed gastro-omental free flap for pharyngoesophageal reconstruction. *Arch Otolaryngol Head Neck Surg* 127: 847, 2001.

Harrison DF, Thompson AE: Pharyngolaryngoesophagectomy with pharyngogastric anastomosis for cancer of the hypopharynx: review of 101 operations. *Head Neck Surg* 8: 418, 1986.

Haughey BH, Wilson E, Kluwe L, et al: Free flap reconstruction of the head and neck: analysis of 241 cases. *Otolaryngol Head Neck Surg* 125: 10, 2001.

Hayden RE, Deschler DG: Lateral thigh free flap for head and neck reconstruction. *Laryngoscope* 109: 1490, 1999.

Lavertu P, Bonafede JP, Adelstein DJ, et al: Comparison of surgical complications after organ-preservation therapy in patients with stage III or IV squamous cell head and neck cancer. *Arch Otolaryngol Head Neck Surg* 124: 401, 1998.

Lefebvre JL, Chevalier D, Luboinski B, et al: Larynx preservation in pyriform sinus cancer: preliminary results of a European Organization for Research and Treatment of Cancer phase III trial. EORTC Head and Neck Cancer Cooperative Group. *J Natl Cancer Institute* 88: 890, 1996.

Nakatsuka T, Harii K, Asato H, et al: Comparative evaluation in pharyngo–oesophageal reconstruction: radial forearm flap compared with jejunal flap. A 10–year experience. *Scand J Plast Reconstr Surg Hand Surg* 32: 307, 1998.

Righini CA, Bettega G, Lequeux T, et al: Use of tubed gastro–omental free flap for hypopharynx and cervical esophagus reconstruction after total laryngo–pharyngectomy. *Eur Arch Otorhinolaryngol* 262: 362, 2005.

Robb GL, Lewin JS, Deschler DG, et al: Speech and swallowing outcomes in reconstructions of the pharynx and cervical esophagus. *Head Neck* 25: 232, 2003.

Sassler AM, Esclamado RM, Wolf GT: Surgery after organ preservation therapy. Analysis of wound complications. *Arch Otolaryngol Head Neck Surg* 121: 162, 1995.

Theile DR, Robinson DW, Theile DE, et al: Free jejunal interposition reconstruction after pharyngolaryngectomy: 201 consecutive cases. *Head Neck* 17: 83, 1995.

Varvares MA, Cheney ML, Gliklich RE, et al: Use of the radial forearm fasciocutaneous free flap and Montgomery salivary bypass tube for pharyngoesophageal reconstruction. *Head Neck* 22: 463, 2000.

Wei WI, Lam LK, Yuen PW, et al: Current status of pharyngolaryn–goesophagectomy and pharyngogastric anastomosis. *Head Neck* 20: 240, 1998.

Wookey H: The surgical treatment of carcinoma of the hypopharynx and oesophagus. *Br J Surg* 139: 249, 1948.

Yu P: Characteristics of the anterolateral thigh flap in a Western population and its application in head and neck reconstruction. *Head Neck* 26: 759, 2004.

Zbar RI, Funk GF, McCulloch TM, et al: Pectoralis major myofascial flap: a valuable tool in contemporary head and neck reconstruction. *Head Neck* 19: 412, 1997.